主编

徐月敏　　陈　方

尿道修复重建外科学

REPAIR AND RECONSTRUCTIVE SURGERY IN
URINARY TRACT

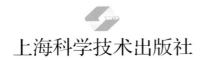

上海科学技术出版社

内容提要

复杂性尿道狭窄的处理一直是泌尿外科医师极为棘手的难题之一。由于尿道狭窄病因各异、存在的合并症和严重程度参差、既往修复手术史复杂、术后疗效不确切性及术后并发症高发，给泌尿外科医师带来了极大风险与挑战。本书立足于尿道疾病的临床诊治，由全国各地该领域具有丰富经验的泌尿外科专家共同编写，旨在帮助和指导泌尿外科医师对尿道疾病的临床诊治及基础研究。

本书分3篇，共36章，系统介绍了各类尿道疾病的流行病学因素、发病机制、各类手术的适应证和禁忌证、手术原理和术式优缺点、术前准备注意事项、术中操作技巧、术后护理和相关并发症的防治，以及尿道修复重建实验研究的最新进展等内容。本书最大的特色是文字简洁，叙述精练，注重实践，以全面、新颖、图文并茂的方式展示，兼具知识性、科学性和实用性。本书附有1 500多幅插图以及全面展示尿道狭窄和尿道先天性畸形经典或创新的修复手术视频48个，帮助读者理解、掌握。

本书适用于泌尿外科医师，既可以帮助初学者建立形象记忆、顺利入门，也可以为有一定实践经验的同仁规避风险、改进技术提供指导。

图书在版编目（ＣＩＰ）数据

尿道修复重建外科学 / 徐月敏，陈方主编. —— 上海：
上海科学技术出版社，2022.1
ISBN 978-7-5478-5564-5

Ⅰ．①尿… Ⅱ．①徐… ②陈… Ⅲ．①尿道疾病－泌
尿系统外科手术 Ⅳ．①R699.6

中国版本图书馆CIP数据核字(2021)第241086号

扫一扫，刮开涂层
输入授权码
免费观看手术视频

尿道修复重建外科学

主编　徐月敏　陈　方

上海世纪出版（集团）有限公司
上海科学技术出版社　出版、发行
（上海市闵行区号景路159弄A座9F-10F）
邮政编码201101　www.sstp.cn
浙江新华印刷技术有限公司印刷
开本 889×1194　1/16　印张 30.5
字数 920千字
2022年1月第1版　2022年1月第1次印刷
ISBN 978-7-5478-5564-5/R·2428
定价：298.00元

编者名单

主　编

徐月敏　陈　方

副主编

傅　强　宋鲁杰　冯　超　黄轶晨　杜明君

主编助理

谷遇伯　王泽宇

摄　影

张　杰　戴正皓

编　者

国外参编者

Guido Barbagli	意大利阿雷佐尿道诊治中心
Gouya Ram-Liebig	意大利阿雷佐尿道诊治中心
Kulkarni SB	印度浦那尿道重建中心
Massimo Lazzeri	意大利人文大学
吉野薫	日本爱知儿童医疗中心
加藤晴朗	日本信州大学医学部附属病院
王　润	美国得克萨斯大学西南医学中心

国内参编者（以姓氏拼音为序）

潮　敏	安徽省儿童医院
陈　斌	上海交通大学附属第六人民医院

陈　超	广西医科大学第一附属医院
陈　方	上海交通大学附属第六人民医院
陈　磊	上海交通大学附属第六人民医院
陈建刚	南通大学第二附属医院　南通市第一人民医院
陈绍基	四川省人民医院
戴正皓	上海交通大学附属第六人民医院
邓建华	上海大学附属南通医院
杜明君	上海电力医院
范志强	河南省人民医院
冯　超	上海交通大学附属第六人民医院
冯师健	四川大学华西医院
傅　强	上海交通大学附属第六人民医院
龚　旻	上海复旦大学附属浦东医院
谷宝军	上海交通大学附属第六人民医院
郭　辉	上海交通大学附属第六人民医院
何大维	重庆医科大学附属儿童医院
侯子珍	兰州大学第二医院
胡晓勇	上海交通大学附属第六人民医院
胡忠良	黑龙江省第二医院
皇甫雪军	河南省人民医院
黄广林	北京积水潭医院
黄建文	上海交通大学附属第六人民医院
黄鲁刚	四川大学华西医院
黄轶晨	上海交通大学附属儿童医院
姜　海	浙江大学医学院附属第一医院
贾　炜	广州市妇女儿童医疗中心
金重睿	上海交通大学附属第六人民医院
李　兵	华中科技大学同济医学院附属协和医院
李　超	上海同济大学附属同济医院

李鸿宾	上海交通大学附属第六人民医院
梁　涛	上海交通大学附属第六人民医院
刘　峰	上海交通大学附属第六人民医院南院
刘　伟	山东第一医科大学附属省立医院
刘　莺	上海同济大学附属同济医院
刘国昌	广州市妇女儿童医疗中心
刘中华	河南省人民医院
吕向国	上海交通大学医学院附属仁济医院
吕逸清	上海交通大学附属儿童医院
马　耿	南京医科大学附属儿童医院
毛立军	徐州医科大学附属医院
毛祖杰	浙江省人民医院
钱　麟	上海大学附属南通医院
阮双岁	复旦大学附属儿科医院
撒应龙	上海交通大学附属第六人民医院
沈一丁	浙江大学医学院附属儿童医院
司捷旻	上海交通大学附属第六人民医院
宋宏程	首都医科大学附属北京儿童医院
宋鲁杰	上海交通大学附属第六人民医院
汤梁峰	复旦大学附属儿科医院
唐达星	浙江大学医学院附属儿童医院
唐来坤	上海市第六人民医院徐汇分院
唐耘熳	四川省医学科学院　四川省人民医院
汪继红	上海交通大学附属第六人民医院
王　平	上海电力医院
王　悦	上海交通大学附属第六人民医院南院
王坤杰	四川大学华西医院
王文杰	首都医科大学附属北京儿童医院
吴　旻	上海交通大学医学院附属儿童医院

吴登龙	上海同济大学附属同济医院
吴荣德	山东第一医科大学附属省立医院
肖传国	深圳市肖传国医院
谢　弘	上海交通大学附属第六人民医院
谢　华	上海交通大学医学院附属儿童医院
谢敏凯	上海交通大学医学院附属第九人民医院
徐庆康	浙江省嘉兴市常春藤老年医院
徐月敏	上海交通大学附属第六人民医院
许小林	上海交通大学附属第六人民医院南院
燕东亮	上海交通大学附属第六人民医院
杨　屹	中国医科大学附属盛京医院
叶惟靖	上海交通大学医学院附属仁济医院
殷晓鸣	中国医科大学附属盛京医院
俞建军	浙江大学医学院附属第一医院
张　杰	上海交通大学附属第六人民医院
张　炯	上海交通大学附属第六人民医院
张　苗	吉林大学中日联谊医院
张敬悌	西安交通大学附属儿童医院
张楷乐	上海交通大学附属第六人民医院
张林琳	西安交通大学附属第一医院
张庆兵	山东第一医科大学附属东阿医院
张潍平	首都医科大学附属北京儿童医院
张心如	上海交通大学附属第六人民医院
张旭辉	山西省儿童医院
朱　华	南通大学第二附属医院　南通市第一人民医院
朱朝阳	河南大学淮河医院
朱卫东	上海交通大学附属第六人民医院
邹本警	盘锦市中医医院

主编简介

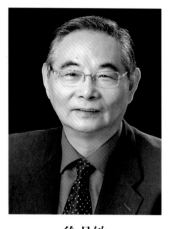

徐月敏

外科学二级教授，主任医师，博士研究生导师，享国务院政府特殊津贴。曾任中华医学会男科学分会全国委员，上海市医学会男科学分会副主任委员，上海交通大学附属第六人民医院泌尿外科主任，《中华泌尿外科杂志》等5种杂志的编委。

2003年获"上海市优秀留学回国人才"称号，2007年获上海交通大学医学院院长奖，2007年被美国出版的《世界名人传记》（*Who's Who in the World*）收录，2007—2009年获上海市先进工作者，2010年获全国卫生系统先进工作者。

1975年毕业于上海第二医科大学（现上海交通大学医学院）医疗系，1993—1999年在日本信州大学医学院留学，获博士学位。2004年创建上海交通大学附属第六人民医院泌尿修复重建研究室，2011年创建上海东方泌尿修复重建研究所。

自1984年起重点从事泌尿修复重建外科的研究，同年成功地施行了世界首例创伤性阴囊内睾丸再植手术；1986年设计了吻合动、静脉的肾上腺带血管自体移植手术治疗Cushing病；1987年在国内率先开展膀胱次全切除、回肠扩大膀胱手术治疗神经源性膀胱，以及采用改良膀胱颈部重建术治疗复杂性尿失禁；1989年设计开展了膀胱壁瓣重建尿道手术治疗膀胱颈-尿道球部闭锁；1999年设计了两种可控膀胱输出道的新术式治疗浸润性膀胱癌和重症神经源性膀胱；2000年在国内外率先开展结肠黏膜重建尿道治疗复杂性超长段尿道狭窄的新术式，解决了超长段尿道狭窄或缺损（17 cm以上）的难题；2000年在国内外率先开展尿道压监测下尿道球部悬吊术治疗男性获得性尿失禁，获较好效果；2006年在国内率先开展舌黏膜重建尿道治疗尿道狭窄的新术式；2008年起在国内率先开展尿道转位术治疗复杂性尿道狭窄；2011年在国内外率先开展尿道海绵体非离断术治疗后尿道狭窄，疗效显著。

主编和参编专著14部；以第一作者和通讯作者身份发表论文312篇，被SCI收录论文97篇，影响因子5分以上达20篇。获省部级科学技术进步奖一等奖2项、二等奖6项、三等奖3项；华夏医学科技奖二等奖1项；上海医学科技奖一等奖1项、二等奖2项、三等奖3项；第五届上海市临床医疗成果奖三等奖1项；徐光启科技奖章金奖1项；上海市医务职工科技创新优秀能手。作为第一完成人主持和完成国家和市科研课题近12项，其中国家自然科学基金3项、发明专利7项、实用新型专利2项。

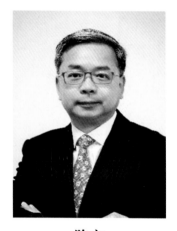

陈方

主任医师，博士研究生导师，享受国务院政府特殊津贴，上海市医学领军人才，亚太小儿泌尿外科医师协会（Asia Pacific Association of Pediatric Urologist, APAPU）前任主席，中华医学会小儿外科学分会常务委员、泌尿外科学组组长，中华医学会泌尿外科学分会小儿泌尿外科学组组长，《中华小儿外科杂志》编委，上海医学会泌尿外科学会副主任委员，中国医院协会理事，上海市医院协会常务理事。目前担任上海交通大学附属第六人民医院党委书记。

自1985年从上海第一医学院（现复旦大学医学院）毕业后，一直从事泌尿外科临床工作和学术研究，发表论文100余篇，是美国及欧洲泌尿外科学会、小儿泌尿外科医师协会成员。作为临床医师在第一线工作，在尿道下裂、膀胱外翻及尿道上裂、泄殖腔畸形等复杂泌尿生殖系统发育畸形的矫治方面积累了一定的经验。研究方向主要集中于先天性泌尿系统畸形的发生机制、泌尿系统器官重建和组织工程等。

前　言

在先天或后天因素导致的泌尿系统器官解剖的异常、缺损和功能障碍性疾病中，尿道病变占绝大部分，均需外科手术进行修复和重建。先天性尿道下裂是小儿先天性病变中最常见的疾病，发病率为2/1 000 ～ 4/1 000，也就是说，每300个男孩中有一个患有先天性尿道下裂。近年来，先天性尿道下裂的发病率有所增高，尤其是重度尿道下裂。后天性尿道疾病主要是各种原因导致的尿道狭窄，而复杂性尿道狭窄的处理一直是泌尿外科医师极为棘手的难题之一。尿道狭窄病因各异、存在的合并症不同和严重程度参差、既往修复手术史、术后疗效不确定性及术后并发症高发，给泌尿外科医师在治疗的同时带来了极大风险与挑战。

我国泌尿外科学者在泌尿系疾病的重建方面做了大量创造性的工作，在尿道修复重建方面，涉及基础和临床工作的很多研究成果不仅频频在国际会议上出现，而且持续不断地在国际专业顶级杂志上得以发表。尤其突出的是上海交通大学附属第六人民医院，其不仅是全球治疗尿道狭窄最大的中心之一，也是治疗尿道狭窄例数最多的中心，有治疗不同病种的丰富经验。近30年来，我们在国外的SCI期刊上发表了100多篇有关尿道重建基础研究和临床治疗的论文，在国内统计源期刊上也发表了150余篇，其中80余篇论文发表于中华系列期刊。

本书在10年前出版的《尿道修复重建外科学》的基础上进行修订，增加了大量尿道先天性疾病治疗的内容，以及经典手术和创新技术的视频。全书分3篇，共36章，系统介绍了各类尿道疾病的流行病学因素、发病机制、各类手术的适应证和禁忌证、手术原理和术式优缺点、术前准备注意事项、术中操作技巧、术后护理及相关并发症的防治。最后一章介绍了尿道修复重建实验研究的最新进展，希望能为尿道修复重建的进一步发展提供一些借鉴和思路。

撰写此书的作者是治疗不同尿道疾病、具有丰富经验的专家，术中融入了各自的临床经验及国内外相关进展。本书最大的特色是文字简洁，叙述简明扼要，注重临床实践，以全面、新颖、图文并茂的方式呈现，做到精、深、全、新，知识性、科学性与实用性兼具。本书附有插图1 500余幅，以及全面展示尿道狭窄及尿道先天性畸形经典或创新修复的手术视频48部,既有简易的术式,也有极难的和最先进的术式。本书既可以帮助初学者建立形象记忆,顺利入门,也可以为有一定实践经验的同仁规避风险、改进技术提供指导。这是一本高级专业参考书,对尿道疾病的临床诊治及基础研究均有很强的实用性和指导性,相信此书会对我国在尿道外科领域的发展起到一定的推动作用。国际尿道修复大师意大利的Gruido Barbagli、Gouya Ram-Liebig 和Massimo Lazzeri,现任国际泌尿外科学会主席印度浦那尿道重建中心的Kulkarni SB教授,日本的加藤晴朗教授、吉野薫教授,美国的王润教授也参与了本书的编写,为本书添加了光彩。我们期望本书的出版能够受到同仁的欢迎和认可,也可为尿道修复重建事业的发展贡献绵薄之力。

对于上海科学技术出版社给予本书的热情支持与通力合作,我们在此致以诚挚的谢意。由于经验有限,书中难免有疏漏之处,敬请同仁指正!

徐月敏　陈　方

2021年8月于上海

目　录

视频目录

第一篇
总　论

第一章
尿道重建手术相关解剖

　　详尽了解生殖器皮肤及尿道解剖结构,是成功治疗男性和女性尿道狭窄、瘘及其他异常的前提。男性尿道可分为前尿道(球部、悬垂部及舟状窝)和后尿道(膜部及前列腺部)。尿道血供的特点是具有双血供,所以可被广泛分离。包皮在男性尿道重建术中尤为重要。本章将分别对其进行详细的介绍。

第一节　男性尿道

一、概述

　　男性尿道既是膀胱将尿液排出体外的通道,又是将精液排出体外的通道。全长 16 ～ 22 cm,管径平均为 5 ～ 6 mm,尿道全长可分为六段,分别为:前列腺部、膜部、球部、阴囊段、阴茎段和舟状窝,球部以远的尿道有尿道海绵体包绕(图1-1-1)。尿道起自膀胱的尿道内口,垂直穿过前列腺下行,自前列腺尖部延伸为

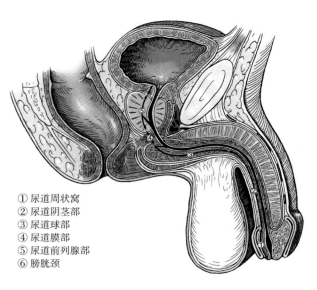

① 尿道周状窝
② 尿道阴茎部
③ 尿道球部
④ 尿道膜部
⑤ 尿道前列腺部
⑥ 膀胱颈

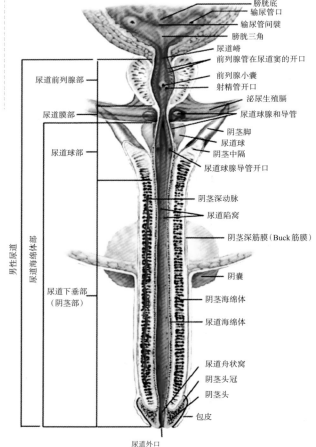

膀胱底
输尿管口
输尿管间襞
膀胱三角
尿道峰
前列腺管在尿道窦的开口
前列腺小囊
射精管开口
泌尿生殖膈
尿道球腺和导管
阴茎脚
尿道球
阴茎中隔
尿道球腺导管开口
阴茎深动脉
尿道陷窝
阴茎深筋膜(Buck 筋膜)
阴囊
阴茎海绵体
尿道海绵体
尿道舟状窝
阴茎头冠
阴茎头
包皮
尿道外口

尿道前列腺部
尿道膜部
尿道球部
男性尿道
尿道海绵体部
尿道下垂部
(阴茎部)

图1-1-1　**男性尿道的构成**

尿道膜部。尿道膜部位于耻骨联合下方,向前到达会阴部,然后移行为尿道球部。尿道球部被球海绵体包绕,向上向前行走,直到阴茎阴囊交界处(正对阴茎悬韧带的位置)转向下方移行为尿道阴茎部,再向前经过阴茎头部终止于尿道外口。因此,尿道全程呈S形,在自然状态下有两个弯曲:一个位于耻骨联合的下方,称为耻骨下弯,此弯曲凹向上,恒定无变化;另一个位于耻骨联合的前下方,称为耻骨前弯,凹向下,如将阴茎拉向腹前壁,此弯曲可消失。另外尿道全长有三处生理性狭窄和扩大。狭窄处分别位于尿道内口、膜部和尿道外口,其中以尿道外口最为狭窄;三处扩大分别为前列腺部、球部和舟状窝处,其中又以前列腺部最为宽阔。

尿道前列腺部起自膀胱颈部的尿道内口,止于尿生殖膈上筋膜,长2.5～3 cm,周径约45 mm。其上端和下端稍窄,中部最宽,也是男性尿道管径最大处。在尿道前列腺部后壁正中线上有一纵行隆起,称为尿道

嵴(urethral ridge),尿道嵴中部有一纺锤形隆起,为精阜(seminal colliculus),其长1.5 cm,高0.3～0.5 cm。精阜中央有一盲孔,为前列腺小囊(prostatic utricle),在下方其两侧有射精管的开口。

二、男性尿道分类

(一)尿道前列腺部

前列腺尖部随年龄的增长逐渐向精阜远端延伸(图1-1-2)。这种变化虽然没有改变尿道膜部括约肌的功能,但在各种方式的前列腺切除手术中应引起注意。精阜是尿道内括约肌与外括约肌功能上的移行区,内镜下易于识别,因此是经尿道前列腺切除(transurethral resection of prostate, TURP)等手术中识别尿道外括约肌的重要的解剖学标志之一。

在组织学上,尿道前列腺部主要是由膀胱延续而来的移行上皮,因此,此处尿道肿瘤的性质与膀胱肿瘤一致,亦为移行上皮肿瘤。

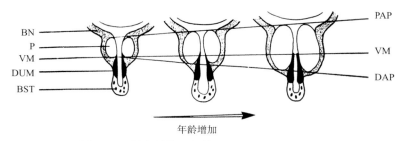

图1-1-2　随年龄的改变前列腺尖部与精阜的关系

BN:膀胱颈;P:前列腺;VM:精阜;DUM:远端尿道括约肌(外括约肌);BST:球海绵体;PAP:近端前列腺;DAP:远端前列腺

(二)尿道膜部

尿道膜部位于精阜的远端和尿道球部之间,是男性尿道中最短、最狭窄的一段,长1.5～2.0 cm,周径约27 mm。尿道膜部斜行穿过尿道球,因此其前壁长度大于后壁。尿道膜部位于耻骨联合的下方,在它进入阴茎球部的海绵体组织之前,它前方1 cm左右的距离没有海绵体组织覆盖。它与耻骨联合之间的位置关系由耻骨前列腺韧带和尿道海绵体中隔的纤维组织所维持。其后方与会阴中心腱融合(图1-1-3)。在骨盆骨折时,剪切力的作用常可导致尿道膜部损伤,此时尿液外渗于会阴深隙中,若同时合并前列腺尖部断裂,向上尿液可突破尿生殖膈上筋膜可进入腹膜外和耻骨后间隙;向下尿液突破尿生殖膈下筋膜,尿液可进入会阴浅隙。

(三)尿道球部

尿道球部为球膜部交界处到阴茎阴囊交界处(图

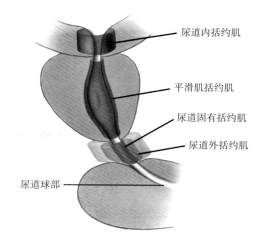

图1-1-3　男性尿道括约肌的结构和毗邻

尿道内括约肌
平滑肌括约肌
尿道固有括约肌
尿道外括约肌
尿道球部

1-1-3),其周径为33～36 mm。尿道球腺(bulbourethral gland)开口于尿道球部,这些导管开口可以通过尿道镜看到,尿道球腺分泌清亮黏稠物,与精液混合在一起,

具有润滑作用。尿道球部近端管腔较远端管腔稍宽大，其后方被球海绵体肌所包绕，球海绵体肌的收缩可以挤压尿道球部以排泄其内容物，这可以保证射精的力度。另外在排尿的终末阶段时球海绵体肌的收缩也有助于尿液的排出。尿道球部损伤最为常见，多见于会阴部撞击伤和骑跨伤。尿道球部损伤往往继发尿液外渗，尿液外渗可沿会阴浅隙和腹壁浅筋膜的深面向上漫延，扩展到会阴部、外生殖器和脐以下腹壁的疏松结缔组织中，尿外渗导致海绵体纤维化是此处尿道狭窄的重要原因之一。此外在尿道炎时可导致此处的海绵体肌反应性收缩，可致尿道球部严重狭窄。

（四）尿道阴茎部

尿道腔在关闭状态下呈现不同的形状，膀胱颈口是环形，尿道前列腺部是新月形或三角形，尿道膜部是花瓣状，尿道球部和尿道阴茎部是裂隙状。尿道阴茎部位于海绵体之间，被阴茎深筋膜（Buck 筋膜）固定（图 1-1-4），尿道阴茎部的周径为 27～33 mm。其上方被阴茎悬韧带固定于耻骨上，尿道阴茎部是阴茎活动最大的部分，受伤的机会最少，在耻骨联合的下缘，阴茎悬韧带将尿道阴茎部固定在耻骨上。在组织学

上，尿道的膜部、球部及阴茎部黏膜均为复层柱状上皮或假复层柱状上皮。尿道阴茎部黏膜皱襞内陷形成尿道隐窝（Morgagni 隐窝）（见图 1-1-1），其中有 Littre 腺（Littre gland）的开口，当阴茎海绵体勃起时可压迫尿道旁腺分泌黏液，在性交时起润滑作用。在慢性尿道感染时，细菌易隐藏于 Morgagni 隐窝，严重感染时可导致此处纤维细胞反应性增生，继发海绵体纤维化，是前尿道狭窄的原因之一。

（五）尿道阴茎头部

尿道阴茎头部位于阴茎的腹侧，尿道阴茎部到达阴茎头部后向上移行为舟状窝（fossa navicularis），舟状窝宽大的腔隙可以将近端尿流集聚缓冲，使其流速减慢而压力升高，在经过尿道外口产生高压射流，从而避免自身受到尿液的污染。此外舟状窝亦是尿道结石驻留的部位。尿道外口是尿道最为狭窄的部分。尿道外口位于阴茎头的尖端的稍下方，为一纵形裂缝状，周径 21～27 mm（见图 1-1-1）。

在组织学上，尿道阴茎头部和舟状窝被覆以非角化鳞状上皮，此处发生的癌肿多为鳞状上皮细胞癌。

（宋鲁杰　徐月敏）

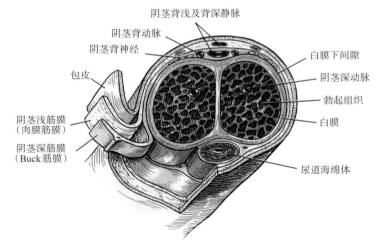

阴茎背浅及背深静脉
阴茎背动脉
阴茎背神经
包皮
阴茎浅筋膜（肉膜筋膜）
阴茎深筋膜（Buck 筋膜）
白膜下间隙
阴茎深动脉
勃起组织
白膜
尿道海绵体

图 1-1-4　尿道阴茎部的横切面

第二节　女性尿道

一、概述

女性尿道位于耻骨联合的后方，全长在阴道前壁的下部，长度为 2.5～5 cm，平均为 3.5 cm，直径为 8 mm，易于扩张，可达 10～13 mm，没有弯曲，外部有

血管丛及紧密的结缔组织，开口于阴道前庭，尿道外口最细（图 1-1-5）。排尿时尿道内口扩张，尿道呈圆锥形。

女性尿道黏膜上部为与膀胱颈部相同的移行上皮，中部和下部为复层柱状上皮及复层扁平上皮。尿

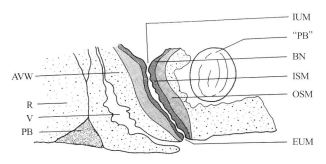

图1-1-5　女性尿道的毗邻和结构

AVW：阴道前壁；BN：膀胱颈；EUM：尿道外口；ISM：内层平滑肌；IUM：尿道内口；OSM：外层横纹肌；PB：会阴中心腱；"PB"：耻骨；R：直肠；V：阴道

道黏膜及黏膜下形成多数皱襞及陷窝，尿道黏膜下有许多小的尿道腺，腺管发育大小不等，其中最大的腺体为尿道旁腺（Skene's gland），这些腺体含有分泌黏液的柱状上皮，位于尿道口5点及7点的位置，它的腺泡向膀胱颈延伸，进入尿道阴道隔。在黏膜下层和肌肉之间有疏松组织，在肌层之外有丰富的静脉网状组织，即尿道海绵体组织。

女性的下尿道存在雌激素受体，雌激素能选择性作用于尿道的上皮，增加下尿道 α_2 肾上腺能受体的作用。绝经后因雌激素缺乏，使尿道上皮萎缩，黏膜下血管减少，引起尿道的闭合障碍，因尿道平滑肌对 α_2 肾上腺素刺激的敏感性降低，影响尿道的收缩。盆底组织的改变，使下尿道生物物理性状发生变化，绝经后可出现尿失禁。

二、女性尿道与周围的组织结构

（一）女性尿道相关的盆底组织

女性的尿生殖膈较男性薄弱，除有尿道穿过外，阴道亦经尿生殖膈穿过，尿生殖膈下面游离缘为会阴浅横肌。坐骨海绵体肌起自坐骨结节至阴蒂；球海绵体肌起于中心腱，肌肉位于阴道两侧分开经尿道口止于阴蒂；耻骨尾骨肌走行于尿道及阴道壁。上述肌肉对盆底有支持作用，亦有悬吊尿道作用，这些肌肉损伤，可致尿道长度缩短及阻力降低。

（二）女性尿失禁的解剖学因素

侧位的膀胱尿道造影可以看出尿道与膀胱的连接处，构成了尿道后角，正常为90°～100°，尿道轴线与身体垂直构成倾斜角，约为10°～30°，正常不能超过45°。这些角度的变化可能与压力性尿失禁的发生有一定的关系，在腹压突然增加时，压力传递到膀胱和尿道近端2/3处时，所承受的压力互相抵消。在尿失禁时，膀胱底部及尿道近端下降，使尿道后角消失，严重还可使尿道倾斜角，从正常的角度增加到大于90°，一旦腹压增加可诱发尿失禁。正常情况下，尿道膀胱的支托结构为耻骨尿道韧带、耻骨尾骨肌、结缔组织盆筋膜、弓状腱、肛提肌腱弓及部分的阴道筋膜，在腹压增加时，提举支托结构的肌肉收缩，耻尾肌收缩向前拉阴道形成"吊床"作用，使近端尿道及膀胱颈闭合。在阴道壁松弛，盆腔组织损伤时，耻尾肌收缩起不到"吊床"作用，尿道不能闭合可出现尿失禁。

（宋鲁杰　徐月敏）

第三节　尿道括约肌结构

一、正常男性尿道括约肌的结构

男性尿道括约肌在膀胱颈与尿道膜部之间，分布于尿道的周围，近来一般认为由平滑肌括约肌和横纹肌括约肌两种机制组成。

（一）平滑肌括约肌

后尿道的平滑肌分为两层，为内纵外环结构。它又可分为前列腺前括约肌（preprostatic sphincter, PPS）和前列腺括约肌（prostatic sphincter, PS）。

前列腺前括约肌即尿道内括约肌，它是位于前列腺尿道黏膜下与移行带之间，与膀胱中层环形肌相连的环状平滑肌，包绕一段1.0～1.5 cm长的尿道，环绕膀胱颈并延续到前列腺的基底部，与前列腺的平滑肌

相连（图1-1-3）。PPS的肌纤维与其附近的逼尿肌完全不同，它的肌肉纤维较为细小，通常混有弹性纤维和胶原纤维。PPS是由非肾上腺素能的交感神经纤维支配，这与支配逼尿肌的副交感神经纤维不同。PPS的作用机制尚不清楚，可能参与维持膀胱颈张力、保持尿液的可控性和防止逆向射精。在交感神经反射亢进时，逼尿肌-尿道括约肌协同失调，可导致尿液的排空困难。

前列腺括约肌又称为被动前列腺括约肌（passive prostatic sphincter），是前列腺部及尿道膜部黏膜下的半环形平滑肌纤维，与此部尿道周围的横纹肌括约肌联系紧密，PS的功能主要是与此处尿道横纹肌括约肌相互协同，加强前列腺及尿道膜部的抗失禁作用。

（二）横纹肌括约肌

横纹肌括约肌即传统概念的尿道外括约肌，解剖形态不只是局限在尿生殖膈间，而延伸于几乎整个后尿道，它是由前列腺膜部横纹肌括约肌和尿道周围横纹肌括约肌组成（图1-1-6）。

（三）前列腺膜部横纹肌括约肌

前列腺膜部横纹肌括约肌（prostatic membranous striated sphincter, PMS）又可分为前列腺横纹肌括约肌（prostatic striated sphincter, PSS）和尿道膜部横纹肌括约肌（membranous urethral striated sphincter, MUS）。有学者通过对尿道胚胎学的研究认为在胚胎早期，PMS具有独立的胚胎始基，为一印戒样的间叶凝结体，从尿生殖膈下筋膜（inferior fascia of urogenital diaphragm）到膀胱底包绕着发育中的尿道。尿道前方始基较厚，向侧后方向逐渐变薄，最后融入尿道后方的中膈。后来随着前列腺两侧叶的发育，使尿道内口附近的尿道括约肌始基受挤压和侵犯而变薄或消失。至成人，横纹肌括约肌呈马蹄形包绕于前列腺包膜与尿道膜部的前方及两侧，在尿道后方中线并不合拢成环，而是连接于前列腺后方腹膜会阴筋膜，远端融入会阴中心腱（perineal central tendon）。

PMS与周围的盆底横纹肌（肛提肌、会阴深横肌等）相比，PMS直径仅为后者的1/3，具有无肌梭、肌纤维细小、慢收缩纤维和肌纤维间结缔组织丰富、富含耐酸肌球蛋白ATP酶及可自行收缩的特点。以上特点使其不同于传统概念的尿道外括约肌，在功能上不仅具有一般横纹肌的特点，如快速收缩；同时还有类似于平滑肌一样自主收缩及长时间收缩而不疲劳的特点，这有助于储尿期尿液的控制。

（四）尿道周围横纹肌括约肌

尿道周围横纹肌括约肌是由肛提肌的中间部分及会阴深横肌组成，它与PMS在组织解剖学和神经支配方面都有很大的区别。在组织解剖学上，尿道周围横纹肌括约肌可分为慢缩型肌纤维（slow-twitch muscle fibers）和快缩型肌纤维（fast-twitch muscle fibers）两种类型。慢缩型肌纤维约占35%，其收缩幅度较低但维持时间久，主要功能是维持前列腺、膀胱颈及直肠的基础张力；快缩型肌纤维约占65%，通常有较大的收缩幅度，但维持时间较短，主要功能是在腹压增加时协同PMS迅速有力的关闭尿道，防止尿失禁。详细的组织解剖学又可将快缩型肌纤维分为两个亚型：快速收缩易疲劳型（fast fatigable fibers）和快速收缩抗疲劳型

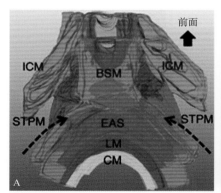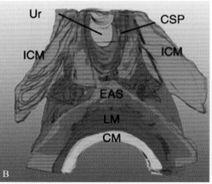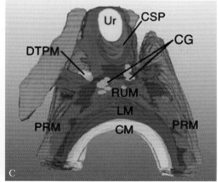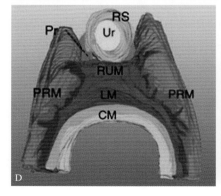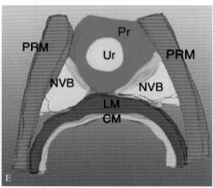

图1-1-6　男性尿道与肛管直肠的相关结构

A. 上部肛门外括约肌平面。B. 下部肛门外括约肌平面。C. 上部耻骨直肠肌平面。D. 下部耻骨直肠肌平面。E. 前列腺尖部平面。BSM：球海绵体肌；CG：尿道球腺；CM：环状肌；CSP：尿道海绵体；DTPM：会阴深横肌；EAS：肛门外括约肌；ICM：坐骨海绵体肌；LM：纵行肌；NVB：神经血管束；Pr：前列腺；PRM：耻骨直肠肌；RS：尿道横纹括约肌；RUM：直肠尿道肌；STPM：会阴浅横肌；Ur：尿道

（fast-twitch fatigable-resistant）。在快缩型肌纤维中前者占50%，后者占15%，后者在对抗尿失禁方面作用强大。与PMS类似，尿道周围横纹肌括约肌在尿道前面比后面发达，因此，在经尿道前列腺切除（transurethral resection of prostate, TURP）等手术对前列腺尖部修整时，更应谨慎操作，防止损伤尿道前方的横纹肌括约肌。

此外，考虑到直肠与尿道的紧密关系，Okada等人（2019年）对肛管直肠前方的解剖结构进行了研究，对该区域内肌肉的空间形态进行了详细阐述。他们发现，来自肛门外括约肌、球海绵体肌及会阴浅横肌的横纹肌纤维在肛门外括约肌前区交织在一起，而来源于纵形肌层纤维的直肠尿道肌则不断延伸直至尿道后下区，并在前列腺顶端水平与肛管直肠最为接近。因此在前列腺尖平面切开直肠尿道肌时，必须小心避免尿道或直肠损伤。此外，在上部肛门外括约肌水平的前区及耻骨直肠肌水平的前外侧区，横纹肌与平滑肌存在极为紧密的连结。

二、正常女性尿道括约肌的结构

同男性相似，女性尿道括约肌亦由平滑肌括约肌和横纹肌括约肌组成（图1-1-7）。

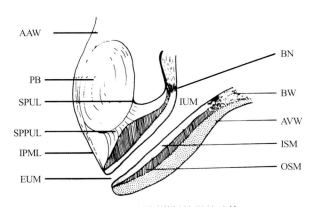

图1-1-7　**女性尿道括约肌的结构**
AVW：阴道前壁；BN：膀胱颈；BW：膀胱壁；EUM：尿道外口；ISM：内层平滑肌；IUM：尿道内口；OSM：外层横纹肌；PB：耻骨；SPPUL：耻骨尿道韧带；AAW：腹前壁；SPUL：耻骨尿道上韧带；IPML：耻骨尿道外口下韧带

（一）平滑肌括约肌

平滑肌括约肌即传统意义上的尿道内括约肌，一般认为平滑肌由内、外纵行平滑肌和中间的环形平滑肌三层组成，内纵肌与逼尿肌纵层相连，中间的环形肌

在尿道的中段更为明显，与横纹肌纤维之间没有明显的界线，在中间1/3段尿道，平滑肌和横纹肌交错分布，平滑肌纤维向尿道远侧逐渐变薄，其末端为胶原纤维。女性尿道的胶原纤维对尿道的闭合起重要的作用，平滑肌括约肌的张力使尿道黏膜处于闭合状态，是维持尿液可控的重要因素。平滑肌的纵行部分在排尿时可以将尿道缩短，尿道口径增宽，保持排尿的通畅。

（二）横纹肌括约肌

尿道横纹肌括约肌即尿道外括约肌，女性的尿道外括约肌亦起源于近端尿道，逐渐向远端移行，由近及远，分别呈现月牙状和马蹄状，其横纹肌纤维在中外1/3段尿道最为密集，横纹肌包绕尿道的腹侧和两侧，呈马蹄状，其肌纤维细小，缓慢颤动。近来国外学者通过三维重建的方法观察了男性和女性的尿道横纹肌括约肌，两性之间的横纹肌括约肌的结构是一致的。

女性的尿道旁横纹肌包括尿道压迫肌（urethral compressor）及尿道阴道括约肌。其中尿道压迫肌起自靠近坐骨结节处，跨过尿道到达对侧相应部位，当它收缩时可以将尿道拉长。尿道阴道括约肌是一扁平肌肉，在腹侧与尿道压迫肌一起延至尿道阴道侧方，并将尿道阴道包绕。另为耻尾肌自耻骨经阴道侧壁行走至尾骨时紧靠尿道，亦可增加尿道的阻力，协助控尿。

总之，女性尿道平滑肌括约肌和横纹肌括约肌在功能上密不可分，相互协同。因此在女性膀胱全切原位新膀胱手术后，虽然近端尿道和大部分平滑肌被切除，大部分患者却能够进行无意识的储尿和随意的排空膀胱。

（三）尿道括约复合体

近年来，国外学者提出尿道括约复合体（urethral sphincter complex）的概念。一般认为尿道括约肌复合体包括尿道括约肌、所有的尿道周围横纹肌、尿道旁固有肌肉和盆腔的结缔组织结构。并界定出其范围，腹侧是背侧静脉丛，背侧是直肠，两侧是肛提肌肌肉。尿道括约肌复合体具有肌肉和结缔组织精细的构建。肌肉筋膜和骨骼结构给尿道括约肌复合体以重要的框架。同时，认为尿道括约复合体是一个功能和解剖上的统一体，其完整性是控尿的基础，也是男性根治性前列腺切除，女性新膀胱等下尿路重建手术后控尿的主要因素。

（宋鲁杰　徐月敏）

第四节 与尿道相关的其他组织结构

一、尿道的神经支配

目前研究认为尿道平滑肌括约肌主要接受来自下腹下丛（inferior hypogastric plexus）的自主神经支配，而对于横纹肌括约肌的神经解剖存在较大的分歧。早期的研究认为尿道横纹肌括约肌同时接受交感、副交感和躯体神经的三重支配，近年来，Narayan等（1995年）通过对会阴区阴部神经的解剖发现阴茎背神经（dorsal nerve of penis）作为阴部神经会阴区的三大分支之一，在距离前列腺尖部0.3～1.3 cm的位置进入尿道横纹肌括约肌的前外侧，且其在尿道两侧的分布不一致。Hollabaugh（1997年）等应用新鲜男性尸体标本进行盆腔解剖学的研究发现尿道横纹肌括约肌在盆腔内受双重神经支配（图1-1-8）：① 盆神经（pelvic nerve）来自下腹下丛，走行在肛提肌筋膜的下方，直肠的后外侧，在前列腺尖部水平，发出多条分支进入尿道横纹肌括约肌的5点和7点位。② 阴部神经主干自阴部管发出一盆内分支（intrapelvic branch of pudendal nerve），穿过肛提肌进入盆腔，与盆神经伴行后加入盆神经，一起到达横纹肌括约肌。而Creed等（1998年）通过刺激犬的盆神经发现尿道压缓慢升高，此作用可被箭毒阻断；而刺激阴部神经的盆内分支时，可见尿道横纹肌明显的快速收缩。由此认为盆神经到达尿道横纹肌后，穿过横纹肌支配尿道平滑肌；而阴部神经的盆内分支则直接支配横纹肌括约肌。

在最新的研究中，Hinata等人（2015年）通过对组织切片进行免疫组化染色研究，发现海绵体神经网络分布于前列腺周围区域的尾部或后部，位于两侧提肛肌之间，这些神经覆盖了尿道横纹括约肌及直肠的尾端到前列腺的顶端。在切除前列腺双侧神经血管束时并不会完全切除海绵体神经，因此即使在非保留神经的前列腺癌根治术中，外科医师也应尽量进行细致的解剖，避免电灼，以最大程度地保留患者的术后功能。

同男性相似，女性尿道的神经支配目前也存在争论。很多研究学者认为女性尿道括约肌受下腹丛和阴部神经的双重支配。Narayan等（1995年）发现阴蒂背神经（dorsal nerve of clitoris）在邻近尿道处亦发出分支支配尿道横纹肌括约肌，且认为此分支很有可能为感觉神经纤维，参与尿道括约肌反射弧的组成。然而Borirakchanyavat等（1997年）通过女性盆腔解剖学研究认为尿道括约肌在盆内存在躯体神经分支。此分支起源于S2～S4，沿肛提肌表面走行在肛提肌筋膜的下方，与膀胱下动脉关系密切，此盆内分支在行程中发出分支支配肛提肌，最终到达尿道的背外侧。进一步的组织学观察发现这些支配尿道的躯体神经在阴道与尿道之间的平面形成大量的神经束，与阴道前壁和侧壁的关系极为密切。近来，Hollabaugh等（2001年）通过新鲜女性尸体标本的研究发现尿道括约肌接

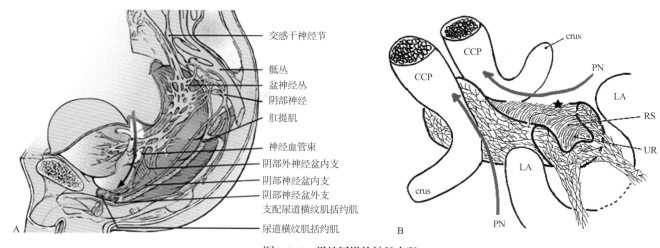

左图标注：
交感干神经节
骶丛
盆神经丛
阴部神经
肛提肌
神经血管束
阴部外神经盆内支
阴部神经盆内支
阴部神经盆外支
支配尿道横纹肌括约肌
尿道横纹肌括约肌

A

右图标注：crus, CCP, CCP, PN, LA, RS, UR, LA, crus, PN, B

图1-1-8 男性尿道的神经支配

A. 男性尿道括约肌的神经支配。B. 男性发育良好的U型海绵体神经网络模式图。CCP：阴茎海绵体；LA：肛提肌；PN：阴部神经；RS：尿道横纹肌括约肌；UR：尿道膜部；crus：阴茎海绵体脚。

受来自下腹下丛的盆神经和阴部神经盆内分支的双重支配。盆神经自下腹下丛发出后,走行在直肠的两侧,肛提肌筋膜的下方,沿肛提肌前行,从5点和7点位进入尿道括约肌。而阴部神经的盆内分支起源于阴部管内的阴部神经主干,穿肛提肌进入盆腔,在邻近尿道括约肌的位置加入盆神经,一起支配尿道括约肌。作者认为此阴部神经的盆内分支很有可能与先前Borirakchanyavat等描述的盆内躯体神经分支是同一性质的分支,只是它们起源于阴部神经的不同位置。

尿道的神经支配与控尿关系密切,明确尿道的神经解剖对根治性膀胱前列腺切除术、女性新膀胱术、尿道膜部重建和尿道直肠瘘修补等手术中保护尿道的神经支配提供依据。

二、尿道的血液供应

男性前尿道的动脉来自阴部内动脉、尿道球动脉及尿道动脉的分支。后尿道的血供来自膀胱下动脉的前列腺支,并有直肠下动脉的痣中动脉及阴部内动脉的分支穿过前列腺至后尿道,它们之间存在广泛的吻合支。前尿道的静脉回流至阴部内静脉,后尿道的静脉回流至膀胱前列腺静脉丛,后尿道外伤及后尿道手术时损伤此静脉丛,可引起大量出血。

女性尿道的血供十分丰富,尿道周围的血管丛与子宫动脉、阴道动脉有广泛的吻合支,尿道上段为膀胱下动脉,中段为阴道中动脉,下部为阴部动脉的分支,这些血管彼此吻合,静脉血流入膀胱静脉丛和阴道静脉丛,最后流入髂内静脉。

三、尿道的淋巴引流

尿道的淋巴引流非常丰富,它起源于尿道黏膜下的淋巴网,淋巴网分布于尿道全程。在男性以尿道舟状窝最为丰富,淋巴液向近端引流至阴茎和尿道球膜部淋巴干。阴茎腹侧表面的淋巴管绕过阴茎海绵体与来自阴茎头部的淋巴管在背侧汇合。男性前尿道及女性的远端尿道淋巴液引流至腹股沟浅淋巴结和深淋巴结,并沿髂外淋巴结向上引流,男性后尿道及女性近端尿道淋巴引流至髂外淋巴结、闭孔淋巴结及腹下淋巴结。因此男性后尿道肿瘤及女性尿道癌时,在腹股沟区及盆腔内都可能出现淋巴结转移。

四、尿道手术中相关结构的应用解剖

(一)阴茎的层次结构

1. 皮肤　无毛,薄而柔软,有明显的伸缩性。

2. 阴茎浅筋膜　阴茎浅筋膜(superficial fascia of penis)为阴茎的皮下组织,疏松而无脂肪,内有阴茎背浅静脉及淋巴管。该筋膜分别移行于阴囊肉膜、会阴浅筋膜及腹前外侧壁的浅筋膜深层。

3. 阴茎深筋膜　阴茎深筋膜(deep fascia of penis)又称Buck筋膜,包裹三条海绵体,其后端至阴茎根部上续腹白线,在耻骨联合前面有弹性纤维参加形成阴茎悬韧带。阴茎背正中线上,阴茎深筋膜与白膜之间有阴茎背深静脉,静脉两侧向外依次为阴茎背动脉和阴茎背神经。

4. 白膜　白膜(tunica albuginea)分别包裹三条海绵体,并在左、右阴茎海绵体之间形成阴茎中隔。

(二)阴茎皮瓣的血供和神经

1. 阴茎皮瓣的动脉　阴茎皮肤的血供来自阴茎背浅动脉,该动脉起源于阴部外浅动脉,动脉主干先向内上行走,经精索前方达阴茎根背外侧,然后转弯进入阴茎浅筋膜的疏松组织层,沿阴茎长轴斜向其腹侧,途中发出长穿支穿过浅筋膜沿皮下行走营养皮肤。阴茎包皮的动脉为阴茎背浅动脉,达包皮时发出许多细小分支,这些小支延伸到包皮外层末端后返折至内层,后者于冠状沟附近还接受阴茎背动脉的供养。

2. 阴茎皮瓣的静脉　阴茎皮瓣的静脉有两套系统。一套是与阴茎背浅动脉伴行的静脉,有1～2支,该静脉细小,对皮瓣的静脉回流不起主要作用。另一套阴茎背浅静脉,该静脉与同名动脉关系并不密切,它起自包皮静脉网,向后汇合成1～3支,这些静脉常在阴茎根背侧汇合成一条,外径约为2.7 mm,注入一侧或双侧阴部外浅静脉;或不汇合分别注入后者,继而入大隐静脉。

3. 阴茎皮瓣的神经　阴茎皮肤的神经为阴茎背神经,该神经为阴部神经的一个终支,经会阴深隙前行,穿尿生殖膈下筋膜达阴茎背侧的白膜与阴茎深筋膜之间,沿阴茎长轴、阴茎背动脉外侧行走,途中发出穿支穿深、浅阴茎筋膜分布于皮肤(图1-1-9)。

4. 会阴及尿生殖膈的血管、神经分布特点及临床意义　阴囊后神经、阴囊后动脉、尿道球动脉、阴茎动脉及营养尿道球海绵体肌的动脉是会阴及尿生殖膈的血管,均是从两外侧走向中线。阴茎海绵体神经呈网格状从前列腺的后外侧自底部走至尖部,再紧靠尿道膜部穿过尿生殖膈。有研究提示,经会阴修复男性尿道手术应注意:① 切开皮肤、肉膜后,勿横切浅筋膜,可钝性分离并向两侧牵开,特别是会阴中腱以上部分,以免切断阴囊后动、静脉和神经。② 从中线切开球海绵体肌,以保留球海绵体肌的血管和神经。③ 球海绵体肌与尿道海绵体腹侧中线之间、尿

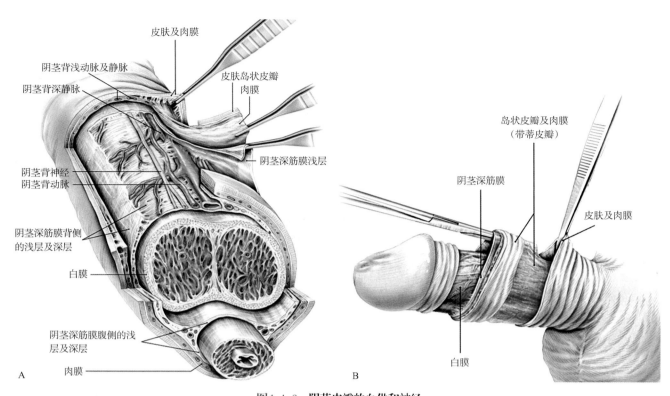

图1-1-9 阴茎皮瓣的血供和神经
A. 阴茎的层次结构及血管、神经支配。B. 阴茎皮瓣的层次结构及血管、神经支配

道海绵体背侧中线与阴茎中隔之间的连接，纤维较为致密，游离前尿道时，宜锐性分离，其他部位可钝性分离。④ 紧靠球海绵体切断会阴中心腱，缝合球海绵体肌后应缝合中心腱，以保留其固定作用。⑤ 血管、神经均分布在尿生殖膈的两侧，应从中线切开尿生殖膈，避免损伤这些结构；术后亦应横向缝合尿生殖膈，尽可能保留控尿组织的完整性，减少术后尿失禁。

⑥ 紧靠尿道操作，限制在尿道膜部外侧5 mm内，若广泛切除将会损伤阴茎海绵体神经，造成术后勃起功能障碍。⑦ 从前外侧紧贴前列腺表面分离前列腺尖部组织，避免分离前列腺的后外侧，以免损伤海绵体神经束；对前列腺尖部的游离，应以足够吻合即可。

（宋鲁杰 徐月敏）

参考文献

[1] Hinata N, Murakami G, Miyake H, et al. Histological study of the cavernous nerve mesh outside the periprostatic region: anatomical basis for erectile function after nonnerve sparing radical prostatectomy[J]. J Urol, 2015; 193(3): 1052–1059.

[2] Yucel S, Baskin LS. An anatomical description of the male and female urethral sphincter complex[J]. J Urol, 2004, 171(5): 1890–1897.

[3] 姚华强，钟世镇，何恢绪，等. 经会阴修复重建男性尿道的应用解剖[J]. 中国修复重建外科杂志，2004，18：285-287.

[4] Okada T, Hasegawa S, Nakamura T, et al. Precise three-dimensional morphology of the male anterior anorectum reconstructed from large serial histologic sections: A cadaveric study[J]. Dis of Rectum, 2019; 62(10): 1238-1247.

第二章
先天性尿道和膀胱的病变

尿道下裂是由于前尿道发育不全,胚胎发育过程中尿生殖沟没有自后向前在中线完全闭合,造成尿道口达不到正常位置的阴茎畸形。而尿道上裂是膀胱外翻尿道上裂复合畸形的一种类型。可以独立发生,男孩比女孩多,比例为3:1～5:1。膀胱外翻涉及泌尿系统、生殖系统、肌肉骨骼系统等发育异常,形成了下腹壁一个三角形的缺损。本文介绍先天性尿道和膀胱病变的发病情况,伴发畸形和治疗的原则。

第一节　先天性尿道下裂

一、流行病学

尿道下裂的发生率为3.2/1 000,或每300男孩中有一个。近年尿道下裂发病率增高,尤其是重度尿道下裂增多,各个地区的发病率有区别,报道不一,例如,欧洲19.9/10 000(1～464),亚洲5.2/10 000(2.8～110),北美34.2/10 000(6～129.8),南美5.2/10 000(2.8～110),非洲5.9/10 000(1.9～110),澳大利亚17.1/10 000～34.8/10 000。这些和接受检查的人群、查体的医师水平关系很大。

二、病因学

尿道下裂的发生是诸多因素共同作用的结果。胚胎性别分化发育过程中出现的内分泌缺陷和紊乱及其他多种原因导致尿道沟融合不全而停顿于不同发育阶段,因而发生不同类型的尿道下裂。但其具体发病机制仍不清楚,目前已经证实的原因包括雄激素受体异常、遗传基因突变、内分泌失调、异常细胞间信息传递、表皮生长因子表达降低和环境因素等。近二十余年,尿道下裂发病率显著增长,可能与环境中广泛存在的雌激素和抗雄激素类物质的污染有关,环境污染物使内分泌因素改变而发生畸形。尿道下裂患者中,染色体的畸变率较正常人群明显增高,有常染色体畸变,亦有性染色体畸变。尿道下裂的发生与遗传有关,20%～25%的临床病例中有明确家族遗传性,尿道下

裂患者的兄弟患尿道下裂的概率是正常人的10倍,同胞兄弟患病的风险约为12%,患者尿道下裂表型越严重,其一级亲属的尿道下裂患病率越高。另外,孕期服用避孕药物、低出生体重为高风险因素之一。

三、诊断

除巨尿道口伴包皮完整型尿道下裂外大多数尿道下裂出生时可被确诊。尿道下裂有三个典型特点:① 异位尿道口,尿道口可异位于从正常尿道口近端至会阴部尿道的任何部位。部分尿道口有轻度狭窄,其远端可以有黏膜样浅沟。如果尿道海绵体缺如,远端尿道常为膜状。尿道口位于阴茎体近端时尿线向后,患儿蹲位排尿。② 阴茎下弯,即阴茎向腹侧弯曲,阴茎下弯是尿道下裂伴随的严重问题,既影响外观也影响功能。国外文献报道尿道下裂合并明显阴茎下弯者约占35%,国内就诊患者以中、重度下裂居多,阴茎下弯比例较高,下弯程度也较重。按阴茎头与阴茎体纵轴的夹角,将阴茎下弯分为轻度,小于15°;中度,15°～35°;重度,大于35°。导致阴茎下弯的原因主要是尿道口远端尿道板纤维组织增生,阴茎体尿道腹侧皮下各层组织缺乏,阴茎海绵体背、腹两侧不对称。③ 包皮的异常分布,阴茎头腹侧包皮因未能在中线融合,包皮系带缺如,包皮在阴茎头背侧呈帽状堆积。

根据尿道外口位置分型:远端型包括阴茎头、冠状沟、冠状沟下型;中间型即阴茎体型;近端型包括阴

茎阴囊型、阴囊型和会阴型。按此分型,国外远端型病例占大多数,而国内以中、近端型为主,这可能与大部分远端型尿道下裂对以后结婚、生育影响不大,家长不要求治疗而未就诊有关。

四、鉴别诊断

当尿道下裂合并隐睾时要注意鉴别有无性发育异常(disorders of sex development, DSD),尤其是重型尿道下裂伴有性腺位置异常、形态异常时应高度重视,必须做相应检查,如染色体检查、SRY基因及性腺超声,甚至性腺探查,以除外性别发育异常,有条件时需内分泌科室做详细检查、评估。最常见的尿道下裂合并DSD为混合性腺发育不全、卵睾DSD等。

五、手术方式

已发表的手术方法多达三百余种,但是尚无一种满意的能被所有医师接受的手术方式,目前常用手术方式多达三十余种。有无阴茎下弯和下弯严重程度是选择术式的关键因素。无论选何种手术方法均应达到目前公认的治愈标准:① 阴茎下弯完全矫正。② 尿道口正位于阴茎头。③ 阴茎外观满意,能与正常人一样站立排尿,成年后能够进行正常性生活。尿道下裂治疗的远期最重要效果是家长或患儿对阴茎外观的满意程度。

(一)阴茎下弯矫正

阴茎下弯是尿道下裂伴随的严重问题,既影响外观也影响功能。术中应常规进行勃起实验。通过阴茎皮肤脱套,腹侧松解纤维组织部分阴茎下弯得以矫正,如果松解腹侧纤维组织后残留轻度下弯,阴茎背侧白膜紧缩是最常用的方法。阴茎海绵体不对称也可通过切开腹侧白膜,补鞘膜囊组织片或真皮片延长腹侧白膜完成。如果松解腹侧纤维组织后阴茎下弯大于30°,常需要切断尿道板矫正;如果切断尿道板后,仍残留阴茎下弯,则加做阴茎背侧白膜紧缩。

(二)不需切断尿道板手术

如果通过阴茎皮肤脱套,松解腹侧纤维组织,或阴茎背侧白膜紧缩等,矫正阴茎下弯,则可行保留尿道板手术。这类手术特点是用异位尿道口远端尿道板作为修复尿道的部分材料,手术操作相对简单,成功率高于合并阴茎下弯的病例。

(1)尿道口前移阴茎头成形术(meatal advancement and glanuloplasty incorporated procedure, MAGPI):适用于阴茎头型、少数冠状沟型而且尿道海绵体发育好的病例,远端尿道为膜状尿道时慎用此手术方式。

(2)加盖岛状皮瓣法(onlay island flap):适用于尿道板发育好,尿道口位于阴茎体、阴茎根部的病例。术后尿道瘘、尿道狭窄、尿道憩室样扩张发生率低,术后阴茎外观好。

(3)尿道板纵切卷管法(Snodgrass或tubularized incised plate wrethroplasty, TIP):主要特点是尿道板正中纵行切开,向两侧游离、扩展,加宽尿道板后,缝合成形尿道。适于尿道板发育较好的前型尿道下裂,简单易学,手术后尿道口呈裂隙状,使阴茎头和尿道口更美观。也适用于失败的尿道下裂修复、长段尿道瘘修补。不适用近端型合并阴茎下弯的尿道下裂。

(4)尿道口基底血管皮瓣法(Mathieu或flip-flap):适用于冠状沟下型及尿道口位于阴茎体前1/3的病例,要求阴茎头发育好,阴茎腹侧皮下组织充裕。其缺点是阴茎头小的病例易合并尿道口狭窄,不适用尿道缺损长的病例。由于术后阴茎外观不太令人满意,本术式基本被TIP取代。

(三)需切断尿道板手术

通过松解阴茎腹侧纤维组织和阴茎背侧白膜紧缩,不能彻底矫正阴茎下弯,需切断发育不良的尿道板矫正下弯。目前主要应用的手术包括一期和分期尿道成形术。

1. 横裁包皮岛状皮瓣管状尿道成形术(Duckett) 在所有替代尿道的材料中,包皮是良好选择,取材方便,没有毛发,耐受尿液刺激。横裁包皮岛状皮瓣管状尿道成形术充分利用了阴茎皮肤的生理解剖特点,手术步骤设计合理巧妙,术后阴茎外观漂亮。该手术的缺点是操作复杂,手术技巧要求高,需积累经验,才能取得满意效果。对于尿道缺损长,单纯岛状皮瓣不能弥补,需要在尿道口周围做原位皮瓣卷管(Duplay)成形,即Duckett+Duplay手术。

2. Koyanagi手术方式 充分利用包皮及阴茎皮肤,皮瓣材料充足,重建尿道从原尿道口到新尿道口间没有吻合口,不易发生尿道狭窄等特点,尤其对伴有阴茎阴囊转位、阴茎下曲严重、包皮量不足的重型尿道下裂具有优势。缺点是手术技术难度仍比较高,其他的一期手术还有Hodgson纵向包皮瓣法等。

3. 分期手术 分期手术主要分为两个步骤。

一期矫正矫正阴茎下弯,预铺尿道板;二期尿道成形,主要术式包括:① Byars皮瓣手术,将背侧包皮转至腹侧预铺平整的尿道床,最好切开阴茎头,将皮肤填入阴茎头缺损区。该手术的缺点是转移的包皮不光滑,会引起远期的排尿和射精异常。二期尿道成形时尿道口和阴茎头成形有一定困难,尿道口经常开在冠状沟。② Bracka手术，取游离包皮或者口腔黏膜片预铺尿道板。如果包皮充裕，最好取包皮。如果阴茎局部没有修复材料，可以取口腔黏膜。将游离移植物去掉脂肪，阴茎腹侧一定要切开阴茎头，将游离移植物固定在尿道口至舟状窝之间，形成光滑的尿道板。创面加压包扎。优点是尿道表面光滑，排尿通畅。尿道口和阴茎头成形满意。缺点是如果游离移植物坏死，对再次手术带来很大困难。③ 一期部分尿道成形术（部分重建尿道），以部分横裁包皮岛状皮瓣管状尿道成形术（部分Duckett）为主。对于尿道缺失长，包皮不能完全替代的病例可以运用。岛状皮瓣代尿道远端经阴茎头下隧道戳出，成形正位尿道口和阴茎头，近端固定在阴茎体。6～12个月后做近端尿道造瘘修补。部分Duckett手术近年被国内广大医师采用，其要点是横裁包皮岛状皮瓣管状做尿道成形术，但是不与原尿道口吻合，做局部造瘘。这样保证尿道口正位，减少尿道狭窄、尿道憩室等并发症，二期尿道成形简化。当然，还需要长期随诊证实最终效果。

二期成形尿道相对容易。根据尿道床质量和宽度采用新尿道口与阴茎头之间原位皮瓣卷管（Duplay）、纵切卷管（Snodgrass）或Thiersch等方式。

六、尿道下裂术后并发症及其治疗

（一）尿道瘘

尿道瘘是尿道成形术后最多发的并发症。公认的发生率15%～30%。即使术者技术熟练，其发生率也在5%～10%。发现尿道瘘后不能马上修复，需要局部皮肤瘢痕软化，一般要等待数个月以上，血液供应重建后再行第二次手术修复。而位于阴茎根部、会阴部的小尿道瘘尚有自愈的可能。修补尿道瘘前一定要了解排尿情况，如有尿道狭窄，应先处理。还要明确尿道

瘘的位置，尤其对于针眼大的小尿道瘘肉眼难以辨认，可用缝针的针尾试探瘘口，或用手压住近端尿道，自尿道口注水，观察溢水部位，以明确尿道瘘位置。

（二）尿道狭窄

一期尿道成形术后狭窄发生率高。狭窄多发生在阴茎头段尿道及阴茎根吻合口处。术后3个月之内的早期狭窄可用尿道扩张解决，若无效需手术切开狭窄段行尿道造瘘，同时对狭窄段进行修补铺垫，为下次尿道成形创造条件。

（三）尿道憩室样扩张

多见于Duckett横裁包皮岛状皮瓣管状尿道手术的病例。形成原因包括成形尿道周围组织少缺乏海绵体支撑、成形尿道过于宽大或不平整、远端尿道狭窄。对继发于尿道狭窄的小的尿道扩张，在解除狭窄后，大部分可好转，而大的憩室状尿道扩张时应先消除原因，术后6个月以上裁剪憩室样扩张的尿道壁，成形尿道。

（四）残留阴茎下弯

多为首次手术时阴茎下弯矫正不彻底或背侧白膜紧缩经阴茎深筋膜外在12点部位缝合1针引起术后复弯。轻度下弯可行阴茎背侧海绵体白膜紧缩，重度下弯需横断尿道板，行分期手术。

七、女性尿道下裂

女性尿道下裂很少见，尿道外口可位于从正常尿道口到阴道背侧壁上任何位置，根据尿道病变及膀胱颈发育不良程度可表现为尿失禁或排尿困难，如膀胱颈松弛、尿道宽大或尿道短，则表现为尿失禁，如膀胱颈正常、尿道狭窄则表现为排尿困难。女性尿道下裂往往合并其他畸形，特别是盆底肌发育异常，单纯尿道成形治疗很难达到满意效果。

（宋宏程）

第二节 先天性尿道上裂

一、男性尿道上裂

尿道上裂的病变特征是尿道位置和尿道背侧结构的缺陷。在阴茎背侧可以看见一个为黏膜覆盖的尿道板，而阴茎海绵体腹侧没有尿道结构；阴茎头如同在背侧正中被劈开后向两侧展开。尿道开口的位置在阴茎背侧从冠状沟到耻骨联合下面的连线上，尿控的情况与尿道开口的位置有直接关系，但其尿道括约

肌也有一定的问题。尿道开口可以位于阴茎头、阴茎体部和阴茎耻骨部，阴茎都有不同程度的向背侧的弯曲（图1-2-1）。由于骨盆向外侧旋转、导致耻骨联合分开，但程度较经典膀胱外翻来得轻。耻骨分开导致阴茎海绵体分叉，导致阴茎短、并向背侧弯曲。尿道上裂的治疗目标包括重建能够伸直的、外观可以接受的、有足够长度、可以进行性生活的阴茎和正常的排尿控制。

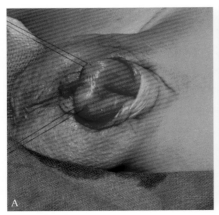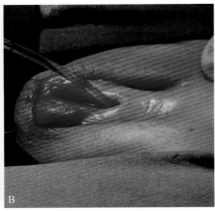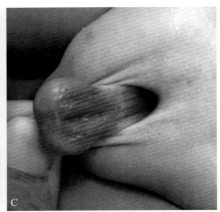

图1-2-1　男性尿道上裂
A. 阴茎头型。B. 阴茎体型。C. 阴茎耻骨型

（一）伴发畸形

尿道上裂的伴发畸形最明显的就是外生殖器的异常、耻骨分离和尿失禁。1952年Campbell报道了11例尿道上裂伴左肾不发育；Arap综述38例尿道上裂中有1例肾不发育和1例异位肾。在完全的耻骨下型的尿道上裂，输尿管膀胱连接部的发育是有缺陷的，输尿管反流的发生率可以达到30%～40%。1995年Johns Hopkins医院Ben-Chaim报道15例完全尿道上裂男孩的膀胱输尿管反流的发生率较经典型膀胱外翻低（82%：100%），其可能的原因是尿道上裂患者的直肠子宫陷凹（Douglas窝）不及膀胱外翻的深和大，输尿管进入膀胱的路径比较斜。尿道上裂腹股沟斜疝的发生率为33%，也明显低于膀胱外翻。

（二）手术治疗

外科手术的目的是重建阴茎和尿道，对于合并尿失禁的患儿需要手术改善尿控。1922年Young报道了第一例成功治疗的男孩完全尿道上裂尿失禁，其后手术效果不断改进和提高。目前重建阴茎和尿道的手术方式有Cantwell-Ransley术、Mitchell-Bägli术和Kelly术式，尿控手术经典方法是Young-Dees-Leadbetter膀胱颈成形术。对于合并尿失禁的尿道上裂患儿手术采用一期修复和分期修复的方法。对于分期手术历史上Kramer和Arap等是先做膀胱颈重建，后做尿道上裂尿道成形。其后Gearhart等发现先做尿道上裂成形术可以增加膀胱容量，避免膀胱扩大，从而把膀胱颈重建放到了尿道成形后面进行。1995年Ben-Chaim报道，完全性男孩尿道上裂成形术后18个月膀胱容量增加平均42 ml，膀胱颈重建平均9个月后11例中的9例患者（82%）获得尿控。膀胱容量是最终尿控实现与否的重要因素。膀胱颈重建前膀胱容量大的患者其尿控的获得率高（71%：20%），其尿控的实现一般在术后2年内。尿道上裂的患者有比较坚固的耻骨联合内韧带，充填在耻骨联合之间，患者一般不需要截骨。当孩子4～5岁时，膀胱容量可以达到100 ml，这时可以同时进行Young-Dees-Leadbetter膀胱颈重建和Marshall-Marchetti-Krantz膀胱颈悬吊，以及输尿管再植。

对阴茎成形来说，一定要充分矫正阴茎背曲，切断阴茎悬韧带，将阴茎海绵体从耻骨下支上分离下来以延长海绵体，有时候还需要切开海绵体，按Cantwell-Ransley方法将切面吻合，或者进行补片来延长海绵体，将海绵体内旋以矫正阴茎背曲。

1. 尿道上裂的阴茎和尿道重建　尿道上裂尿道成形的方法有很多。目前广泛使用且疗效显著的有以下几个。

（1）改良的Cantwell-Ransley术：手术将尿道板和阴茎海绵体游离，但保留尿道板与阴茎头的连接，以保证尿道板血供。在两侧阴茎海绵体背曲最严重处横行切开，各形成一个菱形创面，通过将阴茎海绵体内旋，两侧菱形切口对边缝合并拢的方式，纠正阴茎背曲。海绵体内旋时顺势将成形尿道转移至腹侧，纠正了阴茎体解剖结构异常。通过IPGAM术式，将尿道开口转移至偏阴茎头腹侧的尖端正位（图1-2-2）。术后并发症主要包括尿道皮肤瘘、尿道狭窄等。Gearhart等93例和Ransley等75例的尿道上裂及膀胱外翻治疗中，尿道皮肤瘘发生率分别为4%和23%，尿道狭窄发生率分别为5.3%和10%。其病例中包括因手术并发症再次手术、采用膀胱外翻外侧皮瓣重建尿道板，以及早期没有充分游离阴茎头翼和尿道板的患者。尿道皮肤瘘易发生在冠状沟和阴茎根部，尿道狭窄易发生在尿道板卷管和膀胱外翻外侧皮瓣重建尿道的吻合口处。在

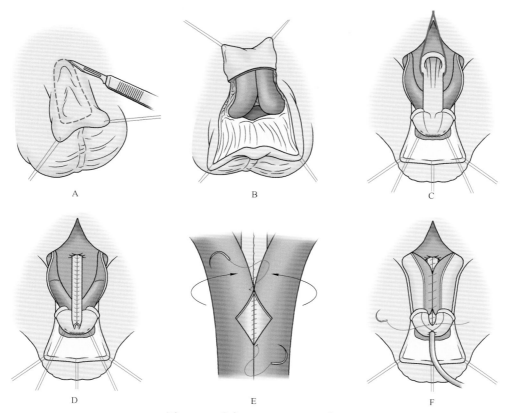

图1-2-2　改良Cantwell-Ransley术

A. 阴茎皮肤切口。B. 阴茎皮肤脱套腹侧至阴茎根部的球海绵体肌显露处，背侧至耻骨联合下缘。C. 保护尿道板腹侧的尿道海绵体，自阴茎腹侧开始游离尿道板，保留尿道板和阴茎头1.0～1.5 cm的连接，将尿道板从双侧阴茎海绵体全游离。D. 尿道板卷管成形尿道，在阴茎海绵体背曲最明显处菱形切开白膜。E. 双侧阴茎海绵体内旋并拢，缝合菱形切口，将新尿道转移至阴茎腹侧。F. 阴茎头并拢，包皮成形

5项近年研究中，经充分游离阴茎头和尿道板，首次手术的单纯尿道上裂尿道皮肤瘘和尿道狭窄发生率分别为0～13%和0～2.5%。国内近期报道了16例术后没有发生尿道皮肤瘘和尿道狭窄，作者认为以下因素至关重要：① 术中利用原尿道板重建尿道。② 将重建的尿道转位至阴茎腹侧，使成形尿道缝合处紧贴并拢的阴茎海绵体腹侧。③ 冠状沟处尿道海绵体也与阴茎海绵体完全分离，仅保留最远端1 cm左右的尿道海绵体和阴茎头组织保持连接，如此在冠状沟处也有阴茎海绵体覆盖成形尿道，并且阴茎头翼游离彻底，组织多，可以双层缝合。④ 保留尿道海绵体完整性，尿道海绵体没有离断面，没有大量出血，减少了形成血肿、造成感染的风险，同时尿道板血供好。术后阴茎外观也是评价尿道上裂手术效果的一个重要指标，包括阴茎伸直程度、阴茎外露长度、阴茎和阴茎头形态等。Gearhart和Ransley等团队报道的阴茎外观总体满意度为84%～93%，国内陈方团队报道的满意度为88.9%。

（2）Mitchell-Bägli术：手术类似Cantwell-Ransley术，但是术中将尿道板、双侧阴茎海绵体三者完全游离，然后将双侧阴茎海绵体内旋并拢，阴茎头并拢成形。再将尿道板卷管后移至成形的海绵体腹侧，按照处理尿道下裂的方式治疗（图1-2-3）。特别适用于因为尿道板原因造成阴茎严重背曲的病例。Zaontz等报道了来自4个中心的17例患者阴茎背曲得以纠正，勃起功能得以保留，尿道位于阴茎腹侧，外观满意。2001年Caione等报道了他们采用阴茎海绵体分离和会阴肌肉复合体重新在中线合拢处理尿道上裂的方法，这种方法无需膀胱颈重建即可获得尿控。Hafez等报道3例孤立的阴茎耻骨尿道上裂在青春期后进行阴茎海绵体分离手术，外观效果好，尿道开口位于阴茎头尖端。Kibar报道了对完全型尿道上裂采用阴茎海绵体分离的方法，其并发症在可以接受的范围内，无膀胱外翻、阴茎头和海绵体的缺血坏死。

（3）Kelly术：也称根治性软组织游离手术（radical soft tissue mobilization, RSTM），由Justin Kelly

于1995年首次报道(图1-2-4)。其特点是将盆底前端的肛提肌和阴茎海绵体脚从其附着的耻骨坐骨支游离,在中线处将双侧肛提肌包绕成形的尿道和膀胱颈部实现控尿、合并后段的阴茎海绵体脚以相对延长外露的前段阴茎海绵体。这样的手术设计有以下几点优势:① 重建了尿道括约肌,改善术后尿控。Kelly报道了首批19例患者术后73%患儿获得了Ⅰ～Ⅱ级的功能性控尿;Varma等对38例病例随访了10年,结果表明82%的患者获得了功能性控尿。国内陈方团队治疗了5例病例,对其短期随访10个月,结果表明,2例患者的膀胱外翻均获得完全性控尿;对3例尿道上裂术后随访5.3个月,结果表明,2例患者获得完全性控尿,1例患者获得Ⅱ级控尿。② 增加前段阴茎海绵体长

度,改善阴茎外观。③ 在不进行骨盆截骨的情况下完成膀胱外翻修复,这特别适用于大年龄患儿,同时避免了骨盆闭合导致的阴部血管受压,造成的阴茎头和阴茎缺血萎缩。其缺点是可能造成下腹壁凹陷,仍旧分开的耻骨结节凸起影响外观。

2. 尿道上裂的尿控手术　孤立尿道上裂患者的尿失禁也可采用改良的Young-Dees-Leadbetter膀胱颈成形进行处理(图1-2-5),82%的男孩可以获得尿控。尿道上裂尿道成形术后增加了膀胱出口阻力和膀胱容量,然后进行膀胱颈重建,尿道上裂的膀胱顺应性更好、对膀胱颈重建的效果也明确。尿道上裂男孩膀胱颈重建后获得最初尿控的平均时间是90天。对尿道上裂尿失禁的处理还有其他一些方法,如Duffy等报道了12例

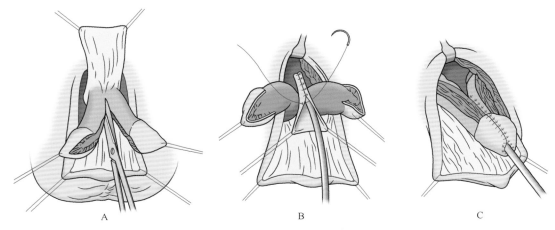

图1-2-3　Mitchell-Bägli 术
A. 阴茎皮肤脱套后,保护尿道板腹侧的尿道海绵体,自阴茎腹侧开始完整游离尿道板,然后切开阴茎头的连接,将尿道板、双侧阴茎海绵体三者完全游离。B. 尿道板卷管成形尿道,将新尿道转移至阴茎腹侧。C. 双侧阴茎海绵体内旋并拢,阴茎头并拢成形

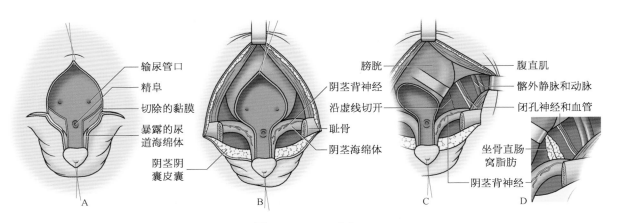

图1-2-4　Kelly 手术
A. 阴茎皮肤脱套,阴茎头牵引牵拉至阴茎。暴露出阴茎海绵体耻骨附着处,可见阴茎背神经自盆腔走行至海绵体耻骨附着处。B. 显露左侧腹直肌后的腹膜外平面,可见贴附于腹膜的血管,寻及髂外血管血管和闭孔神经和血管。分离至耻骨,取耻骨小骨片,仔细游离至背神经入阴茎处。C. 打开盆壁,将膀胱及直肠向中线牵拉。从肛提肌内侧至白线做切口。切口延伸至骨盆外,故可将耻骨背侧肛提肌附着处岁耻骨小骨片一起游离。D. 往深处解剖,可见坐骨直肠窝,此处可寻及并游离阴部神经。一旦血管骨片完全游离后,即可重建阴茎、膀胱颈及尿道

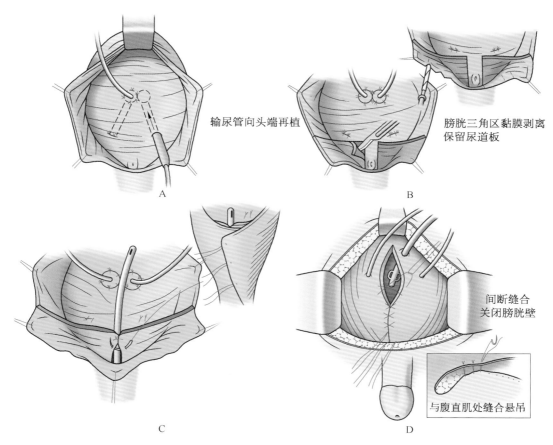

输尿管向头端再植

膀胱三角区黏膜剥离
保留尿道板

间断缝合
关闭膀胱壁

与腹直肌处缝合悬吊

图 1-2-5 Young-Dees-Leadbetter膀胱颈重建手术
A. 将输尿管开口向头侧转移，行再植手术。B. 自精阜至原输尿管开口保留尿道板（宽度约1.8 cm，长度约3～4 cm），切除两侧多余的膀胱和尿道板黏膜，仅保留肌层。C. 尿道板卷管尿道成形后，将两侧膀胱肌肉瓣重叠缝合，覆盖新尿道表面。D. 缝合膀胱，关闭腹直肌，将新的膀胱颈部与腹直肌处缝合悬吊

尿道上裂Cantwell-Ransley术后3～7岁的患者进行经膀胱镜黏膜下注射塑料微球治疗尿失禁。83 ml的微球注入后尿道的59个点，总共治疗24次平均随访10.8个月。结果显示，3例患者（25%）完全控尿，6例改善，3例无效，因此，Duffy认为注射可以替代膀胱颈重建。1995年Ben-Chaim报道在膀胱颈黏膜下注射胶原可以改善完全型尿道上裂的压力性尿失禁，可作为膀胱颈重建后效果不好的辅助治疗方法。2009年Kibar用膀胱颈注射治疗了12例完全型尿道上裂，仅1例有效。通常认为尿道上裂患者的尿道延长和前列腺增大可以增加出口阻力，当孩子发育后可以改善尿失禁，但是Arap等1988年报道尿控获得与青春期无关。

总之，对尿道上裂手术仔细规划和设计，在目前的情况下可以取得比较好的外观和功能效果，也可以保留患者的生育能力。

二、女性尿道上裂

女性尿道上裂罕见，484 000女性患者中才有1例

（图1-2-6）。按照1928年Davis分型分为：① 外阴型，尿道是正常的，仅尿道开口看上去比较宽大，但阴蒂分开，位置上比尿道开口的位置低。② 耻骨联合下型，尿道前壁缺损，占长度的一半左右。③ 耻骨联合后型，整个尿道前壁缺损，尿道括约肌没有形成环形结构，伴尿失禁。除了阴蒂分开，阴阜扁平、表面的皮肤薄而光滑外，其下缺乏皮下脂肪组织，皮肤与耻骨联合的前面和下面紧贴。小阴唇发育不良，长度比正常短一半。所以当把大阴唇分开一点点就可以看到膀胱开口。耻骨联合一般是闭合的，阴道和内生殖器一般是正常的（图1-2-7）。

由于女性尿道上裂罕见，许多医师没有认识，能够清楚从外观上辨识女孩尿道上裂较为困难，多数患者往往因尿失禁就诊。

（一）伴发畸形

尿道上裂的输尿管膀胱连接部先天就有缺陷，输尿管往往偏于膀胱外侧，进入膀胱的行径比较直，常有膀胱输尿管反流，其发生率报道为30%～75%。这

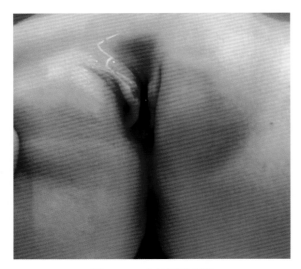

图1-2-6　女性尿道上裂

因为尿道没有阻力,膀胱小、壁薄。尿道重建后有了阻力,膀胱会生长发育,容量足够时可以进行膀胱颈重建。

（二）手术治疗

女孩尿道上裂手术治疗的目标和男孩一样:①获得尿控。②保护上尿路功能。③外阴部的外观和功能重建。

经典的方式采用分期手术,一期手术完成尿道和外阴的成形,采用耻骨前黏膜样皮肤卷管延长尿道,并利用阴阜两侧皮下脂肪重建外阴形态(图1-2-8),患儿6个月～1岁时实施。一期手术后平均增加膀胱容量至121 ml。二期手术重建膀胱颈,在患儿4～5岁,膀胱容量超过60 ml后实施。术后平均23个月能获得满意控尿,87.5%的病例控尿Ⅰ～Ⅱ级。

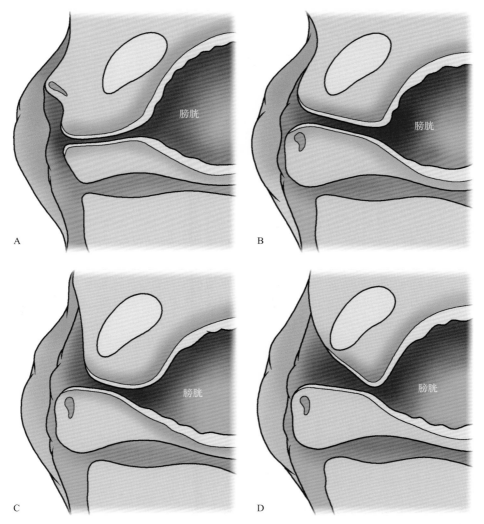

图1-2-7　女性尿道上裂Davis分型
A. 正常外阴。B. 外阴型。C. 耻骨联合下型。D. 耻骨联合后型

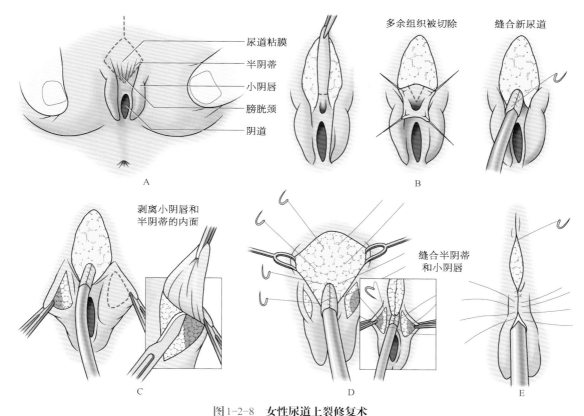

图1-2-8 **女性尿道上裂修复术**
A. 会阴皮肤切口。B. 利用耻骨前黏膜样皮肤卷管成形尿道。C ～ E. 利用阴阜两侧皮下脂肪重建外阴形态

目前也有将膀胱颈重建和尿道外阴重建结合在一次完成的手术，譬如Yadav等提出的耻骨下膀胱颈部折叠+尿道外阴成形术，手术时充分游离耻骨联合下膀胱颈部前壁，将膀胱颈2点、10点处缝合折叠，缩窄膀胱颈部从而增加尿道阻力。约70%患儿术后1年能获得较好尿控。Pippi等也采用了类似的手术策略，在重建尿道外阴基础上，从会阴入路，将尿道至膀胱颈的后尿道缩窄，并将裁剪的肌肉瓣覆盖在延长的后尿道上。2/3的患儿术后1年能获得尿控。

类似男性尿道上裂，女性尿道上裂的尿控重建也是一大挑战，虽有许多治疗方法被报道，但效果尚不令人满意。手术的目的是增加尿道阻力，但没有纠正尿失禁的尿道、膀胱颈和外阴部的解剖异常。重建尿控的方法有经阴道的尿道和膀胱颈折叠、肌肉移位、尿道折叠、尿道烧灼、膀胱肌瓣和Marshall-Marchetti膀胱尿道悬吊等。2000年De Jong报道尿道上裂女孩联合进行外生殖器重建和尿道重建，对膀胱颈部经皮悬吊，作者认为悬吊可以把膀胱颈部移到腹腔内。总共4例患者中1例获得尿控，2例需要膀胱颈注射充填剂，1例

进行清洁导尿。Bhat经会阴部进行尿道成形和肌肉层叠覆盖的方法使2例获得了完全控尿，1例部分获得尿控，1例需要进行膀胱颈重建。

女孩尿道上裂的小膀胱问题类似膀胱外翻关闭手术后面临的情况。失禁的小膀胱无法成功进行输尿管再植和膀胱颈重建。1/3失禁的尿道上裂其膀胱容量不到60 ml，对这些患者进行膀胱扩大，膀胱颈注射聚四氟乙烯和膀胱颈重建都有报道。按照Johns Hopkins医院分期治疗的经验，先进行尿道上裂修复可以增加膀胱容量，待患儿4 ～ 5岁有意愿，可以配合进行尿控训练，同时当膀胱容量也足够时再做膀胱颈重建是比较合理的选择。其女孩尿道上裂病例的膀胱容量可以超过80 ml，尿控可以达到87.5%。尽管一些单中心小规模研究都报道生殖道和尿路系统同时重建效果满意，但Johns Hopkins医院坚持先进行尿道重建和外生殖器重建，当膀胱颈重建时膀胱容量可以达到121 ml，这样膀胱颈重建后患者很少需要进行膀胱扩大或者尿路转流。

（陈　方）

第三节　先天性膀胱外翻

一、骨盆发育异常

膀胱外翻患者的骨盆异常包括旋转异常和空间异常。旋转异常包括：① 骨盆后部/髂骨翼外旋。② 骨盆前端外旋。③ 骶髂关节在冠状位旋转。④ 髋臼后倾。⑤ 髂骨翼聚合。⑥ 股骨后倾。空间异常包括：① 耻骨分离。② 前段耻骨缩短。③ 骨盆Y型软骨之间的距离加大。典型膀胱外翻除耻骨联合分离外，每侧的骨盆后段向外平均旋转12°，伴髋臼后倾；骨盆前端平均向外旋转18°，耻骨支缩短30%。长期随访发现婴儿期的脚板前进线夹角向外旋转、超出正常20°～30°，但随年龄增长可以缓解。与对照组相比，患者骶髂关节角大于10°，偏向冠状面10°；骨盆多向下旋转14.7°，骶骨的体积大42.6%，表面积大23.5%（图1-2-9）。患者走路呈鸭状步态，下肢向外旋转，这种情况随时间可以减轻，基本不对稳定造成影响。出生后需要尽快重建骨盆，恢复正常生理结构，实现正常的骨生长，减少骨短缺。而闭合后功能正常的环形骨盆也有利于机械力合适分布和骨盆发育。

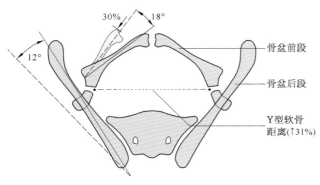

图1-2-9　典型膀胱外翻骨盆改变
骨盆后段向外旋转12°；骨盆前段向外旋转18°，耻骨支缩短30%；骨盆Y型软骨距离加大31%

二、盆底肌肉发育异常

耻骨直肠悬索（耻骨尾骨肌最内侧部分）支撑体腔的面积是正常同龄儿的两倍。肛提肌外旋15.5°，集中分布于盆底后侧（68%在直肠后面，而正常对照是52%在直肠后面）。冠状面肛提肌呈31.7°，较正常的穹隆形显得扁平而不规则。上述改变导致外翻患者的

耻骨直肠悬索与正常人的圆锥形相比更扁平。

术后盆底三维MRI发现，可以控尿的人其耻骨联合的间距最短，肛提肌分开的角度更为正常，膀胱颈位于骨盆的深面。Stec等认为骨盆截骨、彻底游离盆底组织，将膀胱尿道连接置入骨盆腔内是必须的，关闭骨盆可以：① 把骨盆从箱子形状变成了向内旋转的吊床形状。② 将肛提肌的一部分移到了骨盆的前部。③ 使盆底的外形光滑而均衡（图1-2-10）。

三、腹壁发育异常

异常泄殖腔膜的提前破裂形成了下腹壁的一个三角形缺损，外翻的膀胱和后尿道处于这个三角区域内，其下界是由尿生殖膈分离而形成的耻骨联合间的韧带。这个韧带将膀胱尿道的后壁连到耻骨支。腹直肌前鞘在膀胱颈部和尿道的后面呈扇形分开，与耻骨联合间韧带混合相融。膀胱肌肉向两侧伸开到耻骨，与腹直肌筋膜形成纤维性的尿生殖膈，手术中应该将其完整切除，切除范围应该到耻骨下支和肛提肌裂隙，切除不彻底可能造成膀胱外翻的关闭失败。

三角形腹壁缺损的上界是脐，位于两侧髂嵴水平连线的下方，所以脐到肛门的距离缩短，而脐上方的腹壁皮肤面积很大。由于鞘状突未闭、腹股沟内环和外环大、腹股沟管行径直，患儿常伴腹股沟斜疝，发生率为男孩81.8%，女孩10.5%。手术修补需修复腹横筋膜和肌肉的缺损，防止斜疝复发和出现直疝。病例随访发现手术关闭骨盆的患儿，斜疝复发和直疝发生率明显变低。

四、肛门直肠发育异常

膀胱外翻患儿会阴部宽而短，肛门直接位于尿生殖膈的后方，较正常偏前，构成下腹壁三角形缺损的后界。典型膀胱外翻的结直肠畸形发生率为1.8%，其中最常见的是肛门闭锁，其次是直肠狭窄，再次是先天性直肠脱垂。上述发生率较普通人群增加72倍。异常的肛提肌、耻骨直肠肌和肛门外括约肌导致不同程度的肛门失禁和直肠脱垂，未治疗的膀胱外翻患者直肠脱垂很常见，但一般是一过性的，随时间可以明显减少。膀胱关闭和耻骨合拢后的患者脱垂很少发生。如果膀胱外翻关闭后仍然出现脱垂要考虑后尿道和膀胱

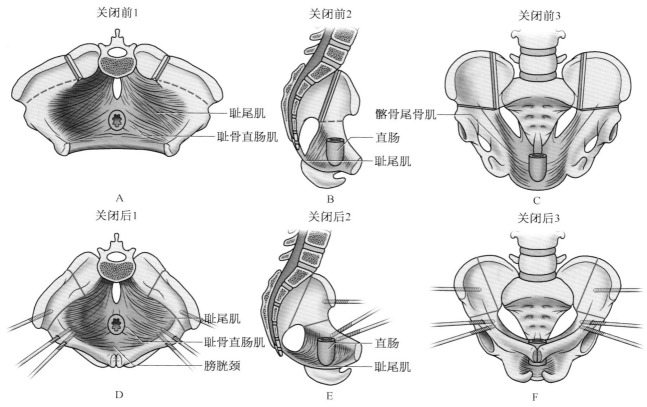

图 1-2-10　典型膀胱外翻骨盆关闭前后盆底结构改变
A ～ C. 骨盆关闭前。D ～ F. 骨盆关闭后

出口梗阻,应该立即进行膀胱镜检查。

五、男性外生殖器异常

　　膀胱外翻男孩外生殖器严重畸形,阴茎外露短。1977 年,Silver 等用 MRI 研究发现膀胱外翻成年人的前段阴茎海绵体的长度比年龄和种族相配的成年人短 50%,直径大 30%;但后段海绵体长度与同龄人一样

(图 1-2-11)。耻骨分离导致耻骨联合间的距离和两侧阴茎海绵体脚之间的距离变大,但两侧海绵体脚延长线的夹角和普通人一样。因此,阴茎外露短不仅仅是因为耻骨分离,还是因为严重的先天性前段海绵体缺损:① 单一海绵体在横断面上呈三角形。② 腹侧面长、呈外凸的弧状,背侧面短、呈楔形。③ 血管神经束的长度由阴茎海绵体长度决定。

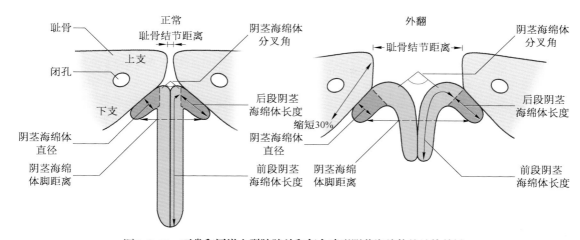

图 1-2-11　正常和尿道上裂膀胱外翻复合畸形阴茎海绵体的结构差异

六、女性生殖系统

女性尿道上裂患者阴道比正常人短,很少有超过6 cm,但直径正常。阴道开口常常狭窄,位置偏前,阴蒂、阴唇及阴阜分开。子宫颈在阴道顶端前壁进入阴道,输卵管和卵巢正常。尽管肛提肌裂隙长度正常,但宽度是正常的两倍。成人女性容易出现子宫脱垂,必要时需进行悬吊手术。子宫脱垂和截骨无关,主要和骨盆关闭后耻骨联合的分离程度有关。

七、泌尿系统

膀胱外翻胶原对平滑肌的比例增加,其中 Ⅰ 型胶原量没有改变,但 Ⅲ 型胶原量增加了3倍,在膀胱成功关闭后,平滑肌与胶原的比例会上升。膀胱外翻新生儿较正常新生儿平均每视野有髓神经纤维数量显著下降,下降的主要是小纤维,大纤维得以保留。同时血管活性肠肽、神经肽、P物质、降钙素基因相关肽等神经标志物没有显著变化。因此外翻的膀胱实际是处于膀胱发育和分化的早期,在膀胱关闭后仍有正常发育的潜力。

患儿刚出生时膀胱黏膜基本正常,有些存在错构瘤样的息肉。应常用生理盐水冲洗,再用保护膜覆盖以免损伤和发生黏膜上皮化生或囊性变。膀胱长期处于外翻状态,易出现息肉和鳞状上皮化生,可见 von Brunn巢、囊性膀胱炎和腺性膀胱炎。在重建关闭的膀胱中腺性膀胱炎比例也很高,有潜在腺癌可能,成人后应进行随访。如果外翻膀胱的发育情况偏向于正常,则其往往是陷在下腹部的里面,腹壁的缺损范围比较小,手术关闭成功后膀胱容量增加明显。但只有在麻醉情况下才能体检明确。

膀胱外翻的输尿管在进入膀胱处走行异常,由于其直肠子宫陷凹大而深,输尿管在跨越骨盆处偏向外侧,输尿管的最后一段反而较其开口的位置低而偏向外侧,膀胱壁内段基本没有斜度,膀胱关闭后反流的发生率达100%;在膀胱颈重建时须进行输尿管再植。如果首次膀胱关闭或者联合的尿道上裂修复和膀胱外翻关闭导致出口阻力加大,可能导致反复感染,须在膀胱颈重建前进行输尿管再植或Deflux抗反流注射。

八、膀胱外翻的合并症和变异

除了三种主要类型外,膀胱外翻尿道上裂复合畸形还存在多种解剖结构的变异。由于其胚胎发生是一致的,其畸形的改变也有相似性,都涉及骨骼、泌尿生殖,以及消化系统三个部分:① 假外翻,有典型的肌肉骨骼异常但没有重大的泌尿道缺陷。表现为脐部位置低、外形长,分开的腹直肌附着在分开的耻骨上,膀胱位于皮下、仅仅是一层菲薄的上皮膜样结构覆盖。② 膀胱上部裂隙,该类型肌肉骨骼异常与典型外翻一样,只是泄殖腔膜在膀胱最上部发生破裂,导致类似于膀胱造口的外观,膀胱凸出体外的部分很少,仅仅在异常脐部的下方。这种患者的膀胱开口括约肌是完整的,其治疗预后是所有膀胱外翻中最好的,可以控尿,不需要进行膀胱颈重建。③ 重复膀胱外翻,可以是前后重复或左右重复。前后重复是前腹壁有一块外翻的膀胱黏膜、另外一个关闭的膀胱位于盆腔,输尿管进入这个膀胱,因此外翻的膀胱黏膜是干的。手术将外翻黏膜切除,关闭腹壁。左右重复是两个完全分开的膀胱左右并置,中线处有一个肌性的隔,其各有自己的输尿管和尿道括约肌,但耻骨联合和腹直肌是分开的。④ 孤立的覆盖外翻,也可归为一种耻骨联合分离上的变异,患者一般有典型外翻具有的肌肉骨骼异常、如耻骨联合分离和腹直肌分离。其特征性的有一段孤立的异位肠段位于下腹壁靠生殖器附近,可以是结肠也可以是回肠,其与体内正常的消化道没有相通,所以该肠段也称为"隔离肠",而外表仅仅是尿道上裂。这些患者应该按照标准的外翻手术进行重建(图1-2-12)。

九、膀胱外翻治疗

其治疗目的是:① 保护肾功能。② 达到尿流控制。③ 修复腹壁和重建有功能的外生殖器。

(一)患儿出生后的评估和护理

出生时尽管膀胱黏膜光滑、完整、呈粉红色,但非常敏感且上皮容易剥脱。脐带用2-0丝线结扎,位置应该尽可能靠近腹壁,这样脐带的残端不会损伤脆弱的膀胱黏膜、不会引起黏膜上皮的剥脱。膀胱可以用没有黏性的塑料薄膜覆盖以保证黏膜的湿润,防止膀胱黏膜粘在衣服和尿布上。换尿布时塑料薄膜拿掉,膀胱表面用无菌生理盐水冲洗,再用干净的塑料薄膜盖在黏膜上。膀胱外翻处理人员应该是一个团队,包括小儿泌尿外科、小儿外科、小儿骨科、小儿麻醉、膀胱外翻专科护士、社会工作者、精神病医师和心理学专家等。膀胱外翻新生儿出生后应立刻用塑料薄膜覆盖膀胱,转运到有处理能力的医学中心,在这里进行一般情况、心肺功能、泌尿系统情况等评估。

(二)膀胱外翻手术时机

膀胱逼尿肌的数量和功能状况是膀胱功能性关闭

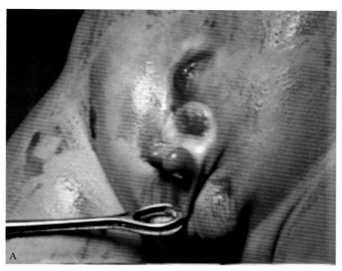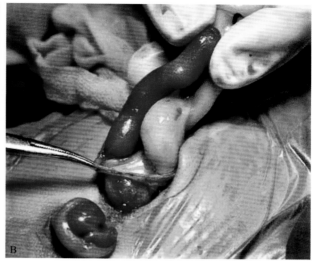

图1-2-12 变异的膀胱外翻畸形
A.膀胱外翻表面皮肤覆盖。B.膀胱外翻伴隔离肠

的关键,但新生儿时膀胱外观大小和将来膀胱的容量没有必然联系。一般来说术前应该在麻醉下进行膀胱的全面评估,尤其是有膀胱黏膜水肿、剥脱和息肉形成时。程度较轻的膀胱外翻有点像完全性的尿道上裂,膀胱露在体外的部分不多,但孩子哭的时候可以看见膀胱突出来,而在麻醉下用手指一碰就会回进去,这样的膀胱,容量是比较大的。如果有阴茎阴囊重复畸形、伴异位的隔离肠段、膀胱发育不良、双肾积水等应该推迟关闭手术的时间。如果膀胱小可以等待6～12个月后进行膀胱关闭。

（三）骨盆截骨的作用

膀胱外翻的患儿除了膀胱外翻外还有严重的耻骨联合分离,平均可以达4.8 cm。一般来说,膀胱基底部越大,耻骨分离越开。截骨可以降低腹壁关闭时的张力,改善后续泌尿生殖道重建的效果。新生儿由于骶髂关节韧带比较松弛,在出生后的48～72小时内可以不截骨即进行骨盆和腹壁关闭。但耻骨分离超过4 cm和骨盆顺应性不好的情况下还是应该考虑截骨。不管是否是刚出生的新生儿,截骨与否的决定应该在麻醉下和小儿骨科医师讨论后做出。如果耻骨分离大于6 cm,耻骨无法在一次截骨后就拉起来,可以分期拉拢合并。骨盆截骨可以:① 降低腹壁关闭的张力,无需移植筋膜和皮肤弥补缺损,使得耻骨联合容易对合。② 把膀胱颈和后尿道深深置入骨盆环,提高膀胱出口阻力。③ 通过闭合骨盆使得盆底肌肉在前端中线靠拢,提供对膀胱颈的支持和协助尿控。

常用的截骨方式包括双侧耻骨上支截骨、髂骨翼斜行截骨、前髂骨横行截骨和髂骨垂直截骨(图1-2-13)。目前常联合采用前髂骨横行截骨和髂骨垂直截骨的方法,其主要优点是:① 可以在平卧位截骨,患者不用翻身调换体位。② 直视下放置外固定器和骨钉。③ 髂骨做的是青枝型闭合楔形截骨,容易拉开。④ 较后髂骨截骨外观好。⑤ 可以方便地把耻骨拉到一起,没有张力。

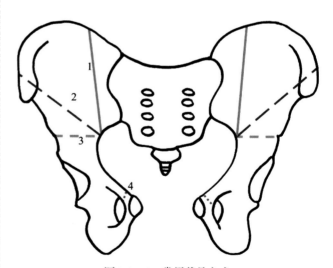

图1-2-13 常用截骨方式
1. 髂骨垂直截骨。2. 髂骨翼斜行截骨。3. 前髂骨横行截骨。4. 耻骨上支截骨

在耻骨闭合后,患者可以初步实现排尿控制,可以出现间歇性的控尿,也有部分患者可以完全控尿。Gearhart发现大多数膀胱外翻关闭失败、部分或完全膀胱裂开和膀胱脱垂的患者往往没有进行截骨。

十、膀胱外翻重建术式

1952年，Sweetser等最早介绍了手术治疗膀胱外翻的方法。他在膀胱关闭前6天先进行双侧髂骨截骨，膀胱关闭一段时间后再修复尿道上裂，将耻骨联合间韧带游离出来包绕尿道增加出口阻力。目前常用的手术重建主要有两种：① Gearhart等提出的现代膀胱外翻分期修复手术（modern staged repair of exstrophy，MSRE）。② Grady和Mitchell报道的一期联合膀胱外翻关闭和尿道上裂修复手术（complete primary repair of exstrophy，CPRE）。此外，1995年，Kelly还报道一种不进行截骨的分期根治性软组织游离方法（radical soft-tissue mobilization）进行膀胱颈和后尿道重建，2018年，Pippi Salle介绍了改良的分期手术策略。

（一）膀胱功能性关闭手术

手术预防使用广谱抗生素（如三代头孢类），可采用硬膜外导管提供术后镇痛。新生儿消毒和铺巾范围包括整个腹部和下肢区域，输尿管内置入Fr5胃管，膀胱上大的息肉通常都予以切除，并同时修补黏膜缺损。将膀胱与两侧的肌肉和皮肤游离，然后继续向下分离达到近端尿道板精阜水平的两侧。在女孩中，应将尿道板和阴道作为一个整体进行解剖，直至阴道开口的两侧。膀胱颈两侧解剖应深入到盆腔，充分松解两侧的肌肉和韧带，使膀胱和近端尿道能够在中线用间断的4-0可吸收缝线缝合。输尿管导管从膀胱缝合切口引出，然后避开中线肌肉和皮肤缝合切口，分别从两侧腹直肌穿刺引出。尿道口置入胃管，可吸收缝线固定于膀胱黏膜。挤压两侧髂嵴使得耻骨在膀胱颈前方靠拢，膀胱颈置回到骨盆腔内。使用0号PDS间断褥式缝合并拢的耻骨联合消除耻骨分离。间断缝合上方的腹直肌，使两侧的腹直肌在中线靠拢。皮下层和皮肤用可吸收缝线间断缝合。术后使用蛙式石膏固定下肢。尽早开放饮食，尽量保证母乳喂养。输尿管导管在10天后取出，尿道支架2～3周后取出（图1-2-14）。

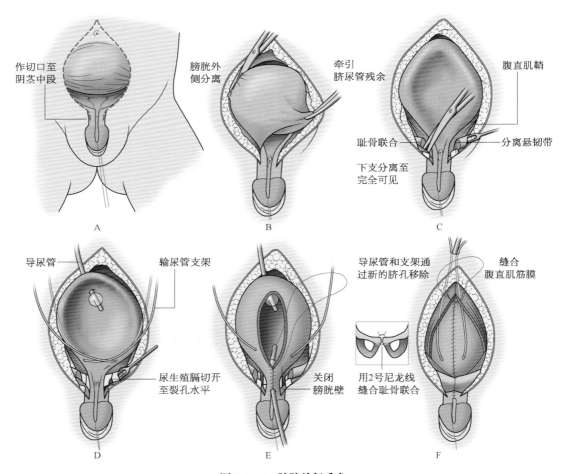

图1-2-14 膀胱关闭手术

A. 皮肤切口包括脐和阴茎后段。B. 将膀胱与两侧的肌肉游离，向下达到近端尿道板两侧的精阜水平。C、D. 充分松解膀胱两侧肌肉和韧带。E. 膀胱和近端尿道能够在中线缝线缝合关闭。F. 0号PDS缝合并拢耻骨联合，消除耻骨分离，将膀胱颈回到骨盆，使两侧的腹直肌在中线靠拢

（二）现代膀胱外翻分期修复手术

最初的分期功能性膀胱关闭包括3个阶段：① 膀胱和腹壁关闭。② 膀胱颈部重建和输尿管抗反流。③ 尿道上裂修复。Gearhart等对其进行了改进：① 在新生儿期，采用骨盆截骨或髂骨截骨进行膀胱关闭、腹壁关闭、后尿道成形到阴茎。膀胱外翻功能性关闭的目标是将膀胱外翻先修复成尿道开口于阴茎后段或者中段的完全性尿道上裂，在一部分患者中可以同时进行尿道上裂修复。尽管术后还是尿失禁，但膀胱出口阻力增加可以保护肾功能和刺激膀胱发育。② 患儿6个月～1岁时，进行尿道上裂修复，其间可以用睾酮以刺激阴茎生长。③ 患儿4～5岁，当膀胱容量足够大，并且可以进行术后膀胱训练时，进行膀胱颈重建和输尿管抗反流手术。④ 其后进行排尿训练。

分期手术后，膀胱关闭、腹壁关闭、耻骨联合合并，但仍然存在尿道上裂和尿失禁。术后4周，耻骨上膀胱造瘘拔除前可以用导尿管插试一下，确定膀胱开口是否通畅，超声观察肾盂输尿管情况，保持预防性服用抗生素，因为膀胱关闭后多数患儿存在膀胱输尿管反流。通过夹闭耻骨上膀胱造瘘管判断膀胱内的尿量，并可以确定膀胱能否排空。一般膀胱关闭后随着膀胱黏膜炎症减轻，膀胱容量会逐渐增大。

术后应该做尿培养判断尿路感染情况。如果超声没有发现上尿路扩张，可以每隔3个月进行超声复查，在接下来的2～3年里每隔6～12个月复查上尿路情况，注意膀胱输尿管反流、泌尿系统感染和膀胱出口梗阻。每一年做一次膀胱镜和膀胱造影，观察膀胱输尿管反流和判断膀胱容量。即使是完全尿失禁的患者，膀胱容量也会逐渐增加，在膀胱造影中可以测量出膀胱的真实容量。如果小孩哭吵不配合，可以在麻醉下进行膀胱造影。如果在术后1～2年膀胱容量还没有到30 ml，患儿的膀胱生长可能有问题，此时无法进行膀胱颈部重建，医师应该和家长沟通。判断关闭手术成功与否最好的指标是出生时的膀胱大小、关闭后膀胱容量增加的情况和膀胱关闭后是否有感染。

如果膀胱出口有阻力，导致尿液排出不畅，造成膀胱输尿管反流和上尿路扩张、伴发感染，则必须扩张尿道或者开始间隙清洁导尿。如果有后尿道狭窄则需要进行经尿道狭窄切开，以保证后尿道通畅。有时膀胱镜可以发现是拉合耻骨的缝线切入后尿道，导致反复感染，则需将缝线去除。如果膀胱出口梗阻没有好转，同时伴有泌尿系统感染，应该在关闭术后6～12个月进行抗反流手术。接受一期完全修复（CPRE）的患者

中50%在术后第一年就必须进行输尿管再植，因此一些医师在修复手术时就进行输尿管再植。如果上尿路改变非常严重，可以先考虑经尿道的尿道狭窄切开，如果不奏效，应该进行开放手术，将皮瓣插入膀胱出口或者尿道狭窄处，防止瘢痕形成。

（三）一期完全修复手术

1999年Mitchell报道了一期进行完全膀胱外翻尿道上裂修复的方法。手术包括标准的膀胱关闭、阴茎海绵体及尿道海绵体分离进行尿道上裂修复、腹壁和骨盆关闭。该手术的目的是减少手术次数、减少费用，可以无需膀胱颈重建提高控尿率。该手术的阴茎修复方法来自1996年Mitchell和Bägli关于尿道上裂阴茎海绵体分离尿道成形阴茎重建的介绍。他们将阴茎分离成3个部分，两个阴茎海绵体和尿道板及其深面呈楔形的尿道海绵体。手术应注意保护该尿道海绵体，从前向后一直分离到膀胱颈。在膀胱颈部进行修整使之形成漏斗样并增加出口的阻力。Mitchell特别强调将盆底的肌肉从耻骨上分离下来，以便将膀胱和后尿道置入盆腔的深处。实际上这个操作在所有膀胱外翻的重建手术中都是应该做的。

从长期报道来看，采取一期完全修复的方法可能导致阴茎海绵体的损伤，甚至萎缩。因此应该选择好患者，Gearhart认为应该是6个月以上的患儿才可以考虑，应该考虑阴茎大小、尿道板的长度和深度及膀胱的大小后做决定。小年龄患儿和小阴茎的情况不应该做。

（四）Kelly手术

Kelly手术也称根治性软组织游离手术（radical soft tissue mobilization, RSTM），由Justin Kelly于1995年首次报道。其特点是将盆底前端的肛提肌和阴茎海绵体脚从其附着的耻骨坐骨支游离，在中线处将双侧肛提肌包绕成形的尿道和膀胱颈部实现控尿、合并后段的阴茎海绵体脚以相对延长外露的前段阴茎海绵体。这样的手术设计有以下几点优势：① 重建了尿道括约肌，改善术后尿控。Kelly首批19例患者中术后73%的患儿获得了Ⅰ～Ⅱ级的功能性控尿；Varma等对38例病例进行10年随访，82%获得了功能性控尿；国内陈方团队治疗了5例病例，短期随访10个月，2例膀胱外翻均获得完全性控尿；3例尿道上裂术后随访5.3个月，2例完全性控尿，1例Ⅱ级控尿。② 增加前段阴茎海绵体长度，改善阴茎外观。③ 不进行骨盆截骨的情况下完成膀胱外翻修复，特别适用于大年龄患儿，同时也避免了骨盆闭合导致阴部血管受压，造成阴茎头和阴茎缺血萎缩。缺点是可能造成下腹壁凹陷、

仍旧分开的耻骨结节凸起影响外观。

（五）改良的分期手术

为了避免CPRE手术的两个主要问题，即：① 可能导致阴茎海绵体的损伤，甚至萎缩。② 术后严重膀胱输尿管反流造成反复尿路感染，以及MSRE手术的一个主要问题，即第一次手术造成的组织粘连会显著加大第二次手术的操作难度。Pippi Salle等2018年提出了改良分期手术方案（staged repair of bladder exstrophy with bilateral ureteral re-implantation, SRBE-BUR）他们在第一次手术中完成膀胱关闭、骨盆关闭、双侧输尿管向头端再植、膀胱颈重建等操作（视频）。术后数月后再完成尿道上裂的修复。这种策略的优势在于第一次手术尽可能地完成盆腔部位的操作，同时避免了解剖阴茎造成的阴茎背侧血管神经束的血管痉挛性缺血，防止了阴茎头缺血萎缩。第二次手术时仅需要完成外阴的重建，避免了盆腔粘连部位的再次手术。其队列研究结果表明，SRBE-BUR组较CPRE组在改善阴茎头血供、术后膀胱输尿管反流改善程度和尿控改善程度方面均有明显优势。

（六）女性膀胱外翻重建手术

女性和男性膀胱外翻的处理原则是一样的，但应遵循以下几个方面：① 膀胱和尿道在保持其与阴道联系完整性的情况下将其与周围组织分离开来。② 把膀胱尿道连接部和阴道视作一个整体，将其侧面与盆底组织分开。③ 无张力关闭膀胱、尿道、外生殖器和腹壁。④ 截骨和骨盆下肢的固定应用得当。

和男性一样，如果耻骨分离超过4 cm或者骨盆的顺应性不好，就应该截骨。截骨主要采用横行的骨盆截骨，或者结合纵行的髂骨截骨。女孩耻骨分离的程度在膀胱大小一样的情况下比男孩轻，故女孩膀胱外翻关闭来得容易，截骨患者的数量少一些。

阴道要用碘伏清洗，万一术中受损可以简单缝合。一般从分开的阴蒂和阴蒂海绵体内侧缘开始分离，进入盆腔。针尖电极参数低一些，减少组织损伤。阴道的分离主要在其两侧，朝着阴道的背侧进行，将膀胱尿道和阴道两侧的盆膈肌肉分离，直至肛提肌裂隙，尿道阴道膈保持完整以保护血供，这样可以把膀胱尿道和阴道置入骨盆的深处。当膀胱和尿道缝合后，膀胱内留置耻骨上膀胱造瘘、输尿管引流管（图1-2-15）。

十一、手术疗效分析

研究显示不论截骨与否，术后膀胱容量和尿控效

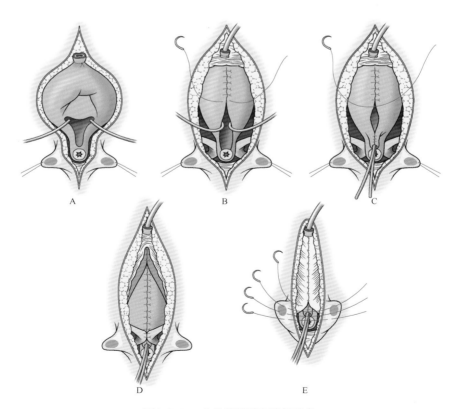

图1-2-15 **女性膀胱外翻关闭手术**
A. 膀胱、尿道和阴道在保持联系完整性的情况下与周围组织分离开。B. 充分松解膀胱两侧肌肉和韧带。C. 缝合膀胱前壁，尿道成形。D. 并拢耻骨结节，将膀胱置入盆腔深处。E. 缝合腹壁，外阴成形

果的最可靠预测因素是出生时膀胱基底的大小和最初关闭手术的成功与否。不管用何种手术方法,新生儿期腹壁、骨盆、膀胱和尿道(后尿道)的成功关闭是长期效果满意的基础。Surer报道的68例出生后72小时内手术的膀胱外翻患者(其中20%截骨),膀胱颈重建时的膀胱平均容量是121 ml。术后83%的患者尿控并通过尿道排尿。Novak TE等研究发现如果患者进行两次关闭手术,达到可以进行膀胱颈重建的膀胱容量概率是60%,术后控尿的概率是17%。如果经历三次关闭手术,达到满意膀胱容量的概率是50%、尿控概率小于16%。一期完全重建的方法,其膀胱输尿管反流的发生率明显要高,一些患者出现上尿路改变,其膀胱脱垂和裂开以及阴茎头缺血坏死的比例较高。有作者提出在进行膀胱外翻关闭时就应该进行输尿管再植。

(陈　方)

参考文献

[1] 陈方. 重视尿道下裂的长期随访[J]. 中华小儿外科杂志, 2017, 38(12): 881−882.

[2] 孙宁. 尿道下裂修复手术问题与再认识[J]. 中华小儿外科杂志, 2015, 36(03): 161−162.

[3] Springer A, Van den Heijkant M, Baumann S. Worldwide prevalence of hypospadias[J]. J pediatr Urol, 2016, 12(3): 152e1−e7.

[4] Long CJ, Chu DI, Tenney RW. et al. Intermediate-term followup of proximal hypospadias repair reveals high complication rate[J]. J Urol, 2017, 197(3 Pt 2): 852−858.

[5] Paiva KC, Bastos AN, Miana LP, et al. Biometry of the hypospadic penis after hormone therapy (testosterone and estrogen): A randomized, double-blind controlled trial[J]. J pediatr Urol, 2016, 12(4): 200e1−e6.

[6] Mourquand P. Commentary to "Biometry of the hypospadic penis after hormone therapy (testosterone and estrogen): A randomized, double-blind controlled trial" [J]. J pediatr Urol, 2016, 12(4): 201.

[7] Keays MA, Dave S. Current hypospadias management: Diagnosis, surgical management, and long-term patient-centred outcomes[J]. Can Urol Assoc J, 2017, 11(1−2Suppl1): S48−53.

[8] Snodgrass w, Bush N. Primary hypospadias repair techniques: A review of the evidence[J]. Urol Ann, 2016, 8(4): 403−408.

[9] Schlomer BJ. Correction of residual ventral penile curvature after division of the urethral plate in the first stage of a 2-Stage proximal hypospadias repair[J]. Curr Urol Rep, 2017, 18(2): 13.

[10] Tekgül S, Dogan HS, Kocvara R, et al. Hypospadias, EAU guidelines on paediatric urology[J]. Euro Associa Urol, 2017 edition Guidelines, 21−26.

[11] Cambareri GM, Yap M, Kaplan GW. Hypospadias repair with onlay preputial graft: a 25−year experience with long-term follow-up[J]. BJU Int 2016, 118(3): 451−457.

[12] Alyami F, Fernandez N, Lee L, et al. Long-term follow-up after traditional versus modified perineal approach in the management of female epispadias[J]. J Pediatr Urol. 2017, 13(5): 497.e1−497.e5.

[13] Bar-Yosef Y, Sofer M, Ekstein MP, et al. Results of epispadias repair using the modified Cantwell- Ransley technique[J]. Urology, 2017, 99: 221−224.

[14] Gite VA, Jain HM, Bote SM, et al. Modified Cantwell-Ransley repair for isolated continent epispadias in adult: Our experience[J]. Indian J Plast Surg. 2017, 50(1): 68−73.

[15] Ben-Chaim J, Hidas G, Wikenheiser J, et al. Kelly procedure for exstrophy or epispadias patients: Anatomical description of the pudendal neurovasculature[J]. J Pediatr Urol. 2016; 12(3): 173.e1−e6.

第三章
尿道狭窄的流行病学、病因学、组织学和分类

尿道狭窄是泌尿外科的常见病,在发展中国家中发病率较高。该病的流行病学资料包括人口统计学、发病率、症状和体征。组织病理学检查对于观察海绵体纤维化的过程,胶原、平滑肌及细胞外基质的改变亦非常重要。本章对前、后尿道狭窄的分类,感染性、炎症性、创伤性和局部缺血性尿道狭窄的病因有详尽说明。

第一节　流行病和病因学

一、概述

尿道狭窄是泌尿外科的常见病之一,在古希腊和古埃及时代就有该病的记载。近年来,尿道狭窄的发病率有增高趋势,来自英国的统计数据显示:一个医院的泌尿外科每年接诊每50万患者中会遇到115例尿道病变患者。美国和英国的住院病例统计(hospital episode statistics)显示尿道狭窄的发病率随男性年龄的增大而增加:25岁男性发病率仅为1/10 000;但65岁或以上者发病率则增至1/1 000。

尿道狭窄发生后主要引起三个方面的症状:① 排尿困难是尿道狭窄最主要的症状,可轻可重与尿道狭窄的程度有关。② 膀胱刺激症状及膀胱失代偿,表现为尿频、尿急、排尿不尽,并逐渐出现残余尿,最终出现尿潴留或充盈性尿失禁。③ 梗阻性排尿症状或尿路感染,表现为反复发作的膀胱、尿道周围、上尿路及生殖系统感染。发生急性睾丸附睾炎时会出现阴囊红肿、疼痛;并发急性前列腺炎时有会阴痛、并伴有全身症状如寒战、高热、白细胞升高等;并发尿道周围蜂窝组织炎时表现为会阴部红肿、压痛、形成脓肿后可自行穿破形成尿瘘,尿瘘位于尿道外括约肌远端者仅排尿时瘘口有尿液溢出,位于近端者尿液持续溢出。长期排尿困难可并发腹股沟疝、肛门直肠脱垂等,也可引起上尿路积水最终出现慢性肾功能衰竭。

二、病因学

性传播性疾病性尿道炎导致的尿道狭窄曾经是发展中国家尿道狭窄的最重要病因之一,但近十年来,在中国这个最大的发展中国家,性传播性疾病的尿道炎导致的尿道狭窄已明显减少。目前不同的国家尿道狭窄的发病原因不尽相同,尿道外创伤和尿道内的损伤性操作是工业化国家尿道狭窄最常见的病因。会阴部钝性创伤会导致尿道球部损伤,骨盆骨折会导致后尿道断裂和分离。一半左右的创伤性尿道狭窄发生于尿道球部,后尿道次之,约40%;悬垂部最少,约10%。长期留置导尿、经尿道的检查和手术操作是医源性尿道狭窄的最常见病因,其中感染是发展中国家尿道狭窄最常见的病因之一。近几十年来,随着经尿道的手术在世界各地不同程度地开展,医源性尿道损伤导致尿道狭窄的患者也呈比例的不断增多,成为继创伤性尿道狭窄的另一主要病因。在发达国家中医源性尿道狭窄占40%以上,是尿道狭窄最主要的病因,其发病率随年龄增长而增高。在我国尿道狭窄的发病情况,根据徐月敏等对国内不同区域的13个医疗中心6年尿道狭窄的发病原因和治疗方法的调查显示,总数4 764例尿道狭窄的患者中因外伤导致尿道狭窄的占2 466例(51.76%),其中骨盆骨折导致尿道断裂的为1 804例(37.87%),会阴部钝伤682例(14.32%);第二大病因是医源性损伤导致尿道狭窄1 643例(34.49%)。

在西方,硬化性苔藓(lichen sclerosus)是前尿道狭窄最常见的病因,其中干燥闭塞性阴茎头炎(balanitis xerotica obliterans)为最常见的硬化性苔藓病变,每300个男性中有1个发病,病变最初发生于阴茎头和包皮可引起包茎,严重者狭窄累及到尿道球部(图1-3-1)。以前国内医师对此病认识不足,但在国内的流调中硬化性苔藓病变导致的尿道狭窄有197例(4.14%),而此病的发生率在近几年有上升趋势。

先天畸形导致的特发性尿道狭窄(idiopathic strictures)(如尿道下裂)多发生在青少年尿道远端和尿道球部的连接部,但尿道下裂本身并不伴有尿道狭窄,狭窄往往由失败的外科修复手术所致,也属于一种医源性尿道狭窄。先天性尿道狭窄的病因还包括尿道外口狭窄、尿道瓣膜、精阜肥大、尿道管腔先天性缩窄、包茎等。

(胡晓勇　徐月敏)

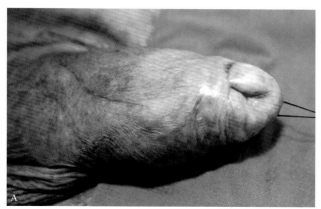
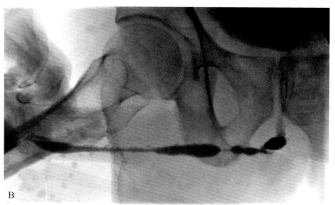

图1-3-1
A. 干燥闭塞性阴茎头炎患者阴茎外观。B. 尿道造影示超长段狭窄

第二节　尿道组织病理学及分类

一、尿道狭窄的基本病理学

尿道狭窄的基本病理学改变为进行性尿道黏膜及黏膜下组织纤维化,轻者狭窄段仅呈膜状,严重者可导致尿道管腔完全闭塞。有人根据纤维化严重程度,以及是否伴假道将尿道狭窄由轻到重分为6度(图1-3-2)。瘢痕组织积累及深度各有不同,有的仅局限于黏膜层,有的侵及黏膜下、海绵体、尿道全层甚至尿道周围组织。狭窄长度亦不一,短者呈薄片状,长者可累及整个尿道。多数为一处狭窄亦可呈节段性狭窄及多发性狭窄。

尿道狭窄还可发生继发性尿道憩室、尿道结石、前列腺炎、前列腺脓肿、附睾炎、附睾睾丸炎等。不少病例并发膀胱炎及上尿路感染,长期尿道梗阻可导致上尿路积水,最终出现慢性肾功能衰竭。

假道是尿道狭窄病变中的另一并发症,主要由医源性因素造成,如不适当的尿道扩张。狭窄部位瘢痕组织坚硬、管腔狭小、尿道扩张时用力过猛,探子绕过瘢痕进入尿道管腔之外的组织,日久后假道内壁可上皮化,致使经久不闭。假道使患者症状复杂化并增加治疗上的困难,有时甚至手术中也很难鉴别尿道或假道致使将尿道吻合于假道上使手术失败。

尿道狭窄形成的分子机制仍待探讨,通常而言,正常男性尿道为位于基底膜上的假复层柱状上皮细胞所覆盖,基底膜下是富含血管窦的尿道海绵体及平滑肌纤维的结缔组织层,这一结缔组织中的主要细胞成分为成纤维细胞,细胞外基质主要为胶原纤维。在创伤或炎症后成纤维细胞激活、增殖,其合成胶原纤维 I 的速度快于胶原纤维 III 的速度,使得胶原 III 与胶原 I 的比值低于正常尿道海绵体,伸展性和顺应性降低尿道管腔形成狭窄。在狭窄形成后其近端尿道因高压而扩张。扩张的尿道内出现残留尿,因引流不畅加之尿道黏膜血运差易发生感染。在高压排尿时可发生尿道黏膜破损引起尿外渗,进而发生尿道周围炎、尿道周围脓肿,脓肿穿破尿道周围组织形成尿瘘。瘘道部位视狭窄部位而异,前尿道狭窄所致者多在会阴部或阴囊

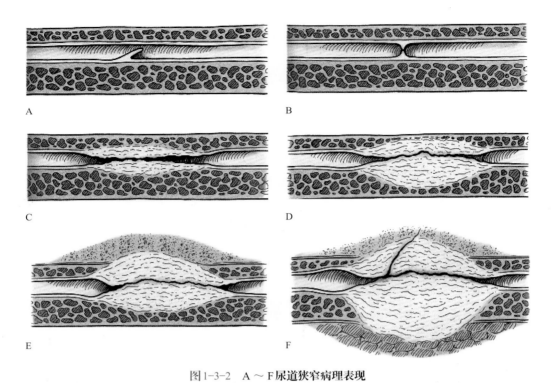

图1-3-2　A～F尿道狭窄病理表现

A. 尿道黏膜部分断裂。B. 尿道黏膜完全断裂。C. 尿道黏膜及海绵体轻度纤维化。D. 尿道黏膜及海绵体轻度纤维化。E. 尿道黏膜及海绵体重度纤维化。F. 尿道黏膜及海绵体重度纤维化并伴瘘管形成

部；后尿道狭窄所致者可在大腿内侧出现，亦可形成尿道直肠瘘。尿道周围感染及尿外渗必然使狭窄进一步加重。

二、尿道狭窄的分类

尿道狭窄可分为痉挛性和器质性两大类，后者包括先天性和后天性两型。

（一）痉挛性尿道狭窄

这是一种由于尿道外括约肌的收缩所引起的暂时现象，诱发原因可为尿道炎、尿道结石，尿道内器械的应用或性欲异常等。有时亦可为会阴、直肠和盆腔内的病变反射性刺激，或完全由于精神因素所引起。尿道痉挛发生在膜部时与球部和膜部器质性的狭窄难以区别。在麻醉下痉挛性狭窄可完全松弛而不产生梗阻。膀胱尿道造影术对该病的诊断颇有帮助。痉挛性狭窄应用综合治疗，包括解除诱因、热水坐浴、镇静止痛剂和抗痉挛剂等。膀胱过度充盈时可用针灸治疗，必要时用导尿术。

（二）器质性狭窄

临床上主要包括以下几亚类。

1. **先天性狭窄**　常表现为尿道外口狭窄，往往伴有包皮过长或包茎。尿道上裂或下裂的尿道外口也常较正常为狭窄。前尿道瓣膜常为间隔瓣膜而形成双腔前尿

道畸形，而后尿道瓣膜常在中央有一小孔排尿滴沥。尿道腔狭窄多见于球部和膜部交界处和舟状窝的后端。

2. **后天性狭窄**　按病因可分成创伤性狭窄、医源性狭窄、炎症性和硬化性苔藓（lichen sclerosus）性狭窄。

（1）外伤性尿道狭窄：外伤性尿道狭窄实际上是尿道外伤的后期并发症，以尿道前球部狭窄发病率最高，其次为后尿道狭窄，尿道悬垂部狭窄发病率最低（图1-3-3）。外伤包括穿透伤（枪伤、刺伤）、钝性伤

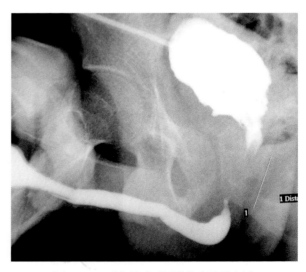

图1-3-3　外伤导致后尿道狭窄膀胱上浮

（骑跨伤、阴茎挫裂）及挤压伤（骨盆骨折）。前两种伤常易伤及前尿道，后一种伤多伤及后尿道，为膜部的剪切伤或球膜部间的撕裂伤并多有合并伤。一些伤情轻的骑跨伤患者由于未及时就医，大多于5～7年后出现尿道狭窄症状，也有一些患者在病情需要置尿管时才得以发现。

（2）医源性尿道狭窄：多位于前尿道阴囊、阴茎交界处至尿道球膜部之间，由于尿道内器械操作或尿道压迫坏死或留置尿管的化学刺激所致，最近发现胰腺移植后尿中胰酶对尿道黏膜的损伤可致尿道狭窄。内镜操作时间过长是引起医源性尿道狭窄最主要的原因（图1-3-4）。留置尿管时除了尿管的化学毒性外，细菌易附着于尿管表面形成逆行感染；尿管在生理弯曲部位的压迫发生缺血性坏死均易形成狭窄。

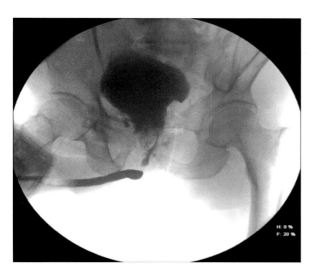

图1-3-4　前列腺手术导致尿道狭窄

（3）炎症性尿道狭窄：炎症性尿道狭窄由特异性或非特异性尿道感染所致，特异性感染中以淋病性尿道狭窄较常见，其次为结核所致；非特异性感染中因反复包皮阴茎头炎症所致的尿道外口及尿道阴茎部狭窄较常见（图1-3-5）。反复发生的淋病性尿道炎使尿道壁形成广泛的瘢痕组织，可呈节段性或长段尿道狭窄，瘢痕深入尿道全层甚至尿道周围组织造成尿道管腔闭塞。

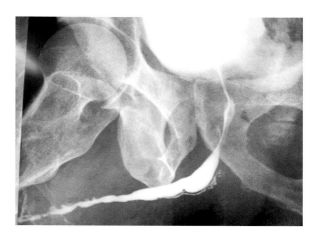

图1-3-5　炎症导致尿道不规则，狭窄、边缘粗糙

（4）硬化性苔藓（lichen sclerosus）性尿道狭窄：硬化性苔藓属于胶原纤维变性疾病，是远端尿道狭窄最常见的病因。此病多见于青壮年男性的阴茎头或包皮处，可引起尿道外口狭窄，严重者狭窄累及尿道球部。阴茎部硬化性苔藓病变可导致勃起困难，约10%的病例可发生鳞状细胞化生。

（胡晓勇　徐月敏）

参考文献

［1］　Xu YM, Song LJ, Wang KJ, et al. Changing trends in the causes and management of male urethral stricture disease in China: An observational descriptive study from 13 centres[J]. BJU Int, 2015, 116(6): 938-944.

［2］　Barbagli G, Mirri F, Gallucci M, et al. Histological evidence of urethral involvement in male patients with genital lichen sclerosus: A preliminary report[J]. J Urol, 2011, 185(6): 2171-2176.

第四章
尿道狭窄诊治的变迁

尿道狭窄的治疗在近两个世纪中发展迅速,变化很快,但最初应用的尿道扩张及尿道切开术仍为目前常用的方法。Denis browne、Hamilton Russel、Begnt Johanson 及 Charlie Devine 是尿道成形术的先驱者。从 20 世纪 50 年代起,从二期尿道成形术发展至补片移植,再发展至筋膜移植,现在又退回到了补片移植(黏膜)的年代。当今组织工程学及再生医学的发展为尿道狭窄的治疗带来了新的希望。然而,尿道狭窄治疗的前景如何发展,了解曾经走过的路往往很有帮助。本章节介绍尿道狭窄治疗的一些变迁过程。

第一节　尿道狭窄的概念

概述

尿道狭窄是一个古老的疾病,人们对尿道狭窄的认识经历了一个很长的过程。起初,尿道狭窄一般被认为是溃疡和息肉导致,后来出现了关于尿道狭窄病因的不同假说。"塑性渗出物(plastic exudate)"理论认为尿道狭窄是由尿液外渗所导致的环形肿胀;也有人认为颗粒性尿道炎是导致尿道狭窄的原因。在 18 世纪,大部分关于尿道狭窄的文献都是针对尿潴留和尿道闭锁的情况,对于轻度的狭窄一般都被忽视。早在 1810 年,Charles Bell 将尿道狭窄分为以下几类:单纯型、束带型、膨胀型、痉挛型、胖胀型和溃疡型。而法国医师 Amussat 将尿道狭窄分为器质性、痉挛性和炎症性三类。Charles Bell 认为炎症是尿道狭窄的主要病因,John Hunter 认为肌肉收缩是尿道狭窄的主要原因,1827 年 Ducamp 认为淋病是最常见的尿道狭窄的原因。

第二节　尿道狭窄的治疗

一、尿道扩张

尿道扩张是治疗尿道狭窄最古老的方法。过去多认为尿道狭窄是一种终身性的疾病,不论采取什么治疗均需定期、频繁的进行尿道扩张,用以维持排尿,预防尿道再度狭窄。随着对尿道解剖的日益了解,尿道扩张的器材和手段不断丰富。Ducamp 在 1822 年发明了一种球囊扩张器;1824 年 Lioult 设计了头端呈橄榄样的尿道探子;1830 年,Guillon 采用鲸骨制作尿道探子;1836 年,Leroy E'tiolles 发明了与现在非常相似的尿道探子。在当时,有三种主要的尿道扩张方法,分别是渐进法、连续法和加压法。然而这些方法疗效都不满意,很少有患者能够被治愈。

二、尿道外切开

尿道外切开是另一种古代治疗长段尿道狭窄的方法。H. F. LeDran 首先详细描写尿道外切开手术方法。在 19 世纪后期,反对进行尿道开放手术的呼声很高,大多数医师都认为开放性的尿道手术具有难以克服的困难,特别是对于导丝不能通过狭窄段的患者。1853 年,Syme 对外切开的手术方式进行了改良,他首先将一根带沟的杆插入尿道,然后沿此沟剖开尿道,术后留置导尿管从48小时到3周,术后患者进行定期尿道扩张。他采用这种术式共治疗了108例,2例死亡,而其他学者报道的死亡率却要高很多。总之,这项技术可以在狭窄段尿道的腹侧进行切开,直至远近端的正常尿道,尿道周围瘢痕被切开,软组织包绕26Fr号导尿管再生,但尿道狭窄的复发率很高,必须采取定期尿道扩张。

1855年巴黎医师发明的Jacques-Gilles Maisonneuve内切开刀和1876年美国医师Fessenden N. Otis内切开刀。这种内切开刀只适合尿道狭窄的管腔直径能够允许内切开刀通过的情况,但这种切开也是盲切。因此,Maisonneuve内切开刀前段带有丝状探条以避免操作时形成假道。这种盲切开最常见的并发症是术后尿道出血,为了减少术后的出血,当时出现了一种会阴部压迫装置称为"Smith's Compressor"。

三、尿道内切开

1853年,法国医师Antonin Jean Desormeaux首先开始进行尿道镜检查,1865年,他首次报道了通过尿道镜侧方的镜鞘插入一薄的镜鞘进行尿道狭窄的内切开。1881年,维也纳的皮肤科医师Josef Grünfeld报道了8例直视下尿道内切开(direct version internal urethrotomy, DVIU)治疗尿道狭窄,术后患者都需要进行间歇性自家导尿以避免瘢痕收缩。1900年以后,DVIU不再像以往那么流行,大多数医师仅仅对尿道扩张失败的尿道球部狭窄采取DVIU。1892年,Felix Martin Oberländer首次设计出带有内光源的尿道镜。这种设备带有一个独立的通道允许不同种类的刀头直视下进行内切开。1912年,柏林的Erich Wossidlo将尿道镜装备了持续冲洗装置,并可以采用电钩操作。德国的Hans Sachse设计了直视下锐性切开尿道狭窄的内切开刀,虽然当时采用电刀内切开也是一种选择,但Sachse注意到采用锐性切开可以避免组织坏死和随后的瘢痕再形成。1971年6月,Sachse使用Karl Storz公司的尿道镜完成了第1例冷刀尿道内切开。此后,Sachse报道了冷刀尿道内切开具有较高的成功率,并掀起了一股腔内技术治疗尿道狭窄的热潮。

1977年4月,德国的Hartwig Bülow实施了第一例内镜下激光尿道内切开,其基本原理是通过产生的热效应破坏狭窄瘢痕。此后,多种激光被用来治疗尿道狭窄。Smith和Dixon用Nd:YAG激光治疗17例常规方法失败的尿道狭窄患者,所用功率为40~50 W,照射点直径为2 mm,近期效果较好,但6个月后,64%的患者复发。Shanberg等做了些改进,将光纤直接与瘢痕组织接触,所用功率为25~30 W,治疗了24例患者,同样远期效果不好,复发率超过50%。与Nd:YAG激光相比,氩激光热效应低,气化作用强。Rothauge应用15 W氩激光治疗了40例尿道狭窄,6例术后短期复发,长期疗效尚不确定。总之,激光受到性能限制,切割十分困难,钻孔费时,不能够彻底切除瘢痕,远期效果不佳,较冷刀尿道内切开无明显优越性。

四、尿道端端吻合手术

1915年,Hamilton Russell详细描述了狭窄段尿道切除尿道端端吻合的体会,他认为狭窄段切除尿道端端吻合只适合少数的患者,因为这类手术操作困难,效果不确定。1932年,Solovov首先报道采用尿道拖入术治疗外伤后尿道狭窄,继之Badenoch、Turckler、Wiggishoff等人均报道手术获得成功。其手术要点是切除狭窄段尿道及周围瘢痕组织后,将近端尿道腔切开,远端尿道充分游离,直达尿道球部,甚至尿道悬垂部,将一导管插入远端尿道内约5 cm,并用可吸收线将远端尿道缝合固定于导尿管上。导尿管的另一端,经尿道近端插入膀胱内,再经膀胱拉出,固定于腹壁上,借导尿管的牵引作用,使远端尿道断端拖至近端尿道断端上,以重建尿道的连续性。目前国内仍有一些医师采用尿道拖入术治疗后尿道狭窄。这种手术的优点是操作简单,缺点是尿道的对位是靠牵引的力量来维持,术中或术后牵引导尿管的松动均将影响对位,任何不良对位均会使手术失败。从对位的可靠程度来说,不如尿道吻合术确切。牵引力量过小手术后易移位,力量过大有尿道坏死的可能。

1961年,国内金锡御提出直针吻合法治疗后尿道高位狭窄,特别是狭窄接近膀胱颈部者,通过直针将可吸收线经会阴切口带过远端尿道断端与近侧尿道断端缝合,线尾经膀胱引出在膀胱内打结,获得了较好的效果。1962年,Pierce提出经耻骨途径尿道端端吻合治疗后尿道狭窄。随后Paine、Radge及Waterhouse等相继报道此术式,以Waterhouse报道的病例居多。此术式的最大优点是显露良好,特别适合既往多次手术失败,瘢痕较多,狭窄段长的病例,但有发生耻骨骨髓炎及压力性尿失禁的可能。Webster于1986年报道4例采用经会阴途径联合切除耻骨下缘部分治疗后尿道闭锁段长达2~5 cm的病例,取得满意效果。

五、非离断尿道吻合术

2009年,AUA年会首次探讨采用不离断尿道海绵体的吻合术治疗尿道球部狭窄。一般认为对于尿道海绵体纤维化及周围尿道瘢痕化程度较轻的尿道狭窄者，可以实施非离断吻合。2012年，Andrich等首次明确提出"非离断技术"，并应用于尿道球部狭窄的治疗，该术式使尿道海绵体的血供得以保留。随着非离断尿道海绵体技术的不断更新和改进，从早期应用于球部远心端尿道狭窄，到球部近心端甚至目前应用于尿道膜部狭窄。国内徐月敏等首次将该技术应用于外伤性的后尿道狭窄，研究包括了自2011年1月至2014年12月，采用不离断尿道海绵体的尿道端端吻合术治疗45例后尿道狭窄患者，平均随访16个月，所有患者排尿通畅。

六、其他组织替代尿道术

1915年，Russell提出埋藏皮条尿道再生技术，此后Denis Browne发展了Russell的方法，提出了埋藏皮条治疗尿道下裂的原则。Tuner-Warwick在多年后进一步完善了这一手术方式，提出了阴囊皮瓣嵌入技术。1953年，瑞典医师Bengt Johanson第一次将分期Denis Browne技术应用于尿道狭窄的治疗。一期进行狭窄尿道腹侧剖开，形成埋藏皮条，6个月以后，将两侧的阴茎或阴囊皮肤缝合包绕形成新的尿道。除了Johanson的分期尿道成形外，尿道重建领域的另一重要进展是Devine提出尿道补片技术。在近二十年里，补片尿道成形术成为最重要的尿道重建技术。随后阴囊、会阴和阴茎皮瓣较为流行，比较著名的有1968年Orandi提出的阴茎腹侧纵行皮瓣，1993年McAninch提出的阴茎远端横行皮瓣，当时皮瓣尿道成形取代了补片尿道成形，成为主流的术式。

利用膀胱黏膜重建尿道首先由Memmelaar在1947年应用。随后在1955年，Marshall在分期尿道下裂整形术中应用膀胱黏膜尿道成形术，将游离膀胱黏膜片包裹导尿管埋藏于阴茎腹侧皮下，远端于阴茎头下造口，但手术疗效不满意，失败率高，手术方法未得到推广。1980年，梅骅对术式进行了改良，手术成功率达95%。此后，膀胱黏膜尿道成形术逐渐在国内外获得推广。1991年，谢家伦结合包皮内板和膀胱黏膜尿道成形术的优点，提出采用袖状包皮内板尿道口成形+膀胱黏膜尿道成形术治疗阴囊型和会阴型尿道下裂，进一步减少了术后存在尿道外口黏膜水肿和脱垂的缺点。Kinkead等在1994年报道了采用膀胱黏膜进行95例复杂性尿道重建手术后的长期随访结果，结果显示63例（66%）有并发症，21例需要再手术。膀胱黏膜组织较薄，伸缩性较大，其主要的并发症是易引起重建尿道口的狭窄、黏膜脱垂和肉芽肿性反应。其次，在许多复杂的病例，膀胱黏膜也往往因以前做过手术，黏膜有炎症、水肿，尤其是长期膀胱造瘘者，而不能被利用。

口腔黏膜作为尿道替代物，最早由俄罗斯学者Sapezhko在1890年报道，他采用颊黏膜治疗了4例尿道狭窄的患者，但遗憾的是此项工作没有继续进行下去。1941年，Humby又报道了采用颊黏膜治疗尿道下裂，但同样遗憾的是此项工作也没有继续进行下去，直到1992年起此术式才被广泛地应用于尿道疾病，而且以补片法尿道成形和治疗尿道球部狭窄的效果较为理想。它具有取材方便、操作简单、剥离黏膜容易、有弹性和轻度皱缩、抗感染力强的特点。

2006年，Simonato等首次报道了舌黏膜尿道成形术，提出了一种新的尿道移植物。同年，徐月敏在国内首先开展了舌黏膜尿道替代的实验与临床研究，结果证实舌黏膜除了具有口腔黏膜的诸多优点外，取材更为便利，供区并发症明显减少。无论是口腔黏膜还是舌黏膜一般只用于12 cm以内的尿道替代。对于15 cm以上或次全尿道的狭窄一直是临床面临的难题。

2000年，徐月敏等在动物实验的基础上开展了利用结肠黏膜作为尿道替代物治疗15 cm以上的超长段尿道狭窄的临床研究，近期效果较好。结肠黏膜具有材源丰富、剥离黏膜容易、有弹性和轻度皱缩的特点。但这种技术较取其他移植物创伤大，需取一段结肠，所以在尿道成形的实际应用中一般不宜作首选方法。然而，对初次或再次治疗失败的复杂性超长段尿道狭窄或闭锁（> 15 cm）的患者可以采用结肠黏膜重建尿道。这种技术为复杂性超长段尿道狭窄或闭锁的治疗开创了一条新路。

（宋鲁杰　徐月敏）

参考文献

[1] Kinkead TM, Borzi PA, Duffy PG, et al. Long-term follow up of bladder mucosa graft for male urethral reconstruction[J]. J Urol, 1994, 151(4): 1056-1068.

[2] Xu YM, Qiao Y, Sa YL, et al. Substitution urethroplasty of complex and long-segment urethral strictures: A rationale for procedure selection[J]. Eur Urol, 2007, 51(4): 1093-1099.

［ 3 ］ Song LJ, Xu YM, Lazzeri M, et al. Lingual mucosal grafts for anterior urethroplasty: A review[J]. BJU Int, 2009, 104(8): 1052−1056.

［ 4 ］ Xu YM, Sa YL, Fu Q, et al. Oral mucosal grafts urethroplasty for the treatment of long segmented anterior urethral strictures[J]. World J Urol, 2009, 27(4): 565−571.

［ 5 ］ Xu YM, Qiao Y, Sa YL, et al. Urethral reconstruction using colonic mucosa graft for complex strictures[J]. J Urol, 2009, 182(3): 1040−1043.

［ 6 ］ 徐月敏, 谢弘, 钱麟, 等. 不离断尿道海绵体的尿道端端吻合术治疗后尿道狭窄的疗效观察［J］. 中华泌尿外科杂志, 2015, 36（12）: 914−916.

［ 7 ］ Xie H, Li C, Xu YM, et al. Preliminary experience of nontransecting urethroplasty for pelvic fracture-related urethral injury[J]. Urology, 2017, 109: 178−183.

第五章
组织移植技术

组织移植技术及科学已经发展了上百年。修复重建不同程度缺损组织的方法包括：皮片移植、皮瓣移植及各种游离黏膜。常用于先天性尿道畸形、阴茎屈曲和尿道长段狭窄的修复。

第一节　组织移植的分类

一、概述

"皮瓣"(flap)指包含皮肤和皮下组织和原有的或通过微血管外科技术在手术时重新获得血管供应的组织。皮肤瓣深层包括有脂肪组织，筋膜蒂皮瓣含有筋膜，肌瓣为肌肉组织。皮瓣的用途包括三方面：单纯覆盖创面、重建结构和再血管化(肌瓣)、恢复感觉(筋膜蒂皮瓣)和功能修复(肌瓣)等。鉴于皮瓣自身有血液供应，同时又有皮下脂肪的优点，它的用途也就不同于游离皮片，主要用于以下几方面：① 修复有肌腱、骨、关节、大血管、神经干等组织裸露的新鲜创面或陈旧性创伤，对有深部组织(肌腱、大血管、神经)缺损或外露的创面，不稳定瘢痕紧贴骨面或合并有溃疡的瘢痕，为了加强局部软组织的厚度，或为后期进行肌腱、神经、骨、关节等组织的修复，都应该施行皮瓣修复。② 增强局部血运，改善营养状态如放射性溃疡、褥疮等，局部营养贫乏，伤口很难愈合，通过皮瓣输送血液，改善局部营养状态，因而这种皮瓣最好是局部轴型皮瓣或岛状皮瓣，且不需作断蒂手术，这样不仅可以保持修复区的良好血供，而且可望有较好的感觉恢复。③ 器官再造，包括鼻、唇、眼睑、眉毛、耳、阴茎、手指的再造皆以皮瓣为基础，再配合其他支持组织(如软骨、骨、筋膜等)的移植。④ 洞穿性缺损的修复，如面颊部洞穿性缺损，除制作衬里外亦常需要具有丰富血运的皮瓣覆盖。此外鼻梁、上腭等处的洞穿性缺损，阴道膀胱瘘或直肠瘘的修复亦须按照洞穿性缺损的治疗原则施行手术，包括衬里组织和覆盖组织两部分。

二、分类

既往的分类方法主要有两类，其一是按形态分，可分为扁平皮瓣与管形皮瓣(即皮管)；其二是按取材及修复缺损部位的远近而分为局部皮瓣与远位皮瓣(带蒂皮瓣)。20世纪70年代后由于对皮瓣血液供应，血管分布研究的深入，提出了按皮瓣血循环类型的分类法，即将皮瓣分为随意型皮瓣与轴型皮瓣两大类；在轴型皮瓣中又有直接皮肤动脉、肌皮动脉、动脉干网状血管及肌间隙或肌间隔血管供血皮瓣等类型。后三种血管供应若在手术时不能将深部的血管干包含在皮瓣内，则只能作为随意型皮瓣应用(图1-5-1)。新的皮瓣分类如下。

（一）随意型皮瓣

1. 局部皮瓣（又称邻近皮瓣）

（1）推进皮瓣（又称滑行或滑行推进皮瓣）。

（2）旋转皮瓣。

（3）交错皮瓣包括Z形皮瓣、W形皮瓣。

2. 远位皮瓣

直接皮瓣、直接携带皮瓣。

（二）轴型皮瓣

（1）一般轴型皮瓣。

（2）岛状皮瓣。

（3）肌皮瓣。

（4）游离皮瓣（又称吻合血管的皮瓣移植）。

（5）含血管蒂的复合组织移植。

管型皮瓣（皮管）及筋膜蒂皮瓣是按形状及层次

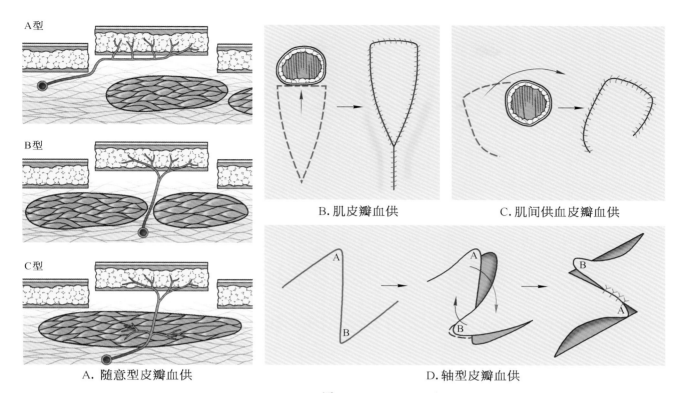

图 1-5-1
A. 随意型皮瓣血供。B. 肌皮瓣血供。C. 肌间供血皮瓣血供。D. 轴型皮瓣血供

而描述的,可分属于前两大类,即按其是否包含有知名 血管为轴心而定。

第二节　组织移植的方法

一、皮瓣的设计

（一）缺损的判断

首先搞清缺损处的伤情,包括部位、形状、大小、有无严重挛缩情况、周围的皮肤条件、创基条件等,并针对上述情况选择适当的供皮瓣区。如颈前及关节部位若有挛缩,瘢痕松解后的缺损区将可能增长数位,因此必须对其进行充分的估计,此时可用健侧或健康人相同部位的大小作预测,以减少设计上的误差。

（二）供皮瓣区与皮瓣类型的选择

选择的原则大致有以下几点:

（1）选择皮肤质地、颜色近似的部位为供皮瓣区。

（2）应尽量多选用血运丰富的轴型皮瓣或岛状皮瓣移植。

（3）以局部、邻近皮瓣,安全简便的方案为首选。

（4）皮瓣设计面积大小,应比经切除瘢痕松解后的实际创面大20%左右。

（5）应尽可能避免不必要的"延迟"及间接转移。

（三）逆行设计

逆行设计或"剪裁试样"是皮瓣设计必不可少的步骤,其大致程序如下:

（1）先在供皮瓣区绘出缺损区所需皮瓣大小,形态及蒂的长度。

（2）用纸（或布）按上述图形剪成模拟的皮瓣。

（3）再将蒂部固定于供皮瓣区,将纸型（或布型）掀起、试行转移一次,视其是否能比较松弛的将缺损区覆盖。如此在病床上根据患者的实际情况和可以耐受的体位,模拟比试的设计方法叫皮瓣逆转设计法。它是防止设计脱离实际情况行之有效的措施,在手术前讨论时是不可忽视和省略的。因为只有通过这种逆行设计才能检验所设计的皮瓣,其具体大小、位置、形状能否与缺损区吻合,患者对这种体位能否耐受。所以任何皮瓣设计均应通过此法检验：① 依缺损区用纸剪出所需皮瓣大小形状。② 将蒂部固定于供皮瓣区以检视蒂部所需长度。③ 将所剪的皮瓣试样平贴到供皮瓣区，检查是否合适。

（四）皮瓣的形成

皮瓣形成时应注意皮瓣的血液循环，皮瓣形成后早期的营养供应主要依靠蒂部血液循环供应，以维持其活力。任意皮瓣长与宽的比例一般不宜超过2∶1，在面颈部由于血液循环良好，长宽比例可略为增至2.5～3。超过一定的比例皮瓣远端即可出现血运障碍或坏死，设计皮瓣时还应使蒂部略宽，并循环主要血管的走行方向，以保证血液循环。随着对皮肤的血管结构研究逐步深入，将皮肤动脉绘制成模式图可作为形成皮瓣时掌握层次的参考。皮瓣的动脉供应固然重要，同时其静脉回流亦不可忽视，若静脉回流不佳，则皮瓣肿胀或起水泡并变为暗紫色，最后由于严重的组织肿胀压迫动脉，使血流完全阻断，导致皮瓣坏死。

滋养皮瓣的主要血管在皮瓣深层组织中，大型皮瓣分离时须包括深筋膜，以保护在皮下脂肪深面的血管网。如果感到皮瓣太厚影响修复后的局部功能或外貌时，可在皮瓣转移成活3～6个月后，再分次将脂肪切除（即去脂术）。

二、局部皮瓣

局部皮瓣系利用皮肤组织的松动性，在一定条件下，重新安排其位置，以达到修复缺损的目的。其适应情况如皮肤缺损不能直接缝合；或在颜面及关节部位，勉强缝合影响功能与外形；瘢痕挛缩影响功能与外形，创面有肌腱、神经，大血管或骨面外露时。

（一）推进皮瓣

在缺损区一侧或两侧做辅助切口将皮瓣与皮下组织分离，利用皮肤的松动性，使一侧或两侧的皮肤向缺损区推进以覆盖创面（图1-5-2）。

（二）旋转皮瓣

在皮肤缺损的邻近部位设计一皮瓣，沿一定轴线旋转而覆盖创面。供皮区遗留的创面，可游离附近皮下组织或做辅助切口后缝合，尽量使缝合线与皮纹平行。如因供皮区较大不能直接缝合时，可用游离皮片移植修复。

（三）交错皮瓣

通过皮瓣位置相互置换，达到松解张力，增加挛缩方向的长度，以改善局部的功能与外形。常用于线状、条索状及蹼状瘢痕挛缩的松解。做成对偶三角形（Z形）然后互换位置即可延长挛缩方向的长度，三角形皮瓣的角度愈大，则其增长的长度也愈大，但角度太大时常因两侧皮肤松动受限。不易达到转移目的。一般以60°为宜。两个三角瓣也可以根据需要做成一大一小。在瘢痕较长或局部为狭长部位，也可以做连续几对三角形皮瓣，以解除挛缩。同一段距离，做单Z（一对）转移不及多Z（多对）转移延长的效果好。

局部皮瓣手术中应注意的事项有以下内容，首先应依据缺损的大小、形状和位置，在邻近的部位设计皮瓣，并画出切口线，力求避免形成新的明显畸形。切开皮肤后将皮下组织做锐性分离。操作要轻柔，勿损伤重要神经血管。皮瓣要求厚薄均匀，不可挤压折叠。术中应注意皮瓣的活力，若肤色红润，远端力缘有出血，轻压皮瓣充血反应良好，证明活力好。若皮瓣远端苍白，边缘无出血，说明动脉供血不足或血管痉挛，可用温盐水湿敷，数分钟后，颜色好转方可转移。若皮瓣颜色发绀，则静脉回流不畅，可将皮瓣远侧抬高，或缝合后给以适当的压力包扎即可好转。皮瓣上不宜有瘢痕，以免影响血运，止血应完善。然后分层缝合，并使皮瓣四周张力均匀。如缝合线附近肤色发白，可能张力较大，应做适当的调整，以减少皮肤的张力。

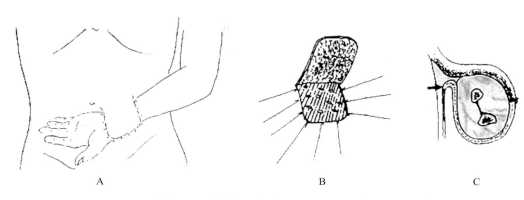

A   B   C

图1-5-2　单蒂滑行推进皮瓣的设计和缝合

（四）远处皮瓣

1. 直接皮瓣　创面缺损较大，局部无足够的皮肤转移修复时，可于身体其他合适部位设计一皮瓣直接转移到缺损部位以修复创面使皮瓣完全愈合后，蒂部经过血运阻断试验，再将其切断修整。例如，手部皮肤撕脱伤合并肌腱断裂或神经损伤时，当修复肌腱神经后，应在腹部身体其他合适部位，设计一直接皮瓣，将手部创面完全覆盖。待3～4周伤口愈合后，即可断蒂。最近，应用薄皮瓣转移（即仅含真皮下血管网的薄皮瓣），断蒂时间常可提早至术后6～10天（图1-5-3）。

2. 管形皮瓣　简称皮管，在选定的部位做两平行切口，其长宽之比，一般不超过2∶1；在皮肤血运较好的部位如颈部，可略增至2.5∶1或3∶1。自深筋膜上分离皮瓣，再将皮瓣两缘向内翻转缝向，成为无创面外露之实心皮管。遗留的供皮区创面可以游离两侧的皮下组织，使两侧皮肤松动，将创缘直接缝合。或用游离植皮以修复创面。这样皮管可由两端得到血液供应。经过3～4周后，即可将皮管的一端移植至预定修复的部位。再经3～4周后可将皮管另一端切断，铺开摊平缝于缺损的部位。当皮管较长或携带有较大的皮瓣时，一端切断恐有部位皮肤血运不够，可先将计划的皮瓣或皮管做部分切开剥离皮下组织，彻底止血后再缝回原处，则手术后部分血运被阻断，另一端蒂部血管即可发生代偿性的增生与扩张。这种逐步切断皮瓣部分血运，以改变血运方向的手术，称之为皮瓣延迟术。

3. 岛状皮瓣　在表浅的动脉末端设计一小片皮瓣（岛状皮瓣）使动脉与皮瓣直接相连。手术时将皮瓣切下，附带相连的动脉一并剥离。将皮瓣转移至缺损部位时，仍有血管与皮瓣相连，以保证血液的供应。20世纪70年代以来，带动、静脉（或神经）的岛状皮瓣已广泛应用于全身各种位，同时特别重视保留回流静脉。

三、吻合血管的皮瓣移植（或称游离皮瓣移植）

游离皮瓣移植是将一块离体的皮瓣，通过小血管吻合技术将皮瓣的血管与缺损部位的血管吻合，立即得到良好的血液供应和静脉回流，从而在移植部位永久存活。

（一）具有一般皮瓣移植的适应证

（1）不适宜用邻近皮瓣或轴型皮瓣修复者。

（2）受区附近有供吻合的正常动、静脉。

（二）供瓣区的选择

（1）皮肤外观正常，质地柔软而无瘢痕。

（2）血管的解剖位置应较明确，变异较小。

（3）皮瓣最好有一根可供缝接的感觉神经。

（4）可供足够大小的皮瓣，皮瓣的厚薄、肤色要能满足受区的需要。

（5）至少有一对适当长度（2～3 cm）和适当外径（1 mm左右）的正常动、静脉分布于其内，以便能在手术显微镜下吻合。

（6）皮瓣转移后供皮瓣部位的功能和形态影响不大。

常供选择的皮瓣有：侧胸皮瓣、肩胛区皮瓣、股内侧、前内侧、外侧皮瓣、足背皮瓣、胸肩峰皮瓣、前臂皮瓣、下腹皮瓣、髂腰部皮瓣等。

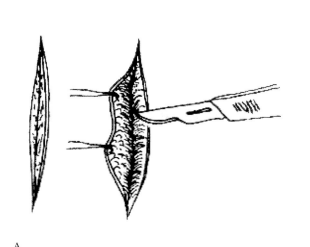

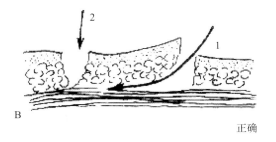

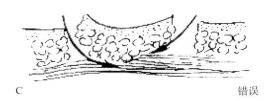

图1-5-3　直接皮瓣修复腕部缺损

A.腹部直接皮瓣修复腕部缺损。B.继发创面游离植皮。C.铰链处的处理，游离皮片与腕部缺损创缘皮肤缝合

（三）受区的要求

（1）受区内或附近有可供吻合的血管。最好动、静脉平行或相距较近。

（2）血管要有适当的长度和口径，最好皮瓣血管与受区血管的口径相一致，口径不宜太小，应能在显微镜下吻合。

（3）受区血管被切断与瓣血管吻合，不致引起该血管原来供应范围的组织缺血或坏死。

（四）术前准备及术后处理

（1）术前除全身准备外重要的是技术和设备的准备，包括小血管吻合技术训练，以及手术显微镜外科器械等。其次是移植部位的准备，移植部位又有两种情况，一种是无菌创面（即手术创面），另一种是新鲜创伤，在后一种创面移植游离皮瓣时要考虑创伤组织的损伤时间、程度及复杂性，如无把握，不要勉强施行此种手术。

（2）术后注意患者全身情况外，需要密切注意皮瓣血运的变化并预防感染。

近年来，由于显微外科的发展，除游离皮瓣外，尚有游离复合皮瓣、游离肌皮瓣、肌骨皮瓣等。若用于恢复运动功能的肌瓣或肌皮瓣转移则应吻合运动神经。

四、轴型皮瓣

轴型皮瓣是利用含有知名动脉（及其伴行静脉）供养范围的皮肤组织或皮肤肌肉组织。带血管蒂移植至邻近或远处，达到修复目的。（不必做小血管吻合的一种皮瓣或肌皮瓣）它具有血供丰富，成活好，操作较易、便于推广等优点。常用的有：颞动脉轴型皮瓣、筋膜皮瓣、胸大肌肌皮瓣、胸三角皮瓣、侧胸皮瓣、前臂皮瓣、髂腰部皮瓣、阔筋膜张肌肌皮瓣、隐动脉皮瓣、足背皮瓣、跖内侧皮瓣及各种逆行皮瓣、筋膜皮瓣等。术前可用超声血流探测仪（Doppler）确定动脉的行走方向，再设计皮瓣的切取范围。

五、（筋膜）移植尿道重建

阴茎皮肤（包括包皮）带蒂皮瓣尿道成形术最大优点是取材方便、操作简单、包皮基本无毛发。阴茎皮肤薄而活动，疏松的浅筋膜允许阴茎岛状皮瓣转移到前尿道的任何部位，是重建尿道较理想的材料。1968年，Orandi描述了带蒂皮瓣尿道成形术；1980年，Duckett提出了背侧包皮皮瓣转移治疗尿道狭窄的方法。阴囊中隔带蒂皮瓣也具有取材方便、取材面积大、操作简单的优点，但由于其皮肤的伸缩性较大和有毛囊的特点，尿道成形术后易出现毛发生长，形成憩室和

结石引起感染。其次，皮瓣尿道成形术的另一常见并发症是尿道再狭窄，发生率高低与术后时间长短有关。Mundy报道采用皮瓣尿道一期成形113例，术后一年内尿道再狭窄发生率11%，五年是9%，而到十年时高达40%。

（一）阴茎带蒂皮瓣移植重建尿道

阴茎皮肤的血管分两个层次：阴茎背浅动脉、静脉浅层供应阴茎皮肤及包皮外板，阴茎背浅动脉、静脉深层供应包皮内外板交界处及包皮内板。两层血管容易分离，包皮内外板交界处血管分支最丰富，适合做血管蒂皮瓣。基于以上解剖学基础，1971年Asopa报道了用附着于包皮外板的横形带蒂包皮内板做尿道，即横形带蒂包皮瓣尿道成形术（transverse preputial island flap urethroplasty）。Duckett改良了Asopa术式并于1980年报道了将阴茎头隧道技术与带蒂横形包皮瓣技术相结合的一期尿道成形术。其操作关键技术在于以下几点。

（1）矫正阴茎下曲，必要时将纤维索从尿道后方游离下来用人工勃起验证矫正是否充分。

（2）在选取的皮瓣与背侧皮肤之间游离一平面向下直至阴茎根部，为皮瓣形成宽阔的蒂，轴型皮瓣带有自己的营养血管，可以作为游离瓣行微血管吻合。岛状皮瓣是轴型皮瓣的一种，但营养血管没有离断，手术关键在于既要保证带蒂移植物的血供，又要保留宿主皮肤的血供。

（3）精细地夹持组织、熟练地游离皮瓣，宜用剪刀锐性加钝性分离皮下组织，勿用电刀切割，以避免损伤皮瓣的血供。

（4）在皮瓣成管转向阴茎腹侧后，应将皮瓣的血管蒂铺平，并用缝线固定于腹侧阴茎体上，切勿扭曲以损伤其血供（参见第三篇第八章，皮瓣与皮片尿道成形术）。

（二）阴囊中隔带蒂皮瓣移植尿道成形术

早在19世纪80年代就有学者使用阴囊皮肤重建尿道，国内李式赢等（1984年）最早报道阴囊中隔带蒂皮瓣移植尿道成形术。该术式适用于阴茎阴囊交界处尿道下裂，阴囊发育良好者。

阴囊邻近尿道，取材方便、皮源充足、皮肤薄而柔软、缺乏皮下脂肪；中缝区两侧约1.0 cm内无或少阴毛；皮下为含有平滑肌和弹力纤维组成的疏松、富有弹性的肉膜，其血供丰富，是新尿道的良好材料。与阴茎皮肤比较，其伸缩性大，术后易出现憩室样扩张，故取材不宜过宽。个别成年患者术后尿道可生长毛发，日后发生毛石，可在术前或术中将毛囊电灼破坏。手

术操作关键技术在于：① 阴囊中隔皮瓣向阴茎腹侧翻转时在皮瓣基部常形成一盲袋，可将基部表层皮肤（勿伤及皮下蒂部组织）切除一段后再与尿道口斜形吻合，保证吻合口平滑、宽大。将新尿道基部背侧缝数针固定于阴茎白膜，可防止此处向腹侧脱垂。② 切除皮瓣长度应足够，一般应较尿道口至阴茎头间距长 1 cm 左右，否则术后阴茎向下弯曲。③ 为防止损伤阴囊隔的重要血管丛，可在强光透照下分离血管蒂，血管主干尽量保留，确保皮瓣血供充足及翻转无张力（参见第三篇第八章，皮瓣与皮片尿道成形术）。

（三）弧形带蒂阴茎阴囊联合皮瓣成形术

由于横形带蒂包皮瓣尿道成形术仅在包皮内板上截取皮瓣，取材范围受限。对于阴囊、会阴型重度尿道下裂，则皮瓣长度不够，需改用其他方式。1989年，何恢绪报道用弧形带蒂阴茎阴囊联合皮瓣行重度尿道下裂一期成形术，手术成功率93.3%。其原理主要是根据阴茎皮肤血管分两层，两层血管容易分离及阴囊纵隔有固定血运，两者交界处血管分支丰富的解剖特点设计（图1-5-4）。其操作关键技术在于以下几点。

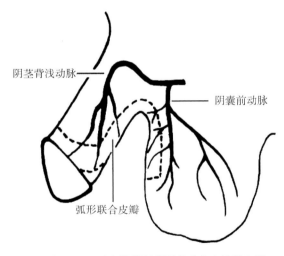

图1-5-4 弧形带蒂阴茎阴囊联合皮瓣的血供

（1）分离包皮、阴茎皮瓣血管蒂时，应在两层血管间分离至阴茎根部；分离阴囊皮瓣血管时，仅在皮肤与肉膜间稍稍分离，使皮瓣能无张力靠拢尿道口即可，留下宽阔、转位灵活的蒂部。

（2）阴囊皮肤生长毛发，可将毛囊电灼破坏后再做新尿道。

（3）切除联合皮瓣后，如阴茎创面皮肤覆盖有困难，可转移邻近阴囊带蒂皮瓣植入到阴茎上。

（四）阴囊L形皮瓣一期尿道成形术

传统的阴囊皮瓣设计通常以阴囊后动脉或以阴囊中隔血管为蒂，取材范围较小。根据阴囊血管分布和吻合，可设计跨血供区阴囊L型长皮瓣，足以满足重度尿道下裂和长段尿道缺损的修复。

阴囊L形皮瓣以阴囊缝为中心向两侧各取0.7～1.0 cm宽皮瓣，从前向后达阴囊基底后斜行向外侧（图1-5-5），该皮瓣可分纵横两部，纵部（阴囊中隔血管供养）血管蒂长，可达4 cm；横部（阴囊后动脉供血）血管蒂短，约2 cm。两部交界处的皮下和肉膜内有丰富的血管吻合。由于横部蒂短部利于转位，可将短蒂结扎并切断。阴囊L形皮瓣比一般阴囊中隔皮瓣长3 cm左右，切取皮瓣时应注意两部交界处的皮肤应稍宽稍厚（达肉膜下），使之有较多的吻合血管支存在。被断蒂的皮瓣区因靠皮下吻合血管供血，故不宜太长；在分离阴囊中隔形成血管蒂时，易伤及中隔内血管，采取强光透照观察清楚后分离可避免其损伤。

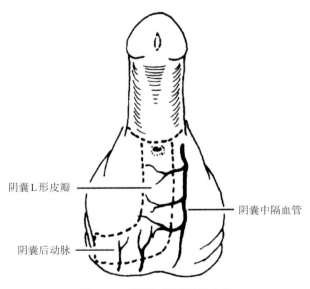

图1-5-5 阴囊L形皮瓣的血供

阴囊L形皮瓣较阴囊中隔皮瓣长3 cm左右，但本皮瓣横部有毛发；游离时需断蒂，靠皮下血管网供血，故不宜太长，有局限性，应严格掌握指征。

（五）带蒂睾丸鞘膜尿道成形术

带蒂睾丸鞘膜作为一种新型的尿道成形材料，用于矫治尿道下裂或修复尿道缺损，有可靠的解剖学基础。

（1）主要供应睾丸鞘膜的精索外动脉、静脉呈轴心纵向行走，随精索通过腹股沟管后（图1-5-6），呈扇形或树枝分布在睾丸鞘膜的前后部及内外侧部，有较长的血管蒂；移植时不需切断血管，移植后血供十分丰富，愈合力强，优于游离皮瓣和膀胱黏膜。

（2）睾丸鞘膜的血供来源除精索外动脉外，在附

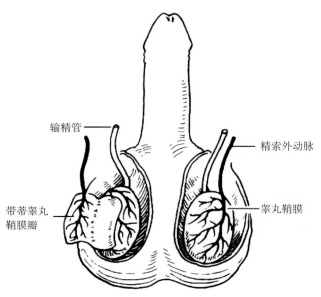

图1-5-6　**精索外动脉的分布**

睾平面与阴部外浅动脉分支吻合成网,在后端与阴囊后动脉相吻合,内侧附睾平面有阴囊隔动脉的分支分布。

(3)睾丸鞘膜有相当大的使用面积。

(4)通过游离睾丸鞘膜移植片行尿道成形术的动物实验,发现睾丸鞘膜内面的单层扁平上皮与尿道黏膜复层上皮细胞基本相似,能够耐受尿液的长期浸泡,不会生长毛发或沉淀尿液形成结石。此外,睾丸鞘膜易被移植部位接受、不会被组织排斥溶解、愈合快、瘢痕形成少。

操作技术要点

(1)以精索外动脉为轴进行取材。如尿道下裂或尿道狭窄位于阴囊或会阴部,尿道缺损太长,可先以精索外动脉正侧支为轴进行取材,同时再以精索外动脉后外侧支为轴进行取材。如取材困难或材料不够,还可同时做对侧睾丸鞘膜取材。

(2)术前需确认阴囊发育良好,才能提供足够的移植鞘膜瓣,如合并有鞘膜积液,鞘膜面积增大是利用的良好机会。

(3)一期尿道成形术,应将鞘膜缝合侧紧贴尿道床深面固定缝合。

六、游离移植技术的临床运用

既往的手术使阴茎皮肤无法用于或不能到达替代区域时可选用游离皮片或黏膜来重建尿道。合理地选择皮片或黏膜的类型、大小、厚度等是决定移植是否成功的关键。

(一)皮片移植

1. 皮片的分类及特点　皮片按厚度分为刃厚皮片、中厚皮片、全厚皮片和真皮下血管网皮片4种。前两者又可称为断层皮片。

(1)刃厚皮片:又称表皮皮片,仅含表皮和少数真皮乳头层,成人平均厚度0.3 mm。易成活,抗感染能力强,在同一供区可以再次切取。但成活后挛缩程度很大,经不住外界摩擦和挤压。若移植在关节或活动部位,或肌肉肌腱上,会产生挛缩与粘连,影响到功能活动。若移植到面部,还会因色泽暗黑,表面皱缩而妨碍外观。多使用于肉芽创面上植皮。

(2)中厚皮片:包括表皮和部分真皮组织,平均厚度0.3～0.6 mm。较易成活,供皮区可自行愈合,成活后质地较柔软,挛缩程度比刃厚皮片小,色泽改变也轻,经得起一般的摩擦和挤压,故临床应用最广。但这种皮片抗感染能力较刃厚皮片为弱,移植面部后可产生色素沉着,移植在负重部位结果也不理想。

(3)全厚皮片:包括皮肤的表皮和真皮全层组织,但不带皮下组织。其厚度随年龄、性别及身体不同供区而决定。皮片成活后挛缩程度最小、质地柔软、活动度好、能耐受摩擦和挤压、色泽变化也较少,是目前移植皮片效果较好的一种。但它不能在有感染的创面上生长成活;又因供皮区已无上皮组织存留,面积较大的全厚皮片供皮区创面,不能直接拉拢缝合,需另取中厚或刃厚皮片移植闭合。多用于面部、手掌、足跖等部位较小的无菌创面的移植。全厚皮片包括毛囊,故在眉毛缺损时,可应用头皮的全厚皮片或健侧眉毛的全厚皮片移植,进行再造(图1-5-7)。

(4)真皮下血管网皮片:这种皮片除含皮肤的全层组织外,还保留了完整的真皮下血管网,同时还带一层薄薄的脂肪组织。皮片如能完全成活,质地很柔软、弹性好、又无挛缩,功能与外貌的恢复颇为满意。但由于其成活条件较高,只适应于无菌创面上移植,移植后皮片上可能会发生不同程度散在性的表皮水泡和小的局灶性坏死,愈合后常出现色素脱落的"花斑",影响最终效果。

2. 皮片厚度选择　考虑采取皮片的厚度时,下述几个情况可供参考。

(1)植皮部位和治疗目的:如在颜面、手掌、足跖以及关节部位,皮片宜偏厚,以选用全厚或中厚皮片为佳。如在躯干或四肢植皮,目的在于消灭创面,对功能和外观恢复要求不高时,则可采用偏薄的皮片,甚至可选用刃厚皮片。

(2)植皮区创面的性质和面积大小:如在无菌新

鲜创面上植皮，皮片可稍厚，可选用全厚或中厚皮片。如在污染或肉芽创面上植皮，则皮片不宜过厚，应选择薄的中厚或刃厚皮片。在修复大面积深度烧伤创面时，应选择偏薄一些的皮片来覆盖创面，这样待供皮区愈合后，在同一部位，尚可再次切取皮片，以解决供皮来源困难。

（3）供皮区部位皮肤厚度：供皮区的愈合快慢和优良与否，与供皮区创面上遗留的上皮细胞多少有关。如取皮过厚，供皮区创面愈合就受到阻碍而缓慢，愈合后也将发生增殖性瘢痕，甚至创面愈合困难，出现溃疡。因此在考虑切取皮片厚度时，还应考虑供皮区本身的厚度。如在背部取皮，可采用较厚的皮片。在腿部取皮，其皮片厚度也应随大腿内外侧皮肤厚度的不同而有所差异，如在大腿内侧取皮则应比在外侧取皮

较薄。

（4）患者的性别、年龄：女性的皮肤比男性较薄，幼儿和老年人的皮肤比青壮年较薄。故在决定皮片厚度时应考虑这些差别。

3. 皮片的成活与生长　据Suchel和Rmlolph Klein研究，发现皮片移植后血管的建立有两个过程：① 血浆营养期。当皮片被移植到受区创面上时，开始吸收受区血浆样液体，最初48小时内，皮片因吸收而重量增加，在毛细血管作用下，这些液体在移植皮片毛细血管内皮空间包含着一些红细胞。随后在皮片与受区之间形成一个纤维网，使皮片产生内源性固定。② 血管再生与血循环的建立。在移植48小时后，血管芽在皮片与受区间活跃生长；术后4～5天内，受区的血管芽长入皮片，同时也有受区血管和皮片内血管

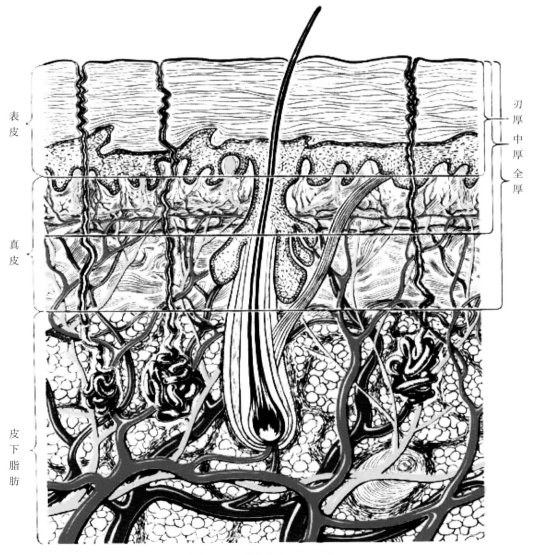

图1-5-7　皮片的分类及特点

直接吻合形成新的血管网,至此,皮片重新血管化并建立了循环。在临床上可见皮片明显转红,血液进入皮片后可抑制血管芽的过度增生。在皮片血管化的同时,新淋巴管也同时建立起来。由此可作出以下结论,皮片移植后存活的关键时期是在移植后24～48小时内。皮片如能在24～48小时内顺利过渡到血管化即可成活;超过这个时间,在正常体温下大多数皮片细胞将开始自溶,皮下积液或有异物、皮片滑动都会阻碍皮片血管化的过程,使皮片移植归于失败。

（二）游离膀胱黏膜尿道成形术

利用膀胱黏膜重建尿道由Memmelaar在1947年首次报道,但因术后并发症较多曾一度被废弃,自从梅骅、李衰初以较大的病例数和较好结果报道后,此术式在国内外再次兴起。膀胱黏膜组织较薄,伸缩性较大,从理论上推测:膀胱黏膜是最理想的尿道替代物,因其与尿道上皮一致、无毛发、耐尿侵蚀、再生能力强、代谢率低。但由于其极易收缩,精确裁剪膀胱黏膜的长度和宽度较为困难。其主要的并发症是易引起重建尿道口的狭窄、黏膜脱垂和肉芽肿性炎症。Kinkead等于1994年报道了采用膀胱黏膜进行95例复杂性尿道重建手术后的长期随访结果,结果表明63例(66%)有并发症,21例需要再次手术。许多复杂的病例,膀胱黏膜也往往因以前做过手术,黏膜有炎症、水肿,尤其是长期膀胱造瘘者,而不能被利用。其操作关键技术在于以下几点。

（1）插入导尿管,注入生理盐水充盈膀胱;用小圆刀切开膀胱肌层,小心逐层切开直至见到幽蓝色的膀胱黏膜(图1-5-8)。

（2）调小电流强度,电凝止血(肌层),用组织钳牵开肌层,用组织剪紧贴膀胱黏膜可非常容易分离黏膜

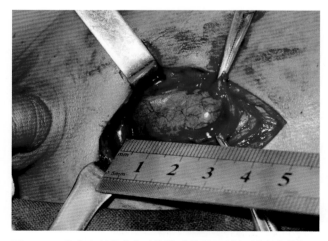

图1-5-8　**注入生理盐水充盈膀胱,逐层切开直至见到幽蓝色的膀胱黏膜**

和肌层。

（3）由于膀胱处于充盈状态,切取的黏膜范围长度和宽度要比实际需要增加15%。

（4）切除膀胱黏膜后,宜将膀胱黏膜和肌层分开对合缝合。

（三）游离口腔黏膜尿道成形术

口腔黏膜(颊黏膜和唇黏膜)作为尿道替代物,最早由Humby在1941年应用于尿道下裂,从1992年起,此术式被广泛地应用于尿道疾病。

口腔黏膜的组织学特点为上皮层较厚、富含弹性纤维、固有层较薄且非常坚韧、组织弹性好、抗感染能力强、适合在湿润的环境中存活。它具有取材方便,两侧颊部和下唇可同时取材、操作简单、剥离黏膜容易、有弹性、轻度皱缩和抗感染力强的特点。目前口腔黏膜作为重建尿道的替代物已被广大泌尿外科学者所接受,并以补片法尿道成形和治疗尿道球部狭窄的效果较为理想。具体方法为:牵开口腔,消毒一侧颊部黏膜后,用含肾上腺素(1∶10万U)的利多卡因于颊线区的颊部黏膜下浸润麻醉。根据需要长度和宽度用刀尖在黏膜上划痕(参见第三篇第九章,游离黏膜在尿道重建中的应用),注意上缘避开腮腺导管口,前缘逐渐聚拢但不超出口角,后缘亦聚拢但不超出磨牙后区。用小弯剪在黏膜下潜行分离后沿前述划痕剪下黏膜,缝合创面,成人可截取黏膜范围约为4 cm×8 cm。去除多余的黏膜下组织,将黏膜贴在狭窄段的阴茎海绵体上,然后将黏膜与尿道断端缝合,8天后拔除导尿管排尿。

口腔黏膜取材有限,缝合成管状口径较小,因此口腔黏膜管状成形不宜提倡。口腔黏膜代尿道具有以下优点:① 口腔黏膜弹性好,具有较强的抗感染力,成活力较高,易生长修复。② 颊黏膜取材容易,供区可直接拉拢缝合,口腔创口恢复快,一般术后即可进食,无明显疼痛。取材位置可因人而异,可取颊黏膜或上、下唇黏膜。在随访患者中也未发现黏膜增生。利用口腔黏膜修复尿道狭窄时,以补片法较为常用,尤其是前尿道和尿道球部狭窄。

（四）游离舌黏膜尿道成形术

该种替代技术最早是Simonato等于2006年报道,采用舌黏膜治疗8例男性尿道狭窄患者,狭窄长度1.5～4.5 cm,术后平均随访22.1个月,最短3个月,最长47个月。8例中7例获得成功,1例有部分性尿道狭窄,需要尿道扩张。7例成功病例术后不需要尿道扩张且最大尿流率大于15 ml/s;膀胱尿道造影显示,移植物无挛缩或囊状扩张;软式尿道镜检查示移植的舌

黏膜与周围正常组织难以区别开来。舌黏膜取材部位无疼痛、无外形及功能异常。

舌侧面和底面的黏膜没有特殊功能，在结构上与口腔黏膜完全一样，可作为取材的部位。舌黏膜一次可提供长6～18 cm、宽1.5～2 cm的移植片，更大范围的取材也是可行的。此外，舌黏膜组织特性良好，上皮厚、富含弹性纤维、黏膜固有层薄、移植后容易血管化易于成活。

（五）游离结肠黏膜尿道成形术

口腔黏膜修复尿道的最大缺点是材源有限，作为移植物很难用于复杂性长段尿道狭窄。近十余年来，徐月敏等在动物实验的基础上开展了利用结肠黏膜作为尿道替代物治疗18 cm以上的超长段尿道狭窄的临床研究，近期效果较好。

结肠黏膜具有材源丰富、剥离黏膜容易、有弹性和轻度皱缩的特点。但这种技术较其他移植物创伤大，需取一段结肠，所以在尿道成形的实际应用中一般不宜作首选方法。然而，对多次治疗失败的复杂性超长段尿道狭窄或闭锁（＞17 cm）的患者可以采用结肠黏膜。这种技术为复杂性超长段尿道狭窄或闭锁的治疗开创了一条新路。

游离结肠黏膜替代尿道成功的关键取决于移植物是否能尽快建立新的血液循环。只要接受床有很好的血供、局部无感染和死腔，游离结肠黏膜的移植成功是没有问题的；术中尽可能缩短游离结肠黏膜的缺血时间对移植成功也是至关重要。首先，我们采用取结肠黏膜时应保持该肠段血供，直到黏膜全部取下，这样可缩短游离结肠黏膜的缺血时间，增加了移植成功的系数。其次，随着操作的熟练，分离结肠黏膜就相当容易。只要将黏膜与肌层之间的间隙稍分开后，就可用手将黏膜从肌层上完全撕开（参见第三篇第九章，游离黏膜在尿道重建中的应用）。为保证游离结肠黏膜移植成功，应注意做到：① 术中尽可能切除所有瘢痕组织，建立一个平整的又有很好血供的接受床。② 取结肠黏膜时保持肠段血供，尽量缩短移植物的缺血时间。③ 术前5天每日用抗生素冲洗狭窄段尿道或从耻骨上膀胱造瘘管间断冲洗，尽可能达到术前尿培养无菌生长。

近几年来，笔者进行了犬的结肠黏膜替代尿道的实验研究和将结肠黏膜用于17 cm以上的超长段尿道狭窄或闭锁修复的临床研究，近期效果较好。在先期的动物实验中，徐月敏等对犬进行结肠黏膜替代尿道的实验研究。在除去犬的尿道后，取结肠黏膜替代，8～16周后观察黏膜的形态及病理改变。病理检查显示替代尿道的结肠黏膜全部存活，移植8周后的结肠黏膜仍表现为典型的结肠黏膜皱襞和单层柱状上皮；但12周后结肠黏膜上皮被化生的移行上皮取代。在结肠黏膜是否能与颊黏膜一样作为较理想的尿道替代物及两者在治疗尿道狭窄中的价值的研究中，徐月敏等将结肠黏膜与颊黏膜同时移植到膀胱，观察较长期浸泡在尿液中，两者的组织病理学变化的实验研究。结果显示，移植到泌尿道的结肠黏膜和口腔黏膜的组织形态学变化与动物的种类和年龄有关，越低级的动物和年龄越小，其组织形态学的易变性就越强。而人的结肠黏膜替代尿道后是否会转变为尿路上皮尚不清楚。

游离黏膜成活的关键是移植物能尽快建立新的血液循环和伤口无感染。Baskin等认为至少这个过程可分三期：第一期，移植物与接受床至少有48小时的粘合期，使移植物能从接受床中获取营养；第二期，在此后的2天，是移植物与接受床间重建血供期；第三期（移植后4～5天），移植物的淋巴引流开始恢复。因此，在移植时应注意做到：① 术中应尽可能做到切除所有瘢痕组织，尽可能建立一个平整又有良好血供的接受床。② 尽量缩短移植物的缺血时间。③ 局部勿感染。④ 将黏膜片固定在阴茎海绵体上，保持尿道腔有一定宽度。

（傅　强）

参考文献

［1］ 谢弘，徐月敏，傅强，等. 阴茎皮瓣尿道成形术治疗前尿道狭窄的长期疗效［J］. 中华泌尿外科杂志，2014，35（9）：681-685.

［2］ Xu YM, Li C, Xie H, et al. Intermediate-term outcomes and complications of long-segment urethroplasty with lingual mucosa grafts[J]. J Urol, 2017, 198(2): 401-406.

［3］ Zhang K, Zhou S, Zhang Y, et al. Anterior urethra reconstruction with lateral lingual mucosa harvesting technique[J]. Urology, 2016, 90: 208-212.

［4］ Xu YM, Feng C, Sa YL, et al. Outcome of 1-stage urethroplasty using oral mucosal grafts for the treatment of urethral strictures associated with genital lichen sclerosis[J]. Urology, 2014, 83(1): 232-236.

［5］ Xu YM, Qiao Y, Sa YL, et al. Urethral reconstruction using colonic mucosa graft for complex urethral strictures[J]. J Urol, 2009, 182(3): 1040-1043.

第二篇
尿道与膀胱先天性病变的修复重建

第一章
先天性尿道下裂的修复重建

尿道下裂是小儿先天性疾病中最常见的疾病，手术修复的方法较多，但尚无一种能被所有医师接受或应用于所有患者的术式，仍需个体化处理。游离移植物作为尿道修复的备选材料经历了尝试、批判到再认识的过程。特别是口腔黏膜在复杂和再手术尿道下裂处理中有着无可替代的优势，熟练运用口腔黏膜技术是尿道修复重建医师的"必杀技"。本章介绍了目前常用的近二十种术式供大家参考。

第一节　带蒂双面包皮皮瓣法尿道成形术

一、概述

尿道下裂的治疗术式有数百种，但没有一种术式可以完美的应用于所有类型的尿道下裂，针对不同的类型选择个体化的术式至关重要。目前，保留尿道板的术式及改良式的比例有所升高，但对于有明显阴茎下曲的各类型尿道下裂，保留尿道板术式有其局限性及弊端，需要横断尿道板才能有效矫正阴茎下曲。

受 Duckett 术式影响，笔者已积累了 30 多年的临床经验，此术式也被国内外广泛采用。二十余年来，笔者在此术式基础上做了相应的改良，采用横行带蒂包皮双面皮瓣（pedicled preputial double-faced island flap，PPDIF）法一期修复尿道下裂，有一定的优势。Duckett 一般采用带蒂的包皮内板矩形皮瓣做成轴型的皮管尿道，而双面包皮是在裁取包皮内板做尿道的同时，裁取与内板共蒂的部分包皮外板，并一起旋转至阴茎腹侧覆盖创面。内板成形尿道，与其共蒂的外板自然成为阴茎腹侧的皮肤，使阴茎腹侧的皮肤缺损得以补充，皮肤的完整性及屏障作用得以保留，Duckett 术式尿道成形后需要裁取、转移背侧包皮外板覆盖阴茎腹侧尿道，而 PPDIF 的外板皮肤就自然覆盖在阴茎腹侧，与周围阴茎干皮肤缝合，与内板成形的尿道不需要愈合过程；PPDIF 内的血管网完整，血供相对丰富。成形尿道的外层覆盖无创腔，由完整的筋膜和外板皮肤覆盖，能有效防止尿瘘；血管蒂的游离长度相对缩短，避免了不必要的血管损伤。临床观察，PPDIF 法较 Duckett 术式的并发症有所减低。

二、手术适应证

（1）阴茎型尿道下裂、阴茎阴囊型尿道下裂。

（2）部分阴囊型尿道下裂可以联合尿道口周围皮瓣（Duplay）法尿道成形一期尿道修复（PPDIF+Duplay）。

（3）重度尿道下裂（会阴型），选择 PPDIF 法一期预置成形阴茎远段尿道，二期再行 DDPIF 修复近端尿道。

（4）已行阴茎伸直，包皮完整、尚未裁取的病例，可行保留尿道板加盖 PPDIF 术式。

三、手术禁忌证

（1）包皮发育差、量少者；曾因手术包皮已被利用或切除者，不足以完成带蒂皮瓣成形尿道者。

（2）阴茎头小、发育较差者。

四、手术步骤及技巧

（1）生理盐水充盈膀胱、行耻骨上膀胱穿刺造瘘，留置 8Fr ～ 12Fr 单猪尾导管引流尿液。

（2）距冠状沟 3 ～ 5 mm 处环形切开包皮内板一周，深至阴茎深筋膜表面，沿阴茎深筋膜表面分离，阴茎腹侧纤维条索组织充分切断和切除，将阴茎皮肤脱套至阴茎根部,近端尿道退缩、阴茎伸直,如阴茎还有 下曲应行阴茎背侧折叠术(图2-1-1~图2-1-6)。

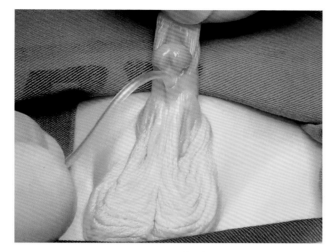

图2-1-1 正位外观

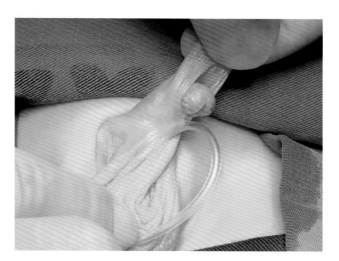

图2-1-2 侧位外观

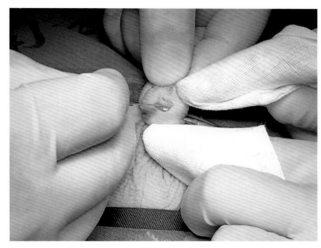

图2-1-3 距冠状沟3~5 mm处环形切口

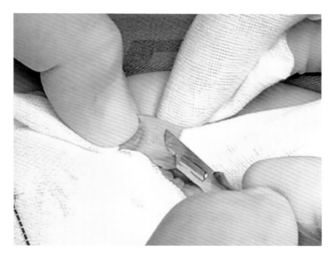

图2-1-4 切断尿道板

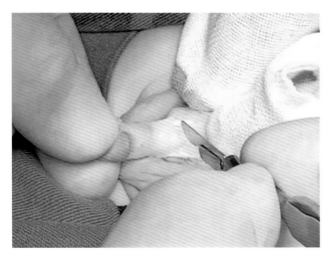

图2-1-5 脱套阴茎皮肤

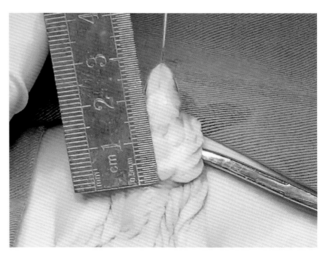

图2-1-6 脱套及阴茎伸直完成

（3）依据尿道缺损的长度决定横行剪裁包皮内板的长度，一般保留包皮内板的宽度为1.2～1.8 cm左右，包绕8F～16F多孔硅胶支架管，用6-0的可吸收线间断缝合呈皮管尿道（图2-1-7～图2-1-9）。

（4）同方向牵引阴茎头和包皮内外板交界处的皮肤，沿与冠状沟相对应的包皮外板皮肤表面横行或弧形切开表皮，沿阴茎皮肤与血管蒂之间的间隙向阴茎根部分离，做成包皮内外板共蒂的皮瓣。包皮皮瓣血管蒂的长度要适当，自阴茎右侧旋转至阴茎腹侧没有明显张力为度，蒂过短会致阴茎扭转，蒂越长则循环越差（图2-1-10～图2-1-13）。

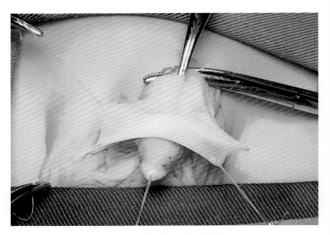

图2-1-7　缝线牵引取矩形皮瓣

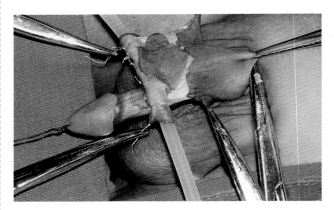

图2-1-10　取外板共蒂皮瓣（非同一患者）

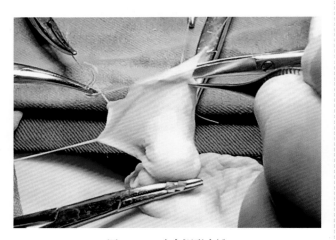

图2-1-8　分离矩形皮瓣

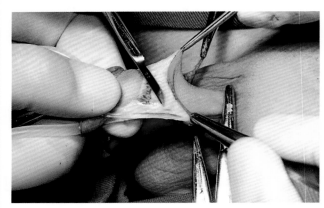

图2-1-11　分离血管蒂

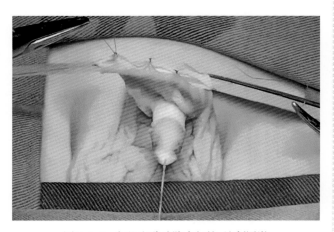

图2-1-9　包绕多孔硅胶支架管，缝制尿道

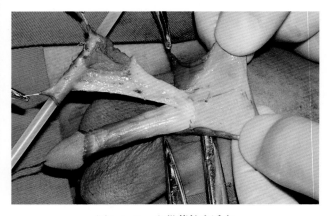

图2-1-12　血供蒂长度适当

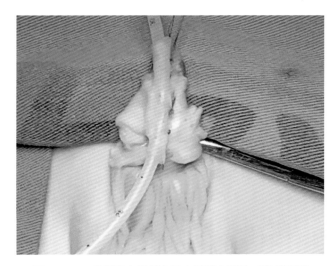

图2-1-13　共蒂的内外板皮瓣自阴茎右侧转至阴茎腹侧

（5）皮管尿道的近端与退缩修整后的尿道口间断吻合，一般需要缝合6针即可（图2-1-14、图2-1-15）。

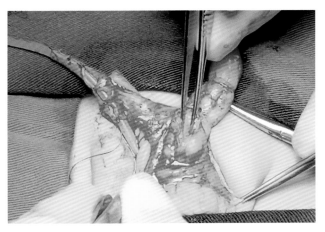

图2-1-14　修整近端尿道口

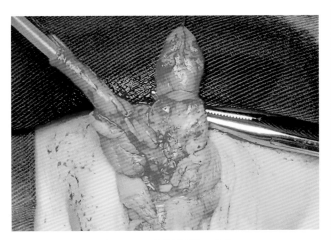

图2-1-15　近端尿道口吻合

（6）皮管尿道远端自阴茎头下隧道穿出至阴茎头正位尿道口处，采用5-0可吸收线连续缝合，避免阴茎头隧道海绵体出血，缝线绑定、固定支架管，将新成形的尿道与阴茎海绵体腹侧正中白膜间断缝合固定，以避免新尿道扭曲或出现游离尿道，尿道支架管仅放在成形尿道段、尿道吻合口的近侧1～2cm（图2-1-16～图2-1-19）。

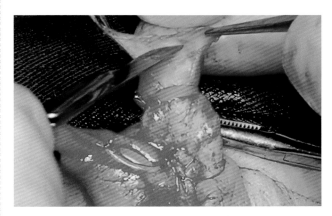

图2-1-16　游离阴茎头隧道

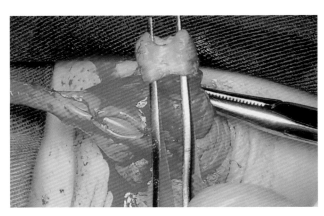

图2-1-17　阴茎头隧道

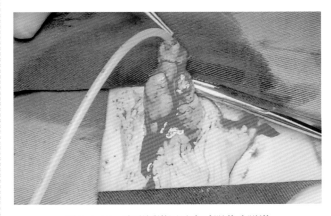

图2-1-18　成形尿道远端穿过阴茎头隧道

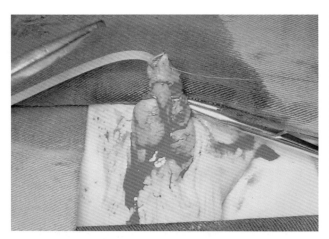

图2-1-19　成形尿道外口

（7）修剪包皮外板皮肤，使其大小合适后用5-0或6-0可吸收线间断缝合覆盖阴茎腹侧（图2-1-20～图2-1-21）。

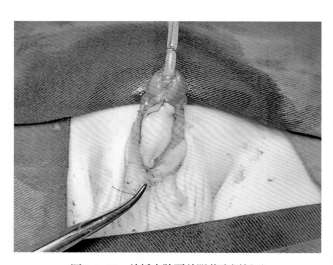

图2-1-20　外板皮肤覆盖阴茎腹侧创面

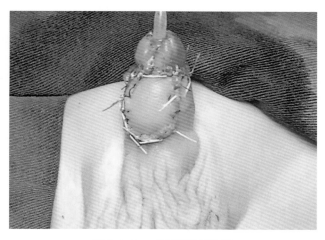

图2-1-21　成形后阴茎外观

（8）用美皮贴包裹阴茎、双层弹力绷带加压包扎，防止阴茎头下隧道出血及阴茎皮下出血及感染。

视频1　双面包皮皮瓣法尿道成形一期治疗尿道下裂

五、术后处理

术后第1、2天使用庆大霉素2 ml冲洗硅胶支架管，术后第3天即开始每日经支架管少量排尿2次，排出血性分泌物，减少尿道源性感染。术后9～10天拆除弹力网套及美皮贴，若近期发现包扎过紧，及时松解。术后12～14天拔硅胶支架管，同时夹闭膀胱造瘘管试排尿，若排尿通畅、无尿瘘则3天后拔除膀胱造瘘管；如果出现小的瘘口，则开放膀胱造瘘管，暂不排尿，延迟拔除膀胱造瘘管时间，小的瘘口有愈合可能；若尿瘘已经形成则拔除膀胱造瘘管，6个月后行二期修补尿瘘。若出现尿道狭窄、尿道憩室等情况则给予相应处理。

六、手术注意事项

① 充分伸直阴茎，确因海绵体腹侧变性、伸展受限致阴茎下屈明显者，行背侧白膜折叠。② 血管蒂的分离和裁取长度要适当，避免张力及血管蒂血管的损伤，这样才能避免阴茎的扭转和保证包皮内外板有良好的血液循环。③ 新成形的尿道要和阴茎海绵体固定数针，以避免出现"游离尿道"。④ 成形的尿道和已经退缩的尿道外口间断吻合，以降低尿道吻合口狭窄的发生率。⑤ 转移至阴茎腹侧的包皮外板要给予适当的修剪，以避免出现皮肤臃肿而影响外观。⑥ 阴茎头正位尿道外口大小要适当，以避免出现尿道外口狭窄而继发尿道憩室样改变。

七、手术体会

PPDIF法尿道成形是在包皮内板岛状皮瓣成形尿道（Duckett）的基础上裁取适量的外板皮肤，形成共血管蒂的内、外板皮瓣，在包皮皮管尿道转移至阴茎腹侧后与其共蒂的外板皮肤自然成为阴茎腹侧的皮肤，既弥补了阴茎腹侧的皮肤缺损，也使新尿道得到了充分的覆盖。PPDIF尿道成形术式有以下优点：① 弥补了Duckett术新建尿道及吻合口外覆盖组织少的缺点，保留了皮肤的完整性及屏障作用。② 新建尿道浅层无创腔，减少了Duckett术在内板成形尿道后需要裁剪、转移背侧包皮外板覆盖新建尿道的手术步骤。③ PPDIF 蒂内的血管网完整、损伤小、血供好。④ 在尿道成形后，转移至腹侧的外板皮肤与周围的阴茎干皮肤直接对合、缝合，不易出现阴茎腹侧皮肤的皱褶或形成皮赘，增加了阴茎外形的美感。

（刘中华　范志强　皇甫雪军）

第二节　横裁带蒂岛状皮瓣原位卷管尿道成形术——改良横裁带蒂岛状皮瓣尿道成形术

一、概述

合并严重阴茎下弯的近端型尿道下裂是尿道下裂手术修复的难点，自 1980 年 John W. Duckett 介绍了 Duckett 术式，即横裁带蒂岛状皮瓣尿道成形术（transverse preputial island flap，TPIF）后，已被广泛应用于合并严重阴茎下弯的近端型尿道下裂手术修复。根据文献报道，TPIF 术后并发症较高，尤其是尿道憩室和尿道狭窄的发生，可能与吻合口环形缝合以及新成形尿道扭曲有关。新成形尿道的近、远端吻合口是最容易发生尿道狭窄的两个部位，可能与末梢皮瓣血供差有关。

横裁带蒂岛状皮瓣原位卷管尿道成形术是横裁带蒂岛状皮瓣尿道成形术的改良术式，其要点如下：① 近、远端尿道板均予以裁剪保留。② 尿道板预铺、锚定，将经典术式中预先成形"Duckett 管"改为将岛状皮瓣带蒂游离后无张力转至阴茎腹侧，皮瓣近、远端沿中线 V 形剪开至足以嵌插、缝合相应预留尿道板，保证皮瓣无张力填补缺损尿道。③ 尿道成形，根据阴茎头发育情况，修整皮瓣，围绕 10Fr 或 8Fr 胃管作为支撑管，（儿童）无张力间断或连续缝合，近、远端尿道口、阴茎头的吻合口做"勺状"吻合。④ 阴茎头成形，解剖性修整阴茎头翼，无张力围绕成形尿道缝合。

二、手术适应证

（1）合并严重阴茎下弯，无法保留尿道板的近端型尿道下裂，考虑初次一期尿道下裂修复。

（2）有尿道下裂既往手术史，考虑再次一期尿道下裂修复，无法保留尿道板，术中可获得完整、足够长的岛状皮瓣血管的近端型尿道下裂。

三、手术禁忌证

（1）缺乏带蒂岛状皮瓣材料，无法完成一期修复。

（2）有尿道下裂既往手术史，无法获得完整、足够长的岛状皮瓣血管蒂。

（3）阴茎头发育差，无法完成阴茎头成形。

（4）可保留尿道板的尿道下裂修复手术。

四、手术步骤及要点（＞6 个月的婴幼儿为例）

（1）阴茎头悬吊固定：选用针线比 1 ：1 的 proline 线悬吊。

（2）皮肤脱套：于尿道板两侧切开包皮，距冠状沟 0.5 cm 左右环形切开包皮，深至阴茎深筋膜，将皮肤脱套游离至阴茎根部（图 2-1-22 A），尽量避免损伤拟选用血供的带蒂血管。

（3）阴茎弯曲评价：人工勃起实验评价阴茎弯曲程度；沿白膜表面将尿道板两侧分叉尿道海绵体向阴茎头侧完整游离并彻底切除白膜表面纤维束带，再行人工勃起实验。如系尿道板发育不良或阴茎海绵体发育异常导致的阴茎弯曲，需进一步行阴茎弯曲矫正。

（4）阴茎弯曲矫正：于阴茎弯曲最严重处横断尿道板（图 2-1-22 B），沿白膜表面将离断的尿道板向近、远端游离，切除腹侧白膜表面纤维组织。如仍有阴茎弯曲，则于阴茎弯曲最严重处切开阴茎侧海绵体白膜（图 2-1-22 C）（可选用鞘膜、皮片等修补缺损），充分伸直阴茎（背侧白膜折叠会导致阴茎缩短，且阴茎弯曲复发率高，不建议作为首选）。

（5）包皮岛状皮瓣选取：按阴茎（牵拉）直伸时近端尿道开口至阴茎头顶端的距离作为缺损尿道长度，根据支撑管粗细，选取阴茎背侧岛状皮瓣，宽度为 1.3 ～ 1.5 cm（图 2-1-23 A、B），对于长段尿道缺损的病例，除选用包皮内板外，还可包括部分外板和（或）阴茎皮肤。

（6）远端（阴茎头段）尿道板预留：沿远端尿道板两侧平行切开，并沿两侧分叉尿道海绵体与白膜的间隙向阴茎头远端游离，分离出两侧阴茎头翼，保留远端尿道板，并裁剪近离断处部分过于游离的尿道板黏膜。

（7）近端尿道板预留：将离断并游离完全后退缩的近端尿道板（板下组织）自近端尿道口起做"勺状"吻合，无张力连续或间断缝合，直至远端阴茎头（图

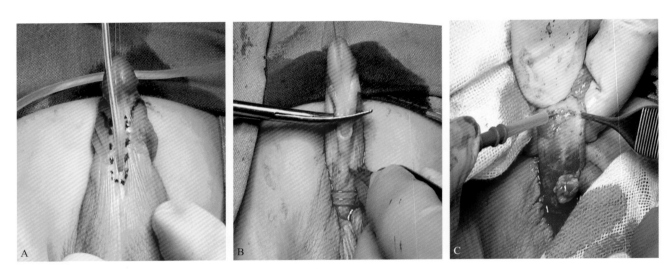

图2-1-22
A. 用记号笔画手术切口线。B. 横断尿道板。C. 阴茎腹侧白膜切开

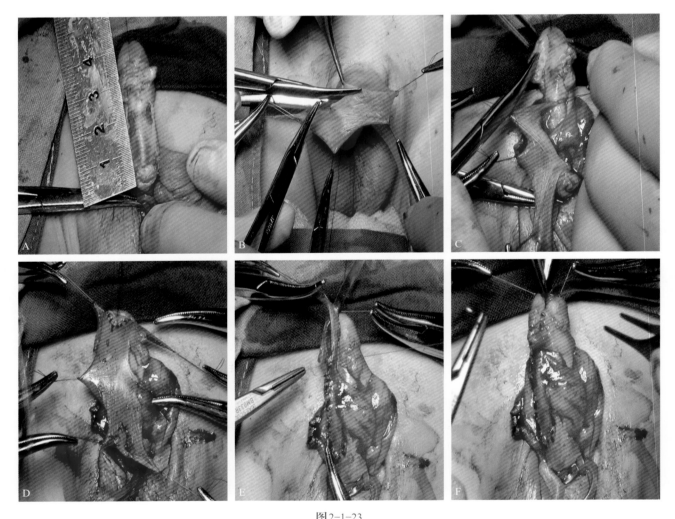

图2-1-23
A. 测量直伸后尿道缺损。B. 根据尿道缺损取背侧包皮岛状皮瓣。C. 分开阴茎头两翼。D. 近端尿道板与岛状皮瓣V形吻合。E. 卷管缝合成形尿道。F. 并拢阴茎头翼

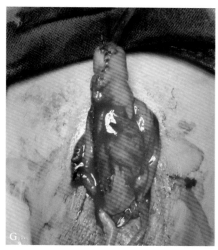 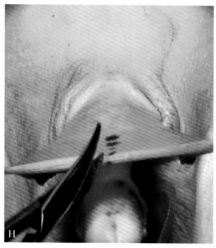 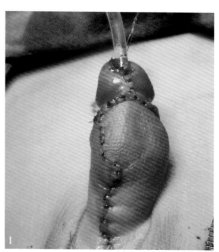

图2-1-23（续）

G. 阴茎头成形。H. 背侧纵切包皮包绕阴茎体，重建阴茎外观。I. 术后外观正位

2-1-23 C、D）。

（8）阴茎头成形：修整阴茎头翼，围绕成形尿道，无张力浅深两层间断缝合形成新阴茎头，裁剪成形尿道远端，与阴茎头间断"勺状"缝合形成新尿道口，可保留原尿道支撑管或更换为较细的支撑管（图2-1-23 E、F）。

（9）裁剪包皮：选用皮下组织或其他筋膜组织间断缝合覆盖新成形尿道，修整阴茎及阴囊皮肤，严密缝合（图2-1-23 G～I）。阴茎阴囊加压包扎3～7天。

 视频2　改良横裁带蒂岛状皮瓣尿道成形术

五、手术注意事项

（1）该术式是以经典Duckett手术为基础，术者需熟练掌握经典Duckett术式操作方法。

（2）尿道板横断需于阴茎弯曲最明显处横断。

（3）需充分伸直阴茎，完全切除阴茎海绵体腹侧纤维组织。

（4）岛状皮瓣血管蒂分离完整，需保留较好血供；岛状皮瓣可从一侧或以Button-Hole形式转至腹侧。

（5）近、远端尿道板紧贴阴茎海绵体白膜表面分别向两端游离，固定近端尿道口时需充分拉长阴茎体。

（6）充分增加吻合口面积，有效减少尿道狭窄发生。

（7）尿道板及皮瓣卷管建议间断缝合以保护尿道血运。

（8）卷管完成无张力阴茎头重建后，可更换较细胃管进一步减张，术后阴茎阴囊加压包扎张力合适。阴茎加压包扎3～5天，阴囊加压包扎2～3天。

六、手术体会

改良横裁包皮带蒂岛状皮瓣原位卷管尿道成形术特点如下。

（1）减少尿道狭窄的发生：① 保留近、远端尿道板，以嵌插方式与末梢皮瓣缝合，有利于末梢皮瓣血供。② 近、远端尿道口，阴茎头的吻合口做"勺状"吻合，扩大吻合口。③ 阴茎头翼解剖性修整，无张力缝合，避免因阴茎头翼包绕新尿道过紧造成阴茎头段尿道狭窄。

（2）通过近、远端尿道板嵌插缝合，使新成形尿道在阴茎腹侧锚定，减少尿道扭曲、偏移；同时可防止皮瓣预留过多，以避免尿道憩室的发生。

（3）因成形尿道卷管缝合面在腹侧，有可能增加尿道瘘的发生，需通过在新成形尿道外加盖皮下组织降低尿道瘘的发生。

（谢　华）

第三节　游离包皮内板卷管尿道成形术

一、概述

在尿道下裂中,有相当部分存在尿道发育不良、纤维化短缩而需要切断者,这部分病例的尿道重建在尿道下裂中较为复杂,并发症也较多。在国内小儿泌尿领域,当前的主流是采用带蒂皮瓣一期或分期修复;而国际主流更倾向于铺板分期,至于采用皮片还是皮瓣,仍存在较大的争议。采用游离皮片卷管的方式虽然不是主流,不为多数手术者所接受,但是在部分经验集中的中心,仍然可以见到较好的效果。笔者认为即使游离包皮内板卷管尿道成形术可能取得较好的效果,仍然不推荐将其作为推广应用的手术方式。

多数手术者认为,带蒂皮瓣修复尿道优于游离皮片,但带蒂皮瓣成功修复的前提一定是蒂组织能够保留有效的循环。而在临床实践中,来自血管蒂的血供往往会由于设计、术中损伤、术后受压等多种因素被破坏,导致皮瓣缺血。即使对于推崇皮片修复尿道下裂的手术者,多数也不愿意接受采用游离皮片一期卷管修复尿道缺损。在整形和矫形外科领域,游离组织的运用是被适当认可的。游离皮片良好存活需要三个主要条件:① 皮片自身质量良好,包括薄者易存活,全厚皮质地柔软、无瘢痕。② 受皮区新鲜无菌,血运丰富。③ 移植物固定,与受皮区之间无血肿或血清肿。包皮内板在发育学上与阴茎头上皮为同一来源,接近黏膜特性,适应尿湿环境,厚度很小,属于薄的全厚皮,从这些特性上讲,是可能适合替代尿道的。当应用游离包皮内板卷管替代尿道时,手术的技术关键就在于提供良好的血管床和皮片能够确切稳定贴附于血管床。在对这些技术关键没有足够把握的情况下,不宜开展游离皮片卷管替代尿道的手术。

笔者采用本术式治疗需切断尿道板的初治尿道下裂时,在近中期观察到约四分之一的并发症,主要为尿瘘和狭窄。在没有发生狭窄的这部分游离皮片卷管病例中,其尿流率明显优于采用其他术式者,主要原因是游离皮片卷管的尿道均匀性(口径和质地)优于皮瓣卷管。与岛状皮瓣重建尿道者相比,游离皮片卷管技术发生狭窄的比例并不高,但狭窄发生更为顽固,难以通过扩张或延长带管等保守治疗方法缓解,更多需要

切开造口或造瘘进一步分期治疗。因而,在笔者进一步优化阴茎头成形,能够得到良好的流出道,明显减少了严重并发症之后,更多依靠横行或纵行带蒂岛状包皮瓣替代成形尿道,而将游离皮片卷管技术限制在小部分患者,如青春期及成年未治疗的需断板患者、长段纤维化尿道伴有明显阴茎阴囊转位和阴囊分裂且包皮量少、不规则的复杂病例,以及再手术残留尿道性阴茎下曲而背侧尚残留部分包皮内板者。

虽然游离皮片卷管的技术不为笔者强烈推荐,但将游离皮片移植的观念部分引用于尿道下裂的修复中,仍然是能得到明显好处的,包括带蒂岛状包皮瓣远端游离化、游离 Onlay 技术、Koyanagi 类手术的远端游离化、再手术游离 Mathieu 技术等。在血管蒂高度不可靠的情况下将部分新尿道游离,重新分配良好的血供,这些都是来自游离皮片卷管技术的衍生技术,熟悉掌握后可以应付各种术中皮瓣血液循环部分不良的情况。

二、手术适应证

(1)尿道板发育不良,需要切断尿道板才能充分矫正阴茎弯曲者。

(2)背侧包皮量少或不规则、血液循环不可靠(如扁平型或V形这类不良型包皮形态、网状血管型包皮血供等)。如原拟做横行带蒂岛状包皮瓣尿道成形术,但术中发现蒂血管质量差,本式可作为替补方案(前提仍然是须保证取得良好循环的尿道外层覆盖组织)。

(3)背侧包皮残留充足符合前述条件的再手术者。

(4)因阴茎体积较大、筋膜厚,背侧包皮帽量相对缺乏,本术式在未经治疗的、符合前述(1)、(2)情况的青春期男性及成年男性有较好的优势。

三、手术禁忌证

(1)阴茎弯曲不明显或可通过背侧折叠确切矫治、尿道板发育良好者通常不应采用该术式。

(2)难以保证良好的血管床者不能行卷管成形尿道,但游离包皮作为预铺尿道床分期矫治是可行的。

(3)尿道缺损显著超过阴茎阴囊交界区,不宜单独采用游离包皮内板重建尿道。

四、手术步骤及要点

（1）对阴茎进行基本数据测量并用灭菌记号笔画切口线，尿道海绵体分岔后做中线切线，前方沿尿道海绵体侧缘向外上，并与背侧包皮内板平行于冠状沟的切线相交（图2-1-24）。

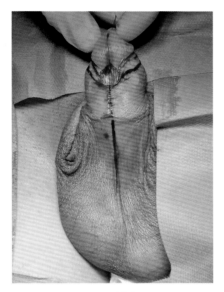

图2-1-24　画线标记切口

（2）阴茎头背侧以5-0不吸收滑线纵行缝牵引线，留置尿道支架管（青春期前小儿常用8Fr，青春期及以后可用12Fr～14Fr短支架管）。

（3）自尿道口纵行切开远段发育不良的尿道（膜状或纤维化尿道）至尿道海绵体分岔处，绕新尿道口沿尿道板外缘做U形切口，于冠状沟下0.5 cm转向两侧和背侧做环形切口。

（4）阴茎脱套分离，沿阴茎深筋膜浅层脱套分离，充分解剖松解致密筋膜，如存在明显的阴茎阴囊转位和阴囊分裂，解剖范围可扩大，至显露尿道海绵体肌为止（图2-1-25）。

（5）人工勃起试验证实尿道短缩牵拉（图2-1-26）。

（6）冠状沟下倒V形切口切断尿道板并保留远段两侧分离的尿道海绵体（留作阴茎头-冠状沟成形保护新尿道远段所用），紧贴阴茎海绵体白膜分别向前后解剖松解尿道板，解除尿道性弯曲（图2-1-27）。

（7）人工勃起试验如见阴茎海绵体残留弯曲，可作背侧折叠矫正（图2-1-28）。

（8）阴茎轻度牵伸状态下，将尿道远侧残端无张力缝合固定于白膜（图2-1-29）。

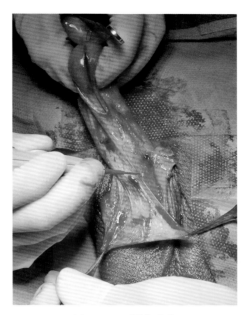

图2-1-25　脱套分离

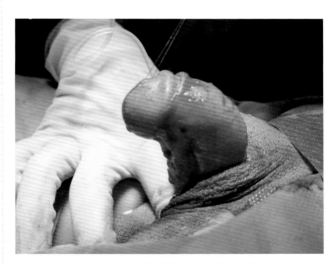

图2-1-26　人工勃起试验，检查阴茎弯曲程度

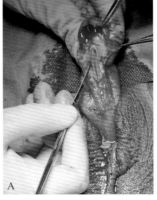 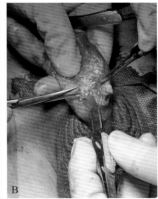

图2-1-27
A.冠状沟下切断尿道板。B.沿白膜表面松解尿道板

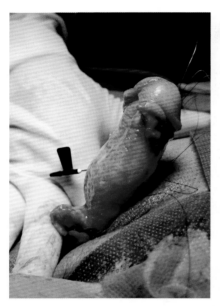

图2-1-28　背侧白膜折叠,矫正残留的阴茎海绵体弯曲

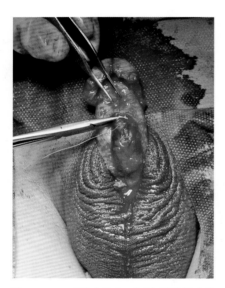

图2-1-29　无张力状态下固定尿道板残端

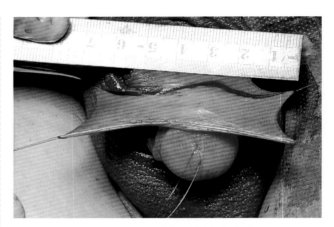

图2-1-30　缝线标记内板取皮片区

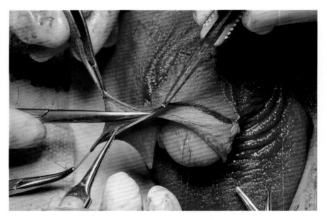

图2-1-31　分离内板外周皮下筋膜蒂

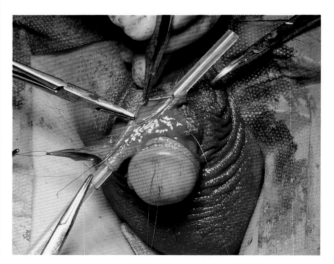

图2-1-32　皮瓣包裹尿管,远段缝合卷管

（9）修剪尿道残端呈规整的长斜面,长度为A。

（10）测量尿道缺损长度B。

（11）于背侧包皮缝线标记内板取皮范围,宽度略大于近段正常尿道周径,长度为B或稍长,画线标记切口（图2-1-30）。

（12）沿标记线切开皮肤,紧贴皮肤剥离外周皮下蒂组织至可轻松卷管（图2-1-31）。

（13）皮瓣包裹尿管,缝合远侧段卷管长度为B-A（图2-1-32）。

（14）剥离全部皮瓣蒂组织,成为游离皮管（图2-1-33）。

（15）将皮片近段未卷管区剪去两侧角,与尿道残端缝合,成形吻合口（长度为A）（图2-1-34）。

（16）沿白膜浅层做阴茎头翼状解剖,修剪深层不规整组织,使阴茎头内壁规整（图2-1-35）。

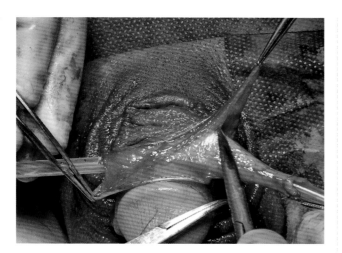

图2-1-33　剥离蒂组织成为游离皮管

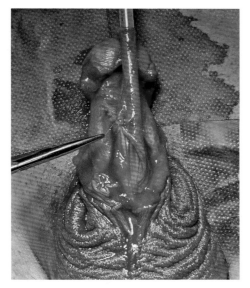

图2-1-34　皮片近段修剪后与尿道残端斜面吻合

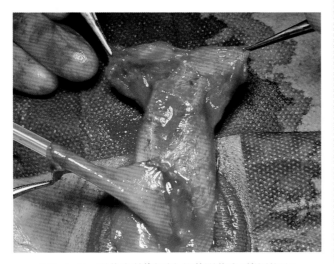

图2-1-35　阴茎头翼状解剖,修剪阴茎头不规则组织

（17）将皮管远端背侧缝合固定于阴茎头远端中线（图2-1-36）。

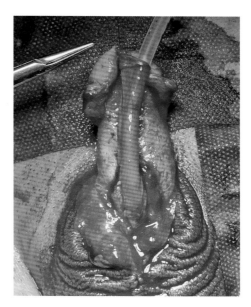

图2-1-36　将皮管远端背侧缝合固定于阴茎头远端

（18）分离背侧包皮下Dartos筋膜，中线切开后经两侧转至腹侧，缝合双层覆盖尿道皮管（图2-1-37）。

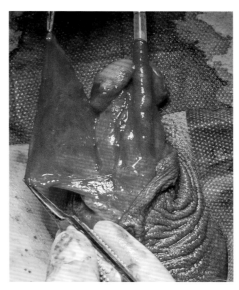

图2-1-37　分离背侧皮下Dartos筋膜经两侧转至腹侧，缝合覆盖尿道皮管

（19）将管状尿道远端与阴茎头缝合，成形尿道外口和阴茎头（图2-1-38）。

（20）背侧剩余包皮转至腹侧，裁剪后缝合成形阴茎阴囊（图2-1-39）。

（21）局部加压包扎。

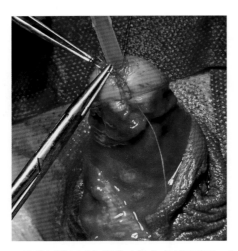

图 2-1-38　管状尿道远端与阴茎头缝合成形尿道外口和阴茎头

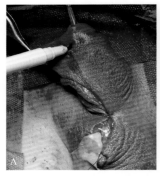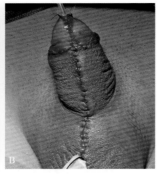

图 2-1-39　标记裁剪多余皮肤，缝合成形阴茎阴囊

视频 3　游离包皮内板卷管尿道成形术

五、手术并发症

游离包皮内板卷管尿道成形手术后并发症与 Duckett 手术（横瓣）相似，但如果技术掌握不好，或术后早期感染，很容易出现游离皮片挛缩造成严重的尿道狭窄。如长段尿道挛缩，除带来尿道狭窄外，还会产生难以纠正的阴茎弯曲。手术后尿瘘常发生于冠状沟或局部缺血的尿道，远段狭窄时更易发生。尿道口狭窄常见于阴茎头较小、做阴茎头隧道口径不够充分或阴茎头劈开后缝合过紧等。吻合口狭窄常见于矩形皮片的一端直线式吻合而未做斜面吻合。由于游离皮片重建的尿道均匀度高，且与阴茎头同时经历组织修复再生过程，尿道憩室发生较少，发生的主要原因为阴茎头段不够宽松，或新成形尿道过宽。术后反复尿路感染应考虑尿道梗阻和前列腺囊存在，有疑问的患者应

在控制感染情况下做排尿性膀胱尿道造影并排除膀胱输尿管反流。如术中插尿管时在后尿道受阻应考虑前列腺囊存在，此时感染危险度高，如采用本术式，应在反复轻柔冲洗尿道后实施。

六、手术体会

笔者在日本跟随 Kaoru Yoshino 教授并间断得到了 Sabro Tanikeze 教授指导，学习到采用游离包皮内板卷管重建尿道的技术。在该中心，此技术是需断板初治尿道下裂的主要手术方式，如尿道缺损过长，则改用 Koyanagi Ⅰ 类手术。笔者在日本门诊随访中看到此术式手术后不同时期回访的病例，主要见到少数外口狭窄、远段小瘘和憩室并发症，不曾见到显著尿道狭窄，因此，笔者回国后开展该术式。但开展后总体效果不如在日本所见，出现了少数短段尿道狭窄的并发症，处理代价较大。但在笔者所经手的众多尿道下裂修复中，外观和尿流率结果最好的病例在游离卷管这一组。因而笔者调整了这一手术的指征，尤其集中在阴茎体积较大的青春期及成人初治病例，目前仅在这组患者中观察到少量小的术后尿瘘。

这一手术的优点在于新尿道的重建摆脱了皮瓣蒂的各种限制，包括蒂血管供血不均匀、不充足，蒂牵拉限制上皮充分伸展及带来阴茎扭转，阴囊外观修整受到皮瓣转移区域的限制难以充分等，游离皮管的血供依靠对新尿道整体设计并重建丰富的外层包裹覆盖。这一手术的开展并不像看来那样比起带蒂皮瓣更简单，需要很精细、无创的组织操作技术，术中需要随时保护皮片的滋养或湿润。皮片替代尿道比起皮瓣，需要更大的面积以容许缝合的收缩和术后的自然挛缩，对于血肿的预防和术后早期的稳妥包扎对于皮片获得稳定的血供非常重要。

（唐耘熳）

専家点评1　采用游离的包皮内板进行尿道下裂尿道成形，我在二十年前做过两例，但是后来没有再做。这两个患者的短期的随访效果还可以，但是长期效果不确定。我喜欢采用包皮内板岛状皮瓣，包括 Onlay 和 Duckett 手术，因为有稳定血供，是手术效果的保证，是减少并发症的一个非常重要的条件。从目前的观点来说，游离的组织（包括皮片和黏膜片）要进行尿道重建，要么是做 Onlay 的手术，要么就是应该分期进行。先让游离的皮片或者黏膜片与其基底的组织建立非常好的

血供,游离的组织片存活,并且质量比较好,再进行二期的卷管尿道成形。根据唐耘熳教授经验,在严格地选择患者和严格地按照操作规则进行手术的前提下,这个手术的效果还是非常好的,尿道瘘和尿道狭窄等的并发症并不比带血管蒂的岛状皮瓣的尿道重建来得多。我们希望唐教授能够对患者进行长期随访,以获得更多的资料。

(陈 方)

专家点评2 唐耘熳先生曾经在日本与我们有过一段愉快的共事经历,回到中国后开展游离包皮内板重建尿道的尿道下裂矫治手术,其间也曾与我有过多次交流。她的尿道下裂病例量比较大,手术方式也比较多样,让我们也可以看到一些不同方式之间的比较情况。这个手术视频,可以让我们看到一个很漂亮的手术操作,但有一些处理我们之间是有所不同的,当然这并不代表对与错,因为每个手术者对于某一个手术方式一定会以自己的理解为基础去施行,手术者之间一定会存在差异。我所看到的不同点在于:① 视频中人工勃起试验并没有从侧面拍摄,对弯曲情况的显示不理想,从正面来看,此病例的弯曲并不严重,也许可以采用更为简单的手术方式,不一定需要切断尿道板而采用游离包皮内板重建尿道。② 我在做这个手术时,会在切断的尿道板近侧残端保留更多的尿道海绵体用于包裹吻合口。③ 皮片的切取需要尽量薄,尽可能去除所有的筋膜附着,视频中显示的操作也许对读者理解如何找到正确的游离层面讲解不够清楚。④ 我们会先游离皮管的边缘部分以利卷管,卷管完成之后再切除蒂组织得到游离的皮管,这样可以尽量减少皮片的热缺血时间,我并不确定这种差异是否对手术效果有明显的影响,因为精于此手术的Hendren也像唐先生一样,先游离皮片再卷管。⑤ 书是永久的记录,专著的撰写应当具有典型性和良好的示教性质,作者要传递技术,应当更多考虑读者的可重复性,展示更为清楚、简单、稳妥的方法,而不仅是展示作者对该技术的熟练掌握。我自己对于这个手术希望表达的要点就是在2019年APAPU尿道下裂论坛(成都)所总结的五点:① 较宽的移植物(儿童通常18～20 mm)。② 较宽的吻合口(至少10 mm)。③ 宽大的尿道外口。④ 不要牵拉皮管,可以牵拉阴茎并固定尿道海绵体。⑤ 用肉膜完整覆盖移植物。

(Kaoru Yoshino)

第四节　纵行带蒂岛状包皮瓣尿道成形术

一、概述

陈绍基于1993年报道的采用纵行带蒂包皮瓣尿道成形术矫治近段型尿道下裂术式,被*Campbell's Urology*一书(第7～9版)介绍。在国内部分中心用作与Duckett手术类似的主要手术方法。纵行带蒂岛状包皮瓣(以下简称纵瓣)与Duckett手术适应证相似,两者主要差异在于:① 纵瓣采用一侧纵行包皮内外板而Duckett手术采用横行包皮内板为主的皮瓣。② 纵瓣所重建的新尿道长度限于阴茎体长度左右,而Duckett手术所重建的新尿道长度主要与包皮内板横向宽度有关,通常可长于纵瓣。③ 纵瓣血管蒂来源于内板和外板双重循环,吻合口部位为血液循环最佳处,远端为血液循环薄弱处,而Duckett横行皮瓣血管蒂来源于内板循环(Dartos筋膜),转向腹侧之后新尿道两端均为循环薄弱处。④ 纵瓣转移到腹侧是通过蒂部无血管区做纽扣孔的方式,纽扣孔的松紧度可能影响皮瓣循环,而Duckett横向皮瓣转移方式是经侧方绕过阴茎,蒂向近侧游离的长度与宽度可能影响皮瓣循环或造成阴茎扭转。

二、手术适应证

(1)尿道板发育不良,需要切断尿道板才能充分矫正阴茎弯曲者。

(2)背侧包皮充足,有明显主轴血管供血,再手术者背侧包皮帽无明显破坏。

(3)阴茎弯曲并非由尿道板牵拉所致,但尿道板质量不良不宜保留。

（4）背侧包皮残留充足、主体血供无明显破坏，符合前述条件的再手术者。

（5）本术式适合重建尿道缺损在阴茎阴囊交界区附近的尿道下裂，如缺损更长，近段需要联合近侧尿道板卷管成形，或造瘘分期修复。

三、手术禁忌证

（1）阴茎弯曲不明显或可通过背侧折叠确切矫治、尿道板发育良好者通常不应采用该术式。

（2）背侧包皮无主轴血管供血，或术中解剖后包皮瓣血供不良者不应采用该术式，或改为造瘘式分期的改良方式（即在完成纵瓣手术基础上，将近侧尿道吻合口腹侧半与外部皮肤吻合成为造瘘口留待二期修补）。

四、手术步骤及要点

（1）对阴茎进行基本数据测量并用灭菌记号笔画切口线（图2-1-40）。

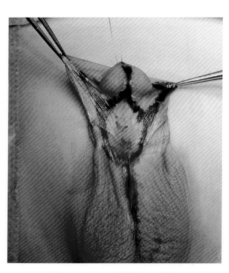

图2-1-40　皮肤切口画线

（2）阴茎头背侧以5-0不吸收滑线纵行缝牵引线，留置尿道支架管（青春期前小儿常用8Fr）。

（3）自尿道口纵行切开远段发育不良的尿道（膜状或纤维化尿道）至尿道海绵体分岔处，绕新尿道口沿尿道板外缘做U形切口，于冠状沟下0.5 cm转向两侧和背侧做环形切口。

（4）阴茎脱套分离，充分解剖松解致密筋膜，如存在明显的阴茎阴囊转位和阴囊分裂，解剖范围可扩大，至显露尿道海绵体肌为止（图2-1-41）。

（5）人工勃起试验证实尿道短缩牵拉。

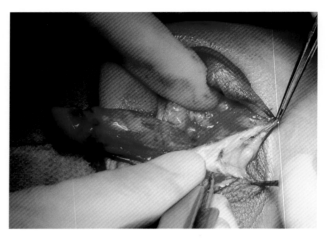

图2-1-41　阴茎脱套分离

（6）冠状沟下倒V形切口切断尿道板并保留远段两侧分离的尿道海绵体（留作阴茎头-冠状沟成形保护新尿道远段所用），紧贴阴茎海绵体白膜分别向前后解剖松解尿道板，解除尿道性弯曲（图2-1-42、图2-1-43）。

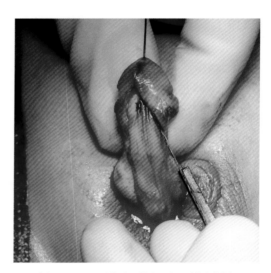

图2-1-42　冠状沟下倒V形切断尿道板

（7）人工勃起试验如见阴茎海绵体残留弯曲，可做背侧折叠矫正（图2-1-44～图2-1-46）。

（8）阴茎轻度牵伸状态下，将尿道远侧残端无张力缝合固定于白膜（图2-1-47）。

（9）修剪尿道残端呈规整的长斜面（图2-1-48）。

（10）测量尿道缺损长度A。

（11）于背侧包皮缝线标记纵行岛状皮瓣，宽度略大于近段正常尿道周径，长度为A，画线标记切口（图2-1-49）。

（12）沿标记线切开皮肤，向近侧和侧方分离筋膜蒂，注意保留皮瓣血供，取得纵行岛状包皮瓣（图2-1-50）。

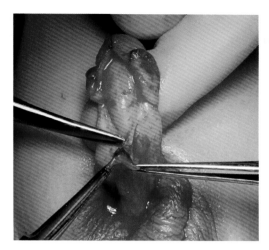

图2-1-43 松解尿道板

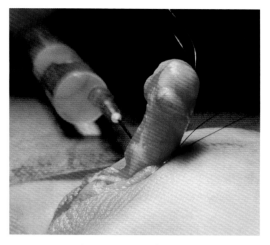

图2-1-46 阴茎充分伸直

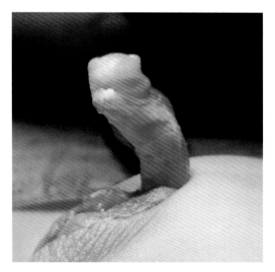

图2-1-44 人工勃起试验查见阴茎不对称弯曲

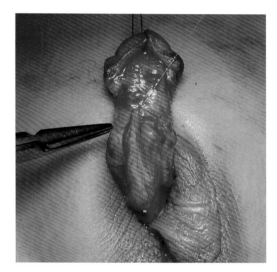

图2-1-47 固定尿道残端

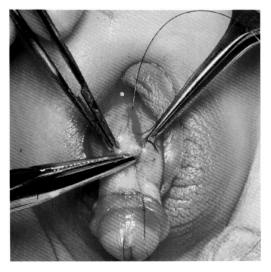

图2-1-45 背侧中线白膜折叠

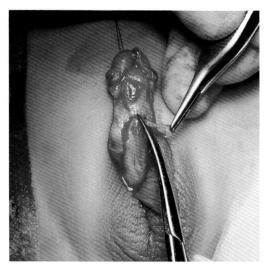

图2-1-48 修剪尿道残端呈长斜面

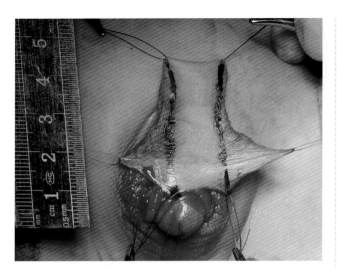

图2-1-49　标记纵瓣切线

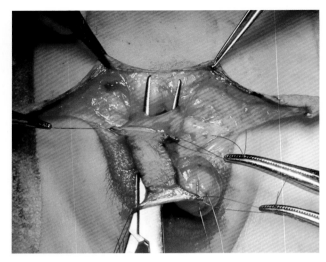

图2-1-51　蒂部做纽扣孔

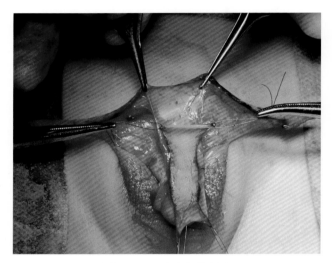

图2-1-50　分离岛状纵瓣

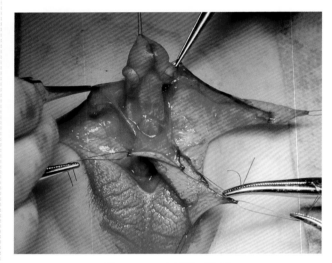

图2-1-52　皮瓣转至腹侧

（13）于筋膜蒂无血管区做一纽扣孔，阴茎穿经此孔，将岛状皮瓣转向腹侧（图2-1-51、图2-1-52）。

（14）将皮瓣三角区两侧缘与尿道残端缝合，成形吻合口（如术中评估一期完成风险高，需要分期，则吻合不予完成，腹侧留口径0.5 cm左右与相应部位阴囊或阴茎皮肤缝合造瘘）（图2-1-53）。

（15）皮瓣包裹尿管，缝合成形新的管状尿道（图2-1-54）。

（16）沿白膜浅层做阴茎头翼状解剖，修剪深层不规整组织，使阴茎头内壁规整（图2-1-55）。

（17）将管状尿道远端与阴茎头缝合，成形尿道外口（图2-1-56）。

（18）缝合成形阴茎头（图2-1-57）。

（19）背侧剩余包皮转至腹侧，裁剪后缝合成形阴

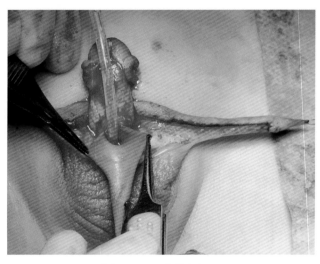

图2-1-53　成形吻合口

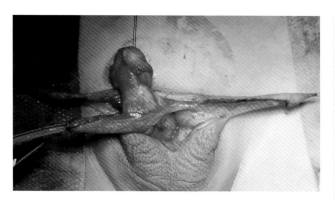

图2-1-54　缝合成管

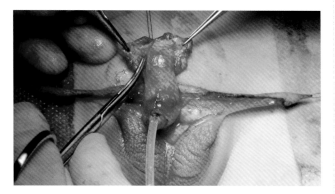

图2-1-55　阴茎头翼状解剖

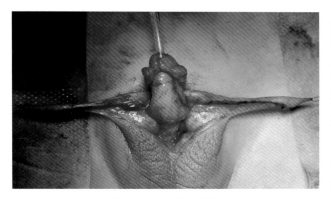

图2-1-56　外口成形

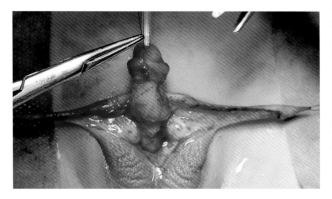

图2-1-57　头部成形

茎（图2-1-58）。

（20）裁剪不规整的皮肤，矫正或部分矫正阴茎阴囊转位，消除阴囊分裂，逐层缝合成形阴囊（图2-1-59），局部加压包扎。

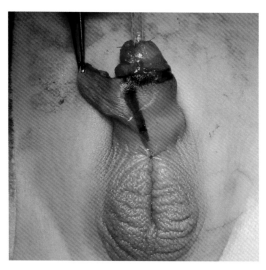

图2-1-58　裁剪多余皮肤

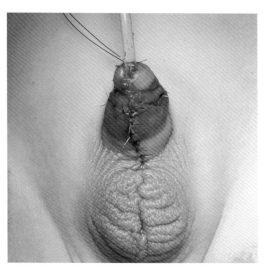

图2-1-59　术后外观

五、术后并发症

纵瓣手术后并发症与Duckett手术（横瓣）相似，但吻合口瘘和吻合口狭窄相对发生率较低。因手术设计中管状新尿道的缝合缘朝向背侧贴近阴茎海绵体，尿瘘并不多见。手术后尿瘘常发生于冠状沟或缺血的卷管尿道，远段狭窄时更易发生。尿道口狭窄常见于阴茎头较小、做阴茎头隧道口径不够充分或阴茎头劈开后缝合过紧等。吻合口狭窄常见于矩形皮瓣的一端直线式吻合而未做斜面吻合时。新尿道狭窄常见于皮瓣缺血或感染。尿道憩室为本手术较为常见的并发症，主要原因为阴茎头段不够宽松，或新成形尿道过宽，或宽度、弹性、质地不均匀，应重点防控。术后反复尿路感染应考虑尿道梗阻和前列腺囊存在，有疑问的患者应在控制感染情况下做排尿性膀胱尿道造影并排除膀胱输尿管反流。当取用包皮瓣一侧纵行皮瓣成形尿道时，剩余包皮顺势转至腹侧成形阴茎体，阴茎外形的修整难度较大，但因大片覆盖阴茎腹侧，对于阴茎体段尿道皮肤瘘的预防有好处。如按本节视频手术所取背侧包皮中部皮瓣，两侧剩余皮肤转至腹侧，裁剪后中线缝合，外观较好，可以解决传统纵瓣手术的外观问题。

六、手术体会

笔者跟随陈绍基老师学习尿道下裂修复十余年，实践陈老所设计的纵瓣手术较多，有一定的体会。在去北京儿童医院学习到横瓣（Duckett）手术之前，一直从老师们的口中听到两种手术很相似，主要根据术者经验选择应用，但现场学习到横瓣手术之后，还是体会到纵瓣手术与横瓣手术有所不同。主要的不同点如开篇所说，纵瓣手术更为安全易学，在吻合口处尤其循环有保障，蒂分离范围更小，不易带来扭转和牵拉缺血。在熟练掌握纵瓣手术之后，陈老师鼓励我开展横瓣手术，探索自己的经验。两种带蒂岛状包皮瓣尿道成形手术都开展之后，加上向别的中心包括在日本学习的经验，对各种手术的优点能够结合自己的理解进行一定程度的整合，并应用到各种手术的实践中去。现今笔者对于断板的初治尿道下裂，应用更多的是横瓣手术。这并不是因为纵瓣手术不好，而是我有几点考虑：① 包皮的皮纹方向是横向的，横瓣经侧方转到腹侧代替尿道，皮纹/皮褶方向转为纵向，而纵瓣以纽扣孔方式转到腹侧，保持了皮纹/皮褶的横行分布。尿道作为被动的通过性管道，应当以纵向皱褶更为符合天然尿道的形态特点，更适合尿流动力学的要求。② 横瓣主要利用内板替代尿道，包皮内板与阴茎头上皮在胚胎学上由同一层上皮分裂而来，同源性强，具有黏膜特性，适应尿湿环境，更适合尿道需求，当然近期也有作者研究认为外板与内板在替代尿道方面并无明显差异。③ 横瓣采用内板重建尿道之后，剩余包皮转向腹侧，可以两侧均匀处理，成形一个更为接近自然的阴茎外观，而纵瓣采用一侧包皮重建尿道，另一侧包皮自然转到腹侧包裹阴茎，虽然安全，但不甚均匀。但是，这些都不是术式选择的主要障碍，如果术者更为重视纵瓣的安全性，这些问题都可以解决或忽略，例如，当阴

茎头段内部空间处理得宽松而有良好血液循环的情况下，尿道流出道无阻碍，横向皮褶或纵向皮褶都不会因湍流影响而导致明显的尿道变形（憩室）。如果包皮形态与量容许，在包皮中部而不是一侧切取纵行岛状皮瓣，剩余的包皮也可以转到腹侧均匀分布而得到接近自然的良好外观成形效果，而纵瓣天然的双面瓣外层覆盖效果显然是比中线缝合的防瘘安全性更高。

笔者的体会，纵瓣手术的技术关键主要在于：① 蒂的分离向外周皮下潜行，不需要广泛分离，能够满足让阴茎轻松穿过纽扣孔而皮肤无张力即可。② 吻合口应宽大，至少应有 1 cm 长的斜面吻合。③ 皮瓣远侧部应作适当的筋膜松解以伸展上皮，但不可伤及主要血供。④ 纵瓣远端为循环薄弱区，可适当切除多余部分，或阴茎头段处理为局部游离皮管（从解剖后的阴茎头内侧壁获得良好的血管床供血）。⑤ 如顺势将皮瓣的蒂缝合于阴茎海绵体白膜作为防瘘的覆盖，应注意勿损伤皮瓣的蒂血管，缝合的线环宜稍松大，能固定蒂筋膜即可。

（唐耘熳）

专家点评 纵瓣手术设计的灵感来源于计划 Duckett 手术中的临场修改，后来发现纵行的岛状皮瓣有其自身的一些优点，尤其是缝合缘天然居于背侧可以明显减少尿瘘，这在早年 Duckett 手术皮瓣还比较难以分离长蒂达到无张力转移的时期是我们体会到的一个很重要的优势。其次，由于纵瓣同时使用了连续的包皮内板和外板，蒂的分离解剖范围较小，在循环供应上更有保障，尤其是近侧吻合口是皮瓣循环最好的地方，吻合口问题明显减少。类似 Hodgson Ⅲ 式双面瓣的皮肤覆盖方式，也减少了尿道成形之后对于阴茎成形设计的难度要求。在多年实践和改进中，这个术式的安全性优点是我们长期将其作为解决近段型尿道下裂主要术式之一、年轻专科医师培养初始术式之一，并对基层推广的重要原因。唐耘熳医师在熟悉掌握纵瓣和 Duckett 手术的基础上，为了追求更好的外观，把我们常规的侧方取瓣改良为中部取瓣，两侧剩余包皮转至腹侧中线缝合；其技术要求更高，但外观更接近正常，这是熟悉尿道下裂各种手术方式后可行的做法，但不大适合初学者应用。

（陈绍基）

第五节 游离移植物镶嵌尿道成形术

一、概述

1948年，Young. F就报道了应用游离皮瓣尿道板镶嵌（Inlay）的方法进行尿道下裂的修复。此后不断有此术式的变化方法涌现。早期此方法常被用在尿道下裂术后严重并发症的修复手术上，如多次手术失败而且局部没有足够的阴茎皮肤组织来完成修补，常用的镶嵌的材料有中厚或全层游离皮片、口腔黏膜、甚至膀胱黏膜等。不过随着Snodgrass在1994年提出的尿道板纵切卷管手术（tubularized incised plate，TIP）风靡全球后，联合TIP手术已经使尿道板镶嵌（Inlay）的手术方式成功的扩展到各种尿道下裂一期或者分期手术修复中，并取得良好的效果，有人甚至称其为"Snodgraft"术式。目前该术式主要应用于尿道下裂手术失败后的修复，或者严重尿道下裂阴茎头部有窄而浅的尿道板沟槽，以及尿道板宽度不足的情况，也有不少的手术者将游离包皮内板镶嵌的方法（Inner preputial inlay graft）结合TIP手术常规应用在尿道下裂手术中，以获得更加美观的裂隙状的尿道口外观以及更加宽松的尿液流出道口径。目前的镶嵌材料以游离的全层包皮内板皮片或者口腔黏膜为主，可以进行一期手术，也适用于分期手术，需根据手术医师的经验与技术不同选择。

二、手术适应证

（1）尿道下裂中尿道板宽度不足、弹性较差的一期修复。

（2）尿道阴茎头部板沟槽浅而窄，阴茎头小的一期修复。

（3）尿道下裂术后尿道狭窄但血管床条件较好的一期或分期修复。

（4）尿道下裂术后阴茎皮肤匮乏的一期或分期修复。

（5）联合TIP手术应用在尿道下裂常规手术修复中。

三、手术禁忌证

（1）重度近端型尿道下裂伴有严重阴茎下弯，无法保留尿道板的情况。

（2）尿道下裂术后尿道狭窄的病例中，管腔严重闭塞，或者血管床条件差。

（3）伴有干燥闭塞性阴茎头炎（balanitis xerotica obliterans, BXO）或阴茎硬化性苔藓样变（lichen sclerosus, LS）的病例。

四、手术步骤及要点

（1）手术按照TIP手术方式进行，注意阴茎勃起试验检查阴茎下弯矫正情况，再手术病例需检查阴茎体部海绵体的血管床情况以决定是否采用该术式（图2-1-60 A、B）。

（2）尿道板正中劈开，尿道板需要纵切至阴茎头顶端，超过尿道板3 mm左右。

（3）测量尿道板纵切后中部缺损面积，决定所需镶嵌材料的大小。

（4）取相应缺损面积的游离移植物。短一些的游离移植物以包皮内板全层游离皮片、唇黏膜、颊黏膜为主的口腔黏膜为佳。长一些的移植物可以取下唇与颊联合部分黏膜或舌黏膜（图2-1-60 C、D）。

（5）用7-0可吸收线将游离皮片缝合到尿道板内侧切口边缘和阴茎头顶端，中线处用7-0可吸收线刺穿游离皮片将其固定在下方阴茎海绵体白膜上（图2-1-60 E、F）。

（6）继续按照TIP手术方式成形尿道，重建阴茎头，缝合皮肤恢复阴茎外观，完成手术（图2-1-60 G～L）。局部加压包扎3～7天。

视频4 游离皮片镶嵌尿道成形术

五、手术注意事项

（1）该术式是以TIP手术为基础，手术者需要熟练掌握TIP手术技巧，以减少手术并发症的发生。

（2）再手术病例切开尿道板至基底部海绵体白膜时，需注意检查其血管床的血供情况。

（3）阴茎头小或者头部尿道沟浅而窄的病例，在尿道板纵切时需切开至阴茎头顶端超过尿道板3 mm左右以避免成形尿道出口狭窄。

（4）尿道板镶嵌应主要在阴茎头区。

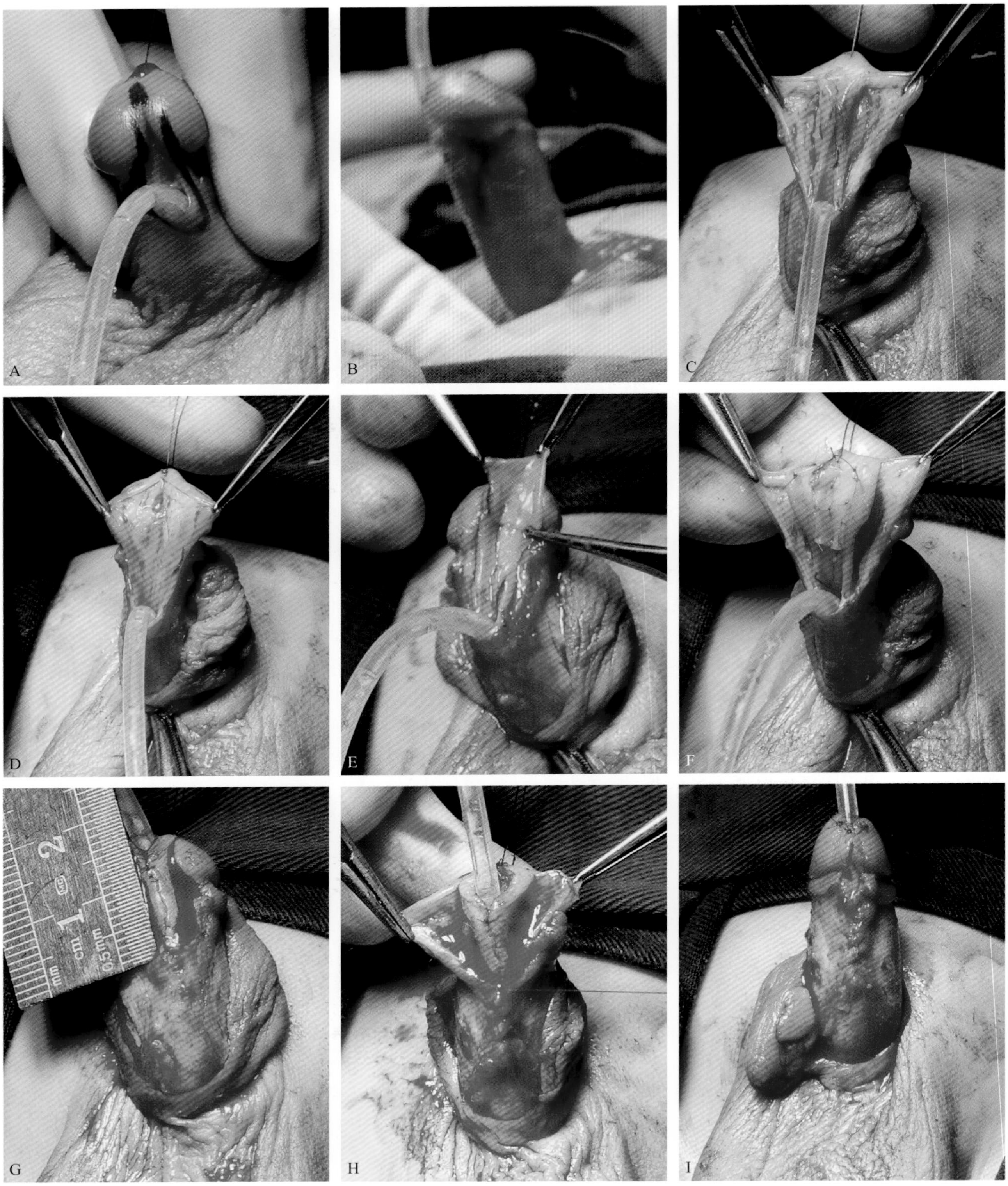

图2-1-60

A. 按TIP手术方式划线。B. 阴茎脱套后检查阴茎勃起后伸直情况。 C. 保留尿道板及两侧分叉的尿道海绵体,游离阴茎头两翼。D. 尿道板正中纵切至阴茎头顶端。E. 取相应大小的游离包皮内板为镶嵌材料。 F. 用7-0可吸收线固定游离皮片到尿道板。G. 卷管缝合成形尿道。H. 尿道海绵体联合周围筋膜覆盖尿道。I. 缝合阴茎头两翼使阴茎头成形

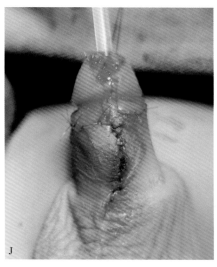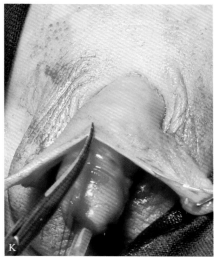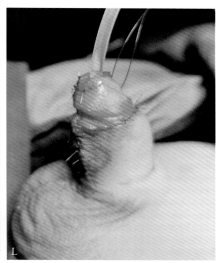

图2-1-60（续）

J. 背侧纵切包皮包绕阴茎体，重建阴茎外观。K. 术后外观正位。L. 术后外观侧位

（5）游离移植物的选取上，对于缺损不大的初次手术病例以及尿道板发育条件较好的再次手术病例，建议取柔软的包皮内板并去除皮下组织的全层游离皮片。

（6）对于缺损短一些的游离移植物以包皮内板全层游离皮片或者以上唇黏膜或颊黏膜为主的口腔黏膜为佳。长一些的移植物可以取下唇与颊联合部分的黏膜或舌黏膜。

（7）缝合游离移植物建议使用7-0 polyglactin可吸收线，注意针距，不易缝合过密，固定移植物仅在中线部位和吻合的皮缘。

（8）注意检查周围出血情况，避免术后出血影响游离移植物附着。

（9）需根据阴茎头大小，成形尿道情况选择合适管径的硅胶导尿管有效的支撑。术后包扎牢固并且松紧合适。

六、手术体会

Inlay方法的优点在于可以增加原有尿道板的宽度，增加了上皮化的尿道口径，使一些尿道板和阴茎头条件差的病例可以使用TIP手术方式完成尿道下裂的手术，并且可以有效地增加流出道口径，降低了尿道狭窄的风险，同时获得满意的裂隙状的尿道口外观。

（潮　敏）

第六节　岛状包皮瓣加盖尿道成形术

一、概述

岛状包皮瓣（Onlay island flap）加盖尿道成形术是由Elder、Duckett等于1987年根据横裁岛状包皮瓣法改进的。该术式利用尿道板本身为基底材料，用带蒂岛状包皮瓣与之吻合成形新尿道，成形尿管接近正常解剖生理结构，术后外形美观、并发症少，是治疗阴茎下弯较轻尿道下裂的常用术式。

二、手术适应证

无明显阴茎下弯畸形，或下弯畸形可通过脱套游离或背侧白膜紧缩矫正。尿道口远端有质量好的尿道板，但宽度较窄。

三、手术禁忌证

（1）阴茎下弯明显需横断尿道板矫正下弯者不应采用该术式。

（2）尿道板发育较宽可采用TIP术式，本术式不作为首选。

四、手术步骤及要点

（1）阴茎头背侧以5-0不吸收滑线纵行缝牵引线。

（2）对阴茎进行基本数据测量并用灭菌记号笔画切口线（图2-1-61）。

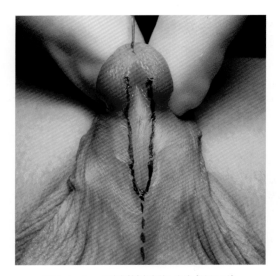

图 2-1-61　沿尿道板边缘画手术切口线

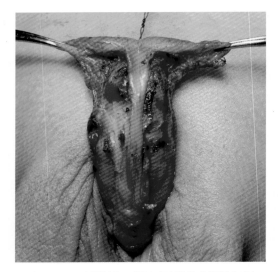

图 2-1-62　尿道板 U 形切开及阴茎头翼状解剖

（3）自尿道口纵行切开远段发育不良的尿道（膜状或纤维化尿道）至尿道海绵体分岔处，绕新尿道口沿尿道板外缘做 U 形切口，远端延伸至阴茎头沟槽两侧达头部。

（4）于冠状沟下 0.5 cm 尿道板两侧和背侧做环形切口，将阴茎皮肤呈脱套状退至阴茎根部，充分解剖松解腹侧致密筋膜，至显露尿道海绵体肌为止（图 2-1-62）。行人工勃起试验证实下弯矫正完全，如仍有残留下弯，可行阴茎背侧白膜紧缩矫正下弯。

（5）根据尿道缺损长度、尿道板宽度，于阴茎背侧包皮内板或内外板交界处做相应长度宽度的带蒂皮瓣（图 2-1-63 A、B）。

（6）沿白膜浅层做阴茎头翼状解剖，分离出两侧阴茎头翼瓣，将皮瓣转移至腹侧，以加盖方式与尿道板两侧做 U 形吻合，尿道内留置适宜口径的尿管（青春期前患儿通常用 6Fr ～ 8Fr 尿管），以 7-0 可吸收线平行

连续全层缝合（图 2-1-63 C、D）。

（7）用岛状皮瓣血管蒂覆盖新成形尿道（图 2-1-64）。

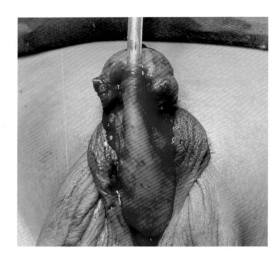

图 2-1-64　皮瓣血管蒂覆盖新成形尿道

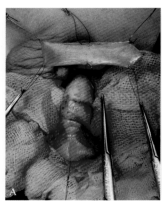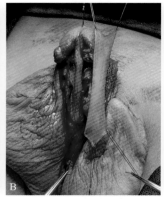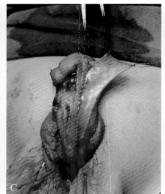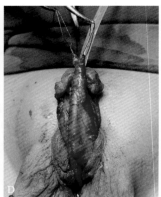

图 2-1-63
A、B. 取背侧包皮内板带蒂皮瓣转移至腹侧。C、D. 带蒂皮瓣以加盖方式与尿道板吻合成形尿道

（8）阴茎头两翼间断缝合重建锥形阴茎头轮廓，远端与尿道皮瓣远端缝合成形尿道外口（图2-1-65A）。

（9）背侧包皮纵行剪开成蝶形皮瓣转移至阴茎腹侧，裁剪不规整的皮肤，矫正或部分矫正阴茎阴囊转位，缝合阴茎阴囊皮肤（图2-1-65B）。局部加压包扎。

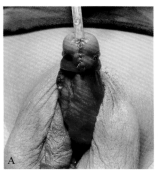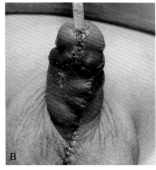

图2-1-65　阴茎头及包皮成形后外观

视频5　岛状包皮瓣加盖尿道成形术

五、术后并发症

Onlay手术最常见的并发症仍然是尿瘘，术后尿瘘常发生于冠状沟，尿道外口下移可以认为是尿瘘的另一种更严重的形式。成形尿道时尽量内翻缝合、使皮缘对合整齐；另外将包皮瓣血管蒂展开与阴茎筋膜缝合，有效覆盖整个成形的尿道及吻合口，能有效减少术后尿道瘘的发生。Onlay术后尿道狭窄和尿道憩室的发生率较低，因为岛状皮瓣与尿道板的U形缝合避免了近端尿道口的环形吻合。而且新尿道后壁为固定于阴茎体的尿道板，使成形后新尿道不易扭曲，明显减少尿道狭窄、尿道憩室等并发症。阴茎头较小、阴茎头两翼对拢缝合时张力较大时容易引起尿道外口狭窄或阴茎头裂开。

六、手术体会

Onlay术式适用于阴茎下弯较轻的冠状沟型、阴茎体型和部分阴茎阴囊型尿道下裂。在游离皮瓣血管蒂时注意保护血管，以保证带蒂皮瓣的血供；同时也要注意保留阴茎皮肤本身的毛细血管网，以免术后阴茎皮肤缺血坏死。背侧包皮瓣宽度不宜太宽，保证成形后新尿道能置入6～8号Foley尿管即可。应用7-0可吸收线连续缝合皮瓣与尿道板，尽量内翻缝合、使皮缘对合整齐。另外将包皮瓣血管蒂展开与阴茎筋膜缝合，包埋整个成形的尿管，增加成形尿道的覆盖层次，以减少尿瘘的发生。

（吴荣德　刘　伟）

第七节　改良Duckett术式治疗重型尿道下裂

一、概述

重庆医科大学附属儿童医院在传统Duckett手术步骤基础上，为提高手术操作流畅性、减少皮瓣缺血及术后尿道狭窄等并发症，在皮瓣卷管、尿道吻合、阴茎头成形、延长留置尿管时间等方面进行改良。供读者参考借鉴。

二、手术适应证

（1）阴茎下弯严重、尿道板发育不良，需要切断尿道板才能充分矫正阴茎弯曲者。

（2）尿道缺损严重且阴茎腹侧皮肤质量欠佳或不足以卷管形成尿道，而背侧包皮充足者。

（3）造瘘分期修复尿道者。

三、手术步骤及要点

（1）麻醉后，术野常规消毒。

（2）5-0涤纶线或吸收线于阴茎头背侧纵行缝合以做牵引（图2-1-66），留置尿道支架管（青春期前小儿常用8Fr或10Fr双腔气囊导尿管）。

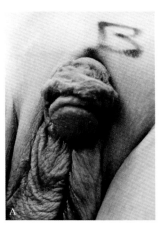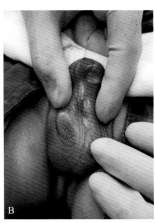

图2-1-66　术前阴茎外观

（3）自尿道口纵行切开远段发育不良的尿道（膜状或纤维化尿道）至尿道海绵体分岔处，绕新尿道口沿尿道板外缘做U形切口。于冠状沟下0.5 cm转向两侧和背侧用剪刀做环形剪开（图2-1-67）。

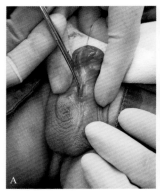
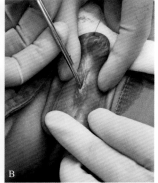

图2-1-67　切开膜状尿道至尿道海绵体分岔处

（4）阴茎脱套分离，充分解剖松解致密筋膜，至显露尿道海绵体肌为止（图2-1-68）。

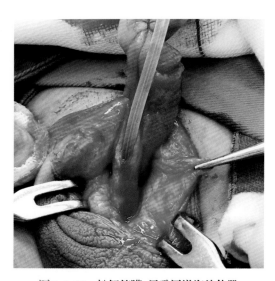

图2-1-68　松解筋膜，显露尿道海绵体肌

（5）人工勃起试验证实阴茎下弯程度及尿道短缩情况。

（6）冠状沟下0.5 cm处横断尿道板，紧贴阴茎海绵体白膜分别向后解剖松解尿道板，同时切除分布于白膜浅层纵向分布的纤维条索。

（7）再次人工勃起试验，如见阴茎海绵体残留弯曲，可做阴茎背侧折叠缝合矫正（图2-1-69）。

（8）测量阴茎头顶端至近端尿道开口长度，即为尿道缺损长度（图2-1-70）。

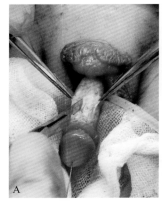
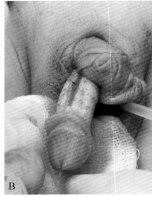

图2-1-69　阴茎背侧白膜切开并折叠缝合

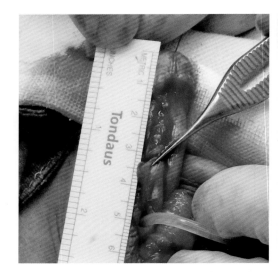

图2-1-70　测量尿道缺损长度

（9）以尿道缺损长度为参考，用6-0吸收线围绕尿管缝合包皮内板两端做牵引（图2-1-71）。

（10）修剪突出卷曲的包皮内板，使内板边缘

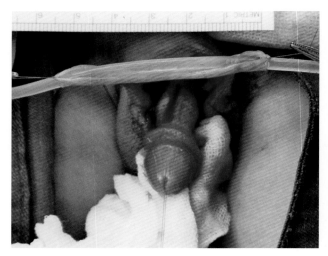

图2-1-71　缝合包皮内板两端

整齐。

（11）继续以6-0吸收线围绕尿管间断缝合包皮浅层，针距约2.5 mm。缝合完成后，沿线结间剪开表皮组织，获得完整的皮管（图2-1-72）。

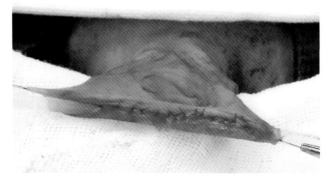

图2-1-72　围绕尿管间断缝合包皮获得完整皮管

（12）向包皮近侧和侧方分离筋膜蒂，注意保护皮肤主要血管，取得横行皮管。经阴茎体一侧将皮管转向腹侧，以筋膜蒂无张力为宜（图2-1-73）。

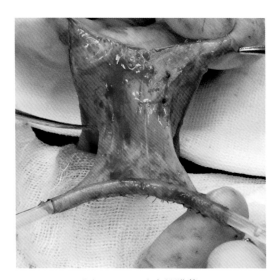

图2-1-73　　分离筋膜蒂

（13）止血条于阴茎根部加压，阴茎头正中切开，沿白膜浅层做阴茎头翼状解剖，修剪边缘及深层多余组织，使阴茎头翼充分展开（图2-1-74）。

（14）将皮管缝合线朝向海绵体，将皮管远端背侧与阴茎头缝合1针。皮管近端背侧则在贯穿白膜后与尿道口背侧黏膜缝合2针。在重建尿道板同时，成形吻合口背侧面（图2-1-75）。

（15）近端尿道裂口较长时，可间断缝合数针卷管。预留充足斜面与皮管斜面做间断缝合，完成吻合口

缝合。若近端尿道卷管后张力过大，可仿效Sondgrass做法，在尿道黏膜背侧正中全层纵切（图2-1-76）。

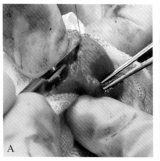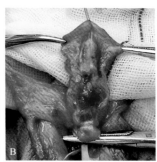

图2-1-74
A. 阴茎头正中切开。B. 阴茎头翼状解剖

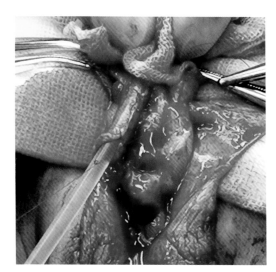

图2-1-75　　重建尿道板

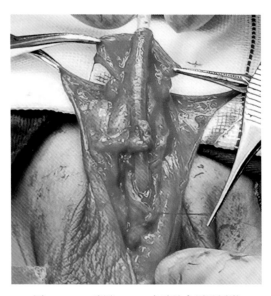

图2-1-76　　采用Duplay方法缝合近端尿道

（16）若筋膜蒂组织丰富且张力不高，可利用其加盖吻合口及部分成形尿道，利于皮瓣存活、增加组织覆盖厚度（图2-1-77）。

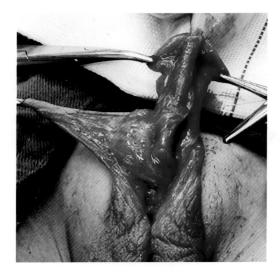

图2-1-77　带蒂筋膜加盖尿道

（17）缝合成形阴茎头及尿道外口（图2-1-78）。

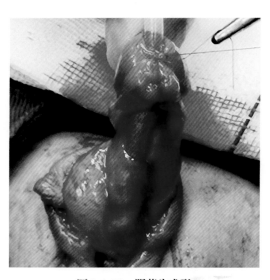

图2-1-78　阴茎头成形

（18）包皮外板及背侧皮肤切开至冠状沟水平，避免损伤主要血管。皮肤转至腹侧，逐层缝合包裹阴茎体（图2-1-79）。

（19）阴茎阴囊转位不勉强矫正，应避免过多破坏皮肤血供。消除阴囊对裂，逐层缝合成形阴囊。

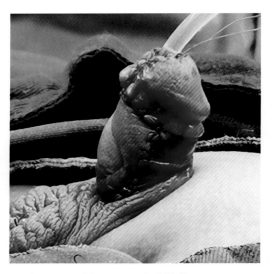

图2-1-79　术后外观

（20）包扎伤口，剪去阴茎头牵引线（图2-1-80）。

（21）术后6天拆除敷料出院，2周后拔除尿管。

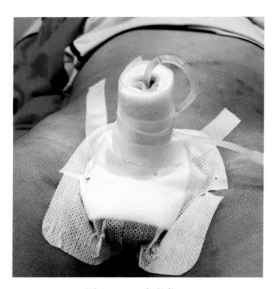

图2-1-80　包扎伤口

四、手术体会

该改良 Duckett 术式的最大特点是包皮内板卷管先于游离筋膜蒂。优点是直接以尿管为支撑进行内板卷管，使得操作更简单、估计皮瓣宽度更直观，成形皮管管径适中。皮管的间断缝合较连续缝合能最大限度减少皮管卷缩。

（何大维）

第八节　阴茎背侧海绵体白膜折叠治疗重度阴茎下弯

一、概述

近年来尿道下裂发病率逐年增加，尤其重度尿道下裂病例明显增多。尿道下裂常伴有不同程度的阴茎下弯。按阴茎头与阴茎体纵轴的夹角，可将阴茎下弯分为：轻度，＜15°；中度，15°～35°；重度，＞35°。根据解剖特点，引起阴茎下弯原因分型中，目前比较合理分型Donnahoo分型，分为4型：Ⅰ型，皮肤型；Ⅱ型，筋膜型；Ⅲ型，海绵体型；Ⅳ型，尿道型。2017年欧洲泌尿协会指南指出，对伴有轻度阴茎下弯的尿道下裂，通过阴茎皮肤脱套和腹侧松解纤维组织70%的阴茎下弯可以得到矫正，大多数发育良好的尿道板不是引起下弯的主要原因。而国内就诊患者以中度、重度下裂居多，下弯程度严重。Ⅰ型下弯患者阴茎皮肤脱套松解可矫正弯曲，Ⅱ型患者脱套后需松解阴茎腹侧纤维组织矫正弯曲。对于Ⅲ、Ⅳ型下弯或Ⅲ、Ⅳ混合型下弯程度严重的患者，单纯阴茎皮肤脱套，松解阴茎腹侧纤维组织或阴茎背侧阴茎深筋膜外12点紧缩不能彻底矫正下弯，术后仍存在阴茎下弯残留。近年来，大部分学者认为，阴茎海绵体腹背侧不对称性发育是引起阴茎下弯的主要原因。尤其青春期前下弯矫正患者，随年龄增长，青春期后海绵体发育，会出现下弯残留，导致痛性勃起、性交障碍等并发症。基于对Donnahoo下弯分型中Ⅲ型和Ⅲ、Ⅳ型混合型重度阴茎下弯患者，山西省儿童医院采用阴茎背侧海绵体白膜折叠或横断尿道板＋阴茎背侧海绵体白膜折叠治疗重度的阴茎下弯。

二、手术适应证

（1）尿道板发育良好，Donnahoo Ⅲ型中阴茎背腹侧海绵体发育不对称患者。

（2）尿道板发育不良，横断尿道板后仍残余重度下弯患者。Baskin认为对于切断尿道板并充分游离腹侧致密的纤维后，行人工勃起试验仍残留下弯患儿适用于用阴茎背侧白膜紧缩术进行下弯矫正（图2-1-81）。

三、手术禁忌证

（1）通过阴茎皮肤脱套及松解阴茎腹侧纤维组织下弯小于15°，不适用该方法。Baskin长期随访发现，轻度阴茎下弯不影响性生活。

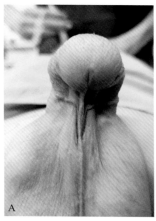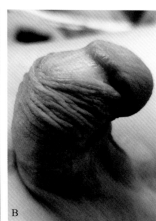

图2-1-81
A.阴茎下弯正面观。B.阴茎下弯侧面观

（2）横断发育不良的尿道板下弯后，轻度、中度下弯，行12点处阴茎深筋膜外折叠可矫正的下弯，不适用该方法。

四、手术步骤

采用全麻＋骶管复合麻醉，麻醉平稳后，阴茎头缝牵引线，距冠状沟近端0.5 cm处环切包皮内外板，阴茎深筋膜浅层游离皮肤、皮下脱套至阴茎根部，松解尿道周围纤维组织，自阴茎根部扎止血带，OT针头扎入阴茎海绵体内注入生理盐水行人工勃起试验，测量弯曲度（图2-1-82）。阴茎腹侧5点及7点纵行切开阴茎深筋膜，于阴茎深筋膜下，沿阴茎海绵体白膜表面向背侧分离出阴茎背侧神经血管束，将6Fr胃管置于阴茎海绵体白膜与阴茎深筋膜间隙，牵起阴茎背侧阴茎深筋

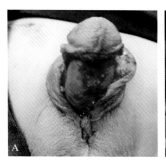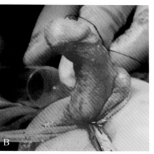

图2-1-82
A.松解尿道周围纤维组织尿道外口退至阴茎根部。B.行人工勃起试验，测量弯曲度

膜和阴茎背侧神经血管束。5-0不可吸收线平行、对称间断缝合阴茎背侧海绵体白膜表面最大弓高面进行折叠、紧缩（图2-1-83）。然后再次行人工勃起试验，测量弯曲度至无阴茎下弯残留。如果人工勃起试验证实仍存在尿道型下弯，需切断尿道板，横断尿道板后需再次行人工勃起试验测量下弯程度，大于35°者，仍需

行阴茎海绵体白膜折叠（图2-1-84）。

五、手术注意事项和并发症处理

（1）术中阴茎皮肤脱套，彻底松解阴茎腹侧纤维组织后，需行人工勃起试验，进一步了解下弯因素及程度。

（2）术中对下弯原因不确切的患者，可反复行人

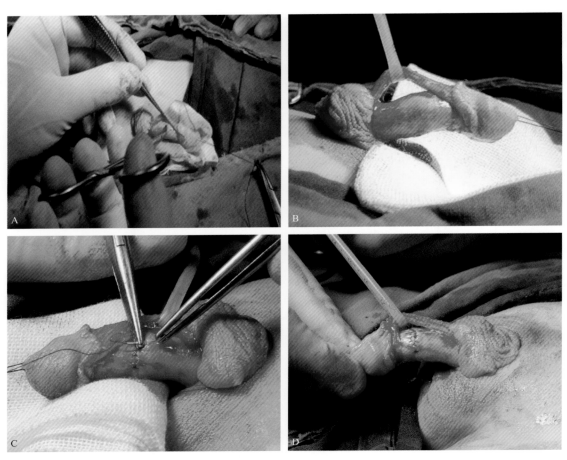

图2-1-83
A. 5点及7点纵行切开Buck筋膜。B. 游离背侧神经血管测阴茎下弯80°。C、D. 单平面阴茎背侧海绵体白膜折叠

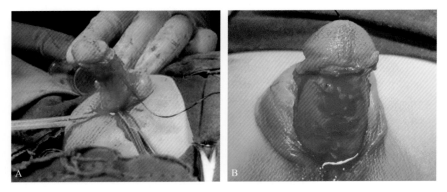

图2-1-84
A. 人工勃起实验下弯残留30°。B. 横断尿道板后

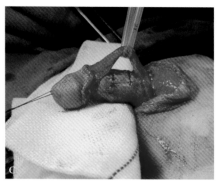 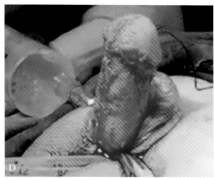 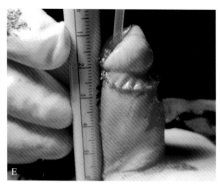

图2-1-84（续）
C.两平面阴茎背侧海绵体白膜折叠。D.再次行人工勃起实验下弯矫正。E.术后外观,无下弯,无明显短缩

工勃起试验,明确下弯原因。因发育不良尿道板引起的下弯,需进一步横断尿道板后需再次行人工勃起试验测量下弯程度,大于35°,仍需行阴茎海绵体白膜折叠。

（3）避免折叠后阴茎相对短缩,每组折叠针距不宜过大,可根据下弯程度,于阴茎背侧海绵体白膜弯曲弓高面进行单排平行、对称。每侧阴茎海绵体白膜3～4针间断折叠,上下入针、出针间距0.5 cm左右,左右针间距0.2 cm左右为宜,如仍不能完全矫正下弯,可在弯曲弓高面追加一排至阴茎下弯彻底矫正。

（张旭辉）

第九节　尿道口前移阴茎头成形术

一、概述

美国费城儿童医院的Duckett JW医师最早于1981年介绍了采用尿道口前移阴茎头成形术(meatal advancement and glanuloplasty incorporated procedure, MAGPI)治疗远端型尿道下裂。该术式偶合了尿道口前移和阴茎头成形两种手术方式治疗阴茎头和冠状沟型尿道下裂,手术效果好,并发症少。是治疗远端型尿道下裂的常用术式之一。

二、手术适应证

（1）阴茎头型、冠状沟型尿道下裂(图2-1-85)。

（2）阴茎皮肤脱套,阴茎伸直后仍略有下弯(图2-1-86)。

（3）阴茎头不能太小(最宽直径 > 1.2 cm)。

（4）远端尿道不为膜状尿道。

三、手术步骤及要点

（1）阴茎头背侧以5-0可吸收线纵行缝牵引线。

（2）对阴茎进行基本数据测量并用灭菌记号笔画切口线,沿尿道外口与阴茎头的两翼做倒V切口,下方

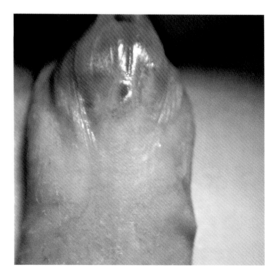

图2-1-85　阴茎头型尿道下裂

沿冠状沟下1 cm做环形切口。

（3）沿切口线注射1∶100 000肾上腺素和利多卡因生理盐水,使皮下组织稍肿胀,便于分离尤其是尿道外口周围(图2-1-87 A)。

（4）留置尿道支架管(小儿常用6Fr),避免分离时使尿道破损。沿切口线切开皮肤至阴茎深筋膜,将阴

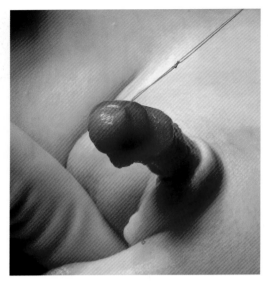

图2-1-86　阴茎伸直后仍略有下弯

茎皮肤呈脱套状退至阴茎根部。从而释放因皮下筋膜组织束缚而导致的轻度阴茎下弯。行阴茎勃起实验检查阴茎是否伸直,如仍未伸直则行阴茎背侧白膜紧缩术使阴茎伸直(图2-1-87 B)。

(5)沿尿道外口向远端纵行切开至阴茎头顶部。6-0可吸收单乔线,纵行缝合伤口3 ～ 5针,使尿道外口前移至阴茎头的沟槽中(图2-1-87 C、D)。

(6)沿阴茎头的沟槽两翼充分游离,横向缝合阴茎头的两翼,使得两翼加盖在前移的尿道表面,加固尿道,使阴茎头呈圆锥状(图2-1-87 E、F)。

(7)纵向切开阴茎背侧包皮,呈蝶状转移至阴茎腹侧包绕阴茎,予以裁剪缝合(图2-1-87 G、H)。

(8)局部加压包扎,留置尿管5 ～ 7天。

选择病例合适,多可以获得良好的手术效果。主要并发症为尿道外口回缩、阴茎头裂开、残留阴茎下弯。

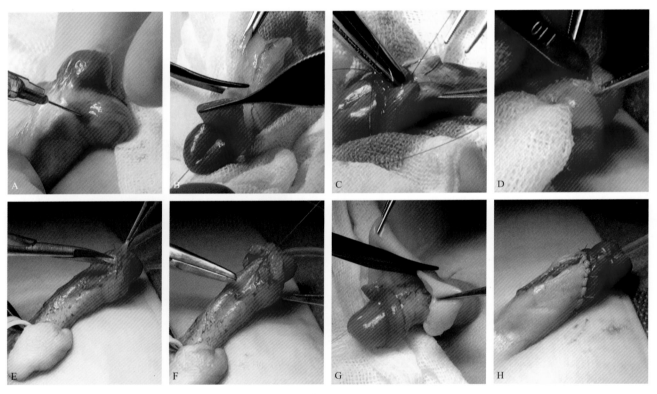

图2-1-87
A. 沿切口线注射混合液。B. 切开皮肤,分离出用于延长尿道的皮瓣。C. 固定皮瓣。D. 向远端纵行切开至阴茎头顶部。E. 充分游离两翼。
F. 尿道外口前移至阴茎头的沟槽中。G.纵向切开阴茎背侧包皮。H. 包皮转移至阴茎腹侧包绕阴茎

视频6　尿道口前移阴茎头成形术
　　　　MAGPI术

四、术后并发症

MAGPI尿道成形手术利用原有的尿道,操作精细,过程相对简单。只要选择病例合适,多可以获得良好的手术效果。主要并发症为尿道外口回缩、阴茎头

裂开、残留阴茎下弯。

五、手术体会

MAGPI尿道成形术治疗尿道下裂适用范围较窄。仅适用于阴茎头型和部分冠状沟型。在欧美远端型尿道下裂发病率较高,该方法应用病例较多,而在国内该类型较少,应用较少,临床缺乏大宗病例报道。作者认为减少MAGPI尿道成形手术并发症的关键在于选择合适的病例,尿道外口周围的皮肤较薄,皮肤僵硬的病例在手术时尿道容易破损,术后出现尿

瘘、尿道回缩。尿道外口距离阴茎头顶端太远的冠状沟型尿道下裂避免采取该手术方式,术后尿道外口很难到达阴茎头,外观很难满意。在进行尿道外口进行前移的时候纵行切开应足够深,才能减少术后尿道外口狭窄的发生。阴茎头舟状窝沟的两翼要进行充分的游离,两层缝合覆盖和加固前移的尿道,防止尿道外口的回缩和阴茎头的裂开。术中阴茎皮肤脱套后要做勃起实验,部分患者仍残留有远端的阴茎下弯要予以纠正。

(陈　超)

第十节　尿道下裂分期一期、二期手术

一、概述

尿道下裂手术在早期因为对疾病的认识不足和手术技术、手术材料的匮乏以分期手术为主,后来随着手术技术和材料的提高和完善,一期手术逐渐增加。近年来重度尿道下裂发病率不断上升且术后并发症较多,对尿道下裂分期手术又有了重新的认识。而现在的分期手术则是对特殊类型的尿道下裂,主动选择分期,从而降低手术难度(将一个复杂的手术分解成两个相对简单的手术),便于掌握并能减少术后并发症以获得更好的治疗效果。分期手术常见的一期手术术式主要有:① Byars手术,即将背侧包皮转至腹侧预铺尿道床并填入阴茎头缺损区。② Bracka手术,即取游离皮瓣预铺尿道床及阴茎头处缺损区。③ 一期手术时行部分尿道成形。Byars和Bracka均为一期手术时选用带蒂皮瓣或游离皮瓣预铺尿道床及填充阴茎头处缺损,二期手术时再行原位皮瓣卷管或纵切卷管等方式成形尿道。第三种是一期手术时行部分尿道成形。本章主要介绍Byars和Bracka术式。

二、手术适应证

(1)重度阴茎下曲需切断尿道板才能达到充分的弯曲矫正,同时造成长段尿道缺损。

(2)局部皮肤材料不足以完成矫形。

(3)阴茎发育不良、阴茎头窄小,一期手术难以达到正位开口。

(4)严重的阴茎阴囊转位,其矫正可能因创伤范围过大而危及成形尿道。

(5)背侧包皮帽皮肤量不足或其形态、血供模式

不适合取带蒂皮瓣重建尿道。

(6)勉强一期手术难以得到可接受的外观。

(7)手术医师对尿道下裂手术矫治经验不多。

三、手术步骤及要点

(一)一期Byars

(1)对阴茎进行基本数据测量并用灭菌记号笔画切口线(图2-1-88 A)。

(2)阴茎头背侧以5-0不吸收滑线纵行缝牵引线。

(3)自尿道口纵行切开远段发育不良的尿道至尿道海绵体分叉处,沿尿道板外缘做U形切口,距冠状沟约0.5 cm处做环形切口切开阴茎皮肤和阴茎深筋膜。

(4)阴茎脱套分离,充分解剖松解致密筋膜。人工勃起试验证实尿道短缩牵拉(图2-1-88 B)。

(5)于尿道开口前方横断尿道板。锐性分离尿道口远端的尿道板与阴茎白膜之间的解剖平面。切除阴茎腹侧所有纤维索带直至阴茎头、阴茎海绵体浅层。

(6)人工勃起试验如见阴茎海绵体残留弯曲,可做背侧白膜折叠矫正。

(7)阴茎头腹侧正中劈开至阴茎头端,游离两侧翼,使阴茎头呈扁平状,使下一步置入的包皮瓣宽大,便于二期手术有足够的阴茎头部尿道成形材料(图2-1-88 C)。

(8)展开阴茎背侧包皮,沿中线纵行切开合适长度,成两翼状。将剪开的皮瓣向腹侧转移,在中线缝合并固定于阴茎海绵体上,重建尿道板(图2-1-88 D ～ F)。

(9)局部加压包扎。

(二)一期Bracka

手术步骤同一期Byars,只是在矫直阴茎下曲后取口

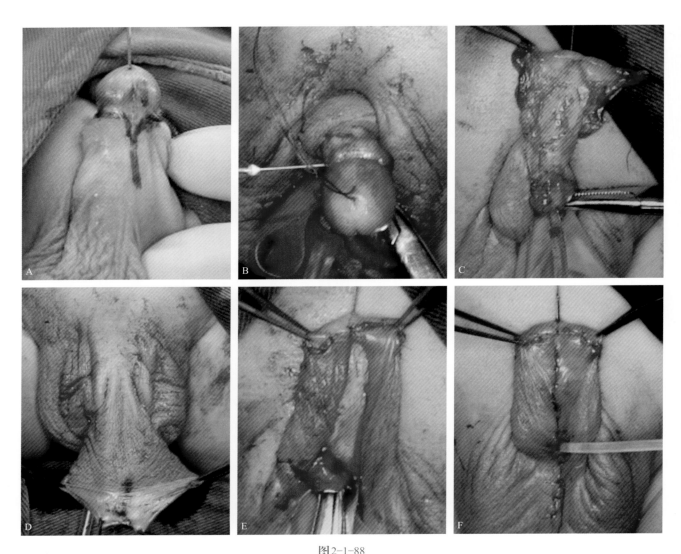

图 2-1-88

A. 记号笔画切口线。B. 横断尿道板后行人工勃起试验。C. 沿阴茎头腹侧正中劈开使阴茎头呈扁平状。D. 将阴茎背侧包皮沿中线纵行切开成两翼状。E. 将背侧包皮移至腹侧在中线缝合并固定于海绵体上。F. 完成 Byars 术式一期修复手术

腔黏膜或背侧包皮内板游离皮瓣移植于尿道口至阴茎头间的皮肤缺损区预铺尿道床，在膀胱中放置导管。然后，将一卷凡士林纱布铺在移植物上，用 5-0 聚丙烯缝线在纱布上缝合固定，有助于防止血肿或血肿在其下积聚。

（三）二期尿道成形

根据尿道床质量和宽度采用新尿道口与阴茎头之间原位皮瓣卷管（Duplay 术）（图 2-1-89）或皮瓣纵切卷管（TIP 术）等方式成形尿道。

（1）在阴茎腹侧阴囊或绕新尿道外口做 U 形切开直达阴茎头，切开皮肤，垂直切至阴茎海绵体白膜或阴囊鞘膜，贴着白膜或阴囊鞘膜平面分离皮瓣，皮瓣宽度 1.2～1.5 cm。

（2）连续或间断缝合成皮管状（Duplay 术），皮管两层缝合，先于 6-0 可吸收线间断或连续缝合至冠状沟，然后重建尿道外口呈裂隙状，缝合阴茎头两翼，再将皮下筋膜层间断缝合，可利用肉膜或鞘膜做中间层覆盖缝合面。

（3）对尿道床较窄者，于皮条中线纵行劈开后间断或连续缝合成皮管状（TIP 术），其余步骤同 Duplay 术。术后用 8Fr 或 6Fr Foley 管做支架引流尿液，留置导尿 10～14 天后拔除导尿管。

（4）注意阴茎阴囊角和阴囊的成形，尽量纠正阴茎阴囊转位，使外形更加满意。南京医科大学附属儿童医院对重度尿道下裂在行尿道成形的同期行阴茎根部交错皮瓣矫治阴茎阴囊转位，效果满意（图 2-1-90）。

四、术后并发症

Byars 和 Bracka 术式虽然手术难度大大降低了，但

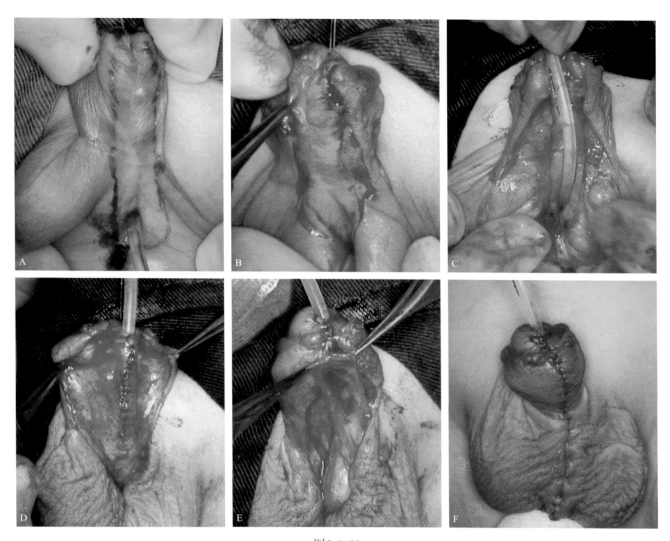

图2-1-89

A. 记号笔画切口线。B. 沿切口线做U形切开直达阴茎头。C. 贴着白膜及阴囊鞘膜平面分离皮瓣。D. 可吸收线连续缝合至冠状沟。E. 阴茎肉膜加盖中间层以覆盖缝合面。F. 完成Duplay术式二期修复手术

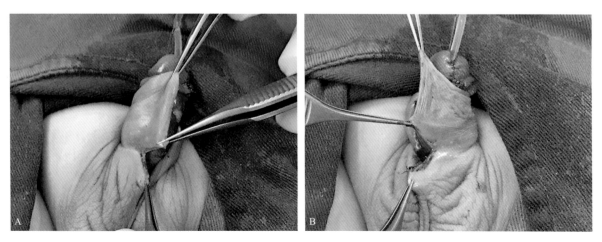

图2-1-90

A. 横向剪开阴茎阴囊交界处皮肤。B. 横向剪开阴茎阴囊交界处皮肤

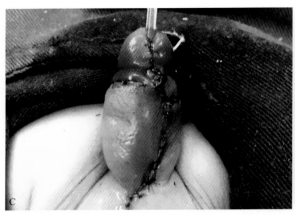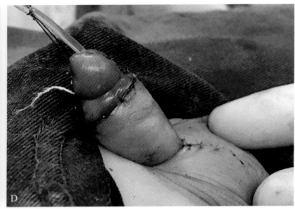

图2-1-90（续）
C. 将剪开的阴茎阴囊处皮瓣以Z形交错缝合。D. 纠正阴茎阴囊转位并成形阴茎阴囊角

这类患儿往往尿道缺损严重，二期手术术后仍有一定的并发症发生。其中尤以尿道瘘、尿道狭窄较为常见，另外阴茎头裂开、尿道憩室等并发症也占一定的比例。

我们的体会为降低并发症的发生，需注意以下几点。

（1）一期手术时阴茎头的劈开要足够，这样插入的皮瓣才能有一定的宽度，后期成形的尿道口可以达到阴茎头的前端，尿道口狭窄和裂开的发生率大大降低。皮瓣腹侧正中缝合时和海绵体固定数针，加强预制尿道板和阴茎体的贴合，对避免尿道憩室的发生有一定的作用。

（2）二期手术与一期间隔时间不宜太近，以间隔8个月以上为宜，这样局部瘢痕组织的软化更加充分，切口愈合更加良好。

（3）二期手术选取尿道成形的皮瓣宽度要合适，笔者认为以1.2～1.5 cm为宜，过宽或过窄易引起尿道憩室或尿道狭窄等并发症的发生。如有条件成形的尿道可两层缝合，选取附近组织（如睾丸鞘膜、阴囊肉膜）覆盖。

（4）目前有研究认为，术后延长尿管的留置时间，可减少并发症的发生。

（马　耿）

第十一节　尿道板纵切卷管成形尿道术（TIP）

一、概述

美国小儿泌尿外科医师 W. Snodgrass 在1994年提出尿道板纵切卷管成形尿道（tubularized incised plate urethroplasty, TIP）治疗尿道下裂，TIP术之后逐渐成为当今最为流行的治疗尿道下裂的术式之一，尤其适合远端型的没有或仅轻度下弯的尿道下裂病例。TIP技术的核心是中线处切开尿道板使得大多数原本原位无法卷管的尿道板能够卷管成形尿道，加上近年来随着对分叉尿道海绵体的深入认识，同时进行分叉尿道海绵体的修复，使得能够最大限度重建接近人类自然状态的（尿道内衬尿道黏膜，外包绕尿道海绵体）、功能良好的新尿道。此技术也延伸至预设尿道板后的分期手术中的利用。近些年来，技术又有不断探索改良的多篇报道，主要集中在以下几个方面：① 尿道缝合技术，包括皮下缝合或者皮内缝合的选择，间断缝合或者连续缝合的选择，以及加强缝合尿道的方法选择（先间断后连续、先连续后间断、双层连续），各法效果不一，尚未有统一意见。② 尿道防水层的覆盖可以降低手术并发症得到广泛共识，残余尿道海绵体、皮下肉膜，以及睾丸鞘膜是常用的防水层材料的选择，各种技术细节也层出不穷（单层或者双层皮下肉膜覆盖、纽孔式转移覆盖等）。③ 阴茎头成形技术，TIP术可以重建阴茎头融合处以及系带重建使得阴茎外观接近正常，可以选择阴茎头皮下或者皮内缝合。④ TIP术治疗尿道下裂术后并发症少，操作简单，容易理解，学习曲线短，容易推广。

二、手术适应证

阴茎弯曲不明显的各型尿道下裂均可采用该术式。

（1）原发性，大口型尿道下裂、远端型尿道下裂、阴茎体型尿道下裂、近端型尿道下裂。

（2）具有合适的可利用尿道板的再次手术患者。

三、手术禁忌证

阴茎脱套后下弯仍大于30°者，没有可利用尿道板者不应用此法。

四、手术步骤及要点

对阴茎进行基本数据测量并用灭菌标记笔标记切口线（尿道板宽度标记线以及包皮环切标记线）。

（1）阴茎头背侧以5-0不可吸收线纵行缝牵引线，用导尿管探查尿道开口确定膜状尿道情况。

（2）自尿道口纵行切开膜状尿道至尿道海绵体分岔处（也可以保留膜状尿道），在保留尿道板、保留

包皮内板黏膜领时行包皮环切，再行阴茎皮肤脱套，去除腹侧筋膜，至显露尿道海绵体肌为止（图2-1-91 A～C）。给予人工勃起试验来评估阴茎下弯情况，证实阴茎下弯小于30°（图2-1-91 D）。

（3）取得背侧去包皮肉膜蒂并从中线劈开，以作为新尿道的防水层（图2-1-92）。

（4）留置适合的导尿管后给予阴茎根部止血带，沿着尿道板两侧切口向上延续做阴茎头处切口，以阴茎头顶端至冠状沟处连线中点为切口上缘（即新尿道的顶端），劈开阴茎头并沿着阴茎海绵体表面解剖阴茎头两翼至阴茎海绵体3点、9点位置（图2-1-93）。

（5）尿道板正中处切开深至海绵体白膜，7-0可吸收线连续缝合成形新尿道，再用7-0可吸收线间断或者连续减张缝合加固新尿道（图2-1-94），将游离好

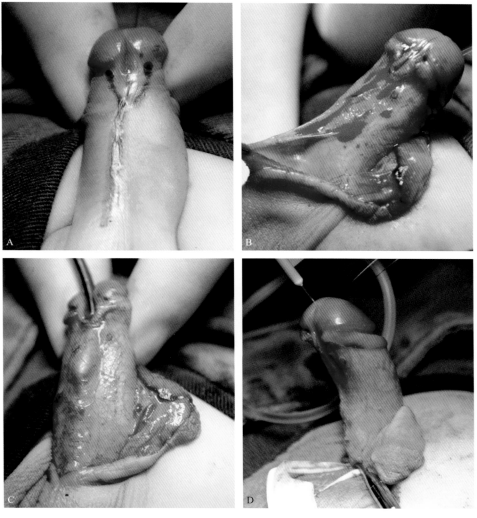

图2-1-91
A. 切口线。B. 皮肤脱套。C. 显露尿道。D. 人工勃起试验

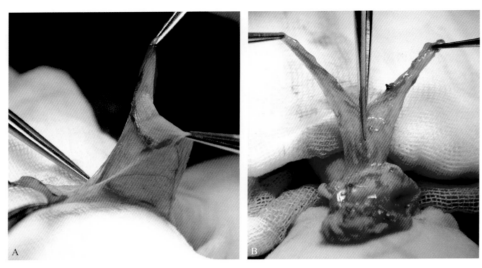

图 2-1-92
A. 取背侧去皮肤肉膜蒂。B. 从中线劈开

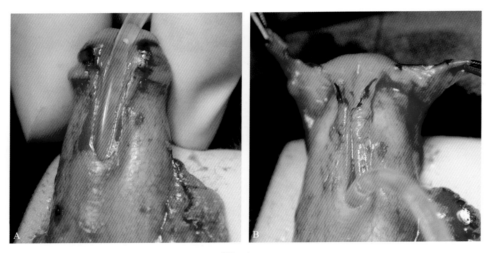

图 2-1-93
A. 留置导尿管。B. 解剖阴茎头两翼

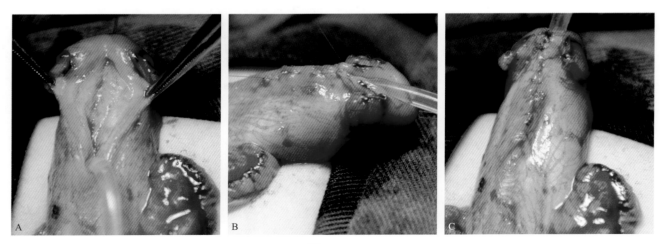

图 2-1-94
A. 尿道板正中处切开。B. 连续缝合成形新尿道。C. 加固新尿道

的两侧分叉的尿道海绵体用6-0可吸收线间断对合缝合,并覆盖新尿道。

（6）将背侧去包皮肉膜蒂从阴茎两侧转移至腹侧双层全段覆盖新尿道作为防水层（图2-1-95）。

（7）阴茎头成形时先给予6-0可吸收缝线在阴茎头皮下深处1针对合两边的阴茎头翼,再给予间段皮

内缝合重建阴茎头（图2-1-96）。

（8）去除黏膜领处的皱褶皮肤后间断缝合成形黏膜领（图2-1-97A）。

（9）裁剪包皮后整形缝合,若耻骨联合上的脂肪垫较厚,用5-0 pololene线在阴茎根部背侧12点处缝合皮肤与阴茎悬韧带重建耻骨阴茎角（图2-1-97B）。

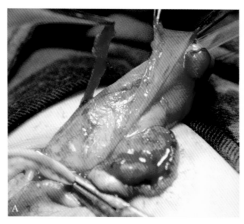
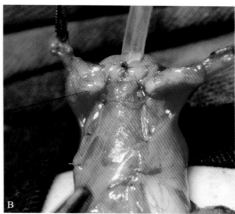

图2-1-95　肉膜蒂从阴茎两侧转移至腹侧双层全段覆盖新尿道

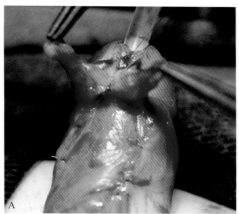
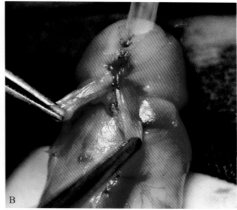

图2-1-96　缝合两边的阴茎头翼

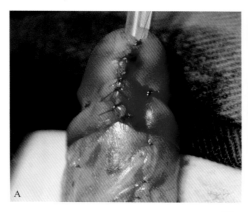
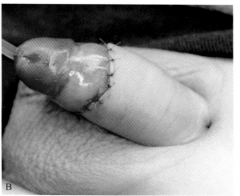

图2-1-97
A. 去除黏膜领处的皱褶。B. 缝合皮肤

视频7　TIP法尿道下裂修复术

五、手术注意事项及并发症的处理

术中脱套需要去除皮肤以及阴茎腹侧筋膜引起的下弯,再评估阴茎下弯情况是否符合手术适应证。提前规划合适的尿道板宽度以备尿道卷管成形,尿道成形时完整对合两侧尿道板组织。新尿道顶端的合理选择,较好的避免尿道口狭窄,新尿道外的组织覆盖是防止尿道瘘的有力措施。阴茎头成形时选择皮下深处的加强缝合避免阴茎头裂开。皮肤的整形缝合达到最佳的美观效应,耻骨阴茎角的重建避免阴茎隐匿。最常见的并发症是尿道皮肤瘘,大多数术后拔管后出现,也有部分病例迟发出现。直径小于3 mm的尿道皮肤瘘给予结扎缝扎后周围皮下组织覆盖,直径大于等于3 mm的尿道皮肤瘘需给予连续缝合以及周围皮下组织覆盖。对于冠状沟以上的尿瘘,或者可以定义为阴茎头裂开,需给予再次尿道阴茎头成形术。尿道口狭窄多见于新成形尿道的顶端过高或者术前就存在干燥闭塞性阴茎头炎的病例,前者给予定期尿道扩张可以改善,后者需要皮质激素软膏外用治疗。耻骨上脂肪垫较厚的病例容易导致术后阴茎隐匿,阴茎耻骨角的建立可以很好地预防阴茎隐匿。近端尿道狭窄、尿道憩室以及尿道裂开等并发症少见。

六、手术体会

目前已知的尿道下裂修复方法有超过300余种,但TIP无疑是目前应用最广的,尤其适合远端型且脱套后残留轻度弯曲的尿道下裂,即使尿道板发育欠佳(宽度＜8 mm)的病例,绝大部分也能施行。笔者曾对尿道板宽度仅2 mm的病例施行TIP手术,也获得一次手术成功。该方法最大的优点符合当前尿道下裂修复理念,即尽可能保留尿道板,同时修复分叉的海绵体,这样就能重建一个接近自然状态的功能良好的新尿道。同时,TIP手术还多能获得包皮环切样外观,甚至可以做保留包皮的尿道下裂修复。但是对于脱套后仍存在明显弯曲,且确定阴茎弯曲是由发育不良的尿道板所致的病例,则需要考虑采用其他方法。

(唐达星　沈一丁)

第十二节　Mathieu尿道成形术

一、概述

Mathieu于1928年提出尿道口基底带蒂皮瓣尿道成形术(Mathieu或flip-flap术式),用于一期重建远端型尿道下裂,并于1932年对其初步结果进行报道。鉴于Mathieu手术良好的手术效果,同时易于掌握,该术式被越来越多的医师采用,成为治疗远端型尿道下裂的经典手术之一。

二、手术适应证

(1)冠状沟型、冠状沟下型及尿道口位于阴茎体前1/3的无阴茎下弯的病例。

(2)尿道口基底皮瓣发育良好,阴茎头发育良好。

(3)尿道板发育良好。

(4)因远端尿道裂开、尿道口退缩等并发症需再次手术,具备类似前述条件的病例。

三、手术禁忌证

(1)阴茎弯曲、尿道板发育不良。

(2)尿道口基底皮瓣发育不良。

(3)阴茎头发育差的近端型尿道下裂。

(4)尿道缺损长的病例易出现翻转皮瓣血供差,不宜采用本术式。

四、手术步骤及要点

(1)人工勃起试验证实无下弯(图2-1-98)。

(2)阴茎头缝线牵引,测量尿道口基底距舟状窝顶端距离,用记号笔向尿道口近端标记皮瓣切缘,使尿道口近端皮瓣长度等于尿道缺损长度,皮瓣宽度7～8 mm,两侧标记线向阴茎头顶端延伸,舟状窝处逐渐过渡为宽6 mm左右(图2-1-99)。

(3)留置尿道支架管。

(4)沿切口标记做阴茎体部皮瓣切口,切口应深达阴茎海绵体白膜,小心解剖。在保证尿道口基底皮瓣可无张力"翻转"成形尿道的前提下,尽量保留丰富的筋膜血管蒂(图2-1-100,图2-1-101)。

(5)距冠状沟0.8～1.0 cm环形切开包皮,脱套分

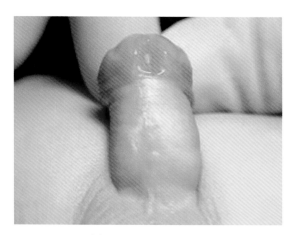

图2-1-98　阴茎无弯曲

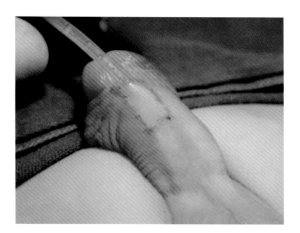

图2-1-99　尿道两侧画好标记

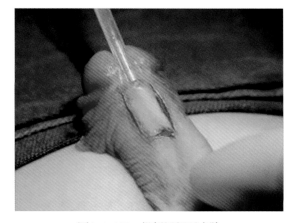

图2-1-100　沿标记切开皮肤

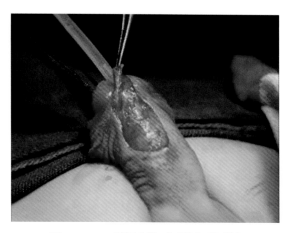

图2-1-101　保证皮瓣可无张力"翻转"

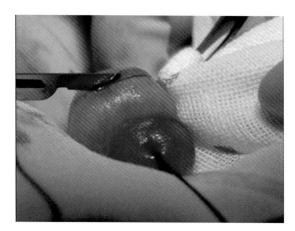

图2-1-102　环形切开包皮

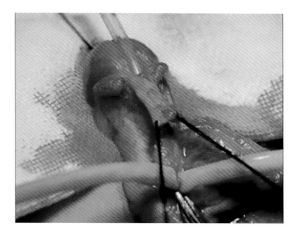

图2-1-103　脱套分离阴茎皮肤

离阴茎皮肤至阴茎根部（图2-1-102、图2-1-103）。

（6）阴茎根部上止血带，沿标记线充分解剖阴茎头两翼，使尿道成形后可无张力成形阴茎头（图2-1-104、图2-1-105）。

（7）翻转尿道口基底近端皮瓣，皮瓣两侧缘分别

与尿道板两侧切缘缝合形成尿道，并将皮瓣的筋膜覆盖在两侧的缝合缘（图2-1-106、图2-1-107）。

（8）褥式缝合阴茎头两翼，间断缝合阴茎头切口，成形尿道外口及阴茎头（图2-1-108、图2-1-109）。

（9）可选择利用重建尿道的附近筋膜、阴茎肉膜

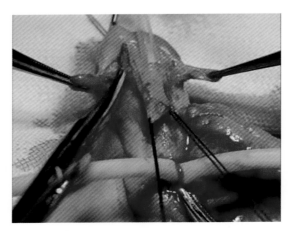

图2-1-104 充分解剖阴茎头两翼

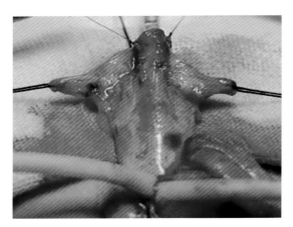

图2-1-107 筋膜覆盖在两侧的缝合缘

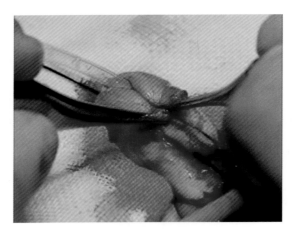

图2-1-105 可无张力成形阴茎头

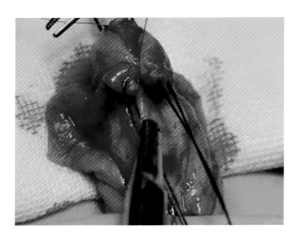

图2-1-108 褥式缝合阴茎头两翼

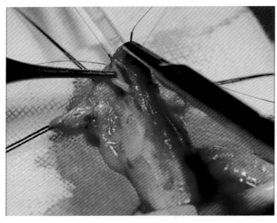

图2-1-106 翻转尿道口基底近端皮瓣并缝合形成尿道

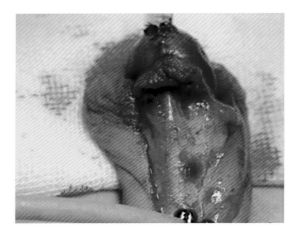

图2-1-109 成形尿道外口及阴茎头

等组织覆盖新尿道减少尿瘘的发生（图2-1-110，图2-1-111）。

（10）将背侧包皮适当纵切后转至腹侧，适当裁剪后缝合成形阴茎（图2-1-112），局部加压包扎（图2-1-113）。

视频8 Mathieu尿道成形术

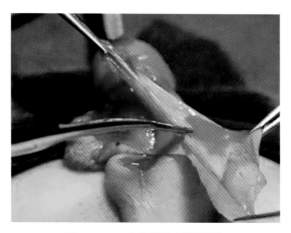

图2-1-110 分离阴茎肉膜等组织

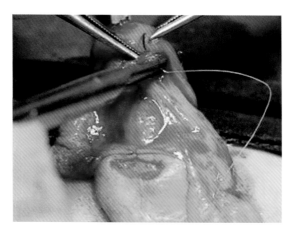

图2-1-111 覆盖在新尿道上

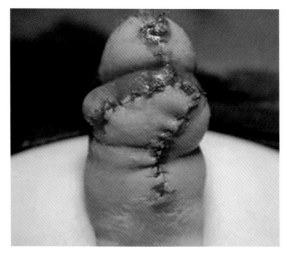

图2-1-112 缝合皮肤

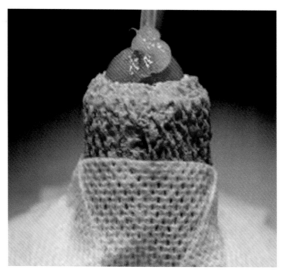

图2-1-113 局部加压包扎

五、术后并发症

Mathieu术式并发症包括尿瘘、尿道口狭窄、尿道狭窄、尿道口退缩及阴茎头裂开,其中尿瘘和尿道口狭窄更常见。并发症发生的主要原因是阴茎头发育差、尿道口基底皮瓣血供差。影响皮瓣血供的因素主要有两个,一是尿道口近端皮肤发育差、筋膜少;二是设计皮瓣过长,皮瓣过长不光会增加上述并发症的发生,远期还可能出现尿道内毛发的生长。

六、手术体会

Mathieu手术皮瓣设计巧妙,易于学习掌握,自报道以来被越来越多的术者用于远端型尿道下裂的修复,其并发症的发生率较低。"半月"或"桶"状的尿道口算是Mathieu手术的主要缺陷,但后来出现的两种改良术式明显改善了这一点(Y-V改良,Hadidi,1996;MAVIS改良,Boddy & Samuel,2000)。对于伴有远端轻度、中度下弯的远端型尿道下裂,利用背侧白膜折叠(Nesbit's或Baskin's背折)矫正下弯后,亦可运用Mathieu手术进行修复。此外,对于运用Onlay手术、MAGPI手术等修复后出现远端尿道裂开、尿道口退缩等并发症的病例,评估后同样可运用Mathieu手术进行补救。鉴于Mathieu手术的种种优点,值得被推广甚至应当是每个尿道下裂手术者熟练掌握的手术。

(张敬悌)

第十三节　Duckett带蒂岛状包皮瓣尿道成形术式

一、概述

尿道下裂手术方法很多，但是无论何种手术方法均应达到目前公认的治愈标准：① 阴茎下弯完全矫正。② 尿道口位于阴茎头正位。③ 阴茎外观满意，与正常人一样站立排尿，成年以后能够进行正常性生活。

阴茎下弯是否彻底矫正影响着患者未来的性生活，对于医师选择哪种手术方法也至关重要。彻底矫正阴茎下弯多数需要切断尿道板，而尿道板是否保留，其手术成功率相差很多，手术的难易程度也相差很远。

对伴有轻度阴茎下弯的尿道下裂，多数可以保留尿道板。阴茎背侧白膜紧缩是最常用的方法。对于阴茎下弯大于30°的患者，需要切断尿道板矫正，矫正下弯后，需用代替物形成新尿道。在所有替代尿道的材料中，包皮是较好的尿道替代物，取材方便、没有毛发、耐受尿液刺激。

目前主要应用的手术包括一期和分期尿道成形术。一期尿道成形方法中北京儿童医院常用的是横裁包皮岛状皮瓣管状尿道成形术。这种术式被国内外医师广泛应用，在国内被简称为Duckett手术。对于重度初治尿道下裂的病例，是否需要做分期手术，医师的观点不尽相同，医师的需结合自己的经验和患者具体情况决定。一般认为分期手术适应证包括：① 局部皮肤材料不足以完成矫形。② 纤维化尿道板造成的重度阴茎下曲（>45°），需切断尿道板才能达到充分的弯曲矫正，同时造成长段尿道缺损。③ 背侧包皮帽皮肤量不足或其形态、血供模式不适合取带蒂皮瓣重建尿道。④ 勉强一期手术难以得到可接受的外观。⑤ 手术医师对尿道下裂手术矫治经验不多。

二、Duckett手术步骤及要点

（1）阴茎皮肤注射含1:10 0 000肾上腺素局麻药。距冠状沟0.5～1.0 cm处环行切开包皮内板（图2-1-114）。阴茎背侧的切口达阴茎深筋膜，阴茎腹侧切断尿道板显露白膜。将阴茎皮肤呈脱套状退至阴茎根部。尽量剥除腹侧纤维索带，一般要分离尿道口周围的纤维组织后方能充分矫正阴茎下弯。采用人工勃起试验检查矫正效果。如果残留下弯，要用做阴茎背侧白膜紧缩等方法矫正。

（2）测量尿道口至阴茎头舟状窝的距离，为尿道缺损长度。取阴茎背侧包皮内板或内外板交界处皮肤做岛状皮瓣，皮瓣宽度为1.2～1.5 cm，长度要略大于尿道缺损长度。在皮瓣的各边缝牵引线。将含有供应皮瓣的阴茎背浅动脉、静脉，深层皮下组织与阴茎皮肤分离开，形成血管蒂。血管蒂长度以能将皮瓣转至阴茎腹侧不扭转为准，用合成吸收线连续缝合皮瓣成皮管（图2-1-115）。

（3）做阴茎头下隧道。于阴茎腹侧，用小剪刀沿

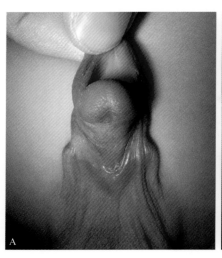
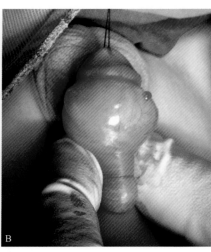
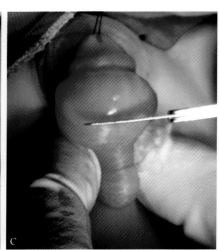

图2-1-114
A. 手术前阴茎外观。B. 沿冠状沟注射局麻药。C. 切开包皮

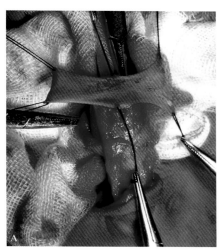
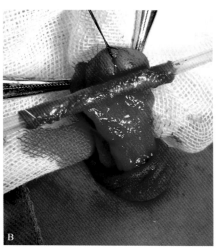

图2-1-115
A.分离血管蒂皮瓣。B.将皮瓣缝合成皮管

阴茎海绵体白膜与膨大的阴茎头尿道海绵体间隙做分离，戳出及扩大成隧道，使之能通过12Fr～15Fr尿道探子。将带蒂包皮管经阴茎背侧转至腹侧，远端经阴茎头下隧道与阴茎头吻合，注意成形裂隙状尿道口和圆锥状阴茎头。其近端与原尿道口做斜面吻合，近端吻合口及皮管与海绵体白膜固定数针，以防扭曲。用带蒂阴囊肉膜覆盖尿道。纵向切开阴茎背侧包皮，向阴茎两侧包绕，裁剪缝合皮肤覆盖创面。最好成形出阴茎阴囊角，使阴茎外观满意。留置6Fr～10Fr尿道支架管（图2-1-116）。

三、分期手术步骤及要点

分期手术主要适合重度尿道下裂（图2-1-117），主要分为两个步骤：一期矫正阴茎下弯，预铺尿道板；二期尿道成形。一期是手术成功与否的关键。目前常用的主要术式包括Byars皮瓣手术，其一期部分尿道成形的手术（部分重建尿道），以部分横裁包皮岛状皮瓣管状尿道成形术（部分Duckett）为主。

下面主要介绍北京儿童医院常用的术式：一期部分尿道成形的手术，以部分横裁包皮岛状皮瓣管状尿道成形术（部分Duckett）为主。对于尿道缺失长，包皮不能完全替代的病例可以运用。其要点是横裁包皮岛状皮瓣管状做尿道成形术，但不与原尿道口吻合，做局部造瘘。这样保证尿道口正位，减少尿道狭窄、尿道憩室等并发症，二期尿道成形简化。尿道成形步骤如下。

（1）阴茎皮肤注射含1：100 000肾上腺素局麻药。距冠状沟0.5～1.0 cm环行切开包皮内板，阴茎背侧的切口达阴茎深筋膜，阴茎腹侧切断尿道板显露

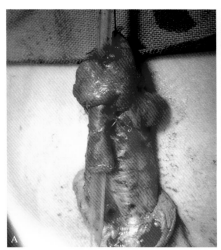
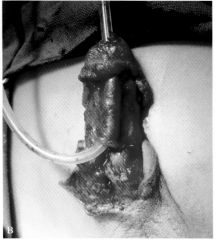

图2-1-116
A.将皮管转至腹侧，远端经隧道与阴茎头吻合。B.近端与原尿道口做斜面吻合

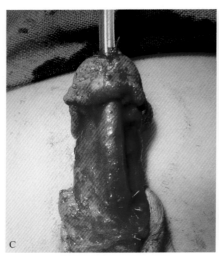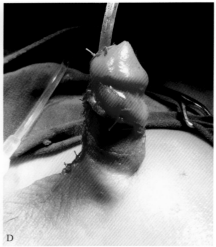

图2-1-116（续）
C.带蒂阴囊肉膜覆盖尿道。D.缝合阴茎皮肤

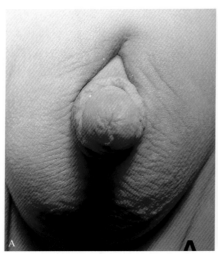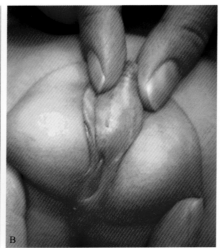

图2-1-117　重度尿道下裂

白膜。将阴茎皮肤呈脱套状退至阴茎根部。尽量剥除腹侧纤维索带。采用人工勃起试验检查矫正效果。如果残留下弯，要用做阴茎背侧白膜紧缩等方法矫正。

（2）测量尿道口至阴茎头舟状窝的距离，为尿道缺损长度。如果尿道缺损长，背侧岛状皮瓣成形尿道不能完全替代，或者岛状皮瓣血供不佳，一期手术可能会引起术后并发症，采用分期带蒂岛状皮瓣尿道成形术。取阴茎背侧包皮内板或内外板交界处皮肤做岛状皮瓣。皮瓣宽度1.2～1.5cm，长度为能保证血供的包皮。分离出血管蒂，血管蒂长度以能将皮瓣转至阴茎腹侧不扭转为准。

（3）用合成吸收线连续缝合皮瓣成皮管，远端经阴茎头下隧道与阴茎头吻合，注意成形裂隙状尿道口和圆锥状阴茎头。近端吻合口及皮管与海绵体白膜固

定数针，以防扭曲。

（4）近端包皮瓣与尿道口远端皮肤缝合造瘘，纵向切开阴茎背侧包皮，向阴茎两侧包绕，裁剪缝合皮肤覆盖创面，留置6Fr～10Fr尿道支架管（图2-1-118A）。

（5）6～12个月后做近端尿道造瘘修补（图2-1-118B）。

视频9　策略性尿道会阴造口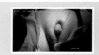

四、术后并发症及处理

尿道下裂术后最常见的并发症包括：尿道瘘、尿

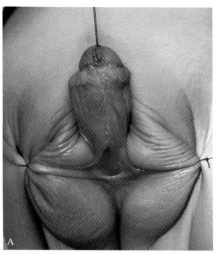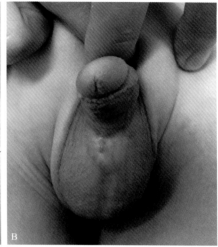

图2-1-118
A. 分期手术后造瘘口。B. 近端尿道造瘘修补后

道狭窄、尿道憩室样扩张、阴茎外观不满意。其他失败的病例还包括：残留严重的阴茎下弯、阴茎海绵体或者阴茎头损伤、阴茎外观不可修复等。

（1）尿道瘘：尿道瘘是尿道成形术后最多发的并发症。发现尿道瘘后不能马上修复，需要局部皮肤瘢痕软化，一般要等待术后6～12个月以上，血液供应重建后再行第二次手术修复。而位于阴茎根部、会阴部的小尿道瘘尚有自愈的可能。修补尿道瘘前一定要了解排尿情况，如有尿道狭窄，应先处理。还要明确尿道瘘的位置，尤其对于针眼大的小尿道瘘肉眼难以辨认，可用缝针的针尾试探瘘口，或用手压住近端尿道，自尿道口注水，观察溢水部位，明确尿道瘘位置。

对小尿道瘘修补很容易，只要缝合瘘口，取周围组织覆盖，大部分患者可以治愈。而对大尿道瘘的修复方法根据瘘口的位置、大小、局部皮肤的条件而定，需要医师有丰富的临床经验，其难度超过首诊患者。由于尿道成形术后阴茎皮肤的正常解剖、血运结构已被破坏，适于做岛状皮瓣的病例很少，最常用的方法是就地取材Duplay、Thiersch、Snodgrass等方法。

（2）尿道狭窄：一期尿道成形术后狭窄发生率高。狭窄多发生在阴茎头段尿道及阴茎根吻合口处。术后3个月之内的早期狭窄可用尿道扩张解决，若无效则需再次手术。

（3）尿道憩室样扩张：这种并发症多见于Duckett横裁包皮岛状皮瓣管状尿道手术的病例。其原因有：① 成形尿道周围组织少，当阴茎皮肤及包皮不充裕，缝合层次少，外周组织感染、坏死时，成形尿道周围支持组织减少，导致局部尿道扩张。② 手术形成口径过大的尿道，有些成形尿道扭曲造成局部节段性狭窄，引起近端尿道扩张。③ 继发于尿道狭窄，由于尿道狭窄造成近端的尿道扩张，有的形成憩室状扩张。

对继发于尿道狭窄的小的尿道憩室，在解除狭窄后，大部分可好转。而大的憩室状尿道扩张应先消除原因，然后裁剪憩室样扩张的尿道壁成形尿道。

五、手术体会

横断尿道板，在阴茎腹侧白膜分离纤维索带，可以用手术刀剥离，也可以用手术镊子找到白膜和阴茎深筋膜的层次，钝性分离。分离血管蒂最好到阴茎根部，可以防止阴茎扭转。岛状皮瓣裁取的宽度要结合阴茎大小定，太宽容易导致憩室，太窄容易引起狭窄。尿道口成形尽量将皮管与舟状窝内吻合，成形裂隙状尿道口。

阴茎头成形时注意裁剪掉腹侧原尿道板黏膜，缝合后阴茎头呈锥状。近端尿道口与皮管吻合尽量做大斜面，防止狭窄。该手术尿道瘘主要出现在近端尿道吻合口，所以增加保护层次很重要。关于成形尿道的覆盖材料有血管蒂、肉膜和睾丸鞘膜，其中睾丸鞘膜保护最好，但是会导致取鞘膜侧的睾丸不能活动。

岛状皮瓣取包皮内板成形尿道平整；取包皮内外板交界处血供好，各有利弊。北京儿童医院常取包皮内外板交界处做岛状皮瓣。针对做成形尿道的包皮血管解剖分布，国内外都做过研究，亦即阴茎皮肤的血管分两层：阴茎背浅动、静脉浅层，供应阴茎皮肤及包皮外板；阴茎背浅动、静脉深层，供应包皮内外板交界处及包皮内板。两层血管容易分离，包皮内外板交界处血管分支最丰富,适合做血管蒂皮瓣。这样的血管分布为本手术提供了确切的解剖学基础,既能保证包皮瓣的血运,又避免了阴茎皮肤坏死。

对于重度尿道下裂也可使用该术式,由于尿道缺损长,单纯岛状皮瓣不能弥补,需要在尿道口周围做Duplay成形,即Duckett+Duplay手术。

由于尿道下裂各型差异大,修复要求高,医师需结合患者特点及自己对各种手术的理解和经验,来选择手术方法。经过术后长期随诊,Duckett术式的术后外观满意。该手术的缺点是操作复杂,手术技巧要求高。完成一期手术需要丰富的经验积累,尤其是Duckett手术需要结合自己的经验和每个患者的不同包皮分布特点去操作。笔者应用Duckett手术已经30年,早年治疗的病例需要再次手术者均为阴茎下弯矫正不满意,很少有憩室或者射精困难,而且外观均较满意。但是Duckett使用岛状包皮瓣有不可避免的缺点,包皮代尿道因为血供问题,会有一定发生率的尿道瘘。由于尿道没有支撑组织,会有不同程度的尿道扩张,甚至造成憩室。成形尿道的不光滑,会使尿线排出有一定的影响。但是该手术毕竟是一期尿道成形术里面比较成熟的术式,远期手术成功率达到60%,与分期手术相仿,还减少了一次手术的痛苦,所以仍然有应用价值。

(张潍平　王文杰)

第十四节　口腔黏膜在复杂性尿道下裂中的应用

一、概述

口腔黏膜宽泛地理解是包括上下唇、颊部、上下腭、牙龈和舌部等全部口腔范围的黏膜组织,泌尿外科医师用到的黏膜组织通常来源于上下唇、颊黏膜和舌背侧。口腔黏膜作为尿道替代物,最早由俄罗斯学者Sapezhko在1890年报道,他采用颊黏膜治疗了4例尿道狭窄的患者,但遗憾的是此项工作没有继续进行下去。20世纪90年代Burger、Duckett与Baskin等回顾报道了颊黏膜进行尿道修复的初步临床运用以及移植后的组织学研究,效果令人鼓舞。1995年Bracka运用分期游离包皮内板或口腔黏膜完成了近600例近端型和失败的尿道下裂手术,效果满意。2000年后因舌黏膜供区瘢痕小而隐蔽,较传统颊黏膜可用范围广等优势亦作为另一种口腔来源的游离组织用于尿道修补,报道效果与颊黏膜相似。在处理复杂性尿道下裂或尿道狭窄等领域,无论是一期还是分期手术,口腔黏膜的运用得到了比较广泛地认同。其他运用过的游离移植物如阴囊皮肤或体表皮片存在后期毛发生长和再狭窄的风险;膀胱黏膜获取需要额外手术创伤和易挛缩及增生等问题目前大多数主流术者已基本放弃使用。口腔黏膜优势在于具有与尿道黏膜类似的结构,无远期毛发生长、具有较好的弹性与耐受尿液刺激的能力;组织供区位于口腔内易获取且不影响外观。常见的取材部位有颊部、下唇与舌的腹侧面,用法有黏膜补片与局部皮瓣联合一期尿道成形和游离移植物预置为尿道板的分期尿道成形两种。

历史上Duckett术式的出现曾一度否定了游离移植物作为尿道成形材料,Bracka等研究也不主张游离移植物一期卷管,理由是易造成尿道两侧环形狭窄。然而将游离移植物仅作为补片在复杂尿道下裂和失败尿道下裂再手术中运用目前得到了比较广泛地认可。笔者也曾报道利用口腔黏膜游离材料背侧镶嵌,即"Inlay with TIP",治疗再手术病例获得了满意效果。从单纯卷管到补片的运用是尿道修复医师认识上的一次质的飞跃。总结以上经验:① 游离移植物可作为尿道材料缺损的补充材料,不提倡一期卷管,推荐使用背侧镶嵌。② 游离口腔黏膜优于膀胱黏膜以及其他游离移植物,但不作为初治病例首选,是补救手术的首选材料。

二、临床特征

复杂性尿道下裂的定义一般认为是尿道开口于阴茎阴囊交界近端,伴有严重阴茎弯曲、阴茎阴囊反位以及经过手术有严重并发症,包括巨大的尿瘘、尿道狭窄、尿道憩室和严重的阴茎再次弯曲等情况。有个共同的特点就是手术医师明显感觉再次手术局部材料的严重短缺。上海交通大学医学院附属仁济医院泌尿科近十几年共收治复杂性尿道下裂742例,其中490例为初次手术,252例曾经过一次到14次的不成功手术(图2-1-119)。

三、手术方法的选择

运用口腔黏膜修复尿道下裂的手术方法简单归纳有:一期卷管尿道成形、背侧镶嵌的尿道成形、腹侧加

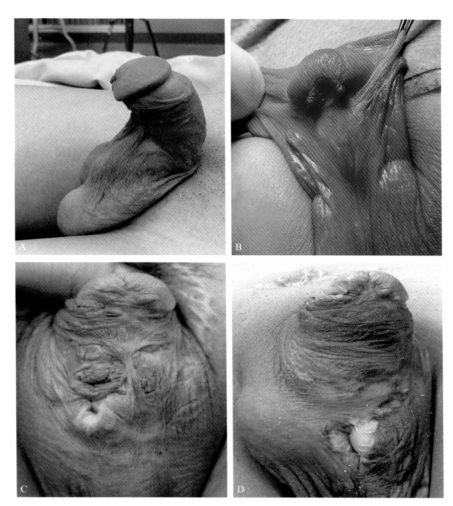

图2-1-119
A、B. 初次手术。C、D. 多次手术后

盖尿道成形术、口腔黏膜与局部带蒂皮瓣偶合尿道成形以及分期的尿道板预置二期再卷管成形等几种。不同的病情按照既定的策略选择不同处理方法，除不建议的单纯口腔黏膜卷管重建尿道和分期预置口腔黏膜"尿道板"两个术式之外我们将具体策略和方法介绍如下。

（一）复杂性尿道下裂的手术前评估

对尿道下裂严重程度的正确评估对治疗意义重大。目前单纯以尿道开口位置分型并不能真实反映病情的严重程度。在评估尿道下裂病情时需要综合考虑阴茎发育程度（阴茎长度、阴茎头直径大小）、阴茎下弯程度、尿道板发育的质量、阴茎皮肤的量和质地等。文献报道的尿道下裂并发症客观上反映了尿道下裂严重程度被低估的事实。对于初治的小儿严重尿道下裂上海交通大学医学院附属仁济医院采用分期的游离包皮内板与带蒂皮瓣偶合辅以或不辅以"策略造瘘"，成人

或青春期以后的初治尿道下裂以及再手术的复杂病例按照策略（图2-1-120）进行客观评估以决定对应手术方法。

（二）口腔黏膜的获取

1. 下唇黏膜的获取　口腔黏膜的获取具体步骤一般为：常规消毒后，在下嘴唇口角内下方缝2根牵引线将下唇湿唇暴露，黏膜下注射2～4 ml 1%利多卡因与1∶100 000肾上腺素的混合液，其能起到减少出血作用。根据尿道缺损长度设计矩形切口，较长的尿道缺损，所取宽度一般从干湿唇交界处至下唇系带。利用刀片和尖头剪刀将黏膜组织剪下，修剪黏膜下组织。获取的黏膜片以1∶5碘伏稀释溶液消毒。巨大的口腔创面可用5-0可吸收缝线缝合，一般创面仅采用吸收性明胶海绵压迫止血15～20分钟，不需要缝合（单人口腔黏膜获取小技巧：采用4-0 prolene线分别将两侧下唇角固定于颏下角，充分暴露

初治尿道下裂手术策略

远端性
（阴茎头下、冠状沟、阴茎干）

阴茎阴囊交界型
（根部）

近端型
（阴囊、会阴）

尿道板质量好

尿道板发育差

轻度阴囊反位

重度阴囊反位

尿道板纵切卷管手术

利用口腔黏膜游离材料背侧镶嵌

断尿道板的耦合法伴或不伴白膜折叠

分期手术

A

再手术尿道下裂 手术策略

I 期尿道成形

单纯卷管

镶嵌卷管

口腔黏膜/包皮皮瓣耦合法

被动分期手术

镶嵌卷管

其他方法

B

图 2-1-120
A. 初治尿道下裂总体策略（包括复杂性尿道下裂）。B. 再手术尿道下裂手术策略

下唇后不需要助手辅助可单人快速完成操作，图2-1-121）。

2. 其他口腔黏膜的获取　如下唇黏膜长度不够可以再同时获取上唇黏膜，方法同下唇。舌黏膜的获取因在第三篇第九章已有详尽描述在此不再赘述。我

们的有限经验提示小儿采用舌黏膜的手术效果并不理想，舌体较小，临床意义不如成年患者，同时小儿还牵涉语言学习问题。至于颊黏膜的获取我们的经验是除非因为长度需要，一般不建议采用。原因是暴露困难，获取技术要求高，腮腺导管开口限制等，此外也没有证

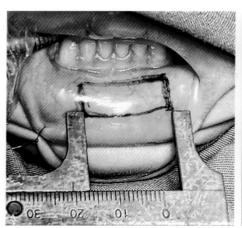
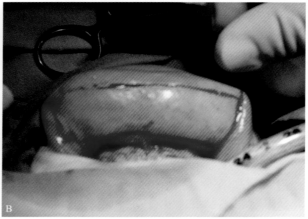

图 2-1-121
A. 标记好要取的下唇黏膜。B. 取上唇黏膜

据表明颊黏膜明显优于其他取材部位的口腔黏膜。特别提出的是口腔黏膜的取材依赖于健康的口腔环境，尤其要注意有嚼槟榔习俗的地区患者群。

（三）尿道成形方法

1. 镶嵌式口腔黏膜尿道成形术　Hayes & Malon（1999年）首先报道了运用小片唇黏膜镶嵌于阴茎头舟状窝以防止尿道外口狭窄。2006年上海交通大学医学院附属仁济医院报道了"镶嵌式唇黏膜尿道成形

术在复杂尿道下裂治疗中的应用"，2008年上海交通大学医学院附属仁济医院又报道了53例复杂尿道下裂患者采用该术式获得满意效果。随后的十年该技术逐渐成熟，主要运用于无严重弯曲、尿道板发育欠佳的初治尿道下裂和复杂尿瘘修补，以及尿道下裂术后尿道狭窄。该手术方法简单描述便是将获取的相应长度的口腔黏膜镶嵌于背侧纵向劈开的"尿道板"中央，相当于 Inlay with TIP（图2-1-122）。

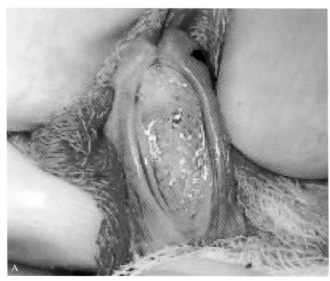 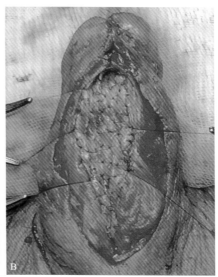

图2-1-122
A. 原尿道板切开。B. 口腔黏膜背侧镶嵌

注意点：首先黏膜的接受床必须健康，需要切除原手术造成的瘢痕组织直至阴茎海绵体正常膨出；其次黏膜必须通过"蚊钉吻合"紧密固定于阴茎海绵体表面，缝合针间距约2 mm。所取黏膜补片长度需与缺损长度匹配，高张力的黏膜补片容易挛缩。

2. 口腔黏膜与局部带蒂皮瓣偶合尿道成形术　李森恺于2003年提出不同材料偶合成形的尿道不易狭窄，上海交通大学医学院附属仁济医院的经验主要用于再手术病例，包括复发性阴茎弯曲、瘢痕性尿道狭窄。上海交通大学医学院附属仁济医院在2016年5月～2018年6月利用游离口腔黏膜耦合法延长尿道治疗的75例复发性阴茎弯曲，原手术方式为长TIP患者15例，TIP with Inlay 23例，Onlay术式患者11例，带蒂皮瓣分期术式26例。平均年龄15.74岁，平均阴茎弯曲40°。脱套后横断尿道，远端尿道中央纵行切开，取游离口腔黏膜置入缺损尿道，近端与原尿道板吻合，远端镶嵌于劈开的尿道板内，取邻近带蒂包皮瓣与阴茎背侧重建尿道板吻合，成形新尿道（图2-1-123）。

断尿道板后阴茎背侧尿道板缺损2～5 cm，取游离口腔黏膜长度2.5～6 cm，最终成形尿道总长度3～7 cm。

3. 手术注意事项

除构建健康黏膜移植床之外，局部带蒂皮瓣须尽量选择邻近包皮皮肤组织，尽量避免运用阴囊皮肤以防止毛发生长和结石并发症。根据重建尿道的长度和局部皮肤及黏膜移植床的具体情况选择一期成形或留置"策略造瘘"（图2-1-124），"策略造瘘"的意思就是保留近端尿道开口至少6个月以避免尿外渗导致的新尿道瘢痕挛缩造成狭窄和弯曲，成年患者和反复手术病例特别应该考虑"策略造瘘"。新尿道的覆盖是防止手术后尿瘘的有效手段，除采用局部皮下组织外，精索内筋膜组织是最佳的选择。

视频10　口腔黏膜修复复杂性
尿道下裂

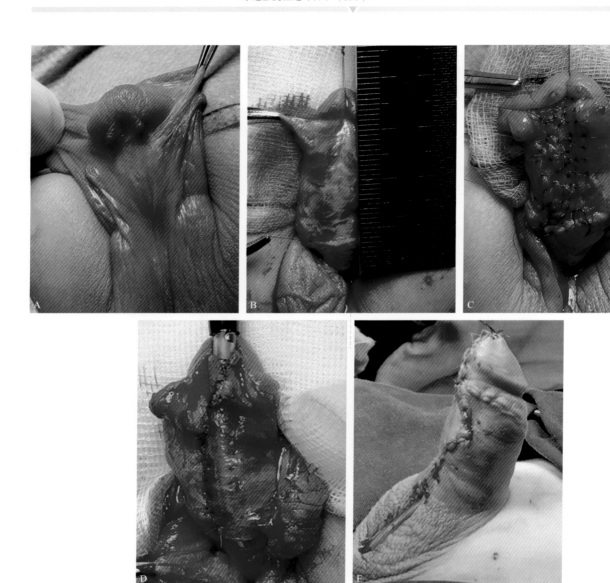

图2-1-123

A. 阴囊型尿道下裂。B. 伸直阴茎。C. 游离口腔黏膜置入缺损尿道。D. 缝合成管。E. 策略造瘘

（四）其他口腔黏膜尿道成形术

少数情况下，当多次尿道下裂术后患者的阴茎局部带蒂皮瓣极度缺乏时，上海交通大学医学院附属仁济医院可以尝试运用小面积口腔黏膜以"Onlay"方法成形尿道，即腹侧加盖尿道成形术。这种方法近十年间仅在3例尿道下裂中应用过，最大的口腔黏膜面积约1 cm²。由于缺乏可靠血供支持，不建议轻易采用这种方法，特别长段腹侧尿道缺损病例。折中的方法是上海交通大学医学院附属仁济医院提倡的所谓"被动分期手术"，即切除原手术后的不健康尿道和瘢痕组织，仅将阴茎体伸直待二期尿道成形。

（叶惟靖　吴　旻）

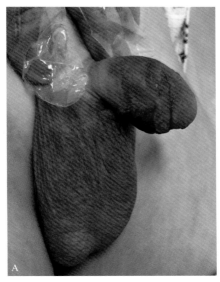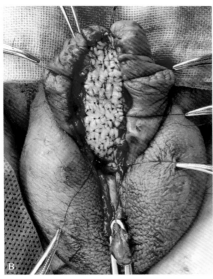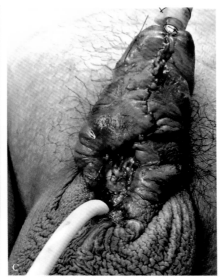

图2-1-124
A. 复发性再弯曲病例。B. 口腔黏膜镶嵌与带蒂皮瓣偶合。C. 策略造瘘

第十五节　男性成人复杂性尿道下裂的修复

一、概述

尿道下裂是小儿泌尿生殖系统中最常见疾病之一，而其修复的术式是泌尿外科最具有争议的问题之一。成功的尿道下裂修复应达到以下目的：① 阴茎外观接近正常。② 矫正阴茎下曲。③ 尿道正位开口。④ 尿流尿线正常。⑤ 术后并发症少。尿道下裂的治疗可通过各种手术方法和应用各种组织进行修复，如邻近的皮瓣，游离的全层皮肤和黏膜；通过一期或分期来治疗。

成人复杂性尿道下裂患者多数病情较为复杂，尤其是多次手术后，大部分病例阴茎外观丑陋，阴茎腹侧皮肤呈象皮肿样变化或由于腹侧尿道成形后狭窄，组织瘢痕挛缩导致阴茎弯曲。尿道外口周围常有瘢痕化，或有多个瘘口，同时伴有尿道狭窄和尿道憩室等，局部可用于重建尿道的皮源少（图2-1-125 A ～ F），再次手术操作较困难，术后并发症多。近年来随着手术技术和缝合材料的改进，尿道下裂的手术疗效有很大提高，但复杂性尿道下裂的治疗效果仍难满意。这主要因为腹侧可用皮肤较少，血运差，腹侧肉膜组织不足，无足够的肉膜组织插入在闭合的尿道和缝合的皮肤之间；导致各种并发症如尿道皮肤瘘，新建的尿道狭窄（包括尿道口），新尿道憩室的发生率仍居高不下。

即使仔细选择患者和有经验的医师，其术后并发症的发生率仍在14% ～ 50%（图2-1-125 H ～ K）。

二、复杂性尿道下裂常用术式与手术相关的若干问题

（一）手术方式选择

复杂性尿道下裂的尿道修复重建对术者的操作技术要求较高，术者必须把握尿道下裂以及正常阴茎的解剖特点，对多种术式有相当的经验，在此基础上，针对患者个体的病变特征，尽量采用自己最为熟悉和有把握的手术方式。

尿道下裂修复失败患者多数病情较为复杂，局部条件差，常伴有各种并发症如尿道皮肤瘘，新建尿道狭窄。瘢痕组织挛缩导致阴茎严重弯曲，尿道外口周围常有瘢痕化，或有多个瘘口，局部可用于重建尿道的皮源少，常需选用其他组织来重建尿道，因此，对术者的操作技术要求更高。

目前，对阴茎有皮源者带蒂包皮内板或纵行岛状皮瓣法和嵌入式尿道板纵切卷管尿道成形术的应用最广，术者应牢固掌握其技术特点和关键之处。

（二）复杂性尿道下裂的一期手术修复

多数尿道下裂可以一期行尿道成形术，具体选用何种术式取决于患者的局部条件和手术医师最为熟

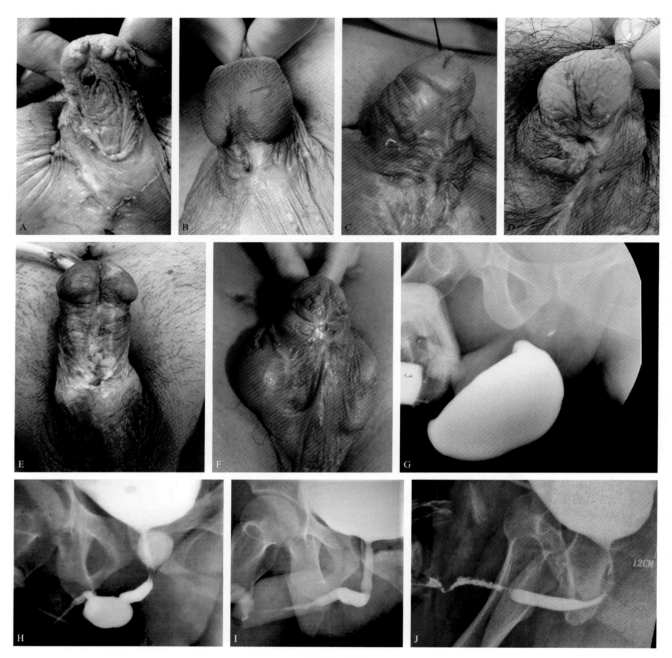

图2-1-125
A～F.尿道下裂修复失败后各种类型。G～J.尿道下裂修复失败后伴有尿道狭窄或憩室的造影片

悉和有把握的手术方式,常用的术式如下。

1. 带蒂横行包皮内板或纵行阴茎皮肤重建尿道

(1)手术适应证:患者阴茎背侧皮肤尚充裕。

(2)手术步骤要点:

1)取平卧或截石位。在阴茎弯曲最严重部做横切口,切除纤维索带,伸直阴茎,分离阴茎头两翼使其能包裹新尿道(图2-1-126 A、B)。

2)阴茎冠状沟下约5 cm处做环形切口,在阴茎皮肤深面的深、浅筋膜间分离,获取带血管蒂的岛状皮瓣

(图2-1-126 C)。

3)将岛状皮瓣从阴茎背侧转至腹侧或皮瓣蒂打孔后从背侧转移至阴茎腹侧(图2-1-126 D、E)。

4)岛状皮瓣管状成形。将皮瓣的中间缝合于阴茎深筋膜,随后将皮瓣管状成形,新尿道远端开口于阴茎头,近端与原尿道远端吻合后缝合皮肤(图2-1-126 F～I)。

2. 阴茎纵行皮瓣与舌黏膜组合拼接重建尿道

(1)手术适应证:患者阴茎腹侧皮肤略充裕,阴茎已伸直。

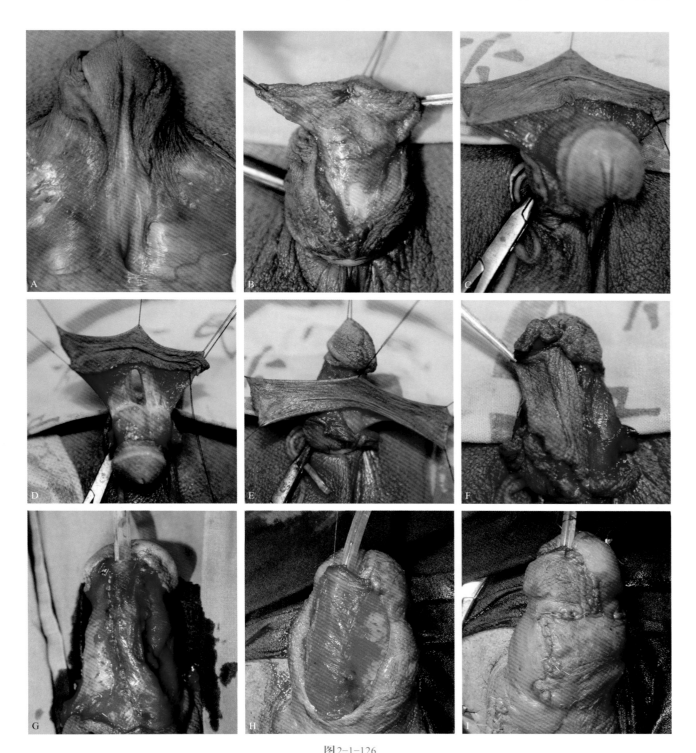

图2-1-126

A. 尿道开口位于阴茎阴囊交界处。B. 于冠状沟近端0.5 cm处做环形切口，切除腹侧纤维索带，伸直阴茎，分离阴茎头两翼。C. 在阴茎皮肤深面的深、浅筋膜间分离出带蒂皮瓣。D. 将皮瓣打孔。E. 皮瓣转至腹侧。F. 将皮瓣固定在阴茎海绵体上。G. 将皮瓣缝合成管状。H. 取阴囊带蒂肉膜组织覆盖在新尿道上。I. Z字形缝合皮肤

（2）手术步骤要点：

1）取宽2 cm，长度按需要的舌或颊黏膜（图2-1-127 A、B）。在伸直的阴茎从尿道口到阴茎头画3条切开线（图2-1-127 C），切开中间和左线或右线。在中间线切口中切除已闭锁的尿道瘢痕（图2-1-127 D），并向两侧伸展，增加尿道板的宽度。用5-0可吸收线

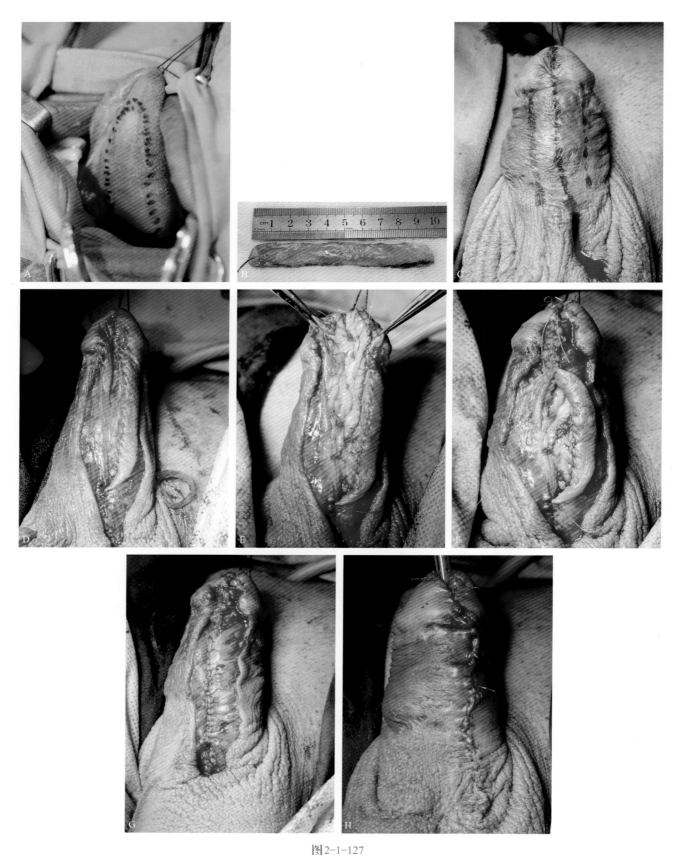

图 2-1-127

A. 取舌黏膜的部位。B. 取下的中长段舌黏膜。C. 阴茎皮肤画切口线。D. 先延中间线切开皮肤,切除瘢痕,随后选左或右线切开皮肤。E. 将黏膜间断固定在阴茎海绵体上作为新尿道板。F. 皮瓣与黏膜板侧-侧缝合重建尿道。G. 完成尿道缝合。H. 完成阴茎皮肤缝合

将黏膜间断固定在阴茎海绵体上，黏膜条的近端与尿道口缝合，远端开口于阴茎头（图2-1-127 E）。

2）在中间线切口的左侧或右侧取宽1.5～2 cm，长按需要的阴茎带蒂纵行皮瓣与黏膜侧侧拼接重建尿道，随后分层缝合阴茎皮肤（图2-1-127 F～H）。

3. 游离黏膜重建尿道

（1）手术适应证：患者阴茎可用于重建尿道的皮肤不足。

（2）手术步骤要点：

1）阴茎伸直与分离阴茎头同上，取宽2 cm，长按需要的舌或颊黏膜（图2-1-128 A）。

2）用5-0可吸收线将黏膜间断固定在阴茎海绵体上，黏膜的一端开口于阴茎头，另一端与原尿道的远端口间断缝合。

3）取阴囊带蒂肉膜覆盖于尿道板的腹侧，无张力缝合阴茎筋膜组织和皮肤（图2-1-128 B～D）。

4. 改良的Snodgrass术（嵌入式尿道板纵切卷管尿道成形术）

（1）手术适应证：阴茎在勃起时基本无弯曲（图2-1-129 A）。

（2）手术步骤要点：用记号笔在阴茎腹侧围绕尿道开口划宽1～1.5 cm，作为尿道板的切口线，沿线切开皮肤，从尿道开口至阴茎头顶端深至白膜。将尿道板中央向两侧伸展，增加尿道板的宽度（图2-1-129 B～D）。随后选择游离黏膜或小肠脱细胞基质（SIS）作为嵌入物嵌入尿道板中央。

1）游离黏膜嵌入式。将宽1.5 cm左右，长按需要的游离舌黏膜嵌入在纵行分开的尿道板中央，用5-0可吸收线将其固定在阴茎海绵体上（图2-1-130 A、B）。尿道内留置硅胶支架管，用5-0可吸收线连续缝合尿道板和阴茎筋膜组织和皮肤（图2-1-130C～E）。

2）SIS嵌入式。将宽1.5 cm，长按需要的SIS浸泡在0.9%的NaCl溶液中30分钟后嵌入在纵行分开的尿道板中央，用5-0可吸收线将其固定在阴茎海绵体上（图2-1-131 A、B）。尿道内留置硅胶支架管，用5-0可吸收线连续缝合尿道板和阴茎皮下组织和皮肤（图2-1-131 C、D）。

5. 尿道憩室壁尿道成形术

（1）手术适应证：男性尿道下裂术后尿道口狭窄伴憩室形成（图2-1-132 A～C）。

（2）手术步骤要点：

1）先切开狭窄的尿道和憩室（图2-1-132 D），裁剪好用于重建尿道的憩室壁后切除过多的憩室壁（图2-1-132 E）。

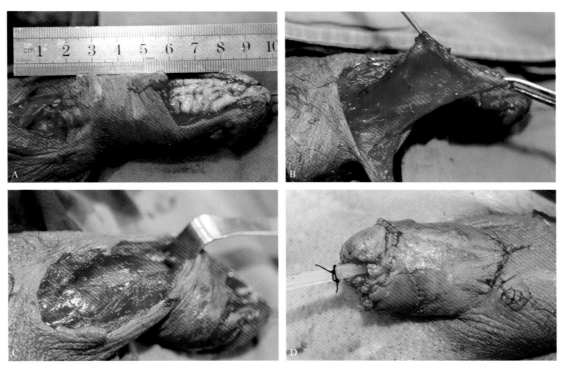

图2-1-128
A. 将舌黏膜固定在阴茎海绵体上。B. 取阴囊带蒂肉膜组织。C. 将阴囊肉膜均匀地覆盖在尿道板上。D. 无张力缝合阴茎皮肤

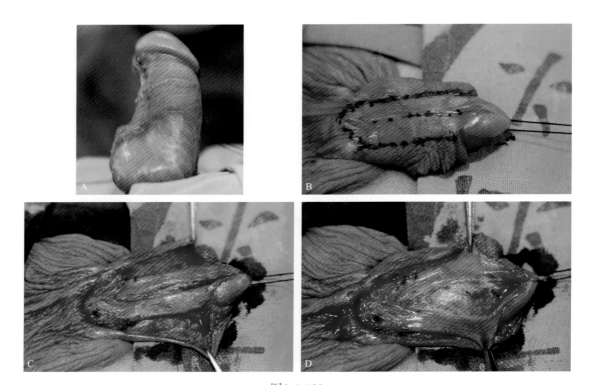

图 2-1-129

A. 阴茎在勃起时无弯曲。B. 记号笔在阴茎腹侧画好切口线。C. 沿切口线切开尿道板。D. 将尿道板中央向两侧分离、伸展,增加尿道板的宽度

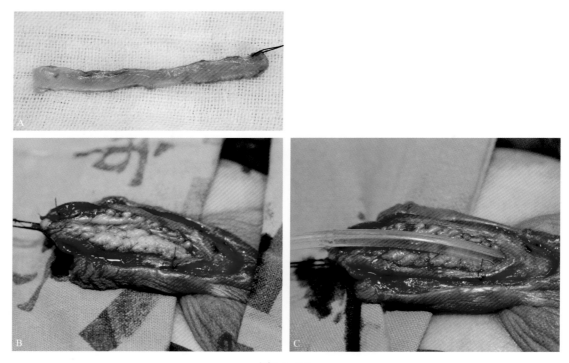

图 2-1-130

A. 已分离好的游离舌黏膜。B. 用5-0可吸收线将舌黏膜固定在阴茎海绵体上。C. 尿道内留置硅胶支架管

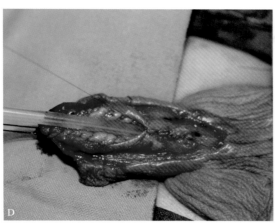
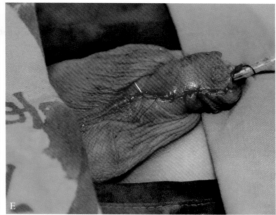

图 2-1-130（续）

D. 连续缝合尿道板。E. 阴茎皮肤缝合完毕

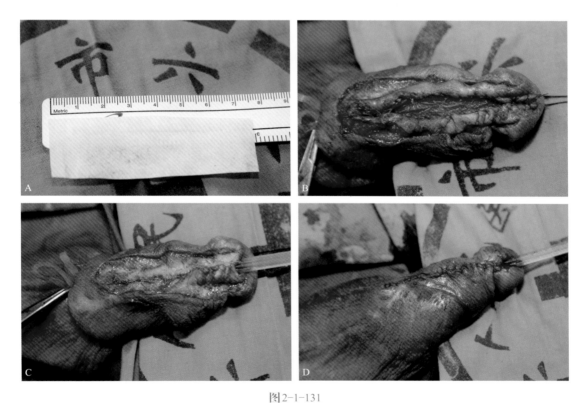

图 2-1-131

A. 用于尿道重建的 SIS。B. 可吸收线将 SIS 固定在阴茎海绵体上。C. 尿道内留置硅胶支架管，用 5-0 可吸收线连续缝合尿道板。D. 阴茎皮肤缝合完毕

2）将裁剪好憩室壁反转与阴茎头缝合，并连续缝合尿道板形成新尿道（图 2-1-132 F）。

3）缝合阴茎筋膜与皮肤（图 2-1-132 H）。

6. 阴囊中缝皮肤岛状皮瓣尿道成形术

阴囊纵隔的特点是血运好、肉膜层厚、组织愈合能力强。但阴囊皮肤属干性皮肤，易长毛发，远期可并发结石、感染（图 2-1-133），因此不建议将该术式作为尿道下裂的首选治疗手段。在尿道下裂修复失败后，局部条件极差，阴茎皮肤缺少时才考虑选用此术式，并做去毛囊处理。

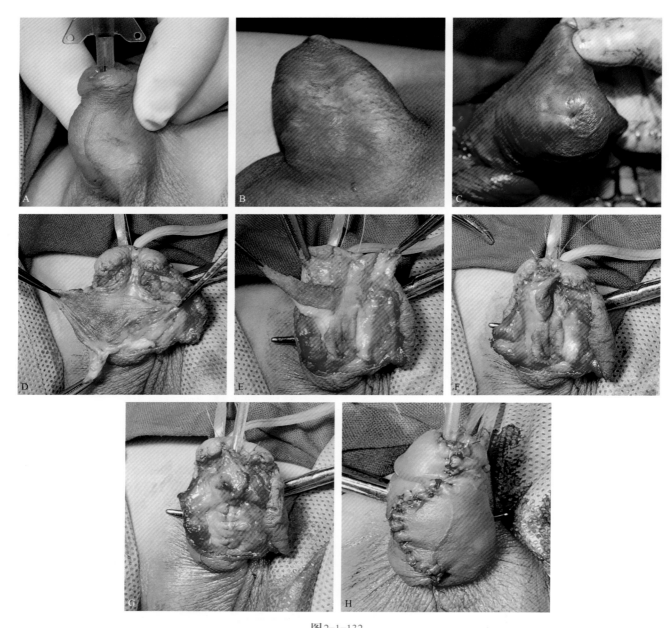

图2-1-132
A、B. 不同的尿道憩室。C. 尿道口狭窄。D. 切开憩室。E. 剪除多余的憩室壁。F. 将憩室壁反转与尿道口缝合。G. 连续缝合尿道板。H. 缝合阴茎皮肤

 视频11 舌黏膜重建尿道治疗成人多次修复失败的尿道下裂

（三）尿道下裂的分期手术修复

对阴茎局部条件较差，尤其是多次修复失败术后患者，阴茎局部瘢痕组织挛缩导致阴茎严重弯曲，尿道外口周围常有瘢痕化或有多个瘘口，局部可用皮源少的患者，可先矫正阴茎弯曲，并选用不同的黏膜作为新的尿道板，6个月～1年后再进行第二期尿道成形手术

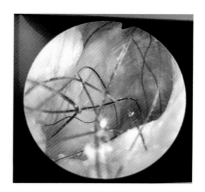

图2-1-133　阴囊皮肤重建的尿道上毛发生长

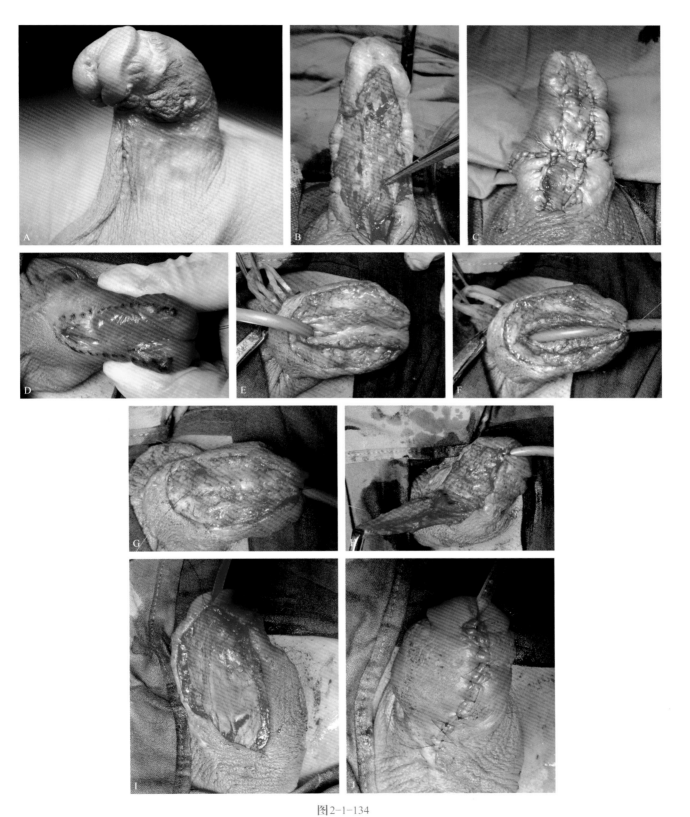

图2-1-134

A. 尿道下裂修复失败后阴茎弯曲。B. 伸直阴茎。C. 舌黏膜固定在阴茎海绵体上形成新的尿道板。D. 6个月后新尿道板生长良好。E. 按线条切开尿道板。F. 5-0线连续缝合尿道板。G. 缝合完毕。H. 取阴囊带蒂肉膜组织。I. 肉膜覆盖在尿道板上。J. 缝合阴茎皮肤

（图2-1-134）。

三、术后处理

（1）阴茎用弹力绷带加压包扎4天，以后改用普通纱布包扎。

（2）手术4天后每天用抗生素液自尿道支架管冲洗尿道。

（3）为防止和减轻膀胱刺激征，导尿管不要插入膀胱过深，导尿管头端进入膀胱颈部2～3 cm即可。

（4）为防止阴茎勃起，应手术前日开始即给予雌激素。

（5）术后3周拔除尿道支架管后观察排尿情况，随访时行尿流率检查，必要时重复尿道造影或行尿道镜检查。

四、手术体会

成人复杂性尿道下裂手术的方法应建立在准确的术前评估的基础上，包括阴茎皮肤瘢痕的严重程度、位置及性质或阴茎皮肤松弛度，包皮存留情况，尿道口位置、形态，阴茎下曲的程度，尿瘘及尿道狭窄情况。手术方法按重建尿道的材料分为带蒂阴茎皮肤组织和游离移植物两大类。目前比较统一的认识是如局部阴茎皮肤组织尚富裕，这是治疗尿道下裂术是手术的主流。因为在一个有瘢痕性的组织床上带血管蒂的皮瓣比游离的移植物更可靠；条状皮瓣比管状又有更好的结果，如阴茎皮肤组织不充足则选择游离移植物作为尿道替代物。在如何减少并发症的发生，提高手术成功率上，笔者总结了以下几点：① 选择合适的术式，如患者原有的尿道仍可利用，阴茎勃起试验显示阴茎无明显弯曲，我们较多选择各种组织条（宽2 cm左右的纵行皮瓣或黏膜条）重建尿道或皮瓣与黏膜条组合重建尿道；如阴茎勃起试验显示患者阴茎明显弯曲，

在切除瘢痕组织，纠正阴茎下弯后必须用其他组织来替代尿道。如患者残余的包皮尚富裕，我们常选择较宽的皮条（成人为松弛状态2～2.5 cm）与原尿道口做斜行吻合和背侧替代，这样有助于预防新尿道狭窄。② 如要用游离黏膜重建尿道，必须用5-0的可吸收线将黏膜条间断固定在阴茎海绵体上，以防游离黏膜条与阴茎海绵体间有空隙而影响黏膜条再血管化。③ 采用错位切口与缝合，在术中避免成形尿道的缝合缘与皮肤缝合缘处于同一层面并尽可能转移带血管蒂筋膜覆盖于新尿道上，或插入在闭合的尿道和缝合的皮肤之间，或转移质量较好的带血管蒂筋膜的岛状皮瓣覆盖于新尿道上，这样有助于减少尿瘘的发生。另外应注意避免过多分离组织，只要做到缝合面无过高张力即可。增加缝合层次、阴茎皮肤采用单丝线缝合减少局部反应均是提高手术成功率重要因素。④ 减少阴茎勃起，避免缝合处张力过高。成年患者的特点是手术次数多，局部瘢痕严重，常合并有狭窄、尿瘘等并发症。虽然阴茎发育、体积增大给手术操作带来了一定方便，但同时阴茎勃起次数增多、强度增加、勃起后阴茎体积变化大等因素可引起组织的张力增加，也容易导致出血、撕裂、发生尿瘘。传统方法是术前开始应用雌激素，但应用的时间与效果有相关性。对成年患者我们采用晚9点和早4点各肌注苯甲酸雌二醇2 mg 7～10天，可减少围术期的夜间阴茎勃起。⑤ 术后尿道分泌物增多是另一个常见问题。由于尿道分泌物积聚会导致感染的机会增多，我们的经验是选用对尿道黏膜刺激最小的带凹槽或侧孔的硅胶导管，使尿道分泌物能通过硅胶导管的凹槽或侧孔流出。每天用抗生素夜冲洗导管并从阴茎根部向头部挤压，使积聚在尿道分泌物流出，减少感染的机会。

（徐月敏　李鸿宾）

第十六节　改良Koyanagi尿道下裂修复术

一、概述

Koyanagi及其改良手术是近二十年国际上较流行的一期修复重度尿道下裂的手术方式。华西医院黄鲁刚和山西省儿童医院张旭辉在多年应用Koyanagi尿道下裂修复术的基础上，于2012年同时期对该手术进行了类似的改良，该手术虽然在设计原理上来

自Koyanagi手术，但在手术的流程和皮瓣的制作上已完全与Koyanagi手术不同，尤其是手术的效果较Koyanagi手术有了明显的改进，现在已在国内多个儿童医学中心运用。初期的手术结果报道在《中华小儿外科杂志》2015年第3期上，其后较多病例和较长时间的随访结果黄鲁刚团队发表在 Urology 2016年第5期上，并多次在国际和全国学术会议上交流，所以我们

采用了 Koyanagi-Huang-Zhang 手术命名。

Koyanagi-Huang-Zhang 尿道下裂修复术（以下简称KHZ手术）与 Koyanagi 手术系列改良手术的设计原理是一致的，即以尿道口为基底、充分利用原尿道板，并使尿道板连续向远端两侧包皮延伸形成带蒂皮瓣，在成形的新尿道中没有横向的吻合口（Duckett加Duplay手术即有吻合口），适用于伴有阴茎弯曲的重度尿道下裂的一期修复，KHZ手术与传统 Koyanagi 手术的改进处在于：① 在阴茎弯曲矫正后，先在背侧包皮正中纵行切开包皮，将包皮转移至腹侧后利用包皮重建腹侧尿道板。其后以尿道口为基底在尿道板上做U形皮瓣，类似将分期手术的两期合为一期完成，优点是手术操作简便了，并很好保护了皮瓣的血运。② 切取带蒂的阴囊肉膜瓣或睾丸鞘膜瓣对成形后新尿道进行覆盖保护，有效地减少了并发症的发生。

二、手术适应证

（1）伴有真性阴茎弯曲的重度尿道下裂，特别是阴囊型和会阴型。
（2）合并有部分阴茎阴囊转位、阴囊对裂。
（3）阴茎头直径应大于1 cm。
（4）简单地说就是适用于 Duckett + Duplay 手术修复的重度尿道下裂病例。

三、手术禁忌证

（1）阴茎体型尿道下裂。
（2）不伴有阴茎弯曲的重度尿道下裂。
（3）尿道成形术失败后再手术者。

（4）没有阴茎阴囊转位和阴囊对裂者。

四、手术步骤及要点

（1）阴茎头顶部缝牵引线，两侧阴囊各缝牵引线显露会阴，放置适合的双腔球囊尿管。

（2）阴茎弯曲矫正和翼状阴茎头预制：冠状沟下0.8～1.0 cm处环形切开包皮，在尿道板处要做成V形切口，在阴茎深筋膜浅面脱套包皮，腹侧松解尿道板并切断纤维索带，充分矫正阴茎弯曲。在阴茎头腹侧沿尿道板深面向阴茎头远侧游离解剖，于腹侧正中纵行切开至阴茎头顶部，同时矫正了远段的弯曲。

（3）重建阴茎腹侧尿道板：在背侧包皮正中纵行剪开包皮2～3 cm，展开包皮内板的折叠，将包皮从两侧转移至阴茎腹侧，把两侧包皮的顶点与阴茎头切开的顶部缝合。间断缝合包皮内侧切缘到阴茎腹侧海绵体正中3～4针，以尿道板V形切口为近侧端向远侧连续缝合至阴茎头顶部（图2-1-135）。

（4）皮瓣的制作和新尿道的重建：用灭菌记号笔画出皮瓣的范围，如 Dupla 手术U形皮瓣，以尿道口为基底平行向远侧至阴茎头，阴囊段切开到皮下筋膜，阴茎段即包皮处仅能切开皮肤，紧贴皮肤向外侧游离包皮约1.0 cm，形成带筋膜蒂皮瓣，而阴囊段沿肉膜浅面游离至阴囊外侧，从皮瓣的近侧端向远侧两层用连续内翻缝合和连续缝合的方法成形新尿道（图2-1-136）。

（5）尿道外口和龟头成形：在新成形的尿道远端做椭圆形的外口，用6-0可吸收缝线间断缝合新尿道口与阴茎头腹侧翼状瓣的尿道隐窝切口每侧3～4

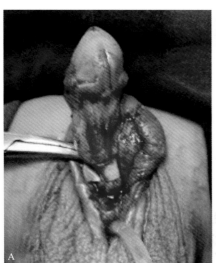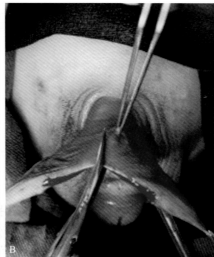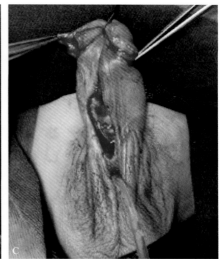

图2-1-135
A. 伸直阴茎。B. 背侧正中纵行切开包皮。C. 包皮转移至腹侧

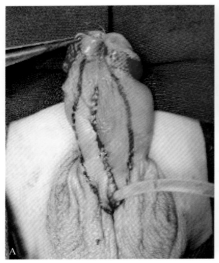
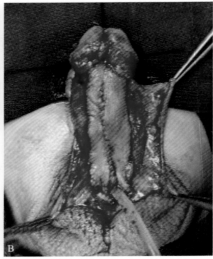
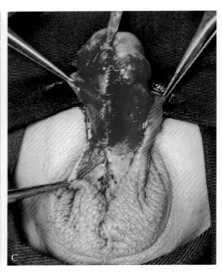

图2-1-136
A. 记号笔画出皮瓣的范围。B. 切开皮肤，制作皮瓣尿道板。C. 连续缝合成形新尿道

针，阴茎头腹侧间断缝合阴茎头海绵体组织1～2针成形阴茎头，在阴茎头两侧将阴茎白膜与阴茎头翼海绵体各缝合一针关闭缝隙并减少阴茎头成形的张力。

（6）阴囊肉膜瓣或睾丸鞘膜瓣对新尿道的保护：在一侧的阴囊从近侧和外侧于鞘膜囊的浅面游离肉膜瓣，以阴囊远侧端为肉膜瓣的基底将内侧分离，向远端翻转肉膜瓣间断缝合后与阴茎白膜和皮瓣筋膜形成对新尿道的保护。如果肉膜发育不好或量太少，可用睾丸鞘膜瓣，是以睾丸精索端为基底取矩形的鞘膜瓣并向远侧翻转保护新尿道（图2-1-137 A、B）。

（7）成形阴囊和阴茎：将对裂的阴囊筋膜分两层间断缝合，留置橡皮引流条，在阴囊与阴茎皮肤交界处的腹侧向背侧适度剪开，可有效地矫正阴茎阴囊转位并增加阴茎成形所需的皮瓣，阴囊皮肤切口可用间断垂直褥式缝合，利用残余的包皮和阴茎皮肤做成形阴茎的缝合（图2-1-137 C）。

（8）阴茎部采用多层敷料和弹力绷带的加压包扎，阴囊部适度增加敷料以保证充分引流，橡皮条术后两天取出，阴囊部伤口术后三天暴露消毒。

五、术后并发症

1. 尿瘘　成形尿道和阴茎成形的缝合缘都在腹

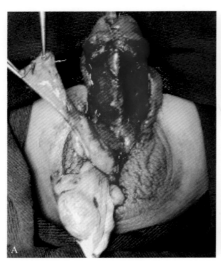
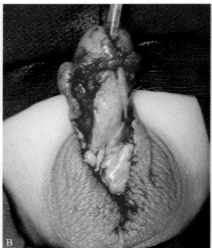
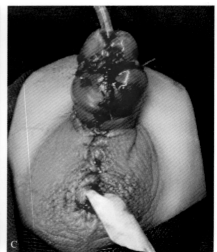

图2-1-137
A. 取睾丸鞘膜瓣。B. 覆盖在新尿道上。C. 缝合各组织

侧正中,尿瘘曾是Koyanagi系列手术的主要并发症。KHZ手术的改进减少皮瓣血运的损伤和增加了筋膜瓣对新尿道的保护,所以KHZ手术的尿瘘的发生率较低,发生的主要原因是感染和炎症反应。

2. 尿道狭窄　KHZ手术因没有横行的吻合口,皮瓣循环保护较好,基本不会发生尿道狭窄,是该手术的另一大优点。但是,如果远端皮瓣血运差,与阴茎头吻合的张力大,可出现尿道外口狭窄。

3. 阴茎头裂开尿道口退缩　这种情况往往发生于阴茎头较小和成形尿道的长度不足时,在成形尿道长度不足时可以充分利用阴茎头尿道隐窝的黏膜进行吻合以减少张力。

4. 尿道憩室　如果没有尿道口的狭窄发生这种并发症基本不会出现。

六、手术体会

笔者运用KHZ手术已有七年多近百例,这些手术经验表明,KHZ手术的优点在于:① 带蒂皮瓣的制作变得十分容易,并能很好地保护皮瓣的血运。② 由于没有横向的吻合,很少发生尿道狭窄。③ 因皮瓣血运良好并有筋膜瓣的保护,尿瘘的发生也较少。④ 很少数病例会出现皮肤过少,不足以成形阴茎的情况时,可以将阴茎的腹侧埋藏于阴囊里形成蹼状,半年后再行阴茎成形十分容易。

（黄鲁刚）

第十七节　女性尿道下裂的治疗

一、概述

女性尿道下裂,顾名思义是尿道开口位于阴道前壁,分先天性尿道下裂和后天性尿道下裂。女性先天性尿道下裂较男性尿道下裂来说是一种罕见的疾病,1904年Blum报道了35例病例,并将女性先天性尿道下裂分为3类:① 在尿道后壁和阴道的前壁间为一条纵向通道。② 存在伴有尿道进入阴道的尿生殖窦。③ 尿道开口于阴道近端到正常的处女膜间。虽然第二和第三类是类似的,但处女膜在第三类是正常的,而第二类是在阴道内深部尿生殖窦。女性尿道下裂可伴有尿失禁或伴有尿道狭窄和其他先天性畸形,往往是和其他畸形如泄殖腔畸形、女性假两性畸形、输尿管异位开口等合并存在,也可和其他一些病症如神经性膀胱、肾上腺增生同时存在。

后天性的女性尿道下裂主要见于外伤性骨盆骨折损伤尿道,导致前尿道闭锁,尿道阴道瘘,其次可见于产伤时损伤阴道前壁和尿道后壁所致。

二、诊断

女性先天性尿道下裂的临床表现主要取决于患者是否伴有尿失禁及其程度,或是否存在梗阻性疾病。尿失禁症状出现的早晚和严重程度取决于患者膀胱颈括约功能、尿道腔口径大小和尿道长短。先天性尿道下裂的绝大多数患者均因伴有尿失禁而去医院就诊,体检时发现尿道口在异位才明确诊断。因膀胱颈括约功能欠佳而尿道腔口径宽大,有的患者幼儿时就有尿失禁;也有的患者儿童时无明显尿失禁或仅有轻度尿失禁症状而被忽视,到成年因妊娠生子后尿失禁症状加重才就诊,临床检查发现尿道开口异位、尿道短、腔口径宽大(图2-1-138)。也有一些患者因尿道远段狭窄,表现为复发性尿路感染或排尿费力,慢性尿潴留,甚至到肾功能下降才来就诊,体检时在外阴部较难发现尿道口,导尿时发现有尿道狭窄(图2-1-139)。

后天性的女性尿道下裂主要依据是患者有外伤性骨盆骨折损伤尿道或产伤时损伤阴道和尿道的病史,通过影像学检查和体检可明诊(图2-1-140)。

三、治疗

女性尿道下裂的治疗取决于患者的尿道下裂的病因和是否有尿失禁及程度,或是否存在尿道狭窄。后天性女性尿道下裂主要采用阴唇或外阴皮瓣重建尿道,详见第三篇十八章女性尿道狭窄或闭锁的治疗和第十九章外伤性儿童尿道狭窄的治疗。女性先天性尿道下裂的治疗主要根据患者伴有尿失禁,或伴有尿道狭窄有不同的治疗原则。

女性先天性尿道下裂伴有尿失禁的患者要解决两个问题:① 将前尿道延长到外阴部正常位置。② 矫正尿失禁。轻度尿失禁者一般在延长前尿道时将外阴部脂肪垫转移到新尿道外后可以改善或治愈(图2-1-141)。脂肪垫的转移既防止了新尿道尿瘘发生,又增加了新尿道内压。

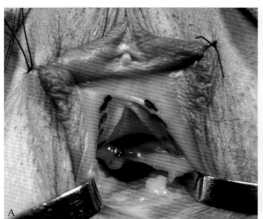
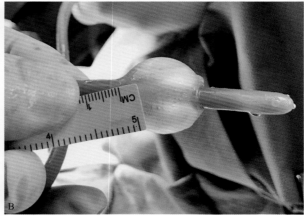

图 2-1-138

A. 尿道口宽大，开口于阴道前壁。B. 测量尿道长度仅 1 cm

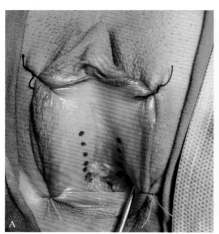
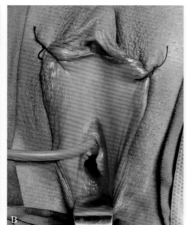
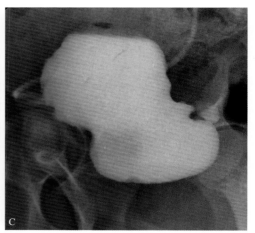

图 2-1-139

A. 成人尿道外口狭小，开口于阴道前壁。B. 尿道仅能插入 14Fr 导管。C. 膀胱造影示膀胱体积明显大于正常人

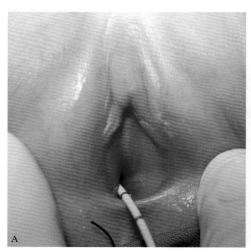
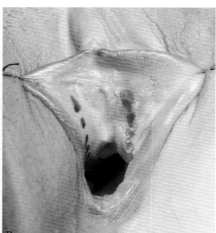
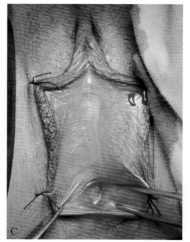

图 2-1-140

A. 外阴部未见尿道口，阴道口狭小，仅能通过 3Fr 导管。B. 尿道开口于阴道前壁。C. 外阴部未见尿道口，阴道口狭小外口后在阴道前壁找到尿道口

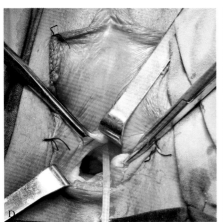
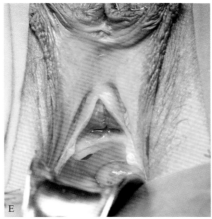
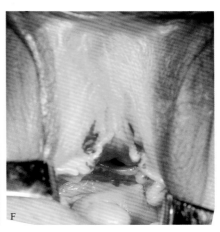

图2-1-140（续）
D. 切开阴道。E、F. 分娩时损伤阴道前壁和尿道后壁

视频12　前尿道延长术治疗女性尿道下裂

如尿失禁通过上述术式没有改善，可再行改良的膀胱颈重建术治疗尿失禁。其手术要点是：① 纵行打开膀胱，在膀胱三角区保留从膀胱颈到输尿管开口前宽2～2.5 cm的黏膜，其余相应部位去黏膜化；长度3～3.5 cm（图2-1-140）。② 依据不同年龄以12Fr～14Fr导管为支架，用2-0～3-0可吸收线将三角区肌肉组织做多层间断缝合形成新的后尿道和膀胱颈（图2-1-142），在缝合时以抽管有紧箍感为宜，手术结束前将导尿管更换为10Fr～12Fr。这样不但可避免导管周围组织过紧造成缺血坏死，影响愈

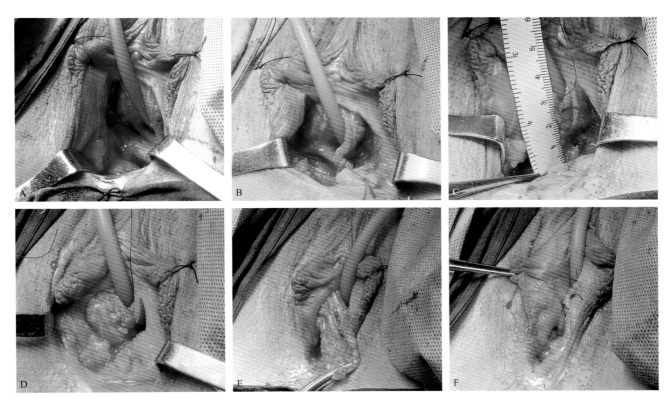

图2-1-141

A. 在外阴部沿标记线切开和分离皮瓣。B. 自底部向上将连续缝合皮瓣。C. 尿道开口向上延伸3～3.5 cm。D. 外阴部分离出脂肪垫。E. 通过皮下隧道将脂肪垫到新尿道外。F. 在脂肪垫外缝合外阴皮瓣

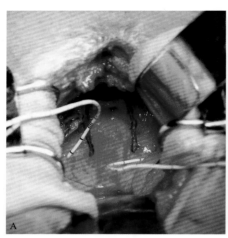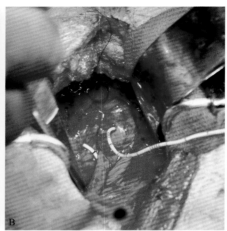

图2-1-142
A. 在膀胱三角区用电刀划出黏膜条标记线。B. 将三角区肌肉组织做多层间断缝合

合，而且也有利于尿道分泌物的流出。③ 膀胱前壁在新建的后尿道和重建膀胱颈上方缝合关闭膀胱，使这些新建的后尿道和膀胱颈暴露在膀胱腔内。这样，将三角区肌肉组织做多层间断缝合形成新的后尿道和膀胱颈，以提高尿道闭合压和减少重建的后尿道和膀胱颈裂开概率。这些措施对术后控制排尿都极为重要。当膀胱充盈时，尿液对新尿道和膀胱颈也有压迫作用，由此加强抗尿失禁作用。但此方法也会造成排尿困难，尤其是暴露在膀胱腔内的后尿道和膀胱颈过长时（视频48）。

女性尿道下裂伴有尿道狭窄患者也要解决两个问题：首先是治疗前尿道狭窄，解除尿路梗阻；其次是同伴尿失禁者一样，将前尿道延长到外阴部正常位置。治疗前尿道狭窄的手术要点为从尿道口背侧起切开狭窄段尿道至正常尿道位置，其余手术与上述术式相同。

（徐月敏　邹本警）

参考文献

［1］ 郝建伟，杜广辉，刘中华，等.带蒂包皮双面皮瓣法联合Duplay I期修复重度尿道下裂［J］.中华小儿外科杂志，2011，12：907-910.

［2］ 刘中华，钟爱梅，周瑞锦，等.带蒂包皮双面皮瓣治疗小儿尿道下裂［J］.中华泌尿外科杂志，2010，2：125-127.

［3］ 范志强，刘中华，皇甫雪军.尿道下裂手术图解［M］.郑州：河南科学技术出版社，2019：36-44.

［4］ Fan ZQ, Sun JT, Huangfu XJ, et al. Prefabricated partial distal urethral in 2-staged repair of proximal hypospadias with severe chordee[J]. Int J Clin Exp Med, 2015, 8(2): 2453-2458.

［5］ Duckett JW Jr. Transverse preputial island flap technique for repair of severe hypospadias. 1980[J]. Urol Clin North Am, 2002, 167(2 Pt 2): 1179-1182.

［6］ 谢华，陈方，黄轶晨，等.包皮岛状皮瓣尿道板重建尿道成形术初步报告［J］.中华小儿外科杂志，2014，35（5）：370-373.

［7］ Huang Y, Xie H, Lv Y, et al. One-stage repair of proximal hypospadias with severe chordee by in situ tubularization of the transverse preputial island flap[J]. J Pedia Urol, 2017, 13(3): 296-299.

［8］ 唐耘熳，王学军，毛宇，等.游离包皮内板卷管尿道成形术矫治尿道下裂的近期观察［J］.中国修复重建外科杂志，2016，30（7）：866-870.

［9］ Radojicic ZI, Perovic SV. Classification of prepuce in hypodpadias according to morphological abnormalities and their impact on hypospadias repair[J]. J Urol, 2004, 172(1): 301-304.

［10］ 陈海琛，唐耘熳，徐延波，等.阴茎腹侧Buck筋膜重建在重度尿道下裂修复中的应用及近期疗效观察［J］.临床小儿外科杂志，2019，18（2）：130-135.

［11］ Fine R, Reda EF, Zelkovic P, et al. Tunneled buccal mucosa tube grafts for repair of proximal hypospadias[J]. J Urol, 2015, 193(5 Suppl): 1813-1817.

［12］ Chen S, Wang G, Wang M, et al. Modified longitudinal preputial island flap urethroplasty for repair of hypospadias: Results in 60 patients. [J]. J Urol, 1993, 149(4): 814-816.

［13］ Chen C, Yang TQ, Chen JB, et al. The effect of staged transverse preputial island flap urethroplasty for proximal hypospadias with severe chordee[J]. J Urol, 2016, 196(5): 1536-1540.

［14］ Elbakry A, Matar A, Zalata K, et al. Microvasculature and healing potential of the inner versus outer preputial skin: preliminary immunohistochemical observation[J]. Int Urol Nephrol, 2015, 47(2): 217-222.

［15］ Snodgrass WT, Bush NC. Management of urethral strictures after hypospadias repair[J]. Urol Clin of North Am, 2017, 44(1): 105-111.

［16］ Mouravas V, Filippopoulos A, Sfoungaris D. Urethral plate grafting improves the results of tubularized incised plate urethroplasty in primary hypospadias[J]. J Pedia Urol, 2014, 10(3): 463-468.

［17］ Elder JS, Duckett JW, Snyder HM. Onlay island flap in the repair of mid and distal penile hypospadias without chordee[J]. J Urol. 1987, 138(2): 376–379.

［18］ González R, Lingnau A, Ludwikowski BM. Results of onlay preputial flap urethroplasty for the single-stage repair of mid- and proximal hypospadias[J]. Front Pediatr. 2018, 6: 19.

［19］ Lyu Y, Yu L, Xie H, et al. Comparison of short-term complications between Onlay and Duckett urethroplasty and the analysis of risk factors[J]. Int Urol Nephrol. 2019, 51(5): 783–788.

［20］ 唐耘熳. DUCKETT手术矫治尿道下裂的新解析（附视频）[J]。现代泌尿外科杂志, 2016, 21（9）: 657–660.

［21］ 孙劲松, 林涛, 李旭良, 等. Snodgrass和Duckett尿道成形术治疗中后位尿道下裂261例分析[J]。临床泌尿外科杂志, 2016, 31（7）: 628–630.

［22］ Tekgül S, Dogan HS, Kocvara R, et al. Hypospadias, EAU guidelines on paediatric urology[J]. European Association of Urology, 2017 edition Guidelines, 21–26.

［23］ 张潍平, 黄澄如. 实用小儿泌尿外科学[M]. 北京: 人民卫生出版, 2006: 324–355.

［24］ 王学军, 毛宇, 陈绍基, 等. 海绵体背侧中线多点折叠法矫治青春期后Donnahoo Ⅲ型阴茎下曲的疗效[J]. 中华泌尿外科杂志, 2018, 39（1）: 42–44.

［25］ 唐耘熳, 黄进, 陈绍基, 等. 小儿先天性无尿道下裂阴茎下曲畸形的解剖特点及诊治[J]. 中国修复重建外科杂志, 2006, 20: 217–219.

［26］ Abdelrahman MA, O'Connor KM, Kiely EA. MAGPI hypospadias repair: Factors that determine outcome[J]. Ir J Med Sci, 2013, 182(4): 585–588.

［27］ Springer A, Krois W, Horcher E. Trends in hypospadias surgery: Results of a worldwide survey[J]. Eur Urol, 2011, 60(6): 1184–1189.

［28］ Faure A, Bouty A, Nyo YL, et al. Two-stage graft urethroplasty for proximal and complicated hypospadias in children: A retrospective study[J]. J Pediatr Urol, 2016, 12(5): 286.e1–286.e7.

［29］ Yang T, Zou Y, Zhang L, et al. Byars two-stage procedure for hypospadias after urethral plate transection[J]. J Pediatr Urol, 2014, 10(6): 1133–1137.

［30］ Zheng DC, Yao HJ, Cai ZK, et al. Two-stage urethroplasty is a better choice for proximal hypospadias with severe chordee after urethral plate transection: A single-center experience[J]. Asian J Androl, 2015, 17(1): 94–97.

［31］ 唐耘熳. 尿道下裂分期手术矫治[J]. 现代泌尿外科杂, 2012, 17（2）: 115–117.

［32］ 朱小江, 黄立渠, 董隽, 等. 阴茎根部交错皮瓣在重度尿道下裂合并阴茎阴囊转位手术中的应用[J]. 中华整形外科杂志, 2018, 34（8）: 614–617.

［33］ Snodgrass W. Tubularized, incised plate urethroplasty for distal hypospadias[J]. J Urol, 1994, 151(2): 464–465.

［34］ Pfistermuller KL, McArdle AJ, Cuckow PM. Meta-analysis of complication rates of the tubularized incised plate (TIP) repair[J]. J Pediatr Urol, 2015, 11(2): 54–59.

［35］ Bush NC, Villanueva C, Snodgrass W. Glans size is an independent risk factor for urethroplasty complications after hypospadias repair[J]. J Pediatr Urol, 2015, 11(6): 355 e351–e355.

［36］ 沈一丁, 唐达星, 吴德华, 等。规范手术操作程序的尿道板纵切卷管尿道成形术治疗原发性尿道下裂[J]. 中华小儿外科杂志, 2020,（2）: 171–175.

［37］ Khalil M, Gharib T, El-Shaer W, et al. Mathieu technique with incision of the urethral plate versus standard tubularised incised-plate urethroplasty in primary repair of distal hypospadias: A prospective randomised study[J]. Arab J Urol, 2017, 15(3): 242–247.

［38］ Cendron M. The Megameatus, intact prepuce variant of hypospadias: Use of the inframeatal vascularized flap for surgical correction [J]. Front Pediatr, 2018, 6: 55.

［39］ Hueber PA, Antczak C, Abdo A, et al. Long-term functional outcomes of distal hypospadias repair: A single center retrospective comparative study of TIPs, Mathieu and MAGPI [J]. J Pediatr Urol, 2015, 11(2): 68.e1–e7.

［40］ ElGanainy EO. A modified onlay island flap vs. Mathieu urethroplasty for distal hypospadias repair: A prospective randomised study [J]. Arab J Urol, 2015, 13(3): 169–175.

［41］ 陈嘉波, 杨体泉, 罗意革, 等. 改良Mathieu手术在尿道下裂再次修复中的应用[J]. 中华男科学杂志, 2013, 19（10）: 923–926.

［42］ 李振武, 张潍平, 孙宁, 等. 国内医院尿道下裂治疗现状调查[J]. 中华小儿外科杂志, 2016, 37（6）: 453–457.

［43］ Snodgrass w, Bush N. Primary hypospadias repair techniques: A review of the evidence[J]. Urol Ann, 2016, 8(4): 403–408.

［44］ 赵彰, 孙宁, 张潍平, 等. 尿道下裂包皮血管分布及其与术后近期并发症的相关性研究[J]. 中华小儿外科杂志, 2012, 33: 183–187.

［45］ 田军, 张潍平, 孙宁, 等. 分期管形包皮岛状皮瓣术式与分期尿道板重建卷管术式治疗重度尿道下裂的疗效比较[J]. 中华泌尿外科杂志, 2016, 37（9）: 690–694.

［46］ Alan Wein, Louis Kavoussi, Alan Partin, et al. Campbell-Walsh Urology[M]. 11th ed. Amsterdam: Elsevier, 2015: 3399–3429.

［47］ Maarouf AM, Elsayed ER, Ragab A, et al. Buccal versus lingual mucosal graft urethroplasty for complex hypospadias repair[J]. J Pediatr Urol, 2013, 9(6 Pt A): 754–758.

［48］ Hongyong J, Shuzhu C, Min W, et al. Comparison of lingual mucosa and buccal mucosa grafts used in inlay urethroplasty in failed hypospadias of pre-pubertal boys in a Chinese group[J]. PLoS One, 2017, 12(8): e0182803.

［49］ 靳宏勇, 陈恕柱, 吴旻, 等. 舌黏膜镶嵌治疗多次尿道下裂失败患儿中的临床应用和体会[J]. 临床泌尿外科杂志, 2017, 32（11）: 888–891.

［50］ Ye WJ, Ping P, LiuYD, et al. Single stage dorsal inlay buccal mucosal graft with tubularized incised urethral plate technique for hypospadias reoperations[J]. Asian J Androl, 2008, 10(4): 682–686.

［51］ 叶惟靖, 刘毅东. 镶嵌式唇黏膜尿道成形术在复杂尿道下裂治疗中的应用[J]. 中华小儿外科杂志, 2006, 27: 414–416.

［52］ 李森恺, 李强, 陈文. 口腔黏膜片移植与局部翻转皮瓣耦合组建尿道修复各型尿道下裂[J]. 中华整形外科杂志, 2003, 19: 177–179.

［53］ 徐月敏, 傅强, 撒应龙, 等. 复杂性尿道下裂修复失败后的治疗[J]. 中华泌尿外科杂志, 2009, 30: 784–786.

［54］ 徐月敏, 撒应龙, 傅强, 等. 舌黏膜背侧替代一期尿道成形术治疗修复失败的尿道下裂患者的疗效[J]. 中华泌尿外科杂志, 2015, 36（3）: 191–194.

［55］ Xu YM, Qiao Y, Sa YL, et al. Substitution urethroplasty of complex and long segment urethral strictures: A rationale for procedure selection[J]. Euro Urol, 2007, 51(4): 1093–1099.

［56］ Li HB, Xu YM, Fu Q, et al. One-stage dorsal lingual mucosal graft urethroplasty for the treatment of failed hypospadias repair[J]. Asian J Andro, 2016, 18(3): 467–470.

［57］ Xu YM, Li C, Xie H, et al. Intermediate term outcomes and complications of long segment urethroplasty with lingual mucosa grafts[J]. J Urol, 2017, 198(2): 401−406.

[58] Maarouf AM, Elsayed ER, Ragab A, et al. Buccal versus lingual mucosal graft urethroplasty for complex hypospadias repair[J]. J Pediatr Urol, 2013, 9(6 Pt A): 754−758.

[59] Hayashi Y, Kojima Y, Mizuno K, et al. The modified Koyanagi repair for severe proximal hypospadias[J]. BJU Int, 2001, 87(3): 235−238.

[60] 黄鲁刚, 龚学德, 唐耘熳, 等. Koyanagi 手术及其改良术式治疗重型尿道下裂[J]. 中华小儿外科杂志, 2005, 26: 520−522.

[61] 袁淼, 黄桂珍, 李飞, 等. Duckett 联合 Duplay 术与 Koyanagi 术一期修复重型尿道下裂疗效比较[J]. 中华小儿外科杂志, 2013, 34(9): 665−668.

[62] 康磊, 张旭辉, 曾莉, 等. 改良 Koyanagi 手术治疗重型尿道下裂40例近期疗效分析[J]. 中华小儿外科杂志, 2015, 36(3): 187−191.

[63] Kang L, Huang G, Zeng L, et al. A new modification of the Koyanagi technique for severe hypospadias[J]. Urology, 2016, 93: 175−179.

[64] Prakash G, Singh M, Goel A, et al. Female hypospadias presenting with urinary retention and renal failure in an adolescent: Uncommon and late presentation with significant hidden morbidity[J]. BMJ Case Rep, 2016, 2016: bcr 2016215064.

[65] Chemaou A, Lasry F, Nejdioui Z, et al. Female hypospadias diagnosed in an adolescent[J]. Arch Pediatr, 2013, 20(12): 1314−1316.

[66] Bhat A, Saxena R, Bhat MP, et al. Female hypospadias with vaginal stones: A rare congenital anomaly[J]. J Pediatr Urol, 2010, 6(1): 70−74.

[67] D'Cunha AR, Kurian JJ, Jacob TJ. Idiopathic female pseudohermaphroditism with urethral duplication and female hypospadias[J]. BMJ Case Rep, 2016, 2016: bcr-2015-214172.

第二章

膀胱外翻、尿道上裂与泌尿生殖窦畸形的修复重建

本章介绍两类少见的严重泌尿生殖系统畸形修复重建。膀胱外翻-尿道上裂复合畸形涉及泌尿系统、生殖系统、肌肉骨骼系统等发育异常的修复。泌尿生殖窦畸形表现为外生殖器不明(即性别发育异常)、单纯泌尿生殖窦畸形汇合和涉及直肠的泄殖腔畸形(即一穴肛畸形)。这两类畸形的修复重建是对尿路重建术者的大考,本章介绍了目前常用的几种术式供大家参考。

第一节 膀胱外翻的修复重建

一、改良男性膀胱外翻一期膀胱关闭术

(一)概述

为了避免一期完全修复手术的两个主要问题,即:① 可能导致阴茎海绵体的损伤,甚至萎缩。② 术后严重膀胱输尿管反流造成反复尿路感染,以及现代膀胱外翻分期修复手术的一个主要问题,即第一次手术造成的组织粘连会显著加大第二次手术的操作难度。Pippi Salle 等2018年提出了改良分期手术方案(staged repair of bladder exstrophy with bilateral ureteral re-implantation, SRBE-BUR)。在第一次手术中完成膀胱关闭、骨盆关闭、双侧输尿管向头端再植、膀胱颈重建等操作(视频)。术后数月再完成尿道上裂的修复(Cantwell-Ransley术或Mitchell-Bägli术)。

(二)手术适应证与手术要点

适应证为男童膀胱外翻,手术要点为以下几点。

1. 充分游离膀胱 沿膀胱黏膜和皮肤交界环形切开皮肤和皮下筋膜至腹直肌前鞘。辨认腹直肌和膀胱肌层的交界。在脐部位置靠近皮肤游离,暴露腹膜后向头端推开,找到腹膜外脂肪间隙。手指钝性游离出膀胱两侧壁,沿膀胱-腹直肌交界切开至膀胱-耻骨结节韧带处。

在膀胱-耻骨结节韧带的尾端辨识出阴茎背侧,在保护阴茎背侧血管神经束情况下彻底切断膀胱-耻骨结节韧带(图2-2-1 A、B)。

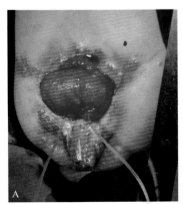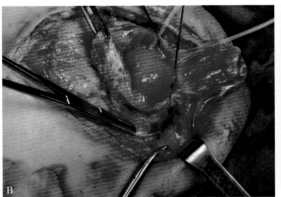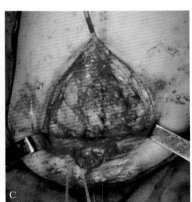

图2-2-1
A.手术前外观。B.离断膀胱-耻骨结节韧带。C.缝合膀胱,将膀胱置入盆腔内

2. 双侧输尿管再植 双侧输尿管内置入5Fr胃管,输尿管开口5-0 PDS线做牵引。环形切开输尿管开口黏膜及黏膜下层。牵引输尿管开口,沿输尿管壁分离输尿管和膀胱肌层的连接,充分游离输尿管至暴露腹膜外脂肪。

以原输尿管开口为起点,血管钳在膀胱黏膜和肌层间,向头端分离出隧道。隧道长度为输尿管直径的3～5倍。将输尿管无张力穿过隧道。6-0 PDS线将输尿管开口乳头状与膀胱黏膜6针缝合。输尿管内保留5Fr胃管,胃管用快吸收线固定。

3. 膀胱颈重建及关闭膀胱 自精阜至膀胱颈至膀胱三角区两侧,保留尿道板宽度约1.8 cm,切除两侧多余的膀胱和尿道板黏膜,仅保留肌层。以8Fr胃管为模板,6-0 PDS线将尿道板卷管缝合延长后尿道。然后将保留的肌层交叉重叠覆盖缝合于成形尿道表面。胃管用快吸收线固定(图2-2-1 C)。留置10Fr Foley作为膀胱造瘘管,膀胱4-0 PDS线双层间断缝合。

截骨后关闭骨盆和腹壁。术后5天停用静脉抗生素。术后2周依次拔除输尿管支架和导尿管,同时夹闭膀胱造瘘管。术后1个月经膀胱造瘘管复查VCUG,排尿通畅后拔除膀胱造瘘管。

视频13 男性膀胱外翻Ⅰ期膀胱关闭术

(三)主要并发症

1. 阴茎头坏死或萎缩 阴茎背侧血管神经束的损伤可导致阴茎头、阴茎海绵体的缺血坏死或感觉障碍。一旦发生很难逆转。故术中必须注意阴茎背侧的保留和血管神经束的保护。

2. 伤口裂开 轻度的表现为皮肤、腹壁肌层的裂开,重度的可表现为膀胱的全层裂开。手术中膀胱-耻骨结节韧带离断不彻底和术后感染、营养不良是主要原因。围手术期三代头孢预防性使用,必要时输血、血浆和白蛋白支持是减少伤口裂开的有效方式。

(黄轶晨)

> **专家点评** SRBE-BUR手术方案的优势在于第一次手术尽可能地完成盆腔部位的操作,同时避免了解剖阴茎造成的阴茎背侧血管神经束的血管痉挛性缺血,防止了阴茎头缺血萎缩。第二次手术时仅需要完成外阴的重建,避免了盆腔粘连部位的再次手术。其队列研究结果表明,SRBE-BUR组较CPRE组在改善阴茎头血供、术后膀胱输尿管反流改善程度和尿控改善程度方面均有明显优势。
>
> (陈 方)

二、女性膀胱外翻修复和尿道重建

(一)概述

女性膀胱外翻较男性膀胱外翻更为罕见,表现为下腹壁和膀胱前壁缺如,膀胱后壁外翻,可见喷尿的两侧输尿管口,常伴耻骨联合分离、阴蒂对裂、阴唇分开、阴道口前移伴狭窄,是最复杂的小儿先天性畸形之一(图2-2-2)。膀胱外翻的黏膜长期暴露在外可发生鳞状上皮化生、炎性水肿、炎性息肉,甚至癌变。

单纯膀胱外翻的治疗原则在男性和女性患者均相同,即关闭膀胱和腹壁,恢复外生殖器的正常形态和控尿功能,保护肾功能。100多年来人们一直致力于泌尿生殖系统的重建研究。Trendelenburg(1906年)于20世纪初就开始对一个膀胱外翻患者进行修复重建以控

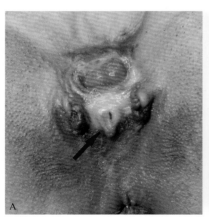
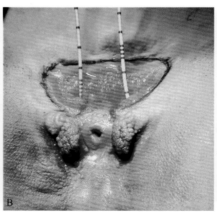
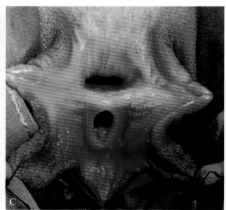

图2-2-2 不同成人女性膀胱外翻合并尿道上裂(箭头处为狭窄的阴道外口)

制排尿,其手术方法是将膀胱尽可能恢复到原来位置,他采用骶髂关节分离术,并强调将分离的耻骨联合合拢的重要性,以达到恢复控尿及防止伤口裂开的目的。但是该患者仅获得了术后初期的控尿,长期效果并不理想。直到20世纪前,针对膀胱外翻还没有有效的手术治疗方法能够有一致的疗效治疗。有很多种方法被提出并被应用于实际手术中,归纳起来主要有两种方法:一种是切除外翻的膀胱并行尿流改道术;另一种是多期或一期的膀胱重建术。1942年Young和1948年Micbon分别报道了首例女性及男性膀胱外翻术后能控制排尿,开始了治疗的新开端。

女性膀胱外翻重建手术和男性膀胱外翻的处理原则是一样的,单纯修复膀胱外翻的难度不是很大,但要确保达到术后能控尿的难度就很大。值得注意的是双侧截骨的目的之一就是使耻骨联合易于对合,在膀胱颈前方靠拢,膀胱颈回到骨盆腔内,同时减小闭合腹壁缺损的张力,使尿生殖膈及提肛肌靠拢,协助控尿。但临床上我们碰到很多复杂性尿道狭窄的患者,尤其是女童因为治疗需要而切除部分耻骨,破坏了骨盆环,术后也没有因此导致控尿功能不全,所以不是单纯靠截骨、耻骨联合复合和恢复骨盆环能达到控尿功能,而需要多种因素共同协助才能使患者达到控尿。按照Lapides流体动力学定律,尿流阻力与尿道直径呈反比,与尿道张力和长度呈正比的原理,新建的尿道和膀胱颈要达到控制排尿的重要条件之一是使尿道具有一定的闭合压力。下面我们介绍膀胱壁瓣重建尿道以达到控尿的方法。

（二）治疗

手术重建是唯一的治疗方法,包括修复及关闭外翻的膀胱和开裂的腹壁并能使其控制排尿,保护肾功能。膀胱容量差别很大,部分患者膀胱外翻和腹壁缺损的范围较小,膀胱黏膜翻出不多(图2-2-2 A),修复就相对较容易。

手术采用一期或分期实行,视患者的具体情况而定。如膀胱容量小,需同时进行膀胱扩大。在修复腹壁和外翻膀胱时必须做髂骨截骨。膀胱外翻、尿道上裂的一系列修复手术的效果应该说是在逐渐的进步中,但还难以令人满意。女性膀胱外翻与尿道修复的手术步骤如下。

（1）取截石位,沿着外翻膀胱的边缘标记手术切口(图2-2-2 B)。

（2）沿标记线切开,进行解剖分离外翻膀胱的边缘,如阴道外口有狭窄则同时进行扩大整形(图2-2-3 A)。

（3）取膀胱前侧壁瓣或三角区及相连的尿道板,宽2.5 cm左右,长度按需(图2-2-3 B)。将壁瓣以14Fr～16Fr导尿管为支架,用4-0可吸收线分连续和间断缝合成管形(图2-2-3 C),新尿道长3.5 cm左右(图2-2-3 D)。将新尿道直接开口在尿道外口,并将耻骨周围肌性组织包裹在新尿道外,行加固缝合(图2-2-3 E)。

（4）分层关闭各组织,如两侧腹直肌分离较宽,无法缝合可用网状涤纶片植入腹部,防止腹壁疝(图2-2-4 A)。如腹壁缺如不是很大,通过松解腹壁将其直接缝合(图2-2-4 B)。如腹壁缺如较大,也可通过转移皮瓣进行修补(图2-2-4 C、D)。

（三）手术体会

膀胱外翻尿道上裂的手术目的是关闭膀胱,重建能控制排尿的膀胱颈,同时还要求外阴外观和功能接近正常。女性膀胱外翻中重建尿道的关键是取合适的

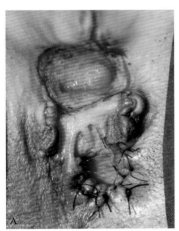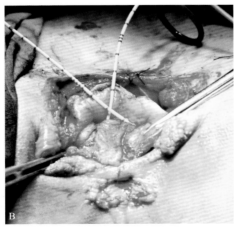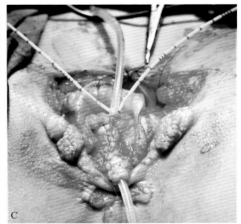

图2-2-3
A. 解剖分离外翻膀胱的边缘,并对阴道外口进行扩大整形。B. 取宽2.5 cm左右膀胱底前壁瓣。C. 缝合成管形

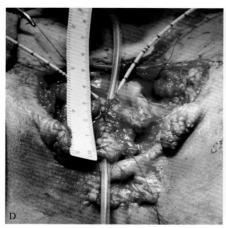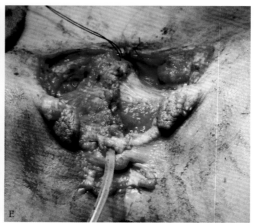

图 2-2-3（续）

D. 新尿道长 3.5 cm。E. 新建尿道周围的膀胱壁和耻骨,周围肌性组织包裹在新尿道外

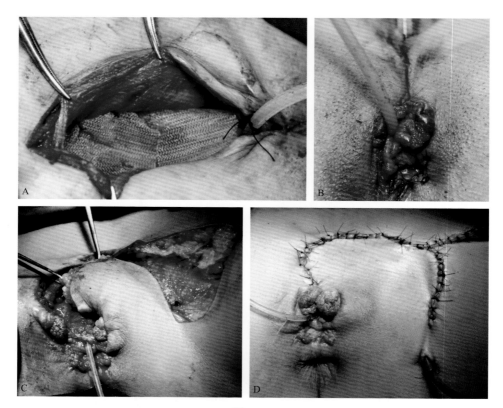

图 2-2-4

A. 网状涤纶片植入腹部。B. 分层关闭各组织。C. 转移皮瓣覆盖腹壁缺口。D. 手术结束时

膀胱壁瓣重建具有括约功能的后尿道,既不能太窄导致排尿困难,也不能太宽大导致不能控尿。笔者术后的一例病例在术后第 21 天拔除导尿管、夹闭膀胱造瘘管后发生排尿困难,尿道镜检查见重建段尿道宽敞,尿道内口 12 点至 3 点处可见尿道黏膜脱垂造成梗阻(图 2-2-5 A),予以等离子电切(图 2-2-5 B、C),术后患者排尿通畅,残余尿 20 ml。术后随访 20 个月,患者排尿通畅,无尿失禁,膀胱颈部的开放和闭合功能均较好(图 2-2-5 D、E),目前已生一子。如果患者术后仍无法控尿,可考虑是否有两个因素而不利于控尿:① 膀胱容量太小,易发生急迫性尿失禁,此现象在半年到一年后可改善。② 新建尿道管腔太粗大或管腔的肌张力太弱,长度不够。我们在缝合新尿道和膀胱颈时通常根据年龄不同而选用 12Fr ～ 16Fr 号导管做支架,其松紧度以抽动导管有阻力感,缝合完毕后改用小一号导管留置。这样不但可避免组织受压

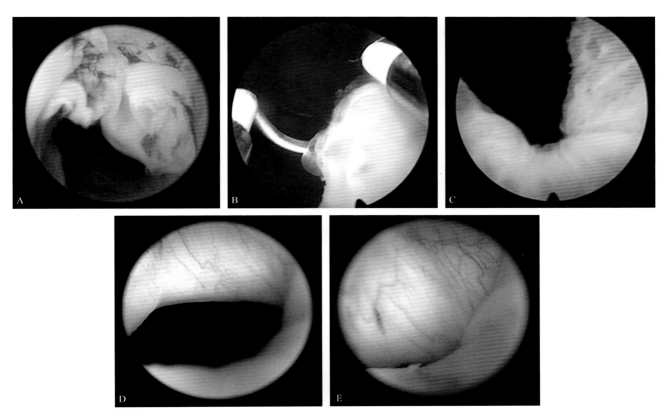

图 2-2-5
A ～ C.尿道黏膜脱垂造成梗阻。D. 术后 2 个月，颈部光滑、畅通。E. 颈部闭合好

影响愈合，而且有利于尿道分泌物的流出。新建尿道的长度在 3.5 cm 以上，然后，将新建尿道周围多余的膀胱壁和耻骨周围肌性组织包裹在新尿道外，行加固缝合，以提高尿道闭合压。这些措施对术后控制排尿都极为重要。

（徐月敏　许小林）

第二节　尿道上裂修复术

一、男性尿道上裂修复术：改良 Cantwell Ransley 术

（一）概述

尿道上裂是膀胱外翻-尿道上裂复合畸形中的一种类型，少见而复杂。由于泄殖腔膜发育异常，阻碍其间的间充质组织移行，导致下腹壁中线处结构没有正常形成。故尿道上裂患儿的阴茎头和阴茎体短而扁平、向背侧弯曲，尿道板位于阴茎海绵体背侧，其腹侧的尿道海绵体伸入两侧阴茎海绵体之间呈楔形。

尿道上裂的手术治疗目标是：① 纠正阴茎背侧弯曲。② 重建尿道，将尿道开口重建至阴茎头尖端的位置。③ 纠正阴茎解剖异常，将阴茎海绵体置于尿道的背侧。④ 重建阴茎头。1895 年 Cantwell 等首次报道将尿道板自阴茎头整体游离至阴茎根部并卷管，再将新尿道移至阴茎腹侧，尽管其恢复了阴茎正常的解剖关系，但尿道板游离后缺血导致很多病例发生尿道狭窄。Young 等改进 Cantwell 的方法，他们将尿道板和一侧的阴茎海绵体完全游离，但保留其和另一侧阴茎海绵体的连接以保证血供，尿道板卷管后再将两侧阴茎海绵体内旋，使成形尿道整体转移至阴茎海绵体腹侧。然而术后尿瘘高达 20%，并且尿道行径扭曲、难以插入导尿管，尤其难以被那些需要进行间隙清洁导尿的膀胱外翻术后患者所接受。Ransley 等在 1989 年

对该术式做了重大改进：① 仅将尿道板和阴茎海绵体游离，但保留尿道板与阴茎头的连接，以保证尿道板血供。② 在两侧阴茎海绵体背曲最严重处横行切开，各形成一个菱形创面，通过将阴茎海绵体内旋，两侧菱形切口对边缝合并拢的方式，纠正阴茎背曲。③ 海绵体内旋时顺势将成形尿道转移至腹侧，纠正了阴茎体解剖结构异常。④ 通过IPGAM方式，将尿道开口转移至偏阴茎头腹侧的尖端正位，自此创立了改良Cantwell-Ransley手术方法。

（二）手术适应证

（1）男性尿道上裂首次手术，用于纠正外生殖器外观。

（2）男性尿道上裂再次手术，尿道板材料充沛，不需要离断尿道板来纠正阴茎弯曲。

（三）手术步骤及要点

（1）阴茎头各置牵引线（图2-2-6 A），沿尿道板两侧边缘平行切开，切口环绕尿道开口至阴茎背侧，沿中线延长切开至耻骨结节。距冠状沟近端0.5 cm环切包皮内板，阴茎皮肤沿阴茎深筋膜表面游离脱鞘，腹侧至阴茎根部的球海绵体肌显露处（图2-2-6 B），背侧至耻骨联合下缘。

（2）保护双侧阴茎背侧血管神经束，于耻骨下缘离断阴茎悬韧带和两侧阴茎海绵体脚附着于耻骨支的筋膜组织，充分松解阴茎根部背侧（图2-2-6 C）。

（3）在阴茎腹侧中线处找到狭长的尿道海绵体，沿其两侧平行切开阴茎深筋膜，在与阴茎海绵体白膜交界处，将尿道海绵体与两侧的阴茎海绵体分离，直至阴茎海绵体的背侧。前端至冠状沟远端、仅保留最远端1 cm左右的尿道海绵体与阴茎体组织连接，近端至球海绵体肌处。

（4）转至阴茎背侧，沿尿道板两旁切开阴茎深筋膜，深至阴茎海绵体白膜，将尿道板深面的尿道海绵体从阴茎海绵体白膜表面游离，至与腹侧过来的游离层面相通。如此，可将尿道板和其深面的尿道海绵体结合在一起，将其视作一个整体与两侧的阴茎海绵体完全分

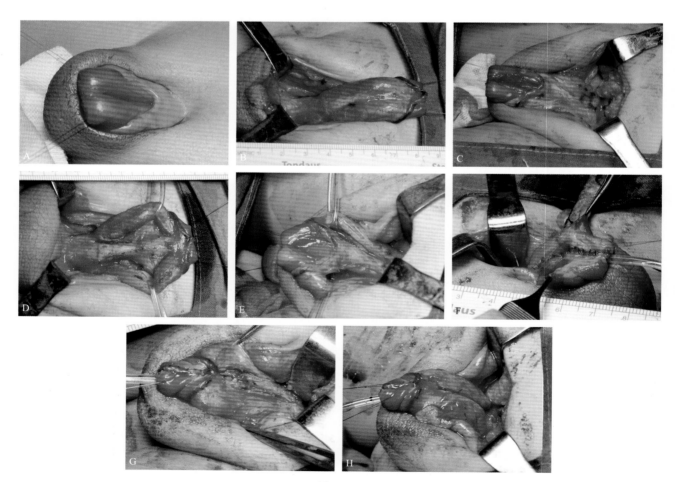

图2-2-6

A. 阴茎头各置牵引线。B. 阴茎皮肤沿阴茎深筋膜表面游离脱鞘。C. 充分松解阴茎根部背侧。D. 两侧的阴茎海绵体完全分离。E. 长度从冠状沟远端至尿道球部。F. 从尿道开口至阴茎头尖端卷管缝合。G. 用6-0 PDS线双层缝合阴茎头翼。H. 将两侧阴茎海绵体按其纵轴向内

离,其长度从冠状沟远端至尿道球部(图2-2-6 D、E)。

(5)将尿道板两侧纵行切开向阴茎头延伸至其尖端,游离形成双侧阴茎头翼,此处注意保持尿道海绵体、尿道板与阴茎头组织长约1.0～1.5 cm的连接。6-0 PDS线将尿道板围绕8Fr胃管,从尿道开口至阴茎头尖端卷管缝合(图2-2-6 F)。裁剪多余的组织后用6-0 PDS线双层缝合阴茎头翼,覆盖成形尿道,完成阴茎头成形(图2-2-6 G)。

(6)成形的新尿道开口腹侧纵行切开约0.5 cm后横行缝合,将尿道开口稍转移至腹侧(IPGAM术式)。将两侧阴茎海绵体按其纵轴向内或者向外扭转,在中线处靠拢后用4-0 PDS线缝合3～4针纠正背曲,而成形尿道则顺势从阴茎海绵体背侧转位至其腹侧,完成阴茎成形(图2-2-6 H、I)。

(7)包皮裁剪后覆盖阴茎,并在阴茎根部12点、5点、7点位置将包皮和阴茎深筋膜固定以显露阴茎(图2-2-6 J)。手术后留置导尿管10天。

(黄轶晨)

视频14　改良 Cantwell Ranslley 治疗男性尿道上裂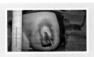

(四)术后并发症

1. 阴茎头坏死或萎缩　因阴茎背神经血管损伤、痉挛造成阴茎头缺血造成,一旦发生很难逆转。故术中必须注意保护阴茎背神经血管。

2. 阴茎再弯曲　对于阴茎弯曲严重,无法通过单纯扭转双侧阴茎海绵体来纠正弯曲的病例,可以采用经典Cantwell-Ransley术纠正,即游离双侧阴茎海绵体表面的血管神经束,然后在弯曲最严重处切开阴茎海绵体白膜,内旋双侧阴茎海绵体,将切开的白膜对缝。

3. 尿道皮肤瘘　术后可能会有短暂性的尿外渗,通过加压包扎基本可以解决。尿瘘容易发生在冠状沟和阴茎根部,需要再次手术修补。

4. 尿道狭窄　该术式重复保护了尿道板的血管,很少出现尿道狭窄,一些膀胱外翻术后再次手术的病例有一定发生概率,易发生在尿道板卷管和膀胱外翻外侧皮瓣重建尿道的吻合口处。

专家点评　尿道上裂的手术目前主流的术式有Mitchell-Bagli和Cantwell-Ransley两种。

Mitchell-Bagli术式实际是Cantwell-Ransley术式的发展,其没有按照Cantwell-Ransley保留尿道板和最远端至少1 cm的阴茎头组织相连接以保障尿道血供的原则,而是将尿道板与阴茎海绵体和阴茎头完全游离。手术纠正阴茎弯曲相对彻底,将尿道转移至阴茎海绵体腹侧、尿道开口至阴茎头尖端正位的操作相对直观,但可能造成不可逆的阴茎头缺血坏死,以及尿道板缩短形成尿道下裂等。

为了避免严重手术并发症,我们更多采用改良Cantwell-Ransley来治疗不伴膀胱外翻的单纯尿道上裂,保留足够的成形尿道的血供是该术式成功的关键。改良Cantwell-Ransley方法分离尿道板和阴茎海绵体的分离有背侧和腹侧两种入路。背侧入路分离尿道板,往往只是将紧贴尿道板的一部分海绵体保留在尿道板上,因此形成了海绵体的断面,出血多、术野不清晰。Micheal Mitchell指出"尿道上裂的尿道板并不只是一个板,它是一个背侧开放的尿道！其腹侧楔形的尿道海绵体富含血管,在尿道重建中非常有用！"这就是Mitchell-Bagli术将尿道板完全游离而不缺血的理论基础。尿道上裂的尿道板和尿道下裂的尿道板不一样,尿道下裂尿道板背侧的海绵体往往是发育不良的,尿道上裂腹侧的海绵体是正常发育的,而且其楔形的形态特点意味着其在两侧阴茎海绵体之间也有相当的组织量,这些组织在背侧入路处理时容易被忽视,因为分离面很少深入两侧海绵体之间。我们游离尿道板选择腹侧入路,在阴茎腹侧中线处找到狭长的尿道海绵体,沿其两侧切开阴茎深筋膜,然后在阴茎海绵体白膜表面将其分离,背侧的游离仅作为辅助手段,实现与腹侧游离面的贯通。腹侧入路的优势在于其保留的尿道板腹侧的海绵体不仅仅是经背侧入路获得的一片,而是呈现尖端向下的完整楔形,血管组织的量和血流量明显增加,成形尿道存活的质量提高,发生并发症的可能性下降。美国波士顿儿童医院Borer等在膀胱外翻的尿道上裂手术时也改成从阴茎腹侧入路进行尿道海绵体游离,手术效果明显提高。我们认为该操作的关键是以精细剪靠近阴茎海绵体白膜表面进行尿道海绵体游离,尽可能减少对尿道海绵体的损伤。若有交通支出血,则以双极电凝止血。

(陈　方)

二、男性尿道上裂修复术：Kelly手术

（一）概述

Kelly手术也称Radical Soft Tissue Mobilization（RSTM），由Justin Kelly于1995年首次报道。其特点是将盆底前端的肛提肌和阴茎海绵体脚从其附着的耻骨坐骨支游离，在中线处将双侧肛提肌包绕成形的尿道和膀胱颈部，从而重建膀胱颈和尿道括约肌；合并后段的阴茎海绵体脚以相对延长外露的前段阴茎海绵体，达到改善外观的目的。

（二）手术适应证

（1）存在尿失禁的阴茎耻骨型尿道上裂。

（2）膀胱外翻修复手术。

（三）手术步骤及要点

1. 阴部内血管及神经束（pudendal neurovascular bundle，pNVB）的暴露及阴茎海绵体脚的游离 沿尿道开口-尿道板切开皮肤，阴茎皮肤沿阴茎深筋膜表面脱套，腹侧至尿道球部、两侧至阴茎海绵体脚。尿道开口背侧中点上延、切开下腹部中线，切开耻骨联合（图2-2-7 A），逐层暴露膀胱，切开膀胱颈两侧尿生殖膈，进入盆腔。在盆底的坐骨棘-坐骨结节连线上切开闭孔内筋膜-肛提肌交界处的白线，将肌肉向内侧翻起，钝性游离其下的脂肪组织，暴露并打开阴部管，显露pNVB。在保护该血管神经束前提下，在骨膜下水平将双侧阴茎海绵体脚从其附着的耻骨坐骨支游离，并切开附着在耻骨坐骨支上的肛提肌（图2-2-7 B），使得部分阴茎海绵体脚可以在中线靠拢，形成前段海绵体的一部分，相对延长阴茎。

2. 尿道上裂的修复 从阴茎腹侧中线处开始，分别沿两根阴茎海绵体白膜表面将背侧的尿道海绵体-尿道板与其分开，远端至冠状沟、近端至尿道球膜部（图2-2-7 C）。在阴茎头处尿道板的两侧分离出双侧阴茎头翼。尿

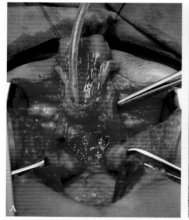
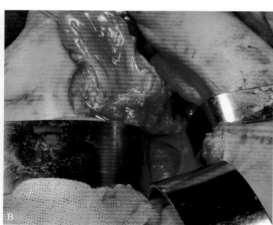
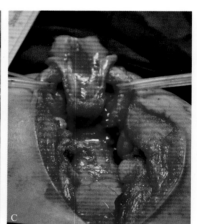
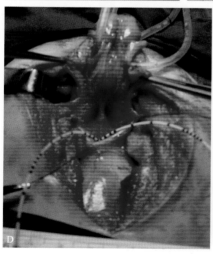
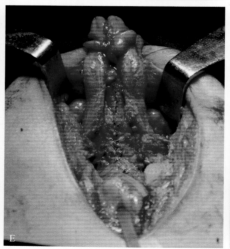
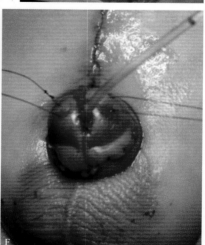

图2-2-7 Kelly手术治疗男性尿道上裂

A. 阴茎脱套腹侧至尿道球部、两侧至阴茎海绵体脚，并切开耻骨联合。B. 肛提肌和阴茎海绵体脚从耻骨坐骨支上整体游离（黑色箭头：阴部管内阴部内血管神经束）。C. 阴茎海绵体和尿道板游离。D. 缩窄精阜至膀胱颈的后尿道（黑色箭头：黏膜切开的界线）。E. 中线缝合并拢双侧阴茎海绵体和肛提肌（黑色箭头：中线并拢的膀胱肌层和肛提肌）。F. 阴茎成形后的外观

道板围绕8Fr胃管卷管缝合至阴茎头尖部，阴茎头翼裁剪后双层缝合完成阴茎头成形。再将两根阴茎海绵体向内侧扭转90°，在中线靠拢缝合纠正背曲，成形尿道顺势转位至阴茎海绵体腹侧，完成阴茎成形（图2-2-7 D）。

3. 膀胱颈、尿道括约肌的重建　自精阜至膀胱颈部保留尿道板宽度约1.8 cm，切除两侧多余的膀胱和尿道板黏膜，仅保留肌层（图2-2-7 E），尿道板卷管缝合，后将该保留的肌层交叉重叠覆盖缝合于成形尿道表面；最后将已经游离的、其两侧的肛提肌覆盖其上，完成括约肌重建（图2-2-7 F）。

术中留置8Fr胃管导尿及10Fr膀胱造瘘管，盆腔留置引流3天。术后5天停用静脉抗生素。术后2周拔除导尿管，同时夹闭膀胱造瘘管。术后2个月经膀胱造瘘管复查VCUG，排尿通畅后拔除膀胱造瘘管。

（四）术后并发症

1. 阴茎头坏死或萎缩　pNVB的损伤可导致阴茎头、阴茎海绵体的缺血坏死或感觉障碍。一旦发生很难逆转。故术中必须注意pNVB的暴露和保护。

2. 阴茎再弯曲　可以采用经典Cantwell-Ransley术纠正，游离双侧阴茎海绵体表面的血管神经束，然后在弯曲最严重处切开阴茎海绵体白膜，内旋双侧阴茎海绵体，将切开的白膜对缝。或者采用Mitchell and Bägli术弯曲游离尿道海绵体和双侧阴茎海绵体，纠正弯曲后二期行尿道成形。

3. 尿道皮肤瘘　术后可能会有短暂性的尿外渗，通过加压包扎基本可以解决。尿道皮肤瘘容易发生在冠状沟和阴茎根部，需要再次手术修补。

4. 尿道狭窄　该术式重复保护了尿道板的血管，很少出现尿道狭窄，一些膀胱外翻术后再次手术的病例有一定发生概率，易发生在尿道板卷管和膀胱外翻外侧皮瓣重建尿道的吻合口处。

（黄轶晨）

视频15　男性尿道上裂Kelly修复术

专家点评　Kelly手术可以在不截骨的情况下游离盆底肛提肌和附着于耻骨坐骨支上的阴茎海绵体脚、相对延长前段阴茎，重建膀胱颈和尿道括约肌，达到控尿和改善外观的目的。这样的手术设计有以下几点优势。

1. 重建了尿道括约肌，改善术后尿控　目前采用Kelly手术治疗膀胱外翻的长期随访资料不多。Kelly首批19例患者术后73%患儿获得了Ⅰ～Ⅱ级的功能性控尿；Varma等38例病例随访10年，82%获得了功能性控尿，63.5%获得了Ⅰ级完全性控尿。Jarzebowski等31例病例随访13年，功能性控尿达70%。我们的短期效果显示2例膀胱外翻患儿术后随访10个月，均获得完全性控尿；3例尿道上裂患儿术后平均随访5.3个月，2例完全性控尿，1例Ⅱ级控尿，故5例短期功能性控尿100%，但仍需长期随访控尿情况变化。

2. 增加前段阴茎海绵体长度，改善阴茎外观　膀胱外翻—尿道上裂复合畸形附着于耻骨坐骨支的后段阴茎海绵体、即海绵体脚的长度是正常的，但外露的前段阴茎海绵体较正常显著短，加之存在耻骨分离，其阴茎外观长度短、横径宽、上下径扁，且向背侧弯曲，也影响性功能。单纯尿道上裂修复，如Mitchell-Bagli和Cantwell-Ransley可将宽扁的阴茎纠正为圆锥形，但延长阴茎长度有限。Kelly手术将后段的阴茎海绵体脚完全从耻骨坐骨支游离，将其在中线合拢缝合，使得前段海绵体长度得以加长，增加了阴茎外露的长度。我们体会是游离阴茎海绵体脚可以延长前段阴茎长度约1～1.5 cm。

3. 不进行骨盆截骨的情况下完成膀胱外翻修复　Kelly也可以用于膀胱外翻的修复。Kelly手术将前端的肛提肌从耻骨坐骨支上游离，并在中线处包绕尿道，从而完成括约肌的重建，而下腹壁的缺损则可用腹直肌瓣、腹壁筋膜组织或者人工补片充填。其优点是避免了骨盆截骨存在的骨折不愈合、骨盆不对称、股神经麻痹等并发症，特别适用于大年龄患儿；同时也避免了骨盆闭合导致阴部血管受压，造成阴茎头和阴茎缺血萎缩。缺点是可能造成下腹壁凹陷、分开的耻骨结节凸起，影响外观。

Kelly手术成功的关键是pNVB的暴露和保护。pNVB的损伤可导致阴茎头、阴茎海绵体的缺血坏死或感觉障碍。Jacob等的解剖学研究表明，在正常情况下，起源于骶丛的阴部神经于坐骨棘处开始与阴部内血管伴行，穿过坐骨小孔后走形于盆底外侧面的阴部管，然后于坐骨结节的内侧进入阴茎海绵体，走行于海绵体背侧、靠内侧面，涉及阴茎海绵体、阴茎头、会阴和阴囊的血供及感觉。Jacob等建议沿着耻骨坐骨支骨膜深面进行阴茎海绵体脚的游离。我们的体会是一定要首先暴露并打开阴部管，游离出pNVB，在明确其走向的前提下进行阴茎海绵体脚的耻骨坐骨支骨膜下游离，然后再往后面游离肛提肌。相对耻骨联合分离不明显的尿道上裂病例，骨盆呈扁平状的膀胱外翻病例更容易进行这个步骤的操作。

（陈　方）

三、女性尿道上裂的诊治

（一）概述

单纯女性尿道上裂是罕见的先天性畸形，被认为是尿道上裂-膀胱外翻复合体中的一个类型，发病率约为出生女婴的1/480 000。外观异常表现为尿道外口宽大、阴蒂分裂、阴阜内陷并局部皮肤光滑、耻骨联合向前下方向移位。病理表现为尿道上裂、膀胱颈开放、膀胱容量小、阴蒂分裂及耻骨联合部分分离，常常伴有不同程度的尿失禁。女性尿道上裂常常伴有输尿管膀胱连接部的发育异常，开口偏外侧、黏膜下隧道短，因此约30%～75%的病例同时伴有膀胱输尿管反流。但是一般来说阴道和子宫是正常的。根据尿道外口的情况分为三个类型：轻型仅伴有尿道外口的扩大；中间型为整个尿道背侧裂开；严重型为整个尿道背侧裂开伴有括约肌结构功能异常，同时有明显的尿失禁。

（二）临床特征

广州市妇女儿童医疗中心近五年共收治6例女性尿道上裂患儿，其中年龄2岁6月～3岁8月。外观表现典

型尿道外口宽大、阴蒂分裂、阴阜内陷并局部皮肤光滑、耻骨联合向前下方向移位，均为严重型合并完全型尿失禁，属于尿控Ⅲ级，其中4例伴有双侧Ⅱ～Ⅲ度的膀胱输尿管反流（图2-2-8）。

（三）手术方法的选择

手术治疗是唯一选择，外科手术矫治有三个目标：①实现良好的控尿功能。②保护好上尿路。③重建功能及外观满意的外生殖器。手术方式需要根据女性尿道上裂的分型、合并畸形及手术目标的情况来选择。另外，目前国内外针对这个手术的大宗病例报道不多，但是主要的手术治疗方法分为分期矫治和一期矫治两种，我们结合自己的经验和文献来介绍以下手术方式。

1. 分期手术的选择

（1）一期矫治手术：前尿道延长成形术、小阴唇及阴蒂整形术。

经过一期矫治手术后，不仅外生殖器外观满意，而且约67%～87.5%的患儿膀胱容量明显增加，控尿功能得到明显改善，但是仍然存在压力性尿失禁的症状，如果在4～5岁通过排尿训练仍然无法改善，就需要进一步二期手术矫治尿失禁。

手术目的是延长前尿道，增加功能性尿道阻力，改善尿失禁程度，并且重建外生殖器正常外观。首先，患儿采取截石位，尿道口头侧无毛黏膜及皮肤标记菱形或者梭形切口，切开。然后游离皮瓣及近端部分尿道，近膀胱颈部，予以去除背侧多于皮肤后，插入10Fr尿管后卷管成形前尿道约1.5 cm。最后楔形去除阴唇和阴蒂的表面皮肤，并脂肪及皮下双层缝合覆盖延长的前尿道，纵行缝合关闭皮肤伤口。

（2）二期手术：后尿道延长膀胱颈重建手术（改良

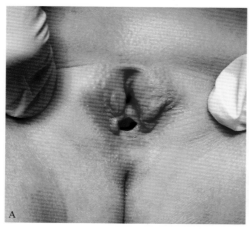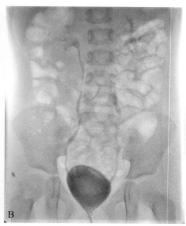

图2-2-8
A. 尿道外口宽大、阴蒂分裂、阴阜内陷并局部皮肤光滑。B. 膀胱造影显示膀胱容量小，合并双侧膀胱输尿管反流

的Young-Dees-Leadbetter膀胱颈重建术）。手术目的是延长后尿道，增加膀胱出口阻力，根治一期术后残留的尿失禁，同时矫正可能存在的膀胱输尿管反流。手术适应证：膀胱容量大于120 ml，手术年龄约4～5岁后。术后效果确切，明显改善压力性尿失禁症状，但是部分病例术后需要间歇性导尿。（具体手术方法，参照相关章节）

2. 一期手术的选择 经会阴入路膀胱颈折叠术、前尿道延长成形术、小阴唇及阴蒂整形术。

为了达到良好的外生殖器外观及良好的控尿功能，近年来一些文献也报道了一期手术矫治方法，延长前尿道，并且增加膀胱出口的阻力也能达到良好的效果。主要的手术方式有：经会阴的尿道及膀胱颈折叠术、膀胱颈的悬吊术等方法。我们有3例采用经会阴入路膀胱颈折叠术、前尿道延长成形术、小阴唇及阴蒂整形术，均获得良好的生殖器外观，其中2例获得较好的控尿功能。

具体手术方式为截石位下先行膀胱镜检查评估尿道长度、膀胱颈结构、双侧输尿管开口位置及膀胱容量；尿道内留置10Fr尿管。尿道口背侧沿耻骨联合前

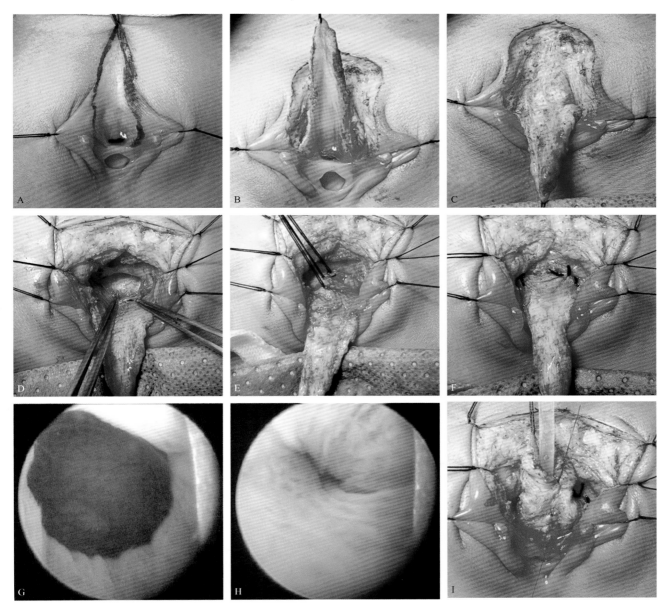

图2-2-9

A. 做梭形皮瓣切口。B. 切到尿道板3点和9点尿道口。C、D. 向上充分暴露膀胱颈前壁。E、F. 间断缝合折叠膀胱颈。G. 膀胱镜下观察膀胱颈呈开放状态。H. 膀胱颈呈闭合状态。I. 缝合皮瓣形成尿道

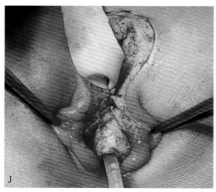
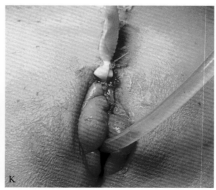

图2-2-9(续)
J. 周围组织包绕尿道。K. 重建阴蒂外阴外观

光滑皮肤做梭形皮瓣切口,两侧下段分别切到尿道板3点和9点尿道口位置(图2-2-9 A、B)。向下牵引皮瓣,耻骨联合下缘纵行切开皮下组织及盆腔内筋膜,逐步向上充分暴露膀胱颈前壁,然后用4号丝线从外向内间断缝合折叠膀胱颈,勿贯穿膀胱颈全层,松紧程度以10Fr尿管拔出稍有阻力或者在膀胱镜下观察退镜时膀胱颈及尿道闭合为准(图2-2-9 C ~ H)。

成形延长前尿道约2 cm,缝合皮瓣成形尿道,外侧由分离出的球海绵体肌覆盖,剥离分裂阴蒂和小阴唇内侧,使其暴露以便可以重建阴蒂和小阴唇,阴阜的皮下脂肪和组织用来覆盖尿道缝合处,从耻骨前支部游离阴蒂海绵体以利于更好地封闭尿道,同时利用这些组织一起来增加尿道阻力(图2-2-9 I、J);重建阴蒂外阴外观(图2-2-9 K)。

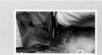

视频16　女性尿道上裂修复术

(四)手术体会

女性尿道上裂极少见,虽外阴外观特殊,但患者常在较大年龄因尿失禁检查时发现并确诊,手术治疗是唯一选择,采用分期手术或者一期手术的目标是达到正常的外生殖器外观及良好的控尿功能。经会阴的一期根治手术,避免了膀胱颈的重建手术及其并发症,成功率较高,但是远期效果仍然有待观察。术后随访中,常规的尿动力检查对于医师了解患者膀胱尿道功能恢复有较大帮助,并能指导下一步的治疗。

(刘国昌　贾　炜)

第三节　泌尿生殖窦畸形的修复重建

一、女性外阴整形术治疗先天性肾上腺皮质增生症低位尿道阴道汇合

(一)概述

先天性肾上腺皮质增生症是一种常染色体隐性遗传疾病,其发病率为1/15 000。90%以上的肾上腺皮质增生症是由于21-羟化酶缺乏所致。肾上腺皮质增生症患儿常表现为模糊的外生殖器,包括:阴蒂肥大、阴唇粘连合并小阴唇缺如、共同的泌尿生殖窦。对于这些患者外生殖器的重建包括:阴蒂成形、大小阴唇成形和阴道成形术。手术治疗目的包括:切除多余的海绵体组织,保留阴蒂的性敏感,提供正常阴道开口(月经流出、性交、生育),预防反复泌尿系统感染。

阴蒂为性器官,因此阴蒂成形时要尽量提供好的外观,并保留正常的阴蒂神经支配以保证性功能。2007年Poppas提出了一个保留全部血管神经的技术,即在腹侧切开阴茎深筋膜与海绵体白膜,在白膜隙内游离并切除部分海绵体,保留阴蒂感觉。

1997年,Pena是第一个描述整体尿生殖窦游离手术方式应用于阴道成形,这种方式可以将尿道阴道汇合位置下移,而且尿生殖窦可以用于成形阴道前庭以及阴道成形。但是为了避免整体尿生殖窦游离所引起的尿道外括约肌损伤,Rink等在2005年提出部分尿生

殖窦游离的手术方式,与整体游离不同,部分尿生殖窦游离停在耻骨尿道韧带水平,以减少尿道外括约肌损伤机会。

阴唇成形术包括小阴唇成形以及大阴唇成形。小阴唇成形是用阴蒂包皮,大阴唇成形是应用大阴唇下方Y-V成形术共同向下方包绕阴道外口,这样可以避免在外观上阴道外口单独显露在会阴处。

(二)手术适应证

(1)Prader≥3级且尿道阴道低位汇合的先天性肾上腺皮质增生症患者。

(2)术前经过系统内分泌治疗,代谢稳定,术前睾酮水平正常。

(三)手术时机

对于存在不同程度男性化的46 XX先天性肾上腺皮质增生症患者,治疗规范主张早期手术(<2岁),包括阴蒂成形、阴唇成形和阴道成形。对于低位汇合,一期行阴蒂、阴道和阴唇成形已经是标准化操作。

(四)手术步骤及要点

(1)肾上腺皮质增生症患儿围手术期需要应激剂量激素替代(需要用2~3倍平时氢化可的松剂量)。术前2小时常规应用广谱抗生素。

(2)患儿全麻后摆截石位,行膀胱镜检查,确定尿道阴道汇合位置,膀胱留置Foley尿管,阴道留置Fogarty导管。

(3)患者仰卧位,重新消毒铺无菌单。阴蒂头缝牵引线,沿冠状沟下0.5~1.0 cm用无菌记号笔标记环状切口线,沿尿道板两侧纵向向会阴处并绕过尿生殖窦开口标记切口线。会阴部标记出Ω或U形皮瓣,其尖端指向尿生殖窦开口(图2-2-10)。两侧大

阴唇基底部标记出Y形切口线。沿切口线皮下注射1∶200 000肾上腺素止血。

(4)沿标记线切开皮肤及皮下组织,环切阴蒂包皮,横断尿道板,在阴茎深与Dartos筋膜间行包皮脱套,腹侧游离至阴蒂海绵体分叉处,背侧游离至耻骨联合,尿生殖窦亦需从阴蒂海绵体上分离出来,阴蒂根部放置止血带或将分叉海绵体向耻骨方向压迫止血。

(5)在海绵体腹侧中线两侧做平行纵向切口,从阴茎头至海绵体分叉处切开阴茎深筋膜(图2-2-11),在海绵体白膜间游离阴蒂海绵体。阴蒂海绵体远端可从阴茎头剥离出来,近端游离直至阴蒂海绵体分叉远端1~2 cm,保留完整的血管神经束(图2-2-12)。结扎近端的海绵体组织(图2-2-13),保留的神经血管

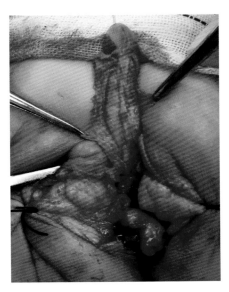

图2-2-11 从阴茎头至海绵体分叉处切开阴茎深筋膜

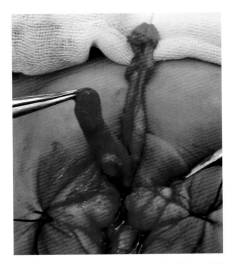

图2-2-12 在阴蒂海绵体白膜与阴茎深筋膜间完整游离阴蒂海绵体

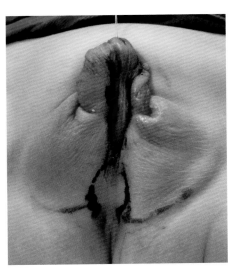

图2-2-10 切口线

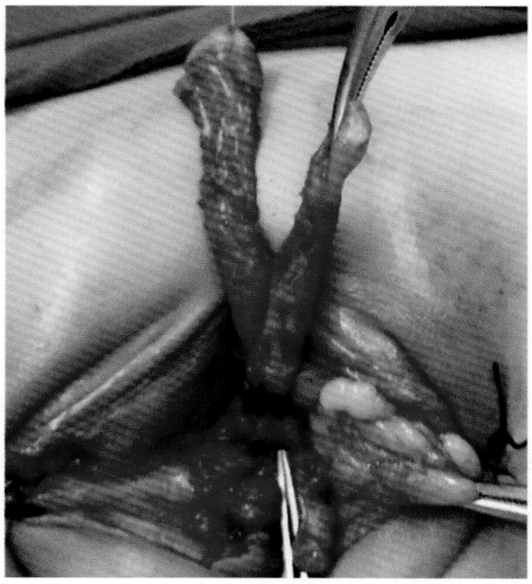

图2-2-13　结扎海绵体远端

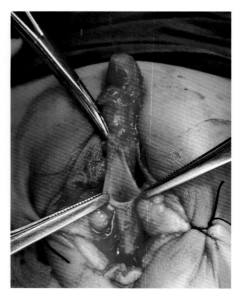

图2-2-14　游离尿生殖窦

束可以用1∶100 000罂粟碱溶液冲洗防止血管痉挛。亦可以切开海绵体白膜，从海绵体白膜中剔除海绵体组织。

（6）在阴蒂海绵体分叉处远端1.5～2 cm处横断海绵体，将阴蒂头缝合固定于保留的阴蒂海绵体残端。这样可以使阴蒂勃起更接近于正常生理状态，相比固定于海绵体分叉处阴蒂头位置更表浅，能够获得更满意的阴蒂头位置。

（7）绝大多数患者不需行阴蒂头缩小，在剔除海绵体后阴蒂头均可获得满意大小。如果仍需要做阴蒂头缩小术，可以在阴蒂头腹侧中线部位楔形切除部分阴蒂头并成形。

（8）在尿生殖窦后方中线处尽量游离阴道后壁，游离时不要损伤直肠以及尿生殖窦上海绵体组织。

（9）继续在耻骨后向近端游离尿生殖窦，直至游离至耻骨尿道韧带处停止（图2-2-14）。

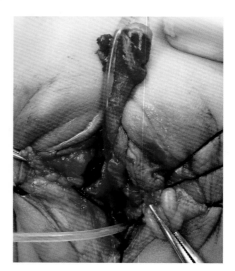

图2-2-15　切开至阴道宽敞处

（10）切开Ω形会阴皮瓣，游离皮瓣下脂肪，暴露尿生殖窦，切取的皮瓣要足够长，做到无张力吻合，皮瓣还要足够宽以提供正常阴道外口的口径，另外，皮瓣不能过于臃肿以免导致阴道开口有梗阻样组织。

（11）此时，阴道内很容易触及Fogarty球囊，将阴道后壁切开直至阴道管径正常处（图2-2-15），阴道缝合至会阴或嵌入皮瓣扩大阴道外口。游离出的尿生殖窦可以在腹侧切开，用于做前庭。

（12）小阴唇及大阴唇成形，将阴蒂包皮背侧纵切（图2-2-16），转移到尿道板两侧，与保留的尿道板及阴道侧方吻合，阴唇阴囊行Y-V成形术整形，下移拉长，形成大阴唇包绕阴道外口（图2-2-17）。

（13）尿道留置Foley尿管，阴道留置Penrose引流，会阴纱布加压包扎。

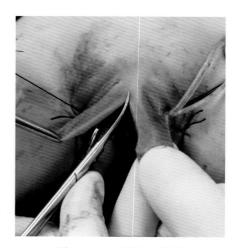

图2-2-16　背侧包皮纵切

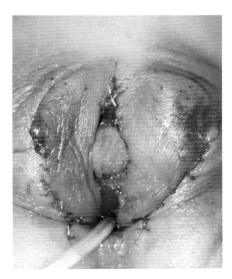

图2-2-17 大小阴唇成形

视频17 尿道阴道低位汇合CAH女性外阴整形术

（五）术后并发症

1. 术后近期并发症 除了出血、感染外，还包括阴蒂头坏死、皮瓣坏死、切口裂开和手术体位导致的下肢神经损伤。为防止切口裂开，术后可以固定下肢，减少外展，术后4～6周避免骑跨体位。

2. 感染性并发症 先天性肾上腺皮质增生症患者不论是否手术治疗，发生泌尿系统感染风险无明显差异。术后阴道狭窄是阴道成形术后常见并发症，严重阴道狭窄还可以导致阴道子宫积血，导致泌尿系统感染。

3. 外观 多数研究表明大部分患者术后外观很好，59%～94%患者对外观满意。Lean发现行一期94%的手术者对外观满意。很少患者因外观原因再行手术整形治疗。

4. 排尿功能 生殖道重建后尿失禁与解剖异常及手术技术有关。据文献报道部分尿生殖窦游离手术很少引起尿失禁。Stites等学者对行因肾上腺皮质增生症患者行阴道成形术患者平均随访6年，结果表明行部分尿生殖窦游离手术患者术后无尿失禁的发生。Braga等学者对24例行部分尿生殖窦游离的肾上腺皮质增生症患者进行随访，平均随访25个月，结果是术后均无尿失禁发生，仅两例术后出现少量残余尿。有时阴道排尿会被误认为发生尿失禁。阴道排尿常和术后下裂状尿道开口位置有关。

5. 术后阴蒂感觉 保留神经血管束的阴蒂缩小成形术可保留更多的神经功能、预后更好，与未手术患者相比阴蒂感觉差别不大。此外Hannes Sigurjónsson等学者报道对22例行阴蒂缩小成形术患者术后中位随访37个月的结果，86%患者术后可达到性高潮，并且对手术效果满意。

6. 阴道外口狭窄 阴道成形术后可能出现阴道外口狭窄，小年龄患者行女性外阴整形术后需要告知家长青春期后可能需要再次行手术治疗。小年龄患儿术后常规不行阴道扩张术，因为疼痛、有创并且可能对患儿及家长产生心理影响。

专家点评 先天性肾上腺皮质增生症是一种常染色体隐性遗传疾病，可导致内源性雄激素增高从而引起女性的男性化。肾上腺皮质增生症的女性外生殖器整形术包括阴蒂成形术、阴唇成形术以及阴道成形术。对于Prader分级≥3级的肾上腺皮质增生症患儿建议行女性外阴整形术。肾上腺皮质增生症的女性外生殖整形术的时机目前有两种说法：① 早期（3～6个月内）一期行阴蒂成形、阴道成形和阴唇成形术。② 早期行阴蒂成形术，待患儿青春期后行阴道成形术。主张早期一期手术者认为可以用阴蒂体多余的皮肤做重建手术；另外母亲雌激素的作用使新生儿阴道组织厚，弹性好血，游离阴道非常容易。主张青春期做阴道成形的优点是可以征得患者本人同意，青春期雌激素利于组织愈合，并且随着阴道的生长及扩张，手术效果好。目前大多数学者对于尿道阴道低位汇合患者还是建议早期（<2岁），一期行阴蒂成形、阴道成形和阴唇成形术。

阴蒂成形术目前常用的术式为Poppas描述的保留神经血管蒂的阴蒂缩小成形术。此术式能够最大程度保留阴蒂血管神经束，在确保外形美观前提下，能够更好保留阴蒂感觉及功能。在切除阴蒂海绵体组织时可以在阴蒂海绵体白膜下进行。需要保留海绵体分叉远端1～2 cm阴蒂海绵体，以便可以使阴蒂有正常勃起，并且将阴蒂头固定于海绵体残端，使阴蒂头有更好的显露位置。在阴蒂海绵体从阴蒂头分离出来后，阴蒂头缩小一般比较满意，此外，为了更好保留阴蒂头感觉及性功能，多数患者不需要进一步行阴蒂头楔形切除缩小成形。

对于低位阴道尿道汇合患者，阴道成形可选用会阴皮瓣阴道成形术或部分尿生殖窦游离手术。会阴皮瓣阴道成形术主要用于低位合流，切开阴道和尿生殖窦的后壁、保留前壁，不改变合流位置，仅仅是扩大外口。由于该术式会导致短段型尿道下裂、阴道排尿、感染，目前部分尿生殖窦游离手术为更常用术式。这种方法可以使尿道阴道汇合处下移更接近会阴，利用尿生殖窦可以更好改善外阴外观，并且与整体游离相比避免在耻骨后方过度游离，减少尿失禁的发生，可用于大多数低位尿道阴道汇合患者。如果尿道阴道高位汇合，经会阴手术非常困难，可用俯卧位，用一部分共同通道折向后方与阴道吻合，延长阴道。

目前一期行保留神经血管束的阴蒂缩小成形，部分尿生殖窦游离阴道成形和Y-V阴唇成形术治疗低位尿道阴道汇合的先天性肾上腺皮质增生症患者已是比较公认和成熟的女性外生殖器整形手术方式，但是在排尿功能、阴蒂感觉和功能，以及性功能及性满意度方面还需要进一步长期随访。

（张潍平）

二、泌尿生殖窦畸形的手术治疗

（一）概述

胚胎发育至第三周末，形成泄殖腔（cloaca），但相互间没有分隔。至胚胎第五、六周，中间膈膜发育，泄殖腔被分隔形成前方的泌尿生殖窦（urogenital sinus, UGS）和后方的直肠与肛管。随后以中肾管融入UGS的位置作为分界点，UGS头端部分发育成为膀胱与盆腔段尿道，尾端部分在男性发育成为阴茎段尿道，在女性则发育成尿道和阴道的远端部分。但是在某些致病因素的作用下，UGS的分化有可能出现异常。临床上尤其多见于女性，患者尿道与阴道之间应有的分隔并未发育，仍然维持原始的UGS腔道，故临床可见尿道及阴道远端汇为一体，被称为共同通道，在会阴部仅可见一个开口，我们将这类病变定义为UGS畸形。更有甚者，UGS和直肠间分隔结构同样发育不全，仍停留在泄殖腔阶段的形态，就会形成尿道、阴道、直肠共同开口一个腔孔的泄殖腔畸形，也称一穴肛畸形（图2-2-18）。所以UGS畸形是一种病变范围涉及泌尿、生殖和（或）消化系统的先天性畸形。

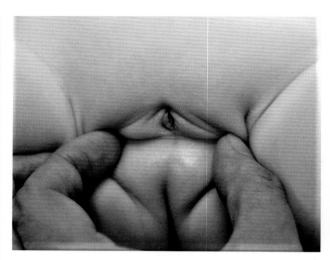

图2-2-18　一穴肛患儿会阴部仅见一个开口，正常肛门及阴道位置均未见开口

（二）分型

UGS可表现为以下4种情况：① 外生殖器不明（即性别发育异常），最常见于先天性肾上腺皮质增生症（congenital adrenal hyperplasia, CAH）。② 单纯的UGS汇合，除未见阴道开口外其他外生殖器外观正常。③ 涉及直肠的泄殖腔畸形（即一穴肛畸形）。④ 女性外生殖器外翻（极为罕见）。

但无论怎样描述或归类，阴道与尿道的汇合点位置及各个通道（尿道、阴道与共同通道）的长度始终是分型与重建手术中一个非常重要的因素。目前普遍认为，共同通道 > 30 mm 者应被视为阴道高位汇入的类型。但是从术中尿道重建及术后防止尿失禁等并发症角度出发，泌尿外科医师更倾向于根据尿道的长度进行分型，目前将尿道长 15 mm 被视为区分高低位汇入的分界线，≥ 15 mm 者为低位汇入型，< 15 mm 者为高位汇入型。

（三）诊断

除常规染色体、超声（探查内生殖器情况，如盆腔及腹股沟有无性腺、膀胱后方有无子宫）及盆腔MRI检测之外，诊断UGS畸形最主要的手段是膀胱尿道镜检查及逆行造影。对于UGS本身解剖几个关键且精细的环节，包括共同通道的长度、阴道和尿道汇合位置及其与膀胱颈的毗邻关系、阴道发育情况、宫颈是否存在、膀胱和尿道解剖等，依靠膀胱镜及逆行造影检查具有更准确、更直观的优点。

检查时患儿一般接受基础麻醉，取截石位，膀胱镜检查观察次序依次为尿道、阴道，必要时寻找与观察直肠瘘管。观察内容包括：① 在每一腔道内均留置F3输尿管导管，并以导管自带的刻度测量所有腔道的长度（图2-2-19），重点测量尿道（即阴道开口至膀胱颈部的距离）与共同通道（及阴道开口至会阴部皮肤开口的距离）长度。② 膀胱及输尿管开口发育是否正常。③ 尿道是否存在精阜结构。④ 阴道发育情况，阴道末端有无子宫开口。⑤ 有无直肠瘘管及其开口位置。随后患儿至放射科进行逆行造影检查，在肛门及共同通道开口处留置标记，显影剂为20%碘海醇（欧乃派克），注射顺序同膀胱镜观察次序（图2-2-20）。

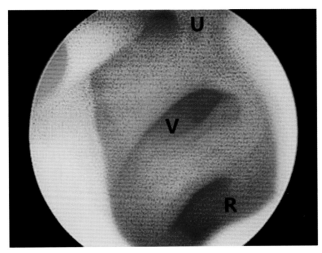

图2-2-19　一穴肛患儿膀胱镜所见尿道、阴道及直肠瘘管汇合处
U：尿道；V：阴道；R：直肠瘘管

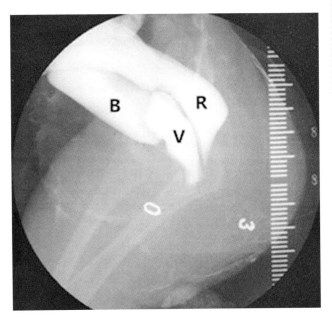

图2-2-20　一穴肛患儿逆行造影显示尿道、阴道及直肠的相互关系
B：膀胱；V：阴道；R：直肠瘘管；0：共同通道会阴开口；3：正常肛门位置

（四）高位汇入型UGS手术治疗

高位汇入型UGS的手术治疗远较低位汇入型复杂，因为这种类型患者的阴道离会阴部皮肤距离较远，且尿道过短，大多数外科医师由于担心术后出现尿失禁的问题而不推荐使用TUM的方法。取而代之的思路是将共同通道作为尿道的远端，保留尿道的完整性。将阴道从汇入尿道的部位断开，单独游离阴道，并采用各种方法尝试将阴道拖至会阴皮肤或用其他组织替代阴道，重建会阴外观。

但是游离阴道是一件非常困难的工程，因为一方面高位汇入型阴道位置较深，术野暴露困难；另一方面阴道周围有许多重要的脏器与组织结构，包括直肠、膀胱颈、括约肌及输尿管等，游离时易造成副损伤，从而导致各种并发症。为了充分暴露视野，避免损伤，Pena提出了后矢状位手术入路修复UGS畸形。但这种入路需要移开直肠末端与肛门括约肌，并在阴道成形后重建上述结构，故对于除一穴肛畸形之外的UGS患者来说，采用这种式式存在术后大便异常的风险。因此，有学者在Pena术式的解剖基础上进行改良，提出了前矢状位入路的手术方式。本节主要介绍此类手术方式。

1. 手术适应证

（1）UGS患者术前通过膀胱尿道镜明确共同通道 > 30 mm或尿道 < 15 mm者。

（2）阴道发育良好，无其他诸如双阴道、阴道缩窄、阴道缺如等畸形者。

（3）直肠肛门位置及功能正常者。

（4）会阴部无其他畸形者。

2. 手术禁忌证

（1）阴道发育存在明显异常者。

（2）直肠肛门发育及功能异常者。

（3）存在其他相关泌尿生殖系统畸形者，如输尿管异位开口于阴道、膀胱外翻、性别发育异常等。

3. 手术步骤及要点

（1）术前推荐清洁灌肠1～2次。

（2）在膀胱尿道镜引导下向阴道内置入Foley导尿管，并将球囊根据阴道管径充分注水扩张后固定于阴道汇入尿道开口处。

（3）可先取截石位，阴蒂游离与成形、共同通道游离等步骤同低位汇入型中TUM手术步骤。

（4）充分游离共同通道至盆底后，改俯卧位。

（5）沿中线切开会阴皮肤至肛门前缘，如欲用会阴皮肤替代阴道，也可设计并预留带蒂皮瓣以备用。

（6）沿中线切开共同通道至肛门之间的所有组织

与肌群,注意标记肛门直肠括约肌,以备术后重建。必要时可连直肠前壁一并切开,以充分显露阴道。

(7)置入Deaver拉钩拉开直肠与盆底组织后,紧贴共同通道背侧面向近端游离,直至扪及Foley导尿管的球囊,并继续游离至越过球囊水平,此处即为阴道汇入尿道的部位。

(8)自球囊处切开阴道后壁,并将导尿退出阴道,显露阴道与尿道的汇合点。可沿阴道与尿道融合处注入1:100 000肾上腺素。随后将阴道前壁与尿道后壁进行分离,直至将阴道从尿道上完全断离。

(9)沿尿道向膀胱内留置导尿。随后将阴道前壁与后壁充分游离,直至可无张力拖至会阴部。也可考虑将共同通道后壁翻转与阴道吻合作为阴道前壁,将会阴皮瓣翻转同样与阴道吻合作为阴道后壁。这样可以减少阴道游离的范围并降低阴道外拖的张力,避免术后阴道回缩或缺血狭窄甚至坏死等严重并发症(如图2-2-21)。

(10)关闭阴道汇入尿道的破口,有必要时需将膀胱颈后壁肌群重建,避免术后尿失禁。重建尿道与阴道开口后,关闭直肠后壁,重建肛门括约肌及盆底肌群。关闭会阴部皮肤。

(11)余阴蒂及大、小阴唇成形方法同低位汇入型的手术要点。

视频18 前矢状位入路修复高位汇入型UGS畸形

(五)术后并发症

前矢状位入路修复高位汇入型UGS手术比较复杂,术后并发症发生率也较高。短期并发症主要为伤口与盆腔感染,常与术前肠道准备不充分;与术中不注意无菌操作有关;也与创面较大,且盆底静脉丛丰富,易渗出形成血肿有关。术后在阴道周围留置皮片引流数日可减少渗出积聚。术后短期也可能出现大小

便异常,主要是失禁表现,多与术中未注意保护括约肌,重建括约肌失败有关。辨认与重建肛门括约肌不熟练者,可请有经验的普外科医师会诊处理。也有可能出现排便困难,与肛门狭窄有关,故术后仍需普外科随访,必要时行定期扩肛。游离阴道时亦应注意保护膀胱颈部结构,避免过度损伤造成尿道括约肌松弛与毁损。长期并发症主要是阴道回缩与阴道狭窄坏死,回缩主要与阴道距离会阴距离过远、阴道发育不良及游离不够充分有关,而狭窄坏死则多与阴道局部缺血有关。阴道血供主要来源于两侧壁,故游离时尽量以腹侧与背侧为主,避免过多游离侧壁。注意保护血供,不要过于追求将阴道完全拖至会阴,可采用上述共同通道黏膜与会阴皮肤替代延长的方法重建阴道。

专家点评 前矢状位入路修复高位汇入型UGS畸形手术难度较大,而且根据实际情况会有多种变化,但无论如何,其起源于Pena的后矢状位入路手术,并需要术者对UGS的解剖有着非常深入的了解,在掌握女性外生殖器外观整形、PUM与TUM等手术的基础上,可以尝试挑战这类术式。其优点在于可清晰暴露术野,且对周围组织器官损伤较小。将阴道从尿道上断离是手术的一个难点,除了术中使用肾上腺素外,还可以在术前让患者在会阴涂抹雌激素软膏6~8周,使阴道壁增厚,解剖层次更清晰而利于分离。阴道的状态是手术成功的另一个要点,如果阴道存在其他畸形则不推荐使用该种术式。甚至对于整个UGS畸形的患者人群而言,阴道重建并不一定要与阴蒂、阴唇成形一起完成,如果条件不成熟而又暂时不存在重建需求者,完全可以等至青春期甚至成人后由妇产科医师进行阴道重建。但前提是之前其他器官的重建手术要考虑到预留足够的组织与空间给将来的阴道重建手术。

(陈 方)

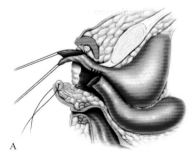
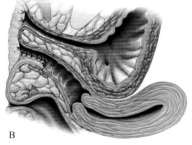

图2-2-21 将共同通道及会阴皮瓣翻入延长重建阴道

(杨 屹 殷晓鸣 吕逸清)

参考文献

[1] Alan Wein, Louis Kavoussi, Alan Partin, et al. Campbell-Walsh Urology[M]. 11th ed. Amsterdam: Elsevier, 2015.

[2] Zhang Q, Xu YM, Fu Q, et al. Female bladder exstrophy: Report of 2 unique cases and review of the literature[J]. Postgrad Med, 2012, 124(3): 37−41.

[3] Ben-Chaim J, Hidas G, Wikenheiser J, et al. Kelly procedure for exstrophy or epispadias patients: Anatomical description of the pudendal neurovasculature[J]. J Pediatr Urol, 2016, 12(3): 173.e1−e6.

[4] Borer JG, Vasquez E, Canning DA, et al. An initial report of a novel multi-institutional bladder exstrophy consortium: A collaboration focused on primary surgery and subsequent care[J]. Urology, 2015, 193(5 Suppl): 1802−1807.

[5] Cervellione RM, Husmann DA, Bivalacqua TJ, et al. Penile ischemic injury in the exstrophy/epispadias spectrum: New insights and possible mechanisms[J]. J Pediatr Urol, 2010, 6(5): 450−456.

[6] 黄轶晨, 谢华, 陈方, 等. Kelly手术治疗膀胱外翻-尿道上裂复合畸形的短期疗效[J]. 中华泌尿外科杂志, 2017, 38（Z1）:29−33.

[7] Mitchell ME. Bladder exstrophy repair: complete primary repair of exstrophy[J]. Urology, 2005, 65(1): 5−8.

[8] Stec AA, Baradaran N, Tran C, et al. Colorectal anomalies in patients with classic bladder exstrophy[J]. J Pediatr Surg, 2011, 46(9): 1790−1793.

[9] Varma KK, Mammen A, Kolar Venkatesh SK. Mobilization of pelvic musculature and its effect on continence in classical bladder exstrophy: A single-center experience of 38 exstrophy repairs[J]. J Pediatr Urol, 2015, 11(2): 87.e1−e5.

[10] Chua ME, Ming JM, Fernandez N, et al. Modified staged repair of bladder exstrophy: A strategy to prevent penile ischemia while maintaining advantage of the complete primary repair of bladder exstrophy[J]. J Pediatr Urol, 2019, 15(1): 63.e1−e7.

[11] AJ Wein, LR Kavoussi, AC Novick, et al. Cambell-Walsh urology[M]. 9th ed. Amsterdam: Elsevier, 2007, 3497−3553.

[12] Mansour AM, Sarhan OM, Helmy TE, et al. Management of bladder exstrophy epispadias complex in adults: Is abdominal closure possible without osteotomy?[J] Word J Urol, 2010, 28(2): 199−204.

[13] Alyami F, Fernandez N, Lee L, et al. Long-term follow-up after traditional versus modified perineal approach in the management of female epispadias[J]. J Pediatr Urol, 2017, 13(5): 497.e1−497.e5.

[14] Bar-Yosef Y, Sofer M, Ekstein MP, et al. Results of epispadias repair using the modified Cantwell- Ransley technique[J]. Urology, 2017, 99: 221−224.

[15] Lazarus J, Van Den Heever A, Kortekaas B, et al. Female epispadias managed by bladder neck plication via a perineal approach[J]. J Pediatr Urol, 2012, 8(3): 244−248.

[16] Shoukry AI, Shoukry I. Management of bladder exstrophy in adulthood: Report of 5 cases[J]. J Pediatr Urol, 2013, 9(5): 575−578.

[17] Gite VA, Jain HM, Bote SM, et al. Modified Cantwell-Ransley repair for isolated continent epispadias in adult: Our experience[J]. Indian J Plast Surg, 2017, 50(1): 68−73.

[18] 黄轶晨, 谢华, 陈方, 等. Kelly手术治疗膀胱外翻-尿道上裂复合畸形的短期疗效[J]. 中华泌尿外科杂志, 2017,（21）: 29−33.

[19] 黄轶晨, 谢华, 陈方, 等. 阴茎腹侧入路保留完整尿道海绵体的改良Cantwell-Ransley术治疗尿道上裂[J]. 中华小儿外科杂志, 2018, 39（2）: 11−16.

[20] Alan Wein, Louis Kavoussi, Alan Pantin, et al. Campbell-Walsh urology[M]. 11th ed. Amsterdam: Elsevier, 2015: 3223.

[21] Ben-Chaim J, Hidas G, Wikenheiser J, et al. Kelly procedure for exstrophy or epispadias patients: Anatomical description of the pudendal neurovasculature[J]. J Pediatr Urol, 2016, 12(3): 173.e1−e6.

[22] Varma KK, Mammen A, Kolar Venkatesh SK. Mobilization of pelvic musculature and its effect on continence in classical bladder exstrophy: A single-center experience of 38 exstrophy repairs[J]. J Pediatr Urol, 2015, 11(2): 87. e1−e5.

[23] Yadav SS, Agarwal N, Kumar S, et al. Single-stage female epispadias repair by combined infrasymphyseal bladder neck plication and urethrogenitoplasty: A Novel Technique[J]. Urology, 2017, 100: 240−245.

[24] Borer JG, Vasquez E, Canning DA, et al. An initial report of a novel multi-institutional bladder exstrophy consortium: A collaboration focused on primary surgery and subsequent care[J]. J Urol, 2015, 193(5 Suppl): 1802−1807.

[25] Jarzebowski AC, McMullin ND, Grover SR, et al. The Kelly technique of bladder exstrophy repair: Continence, cosmesis and pelvic organ prolapse outcomes[J]. J Urol, 2009, 182(4 Suppl): 1802−1806.

[26] Mansour AM, Sarhan OM, Helmy TE et al. Management of bladder exstrophy epispadias complex in adults: is abdominal closure possible without osteotomy? [J] World J Urol, 2010, 28(2): 199−204.

[27] 唐达星, 袁继炎, 吴德华, 等. 一期经会阴膀胱颈折叠治疗女性尿道上裂[J]。中华小儿外科杂志, 2014, 35（9）: 671−674.

[28] Vander Brink BA, Reddy PP. Early urologic considerations in patients with persistent cloaca[J]. Semin Pediatr Surg, 2016, 25(2): 82−89.

[29] Salle JL, Lorenzo AJ, Jesus LE, et al. Surgical treatment of high urogenital sinuses using the anterior sagittal transrectal approach: A useful strategy to optimize exposure and outcomes[J]. J Urol, 2012, 187(3): 1024−1031.

[30] Alan Wein, Louis Kavoussi, Alan Partin, et al. Campbell-Walsh Urology[M]. 11th ed. Amsterdam: Elsevier, 2015: 3498−3520.

[31] Sigurjónsson H, Möllermark C, Rinder J, et al. Long-term sensitivity and patient-reported functionality of the neoclitoris after gender reassignment surgery[J]. J Sex Med, 2017, 14(2): 269−273.

[32] Stites J, Bernabé KJ, Galan D, et al. Urinary continence outcomes following vaginoplasty in patients with congenital adrenal hyperplasia[J]. J Pediatr Urol, 2017, 13(1): 38.e1−e7.

[33] Couchman A, Creighton SM, Wood D. Adolescent and adult outcomes in women following childhood vaginal reconstruction for cloacal anomaly[J]. J Urol, 2015, 93(5 Suppl): 1819−1822.

[34] 吕逸清, 陈方, 徐伟珏, 等. 泌尿外科在多学科联合诊治泄殖腔畸形中的作用[J]. 中华小儿外科杂志, 2017, 38（11）: 859−864.

尿道的其他畸形

　　本章主要包括两个方面的先天性畸形：尿道重复畸形和后尿道瓣膜。尿道重复畸形极其少见，迄今已报道大约150例，女性尿道重复比男性更为罕见，目前仅报道了17例。尿道瓣膜是男性婴儿先天性下尿路梗阻中最为常见的原因之一，由于后尿道瓣膜患儿胎内的尿道梗阻和发育问题，可直接导致肾脏、输尿管积水、肾功能下降，引发一系列问题和并发症。本章节介绍不同种类尿道重复畸形的诊治和后尿道瓣膜的诊断、治疗和随访、预后进展。

第一节　重复尿道畸形

一、概述

　　重复尿道是极少见的先天异常，自从Aristotle首次描述该症状，迄今已报道大约150例。女性重复尿道比男性更为罕见，目前仅报道了17例。我们遇到2例男性重复尿道。畸形的重复尿道一般呈垂直或矢状排列，腹侧尿道的口径正常或接近正常，而背侧尿道往往发生狭窄或发育不全。尿道上裂并发重复尿道的病例常有耻骨联合分离，此与尿道上裂膀胱外翻综合征（epispa-dias and ectopocystis syndrome）有关。

二、分类

　　Woodhouse和William提出重复尿道分类是最系统的分类，该分类是基于性功能影响程度、尿道完整性、附属尿道的末端及畸形尿道彼此的空间位置关系的分类（表2-3-1）。

　　（一）男性重复尿道

　　1. 男性尿道上裂完全型重复尿道　两个尿道分别开口于膀胱并在同一垂直平面上并行。腹侧尿道走行、口径和功能皆正常。背侧异常尿道开口于膀胱颈的背侧，终止于阴茎背侧从阴茎头到耻骨联合间任何位置，其行经海绵体之上并有狭窄。尽管该畸形伴生矢状双膀胱的病例报道，但多数情况下只有一个膀胱（图2-3-1 A）。

　　2. 男性尿道上裂不完全型重复尿道　不完全性

表2-3-1　尿道重复畸形分类

男　　　性	女　　　性
矢状重复尿道	矢状重复尿道
尿道上裂型	并行性重复尿道
完全型	
不完全型	
中断型	
近端型	
远端型	
尿道下裂型	
完全型	
不完全型	
中断型	
近端型	
远端型	
Y形重复尿道	
单尿道口型	
纺锤型	
接近型	
并行性重复尿道	
单膀胱型	
双膀胱型	

尿道上裂重复尿道只有一个尿道内口,异常尿道从尿道球部的背侧发出,开口于阴茎背部。与完全性重复尿道畸形一样,背侧尿道发育不全而腹侧尿道正常。不完全性尿道上裂重复尿道非常罕见,发病率较完全型尿道上裂重复尿道低(图2-3-1 B)。

3. 男性尿道上裂中断型重复尿道 中断型重复尿道的背侧尿道有一段完全闭锁,其他表现与不完全型重复尿道基本一样。如果闭锁段在远侧则形成尿道憩室(图2-3-1 C),闭锁段在近侧会形成远端窦道(开口于阴茎背侧但近端闭锁)(图2-3-1 D)。中断型尿道上裂重复尿道是最常见的病例之一,而近端中断型尿道上裂重复尿道极为罕见,迄今只有一例文献报道。

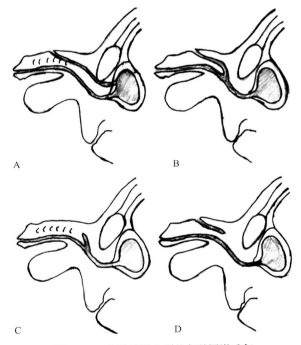

图2-3-1 男性尿道上裂的各种尿道重复

4. 男性完全型尿道下裂矢状重复尿道 这种病例极为罕见。在一系列的患者调查中,未见完全型尿道下裂重复尿道病例报道(图2-3-2 A)。

5. 男性不完全型尿道下裂矢状重复尿道 副尿道的起点一般在尿道前列腺部或球部,终点位于阴茎腹侧从阴茎头到阴囊之间的任何位置。下裂的副尿道的口径基本正常,而开口于阴茎头顶端的正位尿道则有狭窄。两个尿道皆位于阴茎海绵体之下。不完全尿道下裂矢状重复尿道发病率低,此与不完全尿道上裂重复尿道相同(图2-3-2 B)。

6. 男性中断型尿道下裂矢状重复尿道 该种畸形正位狭窄尿道缺失,其他表现与不完全型尿道下裂重复尿道相同。中断型尿道下裂重复尿道的分型与中

断型尿道上裂重复尿道一样,可分为:近端型(图2-3-2 C)或远端窦道型(图2-3-2 D),其中后一种分型病例较罕见。

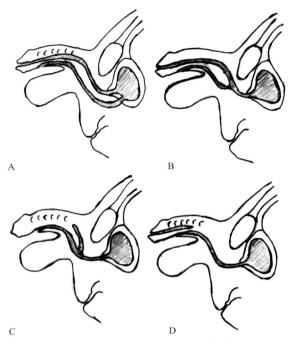

图2-3-2 男性尿道下裂的各种矢状尿道重复

7. 男性Y形重复尿道 Y形重复尿道患者的尿道前列部形成分叉,一支沿正常的解剖径路而另一支的末端开口在会阴、肛门边缘或直肠内部。解剖学上正位尿道常发育不全,副尿道口径则正常。有时情况也会正好相反:副尿道狭窄而正位尿道功能较好,该情况显然与矢状尿道重复的尿道口径和位置关系的划分原则相悖。有人报道副尿道还可发自前列腺尿道背侧或腹侧,此类病例报道有助完善该分类法(图2-3-3)。

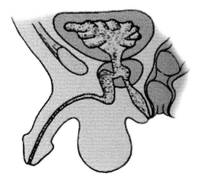

图2-3-3 男性Y形尿道重复

8. 单出口纺锤形重复尿道 单一的后尿道在矢状面上分成两支,在尿道阴茎部又合二为一,最后开口

于尿道外口。此种畸形不常见,Effmann 曾报道一例（图2-3-4）。

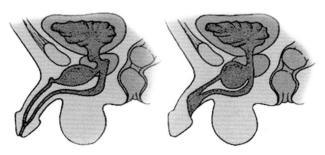

图2-3-4 单出口纺锤形尿道重复

9. 男性并行型重复尿道 并行型重复尿道常伴发双膀胱、双结肠、双肛门、双阴茎等畸形。也有并行尿道重复分别与一个正常膀胱及并行重复膀胱相连的报道（图2-3-5）。我们遇到1例并行型尿道重复（图2-3-6）。

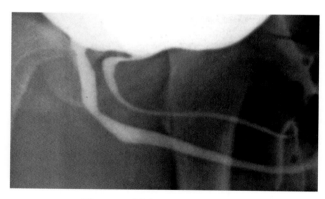

图2-3-5 尿路造影见双尿道畸形

（二）女性尿道重复

1. 女性矢状尿道重复 女性矢状尿道重复患者具有特征性的正常外生殖器和狭窄的、开口于阴蒂头侧的副尿道,或者阴蒂部副尿道闭锁并伴有阴蒂肥大及向后移位的阴道口。该种畸形亦很少见。

2. 女性并行型尿道重复 并行型重复尿道的报道有2例,一例并行重复尿道与1个膀胱相连,另一例并行重复尿道与并行重复膀胱相通。

三、胚胎学

（一）正常尿道

尿直肠隔由中胚层的两侧褶在中线会合形成,将泄殖腔分为前端的尿生殖窦和后端的肛直肠管。尿生殖窦分为头盖形的膀胱尿道管、中间骨盆部和尾端阴茎部。膀胱尿道管的尾部形成近端尿道的前列腺部和从膀胱颈到前列腺部的尿道。膀胱尿道管形成女性完整的尿道。尿生殖窦中间部形成尿道前列腺部的远侧和尿道膜部,阴茎部形成尿道阴茎部。女性尿生殖窦的骨盆部和阴茎部合并形成前庭,成为永久性的尿道生殖窦。

胚胎发育第7周,尿直肠隔到达泄殖腔膜,泄殖腔膜就退化并发育形成肛门和尿生殖口。尿生殖沟和尿道口相续,形成一延长生殖结节（阴茎）的腹侧表面。尿生殖沟的侧面是尿生殖褶。两侧的尿生殖褶从尾端开始融合形成尿道阴茎部。外胚层球板的分开形成尿道球部,其与尿生殖沟延续则形成阴茎体。球沟在腹侧融合形成阴茎头顶部的尿道外口。正常男性尿道在胎儿发育3个月时完全形成。

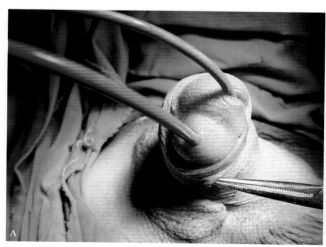
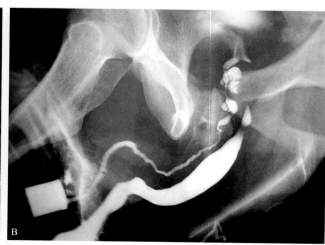

图2-3-6
A. 阴茎头处有2个尿道开口。B. 逆行尿道造影示双尿道

（二）重复尿道

畸形的解剖改变很大，以至于用一种胚胎学解释无法充分描述清楚所有病例。Rabinovitch等建议用第二尿直肠隔解释尿道上裂重复尿道，第二尿直肠隔形成背侧尿道沟，进而又形成海绵体背侧的尿道。尿道上裂重复尿道和尿道下裂重复尿道可能起源相同，因两者有相似的尿道解剖和扩大的耻骨联合。尿道上裂由于尿生殖窦阴茎部的中胚层在中线无法融合，使得其位于阴茎的背部，如果此时尿道板从尿生殖膜发育也可形成正常的尿道。

尿道下裂重复尿道由于尿道沟中部间充质的异常中间迁移所致。Stephens和Donnellan对Y形重复尿道的解释是尿直肠隔的两部分排列异常，无法正常发育而在两者之间形成第二或副尿道。

四、临床症状

（一）无症状

无论尿道上裂还是下裂，如果尿道外口单一或属近端中断型矢状重复尿道皆可能无症状。对于远端中断型重复尿道，唯一的异常是阴茎背部或腹侧有异常的开口，探查可发现长度不等的盲管。

（二）双线排尿

除外继发创伤、手术或感染引起的尿道皮肤瘘，出现来自不同地方的双线排尿提示重复尿道。重复尿道起源的差异决定尿流的粗细和力度亦不同。狭窄尿道的尿流纤细、淋漓或每次排尿时只有几滴。阴茎背侧的尿道上裂重复尿道、阴茎头部的尿道下裂重复尿道、会阴或阴茎头顶部的Y形尿道重复可出现这种排尿不畅的表现。Y形重复尿道患者，由于异位开口邻近肛门括约肌，每次排尿时会有肛门漏尿，与输尿管乙状结肠吻合术后患者的症状相似。

（三）阴茎背屈

在尿道上裂重复尿道病例中可见。

（四）出口梗阻

下尿路梗阻可引起复发性尿路感染、膀胱输尿管反流，严重时引起肾功能的损害。附属尿道膨胀压迫主尿道时也可能发生梗阻。

（五）尿潴留

Johnston报道3例伴有尿潴留的重复尿道病例。其中两个是由于重复尿道的口径皆不够大。如果远端闭锁的副尿道在排尿时充胀（中断型远端重复尿道），会压迫并梗阻主尿道引起急性尿潴留。

（六）尿道感染复发

各种原因产生的出口梗阻（如尿道狭窄、后尿道瓣膜、排尿困难等）皆可引起尿道感染。此多为膀胱不完全排空时产生的膀胱内高压所致。

（七）局部感染

中断型远端重复尿道的狭窄段是感染易发部位，因为分泌物和碎物会滞留其中，此处还可成为成人淋球菌感染的地方。

（八）尿失禁

尿失禁最常见于完全型尿道上裂重复尿道患者，主要由于背侧尿道的内或外括约肌不能发挥机能所致。尿道口越处于近端，尿失禁的发生率越高。通常，尿失禁是较少见的，且多为压力性尿失禁。不完全尿道上裂尿道重复有一个良好的近端控尿机制，其包括单一近端尿道的内、外括约肌。

五、检查

（一）病史

患者从不同部位排出两股尿液应高度怀疑重复尿道。

（二）体格检查

有双尿流排尿史者，可发现两个尿道外口。一个多在正常的位置，另一个在阴茎的背侧或腹侧，或者在会阴处。

除尿道下裂处的开口之外，常可发现阴茎头形似尿道外口的浅凹。观察到单股尿流由腹侧排出，不难诊断尿道下裂。尿道上裂可发现背侧痛性勃起。

（三）尿液分析和尿培养

排除尿路感染。

（四）排尿期膀胱尿道造影

此为诊断该种畸形最有用的检查。有时副尿道会因造影剂的填充太充分而显示不清，此时行逆行尿道造影有助诊断。

（五）腹部超声或静脉肾盂造影

尽管尿道重复伴发肾异常不常见，但尿道照片尿路造影还是有用的。造影可显示阻塞性尿路疾患、后尿道瓣膜、异位肾、肾发育不全和异位输尿管。

（六）膀胱尿道镜检查

下尿路的内镜检查诊断价值较低，重复尿道可能因其中一个发育不良而妨碍该检查。对于排尿期膀胱尿道造影显示的完全性或不完全性重复尿道，用3Fr的尿管插入窄小尿道，同时利用尿道镜检查功能性尿道，能确认造影检查结果。

六、治疗

由于类型、严重程度和病症的临床影响各不相同，治疗也因人而异。仔细而全面检查是保证正确治疗的前提。

（一）男性完全性矢状尿道上裂重复尿道

阴茎背部排尿、阴茎明显的背屈、反复发作的尿路感染和尿失禁是手术治疗的适应证。经耻骨后径路可将背侧副尿道从膀胱分离。用小口径导管插入背侧副尿道能帮助辨别之。在关闭耻骨后伤口之前，应仔细游离尿道上裂尿道阴茎部。分离耻骨联合下可能会引起严重的静脉性出血。如果背侧尿管不能轻松地完全地切除，可以分别在近端和远端分离尿管，在耻骨联合下留下一段孤立的背侧尿道（两端皆开放避免形成密闭管腔）。

（二）男性不完全矢状尿道上裂重复尿道

尿失禁不是主要的症状，阴茎背屈和异常尿流往往是主要症状。近端尿道的终端因处在耻骨联合下而不易探及。有人只切除副尿道的阴茎部分，留下一小段背侧尿道憩室，次法完整切除副尿道更容易，并且治疗效果也较满意。

（三）男性中断型尿道上裂重复尿道

这类中的大多数，特别是那些近端中断型重复尿道没有症状无须治疗。

远端中断型尿道上裂重复尿道，可导致局部感染并从上裂尿道口排脓。用抗生素控制感染、冲洗远端管道后，手术切除即可完全治愈。

（四）男性不完全矢状尿道下裂重复尿道

切开背侧尿道的远端可成功治愈双线排尿。如果接下来的尿道下裂手术不成功，可实施尾部整形术，使双股尿流改为单股。

（五）男性中断型尿道下裂重复尿道

这可能完全无症状因此不需治疗。远端正位尿道的感染可以实施尿道切开术，然后修复尿道下裂。

（六）男性Y形重复尿道

术前明了尿道解剖极为重要，因为一个尿道有狭窄而另一个正常，临床观察尿流的粗细和放射学检查容易区别之。该鉴别对治疗的选择和疗效意义重大。

当正位尿道管径正常，切除狭窄的副尿道直至会阴即可治愈。副尿道不位于中线时，应依靠影像学专家清楚区分左右边。此可便利手术操作。

当异常的会阴部尿道管径正常而正位尿道有狭窄时，处理Y形重复尿道就会有一定难度。Stephebs和Donnellan建议对闭锁的阴茎尿道实施造袋术，随后进行尿道整形术和副尿道切除术。修补腹侧尿道对重建尿道球部和近端尿道阴茎部有益。远端尿道可以通过阶段性尿道整形术重建。

（七）单外口重复尿道

该畸形无任何症状无须治疗。

（八）男性并行型重复尿道

并行型重复尿道如伴有重复阴茎、伴或不伴重复膀胱，皆会增加治疗难度甚至不可治疗。

（九）女性重复尿道

由于排尿习惯不同，额外增加一股尿流对女性排尿的影响远比男性小，有时无需治疗。那些阴蒂肥大和有副阴蒂尿道的应当进行生殖器整形术，但不建议切除副尿道。

（徐庆康　徐月敏）

第二节　后尿道瓣膜的治疗

一、概述

后尿道瓣膜（posterior urethral valve, PUV）是胎儿下尿路梗阻（lower urinary tract obstructions, LUTO）的主要原因，是引起先天性尿道梗阻的主要疾病，占先天性胎儿尿路梗阻的10%，在活产男婴发生率约为1/1 500～1/5 000。国内少有大宗的病例总结，具体发病率尚无准确数据。根据Young提出的分型，将后尿道瓣膜分为三型，Ⅰ型为自精阜下缘风袋样向远端突出的膜性梗阻，为绝大部分后尿道瓣膜的表现；Ⅱ型为自膀胱颈部附着至精阜的呈两翼改变的瓣膜；而Ⅲ型表现为与精阜无关的环形膜性结构，中央或边缘存在孔隙。后两种较为少见。近来的观点也认为后尿道瓣膜主要为Ⅰ型，少量为Ⅲ型（图2-3-7）。

后尿道瓣膜在形态上为后尿道结构异常，尿道腔内瓣膜形成单向活瓣，导尿管可以经尿道进入膀胱，但膀胱内尿液无法通畅排泄，致使尿液排泄不畅而引起尿路积水以及一系列病理生理变化。特别是由于大部分尿道瓣膜形成于胚胎早期，患儿在胎内即有尿路梗阻，上尿路压力增高，引起肾积水、膀胱输尿管反流、尿路感染、肾盂肾炎、肾小球肾小管发育不良、尿外渗、性腹水、腹腔压力增高、肺扩张受限、宫内羊水产量少

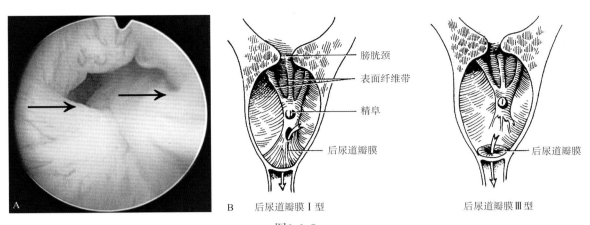

图2-3-7
A. I 型尿道瓣膜, 精阜远端风帆样结构形成梗阻 (箭头所示)。B. I 型和 III 型尿道瓣膜

致胎肺发育不良等, 出生后死亡率高, 成为新生儿尿道瓣膜处理的难题。有研究证明, 持续的尿路感染、加重尿道瓣膜患儿肾脏瘢痕的形成。医师在注意患儿呼吸、内环境等一般情况的同时, 从病因处理上, 手术干预成为重要手段。下尿路梗阻的解除能从根本上缓解病因, 从源头上成为去除一系列并发症的源动力。

二、临床表现与诊断评估

后尿道瓣膜胎儿通畅可在产前筛查中通过超声有所发现, 常表现为双侧的明显肾积水, 并常可见输尿管的扭曲、扩张和膀胱的增大及膀胱壁增厚、羊水少。部分集合系统高压的胎儿出现集合系统破裂形成肾周积液和腹腔积液, 也能通过超声诊断。超声下也偶尔可见扩张的后尿道, 表现为钥匙孔征 (图2-3-8)。胎儿磁共振也能确认扩张积水的肾脏输尿管、增厚的膀胱, 甚至局部扩张的近端后尿道, 并同时了解胎儿肺发育

情况 (图2-3-9、图2-3-10)。随着产前咨询和产前诊断的快速发展, 此前常规的胎儿产前筛查所提示的双

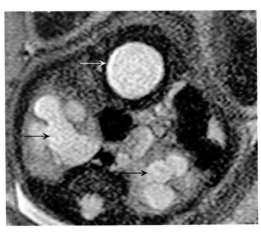

图2-3-9　产前胎儿磁共振所见扩张的双侧肾盂输尿管 (黑箭头) 和增大的膀胱、增厚的膀胱壁 (白箭头)

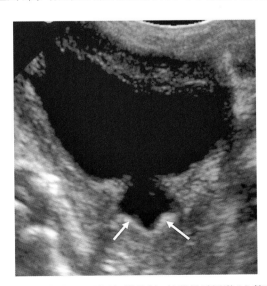

图2-3-8　产前B超所见钥匙孔征: 扩张的后尿道 (白箭头)

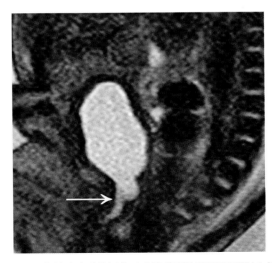

图2-3-10　产前胎儿磁共振有时也能看到扩张的后尿道 (白箭头)

肾积水等间接征象，越来越多的后尿道瓣膜患儿在胎内得到诊断，便于出生后早期转运至有处理能力的小儿外科中心进行及时治疗。

后尿道瓣膜患儿出生后的表现主要是排尿的异常、排尿哭吵、尿量少、排尿不畅、排尿滴沥。出生后立即超声检查了解肾脏、输尿管、膀胱形态，排泄性尿路造影进一步确认尿道形态、瓣膜位置，并观察膀胱形态，了解膀胱输尿管反流及其程度。而泌尿系统水成像能很好地了解集合系统的形态以及肾脏发育情况（图2-3-11、图2-3-12）。同位素肾图能进一步了解分

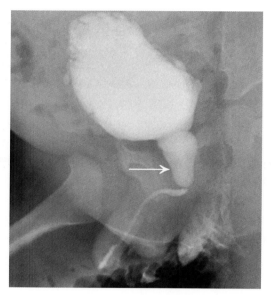

图2-3-11　后尿道瓣膜的排尿造影表现为扩张的后尿道（箭头）和远端狭窄的瓣膜位置，可见毛糙不规则的膀胱壁

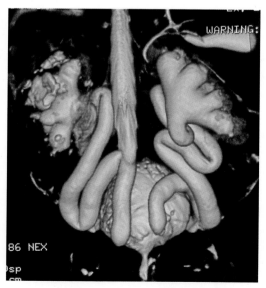

图2-3-12　磁共振水成像（MRU）显示扭曲扩张的输尿管和扩张的肾盂

肾功能。相当多的患儿在出生即得到了诊治评估，但同位素肾图需要延迟至满月后进行，因为新生儿肾脏分泌功能差，目前常用的同位素显形药物如DTPA等对新生儿期肾脏排泄测定不准确。

三、治疗策略

后尿道瓣膜需要在出生后即开始积极治疗，解除梗阻是尿道瓣膜治疗的首要原则。早期经典的观点认为，先行简单的膀胱造瘘，待肾功能等一般情况好转后再行根治性瓣膜切除比较安全。首先保留导尿也能简单地实现膀胱的引流，缓解上尿路压力，尿道瓣膜病例一般可以顺利放入合适管径的导尿管，再根据患儿一般情况考虑采取进一步检查和手术干预。值得注意的是，后尿道瓣膜患儿往往精阜近端后尿道扩张明显，膀胱颈抬高，气囊导尿管往往因为气囊落入后尿道而引流不佳，留置一个不带气囊的导尿管和患儿的阴茎进行妥善固定是保证引流通畅的更好选择。

如果患儿存在严重反流或者泌尿道感染，膀胱造口转流尿液，是瓣膜切开手术的一个良好替代方案。在小婴儿中，造口的护理难度低，能有效改善膀胱高压以及相应的泌尿道感染；而对于家长，仅仅需要在造口处增加一块尿布用于护理。早期选用膀胱造口的患儿能获得更好的肾功能的保护，也给尿道瓣膜切开制造更多的选择时机。

后尿道瓣膜经常合并肾积水、输尿管扩张、膀胱输尿管反流等问题。传统的对于肾积水和输尿管扩张、梗阻的判断，以及手术指征的把握不适用于后尿道瓣膜患儿。同样的，后尿道瓣膜患儿的膀胱输尿管反流也需要慎重对待。由于膀胱功能的异常，输尿管再植手术往往收效不佳，而反复的膀胱手术却有可能加剧膀胱功能异常。对于一些难以控制的尿路感染，尽管膀胱造口引流通畅，由于上尿路的引流不畅，仍然不得不行输尿管造口，后期只能选择可控性尿流改道。

瓣膜根治手术也有很多发展，但都强调需要早期行手术干预。Sarhan等报道65例胎内即得到诊断的后尿道瓣膜患儿的治疗后随访。平均长达6.8年的随访表明，出生后一期的尿道瓣膜切除术获得了良好的疗效，因此作者认为，条件允许的情况下，一期的瓣膜切除手术应当取代尿液改道成为首选治疗。传统的手术方法是切开尿道行瓣膜切除术及内镜下瓣膜切除术，后者常用尿道镜下瓣膜电灼术，同时也有很多新的尝试，Al-Busaidy报道了钬激光瓣膜切除术并获得成功。

另外，Mohan's瓣膜刀也是一项切除瓣膜的方法。

Kyi和Soliman则分别报道了一种直视下气囊导管去除瓣膜的方法。内镜应用困难的低出生体重患儿和小婴儿，2Fr Fogarty导管进入7.5Fr的膀胱镜，在直视下利用气囊牵拉来撕裂瓣叶。这对在内镜操作受限、无法行电灼术的患儿中确实安全有效，但是有的瓣膜无法完全去除而持续存在。

Close等人认为早期行瓣膜切除后尿液流出道的低阻力能使膀胱和肾脏功能有最佳的恢复。23例后尿道瓣膜患儿平均出生21天即行手术切除瓣膜，最长达9年的随访显示相对于行单纯尿流改道的患儿有更满意的排尿功能和肾脏恢复。手术前后的尿流动力学检查是评估膀胱功能改善的重要指标，早期行瓣膜切除的患儿能获得尿流动力学的改善。

但是，近期Godbole等对54例后尿道瓣膜患儿的先行膀胱造瘘和一期瓣膜切除的分组随访显示，先行膀胱造瘘的患儿在一年后的GFR和血清肌酐值更为满意。

尿道瓣膜切除术后依然可能存在膀胱输尿管反流、尿失禁、尿路感染、多尿症等多种病症，它们是引起肾脏功能最终恶化的原因。因此对于这些问题仍需要有足够的重视。早期的瓣膜切除有良好的效果，由于尿道瓣膜多有各种并存情况，治疗需要个体化，各医疗机构的报道结果也不尽相同。多项研究和报道都有一定比例的预后不良率，说明了尿道瓣膜治疗的长期性和复杂性。

（一）后尿道瓣膜切开术适应证

患儿一般条件许可，能适应内镜下后尿道瓣膜切开术。手术前需要进行必要的水、电解质紊乱的纠正。特别是在肾功能不全和呼吸功能不良的患儿，这方面尤其重要。无法良好耐受麻醉，手术的风险将明显增加并增加患儿的围手术期死亡率。

（二）手术禁忌证

（1）尿道瓣膜致尿道狭窄同时合并尿道感染、尿道周围脓肿时不宜行尿道内切开术，这时如果尿道瓣膜切开后，可能会附带切开部分尿道黏膜，细菌会从切口进入血循环导致菌血症，甚至发生内毒素性休克。比较常见致病菌是革兰阴性杆菌，如大肠杆菌和变形杆菌。

（2）尿道完全闭锁、多发狭窄，这些病变往往会导致尿道切开无准确标志，术中出血会使视野不清，影响手术。手术前用B超对尿道进行检查，可以较准确地了解尿道狭窄的情况，但小龄儿检查较为困难。所以对于上述病变的尿道内切开术要慎重，应做好尿道开放手术的准备。

（三）术前准备

（1）术前必须全面了解瓣膜所引起的狭窄情况，包括狭窄的具体位置，是前尿道还是后尿道，这样才能对手术有一个正确的估计。尿道造影是最有效的方法，从尿道外口置入导尿管并注入造影剂，膀胱充盈后拔除导尿管，患儿排尿的同时摄片，拍片后就能充分了解尿道狭窄的情况。大年龄儿童可采用直肠B超检查，可以更切除地了解到尿道周围的情况，这样就能有充分的技术准备，保证手术成功，同时取得满意治疗效果并减少术中、术后并发症。

（2）术前应使用抗生素，使尿道内无菌，患儿由于长期排尿困难或带有造瘘管，常伴有尿路感染，甚至伴有感染性结石、尿道旁脓肿。因此，发现有感染者必须选用合适的抗生素进行局部和全身用药；如果患儿排尿极为困难、残余尿多的患儿应先行耻骨上膀胱造瘘，达到有利于控制感染的目的。

（3）手术器械及辅助物的准备，尿道内切开器械必须严格消毒及术前检查其性能是否正常，如内镜的清晰度、刀刃是否锐利、工作襻有无漏水等。此外应准备消毒润滑剂、冲洗液、输尿管导管和气囊导尿管。小年龄患儿特别是新生儿，一般选用适应新生儿的膀胱尿道镜和冷刀设备或电切设备、激光设备（图2-3-13）。

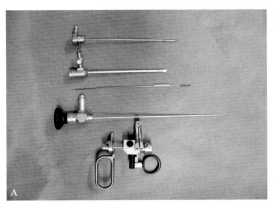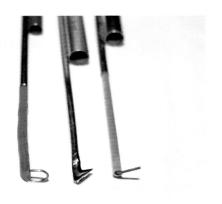

图2-3-13　用于小儿尿道瓣膜切开的尿道镜及各种切开工具头部的形状

（四）手术步骤及要点

（1）采用持续硬膜外麻醉或全麻，手术时采用膀胱截石位，也可取平卧位，两腿分开。

（2）了解狭窄的大致部位：用7Fr或8Fr金属探条试扩张尿道，然后将9Fr尿道内切开镜装上电切钩及输尿管导管，边冲水边推进尿道内切开镜，同时观察尿道内腔情况直到瓣膜部位。正常尿道内壁通常为粉红色、多血管、组织质地较柔软；而接近瓣膜处的尿道内壁则通常呈灰白色，缺乏血管且质地较致密，管腔可见半透明或透明的膜状物，挡住一半尿道或全部尿道，仅在中央或偏一侧有一小孔状，少数找不到开口小孔，呈完全闭锁状。

（3）切开瓣膜：在窥视到瓣膜的小孔后可轻轻插入3Fr号输尿管导管或更细的斑马导丝，遇到阻力可稍向后退，转动内切开镜以调整插管方向后再推动导管。导管进入孔道后则继续将导管插入直至膀胱内，这时可见导管尾部有液体流出。导管通过瓣膜孔进入膀胱后即可进行内切开，将电切钩插过瓣膜孔，再往后退，勾住瓣膜，沿着引导管轨迹移动行尿道内通电，电切钩即产生高热，将瓣膜切开，这样不会偏离尿道而损伤其他组织。

一般选择瓣膜形成明显梗阻的位置进行切开，往往是5点、7点钟方向，部分明显的瓣膜可以在12点钟位置加做切开，切开后瓣膜应当失去梗阻形态，排尿时残余瓣膜可顺尿流散开，后尿道即恢复通畅（图2-3-14）。手术医师一定要注意，后尿道瓣膜地切开而非切除，镜下切除所有瓣膜不可能实现，也没有必要。瓣膜切开的目的，是破坏瓣膜的结构，尿流不在此处继续受阻，那么，只需要把瓣膜的结构充分破坏，目的便已达到。追求切除，深度切割后尿道，带来的损伤如出血和手术后尿道狭窄往往很难处理。

瓣膜切开术后持续保留导尿并给予广谱抗生素，视术中创伤程度可以选择在术后1～2周拔除导尿管。拔除导尿管后观察排尿情况，复查泌尿系统超声，必要时复查排尿造影或重复膀胱尿道镜检查，需要注意再次发生排尿情况异常时及时检查以寻找原因。

（五）瓣膜切开术的术后并发症及处理

尿道损伤，尿道瓣膜的手术目的是瓣膜切开而非切除，在电切或激光的使用中，应当避免热力影响尿道黏膜，追求完全切除瓣膜将增加后尿道损伤，带来狭窄及进一步并发症的发生。

1. 术中出血　常见原因是切开正常的尿道组织过多，出血量较少时可加大冲洗速度；如出血较多，视野不清时应中止手术。一般可选用较粗的Foley导尿管，稍作牵引大部分可达止血目的。

2. 尿道穿孔　多见尿道内切开时切得过深所致。穿孔后轻者出现冲洗液外渗，导致阴茎、阴囊水肿；重者可造成尿道直肠瘘，冲洗液外渗。行耻骨上膀胱瘘，阴囊托起后数天后一般水肿即消失，如合并尿道直肠瘘则需做结肠造瘘术。

3. 尿道热（菌血症）　属于较严重的并发症。常见于术前尿道内即存有细菌，尿道瓣膜切开后，有时血管床敞开，细菌进入血循环所致。患儿可表现为寒战、高热，所以，在尿道内切开术前、术中、术后均应适当应

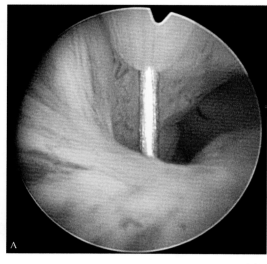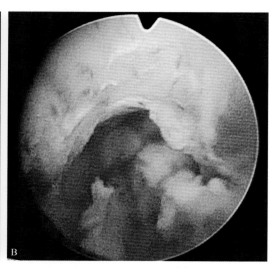

图2-3-14

A.尿道瓣膜切开术，用直形电勾切开，破坏瓣膜结。B.瓣膜切开后的表现，尿道镜下可见精阜远端两侧瓣膜结构被破坏

用抗生素。

4. 尿失禁　主要是与尿道外括约肌损伤有关，对尿道膜部瓣膜行尿道内切开术时不可过深，要适可而止。

5. 术后仍排尿困难　主要见于瓣膜未能完全切开，残留的瓣膜仍引起尿道部分梗阻。注意在瓣膜切开术中注意切开后检查瓣膜形态，了解后尿道通畅程度。也有相当一部分患儿存在膀胱功能的异常，必要时复查排尿造影或尿道镜观察。尿流动力学检查也可以鉴别尿道梗阻和膀胱功能异常。

对于电切瘢痕无好转或长段尿道狭窄甚至闭锁的患儿，应当适时考虑经会阴的后尿道探查，尿道端端吻合重建后尿道。

6. 容量失衡和电解质紊乱　膀胱尿道镜手术中大量液体的灌注易于带来体液负荷的过量和电解质紊乱，并有低体温损伤的风险。麻醉中应注意监测容量，而术者应当注意缩短操作时间并控制灌注压力，选用加温的膀胱灌注液。对于幼儿患儿或者膀胱增厚明显僵硬的患儿，膀胱容量小，手术灌注容易带来膀胱高压，在进行瓣膜切开操作前，膀胱镜直视下经耻骨上普通针头穿刺保留一个临时的膀胱引流，对于减少术中灌注的并发症非常有效。

（六）手术注意事项

1. 合理选择切开点位　尿道内切开的原则是采用放射状多点位切开，根据瓣膜所在尿道部位的不同而选择不同点的切开，如在球膜部，常规选择12点、6点或加3点和9点位做切开。如果瓣膜位于阴茎阴囊部，则不做12点切开，因为在12点切开有损伤阴茎海绵体的危险。至于后尿道瓣膜则尽可能不向腹侧盲目切割，以免损伤直肠，必要时采用B超引导下进行。在电切钩的切割过程中要始终保持电切在视野内。一般切开瓣膜时很少有出血，如果出血，应加快冲洗液速度，以保证视野清楚。

2. 切开深度　尿道内切开的关键是将瓣膜组织彻底、充分切开，瓣膜组织已切开后，不再做较深的切割，以防穿孔。

3. 对部分切开的瓣膜组织可用电切将其切除。

4. 术后处理

（1）术后留置导尿管，注意保持引流通畅，一般保留1～2周。

（2）适当使用抗生素。

（3）术后每2～4周应做回访，了解排尿情况，必要时做尿流率检查，并复查上尿路情况，注意务必长期复查。

四、随访和预后

泌尿系统先天性结构异常患儿，在成年前即出现肾功能衰竭的危险度增加。尤其是后尿道瓣膜的患儿，胎内就存在尿道梗阻，胎内膀胱发育期就存在出口梗阻以及膀胱高压，进而带来泌尿系统长期压力增高和肾脏的损害。胎内的肾脏发育不良是最终肾功能不全的重要原因，然而在出生后，未能及时充分解除梗阻或者膀胱功能不全带来的持续尿路高压，以及反复的泌尿系统感染同样是肾功能进一步持续损害的重要因素。

已经有一些研究关注对于预后的判断和早期预测。如单侧反流伴肾脏功能不良，往往对侧肾脏功能尚好，总肾功能良好（POP-OFF现象）（图2-3-15）。胎内出现尿外渗导致肾周积液或者腹水，出生后肾功能相对保留较好（图2-3-16）。对于胎内出现尿外渗如

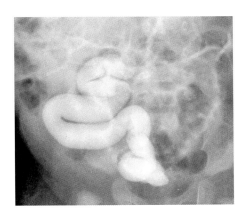

图2-3-15　瓣膜患儿术后长期的单侧反流，对侧肾功能尚好（POP-OFF现象）

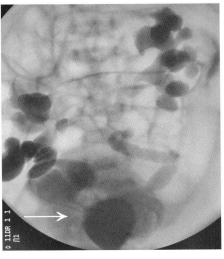

图2-3-16　新生儿后尿道瓣膜集合系统破裂，造影时可见尿外渗（箭头）

尿腹或者肾周积液的后尿道瓣膜患儿，出生后的干预，仍然是良好的集合系统引流，放置导尿管，瓣膜切开，而不需要积极干预肾周积液或者尿性腹水。但是对于尿外渗严重腹腔高压的患儿，也是为了改善呼吸而即及时引流。对于集合系统而言，由于后尿道瓣膜引起的破裂后尿外渗，无需直接干预渗尿部位。

后尿道瓣膜患儿的膀胱功能异常更为常见，在瓣膜切开术后恢复了尿道的通畅，但是膀胱功能障碍仍将导致肾功能减退和尿失禁等问题。引起排尿异常，表现为尿控不良、排尿不协调和膀胱高压，直接影响肾脏功能和生活质量，严重困扰儿童的身心健康，带来沉重的疾病负担。膀胱功能的监测越来越被重视。后尿道瓣膜患儿的常见膀胱异常表现，最常见：其一是膀胱不稳定，类似于膀胱过度活动症所表现的括约肌和逼尿肌不协调；其二是逼尿肌功能低下带来的膀胱排空不佳。可以通过尿流动力学进行检查膀胱顺应性、排尿过程中逼尿肌和括约肌协调性等判断。值得注意的是，小年龄患儿行尿流动力学检查配合程度差，需要注意数值的可靠性，必要时可以镇静下检查。学龄前期儿童，判断膀胱功能可以通过尿流动力学配合排尿日记，医师应仔细教会家长记录每一次排尿的时间和量，并记录有无湿裤等情况，以此可以判断膀胱容量、膀胱稳定性等。

目前已有随访结果表明，出生后尽管早期手术解除梗阻，仍然有60%以上的儿童存在不同程度的肾功能下降和膀胱功能异常，并有约30%的患儿进展为终末期肾功能不全，即尿毒症。后尿道瓣膜的预后不良指标是初诊时升高的血清肌酐水平、B超提示的肾脏发育不良。因此，对后尿道瓣膜的患儿进行长期的稳定随访是必要的，随访应当贯穿整个生命周期，需要小儿泌尿外科、成人泌尿外科、肾内科医师以及心理科医师和医务社工等的多学科合作。

五、手术体会

尿道瓣膜通过早期产前诊断、出生后控制感染和手术技能的提高，可使新生儿的死亡率下降至2%～3%，但后尿道瓣膜的预后并不令人乐观。后尿道瓣膜的患儿往往同时伴有膀胱功能的异常，尤其新生儿期出现严重的下尿路梗阻，在瓣膜电灼去除后，虽然尿路梗阻已解除，但膀胱内始终有残余尿，肾脏、输尿管积水没有改善，有的反而逐渐加重，出现肾功能逐渐下降的情况。因此，后尿道瓣膜电灼后需近期随访观察小儿排尿、尿路感染及肾功能恢复情况。对伴有膀胱输尿管反流的患儿，在电灼瓣膜后6～12个月以上才考虑做抗反流的手术。对膀胱功能异常，如排尿困难（无梗阻）或尿失禁等，可先行膀胱皮肤造口术，等患儿5～6岁后做小儿尿动力学检查，根据小儿膀胱容量、膀胱的顺应性及膀胱逼尿肌、尿道括约肌的功能情况，应用抗胆碱类药物治疗、间歇性清洁导尿或膀胱扩大术来改善患儿的肾功能。

（汤梁峰　阮双岁）

参考文献

[1] Raffoul L, Rod J, Ravasse P, et al. Q-Island flap urethroplasty: 1-stage procedure for reconstruction of Y-type urethral duplications in children[J]. J Urol, 2015, 193(6), 2068–2072.

[2] Onofre LS, Gomes AL, Leaõ JQ, et al. Urethral duplication — a wide spectrum of anomalies[J]. J Pedi Urol, 2013, 9(6PtB): 1064–1071.

[3] Lopes RI, Giron AM, Mello MF, et al. Urethral duplication type influences on the complications rate and number of surgical procedures[J]. Int Braz J Urol, 2017, 43(6): 1144–1151.

[4] Bilgutay AN, Roth DR, Gonzales ET Jr, et al. Posterior urethral valves: Risk factors for progression to renal failure[J]. J Pediatr Urol, 2016, 12(3): 179.e1–e7.

[5] Keenan S, Homaira N, KennedyS. Prognostic indicators of renal outcomes in boys with posterior urethral valves[J]. Nephrology, 2018, 23: 58–58.

[6] Singh S, Rawat J. Y-type urethral duplication in children: Management strategy at our center[J]. J Indian Assoc Pediatr Surg, 2013, 18(3): 100–104.

[7] Lundar L, Aksnes G, Mørkrid L, et al. Prenatal extravasation of urine seems to preserve renal function in boys with posterior urethral valves[J]. J Pediatr Urol, 2019, 15(3): 241.e1–e7.

[8] Fonseca EKUN, Sameshima YT. Keyhole sign in posterior urethral valve[J]. Abdomi Radiol (NY), 2018, 43(9): 2517–2518.

[9] Alan Wein Louis Kowoussi, Alan Partin, et al. Campbell-walsh urology［M］, 11th ed. Amsterdam. Elsevier, 2015: 3252–3271.

[10] Calderon-Margalit R, Golan E, Twig G, et al. History of childhood kidney disease and risk of adult end-stage renal disease[J]. N Engl J Med, 2018, 378(5): 428–438.

[11] Coleman R, King T, Nicoara CD, et al. Combined creatinine velocity and nadir creatinine: A reliable predictor of renal outcome in neonatally diagnosed posterior urethral valves[J]. J Pediatr Urol, 2015, 11(4): 214 e1–e3.

[12] Odeh R, Noone D, Bowlin PR, et al. Predicting Risk of chronic kidney disease in infants and young children at diagnosis of posterior urethral valves: Initial ultrasound kidney characteristics and validation of parenchymal area as forecasters of renal reserve[J]. J Urol, 2016, 196(3): 862–868.

[13] Polak-Jonkisz D, Rehan LR, Fornalczy KK, et al. Valve bladder syndrome in children: On the trail of the best strategies to prevent chronic kidney disease[J]. Adv Clin Experi Med, 2017, 26(8): 1293–1300.

[14] Glassberg KI, Combs A. The valve bladder syndrome: 35+years later[J]. J Urol, 2016, 196(1): 16–17.

第四章
与尿道相关疾病的治疗

与尿道相关疾病较多,这里介绍两种与尿道密切相关的疾病——双阴茎畸形和隐匿性阴茎。双阴茎畸形较为罕见,多伴有泌尿系统或其他多个器官畸形,其矫正有时较为复杂。隐匿性阴茎相对较为常见,但治疗较为容易。

第一节 双阴茎畸形治疗

双阴茎畸形较为罕见,多伴有泌尿系统或其他多个器官畸形,如阴茎前阴囊、尿道下裂、尿道上裂、膀胱外翻、肛门闭锁和异位肠段等。本章介绍双阴茎畸形发病与治疗原则。

一、概述

双阴茎畸形较为罕见,约550万新生儿中有一例发生。自Wecker于1609年描述一例双阴茎畸形以来,在英文文献报道了110例,中文文献报道了20例。双阴茎畸形可分为以下几种类型:

（一）真性完全型

双阴茎完全分离,各有两个阴茎海绵体及一个尿道海绵体并且形状大小基本一致。两阴茎可以是邻近的(图2-4-1 A),患者尿道造影检查可以是双尿道完全分开,通畅,分别开口于膀胱(图2-4-1 B、C);也可是分离较远或异位的(图2-4-2)。

（二）真性部分型

双阴茎完全分离,各有两个阴茎海绵体及一个尿道海绵体但形状大小明显不一致。

（三）分裂性完全型

双阴茎不完全分离或双阴茎头畸形,各有一个阴茎海绵体,但形状大小基本一致。

（四）分裂性部分型

双阴茎不完全分离或双阴茎头畸形,各有1个阴

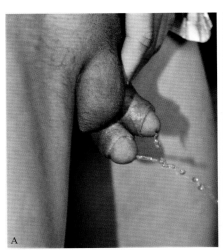
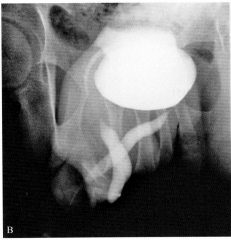
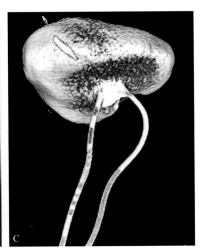

图2-4-1
A. 双阴茎均能排尿。B. 术前尿道造影。C. CT重建膀胱尿道造影

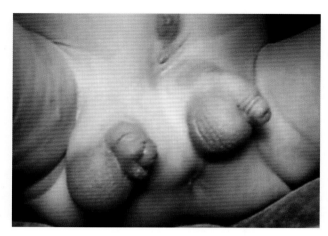

图2-4-2　两阴茎分离较远

茎海绵体，但形状大小明显不一致。双阴茎患者多伴有泌尿系统或其他多个器官畸形，如阴茎前阴囊、尿道下裂、尿道上裂、双膀胱、膀胱外翻、小膀胱伴独肾、肛门闭锁和异位肠段等。

　　文献报道的双阴茎畸形患者绝大多数为儿童，偶有成年人的报道，Savir报道一例31岁已为孩子父亲的男性因反复尿路感染4年就诊，体检时发现双阴茎畸形。文献报道年龄大于60岁的有两例，一例83岁因脑部受伤体检时发现双阴茎畸形，另一例是65岁因尿频、排尿无力就诊时发现不完全性双阴茎畸形。

二、手术方式选择的原则

　　双阴茎治疗方案应依照双阴茎畸形状况和伴随其他器官畸形情况对每一个病例都需要制定个体化的治疗方案，尽可能恢复其功能与外观，保护好控尿机能和勃起功能。双阴茎治疗方法在文献中报道不一，而绝大多数文献报道的治疗方法是切除一个附属的或发育较差或异位的阴茎和修复伴随的其他畸形。单纯切除

一个重复阴茎，手术简单，如患者为真性完全型双阴茎畸形，有2套独立的阴茎和尿道系统，均发育正常，可以考虑自尿道球部起，将两阴茎的前尿道进行融合，将双阴茎复合为一体，以达到类似正常的阴茎外形。

三、双阴茎、双尿道融合术

（一）手术方法

　　（1）术前检查：全麻后，取截石位。8Fr/9.8Fr输尿管镜直视下分别进入两个尿道，明确尿道有无狭窄，两尿道是否分别开口于膀胱，膀胱有无异常。

　　（2）两阴茎头分别用4-0可吸收缝线牵引，距冠状沟0.5 cm处分别环行切开两阴茎包皮内板，在筋膜与白膜间分离至耻骨下水平，分开两阴茎（图2-4-3 A）。自尿道口起于腹侧剖开两尿道至球部；两尿道分别插入并留置12Fr Foley导尿管，用5-0可吸收线将剖开的两尿道做侧侧连续缝合，尿道外口周围用4-0可吸收线缝合阴茎头，两根导尿管自尿道口引出体外（图2-4-3 B）。用4-0可吸收线间断缝合双阴茎海绵体白膜，使双阴茎合二为一（图2-4-3 C），创面彻底止血，包皮修整后与包皮内板切缘缝合（图2-4-3 D）。阴茎用弹力绷带包扎，会阴部加压包扎。

（二）结果

　　术后三周拔除导尿管，对患者的主观感受（包括阴茎外形、排尿及勃起功能状况），并发症等临床表征进行评价，同时行尿道造影检查。尿道造影示两前尿道于耻骨下呈Y形融合（图2-4-4 A），阴茎外形恢复正常（图2-4-4 B）。

四、手术体会

　　双阴茎畸形的治疗方案应依照畸形状况，对每一个病例制定个体化的治疗方案，尽可能恢复其功能与

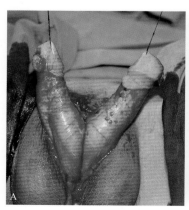
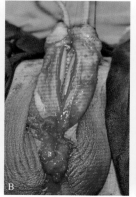
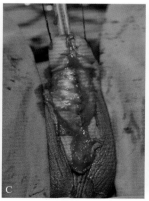
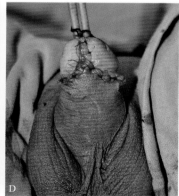

图2-4-3
A. 分出两阴茎。B、C. 双尿道腹侧剖开后侧侧缝合。D. 双阴茎合二为一

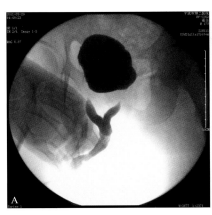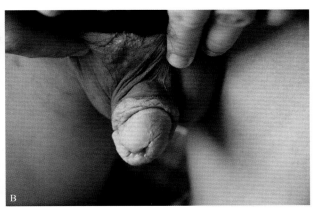

图 2-4-4
A. 术后尿道造影示复合的尿道腔粗大,宽敞。B. 术后 7 年阴茎外形,尿道外口宽大

外观。如患者为真性完全型双阴茎畸形,患者有 2 套独立的阴茎和尿道系统,均发育正常,可以考虑自尿道球部起,将两阴茎的前尿道进行融合,将双阴茎复合为一体,以达到类似正常的阴茎外形。由于仅对前尿道进行融合,没有涉及控尿组织,患者术后排尿通畅,无尿失禁。另外,由于没有破坏海绵体正常结构及血管、神经的分布和走行,术后患者的勃起功能未受影响,手术相对简单、创伤小、恢复快,是治疗并列性双阴茎畸形的一种重要选择。双阴茎畸形患者常合并其他系统畸形,术前全面检查尤为重要,这有助于术前确定对其他畸形器官是否要治疗和对病情的评估。

(徐月敏)

第二节　隐匿性阴茎的治疗

一、概述

隐匿性阴茎是指阴茎体发育正常,在阴茎耻骨和阴茎阴囊处的皮肤与阴茎体固定不牢固,阴茎体皮肤缺乏,从而影响阴茎显露,阴茎外观短小如鸟嘴状。隐匿性阴茎是阴茎体显露不良性疾病的一种。手术是治疗隐匿性阴茎的有效途径,青春期发育前如不进行治疗,成年后会导致心理、生理障碍。近年来,隐匿性阴茎逐渐受到人们的重视,及早手术治疗至关重要。目前治疗隐匿阴茎的手术方式繁多,效果不尽相同,各有优缺点。

二、病因及流行病学

隐匿性阴茎是由胚胎发育期间,正常延伸至生殖结节的尿生殖窦远端发育不全所致,其病理解剖学改变主要为阴茎皮肤及皮下筋膜组织的发育异常。阴茎皮下筋膜组织中纤维条索的形成和筋膜纤维脂肪变性,使筋膜组织僵硬、缺乏弹性,进而固缩阴茎体。另一病理改变是阴茎皮肤发育异常,包括阴茎皮肤与阴茎体的附着不良,以及阴茎皮肤的不对称分布。包皮口狭窄环是内板和外板的分界线,隐匿性阴茎患者狭窄环距离阴茎根部近,导致内板皮肤多、外板皮肤少的不对称状态。部分患者合并有蹼状阴茎,进而使得阴茎皮肤背侧多于腹侧。具体病变学特点如图 2-4-5 所示。

隐匿性阴茎是一种先天性阴茎体表显露异常,国内报道发病率为 0.67%,在阴茎相关发育问题中发病率仅次于包茎和包皮过长。Matsuo 等报道日本新生儿隐匿阴茎发病率为 2% ～ 5%,而至 4 ～ 5 岁时则下降至 0.3%,他认为这可能与部分型隐匿阴茎自行缓解有关。国内外发病率的差异是否与人种、地域有关尚无文献报道。

三、临床症状及诊断评估

(一)临床症状

隐匿性阴茎外观呈"鸟嘴样"或"山丘样"外观(图 2-4-6)。按压阴茎周围皮肤可暴露正常的阴茎体,放手后恢复原状。儿童隐匿性阴茎的诊断成立,需要具备五个条件:① 阴茎外观似山丘状。② 具有发育正常的阴茎体。③ 下按阴茎周围组织可显示阴茎全

病理解剖学特点

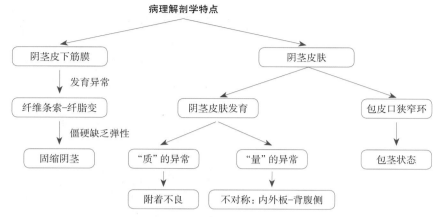

图2-4-5　隐匿阴茎的病理改变示意图

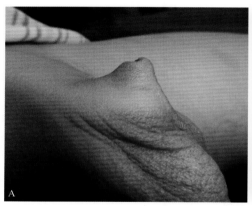
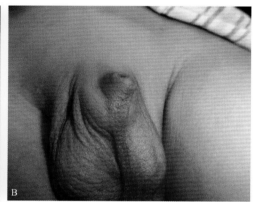

图2-4-6　隐匿阴茎"山丘样"外观
A.侧位观。B.正位观

貌,松开后即恢复如初。④ 需排除其他先天性尿道疾患及海绵体发育不良的阴茎疾患。⑤ 排除肥胖病因。

（二）诊断评估

隐匿阴茎是小儿泌尿外科常见疾病,同时也是泌尿男科医师常见而且必须正确认识的阴茎畸形,是包皮环切手术的禁忌证。因此,临床上要正确区分包皮过长或包茎与隐匿阴茎,尤其是忽视或不了解"轻度隐匿性阴茎"患者的诊断和所应选择的治疗方式,草率诊断为普通包茎而行包皮环切术,致使其加深为中、重型隐匿阴茎或形成束缚阴茎,而且由于包皮材料的缺乏给进一步的治疗带来极大的困难。

阴茎与阴囊、阴阜之间的夹角称为阴茎角,包括阴茎阴囊角和阴茎阴阜角。正常阴茎外观呈"柱状"外观,阴茎阴囊角和阴茎阴阜角均为直角,冠状沟至阴茎根部皮肤周径一致,同时阴茎头充分显露,阴茎皮肤平整、紧致不雍肿。而隐匿阴茎外观呈"圆锥状"外观,阴茎角为钝角,狭窄环明显。包茎,阴茎体外显正常,远端包皮外口窄小,无法翻开显露阴茎头,呈柱状外观,阴茎角为直角。隐匿阴茎,显露不良,阴茎角呈钝角,包茎和隐匿阴茎两者阴茎体发育均正常,只是显露有差异（图2-4-7）。

在认识了隐匿性阴茎的病因和病理特点后,结合临床表现,隐匿性阴茎的诊断并不难,对于其诊断评估,重点应该是与埋藏阴茎、蹼状阴茎、束缚阴茎、小阴茎相鉴别。埋藏阴茎是由于肥胖引起耻骨前脂肪堆积影响阴茎体显露,阴茎体埋藏于耻骨前脂肪内,属后天因素所致;蹼状阴茎是指阴茎腹侧皮肤与阴囊蹼状相连的畸形;束缚阴茎是指不恰当的包皮环切术后或反复包皮炎导致包皮口瘢痕形成,限制了阴茎显露;小阴茎是由于内分泌缺陷导致形态正常的阴茎长度短于同龄人阴茎长度的2.5个标准差,且手术治疗无效。

隐匿性阴茎外观可有程度不同表现,但无严格界限。目前隐匿性阴茎分型有很多种,具有临床价值的分型可以指导临床治疗。因此,分型的标准应有解剖形态学的特点,同时也有利于手术方式的选择。临床上依据解剖形态学特点（简单评估为隐匿程度）进行

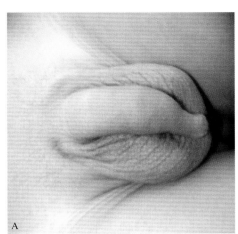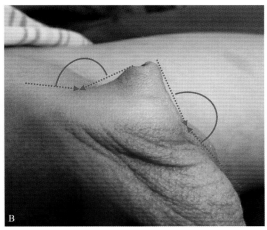

图 2-4-7 **阴茎角的测量**
A. 包茎的"柱状外观",阴茎角为直角。B. 隐匿阴茎的"圆锥状"外观,阴茎角为钝角

分型,分为轻、中、重三型。① 轻度,阴茎体部分隐匿于皮下,静息状态下阴茎下垂。背腹侧包皮无缺损或包皮过长者,简单评估为隐匿1/3阴茎体。② 中度,阴茎体大部分隐匿于皮下,牵拉阴茎头,阴茎体大部分能外露,但放开后很快回缩者,简单评估为隐匿2/3阴茎体。③ 重度,腹壁平面仅能扪及包皮者,简单评估为隐匿3/3阴茎体。

四、治疗

(一)手术指征

对于因阴茎体外观短小而对心理产生严重影响,包皮过长伴其他并发症(如排尿困难、反复泌尿系感染、尿道下裂、阴茎勃起弯曲等)的隐匿性阴茎,我们建议尽早予以手术治疗。目前较被公认的手术指征是:① 包皮口严重狭窄,保守治疗无效。② 阴茎体部皮肤严重缺失。③ 影响患儿站立排尿,包皮不能上翻影响阴茎头清洁,导致反复包皮炎或反复泌尿系感染,排尿困难。④ 影响美观,严重影响患者及家长心理健康。

(二)手术时机

隐匿性阴茎的手术年龄尚存在争议。有学者认为青春期雄激素水平提高,阴茎发育增快,阴阜部脂肪重新分布,有一部分隐匿性阴茎患儿能自行缓解,从而建议青春期行手术治疗;但也有学者主张早期手术,认为隐匿阴茎自愈概率小,且影响患儿心理。目前,多数学者主张2～3岁开始走路后至学龄前行手术矫治。根据国内外文献随访结果,从患者性心理发育的角度考虑,我们建议在患者就诊时即手术治疗,以免影响性心理发育,同时兼顾阴茎发育的生理学特点,手术时间选择在5～7岁阴茎已有充分发育时为宜。

(三)手术方式选择

隐匿性阴茎的治疗是解决外观问题,即显露阴茎体、重新分布阴茎皮肤,重建阴茎角,使其呈现柱状外观。以简易的临床分型为基础,去综合评估阴茎皮肤状态,制定相应的治疗策略。我们综合分析评估"包茎""阴茎皮肤附着不良"及"阴茎皮肤不对称或缺乏"状态,进行治疗策略的选择(图2-4-8)。手术的关键内容包括阴茎体脱套后充分延长,阴茎根部与皮下组织固定以及阴茎体皮肤的重新覆盖。手术具体步骤中,"松解皮下筋膜、脱套阴茎皮肤"目的是显露隐藏的阴茎体;"固定阴茎皮肤"目的是防止阴茎体回缩和重新贴合阴茎皮肤。对于轻度、中度的隐匿阴茎,通过"松解""固定""覆盖"就可以达到满意效果,而对于重度隐匿阴茎,阴茎皮肤整形、覆盖则是手术重点和难点。

正常阴茎外观呈"柱状"外观,阴茎阴囊角和阴茎阴阜角均为直角,冠状沟至阴茎根部皮肤周径一致,同时阴茎头充分显露,阴茎皮肤平整、紧致不臃肿。而隐匿阴茎外观呈"圆锥状"外观,阴茎角为钝角,狭窄环明显。隐匿阴茎术后容易发生长时间组织水肿,尤其是包皮内板极易出现局部臃肿,已被业内人士所公认,因此,阴茎体脱套后阴茎皮肤整形覆盖应尽可能利用包皮外板。如何整形覆盖才能达到满意外观,是手术难点。基于尽可能使用包皮外板原则,我们重点评估外板皮肤是否"充足",进而建立了用于隐匿性阴茎治疗的阴茎皮肤整形技术策略(图2-4-9)。在阴茎皮肤整形技术平台基础上,通过重建"直角"阴茎角,制定出具体个体化的隐匿性阴茎手术治疗方案(图2-4-10)。

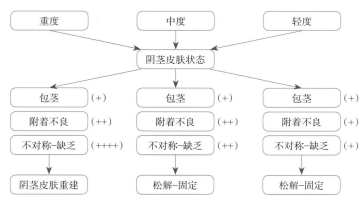

图2-4-8　隐匿性阴茎的临床分型及针对性矫形策略

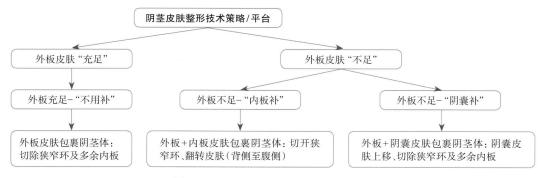

图2-4-9　阴茎皮肤整形技术策略示意图

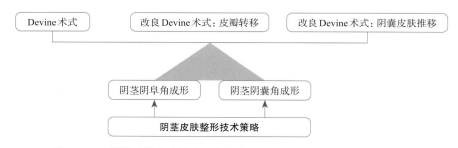

图2-4-10　阴茎皮肤整形技术平台基础上衍生出的隐匿性阴茎矫形方案

（四）常用的术式

1. Devine术式

（1）手术适应证：轻度及中度隐匿性阴茎。

（2）手术步骤如下。

1）体位及麻醉：患儿取平卧位，在全麻或骶麻下进行手术。

2）切口：背侧纵行剪开包皮口，分离包皮与阴茎头粘连部分至冠状沟，暴露阴茎头，再次以碘伏消毒包皮内板及阴茎头。于距离冠状沟3～5 mm处环形切开切开皮肤。在阴茎阴囊交界处横向切开皮肤及筋膜至尿道海绵体白膜表面。

3）松解脱套阴茎体：于阴茎深筋膜外无血管间隙，切除增厚呈纤维条索状的阴茎肉膜组织，将包皮脱套至阴茎脚球海绵体肌水平，背侧至浅悬韧带水平，使阴茎自由伸缩。游离背侧时注意保护血管和神经，分离腹侧时注意保护尿道海绵体。

4）白膜固定：将阴茎体从阴茎阴囊交界处切口牵出，便于白膜固定。于阴茎背侧浅悬韧带与对应皮下组织5-0可吸收线缝合1针成形阴茎阴阜角，阴茎腹侧6点钟方向将阴囊肉膜组织与尿道阴茎深筋膜用可吸收线缝合1针成形阴茎阴囊角，塑造阴茎外形，防止阴茎回缩。

5）整形修剪阴茎皮肤：查无活动性出血，将脱套包皮复位后，恰当修剪包皮内外板，使阴茎皮肤得到最大限度的保留（图2-4-11）。

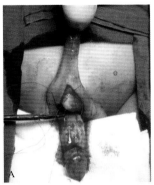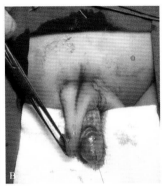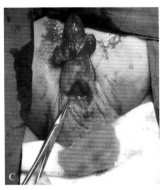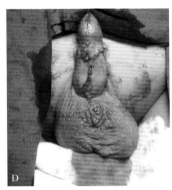

图2-4-11　Devine术式(2针白膜固定)

2. 带蒂包皮瓣转移法

（1）手术适应证：中度隐匿性阴茎、重度隐匿性阴茎。

（2）手术步骤如下。

1）体位及麻醉：患儿取平卧位，在全麻或骶麻下进行手术。

2）腹侧切口：腹侧纵向切开阴茎皮肤、包皮口及部分内板皮肤，分离包皮与阴茎头粘连部分至冠状沟，暴露阴茎头，再次以碘伏消毒包皮内板及阴茎头。

3）松解脱套阴茎体：背侧沿包皮环切口切开皮肤，于阴茎深筋膜外无血管间隙，切除增厚呈纤维条索状的阴茎肉膜组织，将包皮脱套至阴茎基底部，腹侧至球海绵体肌水平，背侧至浅悬韧带水平。

4）白膜固定：于阴茎背侧浅悬韧带与对应皮下组织5-0可吸收线缝合1针成形阴茎阴阜角，阴茎腹侧6点钟方向将阴囊肉膜组织与尿道阴茎深筋膜用可吸收线缝合1针成形阴茎阴囊角，塑造阴茎外形，防止阴茎回缩。

5）分离带蒂包皮内板：在背侧做梯形岛状皮瓣，即包皮口狭窄环平面与内板环切线之间包皮内板部分，由阴茎浅动脉分支供血，分离筋膜蒂，于蒂无血管区做纽扣孔，阴茎穿经此孔，将皮瓣移位至腹侧。

6）整形修剪阴茎皮肤：查无活动性出血，适当修剪皮瓣，缝合皮肤，阴茎成形（图2-4-12）。

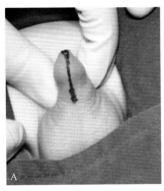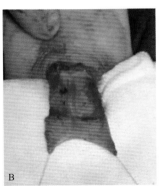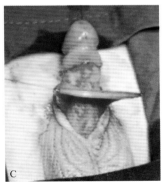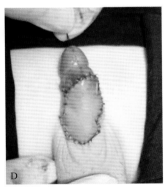

图2-4-12　重度隐匿阴茎矫形术(背侧包皮带蒂皮瓣翻转法–Nesbit法)

视频19　隐匿性阴茎矫形术

（五）术后处理

（1）保留导尿，阴茎适当加压包扎。术后5天拆除敷料拔除尿管后出院。

（2）术后7天可高渗盐水坐浴（配置：2 L水加入50 g食用盐，水温控制在40℃，每天坐浴2次）。

（3）出院后1、3、6、12、24个月定期随访，采用Boemers标准评价术后效果，评价指标包括阴茎体显露情况及阴茎体皮肤覆盖情况。

五、手术体会

（一）治疗的必要性

隐匿性阴茎对于父母和患者的心理影响极大，患者会害怕被别人发现和嘲笑,随着年龄的增大,患者对自己性器官的关注会越来越多,并且羞于向医师咨询,自信心降低,甚至会导致抑郁和焦虑,父母则可能担心孩子长大后的性功能和生育问题。因此,对隐匿性阴茎的早期诊断和治疗都非常重要。

（二）选择合适的术式策略

隐匿性阴茎矫形手术主要关键技术点包括"松解""固定""覆盖",即彻底松解阴茎深筋膜表面的异常纤维条索,在阴茎基底部固定白膜与皮下组织,通过多种途径或皮瓣覆盖脱套后的阴茎体。基于此的隐匿阴茎矫形术式繁多,效果不尽相同。阴茎皮肤整形重新覆盖阴茎体是隐匿阴茎矫形的重点,也是难点。为使临床类型不同的隐匿阴茎获得满意的手术效果,我们构建了阴茎皮肤整形技术平台,在此基础上形成隐匿阴茎矫形的总体策略,这样能做到以不变应万变的治疗思路。对于轻度、中度的隐匿阴茎,通过"松解""固定""覆盖"就可以达到满意效果;而对于重度隐匿阴茎,阴茎皮肤整形、覆盖则是手术重点和难点。

1. 阴茎外板皮肤"充足"时的治疗策略 手术之前进行外板皮肤的初步评估,指压阴茎根部使阴茎体显露出来,观察测量外板皮肤是否足够覆盖阴茎体,在充足的情况下,可以切除狭窄环及包皮内板,包皮内板尽量少留,成人保留在5 mm以内,儿童在3 mm以内,这样术后外观平整无臃肿。对于这种状态的隐匿性阴茎,采取"脱套松解、固定,外板皮肤覆盖"手术步骤,即常规的Devine术式。临床分型中,轻度、中度的隐匿性阴茎,其外板皮肤多为"充足"状态。因此,对于轻度、中度隐匿性阴茎我们采用Devine术式可以达到较满意的手术效果。

2. 阴茎外板皮肤"不足"时的治疗策略 隐匿性阴茎矫形时必须消除狭窄环,包括纵向切开和完整切除两种方式。部分隐匿性阴茎患者包皮外板皮肤短缺,无法覆盖显露的阴茎体,多见于重度隐匿性阴茎以及部分中度隐匿性阴茎,往往这类患者内板皮肤比较充足。通过脱套、松解,显露出阴茎体后,外板皮肤无法完整覆盖,需要外板之外的皮肤进行"弥补",包括包皮内板和阴囊皮肤。采用包皮内板弥补时,可以通过将阴茎腹侧皮肤纵向切开的方式有效解除狭窄环,腹侧形成的菱形皮肤缺乏区,可通过背侧包皮内板弥补,如带蒂背侧包皮内板皮瓣翻转法,其中包括侧方扭

转方法、Nesbit法。第二种方法是利用阴囊皮瓣上移弥补。对于阴茎皮肤缺乏或隐匿阴茎行包皮环切术后,皮肤缺乏,在阴茎体显露后,包皮外板皮肤无法覆盖,可利用阴囊皮瓣上移覆盖阴茎体根部或阴茎体腹侧,达到完整覆盖阴茎体的效果。

（三）阴茎角的成形

阴茎阴囊角成形的目的是构建阴茎根部柱状外观,使其成直角外观,同时在阴茎根部腹侧的固定可以有效地防止阴茎体回缩。根据阴茎皮肤缺乏长度及阴囊具体情况决定手术切口,对于合并有蹼状阴茎的情况,于阴茎阴囊交界处行楔形皮肤切除,而对于无蹼状或阴囊发育差者可在正中行纵向切开。经上述切口,将阴茎体拖出,分离并松解阴茎深筋膜表面的异常索带至阴茎基底部,彻底延长阴茎体。在阴茎阴囊交界处,将阴囊肉膜与阴茎根部尿道表面或周围的阴茎深筋膜行缝合固定,以下移阴囊,再分别缝合阴囊各层,成形阴茎阴囊角。

阴茎阴阜角的成形关键在于背侧的阴茎根部固定,使阴茎根部背侧为直角外观。松解阴茎体表面的异常肉膜组织,并将阴茎进行固定,让阴茎与周围皮肤形成一定的角度,达到良好的显示效果。在根部固定时,固定方法多种多样,固定针数也不尽相同,有相隔90°的四针固定法,也有120°的三针固定法和180°的两针固定方法。笔者中心近两年来采用两针固定法,即在背侧12点和腹侧6点两针固定。术中将阴茎体从阴茎阴囊切口处拖出,根部充分松解,在阴茎背侧12点处寻找血管间隙,纵向缝合白膜与阴茎皮肤以固定,避免损伤血管。将阴茎还纳后在阴茎根部6点将肉膜缝合于尿道海绵体表面阴茎深筋膜,然后缝合皮肤成形阴茎阴囊角。注意阴茎根部肉膜及皮肤张力,松紧适宜。

总之,隐匿性阴茎的矫形手术方式多样,术式关键在于完全游离、松解粘连组织,使阴茎脱套,"充分显露""固定"成形阴茎角,消除狭窄环整形阴茎皮肤"量体裁衣"。国内外学者采取的手术方式不尽相同。隐匿性阴茎矫形术式万变不离其宗,阴茎皮肤的整形重建是关键点。我们以阴茎皮肤整形技术平台为基础建立阴茎矫形策略,可以简化隐匿性阴茎的治疗选择,且临床易于掌握和应用,为规范统一隐匿性阴茎的临床治疗提供一个新思路。

（张林琳）

参考文献

［ 1 ］ Muramatsu M, Shishido S, Nihei H, et al.Urinary reconstruction in vertebral, anorectal, cardiac, trachea-esophageal, renal abnormalities and limb defects association with chronic renal failure and penile duplication[J].Int J Urol, 2014, 22(1): 125−127.

［ 2 ］ Kundal VK, Gajdhar M, Shukla AK, et al. A rare case of isolated complete diphallia and review of the literature[J]. BMJ Case Rep, 2013, 2013: bcr 2012008117.

［ 3 ］ Haddi AT. Buried penis: classification surgical approach[J]. J Pediatr Surg, 2014, 49(2): 374−379.

［ 4 ］ Spinoit AF, De Prycker S, Groen LA, et al. New surgical technique for the treatment of buried penis: Results and comparison with a traditional technique in 75 patients[J]. Urol Int, 2013, 91(2): 134−139.

［ 5 ］ Tirtayasa PM, Prasetyo RB, Rodjani A. Diphallia with associated anomalies: A case report and literature review[J]. Case Rep in Urol, 2013, 2013: 192960.

［ 6 ］ Elsawy M, Salle JL, Abdulsalam M, et al.Penile duplication: Is it necessary to excise one of the penises? [J] J Pediatr Urol, 2012, 8(4): 434−436.

［ 7 ］ Corrêa Leite MT, Fachin CG, de Albuquerque Marianhão RF, et al. Penile duplication without removal of corporal tissue. Step by step of an excellent cosmetic result[J]. J Pediatr Urol, 2014, 10(3): 567−570.

［ 8 ］ Rossete-Cervantes HE, Villegas-Muñozb A. Diphallia: a case report[J]. Rev Med Inst Mex Seguro Soc, 2016, 54(3): 401−403.

［ 9 ］ Khorramirouz R, Bagheri A, Kajbafzadeh AM. Unusual variant of coronal bladder duplication associated with glans diphallia: A case report and review of the literature[J]. Case Rep Urol, 2015, 2015: 909102.

［10］ 朱林生，田军，屈彦超，等. 双阴茎合并会阴型尿道下裂、会阴部肿物一例报告［J］.中华泌尿外科杂志,2016,37（12）: 948−949.

［11］ 王文敏，钱冲，王彬，等. 双阴茎畸形一例报告［J］.中华泌尿外科学杂志,2011,32: 61.

［12］ Matsuo N, Ishii T, Takayama JI, et al. Reference standard of penile size and prevalence of buried penis in Japanese newborn male infants[J]. Endocr J, 2014, 61(9): 849−853.

［13］ 张林琳，陈玉乐，吴大鹏，等. 基于阴茎皮肤整形技术平台的隐匿阴茎矫形策略（附光盘）［J］. 现代泌尿外科杂志,2018,23（12）: 885−889.

第三篇
尿道后天性病变的修复重建

第一章
尿道狭窄的术前检查

了解尿道狭窄的部位、数目、程度、狭窄长度、狭窄周围瘢痕组织情况，以及有无并发症如细菌感染、尿道直肠瘘、假道、结石、憩室，既往手术史及失败的原因等与手术修复的成功与否密切相关。在本章节中将讨论尿道狭窄的各种检查方法，如膀胱尿道造影、尿道镜检查、MRI、CT及超声的价值。

第一节　一般检查

一、概述

尿道狭窄的术前诊断需要明确尿道狭窄的部位、数目、程度、长度、狭窄周围瘢痕组织情况，以及是否有合并症，如假道、结石、憩室、尿道皮肤瘘、直肠瘘等。此外，尿道狭窄术前的一般检查包括详细询问病史、既往手术史及失败的原因，尿道触诊、尿道探子检查、尿培养+药敏，这些检查对尿道狭窄诊治都是必不可少的，必要时行尿道镜检查以了解尿道狭窄远段情况及狭窄的程度。同时近年来发展起来的尿道超声显像、尿道磁共振成像、尿道CT成像等检查为尿道狭窄的诊断提供了更多、更好的检查方法，这将在相关章节中描述。

二、病史

术前应详细询问患者的受伤史、受伤时间及受伤后急诊处理情况，或尿路感染史及其治疗情况；应了解排尿困难、尿线变细、射程变短的程度，既往治疗史，分析失败的原因。

（一）尿道损伤史

创伤是产生尿道狭窄最常见的原因，如会阴部骑跨伤、骨盆骨折所致尿道部分或完全断裂和器械操作所引起的尿道腔内损伤。

（二）尿道炎症史

炎症性尿道狭窄常见于：① 淋病、尿道结核或非特异性尿道炎后。② 留置导尿管、尿道内异物、结石、憩室均可诱发尿道感染，由炎症引起的尿道狭窄常比创伤所致者范围较广泛，瘢痕组织更多，治疗困难。③ 包茎继发的包皮阴茎头炎时可致尿道外口狭窄。

（三）尿道狭窄的症状

尿道狭窄症状包括：① 可因其程度、范围和发展过程而有不同，主要的症状是排尿困难、尿线变细，射程变短甚至呈滴沥状。尿道狭窄时常伴慢性尿道炎，此时尿道外口常有少量脓性分泌物，尤其是出现在早晨，尿道口被分泌物所封闭。② 严重尿道狭窄时可导致尿道闭锁而无法从尿道排尿。③ 并发感染而致反复尿路感染、尿道周围肿胀、尿道瘘、前列腺炎和附睾炎。

三、触诊及外阴阴囊检查

沿尿道可触及狭窄部位及周围瘢痕情况，尿道海绵体可呈条索样改变，注意其长度、有无压痛，尿道口分泌物及其性状；会阴及阴囊皮肤有无炎症、瘢痕情况，阴囊的伸展性，有无瘘道及其方向（图3-1-1），以便为治疗提供参考。部分先天性尿道狭窄常见于尿道外口狭窄，伴有包茎或包皮过长反复感染致尿道外口过小，因此应检查有无包茎及包皮口大小。肛门直肠检查应常规进行，注意前列腺及后尿道瘢痕情况。

四、尿道探子检查

尿道探子检查可帮助了解狭窄的部位、程度，并可估计狭窄长度。方法：由尿道外口将尿道探子送入尿

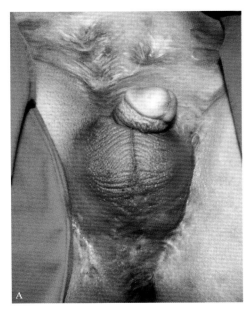
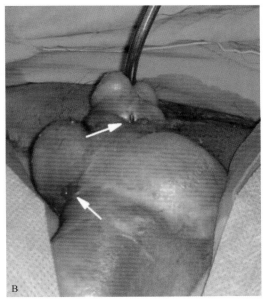

图3-1-1
A.会阴部瘘道。B.阴茎部及会阴部多处窦道

道,于狭窄处受阻,由此确定狭窄部位。尿道探子探查必须在严格无菌和良好的麻醉下进行。尿道探子从较大号开始,一般从18Fr～20Fr开始,逐渐换小号探子,能通过狭窄部位的号数,为狭窄的粗略宽度。但用细的尿道探子探查时切忌使用暴力,必要时可用一手指在直肠内引导,但仍有发生穿破尿道壁或形成假道的危险。

对有耻骨上膀胱造瘘者,可行尿道探子会师检查,一根探子经尿道外口送入尿道,另一根经造瘘口插入尿道内口,两探子间的距离,既是狭窄长度(图3-1-2)。

五、尿培养+药敏

由于细菌感染是尿道手术失败的重要因素之一,术前了解尿路感染情况并加以治疗十分重要。所有拟行成形手术的尿道狭窄患者都应进行尿培养+药敏检查,并最好待尿培养转阴后才考虑进行手术为宜。

(冯 超 陈 磊 撒应龙 徐月敏)

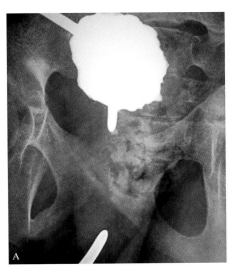
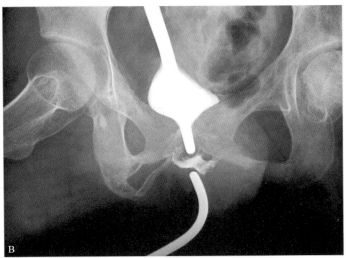

图3-1-2
A.男性尿道探子会师片。B.女性尿道探子会师片

第二节 特殊检查

一、尿道的放射影像学成像检查

(一)概况

自1895年德国物理学家发现X线之后,就被广泛应用在医学诊断中。尿道是一腔道器官,造影剂是一种与人体组织对X线吸收完全不同的物质,注入造影剂后能产生对比度好、分辨力高的图像,因此,尿道X线造影在诊断尿道疾病中具有重要意义。

计算机体层摄影(computed tomography, CT)是1969年由Hounsfierld设计并于1972年应用于临床。CT打破了人脑形态学的黑箱,被公认为医学影像学发展的里程碑。20世纪80年代末出现的CT螺旋扫描技术,1998年发展为多层螺旋CT(multi-slice spiral CT, MSCT)或者称为多排螺旋CT(multi detector spiral CT, MDCT),使数据采集加快。多层螺旋CT是技术领域里的又一重要革新,它具有单层螺旋CT的所有优点,而且选择薄层扫描范围更大,扫描时间更短,获得二维重建及三维重建图像更清晰,使CT影像学具有较高的组织分辨率,可清晰显示脏器的解剖结构,是一种无创伤性的检查方法,目前对泌尿系统及男性生殖系统疾病的诊断应用较广泛,使用价值很高。

磁共振(nuclear magnetic resonance, NMR)作为一种物理现象,用于物理、化学、生物学和医学领域已有近40年的历史。自1973年Lauterbur等人首先报道磁共振成像技术以来,发展十分迅速。20世纪80年代初,磁共振成像(magnetic resonance imaging, MRI)开始应用于医学影像诊断上,经过30多年的发展,MRI成像已具有优越的软组织分辨率,且可以直接进行多方位成像,可清晰显示泌尿及生殖系统实质性脏器的解剖结构。MRI是无创伤性检查,在泌尿及生殖系统疾病检查中的应用越来越广泛。

(二)膀胱尿道造影

尿道成像的常用方法为逆行尿道造影(retrograde urethrography, RUG)及排尿期膀胱尿道造影(voiding cystourethrography, VCUG),对于尿道病变不严重的(尿道腔尚存)前尿道狭窄,逆行尿道造影它们能清晰显示狭窄部位、程度、长度,也可显示各种合并的病变,如尿瘘、假道、憩室等。但对尿道病变严重者或闭锁

者,造影剂不能确定狭窄段的长度,尤其是后尿道狭窄,造影剂通过尿道外括约肌时,有时呈细线状,常误认为该处有狭窄。为了使狭窄近端尿道得到充盈,应行排尿期膀胱尿道造影。两种造影方法同时使用,能获得更为满意的显示。所有膀胱尿道造影的患者应先拍膀胱尿道区平片,以除外膀胱、尿道结石存在的可能。

1. 逆行尿道膀胱造影 造影方法:右前斜位45°,右大腿屈曲80°左右,阴茎与大腿平行,避开与股骨重叠。按无菌操作常规,用60%泛影葡胺加生理盐水稀释1倍的溶液20～50 ml,采用洗创器或针筒头紧抵尿道口直接注入造影剂。注入前应先排尽空气,拉直阴茎,使阴茎与大腿成一直线(图3-1-3)。约注入10～20 ml时,可在监视仪下观察边拍片。逆行尿道造影可清晰显示前尿道狭窄(图3-1-4)。尿道狭窄严重的患者注射造影剂时一定要缓慢,否则易造成造影剂外渗(图3-1-5)。

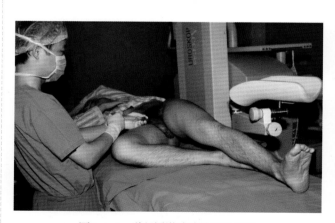

图3-1-3 逆行尿道膀胱造影的体位

2. 尿道膀胱会师造影 临床上往往将逆行尿道造影和排尿期膀胱尿道造影同时使用,以获得更为满意的显示。用洗创器或针筒经膀胱造瘘管向膀胱内注入造影剂,充盈膀胱;然后自前尿道缓慢注入造影剂,充盈前尿道。与此同时,嘱患者用力做排尿动作,使后尿道充盈后即时摄片,可同时显示狭窄段尿道的远近段尿道。这样可了解闭锁段尿道的部位、长度及程度(图3-1-6)、有无假道或尿道直肠瘘(图3-1-7)等。当

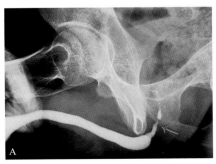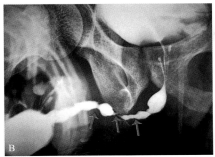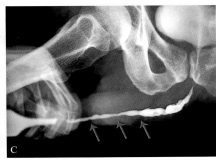

图3-1-4
A. 逆行尿道膀胱造影示后尿道狭窄。B. 前后尿道多处狭窄,箭头处。C. 炎症性前尿道狭窄,箭头处

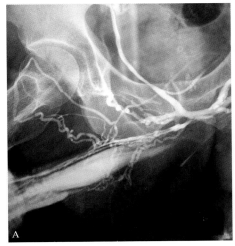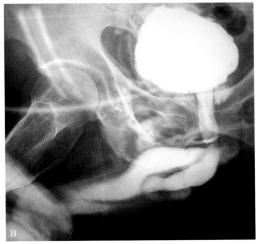

图3-1-5　逆行尿道造影时造影剂外渗

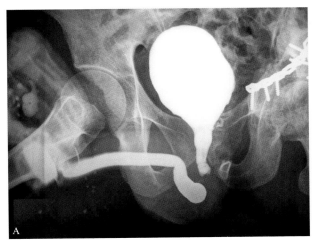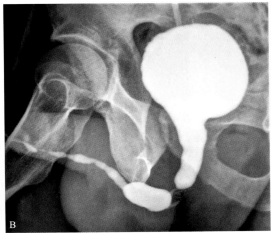

图3-1-6
A. 逆行与顺行膀胱尿道造影。B. 排尿期膀胱尿道造影示前后尿道狭窄

尿道前列腺部不显示时,可采用下述两种方法:① 膀胱内增加造影剂达到200 ～ 300 ml,再嘱患者排尿时一般可显示后尿道;② 在膀胱充盈造影剂后,拔除造瘘管,经造瘘口插入18Fr ～ 24Fr金属尿道探子至后尿道摄片,可显示闭锁段尿道长度(图3-1-8)。

3. 女性尿道造影　女性尿道造影方法与男性相同,采用洗创器或针筒头紧抵尿道口直接注入造影剂。如尿道外口闭锁,可在外口部位放一金属标志,向膀胱

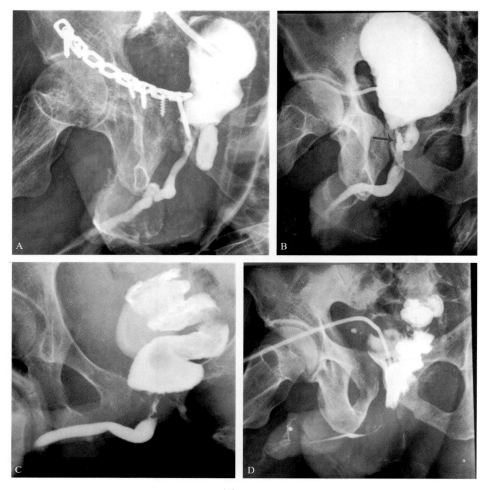

图 3-1-7
A、B. 尿道假道。C. 逆行尿道造影显示造影剂流向直肠。D. 排尿期膀胱尿道造影示尿道直肠瘘

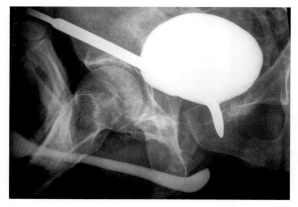

图3-1-8　后尿道插入金属探杆,前尿道注入造影剂后显示后尿道闭锁段

造瘘管内注射造影剂,嘱排尿(做逼尿动作),使近端尿道充盈后摄片,可显示闭锁段尿道长度(图3-1-9)。

(三)螺旋CT尿道三维重建

1. 检查原理与方法　CT三维重建技术是指经计

算机程序处理将连续断层CT扫描所收集到的信息重建为直观的立体图形。三维重建是图像后处理技术的一大飞跃,它给人以三维立体印象,能显示复杂结构的完整形态,对图像有更全面、整体化的观察。

患者平卧于CT机床上,从其膀胱造瘘管口注入5%泛影葡胺的稀释液,至患者感觉膀胱有胀感为止,夹闭其膀胱造瘘管。而后用注射器抵入患者尿道外口,注入5%泛影葡胺的稀释液充满前尿道后用阴茎夹夹闭尿道外口。嘱咐其行排尿动作,同时行快速薄层CT扫描。

采用西门子64层螺旋CT(Somatom sensation 64)进行扫描,工作站为LightSpeed,准直器宽度(collimation)0.75 mm,床进为12 mm,螺距1,层厚5 mm,层距5 mm,扫描条件120 kV,250 mA,重建矩阵512×512。数据重建层厚、层距均为0.625 mm,多平面重建(MPR)、三维(3D)成像并多方位旋转观察。

2. 结果与体会　近十余年来,上海交通大学附

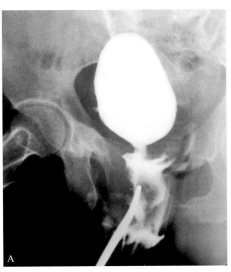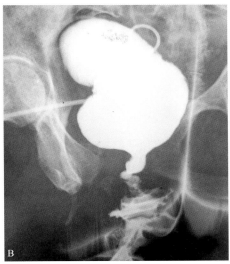

图3-1-9　术前尿道造影

属第六人民医院开展了CT三维重建诊断一些复杂性后尿道闭锁或合并尿道直肠瘘的病例,在临床上取得了一定效果。它较传统的膀胱尿道造影有以下优势:① 患者无需特殊体位,平卧位即可,提高了患者的顺应性,一些骨盆骨折不易耐受X线尿道造影的患者也可从容地行CT尿道三维重建。② 由于是立体三维重建,对病变部位的断层平面图像也可以清晰显示狭窄或闭锁部位与周围组织的关系(图3-1-10),从而能准确地对尿道狭窄或闭锁的部位做出正确的判断。③ 对合并有尿道直肠瘘的患者,因为膀胱和直肠重叠的缘故,X线尿道造影无法发现尿道直肠瘘的具体位置、长度以及瘘管的大小情况。螺旋CT尿道三维重建却能清晰的判断有无尿道直肠瘘以及清楚地显示尿道

直肠瘘的具体位置(图3-1-11),为手术提供有价值的术前诊断依据。因此CT尿道三维重建在诊断尿道直肠瘘方面具有无可比拟的优势。

（四）尿道磁共振成像

MRI与CT不一样,CT是单一依据组织对X线的衰减程度成像,MRI则与很多参数有关,而且扫描程序较多,常用的有自转回波法,根据其采聚信号的时间与方向不同又可分为T_1加权像和T_2加权像。磁共振成像是在磁场中完成的,任何金属性的物品进入磁场都会干扰图像的形成,因而检查部位不能有金属内固定物。盆腔扫描前两日进易消化少渣食物,前晚口服泻药以清洁肠道,膀胱镜检查应在扫描前三日或扫描后进行,以免出血影响观察,尿道磁共振成像MRI检查

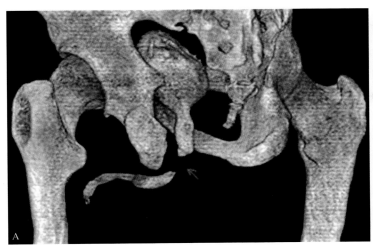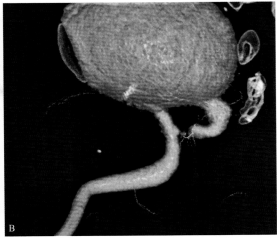

图3-1-10
A. CT三维重建图像显示尿道闭锁段。B. 清楚显示假道与正道的关系长度并能清楚地显示尿道与骨盆之间的关系

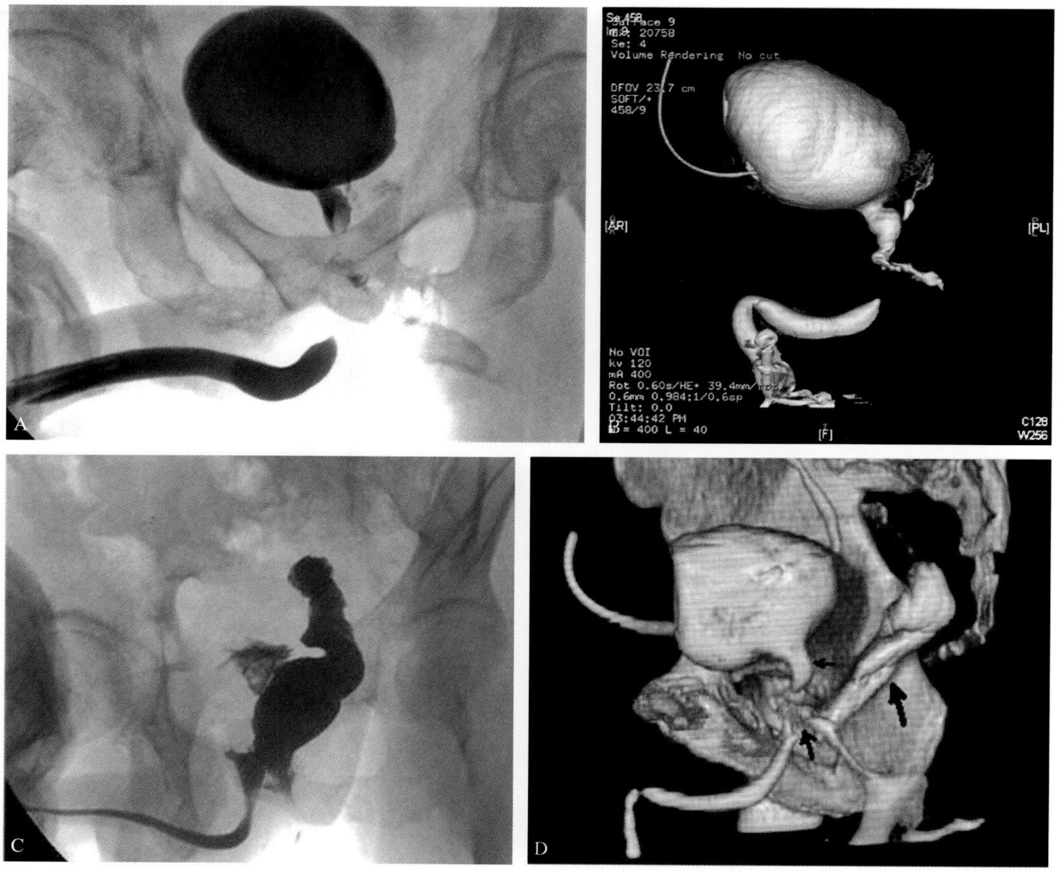

图 3-1-11

A. 尿道造影显示后尿道闭锁，有少许造影剂弥散，无法确定是否有尿道直肠瘘。B. CT三维重建图像显示尿道闭锁段其间长度，并能确认有尿道直肠瘘。C. 尿道逆行造影显示造影剂在尿道直肠瘘之间弥散，无法清楚显示尿道闭锁段长度、瘘口大小、位置和方向。D. CT三维重建图像显示尿道闭锁段长度（小箭头），瘘口大小、位置和方向（粗箭头）

扫描与X线造影间隔时间在2周内。

患者取仰卧位，平静呼吸。MRI扫描采用Simens Sonata 1.5T扫描机检查，常规做横轴位和矢状位SE T_1和FSE T_2加权扫描，经静脉注射造影剂后再做横轴位和矢状位T_1加权扫描，部分加做了横轴位和矢状位的短反转恢复（STIR）。扫描参数是：SE T_1成像，TR/ TE = 600 ms/12 ms，层厚5 mm，间隔1 mm，视野16×16，矩阵324×224；FSE T_2成像，TR/TE = 4 000 ms/90 ms，层厚5 mm，间隔1 mm，视野16×16，矩阵300×244。横轴位左-右相位编码，矢状位头足相位编码，激励次数2次。STIR成像：TR 1 989 ms，TE 40 ms，IR 150 ms，左-右相位编码，204×256矩阵，180 mm视野，5 mm层厚，激励次数4次。增强扫描采用先灵（广州）药业公司生产的钆喷酸磁胺Gd-DTPA增强扫描，按0.2 mmol/kg剂量静脉给药。

磁共振成像的显著特点是能清晰显示尿道及尿道周围的结构。X线造影显然只能观察尿道腔和腔壁的轮廓，对尿道周围结构和瘢痕不能做出评价。尿道周围瘢痕或纤维化在磁共振成像中表现为中等信号病灶，T_2加权像上尿道壁低信号的肌肉层连续性中断。磁共振由于良好的组织分辨，瘢痕或纤维化与正常组织的信号差异，无需使用造影剂就能分辨出瘢痕或纤维化的位置和范围。MRI对尿道局部狭窄及尿道周围瘢痕的观察结果满意，检查无痛苦、无辐射，虽然检查费用较高，但如果需要了解后尿道瘢痕范围以及周围组织的解剖变化，MRI可与其他影像检查方法相互补充，能更全面了解尿道狭窄的病变信息（图3-1-12）。

（五）仿真性尿道镜检

对于尿道狭窄的影像学检查，除了目前作为金标准的顺行加逆行尿道造影之外，近些年来采用CT、超声以及磁共振等多种模态的影像学技术对尿道疾病进行诊断的临床应用及研究已得到长足发展。尤其是基于CT尿道影像的三维重建，将尿道影像学检查提升到了一个新的高度。除了CT尿道影像中的三维全景成

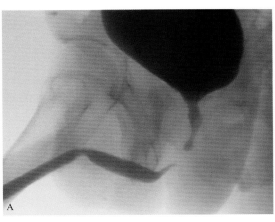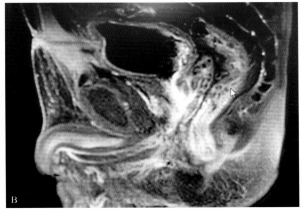

图 3-1-12
A. 无外伤,尿道照影示后尿道闭锁。B. MRI 示非瘢痕性组织阻塞尿道

像以及二维全景成像外,CT 尿道影像获取后的另一独有特点是模拟尿道镜检,生成仿真尿道镜影像。

一般情况下,尿道狭窄患者需要在手术前、后进行尿道镜检查。现多采用膀胱软镜通过尿道外口和膀胱造瘘口对患者的下尿路进行观察。观察过程中主要注意如下内容:① 尿道管腔闭锁/狭窄的程度及位置。② 尿道瘘及假道的形成情况。③ 膀胱内有无结石。④ 膀胱颈部病变情况。但是尿道镜检在实际操作中受到很多限制,如在很多基层医院膀胱软镜并非必备的检查设备,而常规 0° 尿道硬镜无法完成详细的术前评估;尿道镜检查的范围受到尿道管径的限制,一旦尿道管腔狭窄到小于内镜直径时,则无法进一步进行深入检查;同时尿道内镜的视野范围中存在视野盲区,初学者在操作过程中,尤其是自造瘘口观察膀胱颈部过程中,易出现方向感迷失。基于 CT 影像学生成的仿真尿道镜检技术,可以很大程度上弥补真实尿道

镜检的不足之处(视频)。适用范围:① 合并存在有尿道直肠瘘的复杂性尿道狭窄。② 尿道狭窄合并近端假道形成(图 3-1-13、图 3-1-14)。③ 各类尿道狭窄合并尿道皮肤瘘(图 3-1-15)。④ 阴茎头苔藓样病变所导致的长段尿道狭窄。⑤ 尿道狭窄合并前列腺及膀胱内存在复杂性病变。

检查及成像步骤:患者检查过程中在 CT 床上取平卧位。将泛影葡胺等造影剂采用生理盐水按 1∶10 稀释,自膀胱造瘘口注入,注入量 400 ~ 500 ml,直至患者出现极其强烈的排尿意愿。同样稀释的造影剂再次经尿道外口注入,随后采用细绳或者纱条将患者阴茎冠状沟处扎紧,防止造影剂外漏。建议采用 64 层螺旋 CT 进行扫描,以获得最佳断层影像学数据。扫描同时嘱患者努力做排尿动作。扫描参数:0.75 mm 层距间隔 ×64 层,512×512 矩阵,120 mA,120 kV,每层层距 0.5 mm,扫描时间 6 s,扫描总长度 16 ~ 20 cm。获

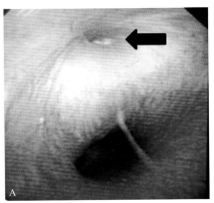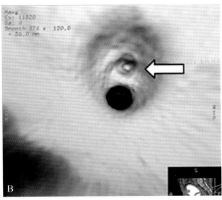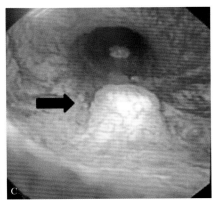

图 3-1-13 合并尿道直肠瘘仿真尿道内镜示意图
A. 尿道镜显示膀胱内口上方凹陷。B. 仿真尿道内镜显示胱内口上方凹陷。C. 尿道镜显示精阜

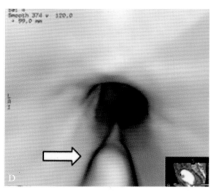
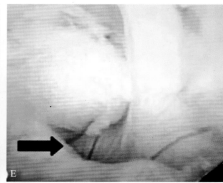
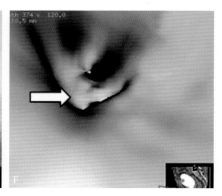

图3-1-13 （续）
D. 仿真尿道内镜显示精阜。E. 尿道镜显示尿道直肠瘘位置。F. 仿真尿道内镜显示尿道直肠瘘位置

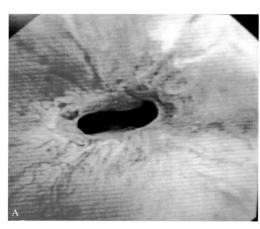
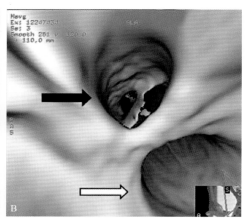

图3-1-14 尿道狭窄合并假道
A. 尿道镜显示尿道狭窄无法进一步进镜。B. 仿真尿道内镜显示狭窄近端假道形成

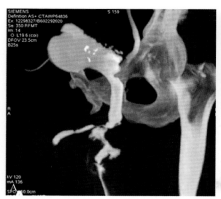
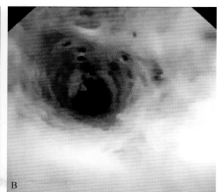
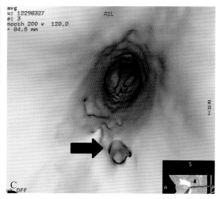

图3-1-15 尿道狭窄合并尿道皮肤瘘患者
A. 尿道造影显示明显的阴茎段尿道皮肤瘘。B. 尿道镜未显示明显尿道皮肤瘘窦道。C. 仿真尿道内镜显示尿道皮肤瘘窦道

得数据图像后，采用自带程序软件选择飞行导航模式（fly-through navigator mode）进行仿真内镜影像生成，生成过程需选择自膀胱内往尿道远端以及自尿道外口至膀胱内两个方向的进行影像重建。最终选择管腔内壁颜色接近肉色。

仿真成像解释：完成后的仿真尿道影像其中央为动态显示尿道内镜模拟影像，同时右下角所显示的是尿道矢状位示意图以及仿真尿道内镜在尿道腔内所示角度及范围（图3-1-16）。左上角在动态放映同时可显示模拟进镜深度。

注意事项：① 仿真内镜成像过程中因造影剂密度和泌尿系结石密度高度相近，尿道及膀胱内如存在

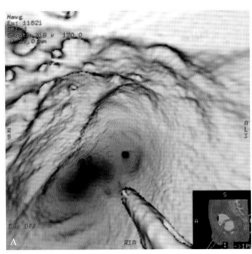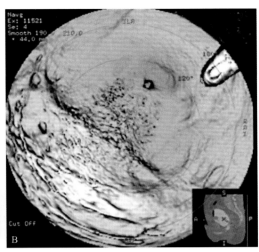

图3-1-16
A.仿真尿道内镜常规视野。B.仿真尿道内镜120°广角视野

结石则容易在仿真内镜中被忽略。因此建议配合CT平扫影像学结果一起进行评估诊断。② 如仿真内镜中感觉视野迷失,建议可将仿真内镜视野调成120°广角镜头,可获得最佳的检查效果。③ 标准仿真内镜检查需有逆行及顺行两套检查影像,从而获得最佳的影像学检查效果。④ 当尿道管腔狭窄时,仿真内镜影像播放速度会随着尿道内镜的变小而明显的加快,必要时可调慢播放速度以获得最佳检查效果。

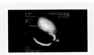

视频20　CT三维仿真尿道镜检查

二、尿道的超声影像成像检查

尿道实时超声检查能清晰显示膀胱颈、前列腺、膜部尿道结构、尿道海绵及尿道周围层次等结构(图3-

1-17),能明确诊断出尿道狭窄的部位、长度、程度、残余尿道长度,尿道闭锁段长度及其周围瘢痕组织范围,伴存的假道度、位置、开口情况及与尿道的关系,以及结石、憩室等诸多信息,对于尿道狭窄的临床治疗有重要指导意义。

(一)检查方法

1. 前尿道检查法　患者取仰卧位或膀胱截石位,采用7.5 MHz或10 MHz线阵探头直接置于阴茎腹侧,纵向显示尿道阴茎部;置于阴囊和会阴部可显示尿道球部。在检查过程中,一助手从尿道外口连续注入无菌生理盐水使尿道扩张,检查者同时通过横断和纵断连续多个切面扫描可获得尿道及其周围结构的三维图像;在膀胱被充盈后嘱患者增加腹压排尿,使尿液顺行流经膀胱颈并接近尿道狭窄区可更好地显示狭窄段尿道。这样可较准确地测量狭窄段尿道的长度及狭窄腔的直径,以及其他病变(图3-1-18)。

2. 后尿道检查法　患者取膀胱截石位或侧卧位,

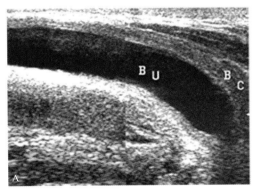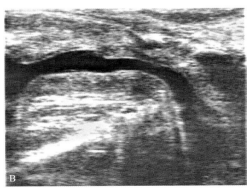

图3-1-17
A.正常尿道球部的超声图像。B.正常尿道前列腺部充盈期的超声图像

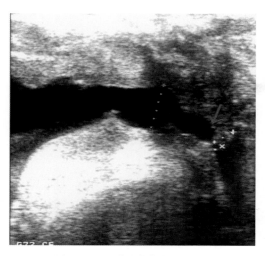

图 3-1-18

A. 尿道新生物,箭头处。B. 尿道球部狭窄,箭头处。C. 尿道阴茎部狭窄,箭头处。D. 炎症性尿道狭窄,箭头处。E. 尿道球部假道,箭头处

将 7.5 MHz 或 10 MHz 线阵探头直接插入直肠,首先了解前列腺及尿道膜部周围情况及与直肠的关系,然后由一助手从尿道外口连续注入无菌生理盐水使狭窄段以远尿道扩张,在膀胱被充盈后嘱患者增加腹压排尿。如患者有膀胱造瘘管,则经膀胱造瘘管注入无菌生理盐水以充盈膀胱并嘱患者排尿,使尿液顺行流经膀胱颈、扩张狭窄段尿道,检查者同时通过横断和纵断连续多个切面扫描可获得尿道及其周围结构的三维图像,并可测量狭窄段尿道的长度及狭窄腔的直径(图 3-1-19)。

如尿道狭窄段长度超过 7 ～ 8 cm 或其他病变,则在单一幅图像上不能完整显示,此时可通过分离图像的方法成功显示,即将狭窄长度一半的图像冻结在一幅图上,剩余的图像以尿道黏膜线状强回声为依据准确地延续在另一幅图上,使尿道黏膜成直线,这样可完整、准确测量尿道狭窄的长度及狭窄腔的直径(图 3-1-20、图 3-1-21)。

(二)尿道三维重建显像新技术

虽然上述尿道超声实时显像技术能够及时反映尿道病变情况,尤其在尿道管腔周围软组织病变的检测

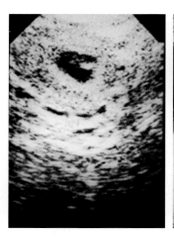

图 3-1-19 后尿道狭窄,箭头处

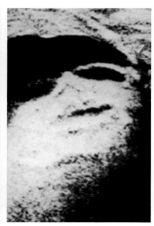

图 3-1-20 尿道活瓣的超声图像,箭头处

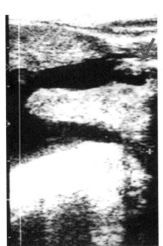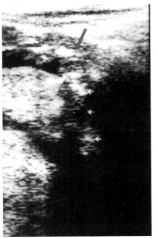

图3-1-21　后尿道假道,箭头处

中有着得天独厚的优势性。但该技术亦有着显而易见的不足之处,即所有诊断结果均是基于操作者自己实时观察到的二维平面图像,因而人为偏移在该检查中有很大的影响。类似于CT的三维成像重建技术,尿道超声三维成像重建技术也逐步开始得到发展,虽然目前还只是节段性前尿道重建的初始阶段,但是三维成像后360°全方位的影像学直观表现为临床医师的诊断带来了极大的便利。

适用范围:① 舟状窝尿道狭窄。② 阴茎和球部尿道狭窄。

检查及成像步骤:患者检查过程中在超声检查床上取平卧位。采用20 ml去针头注射器将生理盐水匀速注入前尿道,同时选用Aplio 500, Toshiba, 7 ～ 14 MHz超声于阴茎腹侧进行探头扫描,持续

性观察。如患者存在有造瘘管,可自造瘘管注入300 ～ 400 ml生理盐水,直至患者有强烈排尿意愿。嘱患者排尿后,予以上述超声探头进行观察。当尿道管腔的打开程度在匀速注入生理盐水后趋于稳定时,开始采集纵向和横向尿道图像。采集后的每一帧图像,采用marching cubes算法进行图像分割,保留尿道海绵体影像部分以及尿道管腔影像部分。二次通过Laplace平滑算法对分割后图像进行重建。最终对每帧图像进行三维重建。重建后影像将海绵体进行半透明化处理,图像分割中瘢痕部分予以非透明化处理,最后根据临床要求进行上色(图3-1-22 ～图3-1-25)。

注意事项:① 注射过程中,尽量避免生理盐水中有气泡混入,以导致伪影超声,对后期的影像重建带来影响。② 对于舟状窝的影像学检测,需要注意避免注射器头端过度深入,影响最后重建的观察效果。③ 目前图像分割流程尚未实现完全自动化,因此建议超声科医师在后期指导相关图像分割,以提升最后成像效果的精准度。

三、软性膀胱镜或尿道镜检查

为了进一步了解狭窄段尿道的近、远情况,可将尿道镜插至尿道狭窄或闭锁部位前,此时可观察到狭窄或盲段的存在(图3-1-26 A),有时可见到多个小孔(图3-1-26 B),用输尿管导管分别插入,如能进入膀胱,作为导引物,为尿道内切开提供帮助。如有耻骨上膀胱造瘘口时,可经瘘口插入膀胱软镜观察膀胱及后尿道情况,以协助确定尿道狭窄的近端位置,后尿道有无瘢痕组织,弹性情况;术中应警惕损伤直肠。同时

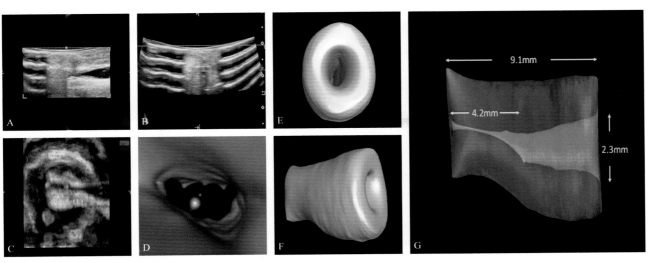

图3-1-22

A ～ C.尿道舟状窝狭窄超声各切面影像学表现。D.超声仿真内镜影像学表现。E、F.舟状窝不同角度三维影像学表现。G.舟状窝狭窄三维透视直观图

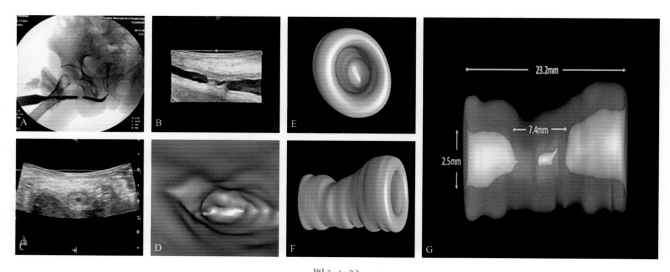

图3-1-23

A. 尿道阴茎段狭窄尿道造影表现。B、C. 尿道阴茎段狭窄超声各切面影像学表现。D. 超声仿真内镜影像学表现。E、F. 尿道阴茎段不同角度三维影像学表现。G. 尿道阴茎段狭窄三维透视直观图

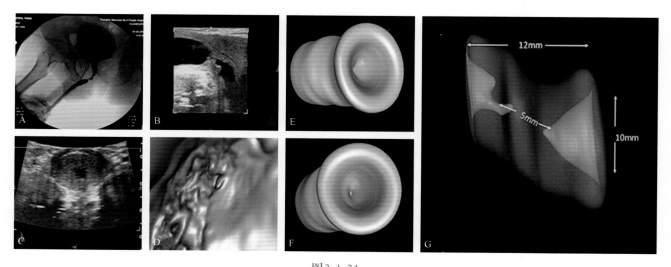

图3-1-24

A. 尿道球部狭窄尿道造影表现。B、C. 尿道球部狭窄超声各切面影像学表现。D. 超声仿真内镜影像学表现。E、F. 球部尿道不同角度三维影像学表现。G. 尿道球部狭窄三维透视直观图

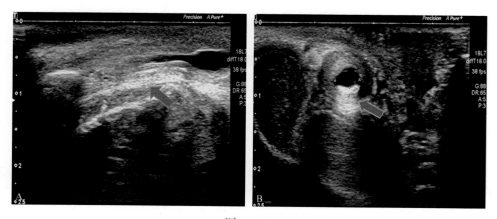

图3-1-25

A、B. 尿道狭窄超声各切面影像学表现

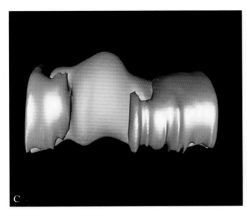
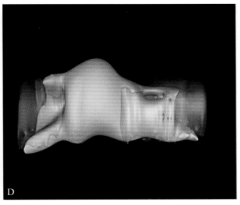

图3-1-25（续）
C、D. 尿道狭窄及周围瘢痕

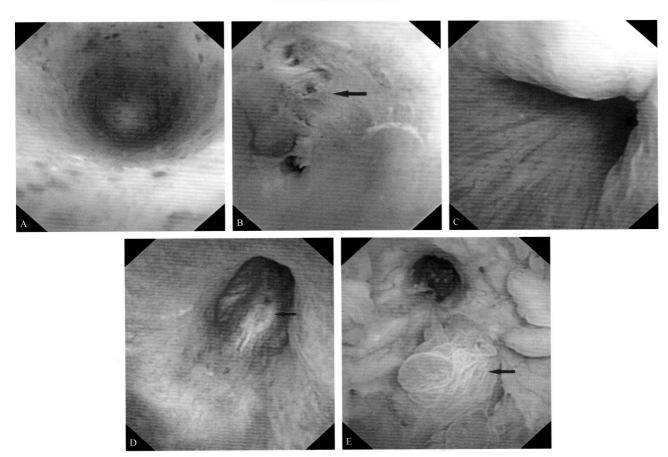

图3-1-26

A. 镜下见尿道盲端。B. 镜下见明显尿道狭窄，周围瘢痕组织增生。C. 尿道内口组织柔软。D. 镜下见精阜（箭头处）。E. 尿道内口组织僵硬，周边见乳头状增生

通过尿道膀胱镜可了解膀胱和尿道有无结石或肿瘤（图3-1-26 C～E）。

如存在尿道直肠瘘，直肠指诊可触及直肠前壁的瘘口凹陷，软性膀胱镜或尿道镜检查时也可发现瘘口位置，必要时可进一步做直肠镜检查确定瘘口位置及周围炎症情况。

四、尿动力学分析

尿流率常用来判断尿道狭窄的严重程度及术后疗效。但只有尿道腔径缩小至30%～50%时，尿流率才开始出现变化，因此尿流率测定对早期尿道狭窄诊断价值较小。此外，尿流率还受多种因素的影响，如尿道

狭窄同时伴有前列腺疾病，对严重尿道狭窄致慢性下尿路梗阻的患者有可能损害膀胱逼尿肌功能，均可使尿流率结果下降（详见21章）。

五、手术体会

近二十年来，采用了尖端的数字切面模式的先进技术，影像学发生了重大变化，这些技术的使用也使泌尿外科影像学受益匪浅。对于尿道狭窄来说，膀胱尿道造影（顺行尿道造影和逆行尿道造影）仍是经典的诊断方法。这种方法比较简单，X线读片更易被广大医师所熟悉和掌握。大部分的尿道狭窄的病例都可通过膀胱尿道造影来得到明确诊断。X线尿道造影一般能确定尿道狭窄或闭锁的部位并估测其长度，而在实际诊断尿道缺损长度时，要考虑X线造影片上的放大因子（估计长度 $\chi \times 0.83$ 放大因子=实际长度），而且X线尿道造影不能反映尿道周围组织的情况，操作时医师和患者均要接受X线照射。应该讲，X线检查、CT以及MRI检查，都各有所长。一种新的成像方法的改进，都会使该成像方式使用的数量及目的有所改变。近二十年来，MRI和CT等一些高端影像技术也被运用在尿道狭窄的诊断中。MRI在诊断后尿道狭窄或闭锁方面有着众多优点，但由于MRI相对复杂且价格昂贵，笔者在实践中将MRI运用于一些患者，发现MRI

的读片较为困难，而且三维重建图像不很理想，故难以在临床上大面积推广。近三年来，笔者在借鉴国外文献的基础上，结合笔者中心的实际情况，开展了CT三维重建诊断后尿道闭锁的病例，在临床上取得了一定效果。它较传统的膀胱尿道造影有以下优势：① 患者无需特殊体位，平卧位即可，提高了患者的顺应性，一些骨盆骨折不易耐受X线尿道造影的患者也可从容地行CT尿道三维重建。② 由于是立体三维重建，对病变部位的断层平面图像也可以清晰显示狭窄或闭锁部位与周围组织的关系，能准确地对尿道狭窄或闭锁的部位做出正确的判断。③ 对合并有尿道直肠瘘的患者，X线尿道造影由于膀胱和直肠重叠的缘故，无法发现尿道直肠瘘的具体位置、长度以及瘘管的大小等情况。螺旋CT尿道三维重建却能清晰的判断有无尿道直肠瘘以及清楚地显示尿道直肠瘘的具体位置，为手术提供有价值的术前诊断依据。因此CT尿道三维重建在诊断尿道直肠瘘方面具有无可比拟的优势。

目前我们仅在后尿道闭锁方面进行了一些工作，在前尿道方面，由于造影剂注射的问题没能得到解决，因此CT尿道三维重建的运用范围仅限于在后尿道，这是CT尿道三维重建的不足和局限，也是X线尿道逆行造影的传统地位不容挑战的原因。

（冯　超　陈　磊　撒应龙　徐月敏）

参考文献

[1] Feng C, Shen YL, Xu YM, et al. CT virtual cystourethroscopy for complex urethral strictures: An investigative, descriptive study[J]. Int Urol Nephrol, 2014, 46(5): 857−863.

[2] 薛亚岗, 撒应龙, 宋鲁杰, 等. 螺旋CT尿道三维重建诊断后尿道狭窄或闭锁［J］. 中华泌尿外科杂志, 2010, 31: 59−62.

[3] 冯超, 申玉兰, 陈磊, 等. 多模态三维影像重建技术在尿道狭窄诊断中的应用［J］. 中华泌尿外科杂志, 2018, 39（5）: 367−371.

[4] Chen L, Feng C, Lv XG, et al. Three-dimensional computerized model based on the sonourethrogram: A novel technique to evaluate anterior urethral stricture[J]. J Urol, 2018, 199(2): 568−575.

[5] Kawashima A, Sandler CM, Wasserman NF, et al. Imaging of urethral disease: A pictorial review[J]. Radiographics, 2004, 24(Suppl 1): S195−S216.

[6] Chou CP, Huang JS, Wu MT, et al. CT voiding urethrography and virtual urethroscopy: Preliminary study with 16−MDCT[J]. AJR Am J Roentgenol, 2005, 184(6): 1882−1888.

第二章
尿道憩室的诊断与治疗

尿道憩室由 William Hey 于 1805 年首先报道,是一种与尿道相通的管状或囊状扩张的病变。文献报道多为女性病例,发病率约为 1% ～ 6%,但由于许多无症状尿道憩室患者的存在,其真正的发病率更高。女性尿道憩室可见于任何年龄段,但大部分患病年龄为 30 ～ 60 岁,平均患病年龄 45 岁。

男性尿道憩室较少,可以分先天性和获得性的或是原发的和继发的,截至 1980 年,Mohan 报道世界文献报道仅 280 例。男性尿道憩室绝大多数是获得性的,占 80% ～ 90%,而且通常发生于阴茎阴囊交界或尿道球部。先天性尿道憩室较少见,发生率不到 10%,是尿道发育缺陷所致,多发于前尿道的腹侧部分,常是婴儿或儿童排尿梗阻的原因。本节对尿道憩室的诊断及治疗做一讨论。

第一节　男性尿道憩室

一、病因学

（一）先天性

先天性仅见于男性儿童,临床上较少见。前尿道瓣膜及憩室形成的胚胎学病因尚不明确,可能是尿道板在胚胎期某个阶段融合不全,也可能是尿道海绵体发育不全使局部尿道缺乏支持组织,尿道黏膜因而向外突出。多数学者认同局部海绵体组织的缺乏导致尿道球部缺陷,Monish A 把先天性尿道憩室分为三种类型:广口的憩室(wide-mouthed),通常如囊样扩张,远侧唇构成瓣膜,如同膀胱颈部抬高可引起排尿梗阻;颈口狭窄的憩室(narrow-mouthed),球形可以引起排尿后滴沥,逐步扩张导致前尿道扩大,多不造成梗阻,但可发生结石引起症状;扩大憩室(distended diverticulum)。

（二）尿道狭窄

这是形成继发性尿道憩室最重要的因素之一,出口梗阻使缺乏支持的尿道薄弱区域如尿道腹侧逐渐扩张致囊袋样膨大,扩张部位通常位于狭窄尿道之后(图 3-2-1)。

（三）尿道成形手术后

采用组织替代的尿道成形手术后可能形成尿道憩

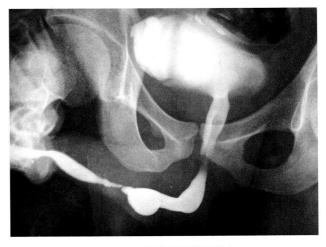

图 3-2-1　狭窄段尿道后憩室

室。因替代段组织过宽及缺乏支持时易形成囊状扩张而形成憩室,此种现象较多发生在尿道腹侧的组织替代时(图 3-2-2)。

（四）使用阴茎夹

尿失禁患者长期使用阴茎夹,可引起尿道组织受压损伤,人为地造成出口梗阻,尿液易积存于受压处使近端尿道扩张,逐渐出现梗阻部尿道积尿、膨出等症状(图 3-2-3)。

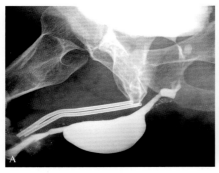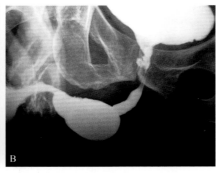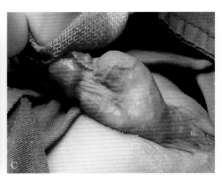

图3-2-2　阴茎岛状皮瓣尿道成形术后尿道憩室

A、B.逆行尿道造影。C.囊性憩室明显突出于阴茎表面

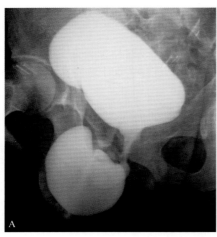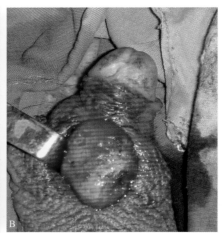

图3-2-3　使用阴茎夹后形成的巨大尿道憩室

（五）尿道感染

尿道外伤、尿道手术、尿道旁腺体感染后的脓肿破坏尿道，包括淋球菌感染、结核或由于长期留置导尿管引起的慢性尿道炎；会阴部骑跨外伤后尿道球部损伤引起尿道憩室；多次尿道镜操作及多次插导尿管对前尿道造成一定损伤；脊髓损伤后截瘫患者尿道功能不良，轻微尿道损伤（如导尿）有可能形成憩室，而长期导尿导致尿道球部损伤和感染更易引起尿道憩室。

二、临床表现

尿道憩室的症状主要取决于憩室的大小和部位。

（1）阴茎腹侧或阴囊部位出现可压缩的异常膨大的软性包块，挤压软性包块后常有脓性、臭味尿液流出。

（2）排尿困难和排尿后滴尿、感染可引起局部尿道肿胀，管腔变小，憩室内容也可部分阻塞尿道，导致排尿困难、尿频、尿线中断现象等症状。患者排尿时尿液进入憩室使其充盈扩张，压迫尿道，憩室前壁顶部的活瓣样作用造成尿流梗阻，引起排尿困难及排尿时出现尿线中断现象。先天性者尤其发生尿路梗阻后，排尿时憩室因尿液充盈，引起排尿终末滴沥不尽，易被误认为尿失禁。

（3）感染，憩室较小通常没有症状，大者常导致引流不畅和持久感染，可引起尿道疼痛及反复尿路感染、血尿，也可形成憩室内结石。如感染严重穿破周围皮肤或组织则形成尿道皮肤瘘。

三、诊断方法

憩室的诊断主要依靠病史，尿道影像检查包括逆行尿道造影（RUG）、膀胱尿道镜检查。较大憩室根据详细的病史、相关症状体征、体检发现与尿道相通的囊性肿块，即可作出诊断。RUG是诊断憩室的金标准，可显示尿道憩室的大小、开口和位置等情况，并可明确有无尿道狭窄。尿道膀胱镜检查可直观的了解憩室开口位置及大小、有无结石发生及脓液。经会阴或直肠的超声检查可以从多个角度来了解憩室与尿道的空间关系，但缺点是有赖于检查者的操作手法且难以区分尿道憩室及其他囊性病变。MRI检查有较高的组织分辨率，可清晰的判定憩室的大小程度和周围支持组织的情况,为制定手术方式提供参考。

四、治疗方法

尿道憩室的治疗应根据憩室的大小,憩室壁的厚度,海绵体组织的完整程度。

(1)尿道憩室小而无症状的不需要特殊治疗。

(2)如果尿道憩室小,且有致密的海绵体组织的支持,可以选择经尿道内镜下的憩室去顶(图3-2-4)。

(3)如果憩室体积大,进入海绵体并不能正常排尿,应选择开放手术较妥。

(4)如憩室伴有严重感染或憩室穿孔时,应行尿道冲洗准备并行膀胱造瘘引流尿液,待炎症消退后再行手术治疗。

(5)手术要点及步骤

1)术前短期给予口服抗生素,连续硬膜外麻醉或腰麻,截石位。

2)如憩室壁占据尿道较小,可将憩室彻底游离并切除憩室壁,同时行尿道修补;对伴有远端尿道狭窄的病例应同时行远端尿道的扩大整形,或切除狭窄段再吻合。

3)术中应保留部分憩室颈部黏膜或皮肤,尿道内放入支架管后行尿道缝合,以预防术后发生尿道狭窄,必要时应膀胱造瘘尿流改道以利尿道愈合。

4)对自体组织重建尿道后发生的尿道憩室,如口腔黏膜、阴茎岛状皮瓣尿道成形术后发生尿道憩室,先游离憩室,随后切除过多的憩室壁后重新缝合成尿道(图3-2-5)。

5)对阴茎岛状皮瓣尿道成形术后发生尿道憩室,也可将带蒂的憩室壁去除上皮组织,产生两组织片,通过折叠交错缝合后对腹侧尿道壁产生支持作用;同时可以减少术后尿瘘的发生和尿道憩室的复发。

(金重睿　徐月敏)

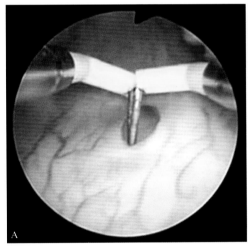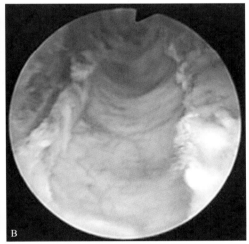

图3-2-4
A. 内镜下电切憩室顶部。B. 去顶后的憩室腔

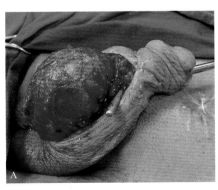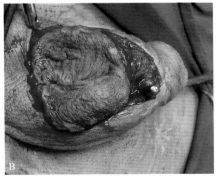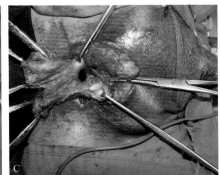

图3-2-5
A. 游离憩室。B. 剖开憩室。C. 切除多余憩室

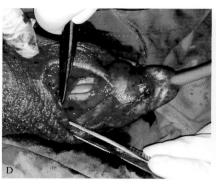 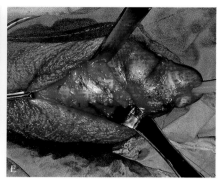

图3-2-5（续）

D、E. 缝合憩室壁

第二节　女性尿道憩室

一、病因学

女性尿道憩室的病因尚无定论，但有几个学说来解释其发病原因：① 胚胎期Müllerian管、中肾管退化不全。② 泌尿生殖窦结合处在胚胎期连接不完善。③ 尿道旁囊肿扩大破坏尿道壁。④ 反复尿道感染引起尿道旁腺开口梗阻扩张。⑤ 分娩时尿道损伤。⑥ 尿道梗阻（如尿道瓣膜）致憩室形成。⑦ 医源性检查治疗损伤尿道所致。近期有TVT吊带术致尿道憩室形成的报道。

尿道憩室来源于感染的尿道旁腺体是目前最为大多数学者接受的理论。尿道旁腺体均为管泡状结构，大多位于尿道远端2/3，而90%的尿道憩室发生于此部位。尿道旁腺体发生感染、开口梗阻形成囊肿或脓肿，囊肿或脓肿破溃后进入尿道腔，形成尿道憩室。

二、临床表现

女性尿道憩室的典型临床表现为三个D：排尿困难（dysuria）、尿末滴沥（postvoid dribbling）和性交困难（dyspareunia）。然而，尿道憩室患者的临床表现变化多端，表现为一系列无特异性的泌尿生殖系症状。尿频、尿急和排尿困难是最常见的症状，约50%的患者有此表现，其他症状还包括反复尿感（30%～50%）、尿末滴沥（10%～30%）、性交困难（10%～15%）、血尿（10%～25%）、尿失禁（32%）、结石（1%～10%）、尿潴留（4%）等。那些表现为尿路刺激、盆腔疼痛、排尿困难、反复尿感的患者常易与其他疾病相混淆，因而被忽视和延误了尿道憩室的诊断和治疗。因此对于下尿路症状持续存在且治疗无效的患者，应考虑尿道憩室的诊断。

细致的体格检查对女性尿道憩室的诊断很重要。憩室常位于尿道腹侧、阴道前壁，距尿道外口约2～3 cm，阴道前壁触诊可扪及有触痛的包块。尿道旁有触痛的包块、挤压后有脓性或血性液体排出是尿道憩室的典型体征，但仅25%的患者有此表现。

女性尿道憩室应该与尿道阴道其他占位性病变相鉴别，包括尿道旁腺脓肿、异位输尿管囊肿、阴道囊肿、尿道或阴道的新生物等。

三、辅助检查

合适的辅助检查可以明确尿道憩室的诊断，了解有无结石和恶变，判断憩室的大小、部位、数目及窦道位置，为手术提供帮助。

（一）尿道镜

这是一项侵袭性检查，可直接了解尿道情况和憩室开口部位，但对判断憩室的大小和形状没有帮助。

（二）排泄期膀胱尿道造影

尿道造影可显示憩室形态（图3-2-6 A），如有充盈缺损提示有结石、肿瘤或炎性肿块可能，出现液平提示憩室体积较大（图3-2-6 B）。此外，造影还能了解尿道的活动度和膀胱颈部功能。

（三）双气囊尿道造影

使用双气囊导管，堵住尿道内外口，在隔离的尿道内加压注入造影剂，显示憩室（图3-2-7）。此方法阳性检出率高，不易漏诊，但检查时会造成患者疼痛不适，且有可能引起尿道损伤，目前一般用于其他检查不能明确诊断的病例。

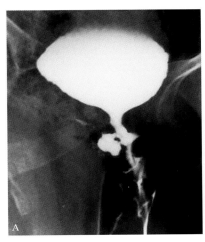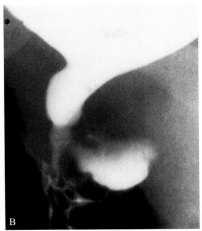

图3-2-6
A. 中段尿道憩室。B. 巨大憩室中有液平

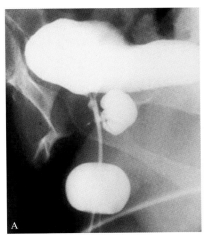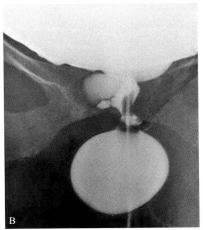

图3-2-7
A. 中段尿道巨大憩室。B. 近段尿道憩室

（四）超声检查

经阴道的超声检查安全、价廉，能发现造影不显示的尿道憩室，实时了解憩室及周围情况（图3-2-8），可鉴别尿道附近其他疾病如尿道旁囊肿、尿道平滑肌瘤等。术中腔内超声可了解憩室壁厚及憩室与尿道距离，判断解剖位置，避免损伤尿道及膀胱颈。

（五）磁共振（MRI）

MRI可明确诊断，提供三维信息（图3-2-9），有助于手术计划地制定。患者不需插管，不需暴露于放射线下，但检查费用较高。

（六）CT造影

与传统尿道造影相比，它能了解憩室的解剖学位置及周围器官的病变情况（图3-2-10）。

（七）尿流动力学检查

存在尿失禁症状的患者需进行该检查。如伴发压力性尿失禁，可在行憩室切除术的同时行抗失禁手术。

四、治疗

（一）非手术治疗

对于无症状的女性尿道憩室患者，一般无需治疗；对于有症状的患者，可使用抗生素和抗胆碱能药物对症治疗。

（二）手术治疗

大多数有症状的女性尿道憩室患者需要手术治疗。包括开放和内镜手术，有多种手术方式，但目前大多数外科医师倾向于行经阴道的尿道憩室切除术。该术式手术视野清晰，憩室切除完全，可进行三层缝合，避免术后感染和瘘道产生，术后并发症发生率低；在需要时还可同时行尿道重建或抗失禁手术。切除物术后送病理，少量报道有尿道憩室癌存在的可能。

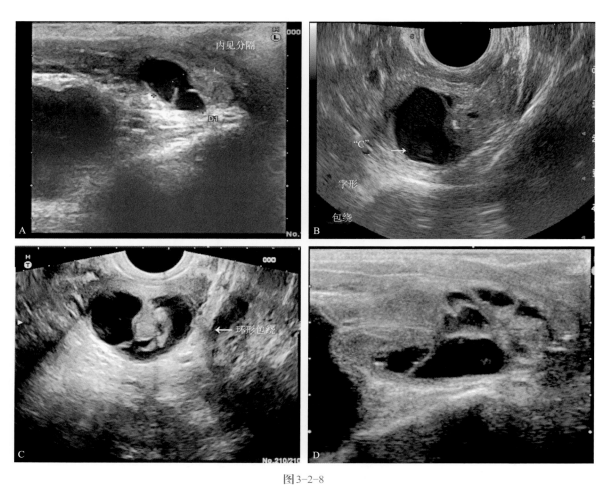

图3-2-8
A. 尿道憩室,中有分隔。B. 尿道憩室C形包绕尿道。C. 尿道憩室环形包绕尿道。D. 复杂性多房性尿道憩室

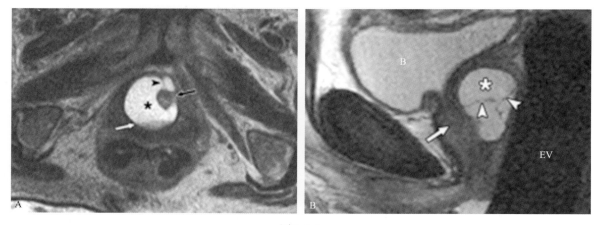

图3-2-9
A. *显示憩室,黑箭头显示尿道。B. *显示憩室,箭头显示尿道,白箭头显示液平

（三）手术要点及步骤

（1）术前短期给予口服抗生素,手术当天预防性使用抗生素。

（2）连续硬膜外麻醉或腰麻,取截石位,尿道内置入导尿管。

（3）阴道前壁行纵行或U形切口,切口顶端位于憩室远端,在合适的层面仔细解剖阴道前壁,避免损伤尿道周筋膜和憩室。

（4）切开阴道前壁,于憩室表面横向切开和分离尿道周筋膜,暴露憩室,分离憩室四周直至位于尿道腔

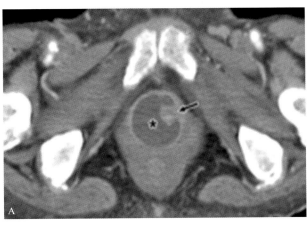
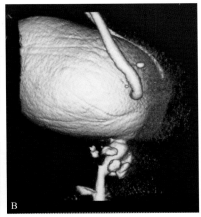

图3-2-10
A.*显示憩室,箭头显示尿道。B.三维成像能清楚显示憩室与尿道的关系

的开口。如憩室开口不明显,可行尿道镜并在直视下于憩室开口内置入探子或导管,在探子或导管的指示下分离憩室开口。完整切除憩室,包括其位于尿道腔内的开口,但要避免过多地切除尿道壁(图3-2-11)。

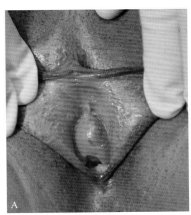
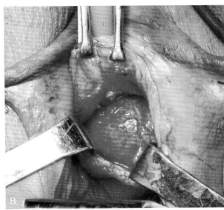
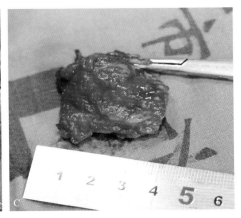

图3-2-11
A.憩室肿块接近尿道外口。B.切开阴道前壁,暴露憩室。C.完整切除的憩室标本

(5)用可吸收线无张力地分层缝合尿道壁、尿道周筋膜和阴道壁,注意不留死腔。

(四)术后并发症

术后并发症的发生率与憩室大小及复杂程度相关,包括尿道阴道瘘、憩室复发、压力性尿失禁、尿道狭窄、尿路感染等。

五、手术体会

女性尿道憩室症状表现多样,临床常诊断为其他泌尿系疾病而忽视了尿道憩室的诊断。对于下尿路症状持续存在且治疗无效的患者,应考虑尿道憩室的诊断。只要重视了该疾病的存在,诊断并不困难。

憩室较小或无症状的患者可等待观察,憩室较大或有症状的如环形或马鞍形憩室,一般选择手术治疗。分离过程中容易损伤尿道括约肌造成术后尿失禁,因此分离过程中应紧贴憩室壁以避免损伤其他组织。复发是最常见的并发症。完整彻底地切除憩室以及分三层缝合切口是防止复发的有效措施。由于尿道阴道之间的组织较少,手术中应尽量避免损伤,保留较多的组织以利于缝合。

组织替代的尿道成形术补片过大、支持不足、远端尿道有狭窄是形成男性尿道憩室最常见的原因之一。在尿道成形手术中,选择合适的自体材料、补片裁减大小合适可最大限度地减少尿道憩室的发生。此外,背侧补片可提供补片组织更多的支持,尿道憩室的发生率低。

(司捷旻   徐月敏)

参考文献

[1] Portnoy O, Kitrey N, Eshed I, et al. Correlation between MRI and double-ballon urethrography findings in the diagnosis of female periurethral lesions[J]. Eur J Radiol, 2013, 82(12): 2183−2188.

[2] El-Nashar SA, Singh R, Bacon MM, et al. Female urethral diverticulum: Presentation, diagnosis, and predictors of outcomes after surgery[J]. Female Pelvic Med Reconstr Surg, 2016, 22(6): 447−452.

[3] Oluyadi F, Ramachandran P, Gotieb V. A rare case of advanced urethral diverticular adnocarcinoma and a review of treatment modalities[J]. J Investiq Med High Impact Case Rep, 2019, 7: 1−5.

[4] Kibar Y, Coban H, Irkilata HC, et al. Anterior urethral valves: An uncommon cause of obstructive uropathy in childen[J]. J Pediatr Urol, 2007, 3(5): 350−353.

[5] Wang SC, Lin AT, Chen KK. Stress urinary incontinence as the presenting symptom of primary male urethral diverticulum-a case report and literature review[J]. Neurourology and Urodynamics, 2007, 26(2): 271−273.

[6] Allen D, Mishra V, Pepper W, et al. A single-center experience of symptomatic male urethral diverticula[J]. Urology, 2007, 70(4): 650−653.

[7] Hosseinzadeh K, Furlan A, Torabi M. Pre- and postoperative evaluation of urethral diverticulum[J]. AJR Am J Roentgenol, 2008, 190(11): 165−172.

[8] Athanasopoulos A, McGuire EJ. Urethral diverticulum: a new complication associated with tension-free vaginal tape[J]. Urol Int, 2008, 81(4): 480−482.

第三章
男性阴茎硬化性苔藓样变性尿道狭窄

硬化性苔藓样变性是一种病因尚不明确的皮肤慢性炎性疾病。随着的病变发展常导致尿道受到累及，目前对于该疾病及由此引起的尿道病变的病因认识有限，对于疾病本身的治疗及由此引起的尿道病变的治疗方法也有待进一步探讨，选取合适的治疗方法及密切随访是防止病变再发展的重要手段。本章系统地描述了LS的发病情况、危险因素、临床特征和不同的治疗方法。

第一节　流行病学研究

一、概述

阴茎硬化性苔藓样变性（lichen sclerosus, LS）是一种由淋巴细胞介导的慢性的皮肤疾病，常累及皮肤表面，但更多见于男性或女性肛周及生殖器周围组织。过去的文献称之为干燥闭塞性阴茎头炎（balanitis xerotica obliterans, BXO），1887年Hallopeau首先报道该疾病，并将其命名为lichen plan atrophique，1892年Darier又描述了该病的病理特征并称之为lichen plan sclérux。而男性生殖器的LS或BXO最先由Stuhmer于1928年定义。Lichen sclerosus与BXO原先是可互换的名称，在1976年许多研究组织将lichen sclerosus作为优先采用的疾病名称。1995年美国皮肤病学会将LS确定为该病的专业用语，近期的大量文献已使用LS替代BXO。

LS是一种常累及男性包皮、阴茎头和尿道口的疾病，绝大多数有包茎病史。在所有年龄段患者都可能发生，但该疾病的发病率并不明确。1971年Wallace统计结果估计LS的发生率是1/300～1 000人。LS最常见于白种人，但William等报道在西班牙的黑种人发病率是白种人的两倍，此病在黄种人的发病情况不明确。

二、发病情况

由于LS起病部位隐私，目前仍缺乏全面而准确的流行病学资料，对其发病率和患病率的统计严重不足。较早的一项研究显示，LS的发病率为1/300（0.3%）～1/1 000（0.1%）。LS女性发生率远高于男性，文献报道两者的发生比为（6～10）：1，多数为绝经后女性。LS的发病率在女性中呈现出双峰状，第一个高峰出现在8～13岁，而在50～69岁之间将再次出现发病高峰，平均诊断年龄为52～60岁。但男性的发病年龄早于女性（30～49岁），且有青少年和男孩也有患病的报道。一项前瞻性研究中1 178例有包茎的患儿中约有40%的在环切后的包皮病理分析中提示有LS变化，而且在9～11岁的男孩发生率最高。在最近的一项研究中发现，每10万名男性就诊就会有1.4人患有LS，其发病率在第四个十年出现明显提高，并在61岁以后达到峰值（每10万名就诊男性中有4.4名患者）。由于发病早期症状不明显以及发病部位比较敏感，早期患者可能未能及时就诊，考虑真实发病率可能更高。

三、发病机制

目前，阴茎硬化性苔藓样变的发病机制仍不清楚，已有多种因素被报道与该病的发生发展相关，包括：自身免疫因素、遗传易感因素、炎症因素、尿液刺激因素、感染因素、创伤因素、内分泌因素等。

（一）自身免疫因素

LS可能由自身免疫因素引起，该病的发生与自身免疫性胸腺炎、恶性贫血、白癜风、局限性硬皮病以及斑秃等在临床及免疫学方面均有一定的相关性。在女性LS患者中，干扰素γ、肿瘤坏死因子和白细胞介素-1的水平均存在不同程度的升高，并存在针对细胞外基质蛋白（extracellular matrix protein, ECM）的自身抗体。而对于男性LS患者，也有研究证实了ECM自身抗体的存在，但是否与疾病的发生、发展具有相关性仍然存疑。

（二）遗传易感因素

研究已证实，在女性患者中，LS家族史是外阴癌发生的危险因素之一。而在男性患者，目前仅发现*HLA-DR11*、*DR12*和*DQ7*存在出现频率增加的现象。

（三）炎症因素

最新研究发现，由LS导致的尿道狭窄患者，其$CD8^+$染色阳性的T细胞比例以及CCL-4的表达水平均显著高于非LS导致的尿道狭窄患者。其次：① 抗酸杆菌和螺旋体，两者被证实与LS的发生具有一定相关性。② HPV，之前有研究报道在LS患者的阴茎病变区域中检测到HPV感染，包括了16、18、33、51等亚型。但近期研究显示这些HPV病毒与LS的发病机制可能并无关联。

（四）人种差异

Kizer等在研究中指出，在美国男性患者中西班牙裔和非裔的发病率是白种人的两倍。也有研究显示相比LS在欧洲白种人中更常见。在Nelson等人的研究中，亚裔或太平洋岛民、黑种人、白种人以及其他种族的发病率分别为每10万就诊者中有0.9、1.4、2.1和1.7人患病。但是也有研究认为LS的发病率并不存在种族差异。

四、临床特征

LS起病隐袭，早期无明显症状，初期可累及包皮和阴茎头，患者自觉病变处瘙痒、疼痛、烧灼或针刺感，包皮内板及阴茎头处黏膜皮肤肥厚、色泽微红，包皮难以褪下。进展期包皮内板反复溃疡形成，可伴有脓性分泌物、继之局部黏膜干燥萎缩，阴茎头、体及尿道口，甚至外阴其他部位出现类似Queyrat红斑，扁平苔藓、白斑和硬皮样变（图3-3-1）。斑块融合后病变处失去弹性，性生活时容易造成包皮破裂，这种长期的慢性刺激可能是引起阴茎鳞状细胞癌的一种假说。

随着疾病进展可进一步影响尿道外口，并侵犯远端尿道和阴茎皮肤，出现排尿困难的相关症状，如尿流变细和排尿费力是常见的主诉。LS病变造成的瘢痕或周围组织病理变化可导致尿道狭窄和性功能的降低，使生活质量下降。

Osterberg等报道了305例男性LS患者，其中累计阴茎头66.2%，包皮26.3%，尿道5.8%。Edmonds等报道了329例男性LS患者，累及包皮70%，阴茎头60%，包皮加阴茎头40%，尿道外口17%，会阴区外1.5%。

（一）LS病变累及尿道

随着对LS疾病认识加深，由其引起的尿道狭窄的报道逐渐增多，1970年staff报道了BXO病变可以累及前尿道；Bainbridge报道有47%的LS患者会有排尿梗阻症状，Venn分析了114例没有外伤的前尿道狭窄患者中28例（24.5%）是由LS引起的狭窄，并且经病理检查明确。Depasquale报道552例男性生殖系LS患者中，发现累及阴茎头和包皮的占57%，尿道外口的占4%，并且约有20%的患者有尿道受累需要手术治疗。

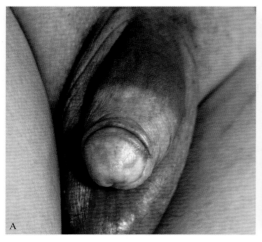
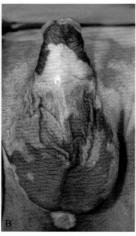
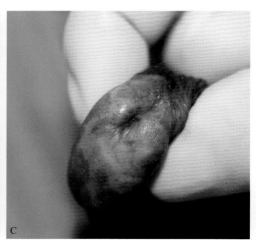

图3-3-1
A. 阴茎头可见苔藓白斑。B. 病变累及外阴其他部位。C. LS导致尿道外口严重狭窄苔藓白斑和硬皮样变

Barbagli报道1991—1998年的106例前尿道成形病例中,31(29%)有特异的LS病理学表现。LS累及尿道常起始于尿道外口(图3-3-1 C),长期的病变会导致尿道黏膜及尿道海绵体损害并影响近端后尿道,引起排尿梗阻症状。尿道镜下检查发现病变累及的尿道黏膜呈苍白色和绒毛状,偶尔可见尿道内裂隙及溃疡。在2015年一项包括306名印度LS患者的研究中,包括尿道外口狭窄在内共有95名患者出现尿道狭窄。来自意大利的研究报道,尿道LS在尿道狭窄患者中发现率为13.5%。而一项来自巴西的最新研究发现,在899名尿道狭窄患者中有9.1%继发于LS。

但是到目前为止,还没有关于膀胱黏膜有LS累及的报道。通过研究发现LS病变侵犯常终止于近段的尿道球部,也没有侵犯尿道前列腺部的报道。临床判断有LS尿道累及的病例,必须经过尿道镜检查和逆行尿道造影明确病变段尿道位置等情况,比较典型的尿道造影检查可见病变段尿道黏膜毛糙如锯齿样改变(图3-3-2)。虽然到目前为止,LS累及前尿道的原因并不明确,但胚胎学的研究显示阴茎头尿道发生涉及包皮且融合于生殖器皮肤,可以解释LS累及尿道外口及尿道舟状窝的可能性。另外反复尿道扩张损伤及器械伤是可能因素。疾病发展导致尿道外口和尿道狭窄引起高压力排尿,导致尿液由于压力因素侵入尿道Littre腺体内,引起感染并使周围腺体纤维化和近端尿道受到LS的漫延。

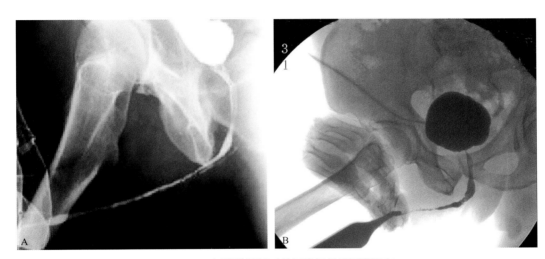

图3-3-2 尿道造影显示前尿道超长段尿道狭窄

(二)病理

LS病理标本中炎症性变化包括皮肤所有区域。皮肤上层和中部的小动脉和微动脉有动脉内膜炎表现。这些变化在上皮组织,尤其是过度角化,胶原质地呈现有白色光泽是LS临床常见表现。

基本的病理变化为表皮过度角化,基底层细胞空泡样变性、真皮层水肿、上皮下胶原纤维硬化伴透明样变性、网状结构萎缩、真皮层的淋巴细胞浸润、皮肤上1/3的真皮萎缩合并钉突结构减少和胶原组织匀化(图3-3-3)。

五、LS与阴茎鳞癌的关系

LS同阴茎癌间的关系在文献中已有阐明,提出阴茎癌可能有LS的背景,两者见有明显的相关性。研究显示在LS患者中阴茎鳞癌的发生率明显升高,有报道522例LS患者中有12例患鳞癌(2.3%),明显高于正常人群(1/10万)。Barbagli等人长期随访了130例LS患者,其中11例(8.4%)发展成为SCC。阴茎癌患者当中存在LS的比例亦很高。2001年Powell回顾性研究了20例阴茎鳞癌患者的病理结果,其中10(50%)例有LS表现,另一些病例10年后发展为阴茎鳞癌。LS常被发现在侵袭性肿瘤的下方,所以LS的诊断不只单靠临床表现,更应通过相应规范,活检明确病理诊断揭示可能合并的肿瘤。徐月敏对82例LS性超长段尿道狭窄随访中发现1例患者在尿道狭窄的治疗后3年内阴茎头出现肿块,病理报告为鳞状细胞癌(图3-3-4)。

(徐月敏 宋鲁杰 陈 斌)

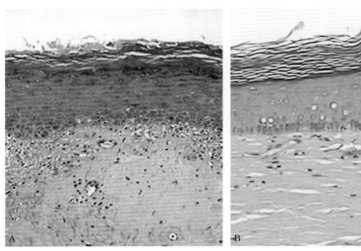

图 3-3-3

A. 基底细胞空泡样变,真皮层淋巴细胞浸润(HE,×40)。B. 病理见明显的上皮层过度角化(HE,×40)

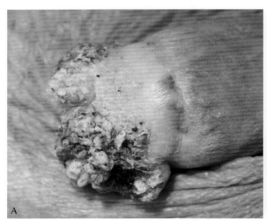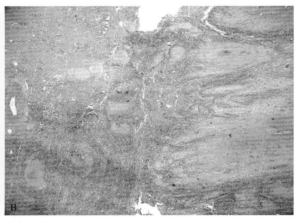

图 3-3-4

A. 尿道成形术后 3 年,阴茎头区出现菜花样,不规则肿块。B. 病理见明显的上皮层过度角化,鳞状细胞癌巢(HE,×10)

第二节　LS的治疗

目标是减轻症状及缓解疾病所引起的不适,阻止疾病进展如尿道的狭窄,并阻止恶变。在开始相关治疗前对病变的活检是必须的,可以证实LS并且发现可能的阴茎鳞癌。是否每个LS病例都需治疗仍存在争论,包括对那些无症状患者,更多的学者倡导治疗无症状患者以防止疾病进展及可能的恶变。

一、药物治疗

药物治疗中以类固醇应用为主。类固醇具有抑制慢性炎症进展的作用,并且可以减轻早期症状和减缓疾病进展。在一项双盲、安慰剂对照的随机研究中,40

例LS病例中41%患者在使用类固醇后临床症状改善。

目前还没有被普遍接受的类固醇应用的型号和使用周期,有报道0.05%丙酸氯倍他索(clobetasol propionate)每天两次,持续使用2～3个月,可以起到有效的改善作用。

二、外科治疗

冷冻治疗、紫外线治疗、CO_2激光治疗、脉冲激光和皮下注射纯酒精都曾被尝试用于治疗LS。持续的CO_2激光汽化成功应用于LS,需要更进一步的研究和选择性治疗。包皮环切适用于病变仅累及包皮或已经累及阴茎头但无明显瘢痕和溃疡形成的包茎患者,在早期患者治疗中有非常重要的意义。暴露阴茎头及包皮保持干燥,可减轻症状,阻止疾病的进一步发展。环切后局部皮肤干燥也可以使中度病患数个月后转为正常。但如果残留湿润的病变皮肤,常会导致疾病复发。Depasquale发现96%的病例LS局限于阴茎头和包皮,经单纯切除包皮取得良好的治疗效果,4%需要合并外科手术治疗,包括尿道外口切开或整形及使用移植黏膜片尿道成形和阴茎头重建。

（一）LS累及尿道的外科治疗

治疗重点是由于尿道狭窄引起的排尿梗阻和（或）痛性勃起等性功能问题。LS的治疗是一个渐进的过程,对于那些最终需要更复杂的外科重建的患者,往往应该慎重选择初始外科治疗方法和（或）先行微创手术治疗。

1. 尿道外口整形　尿道外口切开或成形适用于伴有尿道外口狭窄者,可以通过腹侧的尿道外口整形或背侧的V形尿道外口切开,选用口腔或结肠黏膜扩大整形（图3-3-5）。

2. 尿道重建　LS尿道外口或尿道狭窄可能再次形成狭窄,所以建议采用移植物替代技术。应用游离移植物是目前治疗LS前尿道狭窄有效的方法,目前报道较多的是采用口腔内黏膜,其取材方便及优越的组织学特点成为尿道重建的理想替代材料。颊黏膜移植片有较少的移植物挛缩,可靠的血管形成等良好特性,而且已经通过一期或二期手术被证实在LS治疗中是可靠的。Barbagli报道了一期尿道床及阴茎头切开,将颊黏膜移植于白膜上;6～12个月后二期尿道管状化的治疗方法可以取得满意的效果。

口腔内黏膜与结肠黏膜都是重建尿道良好的替代

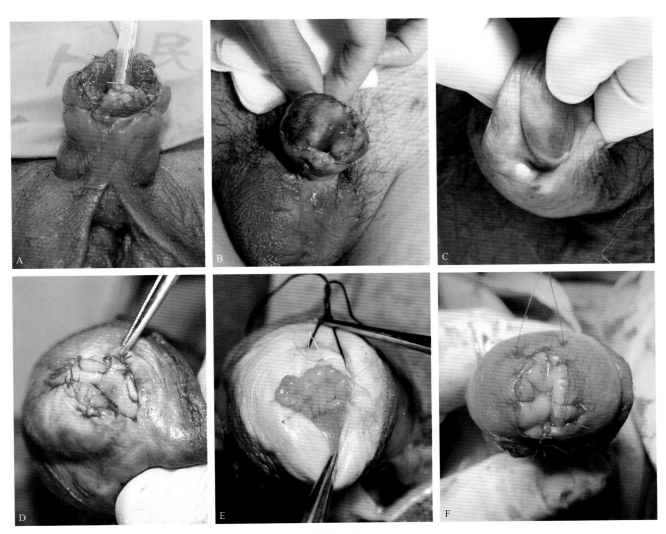

图3-3-5
A. 结肠黏膜尿道外口防狭窄缝合。B. 术后3周拔除尿管。C. 术后1年。D～F. 舌黏膜扩大尿道口的不同类型

材料,临床研究证实采用游离舌黏膜及结肠黏膜进行一期尿道成形可以取得较理想的效果。舌侧面和底面的黏膜没有特殊功能,在结构上与口腔颊黏膜完全一样,并且组织特性良好、上皮厚实、富含弹性纤维,黏膜固有层薄,移植后容易血管化易于成活,另外取材也较颊黏膜方便,因而作为尿道替代物具有诸多优点,在重建尿道中可以得到更广泛的应用(图3-3-6)。结肠黏膜作为重建尿道替代物的最大的优点是材源丰富(图3-3-7),最大缺点是取材时创伤大,主要用于重症、超长段的尿道狭窄或闭锁的患者。

其他组织作为尿道移植物应用于LS尿道成形,包括膀胱黏膜、直肠黏膜、鞘膜等。Atals报道膀胱无细胞胶原基质可能是替代尿道缺损的合适的移植物。组织工程学的发展为今后尿道重建提供合适的材料。

3. 皮瓣修补 虽然带蒂阴茎皮瓣尿道成形在前尿道手术中应用较广,但LS是慢性皮肤病变,作为修补材料的皮肤可能是已有病变或潜在病变的,因而不能作为尿道重建的替代材料。Venn和Mundy研究了28例LS患者经尿道切开和带蒂阴茎皮瓣尿道成形(12例),或病变段切开和二期非生殖器区域的游离移植物(16例)治疗,结果表明所有使用生殖器区皮瓣的12例失败,需进一步的手术,而非生殖器区域的游离移植物16例中随访3年后只有1例失败。Depasquale使用生殖器区域皮肤皮瓣治疗LS,术后2～3年狭窄的复发率可达90%,而应用颊黏膜和(或)膀胱黏膜则未有复发。许多学者认为LS合并尿道狭窄需要彻底

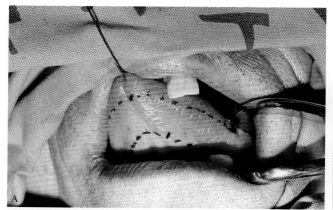

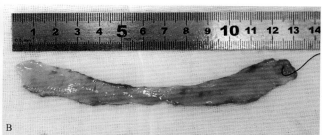

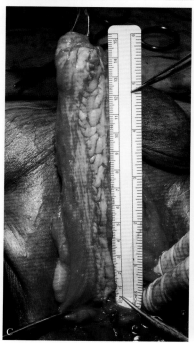

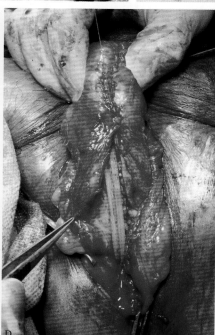

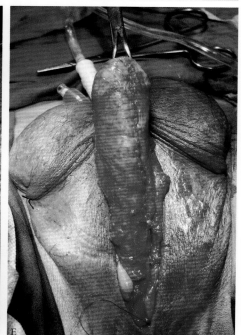

图3-3-6
A. 取长舌黏膜选择的部位。B. 修整完的舌黏膜。C. 舌黏膜扩大尿道成形。D、E. 关闭尿道板

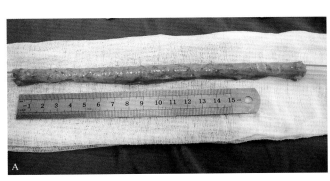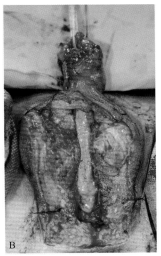

图 3-3-7
A.结肠黏膜缝合成管状。B.结肠黏膜重建尿道

地切除尿道病变,使术后的尿道床适合重建要求,并且提出综合、分期的进行尿道重建。

　　我们建议使用非生殖器区皮肤或游离移植物进行手术重建。合适的口腔黏膜补片尿道狭窄段的背侧扩大成形,结肠黏膜管状成形等术式都可以在重建治疗后取得满意的效果。起始治疗应采用微创的重建方法,早期合理的使用皮瓣(片)或移植物嵌合治疗狭窄段较短的病例,为日后可能需要进行的综合重建最大程度的保留游离组织(如颊黏膜组织)。

视频21　舌黏膜扩大尿道成形治疗超长段尿道狭窄

视频22　结肠黏膜重建尿道治疗次全尿道狭窄

　　4. 会阴部尿道造口　LS尿道病变最远可以达尿道球部。对于一些高龄、病情严重,或不适合行超长段尿道重建的患者,单纯的后尿道会阴部造口可能是合适的方法(图3-3-8)。

　　(二)舌黏膜代尿道围手术期护理

　　1. 术前护理

　　(1)尿道准备。

　　1)留取中段尿作细菌培养。

　　2)术前一周根据患者的中段尿培养结果选择合

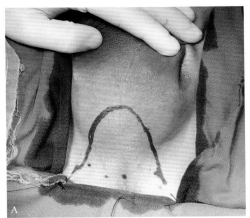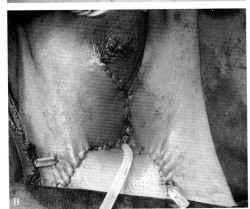

图 3-3-8
A.会阴部倒U字形切口。B.手术结束

适的抗生素进行尿道冲洗。

　　(2)口腔准备:嘱患者保持口腔清洁,避免辛辣食物刺激,减少口腔感染等;术前两天用甲硝唑液漱口,每天两次。

（3）准备心理准备：解除患者心理负担，鼓励患者积极配合治疗。

（4）根据医嘱给予镇静剂：术前晚口服鲁米那 0.09 g，术前 30 分钟给予鲁米那 0.1 g 及阿托品 0.5 mg 肌内注射。

（5）嘱患者取下可活动假牙等，贵重物品交家属保管。

（6）遵医嘱准备术中常规物品：如抗菌素、带槽硅胶导尿管、弹力绷带等。

2. 术后护理

（1）体位护理：用不锈钢拱形支架撑起盖被，防盖被触及切口引起疼痛。

（2）舌黏膜护理：禁食期间常规口腔护理，用 0.5% 甲硝唑或生理盐水等漱口液 3～5 次/天，持续 5～7 天。

（3）饮食护理：术后第 2 天进食清淡稍凉的流质饮食，减少对口腔刺激的同时推迟排便时间，以免排便干燥引起会阴部伤口出血。术后 3～4 天过渡到半流饮食，再到正常饮食，少量多餐，逐渐增加饮食量，给予优质蛋白易消化饮食，但需避免辛辣刺激、过硬的食物。

（4）预防感染：

1）术后配合医师使用尿道挤压手法排出尿道分泌物，避免因尿道分泌物滞留于尿道内引发感染，并指导患者配合治疗，认识尿道挤压手法的重要性。

2）术后鼓励患者多饮水，一般每日饮水量 ≥ 2 500 ml，间接保证尿路通畅。当尿道口有血痂时，切忌盲目用力擦洗，避免引起尿瘘，应用盐水润湿软化血痂后清除或及时与医师联系。

（5）预防出血：术后 1～2 周内，遵医嘱口服或注射雌激素，如戊酸雌二醇口服或苯甲酸雌二醇肌肉注射等，预防阴茎勃起引起出血。

（6）切口观察：术后阴茎采用弹力绷带固定，观察阴茎头颜色的变化，若出现肿胀、发紫等情况时需及时通知医师，调整绷带松紧度，预防并发症发生。

（7）语言康复训练：舌部在取黏膜后受到一定损伤，同时舌部在术中被牵拉，术后功能活动受限，讲话费力，语言吐字含糊，语意表达不清楚，因此，语言康复训练介入越早越好，根据舌黏膜取材长短，应有计划有步骤地实施。① 术后第 1 天评估患者舌部创面与吞咽功能情况。② 术后第 2 天指导患者开展语言功能的训练，进行构音器官训练与发音训练相结合，并实施舌部功能锻炼法，改善舌的灵活程度。③ 根据患者说话流利程度，吐字清晰度，督促患者练习，以达到最大限度地达到早期语言功能恢复。

（8）排尿功能训练：在拔除尿管的前 3 天，开始定期夹闭尿管及膀胱造瘘管，定期排放尿液，进行膀胱充盈锻炼，以达到一定的膀胱容量，改善膀胱的顺应性，维持膀胱正常的收缩和舒张功能，重新建立排尿反射。

（9）遵医嘱复测尿流率、尿道造影等，与术前做比较，以了解尿道手术的恢复情况。

3. 健康教育

（1）指导患者注意休息，生活有规律，劳逸结合，保持乐观情绪。

（2）饮食宜清淡、易消化，高蛋白饮食，少量多餐，忌烟酒，刺激性强的食物，鼓励患者多饮水。

（3）遵医嘱按时正确服药，预防感染。

（4）对出院留置导尿管或膀胱造瘘管的患者，指导患者及家属导管护理的方法并告知其重要性。

（5）定期门诊随访，以便了解排尿情况，如尿线粗细、射程长短等。

三、手术体会

LS 是一种慢性炎症性疾病常可导致尿道狭窄，应用局部类固醇类药物可减缓疾病的自然进程。随着文献报道逐渐增多及临床经验的积累，对 LS 的认识也逐渐加深。在临床上遇到的许多患者，其疾病往往早已累及尿道。因此，对包皮粘连的包茎患者在进行包皮环切后，将其组织进行常规病理检查对诊断硬化性苔藓样变有重要意义。对于 LS 进展累及尿道外口或前尿道狭窄的病例在治疗前应充分评估，目前比较统一的观点是采用游离移植物进行重建。我们研究显示口腔内黏膜及结肠黏膜在 LS 尿道狭窄尿道重建治疗中可以取得较好的效果，但具体术式报道及治疗结果不一。我们目前对绝大多数采用一期尿道重建方法（黏膜替代扩大尿道成形）治疗，术后总体的结果较满意，但需要更长期的随访资料统计并且仍应重视尿道狭窄复发的可能性。对一些局部条件较差的患者，可采用一期去除尿道瘢痕组织，植入口腔黏膜，六个月后二期尿道成形。

（徐月敏　宋鲁杰　陈　斌）

参考文献

[1] Osterberg EC, Gaither TW, Awad MA, et al. Current practice patterns among members of the American urological association for

male genitourinary lichen sclerosus[J]. Urology, 2016, 92: 127−131.

[2] Xu YM, Feng C, Sa YL, et al. Outcome of 1-Stage urethroplasty using oral mucosal grafts for the treatment of urethral strictures associated with genital lichen sclerosus[J]. Urology, 2014, 83(1): 232−236.

[3] Xu YM, Li C, Xie H, et al. Intermediate term outcomes and complications of long-segment urethroplasty with lingual mucosa grafts[J]. J Urol, 2017, 198(2): 401−406.

[4] Palmer DA, Marcello PW, Zinman LN, et al. Urethral reconstruction with rectal mucosa graft onlay: A novel, minimally invasive technique[J]. J Urol, 2016, 196(3): 782−786.

[5] Kreuter A, Kryvosheyeva Y, Terras S, et al. Association of autoimmune diseases with lichen sclerosus in 532 male and female patients[J]. Acta Derm Venereol, 2013, 93(2): 238−241.

[6] Becker K. Lichen sclerosus in boys patients[J]. Dtsch Arztebl int, 2011, 108(4): 53−58.

[7] Nelson DM, Peterson AC. Lichen sclerosus: Epidemiological distribution in an equal access health care system[J]. J Urol, 2011, 185(2): 522−525.

[8] Edmonds EV, Hunt S, Hawkins D, et al. Clinical parameters in male genital lichen sclerosus: A case series of 329 patients[J]. J Euro Acad Dermatol Venerd, 2012, 26(6): 730−737.

[9] Lagerstedt M, Karvinen K, Joki-Erkkilä M, et al. Childhood lichen sclerosus—a challenge for clinicians[J]. Pediatr Dermatol, 2013, 30(4): 444−450.

[10] Bunker CB, Patel N, Shim TN. Urinary voiding symptomatology (micro-incontinence) in male genital lichen sclerosus[J]. Acta Derm Venereol, 2013, 93(2): 246−248.

[11] Zhang Y, Fu Q, Zhang X. The presence of human papillomavirus and Epstein-Barr virus in male Chinese lichen sclerosus patients: A single center study. [J] Asian J Androl, 2016, 18(4): 650−653.

[12] Astolfi RH, Lebani BR, Krebs RK, et al. Specific characteristics of urethral strictures in a developing country (Brazil) [J]. World J Urol, 2019, 37(4): 661−666.

[13] Hofer MD, Meeks JJ, Mehdiratta N, et al. Lichen sclerosus in men is associated with elevated body mass index, diabetes mellitus, coronary artery disease and smoking[J]. World J Urol, 2014, 32(1): 105−108.

[14] Palminteri E, Berdondini E, Verze P, et al. Contemporary urethral stricture characteristics in the developed world[J]. Urology, 2013, 81(1): 191−196.

[15] 陈斌, 乔丹, 蔡卫红, 等. 舌部功能锻炼对游离黏膜尿道成形术患者语言功能的影响[J]. 中华现代护理杂志, 2013, 19(31): 3841−3844.

第四章

尿道扩张术

对尿道狭窄不严重的患者,尿道扩张术是最基本的、最简单的治疗方法,至今仍占有不可替代的地位。本章介绍尿道探子种类、治疗适应证、操作方法及其并发症的治疗。

第一节　尿道扩张的种类与注意点

一、概述

随着人们对尿道解剖、尿道狭窄病理、诊断技术等认识水平的不断提高及尿道重建外科技术的发展,尿道狭窄治疗的总成功率较以往已有了很大的提高。但尿道扩张术作为传统的、最简单的方法,仍是先期治疗尿道狭窄和术后后续治疗的最基本的常规技术。因此,尿道扩张术在尿道狭窄治疗及其术后的常规处理方面仍占有不可替代的地位。它利用机械扩张狭窄瘢痕,促进局部血液循环、瘢痕软化、浸润吸收,增大尿道腔,从而达到预防和治疗炎症性、外伤性及尿道手术后尿道狭窄的作用。狭窄较轻者,尿道扩张术多可奏效;对于需经常依赖扩张以维持排尿的病例应进一步明确诊断和进一步治疗的可能性。上皮性狭窄而不累及海绵体纤维化者,扩张狭窄段时不希望造成新的损伤;如扩张时出血就意味着有新的损伤,有加重瘢痕增生的可能,应注意"循序渐进",操作时动作要轻柔、选择大小合适的扩张器。重要的是一般每次扩张不宜超过2个尺码,这说明尿道扩张操作虽然简单,容易掌握,但绝非毫无困难及危险。正确使用尿道探子检查及尿道扩张,对诊断和治疗有很大帮助,反之,不但无助,且可发生严重并发症。尤其对于经验不足者,切不可轻视这一操作,应熟知其有关理论知识和操作规程,并熟练掌握操作技能。

二、尿道探子种类与尿道扩张

尿道探子,包含丝状尿道探子、硬性金属尿道扩张器及与丝状探子配合应用的金属探子三种(图3-4-1、图3-4-2)。丝状尿道探子的使用,往往预示尿道狭窄

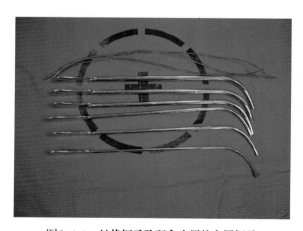

图3-4-1　**丝状探子及配合应用的金属探子**

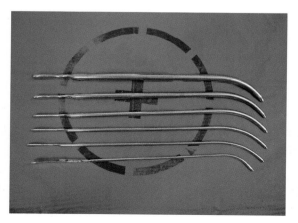

图3-4-2　**普通金属尿道探子**

严重或尿道狭窄的情况不太明了,或硬性尿道扩张器尿道扩张不成功的前提下施行的方法,是尿道外科(扩张)重要基本操作之一。尿道探子检查及尿道扩张术是治疗多数尿道狭窄的首选方法。

尿道扩张器在扩撑瘢痕、撕裂瘢痕、增大尿道腔的同时,亦产生了新的损伤,扩张时出现出血就意味着有损伤,预期疗效则将受到影响,应努力注意避免。亦说明"循序渐进"、操作时动作轻柔、选择大小合适的扩张器、每次扩张不宜超过2~3个尺码的重要性。尿道扩张器的选用则应根据患者的实际情况来决定。目前用于尿道检查、扩张的器具(方法)通常有:金属尿道探子、丝状尿道探子、螺旋式尿道扩张器、镍钛记忆合金支架管、气囊扩张管、多根硅胶管式或内镜镜身扩张或导引下(如输尿管镜下)扩张,前提是安全、创伤要小或无创伤性。再就是尿道扩张要有耐心、恒心和规范,在规定时间内扩张,不应随便中断,以免影响疗效。扩张后常规向尿道内注入抗生素,如庆大霉素16万单位及地塞米松5 mg混合液,有利于抗炎、抑制纤维结缔组织增生-瘢痕的形成。

三、适应证

(1)探测尿道有无狭窄,以及狭窄部位和程度。

(2)了解尿道内有无结石或异物。

(3)预防和治疗尿道炎症、损伤、手术后的狭窄。尿道扩张对狭窄部机械性扩张,有一定按摩作用,增进局部血液循环,促进瘢痕组织软化和浸润吸收作用。

(4)膀胱颈部挛缩性梗阻。

(5)女性远端尿道缩窄伴有不同程度的排尿困难,应用大号尿道探子或子宫颈口扩张探条(一般28Fr~30Fr号以上)扩张,能缓解尿道括约肌的痉挛和排尿的通畅。

四、禁忌证

不确当地施行尿道扩张,可导致穿孔、器官损伤,甚至加重尿道狭窄的病变、感染扩散,更甚发生败血症、危及生命。因此,对下列情况应列为禁忌。

(1)尿道及前列腺的急性炎症或尿道分泌物过多者,尿道探子检查,可使炎症扩散或引起尿道热;但对尿潴留并发急性上尿路感染、发热者,留置导尿管失败后,可用尿道探子检查或扩张,术后应留置导尿管引流。

(2)疑有尿道肿瘤者。

(3)尿道损伤,主要是骨盆骨折或会阴部骑跨伤所致的后尿道或尿道球部损伤,尿道探子检查可加重损伤、造成穿孔、假道或发生出血休克。

(4)每次尿道扩张后,均有尿道热者。菌血症是常见的并发症,在尿路感染患者中多发,有因尿道扩张术后菌血症导致死亡的报道,应予注意。

任何类型的尿道狭窄,如果每周一次的定期尿道扩张3~6个月以上,仍未收到预期效果的话,应考虑改用其他治疗方法。

(唐来坤)

第二节　尿道扩张的操作要求

一、器械准备

尿道探子有金属探子和丝状探子及与丝状探子配合应用的金属探子三种。金属探子通常由不锈钢制成,杆身及前端钝圆光滑,尾部成扁形,便于握持,并刻有标示探子的粗细号码。号数为探子周径的mm数,"18Fr"则提示该探子周径为18 mm(约相当于直径6 mm)。金属探子分直形、弯形及与丝状探子配合应用的金属探子三型。

直形用于扩张女性尿道、膀胱颈或男性前尿道(女性宫颈口扩张器与尿道探子形状、大小相似,故有时也可用来充当尿道探子使用)。因弯形探子能完全达到扩张上述部位的要求,故直形探子目前很少应用。

金属探子有各种不同粗细,一般自3Fr开始,按0.5号递增至10Fr,或6Fr开始,按1Fr递增至30Fr。

丝状探子由塑料、丝状物或尼龙制成,质地较软,具有可屈性,有一定的弹性,能保持其直态,又能随尿道的走行而弯曲,故不易损伤尿道。与丝状探子配合应用的金属探子,其尖端有螺丝槽或螺丝突。带有螺丝突的金属探子,不能单独用作尿道扩张(图3-4-1)。

尿道扩张术前必须检查和准备好各种型号的探子,有条件或必要时做尿道镜检查,以了解尿道狭窄病变的情况,排除尿道扩张术的禁忌证。应用丝状探子前,应详细检查其质量,特别注意有否扭折,螺丝是否生锈,或与金属探子是否拧牢,保证其不致在操作时折断或滑脱掉入尿道或膀胱之内。器械必须无菌,金属探子可以煮沸消毒,丝状探子则应浸泡于消毒溶液中杀菌(10%甲醛溶液或2%戊二醛溶液),使用前用无菌生理盐水冲洗,用毕应清洗后泡入2%戊二醛溶液中。

二、麻醉方法的选择

尿道表面麻醉。女性患者用棉签蘸以2%盐酸利多卡因或4%丁卡因轻轻插入尿道,停放5分钟可产生尿道黏膜表面麻醉效果。男性患者用2%盐酸利多卡因液20 ml或5%普鲁卡因10 ml灌注于尿道内,约5分钟即可产生尿道黏膜表面麻醉效果。亦可用2%丁卡因5～10 ml尿道内灌注,压力宜低,以免高压使药液经尿道黏膜下大量进入血循环引起中毒,轻者发生短暂昏厥,重者甚至死亡。对于局部病变比较复杂,尿道狭窄比较严重或需同时经耻骨上膀胱造口以行尿道会师检查或扩张者,最好在低位椎管内麻醉下进行,或静脉注射给以芬太尼0.01～0.03 mg/kg体重,必要时加用安定,最大限度地减少患者痛苦。小儿可在静脉麻醉(硫喷妥钠15～20 mg/kg体重,但目前在条件较好的地区多半用异丙酚1～2 mg/kg体重,以代替硫喷妥钠),吸入麻醉或肌注氯胺酮1～2 mg/kg体重,入睡后施行,如插管麻醉,则需加用肌松药,如万可松6 mg/次(成人)。

多数患者特别是反复接受过尿道探子检查者,可在无麻醉下进行或施以2%盐酸利多卡因胶浆尿道表面麻醉。对于较敏感者或初次接受此项检查者,可于检查前15～30分钟使用镇静剂即可。

三、操作步骤

(一)金属尿道扩张器扩张法

(1)患者平卧位,两腿稍分开或取膀胱截石位。局部常规消毒铺巾,尿道黏膜表面麻醉或静脉麻醉。

(2)操作者立于患者右侧(左侧亦可),以右手拇、示、中三指持尿道扩张器(探子)柄,尿道扩张器表面涂以无菌润滑剂,左手扶持患者的阴茎,使其向上伸直,用拇指及中指分开并固定尿道口,将尿道扩张器徐徐插入尿道。尿道扩张器尖端滑入至尿道球部,然后松开,使阴茎无张力牵拉将尿道扩张器(探子)轻轻向后尿道方向推进,同时逐渐将探子由与腹壁平行位抬至垂直位,使其尖端跨过尿道外括约肌而进入后尿道。再将尿道扩张器(探子)下压,边压边向前推进,直至尿道扩张器(探子)与腹壁平行,其前部即已进入膀胱内而完成整个尿道探子检查和治疗的操作。当尿道扩

张器(探子)进入膀胱后有落空感,在尿道及膀胱内可左右摇动(图3-4-3)。

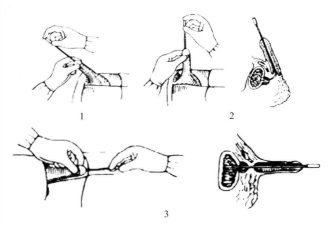

图3-4-3 尿道扩张的顺序

(3)通过尿道膜部有困难时,不可强行将尿道扩张器(探子)下压或用暴力推进;否则极易招致尿道损伤。遇此情况,可用左手于会阴部将尿道扩张器(探子)尖端稍向上抬举,协助导入。实在困难者,可以另一手示指插入患者肛门内,触到尿道扩张器(探子)尖端,并摸准前列腺中央沟,在另一手持尿道扩张器(探子)的协同下将其顶端导入膀胱。

开始扩张时不宜用过细或过粗的尿道探子,手法要轻柔,切忌暴力,以免造成假道或大出血。在尿线变细时要及时再扩张,以免再扩张困难。一般以相应稍粗一些的金属尿道探子试探性扩张,如从18Fr探条开始,如不能通过则换成口径小1号的探条。若16Fr、14Fr或12Fr的金属尿道探子均不能扩入,切忌再用更小号探子扩张,以免造成损伤和假道(图3-4-4)。

将尿道扩张器在尿道内保留5～10分钟,拔除探子后向尿道内注入庆大霉素16万U及地塞米松

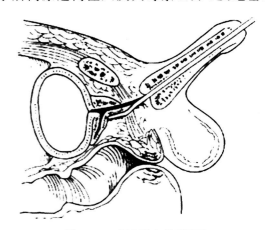

图3-4-4 探条进入前列腺后

5 mg混合液,有利于抗炎、抑制纤维结缔组织增生-瘢痕的形成。

（二）丝状尿道探子插入法

尿道狭窄在金属扩张器不能插入的情况下才使用丝状探子。丝状探子目前应用较少。患者体位、麻醉及局部消毒同前述。操作时术者先将一根丝状探条插入尿道,受阻时再将第二根丝状探条插入,此

时第一根占据了瘢痕凹陷,第二根就有可能向前推进,若又受阻于另一凹陷处,还可以插入第三根（图3-4-5）。随后交替试插这几根丝状探条,逐步深入,直至有一根丝状探条进入膀胱,就将其尾部与带螺丝的尿道探子拧紧,取出其余未插进的丝状探子,由进入膀胱的丝状探条引导后面较粗的金属探子进行扩张。

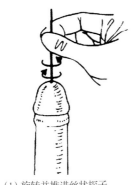
（1）旋转并推进丝状探子

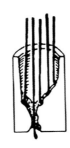
（2）同法插入多根丝状探子,使其中之一通过尿道狭窄处

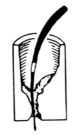
（3）将已进入狭窄的丝状探子衔接金属探子

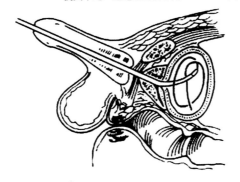

图3-4-5　丝状探子扩张法

男性尿道狭窄患者一般不宜超过24Fr,女性应在28Fr以上为宜。尿道扩张术后患者应能自行排尿,如果发生尿潴留或尿道出血较多应留置导尿管24小时。尿道扩张术后6星期行尿道造影检查。

（三）螺旋形扩张器尿道扩张法

螺旋形扩张器其机械扩张部分原理类似于心脏二尖瓣扩张器,不同的是在尿道扩张器的手柄端刻有类似于金属尿道扩张器大小的号数,每次扩张度数大小可以根据刻度拧动手柄端螺丝帽来调节,原闭合的螺旋金属扩张器的两根金属条在支架的支撑下张开就能达到扩张狭窄尿道之目的。

螺旋形扩张器扩张尿道狭窄,麻醉及局部消毒同前述,方法非常简单,只需由尿道口插入闭合状螺旋金属扩张器,到达尿道狭窄处后,根据扩张大小的刻度拧动手柄端螺丝帽将扩张器打开,使尿道狭窄处撑开。

一般从最小的度数开始,扩张2～3个号数（最好也是2个号数）。出血是扩张过度的表现应当避免,然后插入相应的导尿管,2～3天后拔除尿管（后期阶段一般不须留置尿管）。

螺旋形扩张器的优点是,一次性插入扩张,操作简单,术中无需像普通扩张器再更换探条。缺点是闭合张开的螺旋形扩张器时,操作不当可夹出少许组织,预先在扩张器槽沟里涂以润滑油可以避免。严重的尿道狭窄不能插入时亦需按丝状尿道探子插入法进行操作,在已通过狭窄部的丝状探子之尾端,衔接上适当的金属探子并拧紧螺丝,在丝状探子引导下将螺旋形扩张器导入膀胱,达到扩张尿道狭窄。

（四）镍钛记忆合金支架管扩张治疗尿道狭窄

术前常规尿道造影,有条件或必要时做尿道镜检查,以了解尿道狭窄病变的情况,及镍钛记忆合金支架

管的适应证,辅以金属尿道探子探明狭窄段部位,以16Fr～18Fr尿道扩张器对狭窄段尿道进行扩张(一般扩大到能容纳24Fr大小的支架管),然后将相应大小的记忆金属支架管内置在尿道支架植入器内,将尿道支架植入器插入尿道,内镜直视下将支架管置入狭窄段尿道(两端均需超过狭窄段),阴茎体部尿道内金属支架管远端露在尿道外的部分,可用细丝线将支架管固定在阴茎头海绵体上3～4针。自尿道外口通过经金属支架管向膀胱内插入气囊尿管,一周内拔尿管,常规口服抗生素预防感染。合金支架管在术后3个月取出。

如扩张尿道狭窄不成功,则做尿道狭窄切开或切除,直视下放置金属支架管。麻醉后,尿道电切镜从尿道外口插至狭窄尿道处,直视下切开尿道狭窄段,放置金属支架管,经尿道、金属支架管、膀胱内放置双腔气囊导尿管以引流尿液。术后5天拔出引流管,排尿通畅则带金属支架管出院。

(五)输尿管镜及直视下韧管扩张法

狭窄细小的尿道管腔,金属尿道探子往往难以通过狭窄部位进入膀胱,或4Fr输尿管导管或导丝亦难以插入,使尿道扩张失败。而且,探子愈细,头部愈尖,越易穿通尿道壁造成新的损伤,或直接用镜体稍加力越过狭窄部位进入膀胱。采用输尿管镜镜身扩张或直视下放入导丝,还可识别真、假道,在导丝引导下导入韧管扩张比较安全,有作者以此法治疗尿道狭窄患者,治愈率84%,操作简单,并发症少。

小儿采用静脉复合麻醉,成人采用尿道黏膜麻醉、骶麻、腰麻或连续硬膜外麻醉。患者取截石位。输尿管镜直视下进入尿道,用灌注泵加压,使水流引导斑马导丝通过狭窄环一直进入膀胱,退出输尿管镜。用肾造瘘筋膜扩张器,从10Fr逐级扩张至16Fr,或再加用21Fr尿道镜继续扩张,然后用输尿管镜观察尿道,可见狭窄环已被扩裂,无假道形成。成人则再用金属扩张器逐级扩张,直至24Fr或26Fr。留置相应双腔导尿管(小儿为6Fr,成人为8Fr或9Fr),2～4周后拔除。以后用普通金属扩张器每周扩张1次,连续4次;再每2周1次,连续4次。如尿道没有回缩狭窄,即为治愈。如配合电切镜做尿道扩张、逆行切割及顺行切割相结合切开尿道狭窄环。在短的尿道闭锁(<1.5 cm)患者往往能取得较好的效果。

(六)多功能小儿尿道扩张器扩张法

多半采用静脉复合麻醉,常规消毒术野。多功能小儿尿道扩张器由不锈钢材料制成。分头、孔、颈、体、尾5部分组成,长度240 mm。头端均有牵引孔,孔距

头端≤2 mm,尾部为扁平状,其平面与弯式头端方向一致。依直径人小分8种型号,直径分别为2.0 mm、2.5 mm、3.0 mm、3.5 mm、4.0 mm、4.5 mm、5.0 mm、5.5 mm(可依患儿年龄或狭窄的程度选择不同型号),每种型号分直式和弯式两种。对前尿道狭窄者,选择相应的直式扩张器,(A组)提起尿道,垂直插入,体部穿过狭窄处5 mm即可;对后尿道狭窄者,选择相应型号的弯式扩张器,提起球道,常规插入,直至膀胱;对严重或多处尿道狭窄者,选择型号稍细的弯式扩张器。插入膀胱后,弯头顶向腹壁,于腹壁相应部位的皮肤切一1 mm小口。钝性分开肌层,切开膀胱壁,穿出扩张器头端,于其牵引孔内穿一丝线,扩张器退出时将线头一端自尿道带出体外,另一端留在腹壁,两线头打结保留。下次扩张时,尿道端线头穿入扩张器牵引孔内固定,缓慢牵引腹壁端线,扩张器插入尿道后进行扩张。B组用型号小、直径细的成人尿道扩张器进行扩张。有报道成功率在70%左右。

(七)改良软尿道扩张器扩张法

采用长约20 cm 8～16Fr硅胶管,一端经加热变形后用止血钳拉细拉长,形成由粗至细的圆锥管状结构,剪掉细端多余部分。使细端开口直径约2 mm,并在细端2 cm内剪出5～6个直径2 mm的侧孔。腔内冷刀内切开和瘢痕电切治疗后,术中将医用尼龙线留置于尿道内,尼龙线两端打结后,用纱布包裹固定于下腹部。术后留置尿管2～4周后,尼龙线导引改良软尿道扩张器,将固定于下腹部的尼龙线结解开,近端用止血钳钳夹固定,以防尿道扩张时缩入膀胱。根据患者年龄及阴茎发育情况,将适当粗细的改良软尿道扩张器沿尼龙线远侧端引入尿道。在尼龙线引导下通过狭窄段并对其进行扩张,改良软尿道扩张器留置2周后拔除,尼龙线两端重新固定,下次扩张术待用。向尿道内注入庆大霉素16万U及地塞米松5 mg混合液,有利于抗炎、抑制纤维结缔组织增生-瘢痕的形成。

(八)经尿道球囊扩张法

球囊扩张(气囊直径为25～30 mm)和金属扩张器在早期主要用于高危良性前列腺增生引起的后尿道狭窄患者的治疗。随着扩张器械的改进和技术的进步,有的医师使用治疗心脏病变的二尖瓣扩张器道和气囊扩张治疗后尿道狭窄。改变气囊形状,在尿管上附着长条形气囊扩张治疗前尿道的狭窄。气囊内加压在4个大气压以内,扩张前尿道狭窄所需的大气压力则更低,扩张持续10～15分钟。

尿道前列腺部经球囊扩张后,增生的前列腺组织受到均匀的压迫而出现腺体的萎缩、包膜的伸展及前

列腺联合部的挫裂。较强的辐射压力对增生的纤维组织和平滑肌也起到牵拉扩张的作用，从而降低了纤维肌丝的弹性回缩力，导致部分肌丝断裂解除了对尿道的压迫，使尿道前列腺部腔扩大、减轻梗阻。对前尿道狭窄而言，主要使狭窄的瘢痕撑开、撕裂，随着尿道黏膜上皮的修复，使尿管重新扩张。扩张完成后即拔出气囊导管，换置较粗导尿管保留24～48小时后拔出（前尿道狭窄导尿管保留时间应在4～6周）。

气囊扩张术比较安全，仅有少量出血，扩张后一般经2～12小时尿液即转清，部分患者可有排尿终末时疼痛，1～2天内可自行消失。虽然经尿道前列腺电切术较扩张术更加有效，但是经尿道前列腺扩张术方法简单，创伤更小、手术时间更短，全部过程仅需几分钟至10分钟左右，可在黏膜麻醉下进行，适应证广。除前列腺中叶增生明显突入膀胱，逼尿肌失代偿，前列腺体积大于40 cm^{3}者外，均可行球囊扩张治疗，绝大多数高危患者或不能耐受麻醉者也能适合。有尿道感染者，应控制感染后再行此扩张。虽然远期疗效尚待进一步提高，但对于高危尿道狭窄患者仍不失为一种可以选择的治疗方法。

四、并发症及其治疗

虽然尿道扩张术在尿道狭窄治疗及其术后的常规处理方面仍占有不可替代的地位，操作简单、容易掌握，但绝非毫无困难及危险，正确使用尿道探子检查及尿道扩张，对诊断和治疗有很大帮助。如果使用不当，不但无助，且可发生严重并发症。尤其对于经验不足者，切不可轻视这一操作，应熟知其有关理论知识和操作规程，并熟练掌握操作技能，并发症的发生正是因尿道扩张方法不当而引起。

（一）出血

出血是尿道扩张过程中和术后最常见的并发症，主要因为扩张方法不当，如使用过粗或过细探子，或企图强力使探子通过尿道狭窄部位，致使尿道黏膜严重撕裂，甚至穿破尿道，发生出血。局部水肿，可使排尿困难加重。大量后尿道出血可反流入膀胱并形成血块阻塞尿道发生尿潴留。出血且无排尿困难者，可嘱其多饮水，适当给予抗菌药物，一般数小时至24小时可自行停止。出血较重有排尿困难者，尽可能留置一较粗的、质地较软的硅胶导尿管引流尿液，并将阴茎上翻固定于耻骨联合上。会阴及阴茎部位垫以棉垫或置冰袋压迫止血。如能插入气囊导尿管则更好，气囊内注入20 ml左右无菌液体后稍加牵引，可防尿道内血液反流入膀胱阻塞导尿管，必要时可在内镜下止血。

（二）尿道损伤或穿破

盲目、强行或粗暴扩张尿道狭窄，是造成尿道损伤、穿破和假道的主要因素之一。穿破部位多见于尿道球膜部及后尿道。探子可穿入黏膜下，尿道全层甚至进入直肠，或形成假道通入膀胱。尿道狭窄、尿道黏膜不平整、前列腺结节状增生或尿道外括约肌痉挛是常见的病理因素。但尿道穿破的另一原因是经验不足，如操作又较粗暴、探子越细越易发生。尿道穿破后立即出现的症状是疼痛和出血，如破入直肠内，易招致前列腺及后尿道周围组织的感染，出现会阴部、直肠及耻骨上区疼痛，痛性排尿困难及发热；后尿道穿破也可出现前列腺及膀胱周围尿外渗。

穿破直肠者，最好行耻骨上膀胱造口。尿道周围感染或脓肿形成时，应切开引流，加强抗感染治疗。

（三）感染

在正常情况下，前尿道就存在非致病性常居菌，而在病理状态下就可能变成致病菌。尿道探子检查及尿道扩张术除可引起原有内环境变化、上尿路感染（急性肾盂肾炎）及生殖系感染（急性前列腺炎及急性附睾炎）外，还可引起尿道热或败血症，是尿道探子检查及尿道扩张术最严重和最危险的并发症，抢救不及时可致死亡。

尿道炎症及尿道狭窄，病变部位黏膜皱褶处常有较多细菌，扩张尿道时细菌及其毒素因损伤伤口进入血液，引起一过性毒血症、菌血症或败血症。患者在接受操作后30分钟至数小时内，突然高热、恶寒、恶心、呕吐，甚至很快发生低血压，出现中毒性休克的表现，白细胞明显增高；严重者还可发生急性肾上腺皮质功能不全或急性肾功能衰竭。有时血培养可得到与尿液或尿道分泌物培养相同的细菌，多数为革兰阴性杆菌。尿道热及败血症必须立即采取有效的治疗，静脉滴注广谱抗生素直至感染完全控制。氢化可的松静脉滴注，输入低分子右旋糖酐以维持血容量，低血压时应使用升压药物。这种并发症发病急速，因此，对尿道扩张时有尿道出血者，最好留诊观察，待病情稳定后再让患者离开。

（四）丝状探子折断

此种情况少见，多因丝状探子尾端的螺丝锈蚀，或与金属探子未拧紧的情况下使用，致使丝状探子与金属探子滑脱或丝状探子螺丝折断，使丝状探子掉入膀胱内而形成膀胱异物。多半可经膀胱镜钳取出，个别情况下可切开膀胱取出。

五、手术体会

（1）尿道狭窄，需定期行尿道扩张者，每次扩张后应逐项填写清楚。因同一患者不可能经同一医师定期扩张尿道。操作者可根据病史记载了解既往尿道扩张情况、效果，并为下次扩张提供资料。特别是对于有并发症者及扩张较困难者，更应仔细记录。

（2）对于初次接受尿道探子检查或尿道扩张术者，要仔细了解既往病史，选择探子不宜过细或过粗，更不宜盲目、强使暴力，否则均有损伤尿道的可能。一般应选择16Fr或18Fr号探子，再根据情况减少或增大号码。尿道狭窄10Fr～12Fr号金属探子仍不能通过时，应改用丝状探子，切勿再用小于10Fr号的金属探子，否则极易发生尿道穿破。男性患者能通过24Fr号者，一般不再加大号码。女性患者应以通过28Fr～30Fr金属探子为度。

（3）尿道扩张每次最多增加3个Fr号码（一般2个号码为宜）。不可急于求成，否则容易造成尿道损伤、出血。两次扩张的间隔时间应在1周以上。逐渐增大号码至能以24Fr号顺利扩入。同时逐渐延长扩张术的间隔时间。一般开始1周1次到2周1次、3周1次到1个月、2个月、3个月扩张1次，循序渐进的有耐心地

尿扩，甚或延长至每半年1次，直至能自行通畅排尿而停止尿道扩张。

（4）有慢性尿道炎症者，扩张前后1～2日内应给予抗菌药物，最好用抗菌素尿道灌洗，一天2次，并多饮水。扩张后有并发症者，应留观或收住院治疗，并至少在两周内不施行尿道扩张术。尿道分泌物过多者，应查明其原因，如系脓性分泌物，忌行尿道探子检查及扩张治疗。

（5）对那些长期依赖频繁的尿道扩张术方能维持排尿的尿道狭窄患者，或1次扩张后仅能维持数小时或2～3日排尿通畅者，或1次扩张后反而排尿困难加重者，应做尿道造影或内镜检查，以进一步明确尿道局部病变情况。不应该盲目地长期依赖频繁的甚至是强力的尿道扩张术以求治疗某些尿道狭窄，应认真考虑是否放弃此种治疗而采用其他手术治疗的可能性。因为这种频繁的甚至是强力的尿道扩张方式的处理可加重尿道局部的创伤和炎症，进一步加重狭窄，甚至有并发假道及尿瘘的危险，给患者增加痛苦和延误合理的治疗。

（唐来坤）

参考文献

［1］何家扬. 泌尿系梗阻性疾病［M］. 上海：上海科学技术文献出版社, 2005, 304-340.

［2］Markovic B, Markovic Z, Filimonovic J, et al. New generation urethral stents in treatment bladder outlet obstruction caused by prostate cancer[J]. Acta Chir Iugosl, 2005, 52(4): 89-92.

［3］Tramoyeres Galvañ A, Cánovas Ivorra JA, Sánchez Ballester F, et al. Treatment of urethral stenosis by self expandable endourethral prosthesis. Long-term results[J]. Arch Esp Urol, 2004, 57(1): 43-47.

［4］Oosterlinck W, Lumen N. Endoscopic treatment of urethral strictures[J]. Ann Urol (Paris), 2006, 40(4): 255-266.

［5］Shah DK, Kapoor R, Badlani GH et al. Experience with urethral stent explantation[J]. J Urol, 2003, 169(4): 1398-1400.

第五章
尿道损伤的急诊处理

尿道损伤的急诊处理方法有很多,因解剖位置的不同,致伤原因、临床表现、治疗方法均不相同,如何根据患者情况正确的选择及运用,将直接关系到尿道狭窄、勃起功能障碍、尿失禁等并发症的发生率。在本章节中将讨论尿道损伤的原因、病理变化以及尿道损伤的急诊处理方法。

第一节 概 述

尿道损伤是泌尿系统常见的损伤,约占泌尿系损伤10% ～ 20%。由于男女尿道解剖、生理等各方面的差异,尿道损伤多见于男性青壮年,以尿道外暴力闭合性损伤最多见,约占尿道损伤的85%以上。尿道损伤的急诊处理十分重要,处理方法较多,如何根据患者情况正确的选择及运用,将直接关系到尿道后期的狭窄、勃起功能障碍、尿失禁等并发症的发生率。

男性尿道损伤较为多见,可分为前尿道(阴茎部及尿道球部)损伤和后尿道(尿道膜部及前列腺部)损伤。由于解剖位置的不同(图3-5-1),其致伤原因、临

床表现、治疗方法均不相同,使尿道损伤的处理变得较为复杂,至今仍有许多不统一的意见。女性尿道损伤较为少见,可能由于尿道较短,前方受到耻骨弓的保护,以及在骨盆中移动度较大的缘故,使它在骨盆骨折中受到一定保护。因此,女性在骨盆骨折时较少出现尿道损伤。其中未成年少女比成年女性容易受到损伤。

尿道断裂后是否急诊手术行尿道修复,采用哪种术式争议较大。一般来说,后尿道断裂者均因重度外伤,如车祸、高处坠落、塌方挤压等所致骨盆骨折引起,

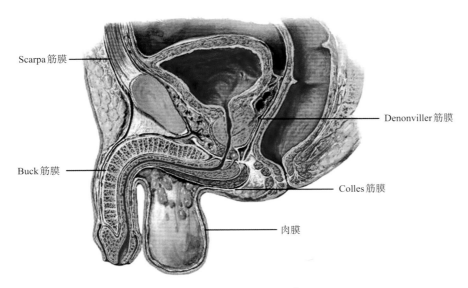

Scarpa 筋膜
Denonviller 筋膜
Buck 筋膜
Colles 筋膜
肉膜

图3-5-1 **男性尿道周围的筋膜**

常合并腹部、四肢、血管及神经系统损伤，属于危重症患者，尿道会师术或一期膀胱造瘘，二期尿道重建术是治疗男性后尿道断裂的主要的措施。而女性后尿道断裂主要见于幼童，受伤时病情常较危重，常采用一期膀胱造瘘，二期尿道重建术。详见尿道创伤的急诊处理流程图（图3-5-2）。

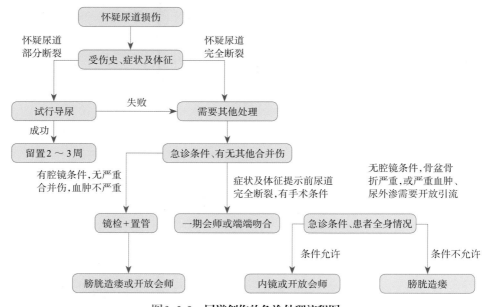

图3-5-2　尿道创伤的急诊处理流程图

第二节　男性尿道损伤

一、尿道致伤原因

尿道致伤原因有很多，归纳起来有以下四类，其中常见的尿道损伤原因包括：会阴骑跨伤、骨盆骨折所致尿道损伤和医源性尿道损伤等。

（一）尿道内暴力伤

尿道内暴力伤多为医源性损伤，常因经尿道内器械操作不当所致，如暴力导尿、膀胱镜检查，尿道扩张和各种内镜技术如TURP、TURBT等，甚至安置气囊（保留）尿管也可导致尿道的损伤。尿道内有病变如梗阻、炎症等时更易发生，多为黏膜挫伤，严重时可穿破尿道甚至进入直肠。

（二）尿道外暴力闭合性损伤

尿道外暴力闭合性损伤主要见于会阴骑跨伤和骨盆骨折所致。会阴骑跨伤是由高处摔下或滑倒时会阴部骑跨于硬物上，使尿道球部挤压于硬物与耻骨联合下方之间所致（图3-5-3）。损伤的程度决定受暴力的程度，在严重的暴力下尿道可能完全断离，但在大多数情况下尿道只是部分断离。

有些性交时阴茎海绵体折断伤也可伴有尿道的损伤（图3-5-4），其发率大约20%。一些使用阴茎夹控制尿失禁的截瘫患者因阴茎感觉的降低和缺失会引起阴茎和尿道的缺血性损害。

骨盆骨折导致的后尿道损伤（pelvic fracture urethral distraction defect, PFUDD）常见于交通事故、高空坠落、工业事故等，PFUDD占骨盆骨折的2.5% ～ 10%。在此类损伤中单独尿道损伤很少，多合并骨盆骨折和其他脏器的损伤，因此骨盆骨折导致的尿道损伤时要注意其他脏器的损伤。

骨盆骨折导致尿道损伤的机制是尿道膜部穿过并固定于尿生殖膈，当骨盆骨折导致骨盆环前后径增大、左右径变小，或前后径变小、左右径增大时，耻骨前列腺韧带受到急剧牵拉而被撕裂，连同前列腺突然移位，致使尿道前列腺与尿道膜部之间产生剪切力而撕裂或断裂；此外少数患者也可由骨折断端（如耻骨支、坐骨支骨折时）刺伤尿道所致（图3-5-5）。

所有导致尿道损伤的骨盆骨折均会同时引起血管神经损伤，这是阴茎勃起功能障碍高发的原因之一。

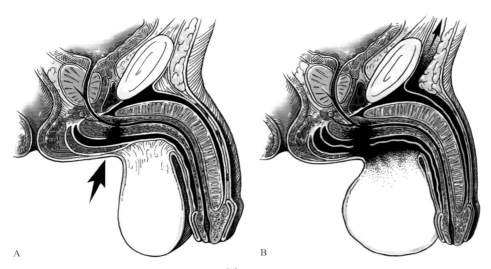

图 3-5-3
A. 男性骑跨伤。B. 尿外渗范围

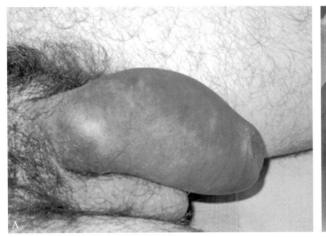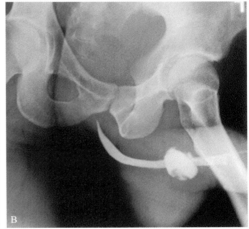

图 3-5-4
A. 阴茎肿胀、血肿和偏位。B. 逆行尿道造影显示造影剂外渗

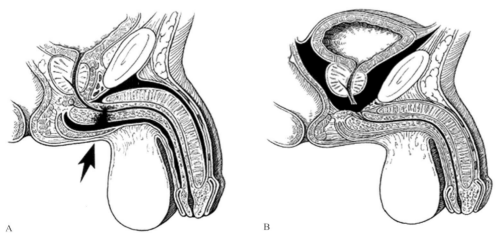

图 3-5-5　后尿道损伤示意图
A. 部分损伤。B. 完全断裂

Crassweller认为耻骨支的蝶形骨折很有可能影响双侧悬垂部神经血管束，会使勃起功能障碍的发生率大大上升。

（三）尿道外暴力开放性损伤

多见于枪击伤或利器伤，偶可见于牲畜咬伤、牛角顶伤等，常合并阴囊、睾丸的损伤，病情较为复杂。

（四）非暴力性尿道损伤

非暴力性尿道损伤如化学药物烧伤、热灼伤、放射线损伤等，已非常少见。

（五）尿道损伤的分类

尿道损伤的分类，详见表3-5-1、表3-5-2。

表3-5-1　Goldman分类

分类	描述
I	后尿道被拉伸但无破裂
II	后尿道位于尿生殖膈上部分的断裂
III	损伤同时累及尿生殖膈上下尿道，出现前后尿道部分或完全性的断裂
IV	膀胱损伤延伸到后尿道
IVa	后尿道损伤同时伴膀胱底部的损伤
V	部分或完全性的前尿道损伤

表3-5-2　欧洲泌尿外科协会分类

分类	描述
I	牵拉伤，尿道造影示尿道延长但无造影剂渗出
II	钝挫伤，尿道口有滴血，尿道造影无造影剂渗出
III	前后尿道部分断裂，在尿道或膀胱附近损伤部位造影剂渗出
IV	前尿道完全断裂，损伤部位造影剂渗出，无法见到邻近的尿道或膀胱
V	后尿道完全断裂，损伤部位造影剂渗出，膀胱不显影
VI	后尿道完全或部分断裂合并膀胱颈或者阴道撕裂

二、尿道损伤的病理

（一）损伤程度

尿道损伤程度可分为三种类型：挫伤、裂伤和断裂。尿道挫伤仅为尿道黏膜和（或）尿道海绵体部分损伤，而筋膜完整；尿道裂伤即尿道部分全层断裂，但尚余部分尿道壁完整，借此保持尿道连续性；尿道断裂为尿道完全断离，尿道的连续性丧失。但这种分类

比较笼统。Steven将后尿道损伤分为4型：① 尿道牵拉伤，逆行性尿道造影无造影剂外渗。② 尿道前列腺膜部部分性或完全性断裂，但尿生殖膈保存完好，造影剂局限于尿生殖膈上。③ 尿道前列腺膜部尿生殖膈均受累，可扩展至尿道球部，造影剂扩展至尿生殖膈上、下。④ 损伤累及膀胱颈及尿道前列腺部。

（二）病理分期

按损伤后不同时期的病理变化分为三期：损伤期、炎症期和狭窄期。闭合性尿道损伤后72小时内为损伤期，主要的局部病变为出血、组织破坏及缺损。在此期内争取进行尿道修补、吻合或其他恢复尿道连续性的手术，效果较满意。闭合性尿道损伤超过72小时或开放性尿道损伤虽未超过72小时，但有感染迹象者，均称为炎症期。此期持续3周左右，局部创伤性炎症反应明显，可继发感染，局部组织水肿，此期内应以控制感染、引流外渗尿液及耻骨上膀胱造瘘，待炎症消退后再做局部治疗。尿道损伤3周后，损伤部位炎症逐渐消退，代之以瘢痕组织，导致尿道狭窄，称为狭窄期，是损伤后不可避免的病理变化。

（三）尿外渗

1. 前尿道损伤　男性前尿道损伤多发生于球部，一般因骑跨伤所致。按照损伤程度分为三种类型：挫伤、裂伤、完全断裂。尿道挫伤为尿道黏膜的轻度损伤，仅有出血与水肿，愈合后一般不会发生尿道狭窄；尿道裂伤可出现血肿和尿外渗，愈合后可有瘢痕性尿道狭窄；尿道断裂为尿道断端完全分离，血肿较大，可发生尿潴留及尿外渗。

尿道球部损伤后，血尿可外渗入会阴浅筋膜包绕到会阴浅袋内，使阴囊肿胀；若继续发展，可沿会阴浅筋膜漫延，使会阴、阴茎肿胀，并可沿腹壁浅筋膜深层向上漫延至腹壁，但受限于腹股沟及三角韧带。

尿道阴茎部破裂时，若阴茎筋膜完整，则血尿外渗仅限于阴茎筋膜内，出现阴茎肿胀；如阴茎深筋膜破裂，血尿外渗范围与尿道球部损伤相同。

2. 后尿道损伤　后尿道损伤时血尿外渗限于前列腺及膀胱颈周围，如尿生殖膈完整性受到破坏，尿外渗将进入会阴浅袋，使阴囊、会阴部出现肿胀。

三、临床表现

尿道损伤的临床表现要视损伤部位、损伤程度，以及是否合并骨盆骨折和其他内脏损伤而定。

（一）休克

严重尿道损伤，特别是骨盆骨折后尿道断裂或合并其他内脏损伤者，常发生休克，其中后尿道损伤合并

休克者约为40%。休克的主要原因为严重出血及广泛损伤所致。骨盆骨折、后尿道损伤，以及前列腺周围静脉丛撕裂及盆腔内血管损伤等，均可引起大量的内出血。内出血可在膀胱周围及腹膜后间隙形成大血肿。休克常为后尿道损伤早期死亡的主要原因之一。

（二）尿道出血

尿道出血为前尿道损伤最常见症状。一般为损伤后尿道口有鲜血滴出或溢出，同时可伴有血尿。后尿道损伤时若无尿生殖膈破裂，可于排尿后或排尿时有鲜血滴出。尿道出血程度和尿道损伤严重程度不一定一致。如尿道黏膜挫伤或尿道壁小部分撕裂可伴发大量出血，而尿道完全断裂则可能仅有少量出血。超过80%的女性患者因骨盆骨折造成尿道损伤可出现尿道口出血。

（三）疼痛

损伤部位常有疼痛或压痛，及排尿疼痛并向阴茎头和会阴部放射。

（四）排尿困难及尿潴留

尿道挫伤后因疼痛致尿道括约肌痉挛，发生排尿困难；损伤严重致尿道完全断裂者伤后即不能排尿，出现急性尿潴留。

（五）局部血肿

骑跨伤时常在会阴部、阴囊处出现血肿及皮下瘀斑、肿胀等。

（六）尿外渗

尿道破裂或断裂后可发生尿外渗，尿外渗的范围因损伤的部位不同而各异。

1. 尿道阴茎部损伤　局限于阴茎深筋膜内，表现为阴茎肿胀，合并出血时呈紫褐色。阴茎深筋膜破裂时尿外渗的范围与尿道球部损伤外渗范围相同。

2. 尿道球部损伤　尿外渗进入会阴浅筋膜与尿生殖膈形成的会阴浅袋，并可向下腹部漫延，表现为阴茎、阴囊、会阴及下腹部肿胀。

3. 尿道膜部损伤　尿外渗可聚积于尿生殖膈上下筋膜之间。尿道膜部损伤同时合并尿生殖膈下筋膜破裂，尿外渗至会阴浅袋，表现与尿道球部损伤相同。合并尿生殖膈上破裂，尿外渗至膀胱周围，向上沿腹膜外及腹膜后间隙漫延，可表现为腹膜刺激症状，合并感染时可出现全身中毒症状。如尿生殖膈上下筋膜完全破裂，尿外渗可以向深浅两个方向漫延。

4. 尿道前列腺部损伤　尿外渗于膀胱周围，向上可沿腹膜外及腹膜后间隙漫延。尿道损伤后是否发生尿外渗，要视尿道损伤的程度及伤后是否有频繁的排尿。膀胱周围尿外渗可出现直肠刺激症状及下腹部刺痛症状。尿外渗未及时处理，会导致广泛皮肤、皮下皮肤及皮下组织坏死、感染及脓毒血症，并可形成尿瘘。

四、诊断

在诊断尿道损伤时应注意解决以下问题：是否有尿道损伤、确定尿道损伤的部位、估计尿道损伤的程度和有无合并其他脏器损伤。

（一）病史和体检

大多数患者有典型的腹部、会阴、生殖器损伤史，对于无意识及多发伤的患者，往往容易忽视下尿路损伤的可能，时刻牢记约10%骨盆骨折伴发后尿道损伤，这有助于该病的诊断。大多数尿道损伤患者因尿道括约肌痉挛而无法排尿。尿道部分裂伤的患者能够排尿，但排尿疼痛剧烈，会阴部也会肿胀，以尿外渗为主，外渗将沿着筋膜的边界漫延，血尿也十分明显。

在下腹部通常可触及因尿液充盈而膨大的膀胱，如膀胱同时损伤，则尿潴留和膀胱膨胀不会出现。直肠指检是重要检查项目之一，对确定尿道损伤的部位、程度及是否合并直肠肛门损伤等方面可提供重要线索。后尿道断裂时，前列腺向上移位，有浮动感；若前列腺位置仍较固定，多表示尿道为部分断裂。不过盆腔血肿通常干扰了前列腺的位置的判断。直肠指检对检查直肠损伤很重要，手指应该在直肠壁上环形摸一圈以发现损伤位置；如指套染血或有血性尿液溢出时，说明有直肠损伤或膀胱直肠贯通伤可能。

（二）诊断性导尿

诊断性导尿仍有争议，因它可使部分性损伤成为完全断裂伤、加重出血或使血肿继发感染；但多数医师仍提倡使用，因为它可判断尿道损伤的程度，部分裂伤的患者若一次试插成功则可免于手术。因此有指征时，应在严格无菌条件下轻柔地试插导尿管，若成功，则可保留导尿管作为治疗，不要任意拔除；若失败，则不可反复试插；若疑为尿道破裂或断裂者，不宜使用。如果导尿量少，可能是尿道完全断裂，也可能是少尿或膀胱破裂导致的膀胱空虚。

（三）影像学检查

骨盆骨折时应行骨盆平片检查。有条件者可在严密消毒下行逆行性尿道造影以确定损伤的部位与程度，但需警惕造影剂外渗引起的过敏、反应性高热及逆行性感染，加重局部损伤。患者取倾斜位。如尿道显影，造影剂能进入膀胱而无造影剂外溢，提示尿道仅为挫伤；如尿道显影，但有造影剂外溢，提示部分裂伤；如造影剂进入近端尿道而大量外溢，提示尿道完全断裂（图3-5-6）。逆行尿道造影是诊断尿道损伤的

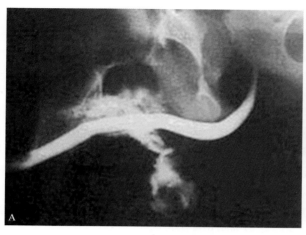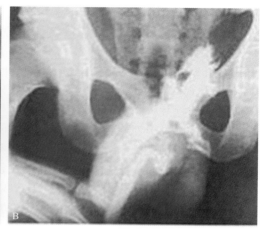

图3-5-6
A. 前尿道损伤造影剂外溢。B. 后尿道损伤造影剂外溢

金标准,绝大部分国外文献均将其作为诊断尿道损伤的常规检查,有些文献甚至建议,对所有怀疑尿道损伤的患者,应该在试行导尿前先行尿道造影。大部分国外的泌尿外科医师均认为,应该先进行尿道造影明确损伤的位置及严重程度,再根据情况选择合适的治疗方式。这样可以最大限度地避免漏诊,并尽早明确诊断。

CT和MRI也可用于尿道损伤的初期评估,对观察严重损伤后骨盆变形的解剖情况和相关脏器(膀胱、肾脏、腹腔内器官等)的损伤程度有重要意义。

(四)内镜检查

内镜检查在急性尿道损伤中不常运用,因为它有可能使部分损伤变为完全损伤。但近年来开展尿道损伤患者行微创尿道镜下尿道会师术,使诊断与治疗融为一体,在有条件的单位可考虑在开放手术前使用。

五、治疗

尿道损伤的治疗包括全身治疗、局部治疗和合并伤的治疗。应根据伤后全身情况、伤后入院时间、尿道损伤的部位及程度,以及有无合并伤及合并伤的情况,全面考虑。

(一)前尿道损伤的处理

1. 前尿道钝性损伤 不完全性的前尿道断裂可采用耻骨上膀胱造瘘或留置导尿管。耻骨上膀胱造瘘的优点是它不仅起到了尿液分流作用,而且避免了经尿道操作可能造成的尿道医源性损伤,对于后期诊疗工作都可起到一定的作用。如果患者膀胱不充盈,可以在B超引导下进行膀胱穿刺造瘘或者开放手术造瘘。造瘘或安置尿管数周后待尿道损伤愈合后进行排尿性尿道造影,如排尿正常且没有尿液外渗就可拔出

造瘘管。

前尿道损伤潜在的主要并发症有尿道狭窄和感染。尿流外渗可能会形成脓肿,而感染会顺着筋腱间隙扩散。感染和脓肿最终可能形成尿道皮肤瘘、尿道周围憩室,少数严重的感染会引起坏死性筋膜炎。早期的尿液分流和抗生素合理运用可以降低感染的发生率。如病情、医疗条件及医师水平允许情况下,可行内镜下尿道会师。

对于采用耻骨上膀胱造瘘的患者,当尿道损伤稳定后,就可以运用尿道造影等影像学检查对患者的尿道情况进行详细评估和下一步制定尿道修复重建的计划。钝性前尿道损伤往往伴有尿道海绵体挫伤,这在急性期进行手术存在较多困难(如对需保留组织和切除组织的鉴别等)。因此,急诊或早期尿道成形术也许并不优于延期手术治疗,这种情况下进行简单的耻骨上膀胱造瘘也许更为适宜。而且在尿道部分断裂的患者中,有50%的患者在造瘘后尿道内腔得到自行修复而无需进一步处理。短而浅的狭窄段可以行内镜下切开或者是尿道扩张,较长的狭窄需要进行尿道重建手术,一般在伤后3～6个月进行。

2. 开放性前尿道损伤 由于刀刺伤、枪伤和犬咬伤导致的开放性前尿道损伤需要进行急诊手术清创和探查。术中对尿道损伤情况进行评估并酌情进行修复。一期尿道缝合需要在直视下进行无张力,水密性良好的修补。对于完全性前尿道断裂,应对损伤的近、远端尿道稍做游离剖成斜面后进行端端吻合,手术时应注意对尿道海绵体的良好缝合以及皮下组织的多层覆盖从而降低术后尿瘘的发生率。清创时应尽量保留尿道海绵体,因为该组织血运丰富发生坏死的概率较

其他组织小。在术后两周可以进行带管的膀胱尿道造影，如果没有造影剂外渗就可拔除尿管。如有外渗，应继续保留尿管一周后再次复查造影。

在一些严重的开放性前尿道损伤的患者，急诊清创时有可能发现尿道缺损较长而无法实施一期的吻合术，勉强吻合还有可能导致阴茎下弯和勃起疼痛。此时应行耻骨上膀胱造瘘，另外处理损伤尿道的局部创面，为二期修复重建做准备。二期的尿道修复重建术应在伤后至少3个月后进行。这类患者原则不应在急诊手术时采用皮瓣或游离移植物进行一期尿道成形，因为损伤导致的局部血运不良和手术部位的清洁度均不适合进行这类手术。

（二）后尿道损伤的治疗

后尿道损伤多合并有骨盆骨折等其他严重损伤，故其首要处理包括抗休克、抗感染、处理其他重要脏器损伤等一般措施，然后力争早期恢复尿道的连续性，畅通引流外渗尿液及血肿。但后尿道创伤模式多种多样，损伤情况各不相同，以及各医疗单位技术和设备条件各异，因此在处理方法上仍存在不少争议。处理后尿道损伤时，首先要鉴别后尿道损伤性质为部分撕裂伤还是完全离断伤，两者处理的外科原则完全不同。

1. 后尿道部分破裂 大部分后尿道部分撕裂的病例可以行膀胱耻骨上造瘘或留置导尿管，如果出现继发性狭窄可以行尿道扩张或尿道内切开处理。如果狭窄段较长，可行切除狭窄尿道后再吻合术。

2. 后尿道完全断裂 治疗方法有单纯耻骨上膀胱造瘘术，耻骨上膀胱造瘘同时行一期尿道会师，延迟尿道成形术和尿道内切开术。

（1）耻骨上膀胱造瘘术：耻骨上膀胱造瘘是一种简单的尿流改道方法，可以减少尿道的进一步损伤，为后续的手术修补做好准备，尤其适合病情危重，条件差时紧急处理。

（2）耻骨上膀胱造瘘术加一期尿道会师术：一期尿道重建会师方法包括，应用阴阳探杆或者磁性导管放置导尿管，或应用膀胱硬软内镜、输尿管镜辅助下尿道会师术，气囊导尿管牵引或者会阴部缝线牵引，将前列腺牵引至正常位置。

一期尿道会师术的优点是尿道狭窄发生率低于单纯耻骨上膀胱造瘘术，使1/3患者免于二期尿道重建手术；而且术后如果出现瘢痕狭窄，处理也相对简单，可以通过内镜切开或如还需二期尿道成形手术，由于尿道和前列腺对位良好及尿道狭窄段相对较短，降低了手术难度。

尿道会师与延期重建手术相比，ED和尿失禁发生率高，有研究表明尿道会师和牵引对于已经分离的尿道牵引力仍不够充分，伤处仍可以出现1.5～4 cm的尿道缺损，而且气囊导尿管持续的牵引力可能损害残存的膀胱颈部括约功能。最近文献总结早期尿道会师术ED发生率35%、尿失禁率5%、再狭窄率60%。但最近研究认为是尿道损伤本身而非处理方式导致ED和尿失禁的主要原因，甚至还有学者报道早期尿道会师ED和尿失禁的发生率低于延期开放尿道修补手术。

（3）即刻开放性尿道成形术：伤后急性期广泛地组织肿胀和淤血视野不清，辨认组织结构和平面困难，不能准确评估尿道损伤的程度，也妨碍充分游离和吻合，术后ED和尿失禁率高，因此即刻开放性后尿道成形不宜采用。

（4）延迟尿道成形术：对于无急诊手术探查指征的患者，可先行耻骨上膀胱造瘘，后尿道损伤延期一期处理。当患者一般情况稳定后（通常在伤后10～14天内）考虑可以进行修补手术。此时患者一般情况稳定，盆腔出血已被控制。延迟修复的首要目标是纠正严重的尿道离断伤而非防治尿道狭窄，手术可通过内镜辅助、经腹部或者经会阴途径，清除盆腔血肿，吻合离断尿道。应用延迟一期经会阴尿道吻合成形无狭窄率为80%。

后尿道损伤修补失败后重建：如果延期尿道修复后出现再狭窄通常在6个月内确诊。如果6个月时检查尿道吻合口径正常，则进一步狭窄的可能性会大大减小。补救性修补的原则和一期修补基本相似。应用分步会阴探查技术进行尿道成形的成功率达95%。如不能进行吻合性修补，则应用带蒂皮瓣或游离移植物尿道成形术。

Koraitim回顾总结了100例患者和文献报道的771例后尿道损伤患者接受各种手术方式的效果。326例即刻和早期尿道会师尿道狭窄率53%、尿失禁率5%、ED发生率36%，42%即刻尿道会师手术成功的患者需要后续器械治疗保持尿道狭窄稳定，最终有33%患者需要接受尿道成形手术。37例延迟一期尿道吻合术后尿道狭窄率49%，尿失禁率21%，ED发生率56%。与之相对照，508例延期修补患者尿道狭窄率97%，尿失禁率4%，ED发生率19%，延期尿道吻合成形术再狭窄率低于10%，延期尿道成形导致ED的风险为5%左右。根据上述资料，目前认为治疗的金标准仍然是应用经会阴路径的延期尿道一期修复方式。

（钱　麟　邓建华）

第三节　女性尿道损伤

一、病因与临床表现

（一）外伤

严重外伤致骨盆骨折时，女性尿道较短，前方受到耻骨弓的保护，以及在骨盆中移动度较大的缘故，使它在骨盆骨折中受到一定保护。因此，女性在骨盆骨折时较少出现尿道损伤。其中未成年少女比成年女性容易受到损伤。

严重骨盆骨折时，如阴唇肿胀提示可能存在尿道损伤，其次骨盆骨折伴发尿道损伤也常导致阴道撕裂，表现为阴道出血。可以通过以下方法证实：阴道窥镜，基于可发现撕裂处的导尿管；逆行性尿道造影或顺行性膀胱造影可发现外渗，或者用尿道镜。骑跨伤也可发生在女性，远端尿道被挤压在耻骨联合之后，刺伤和枪械伤能导致尿道的穿透伤。

女性患者尿道损伤分为挫伤、部分性断裂和完全性断裂。由于女性患者尿道较短，可试行尿道镜检查以判断尿道损伤的存在和程度。

（二）医源性损伤

阴道前壁修补术，经尿道的器械操作和其他生殖器及结肠的手术也可导致尿道损伤。如果当时未发现，则可能造成阴道尿道瘘。排尿是否受到影响取决于与瘘道水平相关的尿道括约肌功能。产伤所致的尿道撕裂由产钳所致，表现为产后尿失禁。若产程不顺利，胎体将阴道壁挤压于耻骨联合下方，导致缺血和坏死。这些病例产后一周左右坏死部分可导致阴道尿道瘘和膀胱阴道瘘，手术所致的损伤可以在术中或术后不久发现，早期清创修补和支架闭合瘘道是最佳选择。

二、女性尿道损伤的处理

女性尿道损伤的处理取决于病变的程度。女性排尿与控尿主要依靠尿道近端和中段，所有尿道中段和近端损伤都可影响控尿的功能。因此，对于这部分的重建很重要。远端尿道损伤手术修补的目的是重建尿道的连续性，以利于排尿。

部分性远端尿道损伤最好是进行简单的清创以及在导尿管支撑下进行缝合；对于完全性远端尿道损伤，如病情许可，也可进行缝合。

尿道括约肌功能破坏多发生于近端尿道，所以尽量重建该区域的解剖结构，膀胱颈延续的尿道撕裂需要仔细重建。对于病情稳定的患者，需立刻手术，一般采取经腹阴道途径。大多数病例伴发骨盆骨折，在一些病例中，可以通过下腹正中切口进入耻骨后。不管是经阴道途径或是其他途径，分离的尿道断端必须小心清创及重新吻合。阴道撕裂必须分层吻合，以免线结重叠，导尿管留置3周。在损伤时就应留置耻骨上造瘘管，直到能够较好地排尿。在某些情况下患者不适合长时间重建手术，就应采取耻骨上造瘘和延期修补。

然而在某些情况下，尽管采取了正确的早期处理，仍会发生尿失禁，不过在某些病例中可采取膀胱尿道悬吊以重建排尿。Woodside提供了一种耻骨阴道悬吊术，以解决女性尿道损伤累及尿道括约肌功能导致尿失禁。若尿道完全缺失，可以用膀胱壁重建尿道的技术，该技术常是治疗患者尿道括约肌功能破坏的最后选择。

对于女性后尿道损伤，延期修补可能是最佳的方法。但目前国外文献报道的病例不超过100例，大部分仅仅为个案报道。延迟修补可以保留尽可能多的尿道长度，并避免尿道被瘢痕组织包裹，从而降低尿失禁发生率。

（朱　华　陈建刚）

第四节　软镜会师术治疗尿道断裂

一、概述

后尿道断裂多为车祸、高处坠落、塌方挤压等严重外伤所致骨盆骨折引起，常合并腹部、四肢、血管及神经系统损伤，属于危重症患者。尿道会师术或一期膀胱造瘘+二期尿道重建术是临床上主要的治疗措施，但传统的会师术需用金属尿道探子凭手感盲目操作进行"会师"，有可能形成假道导致手术失败，此术式还需经腹切口打开膀胱，对于危重患者来说，创伤仍大。一期膀胱造瘘+二期尿道重建术一直是后尿道断裂经典的处理方法，其缺点是尿道两断端的回缩、移位和成角没有得到基本矫正，由于出血，血肿使膀胱上浮，尿道闭锁段有时长达5cm以上，给二期尿道重建造成较大困难（图3-5-7）。

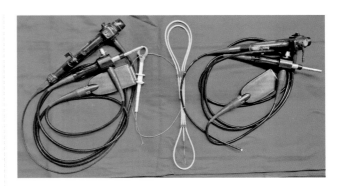

图3-5-8　软镜会师所需器械

（一）双软镜会师术操作步骤

（1）先经尿道外口置入一条软镜抵达尿道损伤处观察尿道损伤情况，明确尿道断裂诊断，是部分断裂还是完全断裂（图3-5-9）。如果是尿道部分断裂，则先放置斑马导丝经过尿道损伤处进入膀胱，再顺导丝留置导尿管，手术结束。如果是尿道完全断裂，进入下一步。

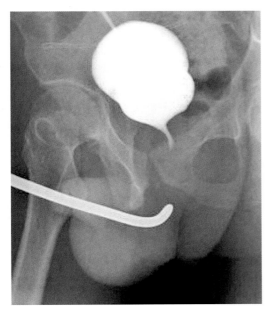

图3-5-7　膀胱及近端尿道向上移位明显

Gelbard（1989年）首次报道了内镜下尿道会师术，经膀胱造瘘口即可完成手术，避免了膀胱切开。Guille等（1991年）将此术式进行了改进，手术得以在直视下进行，可以避免假道形成，但使用的是硬性膀胱镜，所以患者需摆截石位，有可能加重骨盆骨折损伤。Gheiler等（1997年）报道了软镜下尿道会师术，平卧位手术避免了骨盆进一步损伤，使尿道会师术成为真正的微创手术，既不会对患者的伤情造成大的损害，又可以最大限度地利于尿道损伤的修复，使尿道会师术这一古老术式又焕发了活力。软镜下尿道会师术一般采用两条软镜分别经尿道外口和膀胱造瘘口同时操作进行手术，如果只有一条软镜，也可以行单软镜尿道会师术。

二、手术方法

全身麻醉，患者平卧位。选用一条或两条软镜（软膀胱镜或软输尿管镜均可）、斑马导丝、异物钳、膀胱穿刺造瘘器（图3-5-8）。

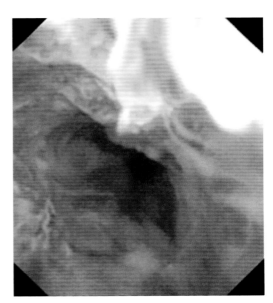

图3-5-9　镜下显示尿道完全断裂

（2）行耻骨上膀胱穿刺造瘘术，经造瘘器内芯送入另一条软镜，找到尿道内口后进入后尿道观察，可清楚地看到精阜及其远侧尿道的连续性完全中断，经该软镜工作通道送入斑马导丝抵达尿道断裂处。同时经尿道外口置入的软镜在尿道断裂处寻找斑马导丝，看到斑马导丝后用异物钳将其夹（图3-5-10A～C）。

（3）将导丝尾端从头端剪去的双腔气囊导尿管中央孔插入，引导导尿管通过尿道外口经尿道断裂处进入膀胱（图3-5-10D），经膀胱造瘘口插入的软镜证实

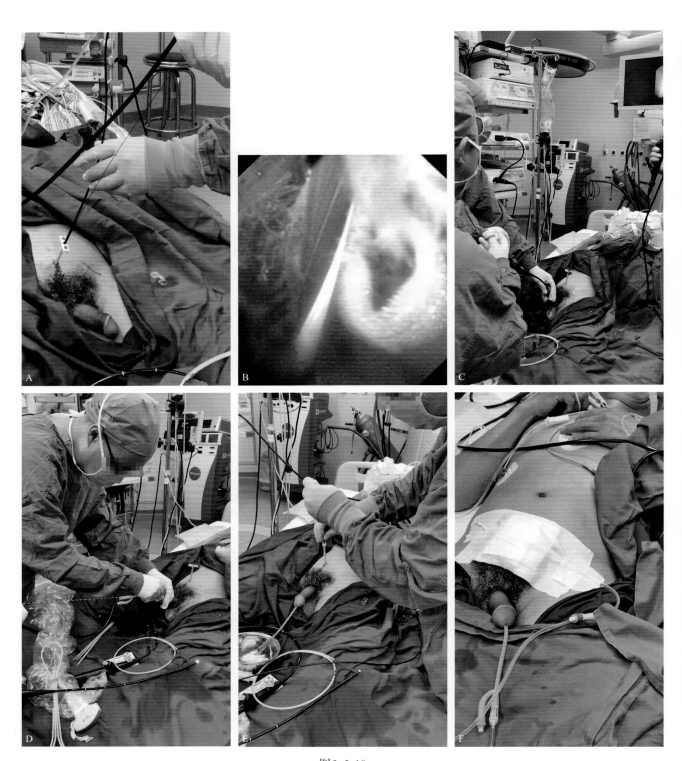

图3-5-10

A. 经膀胱造瘘置入软镜。B. 镜下找到斑马导丝。C. 镜下夹取出斑马导丝。D. 沿导丝置入导尿管。E. 沿导丝置入膀胱造瘘管。F. 手术结束

尿管进入膀胱后打水囊固定。

（4）经膀胱造瘘器留置耻骨上膀胱造瘘管，手术结束（图3-5-10 E、F）。

（二）单软镜会师术操作步骤

（1）经尿道外口置入软镜抵达尿道损伤处观察尿道损伤情况，明确尿道断裂诊断，然后撤出软镜。

（2）行耻骨上膀胱穿刺造瘘，经造瘘器内芯送入软镜，找到尿道内口后进入后尿道及尿道损伤处，经软镜工作通道将斑马导丝插入抵达尿道断裂处，然后撤出软镜。

（3）再经尿道外口置入软镜，抵达尿道断裂处，看到斑马导丝后用异物钳将其夹出。

（4）将导丝尾端从头端剪去的双腔气囊导尿管中央孔插入，引导导尿管通过尿道外口经尿道断裂处进入膀胱。

（5）将软镜再经膀胱造瘘口置入膀胱，证实导尿管进入膀胱后打水囊固定，耻骨上留置膀胱造瘘管。

术后处理：术后8周拔除导尿管，排尿通畅2周后拔除膀胱造瘘管。术后定期行尿道扩张。

三、手术体会

与传统会师术相比，软镜下尿道会师术是一种更加安全、快速、微创的技术，不仅完全避免了假道形成，而且最大限度地避免了因操作损伤勃起神经的可能性。软镜下尿道会师术最让人担心的是液体灌注后引起的术后尿路感染问题，但我们发现5～10分钟的灌注液体量很少，未观察到对患者的损害，与传统会师术相比，术后感染率并没有增加。

手术操作的关键有两点：① 寻找尿道内口。② 寻找插入尿道断裂处的斑马导丝或输尿管插管。我们的经验是：① 经耻骨上膀胱造瘘置入软镜后可向尿道内口方向移动造瘘器套管，造瘘器套管是硬性材质，可以协助把控软镜方向，很快找到尿道内口。② 一定要从膀胱造瘘经尿道内口置入斑马导丝或者输尿管插管抵达尿道断裂处，再用经尿道外口置入的软镜在尿道断裂处寻找导丝或导管，一般均能很快找到；如果将导丝或插管先从尿道外口置入则很有可能插入到前列腺及膀胱三角区后方，导致无法找到导丝或插管。

不建议用硬镜行尿道会师，因为需摆截石位，对于骨盆骨折患者可加重骨折移位，而且对于危重患者此体位也不适合。如果没有两条软镜，采用一套软镜也可顺利完成尿道会师术，手术操作步骤的顺序很重要。

（黄广林）

参考文献

[1] Huang G, Man L, Li G, et al. Modified primary urethral realignment under flexible urethroscope[J]. J Invest Surg, 2017, 30(1): 13–18.

[2] Lückhoff C, Mitra B, Cameron PA, et al. The diagnosis of acute urethral trauma[J]. Injury, 2011, 42(9): 913–916.

[3] Zhang Y, Zhang K, Fu Q.Emergency treatment of male blunt urethral trauma in China: Outcome of different methods in comparison with other countries[J]. Asian J Urol, 2018, 5(2): 78–87.

[4] Kitrey ND, Djakovic N, Hallscheidt P, et al. EAU Guidelines on Urethral Trauma[J]. European Association of Urology Guidelines, 2019, 21–48.

[5] Barbagli G, Sansalone S, Romano G, et al. The spectrum of pelvic fracture urethral injuries and posterior urethroplasty in an Italian high-volume centre, from 1980 to 2013[J]. Arab J Urol, 2015, 13(1): 32–36.

[6] Huang GB, Hu P, Gao JM, et al. Analysis of early treatment of multiple injuries combined with severe pelvic fracture[J]. Chin J Traumatol, 2019, 22(3): 129–133.

[7] Seo IY, Lee JW, Park SC, et al. Long-term outcome of primary endoscopic realignment for bulbous urethral injuries: Risk factors of urethral stricture[J]. Int Neurourol J, 2012, 16(4): 196–200.

[8] Zou Q, Zhou S, Zhang K, et al. The immediate management of pelvic fracture urethral injury-endoscopic realignment or cystostomy? [J] J Urol. 2017, 198(4): 869–874.

[9] Elshout PJ, Veskimae E, MacLennan S, et al. Outcomes of early endoscopic realignment versus suprapubic cystostomy and delayed urethroplasty for pelvic fracture-related posterior urethral injuries: A systematic review[J]. Eur Urol Focus, 2017, 3(6): 545–553.

[10] 黄广林，满立波，李贵忠，等. 软镜下尿道会师术用于危重症患者尿道损伤的治疗[J]. 中国内镜杂志，2008，14（12）：1272–1273.

第六章
男性前尿道狭窄的治疗

男性前尿道狭窄涉及较广,从尿道口到尿道球部,各段的治疗方法有所不同。切除狭窄段尿道端端吻合在尿道球部重建中的治愈率极高,可用于狭窄段较短(≤2 cm)的患者;但若狭窄段过长(≥3 cm),不宜切除整段狭窄段尿道,而采用补片式扩大狭窄段尿道较妥。对阴茎段尿道狭窄,切除狭窄段尿道端端吻合术基本不用,因容易导致阴茎弯曲,除非狭窄段极短(≤1 cm),补片式扩大狭窄段尿道是较合适的术式。在本章节中,我们将介绍从尿道口到尿道球部狭窄的处理方法并描述手术方式。

第一节　男性前尿道狭窄的处理原则

一、概述

男性尿道是排泄尿路和生殖系统产物的管道,将尿道分为以下四部分有助于手术方法的选择。① 尿道前列腺部,被前列腺组织包绕,从膀胱颈部到尿道精阜部;② 尿道膜部,穿过三角韧带被尿道外括约肌远端包绕的尿道;③ 尿道球部,处于海绵体位置,被坐骨海绵体肌中线融合处覆盖的尿道;④ 尿道阴茎部或悬垂部,由海绵体组成,远端到坐骨海绵体肌融合处。从解剖角度,还有第五段尿道,即舟状窝部。

筋膜与尿道及其邻近结构紧密相连,尿生殖膈下筋膜与会阴浅筋膜融合,会阴浅筋膜在前面延续为Scarpar筋膜、阴茎和阴囊肉膜,以及大腿阔筋膜。会阴浅筋膜形成了限制尿道球膜部的尿液外渗,脓肿和血肿的重要分界线。阴茎深筋膜包绕着阴茎的三个海绵体,前面终止于阴茎头处,后面与会阴浅筋膜和尿生殖膈融合。会阴浅筋膜在没有受到感染腐蚀和创伤断裂的情况下,形成了一个防止球部和尿道悬垂部尿液和血肿外渗的密封套。

尿道狭窄由瘢痕形成,是组织损伤后的自然结果。瘢痕具有收缩的特性,尿道内瘢痕的收缩会导致尿道内径变细,1983年Devine将前尿道狭窄分为六型:A. 黏膜皱褶;B. 膜状缩窄;C. 轻度狭窄(尿道海绵体部分受累纤维化);D. 中度狭窄(尿道海绵体全层受累

纤维化);E. 重度狭窄(尿道海绵体外受累、炎症、纤维化);F. 复杂性尿道狭窄(合并尿瘘、假道等病变)(图3-6-1)。在治疗前,必须弄清楚尿道狭窄的准确解剖位置。因此,在术前采用尿道造影,内镜,B超甚至CT或MRI来尽可能准确地确定狭窄的严重程度和长度。

二、前尿道狭窄处理的常用方法

(一)尿道扩张

尿道扩张是治疗尿道狭窄的最原始方法,早在公元前6世纪,埃及和印度的医师就开始使用扩张术。对于尿道黏膜表浅瘢痕或皱褶引起的狭窄,扩张是一种较好的方法,其结果是扩大尿道腔,而不产生新的瘢痕。然而,绝大部分的扩张是暂时处理的方法而非治愈手段。我们必须认识到,如果扩张引起出血,必定有组织损伤,那就意味着新的瘢痕会形成。另外一种扩张是软扩张,现在应用不多。成人的尿道狭窄往往从小于18Fr开始,大多数患者扩张不会超过20Fr ~ 22Fr。其适应证与方法见第十二章。

(二)尿道内切开

尿道内切开仅限于黏膜皱襞样狭窄,以及非常表浅的海绵体纤维化患者或短于1 cm的狭窄。尿道内切开的原则是切开狭窄,使软弹性组织能够膨胀到尿道。为了达到效果,切开必须深至海绵体纤维化地全层。尿道上皮长满尿道半周需花4 ~ 6周,因此尿道

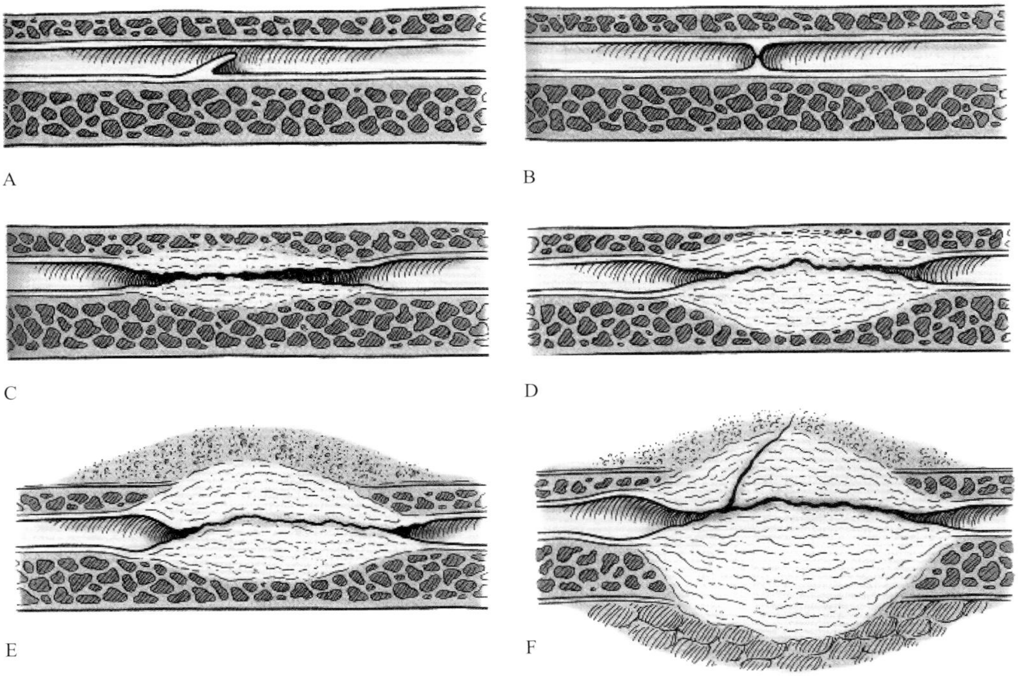

图3-6-1 前尿道狭窄分型
A. 黏膜皱褶。B. 膜状缩窄。C. 轻度狭窄。D. 中度狭窄。E. 重度狭窄。F. 复杂性尿道狭窄

内切开患者留置导管的时间也需要4～6周。表浅狭窄内切开后有利于上皮化。

尿道内切开结合尿道扩张对有些黏膜皱襞样和膜状狭窄患者是一种有效的治疗手段。先行尿道内切开，使能通过20Fr～26Fr导管，根据病情放置导管10～14天，也可以延长到21天。拔除导管后，每1～2周给患者使用20Fr～22Fr导管扩张1次，持续3～4个月，然后改为每1～2个月/次。这对不适合行开放重建手术患者的一种有效治疗手段。其适应证与方法见第二十一章。

（三）尿道修复与重建

1. 狭窄段切除尿道端端吻合术 狭窄段切除尿道吻合术仅限于长度较短的尿道球部狭窄（≤3 cm）。虽然尿道端端吻合术具有最满意的治疗效果，但对于阴茎段尿道狭窄，这项技术受到限制。切除1～2 cm的狭窄，斜面端端吻合时就需要移动尿道约3～4 cm，可引起阴茎弯曲和痛性勃起。尿道切开必须超过狭窄两侧正常处1～2 cm，缝合时必须缝合尿道黏膜和海绵体外膜两层，这样就会减少假道形成的机会。

2. 尿道替代物扩大或替代尿道治疗前尿道狭窄 常用的前尿道替代物包括带蒂皮瓣或皮片和游离黏膜。

（1）皮肤移植重建尿道：薄层皮肤不适合在一期尿道重建中应用，因在薄层皮肤移植物愈合的过程中，胶原会在表皮层中沉积，于是，移植物会发生收缩、变硬和缺乏顺应性。如果没有支持组织，移植物会收缩100%。全厚皮肤移植尿道成形技术是所有尿道开放重建手术中最通用的，已经被用于各种类型的尿道狭窄中。全层皮肤移植物由皮肤的各层组成，包含皮肤的表皮层和真皮层，移植后会收缩15%～20%。取全厚皮肤的时候，真皮底下的脂肪，纤维血管组织必须被彻底清除。这样真皮下的血管丛与移植床的血管再生会更好。包皮皮肤被认为是最适合于尿道重建的全厚皮肤。

（2）游离黏膜重建尿道：用于修复与重建尿道的黏膜组织有膀胱黏膜、口腔颊黏膜、舌黏膜和结肠黏膜，其适应证与方法见第十二章。

膀胱黏膜重建尿道1947年由Memmelaar首次报道，后因术后并发症较多而较少被采用。膀胱黏膜组织较薄、伸缩性较大，其主要的并发症是易引起重建尿道口的狭窄、黏膜脱垂和肉芽肿性反应。Kinkead等在1994年报道采用膀胱黏膜进行95例复杂性尿道重建手术后的长期随访结果表明，63例（66%）有并发症，21例需要再手术。其次，在许多复杂的病例，其膀胱黏膜也往往因以前做过手术，黏膜有炎症、水肿，尤其是长期膀胱造瘘者，而不能被利用。

颊黏膜最早由俄罗斯学者Sapezhko在1890年报道，他采用颊黏膜治疗了4例尿道狭窄的患者，但遗憾的是此项工作没有继续进行下去。1941年Humby又报道了采用颊黏膜治疗尿道下裂,但同样遗憾的是此项工作也没有继续进行下去,直到1992年此术式才被广泛地应用于尿道疾病。其最大的优点是上皮细胞层厚、组织韧性强、耐磨性好、有较强的抗感染力,对患者创伤小;最大的缺点是材源有限,作为移植物很难用于复杂性长段尿道狭窄或闭锁时的尿道重建。国内开展较晚,1997年才有采用颊黏膜治疗尿道下裂的报道。

舌侧面和底面的黏膜没有特殊功能,在结构上与口腔黏膜完全一样,可作为取材的位置。此外,舌黏膜组织特性良好,上皮厚、富含弹性纤维、黏膜固有层薄、移植后容易血管化易于成活。因此,舌黏膜不仅具有以口腔黏膜为替代物尿道成形的诸多优点,而且舌黏膜取材较颊黏膜更方便、容易,也不存在口腔黏膜取材部位出现如局部麻木、唾液腺损伤、张口困难和嘴唇偏斜或回缩等诸多并发症,此术式已被广泛地应用于尿道疾病。

结肠黏膜能替代尿道由徐月敏在2001年的动物实验和以后的临床得到证实,结肠黏膜具有材源丰富、剥离黏膜容易、有弹性和轻度皱缩的特点。移植成功的关键取决于移植物是否能尽快建立新的血液循环。只要接受床有很好的血供,局部无感染和死腔,游离结肠黏膜的移植成功是没有问题的。另外,术中尽可能缩短游离结肠黏膜的缺血时间对移植成功是至关重要。但由于这种取黏膜较取其他移植物创伤大,需取一段结肠,所以在尿道成形的实际应用中不宜作首选方法。然而,对初次或再次治疗失败的复杂性超长段尿道狭窄或闭锁(> 18 cm)的患者可考虑采用结肠黏膜。这种技术为复杂性超长段尿道狭窄或闭锁的治疗开创了一条新路。

(徐月敏　撒应龙　张　苗)

第二节　尿道外口和舟状窝尿道狭窄的处理

一、概述

尿道外口或舟状窝狭窄有先天性与后天获得性两种(图3-6-2)。手术不仅像前尿道其他部位一样需要有良好的功能效果,而且需要有良好的外观效果。阴茎腹侧转移包皮皮瓣手术,游离移植物扩大狭窄口均可取得了良好的功能和外观效果。要强调的是,像其他舟状窝重建手术一样,这种手术仅用于舟状窝和尿道外口狭窄。

二、可选用手术方法

(一)阴茎皮肤治疗尿道外口狭窄

对阴茎皮肤富裕而非LS性尿道外口狭窄者可采用阴茎皮肤来治疗。

(1)切除狭窄段尿道(图3-6-3 A、图3-6-4 A)或切开狭窄段尿道至正常尿道内1.5 cm(图3-6-3 B),分出阴茎头两翼至有足够的空间。

(2)获取皮瓣:根据尿道缺损的长短,在包皮或阴

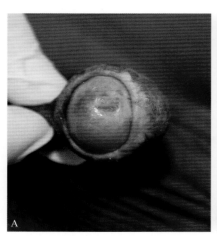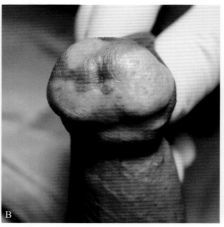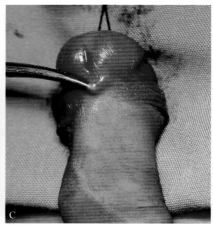

图3-6-2
A. 早期LS性尿道外口狭窄。B. 炎症后尿道外口狭窄。C. 先天性尿道外口狭窄(血管钳伸入处)

茎皮肤上标记皮瓣大小。切开皮肤，在近冠状沟侧深达阴茎海绵体白膜并沿白膜向下分离，另一侧恰至皮下并沿皮下向下分离，两层间为含有丰富血供的筋膜（图3-6-3 B、图3-6-4 B）。

（3）制作新尿道：将带筋膜的岛状皮瓣转移到阴茎腹侧，植入到尿道缺损处。将皮瓣包绕14Fr～18Fr多孔硅胶管，用5-0可吸收线间断缝合成管状，皮瓣管的一端与正常的尿道做端端吻合，另一端开口于阴茎头（图3-6-3 C，图3-6-4 C、D）。

（4）缝合阴茎创面：用5-0可吸收线将阴茎浅筋膜分两层进行连续缝合，最后缝合阴茎头（图3-6-4 E）。

（二）游离黏膜移植治疗尿道外口狭窄

对一些阴茎皮肤不富裕或阴茎苔藓样变性的尿道外口狭窄，采用游离黏膜移植物扩大狭窄的尿道口是治疗尿道外口狭窄最常用的方法。

（1）在阴茎头部尿道背侧切开，扩大狭窄的尿道口，并切除部分瘢痕性的海绵体，扩大尿道管腔（图3-6-5 A～C）。

（2）阴茎冠状沟下横切口，并与扩大的尿道外口贯通（图3-6-5 D、E）。

（3）切取口腔内黏膜，一般为宽1.5～2 cm，长度视狭窄长度而定。

（4）将黏膜从尿道口植入，黏膜一端与近端尿道黏膜相吻合，另一端与尿道外口缝合（图3-6-5 F～I）。

三、术后处理

尿道内留置14Fr～18Fr多孔硅胶导管，术后2～3周左右拔除尿道支架排尿。

注意点：皮瓣制作的管状新尿道易发生尿道吻合口再狭窄，应定期随访，必要时行尿道扩张。

（徐月敏　撒应龙　张　茁）

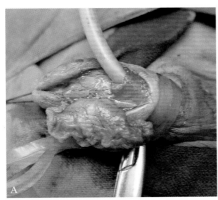
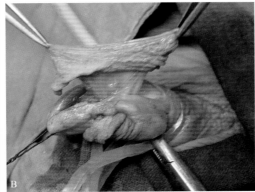
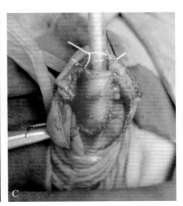

图3-6-3
A. 切除狭窄段尿道，分出阴茎头两翼。B. 取宽3 cm长带蒂皮瓣缝成管。C. 皮管分别与尿道和阴茎头缝合

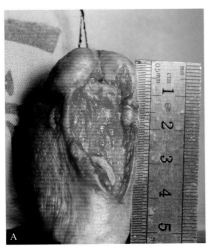
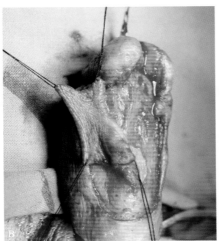
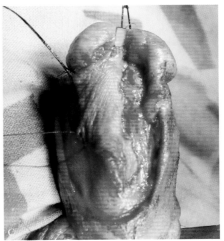

图3-6-4
A. 切开狭窄段尿道至正常尿道内1 cm。B. 取宽3 cm带蒂皮瓣。C. 皮瓣一侧与阴茎头顶部及尿道口缝合

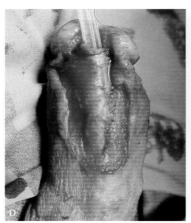
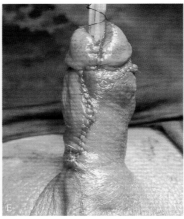

图 3-6-4(续)
D. 皮瓣缝合成管。E. 缝合各层组织

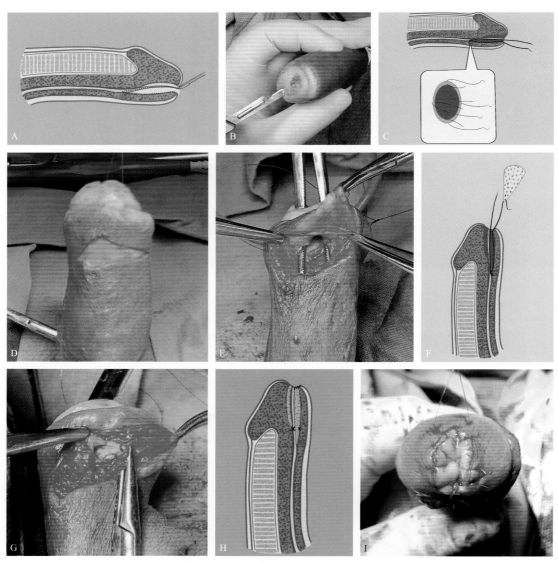

图 3-6-5

A、B. 在阴茎头部尿道背侧切开狭窄的尿道口。C. 切除部分瘢痕性的海绵体。 D. 阴茎冠状沟下做 2～3 cm 横切口。E. 横切口与尿道口贯通。F. 从尿道口植入口腔黏膜。G、H. 黏膜与近端尿道口缝合。I. 黏膜与阴茎头皮肤缝合完毕

第三节　前尿道其他部位狭窄治疗中常用方法

一、概述

1924年英国著名泌尿外科医师Russell第一次完整的介绍了尿道外科技术,但是Bengt Johanson指出虽然尿道端端吻合具有最满意的治疗效果,但对于阴茎段尿道狭窄,切除1～2 cm的狭窄,斜面端端吻合时就需要移动尿道约3～4 cm,可引起阴茎弯曲和痛性勃起。因此,这项技术的应用在很长一段时间内受到了一定的限制。直到1970年Jessen报道尿道狭窄段切除、端端吻合术在尿道球部狭窄治疗上取得较好结果后,该手术才逐渐被广泛应用于尿道球部狭窄的治疗。

尿道球部狭窄的手术方式有多种,狭窄段的长度是决定手术方式的重要依据。一般认为2.5 cm以内的尿道球部狭窄往往可以通过狭窄段切除尿道端端吻合来治疗。而对于3～4 cm的尿道球部狭窄在狭窄段切除后进行无张力端端吻合较为困难,且存在导致阴茎缩短和痛性勃起的可能。近年来发展起来的尿道扩大吻合术(augmented anastomotic urethroplasty, AAU)是解决这一问题的有效手段。尿道扩大吻合术首先由英国学者Turner-Warwick命名,是介于尿道端端吻合和尿道替代之间的一种手术方式。他描述的手术方式为切除尿道狭窄段,然后将尿道的腹侧进行直接吻合,而尿道的背侧铲平后进行皮瓣或移植物的替代,从而扩大吻合口。该手术方式与标准的尿道端端吻合相比可以节省1 cm左右的尿道缩短,因此比较适合于较长段的尿道球部狭窄的治疗。尿道扩大吻合术是在部分尿道端端吻合的基础上进行替代物尿道扩建,因此具有较高的成功率。Abouassaly等采用尿道扩大吻合术治疗了69例患者,中位随访34个月,62例(90%)患者无狭窄复发。

二、尿道狭窄段切除,一期端端吻合治疗前尿道狭窄

(一)适应证

(1)尿道球部狭窄,狭窄长度在3 cm以内,尿道扩张治疗失败或无明显效果者(图3-6-6)。

(2)炎症性尿道狭窄者,局部应无明显炎症。外伤性尿道狭窄者,应在伤后3个月后才能进行。

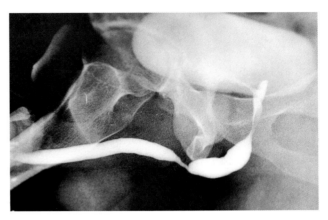

图3-6-6　逆行尿道造影示近尿道球部狭窄

(二)围手术期处理

手术前常规行尿液细菌培养,根据药敏结果静脉滴注敏感抗生素。尿道内用20 ml针筒自前尿道自己冲洗3次/天,有耻骨上膀胱造瘘管者用含抗生素的生理盐水1 000 ml冲洗2次/天,会阴手术区域每天用软毛刷肥皂水清洗皮肤一次。术后根据尿液敏感试验选用抗生素7～10天;每天应用雌激素,成人于晚上10点,早上3～4点各打一次。

(三)手术步骤

(1)采用会阴正中直切口,若靠近尿道膜部,则采用倒Y字形切口(图3-6-7 A)。按层切开皮肤及皮下组织至海绵体肌表面。在其表面钝性游离周围组织,使球海绵体肌完全暴露于切口之内。

(2)纵形切开球海绵体肌,暴露包绕于其内的尿道球部。沿尿道海绵体表面向两侧及上下将尿道从海绵体肌中游离出来。然后用组织钳在尿道瘢痕处钳夹提起,在尿道海绵体与阴茎海绵体之间,用剪刀分离,使尿道瘢痕狭窄段及其近、远侧部分正常尿道与阴茎海绵体完全分开(图3-6-7 B)。

(3)经尿道外口插入尿道探子,其尖端受阻部位即为尿道狭窄的远端。于探子尖端受阻处的正常尿道上方横行切断,远侧尿道断端用组织钳全层夹住以暂时止血,再切除瘢痕狭窄的尿道段,显露出正常的近侧尿道断端,断端亦用组织钳全层钳夹提起(图3-6-7 C)。

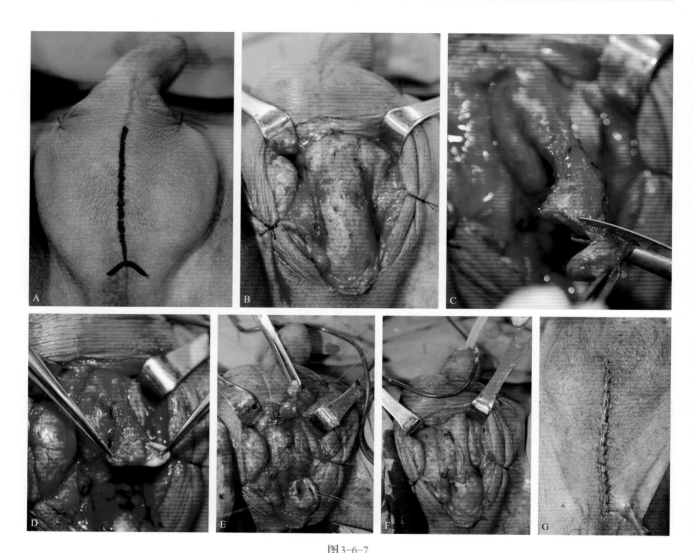

图 3-6-7

A. 会阴部倒Y切口。B. 分离出狭窄段尿道。C. 切除狭窄段尿道。D. 将尿道断面修剪成斜面。E. 缝合尿道，先不打结。F. 全部缝合完成后打结。G. 缝合完毕

（4）尿道断端剪成斜面，再用4-0可吸收线间断端端吻合7～8针（图3-6-7 D～F）。尿道内留置18Fr硅胶带槽引流管，用含有抗生素的等渗盐水冲洗伤口，手术野置放皮片引流，用可吸收线间断缝合尿道海绵体肌、深筋膜、皮下组织及皮肤，皮片末端露于切口外并用丝线缝合固定（图3-6-7 G）。

（四）并发症及注意事项

常见的并发症主要有术中海绵体破裂出血及术后仍有尿道狭窄。因此在游离尿道狭窄段时，应在尿道海绵体与阴茎海绵体之间进行，建议采用剪刀锐性分离，找清界面仔细分离，勿损伤各自的包膜，则不致发生海绵体包膜破裂出血。若不慎分破，可用4-0可吸收线缝合止血，切勿钳夹，否则将加重海绵体损伤。为保证手术效果，在尿道吻合时应注意以下3点：① 彻底切除瘢痕狭窄段，以保证吻合口组织健康，血运良

好，避免日后再形成狭窄。② 尿道对端全层吻合，吻合口剪成斜面，既勿使尿道黏膜滑脱，也勿使黏膜内翻形成瓣膜状皱褶，影响排尿。③ 若吻合时有张力感，应将尿道两侧断端向前或向后稍加游离，降低吻合口的张力，避免其撕裂。

三、尿道替代物扩大尿道治疗前尿道狭窄

（一）适应证

（1）阴茎段尿道狭窄：绝大多数的阴茎段尿道狭窄需采用尿道替代物行尿道狭窄段扩大吻合术。阴茎皮肤和游离黏膜是常用的尿道替代物，尤其是口腔内黏膜是目前广泛应用于重建尿道较理想的替代物。

（2）对于尿道球部狭窄段长度在2～3 cm，可采用单纯性尿道扩大吻合术。狭窄段尿道完全切除后，将尿道背侧远近端各切开1.5～2 cm，腹侧尿道直接

吻合,背侧行游离黏膜补片替代尿道成形术。

(3)复杂性尿道重度狭窄合并邻近尿道节段轻度狭窄,如一处尿道重度狭窄或闭锁长度为2 cm,与其邻近的尿道轻度狭窄长度为3 cm。此时将2 cm重度狭窄段尿道切除,进行一侧尿道的端端吻合,然后对3 cm轻度狭窄的尿道切开后进行移植物扩建。这样不仅减少了所需替代物的长度,而且不致引起重建后长段尿道的缩短。如对于6 cm的尿道狭窄,它是由一段2 cm的严重狭窄和一段4 cm的相对狭窄组成。我们可以将2 cm的严重狭窄切除,并将其断端的背侧直接吻合,然后将相对狭窄的尿道剖开,并向远近端正常的尿道各剖开1.5～2 cm,将6～7 cm的尿道替代物植入其腹侧。通过这样的尿道扩大吻合术,使一个狭窄段为6 cm的尿道狭窄术后尿道缩短仅为2 cm。

(4)超长段尿道狭窄:如尿道狭窄特别长但并非必需切除(图3-6-8),可仅将狭窄的尿道剖开,与合适的尿道替代物共建新尿道。

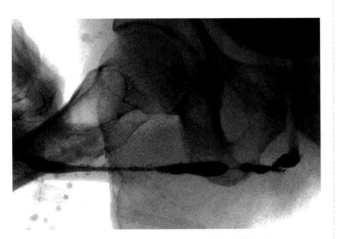

图3-6-8 **逆行尿道造影示超长段尿道狭窄**

(二)术前准备

术前行尿道造影、尿常规、中段尿培养。选用敏感的抗生素治疗尿路感染,防止手术失败或术后再狭窄。术前2天,每天用甲硝唑漱口,做好取口腔内黏膜的准备。

(三)麻醉与体位

全麻,如要取口腔内黏膜需鼻插管(图3-6-9)。

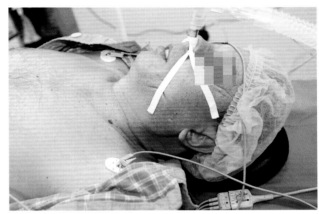

图3-6-9 **采用鼻插管麻醉**

(四)手术步骤

(1)切口:根据狭窄段尿道的部位做会阴部人字切口,探查尿道并游离狭窄段尿道,尿道狭窄段背侧(12～1点位)剖开直至健康尿道组织。

(2)如采用黏膜作为尿道替代物,首选口腔内黏膜条。牵开口腔,采用碘伏行口腔黏膜消毒。黏膜下局部麻醉,避开腮腺导管开口,根据所需长度和宽度用记号笔在颊黏膜或舌黏膜上做好标记(图3-6-10 A、B)。逐步取下宽1.5～2 cm,长按需的黏膜条,离体的黏膜条用生理盐水湿润并修剪黏膜下多余的脂肪和纤维组织(图3-6-10 C～F)。

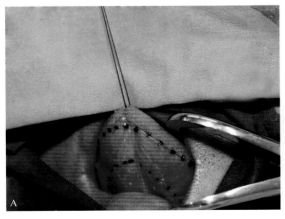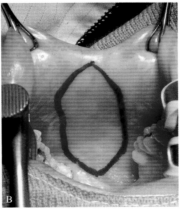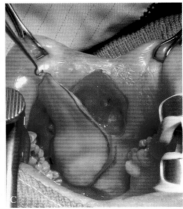

图3-6-10
A. 在舌黏膜上做好标记。B. 在颊黏膜上做好标记。C、D. 逐步取下黏膜条

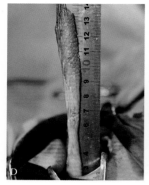
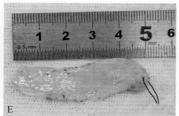
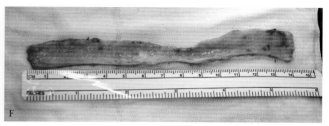

图3-6-10(续)

E、F. 修整后的黏膜条

（3）将修建好的黏膜条固定于阴茎海绵体上，然后将黏膜条的边缘分别于尿道断端的远近端的背侧分别间断吻合，置入14Fr～18Fr的硅胶导尿管（图3-6-11），再将原尿道板与黏膜缝合成新尿道。

（4）如采用阴茎皮肤作为尿道替代物，取阴茎包皮或阴茎皮肤，绝大多数采用带蒂皮瓣替代尿道。如是超长段尿道狭窄，患者为非LS性，而皮瓣长度不够时可与舌黏膜组合移植（图3-6-12 A、B）。如是患者为复杂性LS性超长段尿道狭窄，也可选择结肠黏膜重建尿道（图3-6-12 C～E）。

（5）缝合创面：会阴部留置橡皮条引流，用4-0的可吸收线关闭缝合球海绵体肌及皮下脂肪，0号丝线间断缝合皮肤切口，会阴部加压包扎。

视频23　阴茎带蒂皮瓣治疗阴茎中段尿道狭窄

视频24　阴茎皮肤重建尿道治疗阴茎长段尿道狭窄

（五）术后处理

尿道内留置14Fr～18Fr多孔硅胶导管，会阴部者加压包扎4天，以后改用普通纱布包扎，并每天用抗生素液从尿道支架管冲洗尿道。术后2周左右拔除尿道

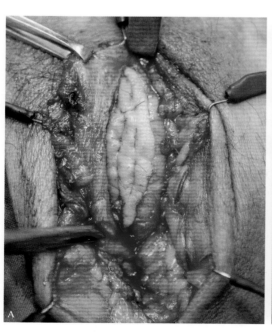
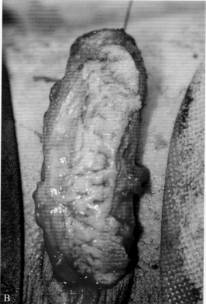
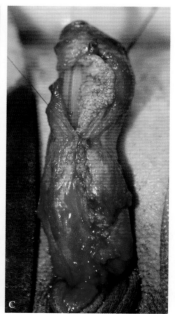

图3-6-11

A. 舌黏膜扩大尿道球部。B. 舌黏膜扩大阴茎段尿道。C. 原尿道板与黏膜缝合

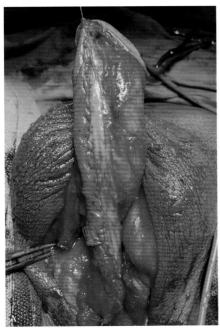
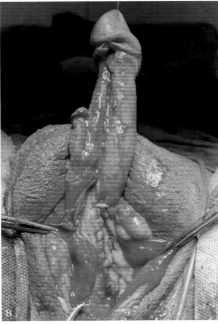
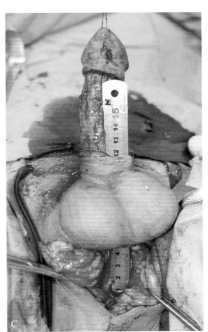
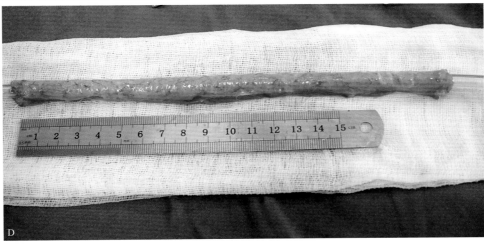
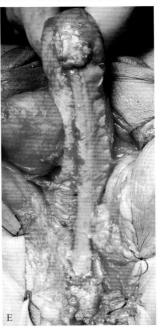

图3-6-12

A. 阴茎皮瓣扩大阴茎段尿道。B. 阴茎皮瓣不够长, 取舌黏膜组合移植重建尿道。C. 超长段尿道狭窄。
D. 取结肠黏膜缝合成管。E. 结肠黏膜重建尿道

支架排尿。

四、手术体会

需做吻合的尿道切开必须超过狭窄两侧正常处
1.5～2 cm, 缝合时必须缝合尿道黏膜和海绵体外膜
两层, 这样就会减少假道形成的机会。一般来讲, 吻合
针数并非越多, 术后效果越好。针数过多, 可影响吻合
口组织血供, 导致局部组织坏死, 瘢痕形成, 手术失败。
如果吻合针数太少, 愈合效果较差, 易发生吻合口瘘。
根据国内患者的具体情况, 笔者体会: 7～8针的缝合

能较满意地达到理想的吻合效果, 我们一般先将缝合
口两端剪成斜面, 近端尿道12点剖开, 远端尿道6点剖
开, 使缝合变的较为简单, 有利于手术操作。

尿道手术的成功除了手术技术外, 术前准备也至
关重要。手术前预防和控制感染, 对于保证手术成功
相当重要。近几年来, 我们在原有仅做膀胱冲洗的基
础上, 加用前尿道冲洗和局部皮肤清洗, 使得细菌没有
藏身之地, 术后因为切口感染的概率大大降低, 近十年
来, 笔者中心尿道端端吻合的成功率高达95%以上。

（徐月敏　撒应龙　张　苗）

参考文献

［ 1 ］ Chapple C et al. SIU/ICUD consultation on urethral strictures: the management of anterior urethral stricture disease using substitution urethroplasty[J]. Urology, 2014, 83(3 Suppl): S31–S47.

［ 2 ］ NikolavskyD, Abouelleil M, Daneshvar M. Transurethral ventral buccal mucosa graft inlay urethroplasty for reconstruction of fossa navicularis and distal urethral strictures: surgical technique and preliminary results[J]. Int Urol Nephrol, 2016, 48(1): 1823–1829.

［ 3 ］ Xu YM, Qiao Y, Sa YL, et al. Urethral reconstruction using colonic mucosa graft for complex strictures[J]. J Urol, 2009, 182(3): 1040–1044.

［ 4 ］ Dielubanza EJ, Han JS, Gonzalez CM. Distal urethroplasty for fossa navicularis and meatal strictures[J]. Transl Androl Urol, 2014, 3(2): 163–169.

［ 5 ］ Meeks JJ, Barbogli G, Mehdiratta N, et al. Distal urethroplasty for isolated fossa navicularis and meatal strictures[J]. BJU Int, 2012, 109(4): 616–619.

［ 6 ］ Seth A, Saini AK, Dogra PN. Hybrid minimally invasive urethroplasty for pan-anterior urethral strictures: initial results[J]. Urol Int, 2012, 89(1): 116–119.

［ 7 ］ Chowdhury PS, Nayak P, Mallick S, et al. Single stage ventral onlay buccal mucosal graft urethroplasty for navicular fossa strictures[J]. Indian J Urol, 2014, 30(1): 17–22.

［ 8 ］ Korneyeva I, Ilyina D, Schultheissb D, et al. The first oral mucosal graft urethroplasty was carried out in the 19th century: The pioneering experience of kirill sapezhko (1857–1928)[J]. Eur Urol, 2012, 62(4): 624–627.

［ 9 ］ Xu YM, Qiao Y, Sa YL, et al. Substitution urethroplasty of complex and long-segment urethral strictures: A rationale for procedure selection[J]. Eur Urol, 2007, 51(4): 1093–1099.

［ 10 ］ Xu YM, Li C, Xie H, et al. Intermediate term outcomes and complications of long-segment urethroplasty with lingual mucosa grafts[J]. J Urol, 2017, 198(2): 401–406.

［ 11 ］ Xu YM, Feng C, Sa YL, et al. Outcome of 1-stage urethroplasty using oral mucosal grafts for the treatment of urethral strictures associated with genital lichen sclerosis[J]. Urology, 2014, 83(1): 232–236.

第七章
生物材料和组织工程技术在尿道成形中的应用

生物材料包括脱细胞基质作为细胞再生的支架已广泛应用于组织工程实验研究,并也应用于临床的尿道狭窄的修复,并取得一定效果。本章节介绍临床上已应用的真皮脱细胞基质、小肠黏膜下脱细胞基质(SIS)、3D打印纳米纤维膜(睿膜)临床尿道重建方面的要点与结果,特别是国际尿道重建领域的著名学者 Guido Barbagli 应用组织工程技术行口腔黏膜上皮细胞尿道重建的研究结果。

第一节 脱细胞基质在尿道重建中的应用

一、概述

先天性或获得性尿道疾病的手术修复历来是泌尿外科医师不断探索的主题之一,但采用何种方法进行尿道重建仍存在较大争议。尿道狭窄段切除后端端吻合技术仅适用于那些距离较短的前尿道狭窄患者,而相对于长段的尿道狭窄等疾病该种方法并不适宜,目前主要采用组织替代手术治疗。生殖器皮肤和各种黏膜都被作为尿道修复手术的材料,但是取材后所带来的供体部位的并发症以及补片材料的有限性却一直无法得到非常完满的解决。组织工程技术的出现和发展,为尿道狭窄的修复提供了新的理念。其中脱细胞基质作为细胞再生的支架是组织工程的一个重要内容。置入人体后,一方面作为细胞生长与组织再生的支架,为细胞生长提供适宜的微环境。另一方面,自身也是一个逐步降解吸收的过程,最终被新生组织所替代,实现该器官结构与功能的重建。

脱细胞组织基质是应用物理或化学方法将异体或异种组织进行脱细胞处理,从而去除组织移植过程中引起排斥反应的相关抗原,使其富含胶原的低免疫原性的支架材料,结构稳定,脱去细胞后的三维空间有利于新生细胞获得足够的营养物质,进行气体交换并排除废物,并能分泌相关生长因子,有利于邻近细胞的长入。同时作为组织替代物的脱细胞基质防水性能好,能维持尿道的完整性,是用于修复尿道的一种新型的

理想的生物材料。目前对于脱细胞基质研究最多的为小肠黏膜下脱细胞基质、真皮脱细胞基质和膀胱脱细胞基质。其中医师已成功将小肠黏膜下基质和真皮脱细胞基质应用于临床的尿道修复,取得良好效果。

二、真皮脱细胞基质材料治疗尿道狭窄

真皮为胶原成分多的组织,经脱细胞及交联保护处理后,成为以胶原为主的真皮脱细胞基质,结构非常稳定,除起着支持、连接细胞的作用外,还为细胞的生长、代谢提供场所,并对细胞生长、代谢起重要的调节作用。真皮脱细胞基质框架抗原性低、种属差异小,将其作为宿主细胞生长的载体,完成对缺损尿道的修复,并且在动物实验及临床上均得到了应用。

刘流等人报道将犬真皮进行脱细胞处理后制成真皮脱细胞基质,用于犬的尿道修补,24周后进行尿道造影未发现有尿道狭窄。组织学检测可见移植物与周围正常尿道无明显区别。并利用该真皮脱细胞基质进行了两例人体的尿道成形术,术后均见尿道通畅,弹性良好,未见吻合口狭窄。林建等人报道了利用人的脱细胞基质对于16例尿道狭窄的患者进行了管状的尿道成形术,16位患者拔除尿管后均恢复排尿,尿道造影显示尿道连续性好,膀胱尿道镜示植入的真皮脱细胞基质表面已被尿路上皮细胞覆盖,与自体尿道几乎不可分辨;3例随后出现尿道再狭窄,其中2例行尿道扩张术,1例行尿道内切开术;所有患者均未发生排斥

反应。他们认为，与传统的尿道替代材料相比，此材料具有下述优点：① 无需自体材料，减少了患者的痛苦。② 来源广，可产业化生产，具有极好的社会效益与经济效益。③ 抗原性低，并发症少。④ 修复后尿道具有与原尿道相似的组织结构及生理特点。⑤ 简化了手术过程，手术一期成形，提高了治愈率。尤其适用于长段尿道缺损的修补。

> **主编评述** 尽管上述两位作者已报道应用管状的同种异体真皮脱细胞基质修复尿道狭窄，需替代的尿道长度 2～12 cm，平均 4.7 cm，术后仅部分患者存在再狭窄的问题，但从以往的实验及其他脱细胞基质的临床结果提示：管状化的脱细胞基质在尿道重建方面的结果并不令人满意，因为无法获得充分血供支持上皮的再生。因此，目前普遍的观点是：① 尿道狭窄不宜采用单纯管状的脱细胞基质进行修复，如选用，只能是 < 1 cm 或采用复合细胞的脱细胞基质。② 采用补片的术式修复有腔隙的尿道狭窄，替代段周边原尿道组织的上皮细胞能较易向替代段尿道爬入与覆盖，可获较好效果。
>
> （徐月敏）

三、小肠黏膜下脱细胞基质（SIS）材料治疗尿道狭窄

小肠黏膜基质是一种取材于猪小肠的一种异体组织。其在制作时通过去除小肠的黏膜层、浆膜层及肌层，从而形成一层厚 0.1 cm 的膜状组织，其中含有胶原成分以及一些促进组织再生的生长因子，并且因其与细胞外基质十分接近，有利于细胞的粘附和生长，其最大优点是没有免疫原性。在以往的研究中已被证实可作为一种良好的支架材料促进尿道修补处的上皮再生以及新生血管的形成，目前已作为一种产业化的成品。Sievert 等指出利用成品 SIS 来进行尿道修复重建时可以明显缩短原来在自体取材所花费的手术时间并可避免自体取材所带来的一些并发症。Fiala 等利用 SIS 补片修复 50 例前尿道狭窄的患者，结果显示：40 例（80%）患者修复效果良好，10 例尿道球部狭窄患者中有 1 例复发，31 例球部和阴茎部交界处狭窄患者中有 5 例狭窄再发，9 例尿道阴茎部狭窄患者中有 4 例狭窄再发，所有狭窄再发均发生在手术后 6 个月以内。所有患者均未发生尿瘘、切口感染、尿路感染及免疫排异反应等并发症，其成功率完全能与传统的手术方式相比。但 Hauser 等

用 4 层 SIS 补片对 5 名尿道狭窄患者进行了修复手术，在随访 14 个月后有 4 名患者出现不同程度的狭窄复发。作者对于手术失败的原因归纳为以下两个方面。

（1）SIS 作为一种脱细胞基质在制备过程中有可能未将供体组织的细胞完全去除，实际上残留在 SIS 上少量异体组织的 DNA 片段仍可引起一定的免疫反映而导致手术的失败。

（2）尿道狭窄的病因可能是手术成败的关键之一。Palminteric 对失败患者的原因进行分析认为：SIS 不适合应用在那些海绵体广泛纤维化或者伴有硬化性苔藓样病变的尿道狭窄患者。SIS 适用的指征应该是那些尿道狭窄段的海绵体纤维化较局限的患者，因为健康的海绵体组织在促进 SIS 尿路上皮再生方面起到非常关键的作用。

相对于 SIS 补片所取得的成功，管状化的 SIS 支架在尿道重建方面的结果却并不令人满意。EL.Assmy 对 SIS 补片和管状化 SIS 支架在尿道修复中的效果进行比较，用管状化的 SIS 支架进行修复的动物在术后 3 周全部出现排尿困难并导致严重的尿潴留。影像学上可见所有实验动物均出现了不同程度的尿道狭窄乃至管腔闭塞。组织学研究也提示在整个观察过程中虽然在 SIS 管状支架上可见上皮细胞层的覆盖但并没有被尿道组织所替代，同时还伴随着支架长度和管腔的进行性缩小。作者认为尿路上皮的修复重生并不与补片的长度有关，而是按照环形的方式生长。单纯管状化的 SIS 支架因不能保证充足的血供并不适合于尿道的修复重建，海绵体纤维化比较严重是因为无法获得充分血供支持上皮的再生而导致狭窄的复发，必须寻找新的途径去弥补这一缺陷。

上海市第六人民医院徐月敏等在动物实验的基础上于 2009 年开始采用 4 层 SIS 补片对 28 名尿道狭窄患者进行修复手术，28 例中 9 例为尿道球部狭窄，9 例为阴茎与球部交界处狭窄，10 例为尿道阴茎部狭窄患者。手术采用切开尿道狭窄段，SIS 补片的术式，术后 1、3、6 个月分别行尿道镜检查；部分患者在术后 4～6 个月时行替代段尿道活组织检查，随访 12～30 个月，目前尚无尿道狭窄复发迹象。脱细胞基质重建尿道成形术要点为以下几点。

（一）手术适应证

尚有尿道腔隙，无严重海绵体纤维化的前尿道狭窄者。

（二）术前准备

尿路无菌。所有尿道狭窄患者术前均应做尿培养和药敏检查，对有菌者选用敏感的抗生素进行治疗，包

括膀胱冲洗。

（三）手术步骤及要点

（1）阴茎头用4号丝线贯穿做牵引。

（2）阴茎段尿道狭窄患者行冠状沟环行或腹侧直切口，将狭窄段尿道做背侧剖开致正常口径1～1.5 cm处（图3-7-1）。

（3）取脱细胞基质（4层SIS）：测量尿道缺损的长短，取宽1.5～2 cm，长按需的脱细胞基质（SIS）（图3-7-2）。

（4）制作新尿道：将SIS转移到阴茎腹侧，植入尿道缺损处，用5-0可吸收线将SIS间断固定在阴茎海绵体上，SIS的两侧与已分离，剪开的狭窄段尿道做侧侧间断缝合或两端分别与已分离，修整好的尿道断端做间断吻合（图3-7-3）。

（5）缝合创面：选用带侧槽的硅胶管作为尿道成形时的支架管，用5-0的可吸收线将阴茎浅筋膜分两层进行连续缝合（图3-7-4），阴茎皮肤用5-0单丝可吸收线或3-0丝线间断缝合。如缝合时有张力，在阴茎背侧皮肤做减张切开，深度应达阴茎海绵体白膜。

（四）术后处理

尿道内留置下14Fr～22Fr多孔硅胶导管，阴茎段尿道修补者用弹力绷带包扎，阴囊和会阴部者加压包扎4天，以后改用普通纱布包扎，并每天用抗生素液从尿道支架管冲洗尿道。术后3～4周行尿道膀胱造影和尿道镜检（图3-7-5 A～D），如无造影剂外渗则拔除尿道支架排尿，如有则再留置导管1周。术后每3个月行尿道镜检（图3-7-5 E），部分患者行替代段尿道活组织检查（图3-7-5 F）。

四、手术体会

Cook公司出品的小肠黏膜下基质是通过美国FDA批准的商品化产品，对合适的患者而言，与传统的自体替代材料相比，既减少了创伤和供区的并发症，又减少了各种术后并发症的发生，是一种安全而有实际效果的尿道重建材料。但小肠黏膜下基质作为一种尿道重建材料仍然处于临床试验阶段，还有许多问题需要解决，如适合的狭窄段长度与宽度、狭窄的部位、

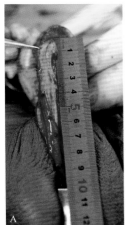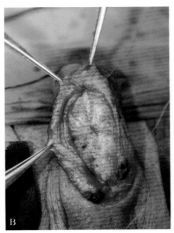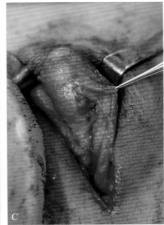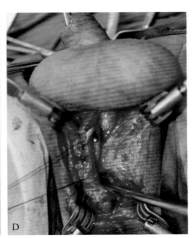

图3-7-1　尿道阴茎段狭窄（A、B）和尿道球部狭窄（C、D）

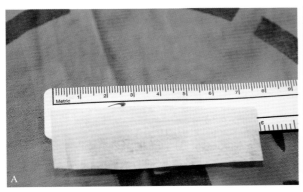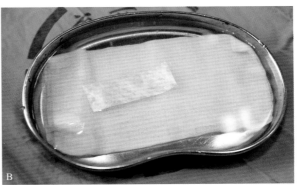

图3-7-2
A. Cook公司出品的SIS。B. 将SIS浸泡在盐水中30分钟

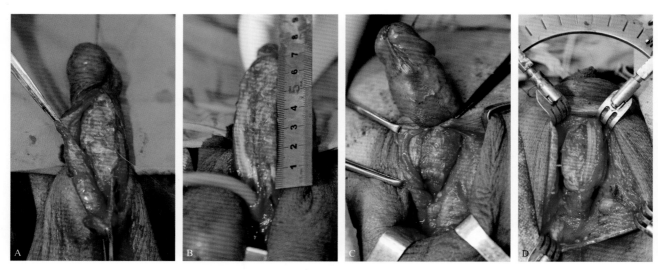

图3-7-3　将SIS植入尿道阴茎狭窄处(A、B)和尿道球部狭窄处并固定在阴茎海绵体上(C、D)

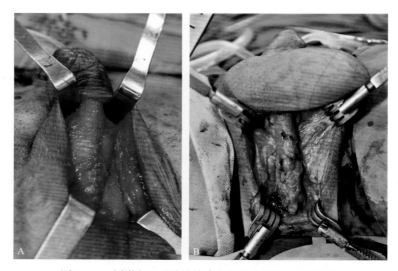

图3-7-4　尿道留置硅胶管作为支架管后缝合阴茎浅筋膜

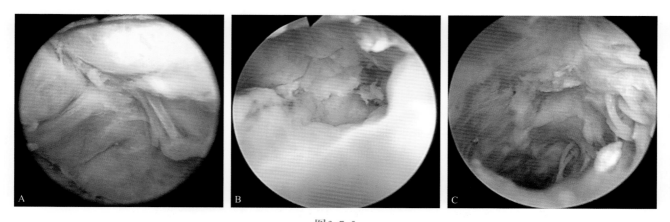

图3-7-5

A、B. 术后3周尿道镜检查示SIS移植物未被尿道组织所替代。C、D. 术后6周见SIS被良好血供的尿道组织长入,仍可见固定SIS的缝线

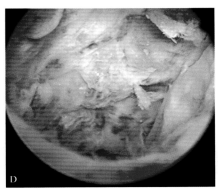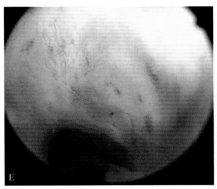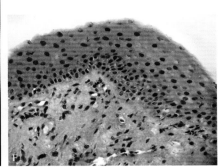

图3-7-5(续)

E. 术后4个月替代段无法与周围尿道组织相区别。F. 术后9个月替代段病理检查示替代段为柱状上皮覆盖

周围海绵体纤维化的情况、手术方式,以及重建后长期的耐受性等。本组28例采用SIS尿道成形地较好结果也提示尿道狭窄的严重性、部位、周围海绵体纤维化的情况均与术后疗效的好坏有关。

单纯管状化的SIS支架因不能保证充足的血供不适合于尿道的修复重建,海绵体纤维化比较严重是无法获得充分血供支持上皮的再生而易导致狭窄的复发,所以在实际应用时要严格掌控好手术适应证才能获较好的效果。

(徐月敏　朱卫东)

第二节　3D打印纳米纤维膜(睿膜)在尿道重建中的应用

一、概述

近年来,随3D打印技术的不断成熟,3D打印聚乳酸纳米纤维膜是欧盟和中国食品药品管理局通过,能够用于医学临床的合成材料(图3-7-6),这给我们带来一种新的希望。该材料已被应用于硬脑膜修补和复杂创面愈合。与脱细胞基质比较,仿生三维结构具有较大孔径,有利于营养物质,气体的通过和交换,对于组织再生非常重要。此外,3D打印材料较为柔软,能够与尿道背侧及阴茎海绵体腹侧紧密贴覆,不会变形或缩水。与脱细胞基质比较,3D打印纳米纤维膜具有良好的力学性能和合适的降解速率(图3-7-7)。它的亲水性好,在生理盐水中浸泡5分钟即可以变得非常柔软。3D打印的生产方法使其商品化量产。使用3D打印膜能够显著减少手术时间,降低取材部位的并发症。

在临床中,3D打印纳米纤维膜可用于前尿道狭窄患者,除外尿道闭锁和严重瘢痕患者,因为正常的海绵体环境能够促进正常尿道的再生。充足的血供有利于周围细胞的渗透和材料降解。一般患者在术后3个月进行尿道镜检查,几乎没有材料的残留,意味着聚乳酸膜在3个月内完全降解。

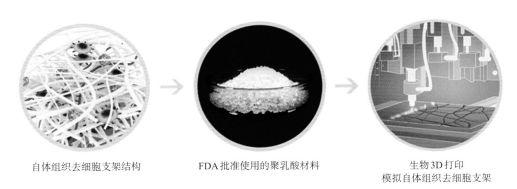

自体组织去细胞支架结构　　　　FDA批准使用的聚乳酸材料　　　　生物3D打印
模拟自体组织去细胞支架

图3-7-6　3D打印纳米纤维膜的材料和工艺

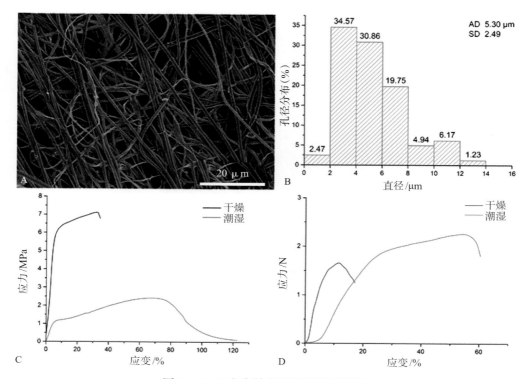

图3-7-7　3D打印纳米纤维膜的性能特征
A.扫描电镜微观结构。B.孔径尺寸分布。C.干燥和潮湿条件下的牵拉强度。D.干燥和潮湿条件下的缝合强度

上海交通大学附属第六人民医院傅强等于2016年开始采用商品化的3D打印聚乳酸纳米纤维膜(睿膜,广州迈普公司)对31名男性尿道狭窄患者进行修复手术,平均年龄44岁。其中19例尿道球部狭窄,12例尿道阴茎部狭窄患者。狭窄长度平均为3.22 cm,超声检查尿道瘢痕厚度为1.19 cm,平均随访时间18.7个月。

二、手术方法

(一)手术适应证

尿道管腔尚有间隙、未闭锁、无严重海绵体纤维化的前尿道狭窄患者(图3-7-8 A)。

(二)术前准备

尿常规白细胞接近正常范围,中段尿培养无细菌生长。术前三天开始使用广谱抗生素。尚能排尿者膀胱造瘘非必须,若有膀胱造瘘,可术前给予膀胱冲洗。

(三)手术步骤

(1)患者全麻后截石位,阴茎段狭窄患者在阴茎腹侧中线做切口,尿道球部狭窄在会阴中线做切口,分离暴露尿道(图3-7-8 B)。

(2)从尿道的背外侧切开尿道暴露狭窄段,测量狭窄段长度,狭窄段远近端切开,直至正常尿道组织,可通过24号尿道探钢。

(3)取3D打印纳米纤维膜,长度较尿道狭窄段稍长,宽度1.5～2 cm,浸泡入生理盐水5分钟以备使用(图3-7-8 C)。

(4)使用5-0可吸收线将3D打印纳米纤维膜缝合于尿道的背侧或侧面(图3-7-8 D),当一边完成后,插入18Fr(球部)或14Fr(阴茎部)带槽硅胶导尿管。

(5)完全关闭尿道,使用周围的肉膜组织覆盖吻合口,关闭切口,加压包扎(图3-7-8 E)。

三、术后处理和效果

所有患者术后3～4周拔除导尿管。平均随访时间为18.7(±4.1)个月,手术成功率为91.7%。尿道造影和尿道镜显示重建段接近正常尿道管腔(图3-10-8 F)。成功的22例患者中,15例为球部重建,7例为阴茎部重建,平均狭窄长度为2.82±0.94 cm,平均瘢痕厚度为1.12±0.48 mm,平均尿道管腔直径为1.75±0.42 mm。两例(8.3%)阴茎段狭窄患者在3个月内出现了吻合口狭窄,狭窄长度为4.5 cm,瘢痕厚度1.95 mm,尿道管腔直径0.9 mm。其中1例患者经过三次尿道扩张(每周一次),排尿功能得到恢复。另外1例患者接受了舌黏膜尿道扩大重建术,术后排尿通畅。3D打印纳米纤维膜尿道重建术后3个月复查尿道镜,可见到尿道管腔内的扩大修复段,纳米纤维膜已完全

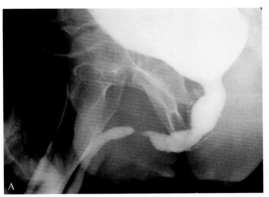
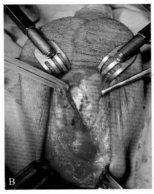
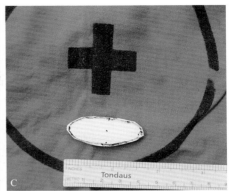
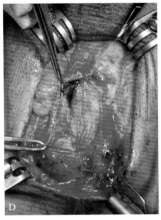
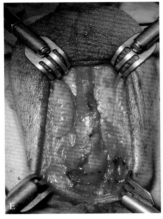
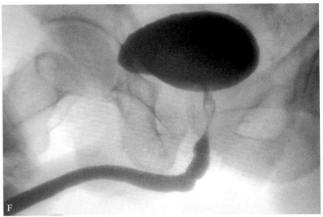

图 3-7-8

A. 尿道阴茎部狭窄。B. 分离出狭窄段尿道。C. 根据尿道狭窄尺寸切割为梭形的睿膜。D. 将睿膜植入尿道阴茎部狭窄处。E. 关闭切口。F. 术后尿道照影示尿道重建段接近正常尿道管腔

降解,覆盖的组织形态与周围正常尿道无明显区别。

四、手术体会

与舌黏膜,阴茎皮瓣等自体组织相比较,3D打印纳米纤维膜是一种具有可行性和有效性的新材料,适合于尿道阴茎段和尿道球部修复。因为3D打印纳米纤维膜没有植入细胞,不宜用于闭锁性的尿道狭窄,现在仍在进行临床试验,所以在使用指征方面需要进一步考虑,包括尿道狭窄部位、瘢痕厚度、尿道管腔直径、局部血管床条件等。更多入组患者的长期效果需要进一步研究。

（傅　强　张楷乐）

第三节　应用组织工程技术行口腔黏膜上皮细胞尿道重建

一、概述

近年来,越来越多的文献报道了利用组织工程程序技术进行尿道修复重建的动物研究结果,但很少报道这些技术在实际临床中的应用,因而相应的结果就无法正确地得出。对于组织工程技术尿道重建,从实验室研究到实际临床应用之间的鸿沟也是显而易见的。基本上,有两种主要的组织工程技术建议用于尿道重建:① 单纯使用无细胞胶原基质(或其他材料)而不复合种子细胞。② 使用上皮种子细胞并接种在不同类型支架上。文献中的大多数报道提到了使用体细胞而不使用干细胞的技术,主要是因为关于干细胞临床应用的安全性问题,以及对其在临床患者中使用的更高监管要求。使用这些技术进行人体尿道重建的结果尚无定论。出于这个原因,我们在这里仅介绍使用上皮细胞培养和接种在不同类型的支架上并植入人

体的技术。

1990—2012年，只有5篇文献关于使用上皮细胞培养和接种在不同类型支架上进行不尿道重建的临床应用报告，共有26名患者进行了相关的治疗，其中包括16名原发性尿道下裂儿童，以及10名复杂尿道狭窄的成人。

本章简要概述1990—2012年文献报道的组织工程尿道成形术的方法和结果，并描述了在2014—2019年一项采用口腔黏膜上皮细胞进行前尿道重建的大型临床研究。为了制备组织工程口腔黏膜补片，患者脸颊内侧取出薄而小的口腔黏膜活检物并送到德国的GMP实验室。培养上皮黏膜细胞并接种在可降解的生物膜上。在体外继续培养3周后，组织工程口腔黏膜补片（tissue engineered oral mucosal graft, TEOMG）被用于植入患者体内。根据欧洲指南，TEOMG（MukoCell®）已经是一种在GMP实验室制造的无菌产品（MukoCell®）并已经得到主管当局认证。TEOMG（MukoCell®）可针对尿道球部狭窄的患者根据标准手术方式进行植入修复，其中包括腹侧补片、背侧补片、背侧嵌入补片、背侧联合腹侧补片。没有发现因材料引起的局部或全身不良反应。我们的研究结果表明，TEOMG（MukoCell®）可以使用与天然口腔黏膜前尿道成形术相同的技术进行植入，并且显示出相似的成功率，避免因补片取材而导致的任何并发症或口腔后遗症。

二、组织工程材料修复前尿道狭窄近年史

（一）膀胱、尿道或口腔上皮能否用于尿道重建

1990—2012年间，文献报道中所采用的上皮细胞种类包括：膀胱上皮细胞用于6名原发性尿道下裂儿童，5名复杂性后尿道狭窄的成人；尿道上皮细胞用于10名原发性后尿道下裂的儿童；口腔上皮细胞用于5名硬化性苔藓病变的成人。2016年，Corradini等人研究尿道和口腔上皮细胞在尿道重建中的差异。他们获取了来自前尿道黏膜的19个活组织和来自口腔黏膜（右脸颊）的21个活组织以确定尿道或口腔黏膜是否对尿道组织工程同样有用。作者对两种不同类型上皮细胞的克隆形成能力、增殖潜能和干细胞标志物进行了比较评估，并探讨了两种细胞的原代细胞培养和细胞特征。这些作者还在体外通过细胞周期，克隆分析和不同克隆类型的标记研究了两种组织的长期再生特性。结果显示尿道和口腔黏膜培养具有相同的高增殖潜力，并能维持特异性标志物；核型和生长因子依赖证实了培养细胞的正常表型。增殖区的克隆分析

突出了茎和瞬时扩增细胞的非常不同比例，其特征在于不同的细胞大小谱和标志物表达。Corradini等人的结论是两种组织都可以在体外培养并保存其干细胞，这表明它们对于尿道的组织工程同样有用，即使口腔黏膜与尿道之间几乎没有差异。就手术方面而言，我们必须考虑口腔黏膜活检比尿道黏膜活检更容易，更少麻烦，更少疼痛，侵入性更小，并且可以重复无数次。

（二）1990—2012年组织工程泌尿重建技术和结果的关键概述

1990年来自意大利的Romagnoli等人首次报道了使用组织工程补片进行前尿道成形术。这些作者从尿道外口进行活检并用DISPASE Ⅱ处理后进行上皮细胞的培养。在一期手术中，作者将培养的补片置于阴茎尿道床上，并用浸泡在盐水中的封闭敷料覆盖。在10天后的二期手术中，当移除纱布后可很明显的发现上皮补片已经和原组织黏合并生长，同时自阴茎头开始呈现良好的管状化趋势。作者使用这种技术对2名阴茎阴囊尿道下裂的儿童进行治疗和随访，18个月随访结果显示手术完全成功。1993年同一作者描述了一种用于一期尿道下裂修复的新的组织工程技术。其在管状聚四氟乙烯依托下，复合尿道上皮细胞进行管状化修复材料制备，并成功地进行了一期尿道成形术。虽然报道中有如此之高的成功率，但我们不知道为什么作者没有在这项原始研究上取得进展。这种技术仍然是一个孤立的报道，没有更多的患者得到治疗。

2008年Bhargava等人报道了使用自体组织工程化颊黏膜进行尿道成形的临床结果。其从患者口腔获得黏膜组织分离和培养上皮细胞以及成纤维细胞，接种到灭菌的真皮脱细胞基质上。这些组织工程补片用于5例与硬化性苔藓病相关的前尿道狭窄患者的一期（2例）或二期（3例）重建手术中。平均随访33.6个月，一例患者需要完全切除移植补片，一名患者因纤维化和组织增生切除部分补片。术后3名患者需要尿道切开术或扩张术以治疗复发性狭窄。2011年，这些作者建议用戊二醛和β-氨基丙腈对脱细胞真皮支架行预处理，以减少组织工程口腔补片的挛缩。该研究还是有一个很大的缺陷，因为组织工程补片被用于具有侵袭性自身免疫性疾病（硬化性苔藓）的患者，患者适应人群的选择并不是最佳。其次，作者没有后续跟进报道在大样本量的患者中再使用这种材料，也提示需要对移植物进行新的预处理以避免术后收缩和纤维化。

2011年Raya-Rivera等人报道了使用复杂的管状化组织工程膀胱肌细胞和上皮自体细胞材料进行尿道

重建。其将上皮细胞接种到管状化PLGA材料内腔表面并将肌细胞接种、网状管的外表面上。该材料被用于5名患有复杂性后尿道狭窄的男孩中，术中通过管状端端吻合方式缝合到后尿道和尿道球部的远端和近端。在中位随访71个月时间内，作者报道了所有5名患者均治疗成功。但是，我们不知道为什么作者没有在这项原始研究上取得进展，这种技术仍然是一个孤立的临床报道，没有更多的患者得到治疗。

2012年Fossum等人报道了使用培养的自体膀胱尿路上皮细胞治疗6例阴囊或会阴尿道下裂患者。根据这些作者在2003年中所描述的技术，其通过膀胱洗涤收获尿路上皮细胞并进行培养，中位随访7.25年，所有患者均治疗成功，具有良好的美容外观和功能结果。但是这种技术仍然是一个孤立报道没有更多的患者得到治疗。

使用口腔角质形成细胞进行前尿道重建：组织工程口腔黏膜移植术（MukoCell®）在大量患者中用于前路尿道成形术的演变和临床结果。2014年，Lazzeri等人和2015年Ram-Liebig等人充分报道了相关的实验室和动物研究结果，以评估TEOMG的安全性、药理学、药代动力学、毒理学和致瘤性。在裸鼠中进行肿瘤发生研究的评估未发现可归因于MukoCell®的恶性肿瘤的形成。在小鼠的生物分布研究中排除了移植细胞向远处器官的迁移，其中移植物在植入后40天在大多数动物中降解。

三、组织工程口腔黏膜补片重建尿道

（一）组织工程口腔黏膜补片的制作

在局部麻醉下，从口腔颊部取出一薄片的口腔黏膜组织（图3-10-9）送到德国的UroTiss GMP实验室（图3-7-10）。当培养的口腔上皮细胞在培养皿中扩增

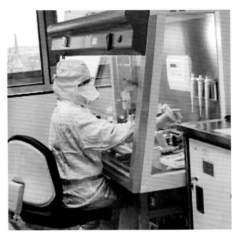

图3-7-10　德国的UroTiss GMP实验室

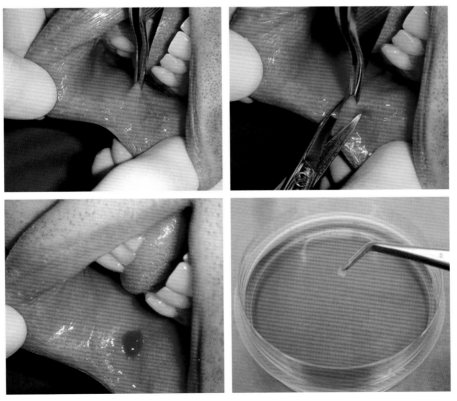

图3-7-9　口腔黏膜活检操作

融合后被接种到可降解生物膜上,并且在培养3周后构建体(MukoCell®)准备植入(图3-7-11),TEOMG(MukoCell®)根据欧洲指南制造在GMP实验室,由主管当局认证。根据外科医师的偏好和经验,MukoCell®采用标准手术方式移植到尿道中(图3-7-12)。植入后,膜在几周内降解,并被新的再生黏膜组织所取代。

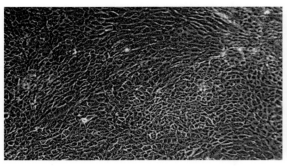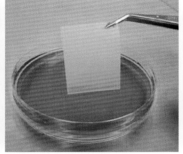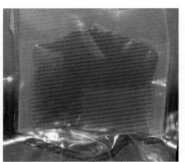

图3-7-11　体外MukoCell植入前外观

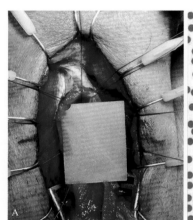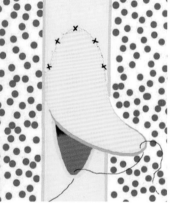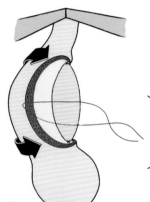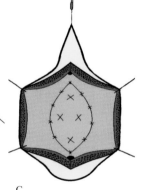

图3-7-12　MukoCell植入手术操作

(二)MukoCell® 用于人体前尿道成形的临床报道

2015年,Ram-Liebig报道了MukoCell®的标准制作流程,药理学、药代动力学、毒理学和临床开发并报道了21例患者植入本品的临床结果,提示无预期或意外地与MukoCell®植入有关的不良反应报道。这也与他们2014年报道的初步结果相互印证。在2014年的报道中,患者的狭窄部位包括18例(85.7%)尿道球部狭窄,3例(14.3%)尿道阴囊球部狭窄,平均狭窄长度为5.5 cm(2～8),中位随访时间为18个月(13～22)。在21名患者中,17名(80.9%)被归类为成功,4名(19.1%)被归类为失败。2017年,Ram-Liebig报道了多中心、前瞻性监测观察试验的临床数据,该试验涉及在99例患者中使用MukoCell®治疗任何病因、严重程度和长度的尿道狭窄患者。该报道代表了尿道重建手术领域的一个里程碑,也是目前报道文献中最大样本量的使用组织工程技术进行尿道重建。主要和次要结果是术后12个月和24个月的成功率和安全性。所有中心患者的12个月和24个月的成功率分别为70.8%和76.9%。在尿道外科医师手术经验高或低的情况下,成功率为85.7%至0。该研究未发现与组织工程补片植入相关的局部或全身不良反应,患者对口腔活检的切除耐受良好,伴随疾病(心血管、肺、炎症、糖尿病、肿瘤等)的存在并未显著影响结果(不包括放射治疗和激光治疗)。此外,对狭窄复发风险因素的单变量分析表明:既往手术次数(尿道切开术/尿道成形术)、手术后导尿的持续时间、外科医师在尿道手术方面的经验(＞60例/年)是狭窄复发的独立危险因素。

2018年,Barbagli等人充分报道了38例患者植入组织工程口腔黏膜移植物MukoCell®的手术技术和长期结果。患者中位年龄为57岁,中位狭窄长度为5 cm,术前中位Q_{max}为5.9 ml/s。狭窄部位位于阴茎3例(7.9%),尿道球部29例(76.3%),阴茎部-球部交界处6例(15.8%)。中位随访55个月,范围12～77个月。在38例患者中,32例(84.2%)被分类为成功,6

例（15.8%）分类为失败。术后随访中位最大尿流率为20.6 ml/s（范围12.4至48.3 ml/s）。腹侧覆盖技术成功率为85.7%，背侧覆盖成功率为83.3%，背侧镶嵌成功率为80%，组合成功率为100%。根据狭窄部位，阴茎段狭窄的总体成功率为66.7%，尿道球部狭窄的总体成功率为93.1%，而阴茎段-球部尿道成形术的总体成功率为50%。

四、评论

从1890年开始，从嘴唇、脸颊、舌头处所获取的口腔黏膜，已知是适合尿道重建的组织。用于尿道成形术的天然口腔黏膜的收获是成本有效的，但它并没有早期和晚期并发症和口腔中的后遗症。此外，对于需要长段，广泛的双侧口腔移植或因狭窄复发而反复取材的患者，口腔的材料就显得有限。因此，多年来研究者们一直努力的开发用于尿道成形术的新移植物，以避免切除口腔黏膜。与原生口腔黏膜相比，MukoCell®的使用具有许多优点：① 取材过程（活检）安全、快速且无痛苦。② 当需要新的口腔黏膜补片时，就可以重复取材过程。③ 实验室可以裁剪移植物以确定任何长度或宽度的狭窄。④ 使用MukoCell®可以省略双组手术团队和仪器，并显著缩短手术时间和术后住院时间。⑤ MukoCell®的植入物使用与标准自体口腔黏膜尿道成形术相同的手术方式，不需要特殊的手术器械或装置。根据我们从实验室到临床的报告结果显示，（MukoCell®）这种新的组织工程口腔黏膜移植物的制造代表了过去五年中重建泌尿外科领域最先进的创新。这种新的组织工程材料应该用于任何需要增强尿道成形术的患者，只要没有特殊的病理条件，如先前的放射治疗，限制其使用。

（Guido Barbagli　Gouya Ram-Liebig
Massimo Lazzeri　著；冯超　译）

参考文献

［1］Cossu G, Birchall M, Brown T, et al. Lancet Commission: stem cells and regenerative medicine[J]. Lancet, 2018, 3391(10123): 883-910.

［2］Barbagli G, Lazzeri M. Clinical experience with urethral reconstruction using tissue engineered oral mucosa: A quiet revolution[J]. Eur Urol, 2015, 68(6): 917-918.

［3］Bhargava S, Patterson JM, Inman RD, et al. Tissue-engineered buccal mucosa urethroplasty clinical outcomes[J]. Eur Urol, 2008, 53(6): 1263-1269.

［4］Patterson JM, Bullock AJ, MacNeil S, et al. Methods to reduce the contraction of tissue-engineered buccal mucosa for use in substitution urethroplasty[J]. Eur Urol, 2011, 60(4): 856-861.

［5］Raya-Rivera A, Esquiliano DR, Yoo JJ, et al. Tissue-engineered autologous urethras for patients who need reconstruction: an observational study[J]. Lancet, 2011, 377(9772): 1175-1182.

［6］Fossum M, SkikunieneJ, Orrego A, et al. Prepubertal follow-up after hypospadias repair with autologous in vitro cultured urothelial cells[J]. Acta Paediatrica, 2012, 101(7): 755-760.

［7］Lazzeri M, Barbagli G, Fahlenkamp D, et al. Preclinical and clinical examination of tisssue engineered graft for urethral reconstruction (MukoCell) with regard to its safety[J]. J Urol, suppl, 2014, 191: e122-123.

［8］Ram-Liebig G, Bednarz J, Stuerzebecher B, et al. Regulatory challenges for autologous tissue engineered products on their way from bench to bedside in Europe[J]. Adv Drug Deliv Rev, 2015, 82-

83: 181-191.

［9］Ram-Liebig G, Barbagli G, Heidenreich A, et al. Results of use of tissue-engineered autologous oral mucosa graft for urethral reconstruction: A multicenter, prospective, observational trial[J]. EBio Medicine, 2017, 23: 185-192.

［10］Barbagli G, Akbarov I, Heidenreich A, et al. Anterior urethroplasty using a new tissue engineered oral mucosa graft: surgical techniques and outcomes[J]. J Urol, 2018, 200(2): 448-456.

［11］Corradini F, Zattoni M, Barbagli G, et al. Comparative assessment of cultures from oral and urethral stem cells for urethral regeneration[J]. Curr Stem Cell Res Ther, 2016, 11(8): 643-651.

［12］Barbagli G, Balò S, Montorsi F ET, aL. History and evolution of the use of oral mucosa for urethral reconstruction[J]. Asian J Urol, 2017, 4(2): 96-101.

［13］Zhang K, Zhou S, Zhang Y, et al. Anterior urethra reconstruction with lateral lingual mucosa harvesting technique[J]. Urology, 2016, 90: 208-212.

［14］Xu YM, Fu Q, Sa YL, et al. Outcome of small intestinal submucosa graft for repair of anterior urethral strictures[J]. Inter J Urol, 2013, 20(6), 622-629.

［15］刘流，梁德江，申鹏飞，等. 异体真皮细胞外基质重建尿道的实验和临床研究［J］. 中华泌尿外科杂志, 2001, 22: 428-431.

［16］林健，郝金瑞，金杰，等. 人同种异体真皮脱细胞基质在尿道重建中的临床应用［J］. 中华医学杂志, 2005, 85: 1057-1059.

第八章
皮瓣与皮片尿道成形术

阴茎皮瓣是治疗前尿道狭窄常用的尿道替代物之一，可修复从尿道球部到尿道外口的狭窄，手术技巧要求不是很高，但术者对阴茎的解剖需要十分了解，尤其是血管及筋膜的解剖。本章节描述了各种岛状皮瓣用于前尿道重建的方法；对患者没有富裕的阴茎皮肤做尿道成形术或尿道狭窄部位较深，描述了采用阴囊或会阴皮瓣，或生殖器以外的皮肤片，如耳后皮片作为替代物重建尿道。

第一节　用于尿道成形的皮瓣与皮片

概述

"皮瓣"（flap）包含皮肤与皮下组织和原有的或通过微血管外科技术在手术时重新获得血管供应的组织。阴茎皮肤薄而活动度大，疏松的浅筋膜允许阴茎皮肤瓣转移到前尿道的任何部位，而且其皮肤无毛发、抗尿液刺激、血运丰富、操作简单，是阴茎段尿道重建较理想的材料。1968年Orandi描述了阴茎纵行带蒂皮瓣尿道成形术；1980年Duckett提出了背侧包皮瓣转移治疗尿道下裂的方法；1983年Duckett报道了用包皮或阴茎皮瓣转移治疗尿道狭窄的方法；此后，此术式被较广泛地用于治疗阴茎段尿道狭窄和尿道下裂疾病中。

阴茎带蒂横行岛状皮瓣法技术上的关键是将供应阴茎包皮皮肤的两层血管分离，要既能保证包皮内板的血运，又可避免阴茎皮肤、包皮外板坏死。该手术操作复杂，手术技巧要求高，需积累经验方能取得满意效果，但如术者熟练掌握该技术，术后并发症的发生可控制在10%左右，而且阴茎的外观比较满意，是目前比较常用的手术方式。阴茎带蒂纵行岛状皮瓣的优点在于既可获得足够长度的皮瓣，同时又避免了以包皮内外板交界处做横行带蒂岛状皮瓣做转移时出现的血管被扭曲的问题。

阴囊邻近尿道，中隔带蒂皮瓣具有取材方便、操作简单、皮源充足、皮薄而柔软，缺乏皮下脂肪的优点；但由于其皮肤的伸缩性较大和有毛囊的特点，尿道成形术后易出现毛发生长、形成憩室和结石引起感染，因此，在临床上尽量少选用阴囊皮瓣作为尿道替代物，仅在阴茎可用的皮肤缺如，局部条件差时考虑应用。会阴皮瓣则常用于高龄次全尿道严重狭窄，不宜行次全尿道重建者（重症LS患者），或后尿道长段狭窄或闭锁需行分期尿道成形者，偶尔用于尿道球部恶性肿瘤需切除前尿道者。

耳后全厚皮片包括表皮和全部真皮，含毛囊及皮脂腺等皮肤附属结构，因无毛、易于取材、皮片较薄及回缩度小等优点，在尿道成形术中可作为除包皮片和口腔颊、舌黏膜组织片的另一选择，一般作为全厚皮片使用。1992年Mundy首次报道在前尿道狭窄中采用耳后全厚皮片替代尿道缺损进行尿道重建。目前耳后皮片主要用于背嵌式一期前尿道（包括尿道阴茎部和尿道球部）成形术和分期尿道阴茎部成形术。本节将分别介绍各种皮瓣和耳后皮片尿道成形术。

第二节　常用的手术方法

一、阴茎皮瓣重建尿道的常用手术方法

（一）横行包皮内板（Duckett术）重建尿道成形术

1. 手术适应证　阴茎皮肤或包皮充裕，阴茎段尿道下裂或尿道狭窄者。

2. 麻醉与体位　成人采用椎管内麻醉或硬脊膜外腔阻滞麻醉，儿童宜用全身麻醉。患者平卧位。

3. 术前准备　尿路无菌。所有尿道狭窄患者术前均应做尿培养和药敏检查，对有菌者选用敏感的抗生素进行治疗，包括膀胱冲洗。

4. 手术步骤及要点

（1）阴茎头用4-0尼龙线贯穿做牵引。

（2）尿道下裂伴有阴茎弯曲者于切除瘢痕组织，伸直阴茎，创造一个良好的手术床（图3-8-1 A～C）；尿道狭窄患者行阴茎冠状沟处环行或腹侧直切口，探查尿道并切除狭窄或闭锁的尿道及周围瘢痕组织，确定是否完全伸直阴茎也可采用人工勃起试验测试。将尿道狭窄段做背侧剖开至正常口径1.5～2.0 cm处或切除闭塞的狭窄段尿道（3-8-1 D～E）。

（3）切取皮瓣：测量尿道缺损的长短，在包皮或阴茎皮肤上标记要转移的皮瓣大小，然后切开皮肤（图3-8-2 A、B），深度在近冠状沟侧到阴茎海绵体白膜并沿白膜向下分离，另一侧恰至皮下并沿皮下向下分离，两层间为含有丰富血供的筋膜与皮瓣相连（图3-8-2 C、

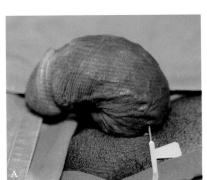
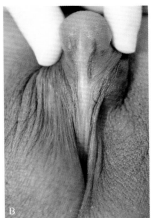
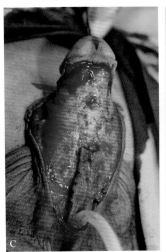
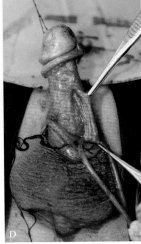
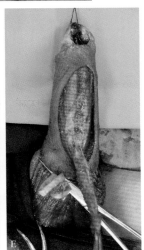

图3-8-1
A. 弯曲的阴茎。B. 冠状沟处环行切口。C、D. 伸直阴茎，剖开狭窄段尿道。E. 切除闭塞的狭窄段尿道

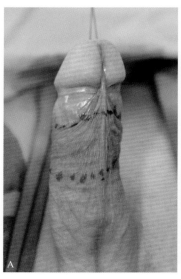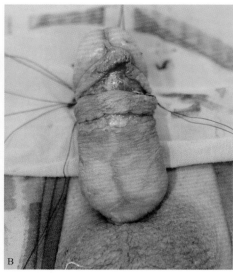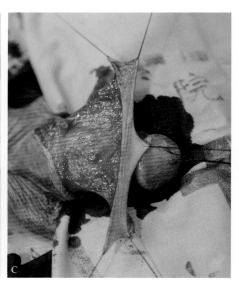

图 3-8-2
A. 做好切口标记。B. 切开皮瓣。C. 分离出带血管蒂皮瓣

图 3-8-3 A）。

（4）制作新尿道：将带筋膜的岛状皮瓣转移到阴茎腹侧，植入尿道缺损处。对皮肤非常充裕者，可将皮瓣包绕 12Fr～18Fr 多孔或有侧凹槽的硅胶管，用 5-0～6-0 可吸收线间断或连续缝合成管状或用 5-0 可吸收线将皮瓣条（宽 1.5～2.5 cm）间断固定在阴茎海绵体上，皮瓣两端剪成斜面，在无张力下分别与剖开的正常口径的尿道断端做侧侧缝合。用（14Fr～18Fr）带槽或多孔硅胶管作为尿道成形时的支架管（图 3-8-3 A～C）（儿童患者用相应较细导管），有利于充分

引流局部渗出液。一般成人环形一圈包皮长 10 cm 左右，如尿道狭窄段较长，可采用 L 形或 Q 形皮瓣，长度可延长到 14～15 cm，可满足狭窄绝大多数尿道狭窄（非 LS 型）患者的修复需要（图 3-8-3 C～H）。

（5）缝合阴茎创面：用 5-0 或 4-0 可吸收线将阴茎浅筋膜分两层进行连续缝合，阴茎皮肤用 5-0 或 4-0 单丝可吸收线间断缝合。如缝合时有张力，在阴茎背侧皮肤做减张切开，深度应达阴茎海绵体白膜。

注意点：皮瓣制作的管状新尿道易发生尿道吻合

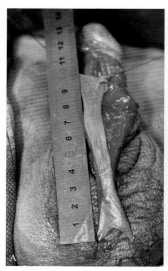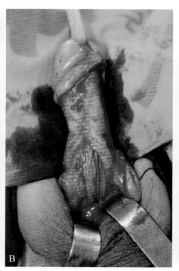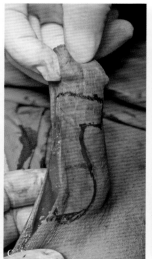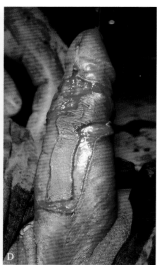

图 3-8-3
A. 皮瓣转移至尿道缺损处。B. 皮瓣与剖开的狭窄段尿道。C. 阴茎皮肤画切口线。D. 切开皮肤

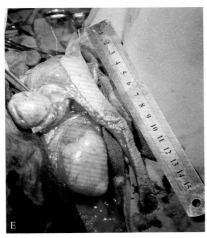
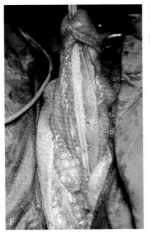
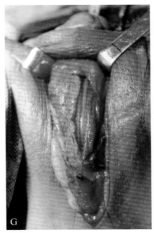
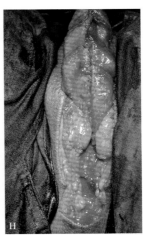

图 3-8-3（续）

E. 长度延长到14 cm。F. 皮瓣扩大狭窄尿道。G. 缝合筋膜。H. 尿道板缝合完成

口再狭窄，应定期复查尿流率，必要时可定期行尿道扩张6个月～1年，待局部组织稳定后停止扩张。

（二）带蒂纵行岛状皮瓣重建尿道

采取带蒂纵行岛状皮瓣修复尿道狭窄，避免了以包皮内外板交界处做横行带蒂岛状皮瓣做转移时出现的血管被扭曲的问题。本手术主要适应于阴茎段尿道狭窄患者。对于已行手术，阴茎皮肤很紧张或阴茎根部的正常解剖结构都已受到破坏的患者不宜采用此式式。

1. 手术适应证　阴茎皮肤充裕，阴茎段尿道狭窄者。

2. 麻醉与体位　成人采用全麻或硬脊膜外腔阻滞麻醉，儿童宜用全身麻醉。患者平卧位。

3. 术前准备　尿路无菌，所有尿道狭窄患者术前均应做尿培养和药敏检查，对有菌者选用敏感的抗生素进行治疗，包括膀胱冲洗。

4. 手术步骤及要点

（1）阴茎头用4-0可吸收线贯穿做牵引。

（2）取皮瓣：测量需修复尿道的长短，在阴茎皮肤上标记要转移皮瓣的大小（图3-8-4 A、B）。然后切开皮肤，在阴茎皮肤深面的深、浅筋膜间分离至足够长度，游离蒂的长度以能将皮瓣转至狭窄段尿道处而不致使蒂部的过紧为度。

（3）分离狭窄段尿道：于阴茎腹侧尿道狭窄段相应部位做直切口，将道与阴茎海绵体分离开，然后将狭窄段尿道做背侧剖开正常尿道口径1.5～2 cm处或切除闭塞的狭窄段尿道；对阴茎头尿道也狭窄者，翼状解剖阴茎头，以便将成形尿道远端开口于阴茎头正位。

（4）尿道成形

1）在无张力的状态下，用5-0的可吸收线将皮瓣条与已分离、剪开的狭窄段尿道做侧侧间断或连续缝

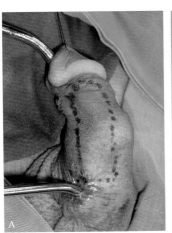
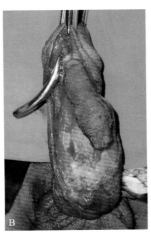
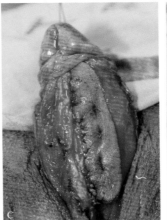
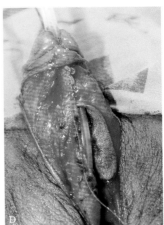

图 3-8-4

A. 阴茎皮肤上画好切口标记。B. 分出带蒂皮瓣。C. 皮瓣条与狭窄段尿道侧侧缝合。D. 留置硅胶导管后缝合成管状

合成管状（图3-8-4 C、D）。

2）对完全切除闭锁段尿道者，剖开正常口径尿道1.5～2 cm，将较宽的皮瓣条（2～2.5 cm）一侧间断或连续固定在一侧阴茎海绵体上，插入相应粗细的导尿管后皮瓣条的另一侧与另一侧阴茎海绵体缝合（皮瓣条次全成管）。皮瓣条两端分别与已分离，修整好的

尿道断端做间断吻合或一端与尿道做间断吻合，另一端直接开口于阴茎头（图3-8-5 A、B）。用5-0可吸收线间断缝合，褥式缝合腹侧切口（图3-8-5 C、D）。

注意点：纵行岛状皮瓣宽度不宜超过2.5 cm，以免因阴茎背侧所留皮肤不足而使阴茎成形缝合困难，并影响皮瓣血供。

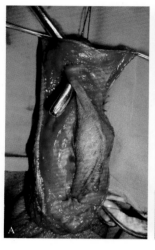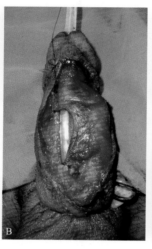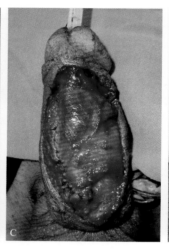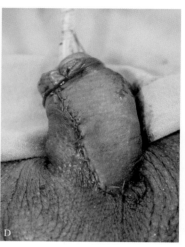

图3-8-5
A、B. 将皮瓣一侧固定在阴茎海绵体上，另一侧与另一侧阴茎海绵体缝合（次全成管）。C、D. 依次缝合切口

视频25　Q形皮瓣扩大尿道成形治疗多节段、超长段尿道狭窄

二、阴囊中隔皮瓣重建尿道

（一）手术适应证
复杂性阴囊段或尿道球膜部狭窄者。

（二）麻醉与体位
成人采用椎管内麻醉或硬脊膜外腔阻滞麻醉，儿童宜用全身麻醉。患者截石位。

（三）术前准备
同阴茎带蒂皮瓣重建尿道。

（四）手术步骤及要点
（1）阴茎头用4-0可吸收线贯穿做牵引。
（2）切口：会阴部人字形切口，探查尿道并剖开或切除狭窄的尿道及周围瘢痕组织。
（3）切取阴囊中隔皮瓣：在阴囊中隔做皮瓣，长度按尿道替代段需要，宽2 cm切口，深度为皮瓣平直翻转至会阴部无张力（向下分离时注意保护皮瓣下肉膜蒂血供）（图3-8-6）。
（4）制作新尿道：带蒂皮瓣转移到阴囊尿道狭窄段或通过阴囊与会阴部间隧道转移到会阴部尿道缺损

处。选用合适口径（14Fr～18Fr）多孔硅胶管作为尿道成形时的支架管，将皮瓣与纵行剖开的尿道行侧侧间断缝合或两端分别与已分离，修整好的尿道断端做间断吻合（图3-8-7 A、B）。
（5）缝合创面：用4-0可吸收线将阴囊浅筋膜分两层进行连续缝合，皮肤用5-0单丝可吸收线间断缝合（图3-8-7 C、D）。

三、尿道会阴造口术

（一）手术适应证
① 高龄次全尿道严重狭窄，不宜行次全尿道重建者（重症LS）。② 后尿道长段狭窄或闭锁需行分期尿道成形者。③ 尿道球部恶性肿瘤需切除前尿道者。

（二）麻醉与体位
全麻或硬脊膜外腔阻滞麻醉，患者截石位。

（三）术前准备
同阴茎带蒂皮瓣重建尿道。

（四）手术步骤及要点
（1）用4号丝线将阴囊向上固定。
（2）切口：会阴部倒U形或倒Y形切口（图3-8-8 A、B），必要时切口可向上延伸（图3-8-8 C），切开各层组织，探查尿道或切除闭锁的尿道或病变组织（图3-8-8 D）。

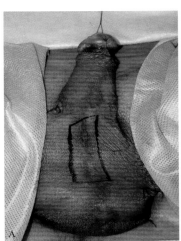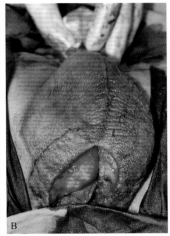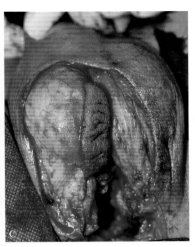

图 3-8-6
A、B. 在阴囊中隔画好标记。C. 转移皮瓣到相应部位

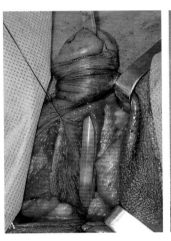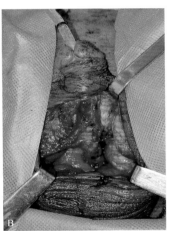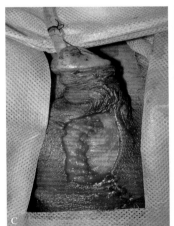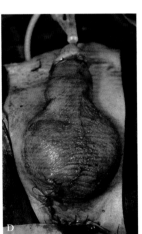

图 3-8-7
A、B. 皮瓣与纵行剖开的尿道行侧侧间断缝合。C、D. 缝合完毕，关闭创面

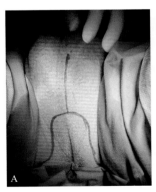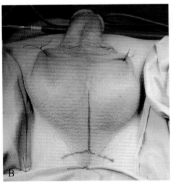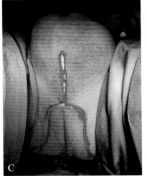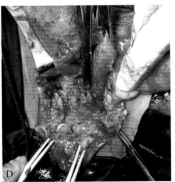

图 3-8-8
A、B. 会阴部做倒 U 形或倒 Y 形切口。C. 分层切开各组织。D. 分离皮瓣和切除病变组织

（3）切取会阴阴囊皮瓣制作新尿道：沿切口线会阴到尿道前列腺部足够长度的带蒂皮瓣（分离时注意保护皮瓣肉膜血供），将皮瓣端与尿道前列腺部间断缝合，后尿道将临时或永久开口于会阴部。用 4-0 可吸收线将阴囊浅筋膜分两层进行连续缝合，皮肤用 4-0～5-0 单丝可吸收线间断缝合创面（图 3-8-9 A）；

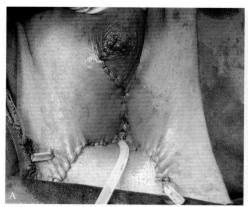
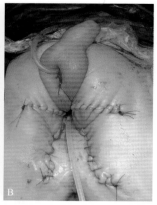

图3-8-9
A.后尿道会阴部永久造口。B.后尿道会阴部临时造口,同时做好前尿道的近端开口

如后尿道开口于会阴部是临时的,将来准备行二期尿道成形者,同时做好前尿道的近端开口(图3-8-9 B)。

视频26　尿道会阴造口术

四、耳后皮片尿道成形术

（一）手术适应证

复杂性阴囊段或尿道球膜部狭窄者。

（二）麻醉与体位

成人采用椎管内麻醉或硬脊膜外腔阻滞麻醉,儿童宜用全身麻醉。患者截石位。

（三）术前准备

同皮瓣移植重建尿道。

（四）手术步骤及要点

（1）根据所需移植皮片的大小、形状,在取材部位皮肤上画线做标记(图3-8-10 A);皮下注射生理盐水鼓起皮肤以便剥离皮片,成人可取约2.5 cm×7 cm大小耳后皮片。需要注意的是,画线标记皮肤时要比预计所需皮片稍大一些;将切下的皮片固定于皮片修整板上,彻底剔除皮下脂肪,裁剪皮片至所需的大小和形状,生理盐水湿敷保存备用(图3-8-10 B、C)。

（2）探查尿道并切除狭窄或闭锁的尿道及周围瘢痕组织,创造一个良好的手术床。

（3）将皮片植入尿道缺损处,用5-0可吸收线将皮片间断固定在阴茎海绵体上,皮瓣两端剪成斜面,在无张力下分别与尿道断端做缝合(图3-8-11 A);用合适口径(14Fr～18Fr)多孔硅胶管作为尿道成形时的支架管,有利于充分引流局部渗出液,关闭切口(图3-8-11 B)。

（4）缝合阴茎创面:用4-0可吸收线将阴茎浅筋膜分两层进行连续缝合,阴茎皮肤用5-0单丝可吸收线间断缝合。如缝合时有张力,在阴茎背侧皮肤做减张切开,深度应达阴茎海绵体白膜。

注意点:皮片制作的管状新尿道易发生尿道吻合口再狭窄,应定期复查尿流率,必要时尿道扩张6～12个月。

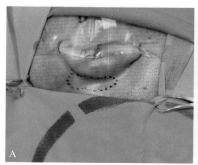
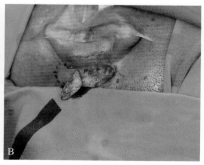
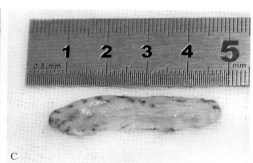

图3-8-10
A.在皮肤上做好标记。B.切取合适的皮片。C.修整好的皮片

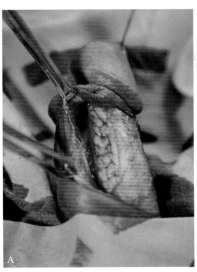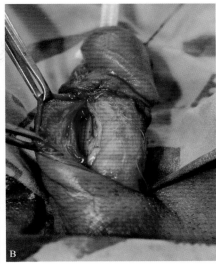

图3-8-11　将皮片固定在阴茎海绵体上，关闭切口

五、手术体会

尿道狭窄术后首先应注意防止阴茎勃起，尤其对成年患者。阴茎充血后不仅会导致切口疼痛、出血及撕裂；也可影响替代物的血供，导致皮瓣的缺血坏死，甚至手术失败。一般可预防性给予雌激素治疗。

阴茎段尿道狭窄和尿道下裂尿道成形术后最常见的并发症是尿道再狭窄和尿瘘，其次为尿道憩室的形成，发生率高低与术后时间长短有关。Mundy报道采用皮瓣尿道一期成形113例，术后一年内尿道再狭窄率11%，五年是19%，而到十年时高达40%，多见于吻合口处。尿道狭窄一旦发生，除少部分病例可采用尿道扩张解决外，一般都需手术治疗。

尿瘘是阴茎段尿道成形术后常见的并发症，多发生在冠状沟及尿道吻合口处，主要因此处覆盖组织薄，局部组织血供差、坏死和感染。小的尿瘘，如缝线针眼处的大部分可自行愈合。如不愈合，一般要待术后6个月以上，局部皮肤斑痕软化，血液供应重建后再修复。

尿道憩室常见于远端尿道有狭窄，造成近端的尿道呈憩室状扩张。对程度较轻的、涉及范围小的憩室，在解除狭窄后，大部分可好转。而大的尿道憩室必须进行重建手术，手术时应注意对憩室壁组织血供的保护，其可用作尿道成形的材料。

（徐月敏　侯子珍）

参考文献

[1] Mundy, AR. The long-term results of skin inlay urethroplasty[J]. BJU Int, 1995, 75(1): 59-61.

[2] Orandi A. One stage urethroplasty: 4-year followup[J]. J Urol, 1972, 107(6): 977-980.

[3] Duckett JW, Snyder HM 3rd. Meatal advancement and glanuloplasty hypospadias repair after 1, 000 cases: Avoidance of meatal stenosis and regression[J]. J Urol, 1992, 147(3): 665- 669.

[4] Jayanthi VR. The modified Snodgrass hypospadias repair: reducing the risk of fistula and meatal stenosis[J]. J Urol, 2003, 170(4 Pt 2): 1603-1605.

[5] Manoj B, Sanjeev N, Pandurang PN, et al. Postauricular skin as an alternative to oral mucosa for anterior onlay graft urethroplasty: A preliminary experience in patients with oral mucosa changes[J]. Urology, 2009, 74(2): 345-348.

[6] 谢弘, 徐月敏, 傅强, 等. 阴茎皮瓣尿道成形术治疗前尿道狭窄的长期疗效[J]. 中华泌尿外科杂志, 2014, 35: 681-685.

第九章

游离黏膜在尿道重建中的应用

游离黏膜尿道成形在治疗尿道狭窄或闭锁中较为常用,已应用于临床的游离黏膜为膀胱黏膜、口腔颊黏膜、舌黏膜和结肠黏膜。目前,因并发症及其他因素,膀胱黏膜已较为少用,而口腔颊黏膜作为重建尿道的替代物已被广大泌尿外科学者所接受。近几年出现应用舌黏膜和结肠黏膜重建尿道治疗尿道狭窄,疗效显著,为治疗尿道狭窄增加了新的替代物。本章将分别介绍口腔颊黏膜、舌黏膜、结肠黏膜和不同移植物拼接重建尿道的经验。

第一节　口腔黏膜尿道成形术

一、概述

既往的手术使阴茎皮肤无法用于或不能到达替代区域时可选用游离黏膜来重建尿道。利用膀胱黏膜重建尿道是在1947年由Memmelaar首次报道,因术后并发症较多曾一度被弃用。自从梅骅、李衷初以较大的病例数和较好结果报道后,此术式在国内外再次兴起。膀胱黏膜组织较薄,伸缩性较大,其主要的并发症是易引起重建尿道口的狭窄、黏膜脱垂和肉芽肿性反应。Kinkead等1994年报道采用膀胱黏膜进行95例复杂性尿道重建手术后的长期随访,结果63例(66%)有并发症,21例需要再次手术。其次,在许多复杂的病例,膀胱黏膜也往往因以前做过手术,黏膜有炎症、水肿,尤其是长期膀胱造瘘者,而不能被利用。

口腔黏膜作为尿道替代物,最早由俄罗斯学者Sapezhko在1890年报道,他采用颊黏膜治疗了4例尿道狭窄的患者,但遗憾的是此项工作没有继续进行下去。1941年Humby又报道了采用颊黏膜治疗尿道下裂,但同样遗憾的是此项工作也没有继续进行下去,直到1992年起此术式才被广泛地应用于尿道疾病。口腔黏膜作为重建尿道替代物的理论上的优点包括1个明显较其他移植物厚的上皮细胞层和致密的组织特性,使新尿道抗感染和抗创伤力较其他移植物强。它具有取材方便、操作简单、剥离黏膜容易、有弹性和轻度皱缩、抗感染力强的特点。目前,口腔黏膜作为重建

尿道的替代物已被广大泌尿外科学者所接受,并以补片法尿道成形和治疗尿道球部狭窄的效果较为理想。口腔颊黏膜材源有限,作为移植物很难用于复杂性超长段尿道狭窄的修复重建。舌侧面和底面黏膜没有殊功能,在结构上与口腔黏膜完全一样,可作为取材部位。舌黏膜一次可提供长6～16 cm,宽1.5～2.5 cm的移植片。此外,舌黏膜组织特性良好,上皮厚、富含弹性纤维、黏膜固有层薄、移植后容易血管化,易于成活。2006年Simonato等首先报道在8例尿道狭窄患者中采用舌底部黏膜重建尿道,到2008年又报道29例舌黏膜重建尿道治疗前尿道狭窄的结果,平均尿道狭窄长度3.6 cm,平均取舌黏膜长度5.3 cm,宽度1.5 cm,平均随访17.7个月,早期尿道狭窄的复发率20.7%。2008年Barbagli等报道采用舌黏膜治疗10例前尿道狭窄段长2～6 cm的早期经验,平均取舌黏膜长度4.5 cm,宽度2.5 cm,术后9例成功。膀胱尿道造影显示移植物无挛缩或囊状扩张,软式尿道镜检查示移植的舌黏膜与周围正常组织融合,难以区分。舌黏膜取材部位无疼痛、无外形及功能异常。

自2006年起,徐月敏等开展了舌黏膜替代尿道的实验与临床研究,在取材的方法、部位与国外报道的有所区别。部位选择是舌的侧底面,而不是单纯的底部,这样可取较宽的黏膜而不影响舌的功能。舌黏膜除具有口腔黏膜的诸多优点,如上皮层厚、固有层薄、弹性好和抗感染强等特性,且取材较颊黏膜更为方便,供

区并发症也明显减少。然而，无论是口腔黏膜还是舌黏膜一般较多用于较短的尿道替代，对于 > 17 cm 或多节段尿道狭窄一直是临床面临的最棘手难题之一，采用两种组织或黏膜拼接或分别替代尿道成形有望解决此难题。

二、颊黏膜尿道成形

（一）手术适应证

尿道狭窄段 10 cm 以内的前尿道狭窄。

（二）术前准备

尿路无菌。所有尿道狭窄患者术前均应做尿培养和药敏检查，对有菌者选用敏感的抗生素进行治疗，包括膀胱冲洗。

（三）麻醉与体位

鼻插管全身麻醉，使口腔完全自由。患者平卧位或截石位。

（四）手术步骤及要点

1. 切口　根据狭窄段尿道的部位做阴茎冠状沟环形、阴囊、会阴部直切口或会阴部人字形切口（图3-9-1）。探查尿道并游离狭窄段尿道，在狭窄段尿道的做背侧剖开至正常尿道 1.5 ～ 2.0 cm 处（图3-9-2 A、

B）。对尿道狭窄严重或闭锁者可切除狭窄段尿道，伸直阴茎（图3-9-2 C）。

2. 取黏膜条　牵开口腔，用碘伏做颊部黏膜消毒。黏膜下局部麻醉，避开腮腺导管开口，根据所需长度和宽度用手术记号笔在颊黏膜上做好标记。用尖头刀片按标记线切开黏膜，0号丝线在切开的黏膜条边缘缝合数针做牵引（图3-9-3 A、B）。逐步取下黏膜条，一般宽 1.5 ～ 2 cm。创面用凡士林纱布打包缝合止血（图3-9-3 C ～ E）。对狭窄不是非常严重或口腔下唇条件较好者也可取下唇的口腔黏膜（图3-9-4 A、B）。离体的黏膜条用生理盐水湿润并修剪黏膜下多余的脂肪和纤维组织（图3-9-4 C）。

3. 制作新尿道　在无张力的状态下，用5-0的可吸收线将口腔黏膜条间断固定在阴茎海绵体上（图3-9-5 A），颊黏膜条的两侧与已分离，剪开的狭窄段尿道做侧侧间断缝合或两端分别与已分离，修整好的尿道断端做间断吻合。对尿道狭窄段较长者，可采用两条拼接的方法（图3-9-5 B）。

4. 缝合创面　选用合适口径的带槽硅胶管（14Fr ～ 18Fr）作为尿道成形时的支架管，用4-0的可吸收线将阴茎浅筋膜分两层进行连续缝合，阴茎皮

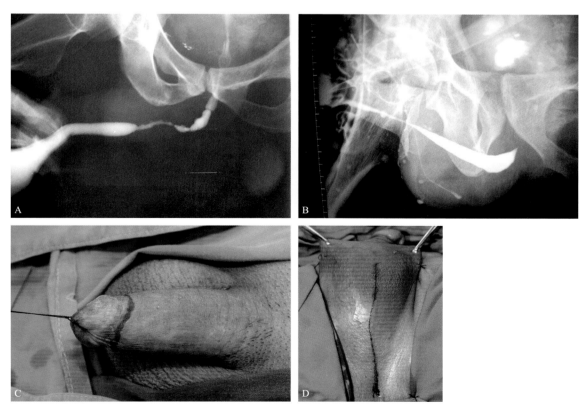

图 3-9-1
A. 尿道球部狭窄。B. 前段尿道狭窄。C. 阴茎冠状沟环行切口。D. 会阴阴囊区直切口

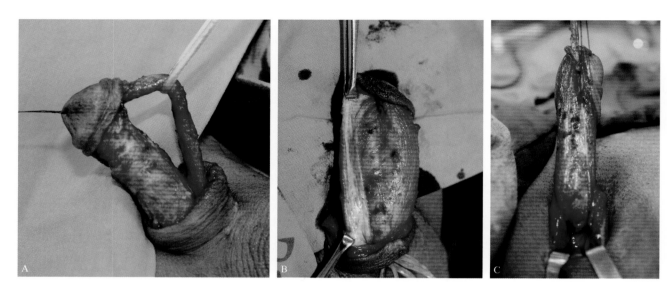

图 3-9-2
A. 分离狭窄段尿道。B. 剖开狭窄段尿道。C. 切除狭窄段尿道，伸直阴茎

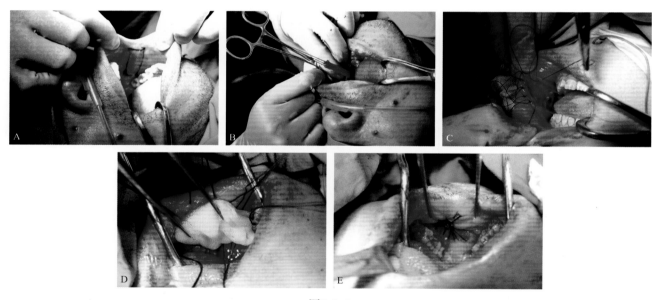

图 3-9-3
A. 口腔内画好标记。B. 分离黏膜条。C. 创面周边缝合。D. 用凡士林覆盖创面。E. 创面打包缝合

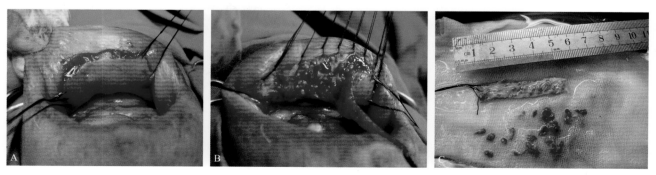

图 3-9-4
A. 取下唇黏膜。B. 创面周边缝合。C. 去除黏膜下脂肪和纤维组织

肤用5-0单丝可吸收线间断或连续缝合（图3-9-5 C、D）。如缝合时有张力，在阴茎背侧皮肤做减张切开，深度应达阴茎海绵体白膜。

5. 术后处理　尿道内留置14Fr ～ 22Fr多孔硅胶导管，阴茎段尿道修补者用弹力绷带包扎，阴囊和会阴部者加压包扎4天，以后改用普通纱布包扎，并每天用抗生素液从尿道支架管冲洗尿道。术后3周左右行尿道膀胱造影，如无造影剂外渗则拔除尿道支架排尿，如有则再留置导尿管一周（图3-9-6）。

三、舌黏膜尿道成形

（一）手术适应证

尿道狭窄段15 cm以内，尿道球部远端的尿道狭窄。

（二）术前准备与麻醉及体位

同口腔黏膜重建尿道。

（三）手术步骤

1. 切口　根据狭窄段尿道的部位做阴茎冠状沟环形、阴囊、会阴部直切口或会阴部人字切口。探查尿

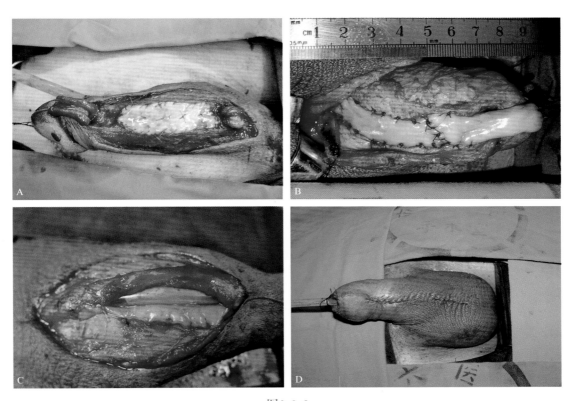

图3-9-5
A. 将黏膜条缝在阴茎海绵体白膜上。B. 两黏膜条斜形拼接成一条。C. 尿道内留置硅胶管后缝合创面。D. 创面缝合完毕

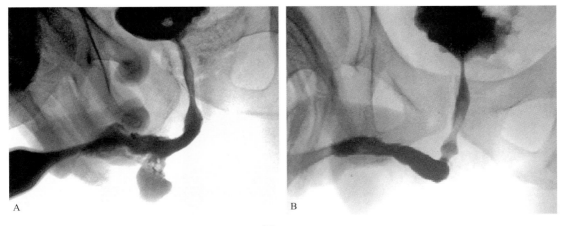

图3-9-6
A. 尿道逆行造影示造影剂外渗。B. 逆行造影示造影剂无外渗

道并游离狭窄段尿道，在狭窄段尿道做背侧剖开至正常尿道1.5～2.0 cm处。对尿道狭窄严重或闭锁者则切除狭窄段尿道，伸直阴茎。

2. 取黏膜条　牵开口腔，用碘伏做口腔部黏膜消毒。用4-0线在舌前1/4处贯穿缝合一针做牵引。根据所需长度和宽度用手术记号笔在舌黏膜上做好标记（图3-9-7），在1%利多卡因40 ml中加入3滴肾上腺素，将此混合液注入黏膜条与舌肌间（图3-9-8 A），使取黏膜条时容易化，还可减少取黏膜时出血。用尖头刀片按标记线切开黏膜，0号丝线在切开的黏膜条

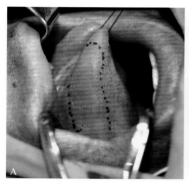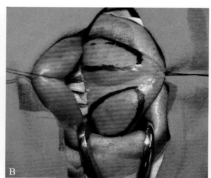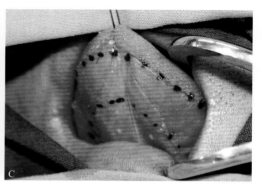

图3-9-7

A. 在舌侧面画好标记。B. 在舌两底面画好标记。C. 从舌左侧到右侧面画好标记

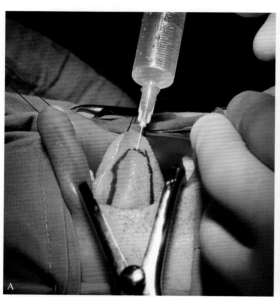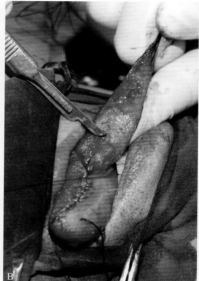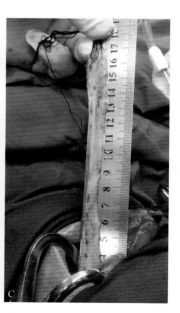

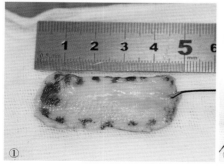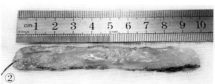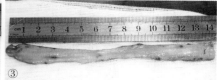

D

图3-9-8

A. 将混合液注入舌黏膜与肌层间。B. 分离黏膜条同时缝合创面。C. 尚未离断前黏膜条。D. 去除黏膜下脂肪和纤维组织后不同长短的黏膜条。①短的；②中长段；③超长段

边缘缝合数针做牵引。按需逐步取下黏膜条,一般宽1.5～2.5 cm,同时用4-0可吸收线缝合创面(图3-9-8 B、C)。离体的黏膜条用生理盐水湿润并修剪黏膜下多余的脂肪和纤维组织(图3-9-8 D)。

3. 新尿道成形　在无张力的状态下,用5-0的可吸收线将舌黏膜条间断固定在阴茎海绵体上(图3-9-9 A、B),舌黏膜两端分别与已分离,修整好的尿道断端做间断吻合;对尿道狭窄段较长者,也可采用两条拼接的方法(图3-9-9 C),然后将已剖开的狭窄段覆盖在黏膜条上。

4. 缝合创面　选用带槽或多孔硅胶管作为尿道成形时的支架管,用4-0的可吸收线将阴茎浅筋膜分两层进行连续缝合,阴茎皮肤用5-0单丝可吸收线间断缝合(图3-9-9 D、E)。如缝合时有张力,在阴茎背侧皮肤做减张切开,深度应达阴茎海绵体白膜。对尿道外口狭窄者在扩大外口后用黏膜修复创面(图3-9-10)。

5. 术后处理　根据患者年龄大小,尿道内留置8Fr～18Fr带槽或多孔硅胶导管,阴茎段尿道修补者用弹力绷带包扎,阴囊和会阴部者加压包扎4天,以后改用普通纱布包扎,并每天用抗生素液从尿道支架管冲洗尿道。术后3周左右行尿道膀胱造影,如无造影剂外渗则拔除尿道支架排尿,如有则再留置导尿管一周。

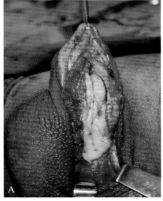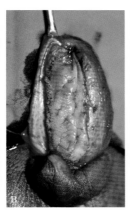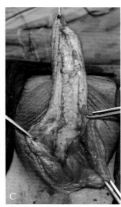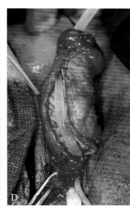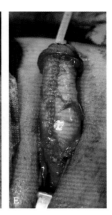

图3-9-9

A. 将黏膜条缝在阴茎海绵体白膜上,补片式替代尿道。B. 将黏膜条缝在阴茎海绵体白膜上后扩大替代尿道。C. 两条黏膜拼接替代尿道。D. 尿道内留置硅胶管做支架管后缝合创面。E. 尿道缝合完毕

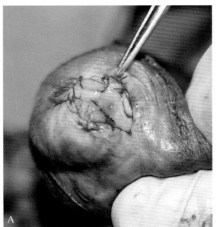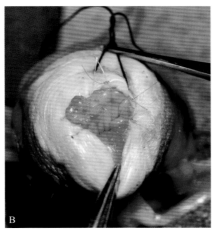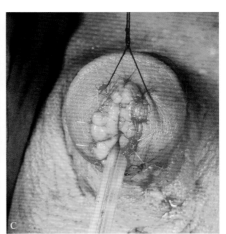

图3-9-10　口腔黏膜重建尿道开口,不同类型

视频27　口腔黏膜扩大尿道板治疗
　　　　次全尿道狭窄

(徐月敏　刘　峰)

第二节　结肠黏膜及不同组织拼接尿道成形术

一、概述

为了解决有效治疗超长段尿道狭窄的问题,2000年徐月敏等在动物实验的基础上开展了利用结肠黏膜作为尿道替代物治疗18 cm以上的超长段尿道狭窄的临床研究,获较好效果。结肠黏膜具有材源丰富、剥离黏膜容易、有弹性和轻度皱缩的特点,尤其适合复杂性超长段尿道狭窄或闭锁的治疗。但这种取黏膜方法的创伤较大,需取一段结肠,所以在尿道成形的实际应用中一般不宜作首选方法。然而,对初次或再次治疗失败的复杂性超长段尿道狭窄或闭锁(＞18 cm)的患者可以考虑选用结肠黏膜重建尿道。其次对采用阴茎皮肤尿道成形治疗超长段尿道狭窄时皮肤组织不够时也可选择与颊或舌黏膜拼接的方法,一般均可获得满意效果。

二、结肠黏膜重建尿道

(一)手术适应证

尿道狭窄段18 cm以上的复杂性尿道狭窄(图3-9-11)。

(二)术前准备

1. 尿路无菌　所有尿道狭窄患者术前均应做尿培养和药敏检查,对有菌者选用敏感的抗生素进行治疗,包括膀胱冲洗。

2. 肠道准备　术前4天,口服肠道不吸收的抗生素,如卡那霉素,1 g,Bid;同时补充维生素K制剂,手术日晨,清洁灌肠。

3. 麻醉与体位　患者全身麻醉,平卧位或截石位。

4. 手术步骤

(1)阴茎冠状沟环形切口加会阴部人字形切口(图3-9-12 A)或会阴部直切口,探查尿道并切除狭窄或闭锁的尿道及周围瘢痕组织,伸直阴茎,扩大尿道外口。对尿道外口狭窄明显或闭锁者,需行人字形切口扩大外口(图3-9-12 B、C)。

(2)取10～15 cm长带血管蒂的乙状结肠,恢复肠道的连续性,关闭肠系膜间隙。游离肠段腔内消毒后分离黏膜,在无张力的状态下按需裁剪成一条按需长,宽3 cm的黏膜(图3-9-13 A)。以16Fr～18Fr多孔或有侧凹槽的硅橡胶管为支架,用5-0的可吸收线将结肠黏膜间断缝合成管状(图3-9-13 B、C)并将其固定在阴茎海绵体上,两端分别与已分离,修整好的尿道断端做间断吻合或一端与尿道做间断吻合,另一端直接开口于阴茎头(图3-9-14)。

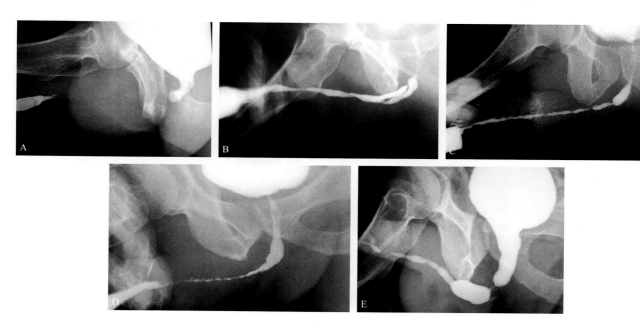

图3-9-11
A. 长段尿道闭锁。B. 多处狭窄伴假道。C. 极细的前尿道。D. 炎症性尿道狭窄。E. 节段性尿道狭窄

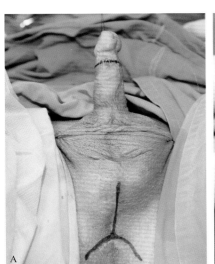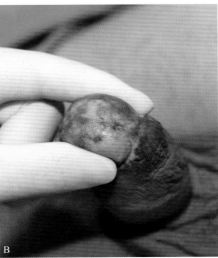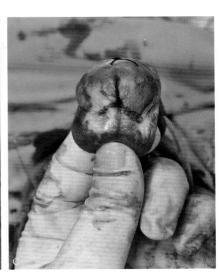

图3-9-12

A. 冠状沟环形切口加会阴部倒Y形切口。B. 尿道外口极其狭窄。C. 尿道外口人字形切口

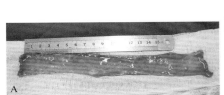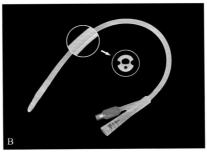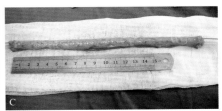

图3-9-13

A. 游离和裁剪好的黏膜条。B. 有侧凹槽的硅橡胶管。C. 5-0间线断缝合成管状

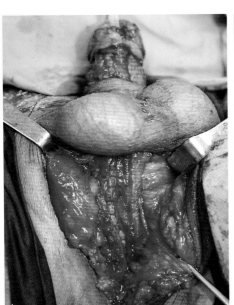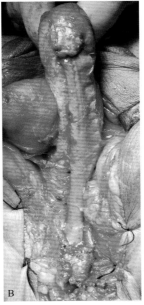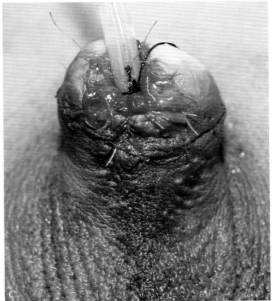

图3-9-14

A、B. 黏膜尿道与原尿道断端做间断吻合。C、D. 另一端直接开口于阴茎头

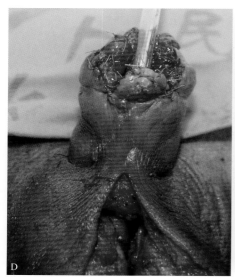
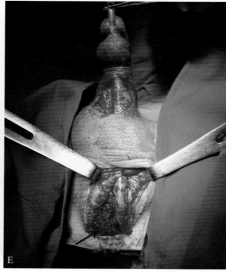
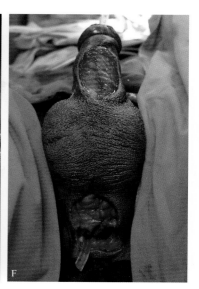

图 3-9-14（续）
E. 后尿道旁用带蒂肌瓣包裹，增加血供。F. 分层关闭各层组织

（3）对尿道球膜部周围瘢痕组织严重，切除后局部空隙较大或移植床血供较差时可取周围的带蒂肌肉瓣填充，以增加游离黏膜的血供（图 3-9-14 E）。分层关闭各层组织（图 3-9-14 F）。

5. 术后处理 阴茎用弹力绷带包扎（图 3-9-15），阴囊和会阴部（狭窄或闭锁涉及此段尿道时）加压包扎 4 天，以后改用普通纱布包扎，并每天用抗生素从尿道支架管冲洗尿道。术后 3 周左右拔除尿道支架排尿，对尿道外口狭窄者需定期观察尿道情况（图 3-9-16），3～4 周后行膀胱尿道造影、尿流率检查作为今后随访时的对照资料（图 3-9-17）。

三、阴茎皮肤与口腔黏膜拼接尿道成形术

（一）手术适应证

尿道狭窄段 16 cm 以上（图 3-9-18）。

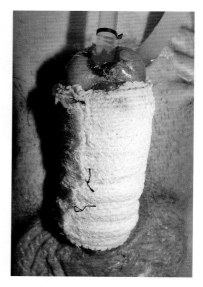

图 3-9-15 **用弹性绷带包裹阴茎段**

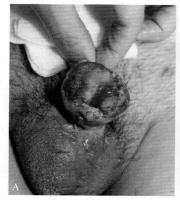
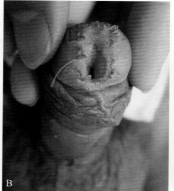
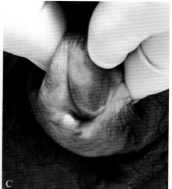

图 3-9-16
A. 术后三周人字形尿道外口。B. 圆形尿道外口。C. 一年后尿道外口

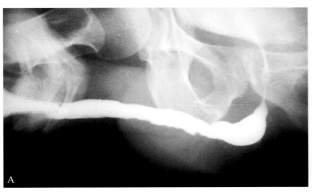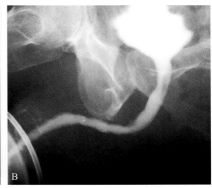

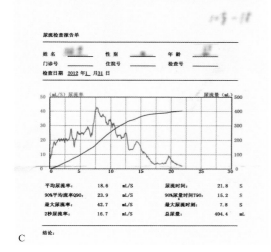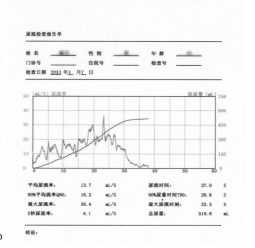

图 3-9-17

A. 逆行尿道造影示尿线粗大。B. 排尿期造影示尿线粗大。C. 术后3周尿流率结果。D. 术后1年尿流率结果

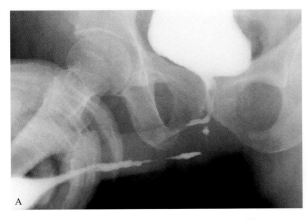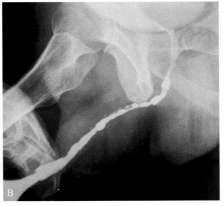

图 3-9-18

A. 长段尿道狭窄伴闭锁。B. 炎性长段尿道狭窄

（二）麻醉与体位

患者全身麻醉。平卧位或截石位。

（三）手术步骤

（1）阴茎冠状沟环形切口加会阴部人字形切口或直切口加会阴部人字形切口，探查尿道并切除狭窄或闭锁的尿道及周围瘢痕组织，伸直阴茎；对尿道外口狭窄者，需行人字形切口扩大外口（图3-9-16 A）。

（2）阴茎皮肤或包皮尚充裕者，取阴茎皮肤或包皮重建部分前尿道（图3-9-19 A、B），然后再取口腔颊或舌黏膜重建尿道弥补残余的缺如部分尿道（图3-9-

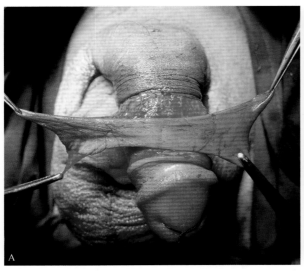
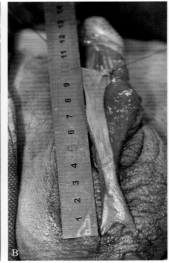
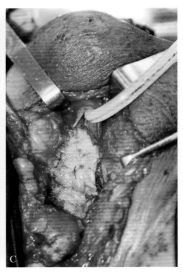

图3-9-19

A.取包皮瓣。B.包皮瓣移至尿道狭窄段。C.将黏膜条与包皮和近端尿道吻合,补片式替代尿道

19 C);如无充裕的阴茎皮肤或包皮重建尿道,也可采用颊黏膜和舌黏膜拼接重建尿道(图3-9-20)。

(3)制作新尿道与术后处理同上。

四、手术体会

复杂性长段尿道狭窄的修复重建是一种高难度的手术,虽然已有多种技术被用于尿道狭窄的修复和不同的组织被用于重建尿道,包括带蒂皮瓣、游离皮肤、膀胱黏膜、颊黏膜、结肠黏膜和舌黏膜,然而没有一种技术或一种组织能用于所有患者或病情。对替代性尿道成形的理想术式应是简单、安全、可行和能被绝大多数外科医师所掌握。我们的经验是术式的选择应根据多种因素,特别是尿道狭窄的部位、病因、长度、是否有合并症及术者的经验所决定。

游离黏膜尿道成形是治疗前尿道狭窄或闭锁较为常用的术式,我们常用的是利用口腔颊黏膜和舌黏膜

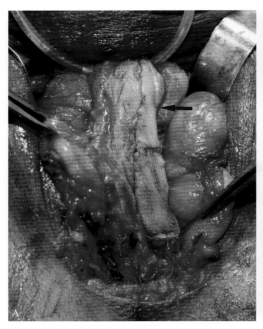
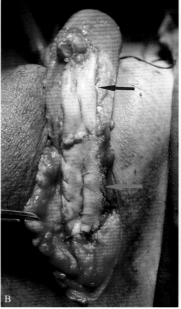
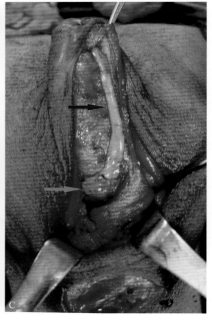

图3-9-20

A.两条黏膜拼接与原尿道侧侧吻合,扩大替代尿道。B.两种黏膜拼接,替代缺如的尿道。C.两种黏膜拼接与原尿道侧侧吻合,扩大替代尿道

重建尿道,对于超长段的尿道狭窄选用结肠黏膜或移植物拼接来重建尿道。手术成功的关键是游离的黏膜必须存活,因此,移植物能否尽快建立新的血液循环和伤口有无感染至关重要。Baskin等认为移植物重建血液循环的过程可分三期:第一期,移植物与接受床至少有48小时的粘合期,使移植物能从接受床中获取营养;第二期,在此后的2天,是移植物与接受床间重建血供期;第三期(移植后4~5天),移植物的淋巴引流开始恢复。因此,在移植时应注意做到:① 术中应尽可能做到切除所有瘢痕组织,尽可能建立一个平整又有很好血供的接受床。② 尽量缩短移植物的缺血时间。③ 局部无感染和消除死腔,将黏膜片固定在阴茎海绵体上,保持尿道腔有一定宽度。

我们在术后常规对移植区加压包扎4天,使移植物与接受床紧密粘合且消除死腔,这对保证手术成功起重要作用。我们曾对结肠黏膜尿道成形术后1周、3周、3个月、1年、3年和5年分别采用尿道镜检查移植的黏膜情况,结果示结肠黏膜色泽良好,表面光滑,无糜烂或瘢痕病变(图3-9-21)。

舌黏膜重建尿道是近几年开展的新术式,我们首先进行了动物实验,随后应用于临床,至2019年12月共进行了600多例舌黏膜尿道成形。通过对这些患者的治疗,笔者体会:① 取黏膜可以从舌的侧面到底面,这样可较易获得较宽的黏膜条(2~2.5 cm)而不影响舌的功能。② 如尿道狭窄段较长,需较长的黏膜条时可以取双侧或环形一圈的舌黏膜,笔者取的最长舌黏膜达17 cm。③ 游离的黏膜必须与阴茎海绵体做多处固定缝合,使黏膜能与阴茎海绵体紧密黏合,迅速完成再血管化。④ 与取颊黏膜相比,舌黏膜的获取更为方便。术中可将舌拉出口腔,且舌黏膜与舌肌的分界较明显。⑤ 取材部位并发症少,术后3~7天后患者无舌活动受限及其他功能障碍。

口腔内黏膜重建尿道的术式主要有两种:① 在狭窄段尿道做背侧剖开后重建尿道术式可采用保留原尿道板的扩大尿道腔。在无张力的状态下,用5-0的可吸收线将舌黏膜条间断固定在阴茎海绵体上,黏膜的两侧及两端分别与已分离,剪开的狭窄段尿道做侧侧间断缝合成管状。② 如必须切除狭窄或闭锁段尿道,则需用较宽的黏膜条(2~2.5 cm),间断固定在阴茎海绵体上,黏膜的两端分别与已分离,修整好的尿道断端做间断吻合。通过600多例的治疗,笔者体会在这两种术式中,第一种术式的术后并发症较少,所以如

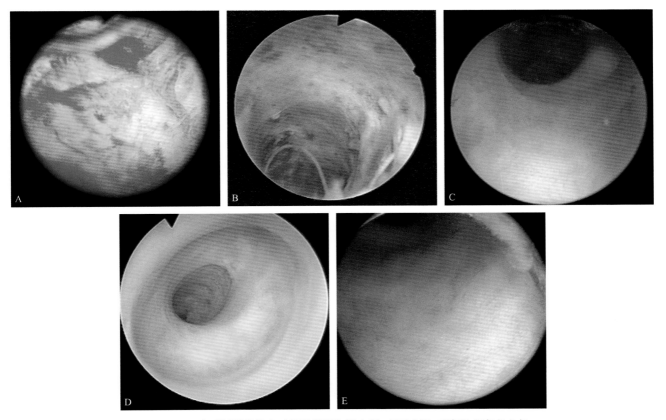

图3-9-21　术后尿道镜检查示结肠黏膜色泽良好,表面光滑,无糜烂或瘢痕病变
A. 一周。B. 三周。C. 一年。D. 三年。E. 五年

果病情允许应选用第一种术式较妥。

采用两种组织（如黏膜和包皮）拼接后替代尿道或分段替代可望解决长段或多节段尿道狭窄的难题。我们认为口腔舌黏膜与颊黏膜或阴茎皮瓣拼接尿道成形术，具有取材部位隐蔽、创伤小、取材方便、疗效好，几乎适合所有患者的优点，是治疗长段或多节段尿道狭窄的有效方法；两种组织替代尿道后的相容性较好（图3-9-22），值得临床选用。

利用颊黏膜尿道成形术中采用管状术式重建尿道者疗效较差，其原因之一是颊黏膜的材源有限，新建的尿道管腔相对狭小，易发生狭窄。而结肠黏膜的材源丰富，新建尿道时可以做成管状式重建尿道，吻合口做成斜面或像压舌板样伸入一侧尿道腔内缝合，这样不易发生吻合口狭窄。我们采用结肠黏膜替代尿道的病例均属复杂性超长段尿道狭窄，术中均采用管状重建尿道，术后的结果较为满意。这种技术为复杂性超长段尿道狭窄或闭锁（>18 cm）的患者的治疗开创了一条新路。

（徐月敏　刘　峰）

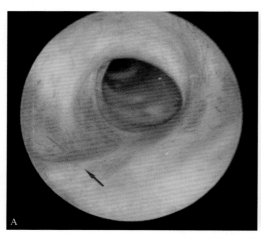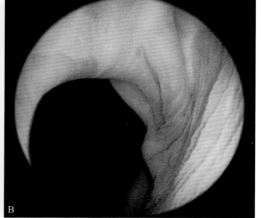

图3-9-22
A. 舌黏膜和包皮拼接2年后，绿箭头为黏膜，蓝箭头为皮肤。B. 舌黏膜和包皮拼接2年后尿道腔为皮肤组织

参考文献

［1］ Lumen N, Vierstraete-Verlinde S, Oosterlinck W, et al. Buccal versus lingual mucosa graft in anterior urethroplasty: A prospective comparison of surgical outcome and donor site morbidity[J]. J Urol, 2016, 195(1): 112−117.

［2］ Chauhan S, Yadav SS, Tomar V. Outcome of buccal mucosa and lingual mucosa graft urethroplasty in the management of urethral strictures: A comparative study[J]. Urol Ann, 2016, 8(1): 36−41.

［3］ Xu YM, Qiao Y, Sa YL, et al. Substitution urethroplasty of complex and long-segment urethral strictures: a rationale for procedure selection[J]. Eur Urol, 2007, 51(4): 1093−1098.

［4］ Palmer DA, Marcello PW, Zinman LN, et al. Urethral reconstruction with rectal mucosa graft onlay: A novel, minimally invasive technique[J]. J Urol, 2016, 196(3): 782−786.

［5］ Xu YM, Sa YL, Fu Q, et al. Oral mucosal grafts urethroplasty for the treatment of long segmented anterior urethral strictures[J]. World J Urol, 2009, 27(4): 565−571.

［6］ Xu YM, Feng C, Sa YL, et al. Outcome of 1-stage urethroplasty using oral mucosal grafts for the treatment of urethral strictures associated with genital lichen sclerosis[J]. Urology, 2014, 83(1): 232−236.

［7］ Xu YM, Qiao Y, Sa YL, et al. Urethral reconstruction using colonic mucosa graft for complex urethral strictures[J]. J Urol, 2009, 182(3): 1040−1043.

［8］ Xu YM, Li C, Xie H, et al. Intermediate term outcomes and complications of long-segment urethroplasty with lingual mucosa grafts[J]. J Urol, 2017, 198(2): 401−406.

第十章
口腔黏膜一期尿道球部成形

尿道球部狭窄是常见疾病。根据狭窄的长度及严重程度选择相应的术式,口腔黏膜扩大尿道腔或完全替代尿道球部是常用的方法。本章介绍获取口腔内黏膜的不同方法和各种修补尿道球部的技术。

本章笔者(Barbagli G 和 Lazzeri M)来自意大利尿道修复中心,在国际上享有盛名,创立了多种尿道修复的新技术。

第一节　术前注意点

一、概述

尿道球部狭窄修复术式较多,可根据狭窄长度和特点相应选择术式,主要包括尿道端端吻合、顶壁扩大-黏膜条吻合尿道成形、采用皮瓣或移植物补片法修补和分期手术等。① 狭窄长度较短者(1 ~ 2 cm),常选择端端吻合术。② 闭塞性狭窄(狭窄长度 2 ~ 3 cm),推荐行顶壁扩大-黏膜条吻合尿道成形。③ 狭窄长度 > 3 cm,通常采用阴茎皮肤或口腔黏膜移植重建尿道,包括背侧或腹侧补片法尿道成形等多种方法。④ 尿道狭窄长度 > 6 cm,阴茎部和球部同时累及或局部条件不佳时,须行分期尿道成形或 mesh 补片法尿道成形。采用口腔黏膜尿道成形是尿道球部狭窄修复最主流的方法。

二、术前准备

术前应询问病史、建立档案,回顾患者是否存在会阴部钝伤、反复尿道切开或尿道成形手术失败史,并仔细检查外生殖器以排除硬化性苔藓病变(Lichen sclerosus disease, LS)。术前须行逆行尿道造影以明确狭窄部位、数量和长度,行排尿期膀胱尿道造影以观察膀胱颈部控尿情况,并评估近狭窄处尿道扩张程度。推荐行尿道超声和尿道镜检查以进一步了解狭窄特点。充分告知患者行尿道球部成形的性功能相关的安全性。须仔细询问患者狭窄病因、检查狭窄部位及长度,以更好确定所需口腔黏膜的特性。如近期有口腔感染史(如念珠菌、水痘病毒或疱疹病毒)、下颌弓手术史导致张口困难或为管乐器吹奏者,则应采用生殖器或生殖器以外皮肤行尿道成形。

术前 3 天起,嘱患者用氯己定漱口清洁口腔,并持续使用至术后 3 天。术中和术后 3 天内常规静脉使用广谱抗生素。

(Guido Barbagli　Massimo Lazzeri 著;傅强 译)

第二节　手术方法与术后注意事项

一、手术技巧

(一)取颊黏膜

(1)鼻插管全身麻醉(图 3-10-1 A),使口腔完全自由(图 3-10-1 B);使用自带光源的张口器(图 3-10-1 C),获取口腔黏膜的过程仅需 1 名助手即可完成(图 3-10-1 D)。

(2)消毒右颊内面黏膜,在颊部外缘做缝线牵引。

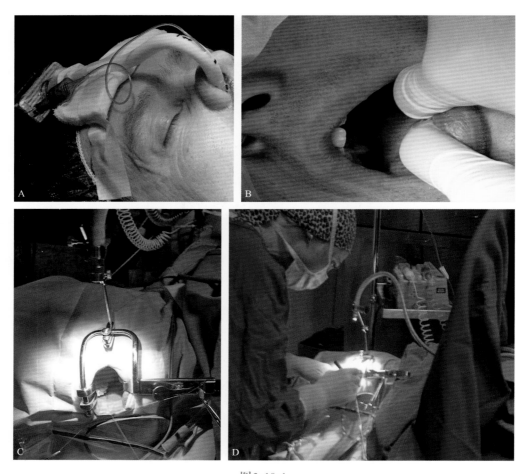

图 3-10-1
A. 鼻插管全身麻醉。B. 口腔完全自由。C. 自带光源的张口器。D. 仅需 1 名助手即可获取口腔黏膜

注意避开第二臼齿水平的腮腺管（Stensen 管），根据修复所需大小在颊黏膜上做好卵圆形标记（图 3-10-2）。沿补片边缘范围注入 1% 盐酸利多卡因＋肾上腺素（1：100 000）混合液可更好止血。

（3）锐性分离取下所需黏膜条，避免损伤颊部肌层（图 3-10-3）。仔细检查创面有无出血，并闭合两端（图 3-10-4 A、B）。创面用 4-0 可吸收线缝合（图 3-10-4 C、D）。必要时，可用同法取左侧颊黏膜。黏膜条用细针固定在硅胶板上，仔细修剪除去黏膜下多余的脂肪和纤维组织，并根据尿道狭窄的部位、长度和特点做

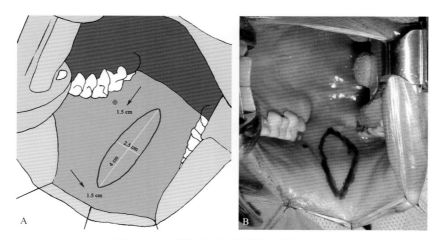

图 3-10-2　根据需要在颊黏膜上做好卵圆形标记

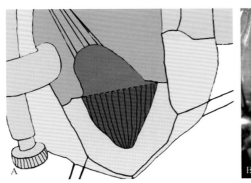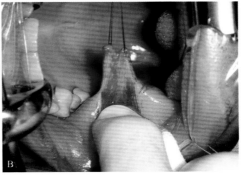

图 3-10-3　锐性分离取下所需黏膜条

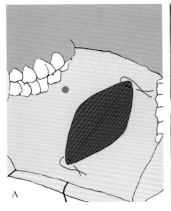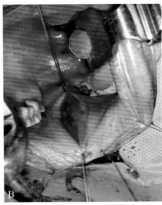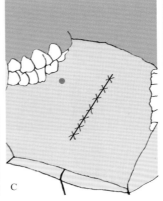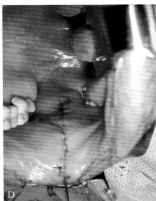

图 3-10-4
A、B. 闭合创面两端。C、D. 4-0 可吸收线缝合创面

相应裁剪（图 3-10-5）。冰袋冰敷颊部，以避免术后疼痛和血肿形成。

（二）取舌黏膜

（1）消毒、麻醉与取颊黏膜方法相似，但通过牵引缝线易将舌牵出口腔，取材较颊内面黏膜更方便。

（2）在舌前部贯穿缝合一针做牵引（图 3-10-6 A、B）。取材注意避开 Wharton 管开口和潜在舌神经的部位（图 3-10-6 C、D）。根据所需大小做好卵圆形标记（图 3-10-7 A）。取材过程中注意避免切除舌底部黏膜以保留舌的活动性。用小刀切开边缘处（图 3-10-7 B）并用剪刀锐性分离取下黏膜条（图 3-10-7 C），注意应在黏膜和黏膜下脂肪层间水平仔细分离，使获得的舌黏膜材料尽可能薄。

（3）仔细检查创面有无出血（图 3-10-7 D），并用 4-0 可吸收缝线缝合创面（图 3-10-7 E）。去除黏膜下多余的脂肪和纤维组织（图 3-10-7 F）。

（三）采用背侧补片法

口腔黏膜补片和纤维蛋白胶行顶壁扩大-黏膜条吻合尿道成形。

（1）取截石位（图 3-10-8 A）将患者小腿小心放置在有连续充放气气囊套设备的 Allen 支腿架上（图 3-10-8 B），使下肢抬高悬吊（图 3-10-8 C）。合适的体

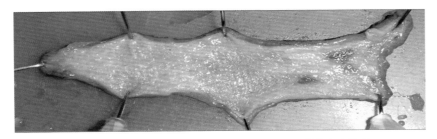

图 3-10-5　去除黏膜下多余的脂肪和纤维组织，并做相应裁剪

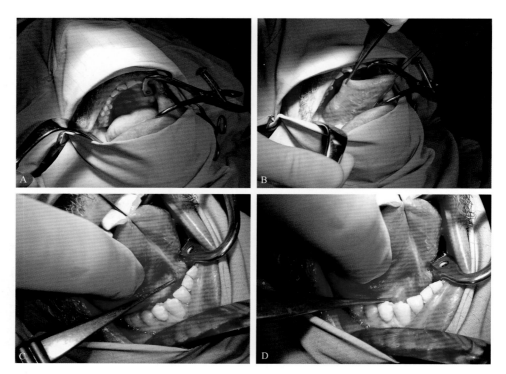

图 3-10-6

A、B. 牵开口腔,在舌前部贯穿缝合一针做牵引。C. Wharton's 管开口。D. 潜在的舌神经

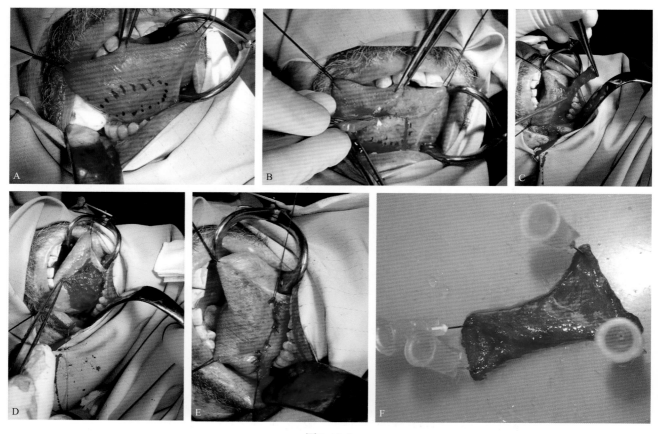

图 3-10-7

A. 在舌底面画好卵圆形标记。B. 用小刀切开舌黏膜标记边缘处。C. 用剪刀锐性分离取下黏膜条。D. 仔细检查创面有无出血。E. 可吸收线缝合创面。F. 去除黏膜下多余的脂肪和纤维组织

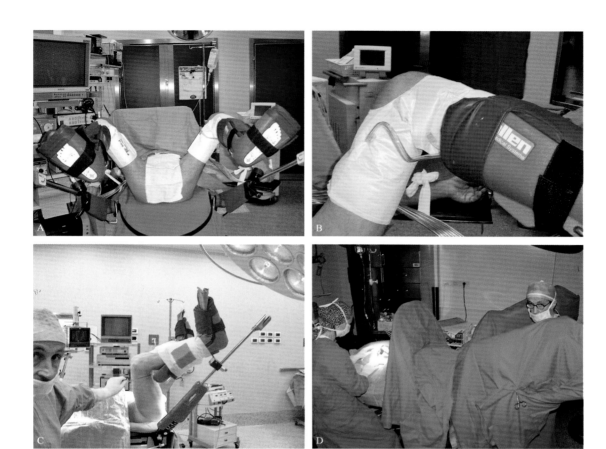

图 3-10-8
A. 截石位的摆放。B. Allen 支腿架。C. 通过 Allen 支腿架抬高悬吊下肢。D. 口腔组和尿道组同时开展手术

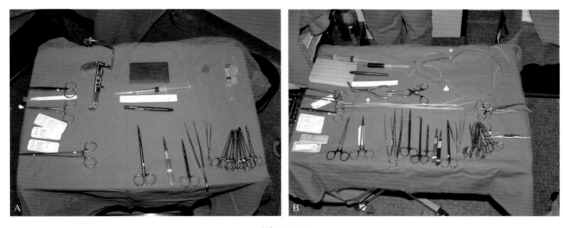

图 3-10-9
A. 口腔组手术器械。B. 尿道组手术器械

位能保证小腿肌肉不受压迫，避免因小腿转位引起的术后会阴部神经受损。手术分两部分，由两个手术团队同时进行（图 3-10-8 D），各自有相应的包括吸引器和双极电刀在内的手术器械（图 3-10-9）。尿道内注入亚甲蓝帮助更好辨认尿道黏膜（图 3-10-10）。

（2）做会阴正中直切口，分离球海绵体肌。远端尿道置入 16Fr 软圆头导尿管探查远端狭窄部位（图 3-10-11 A）。游离尿道（图 3-10-11 B），在尿道狭窄处水平完全离断尿道（图 3-10-11 C），从海绵体中游离尿道边缘（图 3-10-11 D）。

（3）海绵体上注射 2 ml 纤维蛋白胶（图 3-10-12 A），将口腔黏膜伸展固定在纤维蛋白胶床上（图 3-10-

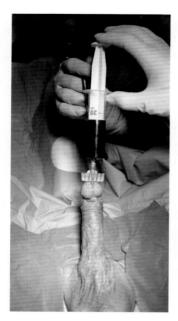

图3-10-10　尿道内注入亚甲蓝

12 B)。在无张力的状态下，用两根5-0可吸收线分别将黏膜条两端固定在海绵体上，用三根5-0可吸收线分别将黏膜条与尿道切开处较宽的远端和近端固定。将口腔黏膜左侧与尿道黏膜左侧缘做侧侧缝合（图3-10-12 C）。

（4）置入16Fr硅胶导尿管，将尿道转回原位。将口腔黏膜右侧与尿道黏膜右侧缘做侧侧缝合。术毕，黏膜条完全覆盖于尿道上（图3-10-12 D）。尿道中注入2 ml纤维蛋白胶以防止漏尿。

（四）背侧单侧补片法颊黏膜尿道成形

（1）体位及摆放要求、手术团队、手术器械准备

同前。

（2）做会阴正中直切口，仅从左侧将尿道球部从海绵体中分离。注意分离要从肌肉缺如的远端尿道开始，防止损伤球海绵体肌和会阴中心腱。右侧尿道仍完全附着于海绵体上，以保留其侧面血供（图3-10-13 A）。

（3）将左侧尿道行部分转位并在其侧面做一标记（图3-10-13 B）。确定尿道狭窄段范围后，沿中线做尿道狭窄段背侧剖开、暴露尿道腔（图3-10-13 C），并向远端和近端延伸至完全切开狭窄段并测量尿道床的长度和宽度。

（4）根据尿道切开的长度和宽度，将口腔黏膜条做相应裁剪，并将其伸展固定在白膜上（图3-10-13 D）。黏膜条两端分别固定在尿道切开段的远、近端。将黏膜右侧与尿道黏膜床左侧缘做侧侧缝合。

（5）置入16Fr带槽硅胶导管（图3-10-14 A）。将带有完整球海绵体肌的尿道球部转回原位覆盖口腔黏膜补片（图3-10-14 B）。左侧用4-0可吸收线将尿道边缘间断固定在海绵体上覆盖黏膜条。术毕，尿道和肌肉完全覆盖补片（图3-10-14 C）。用可吸收线间断缝合关闭会阴浅筋膜、会阴部脂肪和皮肤。术后留置导尿管3周。

（五）腹侧口腔黏膜补片法尿道成形

（1）体位及摆放要求、手术团队、手术器械准备同前。

（2）做会阴正中直切口，用剪刀在尿道球部仔细分离海绵体和球海绵体肌，防止损伤肌肉侧缘和会阴中心腱（图3-10-15 A）。两把小Farabeuf拉钩牵开肌

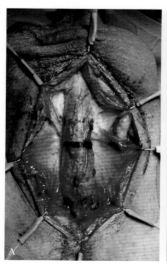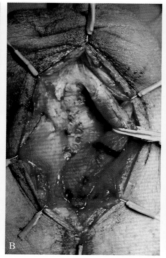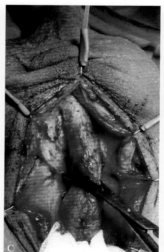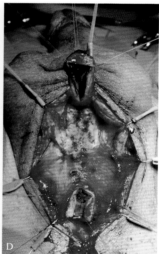

图3-10-11

A. 探查尿道狭窄远端，并做标记。B. 游离尿道。C. 在尿道狭窄处水平完全离断尿道。D. 从海绵体中游离尿道边缘

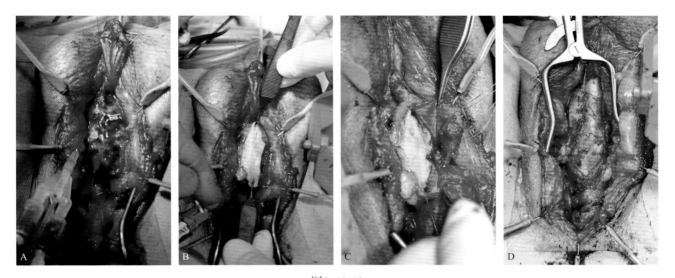

图 3-10-12

A. 海绵体上注射 2 ml 纤维蛋白胶。B. 口腔黏膜伸展固定在纤维蛋白胶床上。C. 口腔黏膜左侧与尿道黏膜左侧缘做侧侧缝合。D. 黏膜条完全覆盖于尿道上

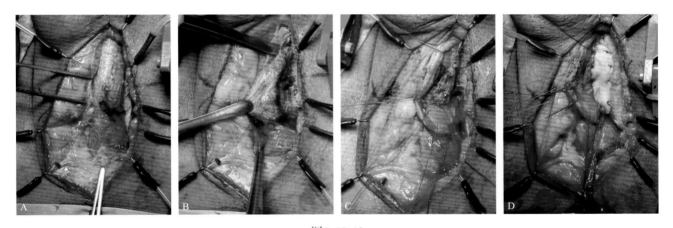

图 3-10-13

A. 从左侧分离尿道球部和海绵体。B. 左侧尿道部分转位后在其侧面做一标记。C. 沿中线做尿道狭窄段背侧剖开。D. 口腔黏膜伸展固定在尿道床白膜

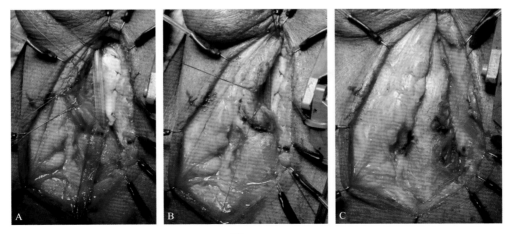

图 3-10-14

A. 置入带槽硅胶导管。B. 带有完整球海绵体肌的尿道转回原位覆盖黏膜补片。C. 肌肉完全覆盖补片

肉充分暴露腹侧尿道表面(图3-10-15 B)。确定狭窄远端范围,沿腹侧正中线纵行切开尿道海绵体、充分暴露尿道腔(图3-10-15 C),并向远、近端延伸直至切开狭窄段全长。狭窄段全部切开后,测量尿道床的长度和宽度。

(3)根据尿道切开的长度和宽度,将口腔黏膜补片做相应裁剪。补片两端分别与尿道切开段的远、近端缝合,用6-0可吸收线做补片左侧与尿道黏膜床左侧缘防水性吻合(图3-10-15 D)。

(4)置入16Fr带槽硅胶导管(图3-10-16 A)。补片转位覆盖导管,并用6-0可吸收线将补片右侧与尿道黏膜床右侧缘做防水性吻合(图3-10-16 B)。补片缝合完成后,4-0可吸收线间断缝合海绵体,覆盖补片(图3-10-16 C)。海绵体上注入2 ml纤维蛋白胶(图3-10-16 D),球海绵体肌覆盖海绵体组织(图3-10-16 E)。用可吸收线间断缝合关闭会阴浅筋膜、会阴部脂肪和皮肤。术后留置导尿管3周。

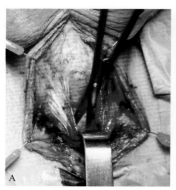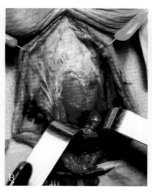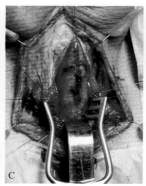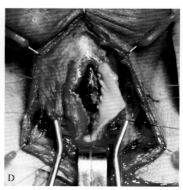

图3-10-15

A. 用剪刀锐性分离海绵体和球海绵体肌。B. 小拉钩牵开肌肉充分暴露腹侧尿道表面。C. 沿腹侧正中线纵行切开海绵体。D. 补片左侧与尿道黏膜床左侧缘做防水性吻合

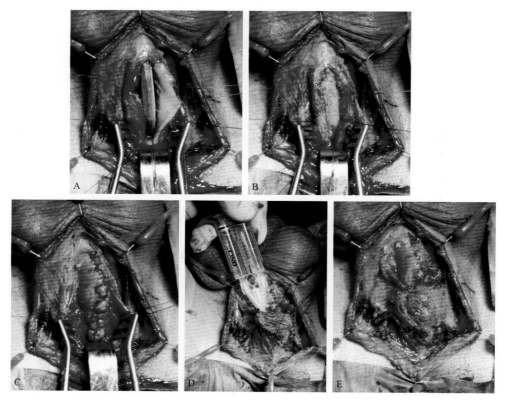

图3-10-16

A. 置入16Fr带槽硅胶导管。B. 补片右侧与尿道黏膜床右侧缘做防水性吻合。C. 缝合海绵体覆盖补片。D. 海绵体上注入纤维蛋白胶。E. 球海绵体肌覆盖海绵体

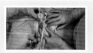

二、术后护理

术后最初进食清洁流质,以后逐渐改进软食及规律普食。术后第1天即可下床走动,术后3天即可出院。术后均使用广谱抗生素静脉滴注抗感染,至拔管前均应口服抗生素。留置16Fr带槽硅胶导管使尿液能更好地引流至尿道外口。非必须行耻骨上膀胱穿刺引流。术后即刻用2个冰袋行颊部和会阴、外生殖器部位冰敷,以降低水肿、疼痛、血肿和夜间勃起的可能性。3周后拔除导尿管,同时行排尿期膀胱尿道造影。小的早期并发症为夜间勃起引起的尿道出血,之后小并发症为会阴部、阴囊肿胀引起的一过性麻痹、感觉迟钝。

三、手术体会

根据笔者经验,以上术式都很有效。

(一)颊黏膜与舌黏膜

颊部是口腔黏膜最好的取材部位,术后并发症发生率低、患者满意度高。舌黏膜为颊黏膜的替代物。

(二)口插管与鼻插管

文献中并未提供关于气管插管方式的确切指南。1996年Morey和McAninch详细回顾了尿道重建手术中口腔黏膜取材技巧,强调"患者行鼻插管麻醉"。2002年,包括Morey等一些作者指出"行鼻插管更好,但非强制性"。2003年,包括McAninch等另一些作者澄清观点。作者起初推荐行鼻插管麻醉,但发现术后不适较多、且对取颊内面黏膜帮助不大。口插管可固定在取材对侧颊部。根据作者经验,鼻插管优于口插管,因为鼻插管更小、更软、更利于手术解剖操作过程。无患者出现任何术后不适,且因为口腔完全自由,取材更方便快捷。并且使用小型张口器的患者,可能因对侧较大的口插管干扰而使取颊内面黏膜操作更困难。行口插管患者中有2例因取颊黏膜过程中插管移位而造成严重的麻醉干扰。但对于有鼻外伤手术史或鼻甲肥大的患者则仅能行口插管。最终,选择鼻插管还是口插管需麻醉师与泌尿科医师共同商议决定,需要根据患者的病史、面容、张口大小及尿道重建所需补片的特点决定。

(三)关于取口腔黏膜,单个团队与两个团队

两个团队,即在助手取口腔黏膜的同时泌尿科医师可暴露、测量尿道狭窄段,1996年Morey和

McAninch推荐采用此方法。此方法有很多优点,包括显著减少手术时间、防止长期摆放截石位相关的棘手并发症、加强手术无菌性防止交叉感染。使用专门的自带光源的张口器使口腔内操作过程仅需1名助手即可完成。2001年Andrich和她的同事报道了口腔黏膜取材过程,称"即使移植物掉落在地,清洁后使用仍没有任何问题",这些作者强调"颊黏膜抗感染力极强,不存在口腔或会阴部手术部位感染问题",并宣称"在两个部位间移动无需任何特殊准备"。但这仅为轶事性报道,尚需更多指南以使操作过程更标准化、简单化,且使用标准化手术器械能加强手术安全性和提高手术技巧。

(四)关于取材部位,敞开与缝合

颊部取口腔黏膜方便、创伤小,口腔并发症仅0~8.3%。主要的远期并发症为口周麻木、持续性张口困难、唾液腺分泌功能受损。取颊黏膜相关的发病率仍是个疑问。为避免或降低并发症的发生,一些作者建议应缝合取材部位,而另一些作者则建议取材部位应保持敞开。2009年,笔者对300例患者进行了关于口腔黏膜取材后早期和晚期并发症的调查。口腔黏膜取材部位均为单侧颊部,手术技巧和手术器械相同,都用4-0可吸收线缝合创面。使用封闭式预测试问卷用6个问题在术后第1天、14个问题在术后3个月时调查相应时期的并发症。早期和晚期并发症均按程度用0~3分表示,其中0分表示无相关并发症,3分表示程度强烈。早期并发症包括——出血(3.6%);疼痛:0分(35.2%)、1分(46.8%)、2分(16.9%)、3分(1.6%);肿胀:0分(16.8%)、1分(49.2%)、2分(33.2%)、3分(0.8%);5.2%需口服抗炎止痛药,156例(52%)3天内即能正常饮食、108例(36%)6天内、36例(12%)10天内能正常饮食。晚期并发症——会阴部感觉麻木:1周68%、1个月27.6%、3个月4.4%;缝合部位紧缩不适感:0分(41.2%)、1分(44.4%)、2分(13.2%)、3分(1.2%);不适感持续时间:1个月290例、2个月6例、3个月4例;口腔内瘢痕不适感:0分(81.6%)、1分(14.8%)、2分(3.6%);感染(1.6%);张口困难:0分(98%)、1分(1.6%)、2分(0.4%);微笑困难:0分(99%)、2分(1%);面部表情改变:0分(99%)、2分(1%);口干:0分(94.8%)、1分(4.8%)、2分(0.4%);进食后颊部肿胀:0分(98%)、1分(2%);无障碍进食和咀嚼所有食物:275例(91.6%)术后1个月内、18例(6%)2个月内、7例(2.3%)3个月内。关于问题"你愿意再行此类手术吗?",295例(98.4%)回答"是",5例(1.6%)回答"不"。根据笔者300例手术经验,从单侧

颊部取口腔黏膜补片并缝合创面是安全的手术，并有可信的患者高满意度，各种早期和晚期并发症并不会长期存在成为后遗症。补片大小必须根据患者面容和张口程度获取，标准化补片大小应为 5 cm×2 cm、并裁剪成卵圆形，这样能避免缝合取材部位创面后的张口困难。似乎取材部位保持敞开能获取更大的补片，但这些病例如缝合取材部位则可引起相关的术后并发症。笔者更喜欢自两侧颊部分别取较小的补片，而不是从单侧颊部取一块较大的。

（五）狭窄段切除与单纯扩大狭窄段

2004年，Delvecchio等提出使用尿道板添加补片行顶壁扩大-黏膜条吻合尿道成形手术的成功率较低，因为移植物暴露在尿液中会自行退化，或补片置于致密的海绵体纤维化区，而此区通常为狭窄性疾病开始的部位，不适合单纯补片法移植。这些作者建议常规切除狭窄段后，直接行底部尿道条与邻近"更好的"狭窄段的补片再吻合而不管其长度，结果此方法在38例患者中失败率仅5.2%，接受单纯扩大补片法尿道成形而未行狭窄段尿道切除的11例患者中失败率达9%，故得出结论：切除狭窄最严重的节段（≤2 cm）能避免较长的补片置于条件欠佳的尿道床上，手术失败多发生在狭窄段尿道口径最小处。

（六）腹侧补片与背侧补片

尿道球部有厚而富血管的海绵体组织，故口腔黏膜补片法尿道成形是尿道球部狭窄修复中应用最广的术式之一。最近，自笔者介绍了关于背侧补片法尿道成形的原创技术后，补片放置部位成为争论热点。此术式的设计原理是基于海绵体是能接受游离颊黏膜补片的健康宿主的概念。通过缝线将补片固定在一个确切表面能降低补片皱缩和形成小囊的风险。采用颊黏膜背侧或腹侧补片法修复尿道球部狭窄的成功率高。

笔者回顾分析了50例患者行3种不同术式，即分别将颊黏膜补片置入尿道球部腹侧、背侧和侧面的手术结果。42/50（84%）成功，8/50（16%）失败。腹侧补片组17例，14例（83%）成功、3例（17%）失败；背侧补片组27例，23例（85%）成功、4例（15%）失败；侧面补片组6例，5例（83%）成功、1例（17%）失败。失败包括吻合部位（远端2例、近端3例）累及，3例全部补片累及。5例行尿道切开，3例行二期尿道成形。据笔者经验，颊黏膜补片置入尿道球部腹侧、背侧或侧面的成功率相同（83%～85%），手术结果与手术技巧关联不大，且所有术式均有狭窄复发者。

笔者改进了先前背侧补片法尿道成形的手术方法，即使用纤维蛋白胶将补片固定在海绵体白膜上。使用纤维蛋白胶能省略将补片间断固定在海绵体上这一过程，而此过程在手术中比较费时费力。使用蛋白胶能简化补片附着在海绵体上的过程，使之与血管床固定更理想、移植后能更易再血管化。补片的紧密附着也能使之保持伸展状态、从而降低形成死腔和皱缩的风险，也使补片和尿道边缘吻合过程变得更容易。纤维蛋白胶能减少移植物再血管化的时间，因为纤维凝块是任何游离移植物再血管化过程的第一环节（在吸收和结合之后）。小鼠动物实验也表明使用纤维蛋白胶能加快伤口愈合、减小游离皮肤移植物皱缩的程度。最近，我们发布了一个放置腹侧或背侧口腔黏膜补片、保留肌肉和神经的尿道球部成形的新技术。

结论　牢记所有尿道成形手术方法和技巧很重要。除掌握精细的手术操作技巧外，也要注意手术失败和替代材料随时间退变的可能性。更多关于尿道创伤愈合和海绵体纤维化的基础机制研究能强烈提示疾病复发的原因。

（Guido Barbagli　Massimo Lazzeri　著；傅强　译）

参考文献

［1］ Barbagli G, Fabbri F, Romano G, et al. Evaluation of early, late complications and patients satisfaction in 300 patients who underwent oral graft harvesting from a single cheek using a standard technique in a referral center experience[J]. J Urol, 2009, 181: 14, abstract 38.

［2］ Barbagli G, De Stefani S, Annino F, et al. Muscle and nerve sparing bulbar urethroplasty: A new technique[J]. Eur Urol, 2008, 54(2): 335-343.

［3］ Song LJ, Xu YM, Fu Q, et al. Lingual mucosa graft for anterior urethroplasty: An overview of the current literature[J]. BJU Inter, 2009, 104(8): 1052-1056.

［4］ Barbagli G, De Stefani S, Sighinolfi MC, et al. Bulbar urethroplasty with dorsal onlay buccal mucosal graft and fibrin glue[J]. Eur Urol, 2006, 50(3): 467-474.

第十一章
男性后尿道狭窄或闭锁的治疗

男性后尿道狭窄和闭锁的治疗一直被认为是外科领域中难度最大的手术之一。由于骨盆骨折所导致正常下尿路解剖结构的破坏、组织的纤维化，再加上局部显露的空间狭小使手术修复非常困难。因此，如何通过合理的手术径路能充分显露和游离血运良好的前、后尿道，彻底切除尿道行径途中的瘢痕组织，保证前后尿道无张力的吻合是整个手术成功的关键。本文通过术者自身的手术经验重点介绍各种手术径路、手术技巧和手术中的注意事项，以期获得良好的手术疗效；同时介绍我们设计的尿道吻合训练器，可供初学者在开展临床工作前训练，以便在临床实际工作时能较熟练而成功地完成尿道吻合。

第一节 经会阴仿真尿道吻合训练器

一、概述

在我国，对于尿道狭窄尤其是后尿道狭窄的临床治疗存在着显著的地域差异性。患者往往集中在为数不多的几家尿道修复重建中心医院，但更多二、三线城市的泌尿外科医师在工作中遇到尿道狭窄的病例数并不多，如果遇到相关病例在治疗过程中又无法得到相关领域专家的实时指导，大部分医师更愿意通过转诊模式，将患者推荐到尿道修复重建的中心医院进行后续治疗。而对于患者来说，异地的辗转以及手术的高成本，使得其无论在躯体还是在经济上负担不小。基于上述实际情况，通过临床前模拟手术训练的方法，可以从根本上解决上述问题，使得全国泌尿外科医师在尿道修复重建手术培训上达到同质化效果，可切实减轻患者负担，带来显著的社会学效益。

近三十年来，利用实体或虚拟模型的手段对泌尿外科医师进行临床前期培训已经有着突飞猛进的进展。其中，尤以机器人辅助手术、腹腔镜手术以及经尿道手术的训练模型报道最多。但是由于开放手术在解剖结构及层次上的复杂性，很少有体外制备的手术训练模型，一般均是在尸体或者动物模型上进行训练。相对而言这种模式的训练成本较高，不能进行普遍推广，存在相当的局限性。本章节中所提及的经会阴仿真尿道吻合训练器高度还原了尿道端端吻合手术路径过程中的周边解剖结构；同时采用可更换式核心组件设计，可以根据训练者的水平调整手术难度；加之训练器体积较小，适合携带及放置，可以做到真正意义上的推广普及。

二、经会阴尿道训练器组成部件

经会阴仿真尿道吻合训练器主要由四大部分组成，包括会阴区整体模型、腹部膀胱造瘘组件、膀胱前列腺组件以及尿道核心组件（图3-11-1）。其中尿道核心组件将尿道及直肠结构制备在同一模块上，以模拟实际尿道手术过程中尿道与直肠之间的有限距离。同时尿道核心部件中从尿道球部至膜部设置闭锁段，闭锁段长度设定为0.5 cm、1.0 cm和1.5 cm以供不同需要的训练者使用。

三、训练方式

按训练要求挑选适宜规格将训练器各组件进行组装。组装完成后，自腹部造瘘口置入18Fr以下探钢，初步明确狭窄位置和确定手术切口。取会阴区倒Y形切口，手术刀片依次切开皮肤、皮下脂肪层（黄色）、球海绵体肌层（红色）（图3-11-2～图3-11-6）。操作过程中可以根据操作者的需要降低手术难度（切除除尿

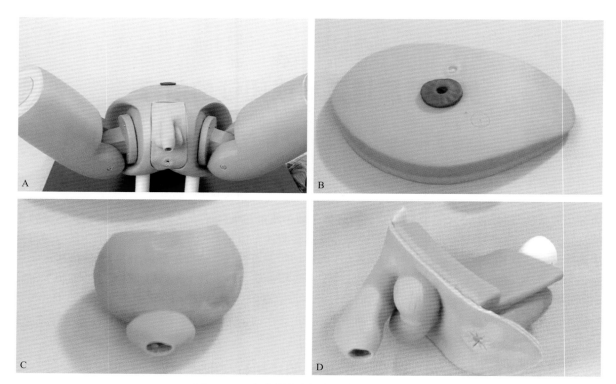

图 3-11-1　经会阴仿真尿道吻合训练器组件图
A. 尿道吻合训练器组合后外观。B. 腹部膀胱造瘘组件。C. 膀胱前列腺组件。D. 尿道核心组件

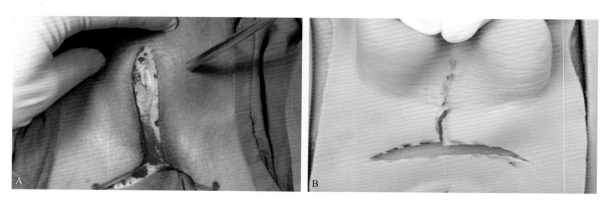

图 3-11-2
A. 实际后尿道手术切口。B. 训练器模拟切口

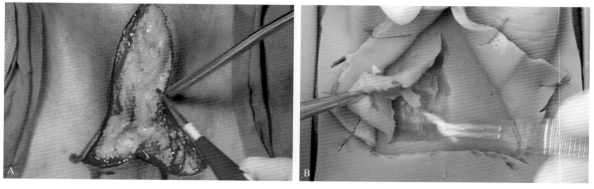

图 3-11-3
A. 实际手术切开脂肪层。B. 训练器模拟切开脂肪层

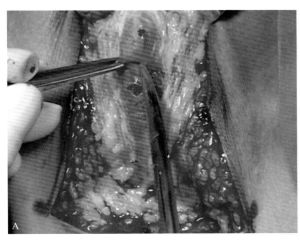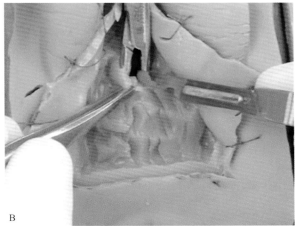

图 3-11-4
A. 实际手术打开球海绵体肌。B. 训练器模拟打开球海绵体肌

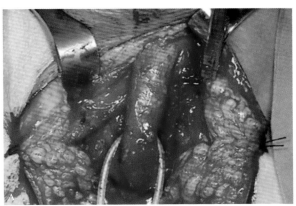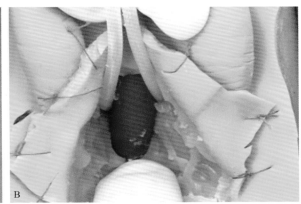

图 3-11-5
A. 实际手术游离前尿道。B. 训练器模拟游离前尿道

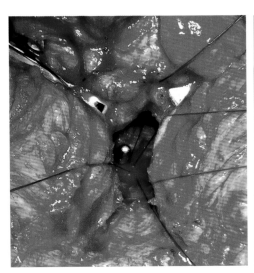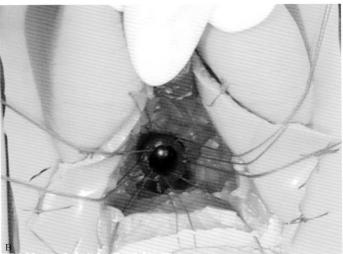

图 3-11-6
A. 实际手术近端尿道 7 ～ 8 针缝合。B. 训练器模拟近端尿道 8 针缝合

道之外的周缘各层组织）或提升手术难度（将周缘各层组织向两边缝合，手术空间将会缩小）。游离尿道球部，再次自尿道外口置入探钢，明确狭窄位置。予以尿道狭窄近端剪断尿道，采用手术刀片将尿道闭锁段逐步切除，直至显露正常尿道残端。将近端尿道周缘组织予以分离切除，远端尿道与周围组织予以松解，以保证远近端尿道尽可能无张力吻合。采用8针法将尿道予以间断吻合，同时置入18Fr导尿管。吻合完成后取出模块。打开直肠与尿道之间间隙，直接剖开间隙尿道侧，检查吻合效果（图3-11-7）。

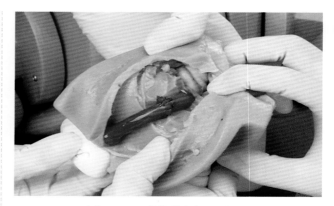

图3-11-7　训练器吻合效果评估

四、注意事项

训练模拟器训练过程中应注重以下几点：① 尿道解剖的层次感，切忌大刀阔斧的游离组织，以降低训练模型的实际训练效果。② 训练模拟器并非真实人体组织，模拟器的训练目标是培训泌尿外科医师在后尿道吻合术中所需要掌握的基本流程和关键步骤。培训者需要结合真实手术视频一起进行学习，进一步了解手术过程中可能遇到的血管神经结构。无相关手术经验或者未学习过真实手术视频的医师，不可单纯进行训练后直接在患者中进行实际手术操作。③ 训练模拟器的设计初衷是即插即用型模型，训练者每训练一次可根据自己的实际需求进行核心尿道模块的更换。但对于条件不允许的部门，同样可以将尿道核心部件反复训练8针吻合技术。

（冯　超）

第二节　后尿道狭窄或闭锁的病因与治疗

一、概述

后尿道狭窄或闭锁绝大多数是由钝性骨盆创伤引起的尿道破裂或断裂所导致的，大约10%的骨盆骨折伴有尿道破裂或断裂，其后发生瘢痕和纤维化的结果必将导致尿道完全的闭锁。也有小部分是由前列腺手术后发生的后尿道狭窄导致。

骨盆骨折后尿道损伤的机制长期以来被认为是尿生殖膈移位，产生剪切样暴力，使薄弱的尿道膜部损伤。但近年来的尸检已经证实后尿道损伤易破裂处的薄弱点并不是膜部而是球膜部交接处。骨盆骨折的外力使骨盆压迫变形，膀胱和前列腺被挤压，由于尿道膜部被固定于坚韧的会阴膜上并牢固地附着于耻骨支，相反膀胱和前列腺组织与骨盆相连较松，当前列腺被挤压时导致向上移动，造成尿道膜部的突然伸展和拉紧并向前列腺尖伸展。尽管尿道膜部的弹性强，尿道膜部的伸展可达相当的长度，然而若达到最大的弹性范围而损伤的外力还在继续，随着耻骨前列腺韧带的断裂，尿道将在固定和脆弱的球膜部交接处部分或完全断裂，尿道完全断裂后，尿道的连续性消失。通常情况下，骨盆骨折的损伤程度将决定膀胱尿道移位的程度及其后尿道狭窄的长度。损伤较轻的时候，尿道膜部可能不会破裂，只是被拉长。损伤较重的时候，由于附着于骨盆底部的膀胱前列腺韧带的撕裂使膀胱和前列腺的位置向上移位，前列腺周围静脉丛的破裂将导致大的血肿，随血肿的增大前列腺将进一步上升。尿道膜部的拉长会引起壁内纤维化，从而导致远端括约肌的功能性损害。青春期后的男性，损伤很少累及尿道前列腺部；青春期前的男童，由于尿道前列腺部尚未发育完全，周围组织又不能提供足够的保护，尿道前列腺部和膀胱颈部偶尔会直接被边缘锐利的骨片切割撕裂，而膀胱颈部的损伤不仅会造成狭窄位置深，还会导致尿失禁的发生。

骨盆骨折导致尿道损伤的病例中，约有1/4为部分尿道撕裂，尿道的连续性仍然存在。如果相连的部分尿道未被进一步的器械操作所损伤，可以不产生轻微的狭窄而痊愈，或者这种轻微狭窄的大多数病例通过尿道扩张或内镜下尿道内切开就能治愈。

大多数情况下，骨盆骨折往往造成后尿道完全横断。早期尿道分离程度由盆腔血肿的大小及前列腺、盆底筋膜的完好程度所决定。为了与经尿道器械操作导致外括约肌损伤引起的狭窄相区别,Turner-Warwick将这种骨盆骨折引起的后尿道损伤称为离断性缺损。大多数离断性缺损中,尿道分离都较轻,随着时间推移(4～6个月),膀胱位置随血肿的吸收逐渐下移,只产生较短的尿道缺损。但在一些血肿较大、尿道末端分离较远的病例中,6个月后出现膀胱完全下移的可能性往往较低,最终产生长段后尿道闭锁的严重后果,使后尿道重建和修复的难度大大增加。

严重的骨盆骨折不但造成后尿道完全分离,而且有可能损伤尿道周围的组织和器官,如膀胱、直肠等,从而使狭窄更为复杂。这些复合伤从开始就需要采用不同的治疗方法,最后的尿道成形术也常常更为复杂。

二、括约肌的解剖及其外科学意义

了解括约肌的解剖与解决后尿道手术问题密切相关。男性整个后尿道都具有括约肌样活性,在这一区域的任何损伤都会一定程度地改变括约肌功能。近端膀胱颈和远端外括约肌可能是独立发挥功能的。正常情况下,排尿功能的控制维持在膀胱颈水平,当逼尿肌收缩时膀胱颈开放。当手术或损伤导致内括约肌功能丧失,外括约肌就会发挥作用,保持完好的控尿功能。远端括约肌的功能位于从精阜水平到尿道膜部远端约3～5 cm厚的范围之间,最终与球海绵体肌融合(图3-11-8 A)。这个远端结构的外层由一种慢速横纹肌纤维包裹,能够持续收缩维持控尿功能,而其中以远端2/3部分最为有效。事实上尿道膜部前方及侧前方并没有肌肉存在,周围与这部分尿道唯一直接相关的肌肉插入会阴体,与尿道球膜后表面相连(图3-11-8 B)。通过从后方压迫尿道,这些尿道后面的肌肉能暂时中断尿液排出,但如果这些功能性的内在结构缺失,这种控制排尿功能就无法保持。骨盆骨折损伤尿道膜部,其后的修复会不可避免地损伤远端括约肌结构,控制排尿功能必须靠功能性膀胱颈维持。如果膀胱颈部已经受损或被手术切除将无法正常控尿(图3-11-9)。骨盆骨折损伤尿道膜部,其后的修复会不可避免地损伤远端括约肌结构。在尿道吻合成形术后,控制排尿功能必须靠功能性膀胱颈维持,因此必须尽量保持它

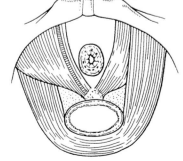

平滑肌近端尿道
括约肌机制

远端括约肌机制

A

B

图3-11-8　男性尿道括约肌结构
A. 膀胱颈平滑肌与前列腺周肌肉组织相连,远端外括约肌结构存在于尿道膜部周围。B. 尿道外括约肌与骨盆横纹肌组织

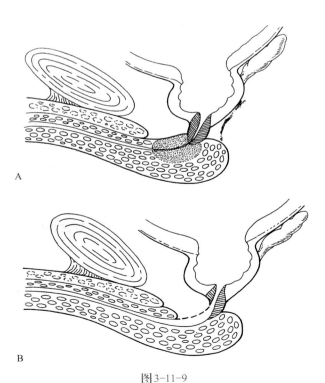

A

B

图3-11-9
A. 前列腺手术后控尿功能依靠远端外括约肌。B. 远端括约肌因狭窄而行尿道内切开或成形术可影响控尿功能

的完整性。如果膀胱颈部已经受损或被手术切除的情况下，它的重建也将是后尿道成形术中必不可少的一部分。

三、后尿道狭窄的处理原则

后尿道损伤后导致尿道狭窄的治疗主要有两种方法：内镜治疗［包括直视下尿道内切开（DVIU）和尿道扩张术］和开放性手术（包括端端吻合和尿道替代成形术）。选择哪种方法需由尿道缺损程度（狭窄或闭锁）、缺损长度、并发症存在情况（如尿道假道、瘘管或膀胱颈损伤）等决定。

术前评价

骨盆骨折导致后尿道损伤的后期处理中，尿道重建手术往往在损伤后 3～4 个月后进行，此时盆腔血肿被最大限度地吸收、机化，膀胱逐渐下降到接近其解剖位置。尿道狭窄的严重度和复杂性，膀胱颈的控尿功能，以及前尿道的正常与否是术前评价的主要内容。常用的方法是尿道膀胱会师造影，即在X线透视下进行尿道逆行与膀胱顺行造影、摄片，尽可能明确尿道狭窄或闭锁的长度，必要时通过耻骨上造瘘口用尿道探条插入尿道前列腺段或前、后尿道均用探条插入（图3-11-10 A～D）。

注意点：在尿道逆行造影时，推注造影剂不可用力过度，否则可引起造影剂沿尿道周围逆流（图3-11-10 E）。

尿道膀胱会师造影虽然能明确绝大多数尿道狭窄患者的狭窄长度和后尿道及颈部情况，但此检查属于静态观察，对于部分颈部未打开或无法置入探杆的患者（图3-11-11），需要通过一些动态的影像学检查来了解后尿道的关闭情况。尿道超声可清楚地观察到动态的尿道声像图，对在X线造影时不易显示的后尿道往往可获得较好的显示，尤其当合并有假道时通过超声动态的显示真、假尿道的不同形态以及膀胱颈部开放的过程，很容易区分真尿道和假道（3-11-12）。然后，尿道镜和膀胱软镜的术前检查也是必不可少的，尿道镜可以充分了解远端尿道的黏膜情况，测量宽大尿道球部距狭窄远端的距离，为术中尽可能分离至狭窄段内部提供依据（图3-11-13 A、B）。目前，经耻骨上膀胱造瘘口的膀胱软镜检查已成为后尿道狭窄患者常规的检查方法，置入的硬镜或软镜均可以清楚地看到膀胱内是否有结石存在，被水冲开的膀胱颈部可以很轻松地插入膀胱软镜，后尿道的观察可以充分了解膀胱颈口情况、后尿道的长度、确定精阜的位置及近端尿道黏膜的情况，从而避免远端尿道和近端假道的错误吻合（图3-11-13 C～E）。

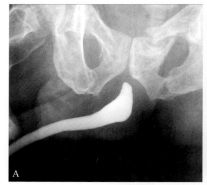 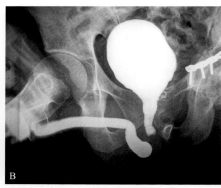 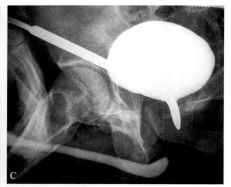
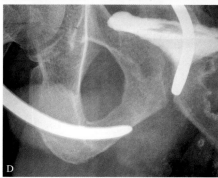 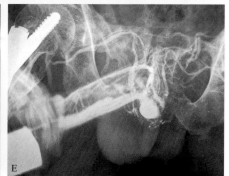

图3-11-10

A. 尿道逆行造影。B. 尿道逆行造影同时行膀胱会师造影。C. 用探条插入前列腺段尿道行会师造影。D. 用探条行尿道及膀胱会师造影。E. 尿道及周围的血管与淋巴均显影

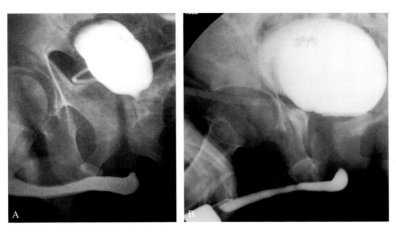

图3-11-11

A.尿道膀胱造影示膀胱下降到正常位置,但颈部未打开。B.尿道膀胱造影示膀胱仍有上浮颈部未打开

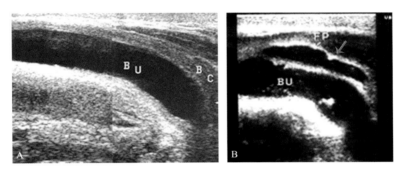

图3-11-12

A.经直肠纵向扫查示,尿道前列腺部、膜部和球部近端。B.经直肠纵向扫查示,尿道球部旁假道形成

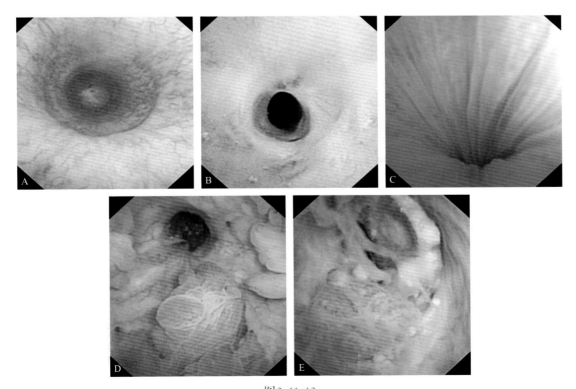

图3-11-13

A.尿道镜显示尿道近端闭锁。B.尿道镜显示尿道狭窄。C.膀胱软镜显示正常膀胱颈。D.膀胱颈口僵硬,不能关闭。E.后尿道有结石

四、后尿道狭窄治疗的常用手术方法

（一）后尿道狭窄及其径路的选择

临床上将后尿道狭窄分为单纯性和复杂性后尿道狭窄。骨盆骨折后尿道损伤后检查示后尿道缺损较短（1～2 cm），如未合并其他并发症，称为单纯性后尿道狭窄。但仍有相当一部病例会产生复杂性的后尿道狭窄。目前，有关后尿道狭窄复杂性的概念范畴仍在扩大，一般将以下几种情况列为复杂性后尿道狭窄：① 无论有无并发症，狭窄段长度超过 4 cm。② 狭窄不论长短，而伴有憩室、炎性息肉、尿瘘、假道、括约肌损害、尿道炎或尿道周围炎、严重骨盆畸形、并发耻骨骨髓炎、接近膀胱颈的高位狭窄等以上几种情况之一。近年来，有作者将狭窄段在 2 cm 的儿童后尿道狭窄和经二次以上开放性手术仍未治愈的后尿道狭窄也列为复杂性的范畴。而 Webster 则将以下一些情况列为复杂性后尿道狭窄的范畴（表 3-11-1）。

表 3-11-1　复杂性后尿道狭窄相关特征

长段尿道缺损 > 3 cm
慢性尿道周围空洞
直肠、皮肤和尿道/膀胱瘘
合并尿失禁
合并前尿道狭窄
限制手术径路的因素
失败修复史

后尿道狭窄开放性手术治疗困难的原因在于狭窄位置较高；多次手术后局部情况复杂；瘢痕组织切除后，后尿道近端位置深，周围范围狭小，暴露和吻合困难；而并发症的存在更造成处理的复杂性。无论采用何种手术方式，选择后尿道暴露充分的手术径路显得极其重要。而后尿道狭窄手术径路的选择主要根据狭窄段的长度和严重程度，以及是否存在并发症综合决定。目前，临床上使用最多的手术径路主要包括经会阴径路、经耻骨径路或两者结合。经会阴径路为临床医师较为熟悉，对患者的创伤较小，因此是治疗后尿道狭窄首选的手术径路。Webster 在会阴径路的基础上提出了系列手术方法的概念，不但扩大了会阴径路的适应证，而且大大提高了手术疗效，该方法为传统术式的改良，已被临床上广泛接受。而对于多次经会阴径路失败及长期不愈的瘘道才考虑采用经耻骨径路。

（二）经会阴系列手术方法的应用

1. 麻醉与体位　成人采用硬脊膜外腔阻滞麻醉或椎管内麻醉，儿童宜采用全身麻醉。患者取截石位，如狭窄位置较深，则采用过度截石位。

2. 切口及显露后尿道狭窄部位　手术切口为会阴部倒 Y 形切口（图 3-11-14 A），切口下缘在肛门口上方约 3 cm 处，两侧达坐骨粗隆前缘，向上切口不宜过长，以后可根据前尿道需游离的长度适当延长。逐层切开皮肤及皮下组织暴露球海绵体肌，如为再次手术，球海绵体肌结构模糊，被瘢痕组织所替代。沿中线用电刀切开球海绵体肌，暴露尿道球部（图 3-11-14 B），用血管钳先游离尿道球部后缘与阴茎海绵体之间的间隙，在其深面将尿道球部游离出来并用吊带提起尿道便于操作，用脑膜剪剪开尿道后缘与阴茎海绵体之间的中线无血管附着处，注意操作时勿损伤海绵体组织。游离时可以发现尿道球部处明显膨大，随后尿道进入尿生殖膈后逐渐变细，提示可能已游离到狭窄或闭锁部位，在狭窄或闭锁部位离断（图 3-11-14 C）。

球部动脉往往是从尿道的近端穿过，在狭窄处横断时可能会导致大量出血，一般通过电凝或结扎缝合很容易控制。但最近三年间，我们在游离和离断尿道球部的手术技巧上做了一些改进，当探杆置入前尿道明确远端尿道的位置后，不要急于离断远端尿道，因过早的离断会导致正常尿道黏膜的破坏，可采用电刀向尿生殖膈深部的瘢痕组织中继续游离，由于并未在球部海绵体处离断尿道，可以完全避开球部动脉出血的干扰，此时的操作是在瘢痕中进行，整个过程出血可能比较少，当接近近端尿道时再离断尿道（图 3-11-14 D）。此操作过程的优点在于最大限度地保留前尿道黏膜组织，同时将整个狭窄段完整切除后，可以在切口外准确的测量狭窄段的长度。

3. 切除尿道狭窄段　通过耻骨上膀胱造口，尿道探杆经膀胱颈，进入尿道前列腺部。如果缺损较短且骨盆底纤维化程度较轻，探杆头部很容易从切开的会阴部切口中被触摸到。此时显露后尿道近端及探杆的方法主要有两种：一种是用手术刀直接在探杆尖端切开就能让它暴露出来，随用刀片同时切除这个区域密集的瘢痕组织，使显露的探杆内径逐步扩大；另一种是先不急于显露探杆，而是用小圆头刀片逐层切除后尿道周围的瘢痕组织，慢慢接近后尿道的探杆，当只剩下一层很薄的黏膜组织时再用剪刀剪开显露后尿道，并证实精阜所在的位置，以防止误入假道。如果无法鉴别精阜，可用膀胱尿道镜以确定显露的通道为后尿道。

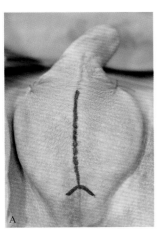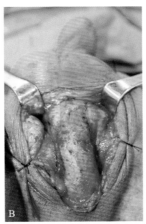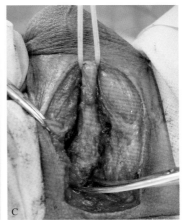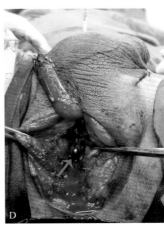

图3-11-14

A. 会阴部倒Y切口。B. 暴露尿道球部。C. 靠近闭锁部位离断尿道。D. 切除狭窄段尿道,箭头为近段尿道口。

当后尿道周围的瘢痕切除干净后,对于后尿道的压迫随即解除,周围组织触摸柔软,尿道膜部黏膜会顺势外翻,可以很轻松地放入30Fr探杆,用刀片游离一圈约0.5 cm左右黏膜,观察黏膜的色泽情况,如表面苍白、无出血现象说明黏膜组织仍不健康,需要继续修剪,以免吻合后造成再次狭窄。远端尿道球部因连同瘢痕组织一同离断,也需要进行修剪,我们习惯切除瘢痕和纤维化的海绵体组织后,用剪刀剖开腹侧的尿道使其形成一"勺状"斜面(图3-11-15),22Fr～24Fr探杆能顺利通过,保证吻合能够完成。

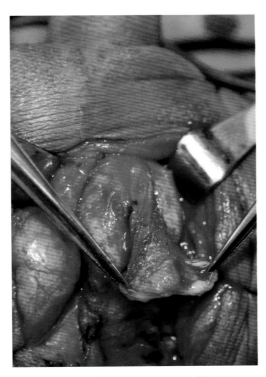

图3-14-15 远端尿道修剪成"勺状"斜面

4. 达到满意吻合的技巧 在狭窄段较长(4～5 cm)(图3-11-16),直接吻合常因存在张力而易导致手术失败。为达到前、后尿道无张力吻合的要求,同时也为了扩大后尿道的吻合空间,便于器械操作,我们通过系列的手术技巧来达到此目的。这些技巧依次是以下几点。

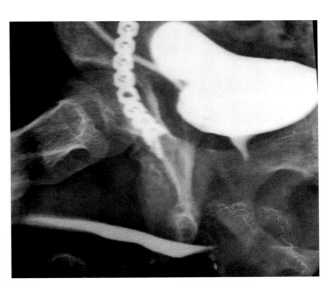

图3-11-16 造影示后尿道长段闭锁

(1)远端尿道游离至阴茎悬韧带水平:前尿道的血供主要依赖于远端阴茎头和侧支的供应,为防止阴茎痛性勃起,原则上尿道游离不能超过阴茎悬韧带。通过这一操作,利用尿道的弹性作用可将整个前尿道延长约3 cm。即使是多次尿道吻合手术失败的患者该操作步骤仍可进行,操作时必须注意避免损伤海绵体组织。

(2)切开并分离阴茎海绵体中膈:单纯游离前尿

道如仍无法没满足无张力吻合的要求，则可以切开阴茎海绵体中膈，将尿道从其中穿过可以再延长至少1～2 cm。阴茎海绵体中膈中央为相对少血管区，可用电刀切开，长度约4～5 cm，直到远端阴茎脚水平。由于阴茎海绵体中膈结合得很紧密，切开时极容易伤及阴茎海绵体组织，可以用可吸收的缝线缝合被膜。

（3）耻骨下缘切除术：应用上述两种手术技术大约有55%的后尿道闭锁患者可以完成无张力吻合，但如果仍存在张力，可采用耻骨下缘切除术。先用电刀将骨膜均匀切开直达耻骨联合下缘，并注意保护沿着耻骨下缘侧方走行的神经血管束，用骨膜撬将骨膜推向侧面，完整暴露耻骨下缘，再用骨凿或咬骨钳切除一块1.5 cm×2.0 cm宽的楔形骨（图3-11-17 A），形成一条更为直接的尿道捷径，同时使后尿道吻合空间明显扩大，器械的操作也更为便利。既往被证实采用经会阴径路无法进行的无张力吻合的患者中采用此项技术，至少使30%的患者可以完成尿道球部和尿道前列腺部的无张力吻合（图3-11-17 B）。

（4）尿道转位端端吻合：骨盆骨折后尿道闭锁的患者中，即使通过上述三种操作仍有15%的患者无法进行吻合手术，对于这些患者采用尿道转位可行端端吻合。先在一侧阴茎海绵体周围的软组织中建立一条通道，随后将远段尿道从阴茎海绵体一侧绕过，走行于阴茎海绵体下缘，通过耻骨下缘建立的楔形空间与

后尿道进行无张力吻合。术中需注意游离周围软组织时要远离阴茎海绵体，避免损伤其表面的神经血管束。采用这种阴茎脚上的改道可以进一步缩短了至少1 cm的吻合距离，使高位前列腺尿道的吻合术易于进行。其次过度分离尿道与阴茎海绵体向下牵拉尿道进行端吻会造成阴茎海绵体折叠式弯曲，这不仅会影响阴茎以后的勃起，安装三件套也会受阻（图3-11-18）。

（5）尿道端端吻合技术：无论采用何种手术径路，尿道吻合时一般使用3-0或4-0可吸收线行6～8针的吻合，尿道球部和前列腺部黏膜间无张力的对合。吻合操作的困难在于尿道吻合空间狭小，使器械操作不便。我们在早期习惯采用"3+3"方法进行缝合，即先缝合近端尿道12点、10点、2点三个点，然后插入导尿管作为架管，三针分别打结；随后将体位改为头低脚高位，暴露近端尿道6点、8点、4点进针缝合时注意针尖勿穿过导尿管，这样操作既不会将缝线搞乱，同时也能保证黏膜对黏膜的端端吻合。

在最近的十余年间，在绝大多数患者的手术中我们已逐渐废弃了以往的单纯的6针吻合方法，而采用了7～8针的吻合法。但在进针的点位上有两种不同的模式，传统的点位是分别从3、6、9、12点及其间4点进行8针吻合；改良的点位是不做上述传统点位的进针，而是选用1、3、5、6、7、9、11点吻合。这种吻合法的理由是远端和近端尿道的对合并不是圆形的对合，而是一种椭圆形的"勺状"对合，这样取的点位正好使整

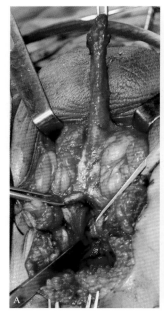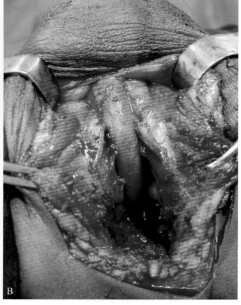

图3-11-17
A. 切除耻骨下缘。B. 尿道球部通过耻骨下缘空隙和近段尿道的无张力吻合

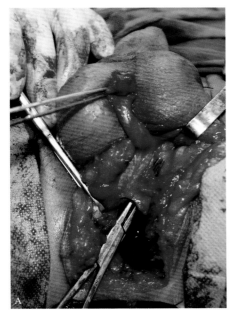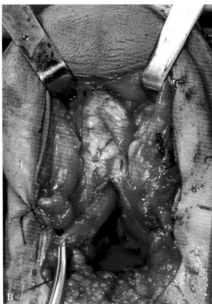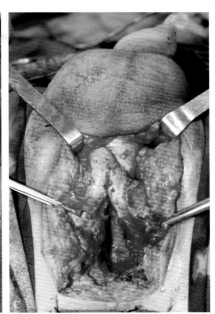

图3-11-18

A. 分离与扩大分离的阴茎脚下缘。B. 远端尿道绕过阴茎脚下缘。C. 远端尿道与后尿道吻合

个远端吻合口呈"勺状"斜形地扑在近端吻合口上,而且两侧的进针和打结相对较中间的进针和打结容易。但7～8针的手术技巧相对较高,而且很容易使针线交错混淆,因此在进针完毕后需妥善固定并记住相互间的空间位置,以免不必要的重复。吻合后尿道海绵体外膜和邻近的阴茎体或会阴组织之间可以进行减张缝合。

5. 其他手术要点

(1)彻底切除尿道周围瘢痕组织:在切除瘢痕组织时,用手指触摸局部尿道及周围组织床,若有硬感则提示瘢痕切除不彻底,应达到局部触摸组织柔软,无瘢痕感时再行吻合。吻合前,需观察近端尿道组织是否新鲜,如有苍白感,触之不出血,需继续修剪,以免吻合后再狭窄。

(2)避免直肠前壁的损伤:对既往曾行后尿道手术者,尤其是多次行尿道内切开术后的患者,尿外渗使局部瘢痕更严重和广泛组织粘连严重,在切除尿道后壁瘢痕组织时稍有不慎就可能损伤直肠前壁,因此在切除时切忌将瘢痕提起进行纵深切除,术中可通过在后尿道放置探杆作引导,游离后尿道后壁时始终在探杆周围操作。术者亦可将左手示指插入直肠内作为标志,在示指引导下,紧贴尿道后壁游离和切除瘢痕(图3-11-19)。

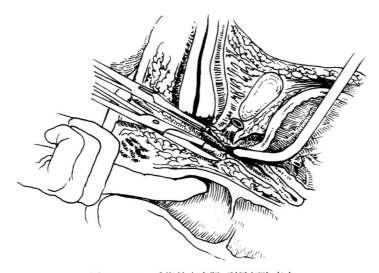

图3-11-19　**手指伸入直肠,引导切除瘢痕**

（3）无张力的吻合：两尿道断端吻合时如有张力则可通过充分游离远端尿道，劈开阴茎海绵体中隔，楔形切除耻骨联合下缘的方法以缩短两断端距离。

（4）合理处理并发症：后尿道狭窄合并尿道假道时，手术中有时较难与原尿道区别，一般可通过观察后尿道后壁是否有精阜存在，以确定真的尿道，假道可给予刮匙搔刮、旷置。合并直肠瘘时，应切除瘘管及周围瘢痕组织，使直肠新鲜创面对合缝合，并尽可能利用周围脂肪组织充填直肠与尿道吻合口之间，以利瘘口愈合。

视频29　尿道端端吻合治疗单纯性后尿道狭窄

（三）经耻骨联合尿道成形术

经耻骨联合尿道成形术主要适用于既往多次经会阴径路失败、后尿道狭窄较长、经久不愈的高位尿道直肠瘘及尿道周围存在上皮化空洞等复杂性后尿道狭窄的病例。其径路的选择主要包括经下腹耻骨联合切除、切除部分耻骨及联合会阴径路。

1. 麻醉与体位　采用硬脊膜外腔阻滞麻醉或全身麻醉，患者截石位。

2. 切口　腹部切口从脐下至阴茎根部并向两侧延伸2～3 cm（图3-11-20 A），会阴部切口同经会阴后尿道吻合术。

3. 显露耻骨联合与切除部分耻骨　腹部切口依次切开各层进入膀胱前间隙，切断阴茎悬韧带，必要时结扎阴茎背深静脉，向下牵开显露整个耻骨联合的前面。从膀胱前和耻骨后的空间小心向下切至前列腺顶部水平。用骨膜起子沿预计切除线剥离耻骨联合骨膜，使之游离出4 cm宽度。用血管钳从耻骨联合下方，紧贴耻骨向上穿到前列腺部，将线锯引至耻骨下方，并锯断耻骨。用同样方法处理另一侧耻骨并取下已锯断的耻骨，耻骨断端如有出血用骨蜡封闭止血（图3-11-20 B、C）。

4. 切除后尿道狭窄段与瘢痕组织　用尿道探杆从膀胱进入尿道前列腺部，明确狭窄处尿道的近端，自尿道外口插入尿道探杆至狭窄的远端，从而确定狭窄段的长度及周围瘢痕的情况，仔细分离并切除两探杆尖端之间的瘢痕组织与狭窄段尿道，显露出正常的尿

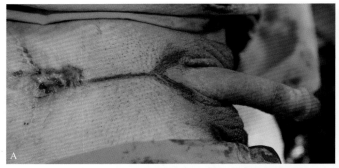

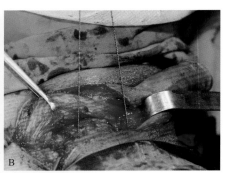

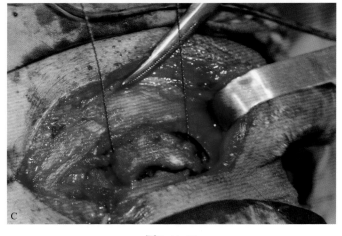

图3-11-20
A. 下腹部倒Y切口。B. 用血管钳将线锯引至耻骨下方锯断右侧耻骨。C. 锯断左侧耻骨

道两侧断端。

5. 尿道端端吻合 游离尿道两端,用 3-0 ～ 4-0 可吸收线在无张力下行后尿道端端吻合,一般先吻合尿道后壁,完成后尿道内置入 14Fr ～ 18Fr 导尿管做支架,再吻合前壁。如切除的狭窄段较长,吻合时有张力,必要时采用切开阴茎海绵体中隔,将游离的远端尿道由切开的阴茎中隔通过,使尿道原先约 93° 的耻骨下弯曲的弧形路径变成短路的捷径。随后取一侧部分腹直肌包绕在尿道周围,防止局部因切除部分耻骨而造成的空隙和增加尿道血供(图 3-11-21)。

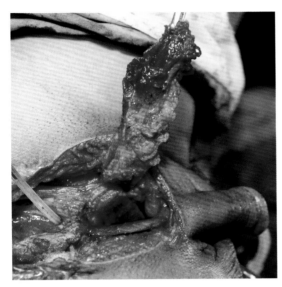

图 3-11-21　远端尿道通过阴茎海绵体中隔与尿道前列腺部吻合

6. 关闭切口 耻骨上膀胱造瘘,同时尽可能缝合耻骨骨膜以缩小腔隙,并用耻骨前方的脂肪组织填充该腔隙,放置引流,会阴切口置皮片引流,逐层关闭切口。

7. 手术要点

(1)防止耻骨后静脉丛损伤出血:在游离耻骨后间隙及切除耻骨的过程中很容易损伤前列腺静脉丛,术中要求紧贴耻骨骨膜组织进行耻骨下方的游离,线锯穿越也要求紧贴骨膜下方进行,这样可以避开深部的前列腺静脉丛,如遇到阴茎背深静脉,需常规结扎,在游离尿道、切除瘢痕时,应紧靠尿道进行操作。

(2)全耻骨切除范围:成人一般上宽 4 cm、下宽 3 cm 的楔形腔隙,儿童耻骨联合尚为软骨组织,可将其切开而不必做大块切除。

(3)减少对括约肌的损害:原发性的后尿道损伤常涉及括约肌,如何保存残留外括约肌的功能是降低

术后尿失禁的关键。如手术中尽可能减少对近端尿道的分离,确保膀胱颈及精阜以上尿道的完整性,减少经耻骨路径本身导致尿失禁的机会。

五、肠瓣尿道成形术治疗复杂性后尿道闭锁

概述

任何一种尿道重建的手术都有失败的风险。前尿道狭窄多次手术失败后最终可以进行会阴部尿道造瘘,而对于多次治疗失败的后尿道闭锁,其进一步治疗就相当困难。传统的临床处理方法是采用阴囊皮瓣尿道成形,但是,对于反复治疗失败的后尿道闭锁,会阴及阴囊的皮肤经受过创伤和多次手术,往往存在严重的瘢痕,手术成功率很低。游离移植物进行后尿道重建也因为缺乏良好的尿道床,而不适于进行后尿道闭锁的修复。近十余年来,Lee 和 Mundy 等分别报道了补救性肠瓣尿道成形术治疗复杂性后尿道闭锁,取得满意效果。

1. 手术适应证 一般应为年轻患者,先前经过多次后尿道重建手术失败,后尿道长段缺损,无法直接进行吻合,膀胱颈部有正常的控尿功能。

2. 手术禁忌证 前列腺增生术后近端尿道狭窄和前列腺癌根治术后近端尿道狭窄因为膀胱颈部失去控尿功能的患者,不宜选择此术式。

3. 手术方法

(1)一般采用腹会阴联合手术径路,显露后尿道闭锁段,分离出前列腺尖部,适当游离前尿道,测量尿道缺损的长度。视后尿道闭锁的情况决定是否需要进行耻骨切除。根据患者的具体情况选择替代的长段。最为常见的肠段为乙状结肠,为了使移植的肠瓣能够具有足够长度的血管蒂,往往需要切除部分乙状结肠。如果患者盆腔因为创伤或以往的手术存在广泛的纤维化,则乙状结肠很难被利用,可以考虑采用近端的横结肠,此时也可以考虑采用带胃网膜右动脉的胃大弯侧胃壁组织。

(2)恢复肠道连续性后,带血管蒂的肠瓣被裁剪缝合成 26Fr ～ 30Fr 口径大小,并将之移植到会阴部,肠瓣成管状后近端与前列腺尖部吻合,远端与尿道球部或悬垂部吻合。在行结肠瓣或胃壁瓣尿道成形的过程中,可以楔形切除左侧耻骨上支,将前列腺尖部与尿道悬垂部取直线吻合,这样既可以减少血管蒂的张力,又可以减少所需肠瓣的长度(图 3-11-22)。

(3)术后留置导尿管 3 周,行带管尿道造影,如果没有造影剂外渗,可拔出导尿管。

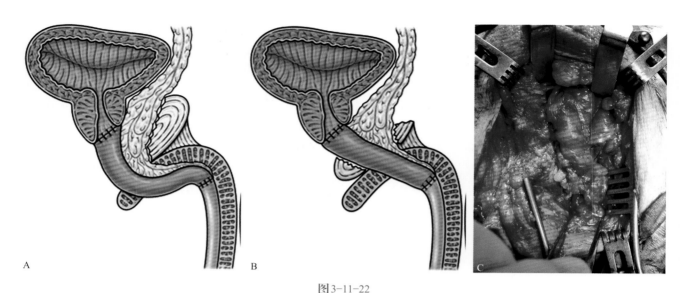

图 3-11-22

A. 移植到会阴部的乙状结肠新尿道。B. 移植到会阴部的横结肠或胃壁瓣尿道成形。C. 移植到会阴部的乙状结肠新尿道显示重建段尿道无造影剂外渗

六、膀胱壁瓣重建尿道治疗男性尿道前列腺膜部闭锁

（一）概述

男性严重外伤继发感染或多次手术导致前列腺-尿道球部缺如/闭锁（图3-11-23）是极其复杂的病症，其治疗方法不仅极其困难，也是有争议。重建新尿道没有标准化，这因为重建的新尿道不仅仅是在解剖上重建了一段尿道，关键是这段尿道要达到具有功能性，能控尿又没有尿流梗阻是一个较难题目。膀胱壁瓣是重建前列腺尿道膜部可用材料，按照Lapides定律，制作新尿道与膀胱壁瓣的厚度与张力，尿道管径的大小及长度有关。虽然利用膀胱壁瓣重建尿道治疗女性后尿道闭锁是常见的术式，但采用膀胱前壁瓣缝成管重建缺如的尿道治疗男性外伤性前列腺-尿道球部缺如/闭锁的报道极其少见。徐月敏在1990年采用膀胱壁瓣重建后尿道结合阴茎带蒂包皮重建前尿道治疗一例外伤后全尿道狭窄患者，至今已30年，不仅排尿通畅，而且控尿好。这为治疗前列腺-尿道球部缺如/闭锁的患者开拓一种新技术。

（二）手术方法

（1）全麻下，患者取截石位。

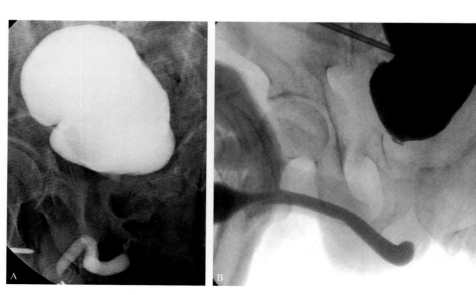

图3-11-23　尿道造影示A、B两图从膀胱颈到尿道球部缺如

（2）会阴部倒Y形切口，分层切开各组织，暴露阴囊部和尿道球部并在狭窄段处切断尿道。用骨刀凿除耻骨下缘，延后尿道行经切除已闭锁的尿道瘢痕组织进入膀胱颈口（图3-11-24 A～C）。

（3）取下腹正中切口，分层切开各组织暴露膀胱，纵行切开膀胱前壁。根据患者的年龄大小和膀胱壁的厚薄度，从膀胱颈部向后取宽2～2.5 cm，长按需的带蒂膀胱壁瓣（图3-11-24 D），以12Fr～16Fr导管为基点，用5-0或4-0的可吸收线分两层将壁瓣缝合成管状（图3-11-24 E），其松紧度以抽动导管有箍紧感为宜，缝合结束后导管更换为10Fr～14Fr。将新尿道从耻骨下缘空隙拖至会阴部，用4-0可吸收线间断缝合新尿道与前尿道（图3-11-24 F～H）。

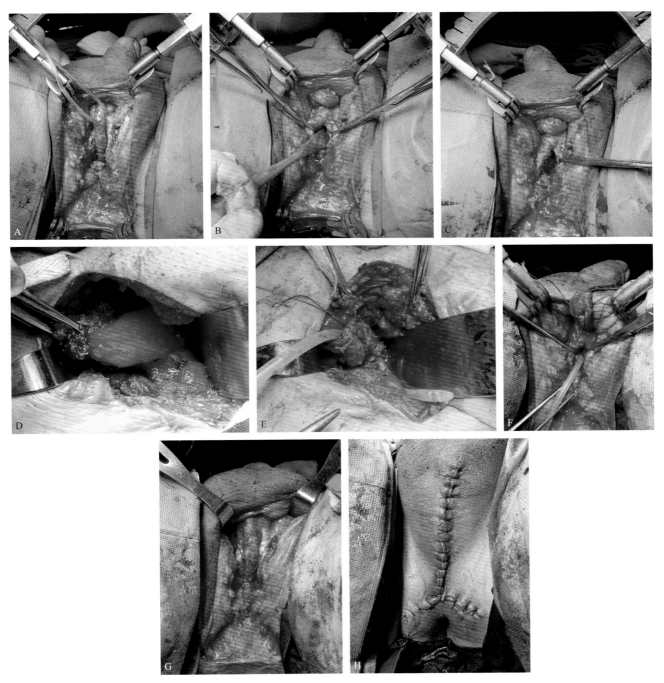

图3-11-24

A. 会阴部切开各组织，分离出前尿道。B、C. 用骨刀凿除耻骨下缘，切除从会阴部到膀胱颈间的瘢痕。D. 取膀胱前壁瓣。E. 将壁瓣缝成管状。F～H. 将膀胱瓣新尿道拖至会阴部与前尿道吻合后缝合切口

视频30　膀胱壁瓣重建尿道治疗男性长段尿道闭锁

七、手术体会

后尿道狭窄手术被认为是当今泌尿外科领域难度最大的手术之一，对泌尿外科医师来说具有极大的挑战性。① 如狭窄段较长，瘢痕切除后远端尿道位置深，吻合时操作空间狭小。② 合并有感染、瘘管、假道时，手术难度更大。因此，手术径路的选择及其后的空间暴露是保证手术成功的重要因素。上海交通大学附属第六人民医院泌尿科近十年每年完成后尿道狭窄手术600余例，其中绝大多数属于复杂性后尿道狭窄，在后尿道手术方面针对不同的病例应用Webster的系列手术方法进行治疗，积累了丰富的临床经验，取得了满意的疗效。我们体会：① 当切开球海绵体肌、离断远端尿道以后，在球海绵体肌两侧需用电刀切开坐骨海绵体肌，必要时还需切开深部的尿生殖膈下筋膜和部分会阴深横肌，这些肌肉被横断后整个后尿道操作空间将会被充分扩大。② 在过去，阴茎海绵体中膈的切开一直被认为是经会阴径路的手术禁区，难以控制的出血是此步骤的难点，而如今这一手术方式已成为我们几乎每例复杂性后尿道狭窄手术的常规手术步骤。中膈切开时应尽可能避开两侧的海绵体组织而靠近中央无血管区，如有小的出血可用电凝止血，如无效则可采用缝扎止血，而随后远端游离的前尿道嵌插在其中也有一定的压迫止血的作用，因此完全不用担心操作时海绵体的出血。③ 在会阴径路中应用骨凿或咬骨钳去除耻骨下缘的手术步骤虽然存在一定的创伤，但其相比较过去耻骨劈开的手术方法是一大改进。骨凿或咬骨钳去除耻骨下缘前，需充分切开骨表面的骨膜组织；去除耻骨下缘后，骨创面出血一般不多，不需用骨蜡进行止血。因此，阴茎海绵体中膈的切开和耻骨下缘切除并未增加手术难度，但明显缩短了前后尿道之间的距离。④ 瘢痕组织的切除和无张力吻合是手术成功的关键。远端尿道周围往往被瘢痕组织包裹，大块的瘢痕我们习惯用电刀进行切除。当靠近近端尿道感觉后尿道探杆活动时，我们习惯应用小圆头刀片进行片状的瘢痕切除。一旦触及探杆尖端时，我们并不主张将探杆用力戳穿尿道，而是依旧用刀片剔除瘢痕，让黏膜自然显露，用尖头镊能自然提起整个一圈黏膜后进行吻合操作。⑤ 男性外伤性前列腺-尿道球部缺如/闭锁的治疗极其困难，因这不仅是需要在解剖上重建一段尿道，关键是这段尿道要达到具有功能性，可以控尿。新建的尿道如何才能达到控尿，排尿时又没有尿流梗阻是一个较难题目。对成人患者，我们常选择以16Fr导管为基点，用4-0的可吸收线分两层将壁瓣缝合成管状，其松紧度以抽动导管有箍紧感为宜，缝合结束后导管更换为14Fr。对儿童患者，根据年龄大小，膀胱壁瓣的厚度选择以12Fr～14Fr导管为基点，用5-0的可吸收线分两层将壁瓣缝合成管状，缝合结束后导管更换为10Fr～12Fr，可获较好的效果。膀胱壁瓣尿道与前尿道端端吻合时需注意，必须采用斜行或侧侧间断缝合的方式，以防狭窄。

（徐月敏　张　炯　宋鲁杰）

参考文献

[1] Aydin A, Shafi AM, Shamim Khan M, et al. Current status of simulation and training models in urological surgery: A systematic review[J]. J Urol, 2016, 196(2): 312-320.

[2] Xu, YM, Qiao Y, Sa YL, et al. Substitution urethroplasty of complex and long segment urethral strictures: A rationale for procedure selection[J]. Euro Urol, 2007, 51(4): 1093-1099.

[3] Wu DL, Jin SB, Zhang J, et al. Staged pendulous-prostatic anastomotic urethroplasty followed by reconstruction of the anterior urethra: An effective treatment for long-segment bulbar and membranous urethral stricture[J]. Euro Urol, 2007, 51(2): 504-511.

[4] Xu YM, Sa YL, Fu Q, et al. Surgical treatment of 31 complex traumatic posterior urethral strictures associated with urethrorectal fistulas[J]. Eur Urol, 2010, 57(3): 514-520.

[5] Sweet RM. The CREST simulation development process: Training the next generation[J]. J Endourol, 2017, 31(S1): S69-S75.

[6] Fu Q, Xu YM, Zhang J, et al. Use of anastomotic urethroplasty with partial pubectomy for posterior urethral obliteration injuries: 10 years experience[J]. World J Urol, 2009, 27(5): 695 - 699.

[7] Chowriappa A, Raza SJ, Fazili A, et al. Augmented-reality-based skills training for robot-assisted urethrovesical anastomosis: A multi-institutional randomised controlled trial[J]. BJU Int, 2015, 115(2): 336-345.

第十二章
男性前后尿道同时狭窄的治疗

前后尿道同时有狭窄需要一个更系统的治疗方案,而不是一个既定的、单一的方法。本章节通过术者自身的手术经验介绍各种手术方案、手术技巧和术中的注意事项,以获得良好的手术疗效。

第一节 概 述

前后尿道同时有狭窄属于复杂性尿道狭窄的范畴,是外科领域中难度最大的手术之一。其不仅存在因骨盆骨折所导致的后尿道狭窄、局部显露的空间狭小,或因经尿道手术后操作不当致后尿道狭窄,同时又存在前尿道狭窄。因此,如何通过合理的手术路径能充分显露和游离前、后尿道,即要保证有合适的尿道替代物治疗前尿道狭窄,又要保证后尿道无张力吻合或用合适的尿道替代物治疗,同时又要保证尿道组织的血运良好是整个手术成功的关键。

前后尿道同时有狭窄的患者较为少见,常见于骨盆骨折所导致的后尿道损伤后继发前尿道的感染导致尿道狭窄,也可见医源性的尿道狭窄,涉及范围较广(图3-12-1),治疗较为棘手。修复前首先要考虑重建前尿道的材源是否充足,又要考虑后尿道狭窄的修复

是否能采用经典的尿道端端吻合的术式,以及尿道的血供情况。这些因素均增加了尿道修复的难度,需要术者在术前有充分的准备。

前尿道狭窄的治疗术式较多,不同部位,不同病因及狭窄的严重程度、狭窄段的长度不同,选择的方法均不同。对于阴茎段狭窄,必须选用其他组织来重建尿道,以防勃起后阴茎弯曲。阴茎皮肤薄、无毛发或较少、血运丰富,取材操作简单,疏松的浅筋膜允许阴茎皮瓣转移到前尿道的任何部位而不带来外观和功能上的明显损害等优点,从而被较广泛地用于治疗前尿道狭窄。如患者的阴茎皮肤不富裕,需要考虑选用其他部位的游离组织,最常选用的是口腔内黏膜,如颊黏膜或舌黏膜。

后尿道狭窄或闭锁治疗的标准方法是切除狭窄或闭锁的尿道后将两断端再缝合。对不复杂的后尿道狭

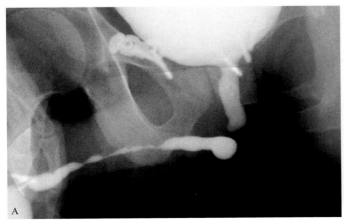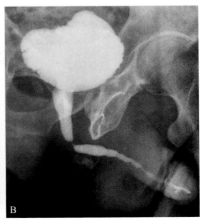

图3-12-1 尿道造影示长段的前尿道狭窄和较短的后尿道闭锁

窄，其成功率可高达90%以上。但对复杂性后尿道狭窄其成功率将有可能下降。对合并前尿道狭窄的复杂病例，常规切除狭窄或闭锁的尿道，再适当游离前尿道

后将两断端再缝合的术式将可能会影响剩余尿道的血供问题，因此必须采用其他方法。

（徐月敏 龚旻）

第二节　可选用的手术方式

前、后尿道同时有狭窄的治疗方案应依照尿道狭窄长短和伴随其他器官畸形情况对每一个病例制定个体化的治疗方案。

一、前尿道狭窄的治疗

前尿道的治疗一般可按以下步骤并采用两种替代材料：① 分离出并剖开狭窄的前尿道并延伸入前后正常尿道内1.5～2 cm，测量狭窄的长度后选用重建尿道的材料。② 对阴茎皮肤富裕及非生殖器硬化性苔藓样变相关的尿道狭窄患者可选择带蒂阴茎岛状皮瓣扩大尿道成形术，根据患者实际情况获取阴茎纵行带蒂皮瓣或包皮环形带蒂皮瓣（图3-12-2 A～C）。本人体会：从取材和手术的简易性、成功率方面考虑阴茎纵行带蒂皮瓣优于包皮环形带蒂皮瓣，必要时可延续到阴囊皮瓣。但如必须采用阴囊皮瓣作为尿道的替代物时，此皮瓣必须要做去毛囊处理，以减少术后并发症，具体操作可见相关章节。③ 对阴茎皮源不富裕或生殖器硬化性苔藓样变相关的尿道狭窄患者采用舌黏膜扩大前尿道成形术。根据患者尿道狭窄段的长短和狭窄的严重情况获取宽1.5～2.5 cm和相应长度的舌黏膜（图3-12-2 D）。

二、后尿道狭窄治疗

后尿道的手术要点为：会阴倒Y形切口，逐层切开皮肤、球海绵体肌，分离出球部和狭窄段尿道。随后可采用两大类术式修复：① 不离断尿道海绵体的尿道端端吻合。对后尿道狭窄段较短，≤2.0 cm（图3-12-1）的患者可采用不离断尿道海绵体进行球部与后尿道端端吻合的方法治疗。先分离出狭窄段前后的尿道，在尿道的背侧纵行切开狭窄段尿道并延伸入前后正常尿道内1 cm，在确认吻合无张力的情况下，用3-0或4-0可吸收线在狭窄段远近端已切开尿道的两侧各间断缝合4针，置入14Fr或18Fr带槽硅胶尿管后打结（图3-12-3）。② 不同组织替代尿道成形术。对后尿道狭窄或闭锁段较长（≥3.0 cm，图3-12-4 A），前尿道海绵体瘢痕组织严重，血供差，则选择其他组织替代扩大尿道成形术。根据患者后尿道局部瘢痕严重情况分别选用游离黏膜或阴囊会阴岛状皮瓣尿道成形术。如分离狭窄后尿道后局部血管床良好，可采用舌黏膜替代扩大尿道成形术，前后尿道也可同时采用舌黏膜尿道成形（图3-12-4 B、C）；如局部瘢痕严重或局部血管床差，尤其是会阴部瘢痕严重则采用阴囊岛状皮瓣尿

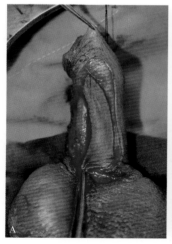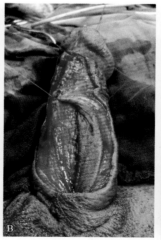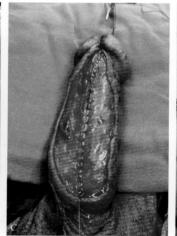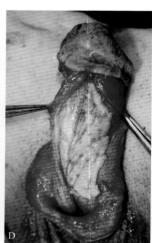

图3-12-2　前尿道成形
A.取阴茎纵行带蒂皮瓣。B.皮瓣与剖开的狭窄尿道做侧侧缝合。C.关闭切口。D.舌黏膜扩大前尿道成形术

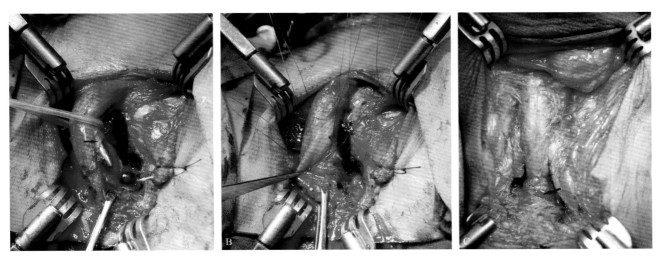

图3-12-3　不离断尿道海绵体的尿道端端吻合
A. 切开狭窄段尿道。B. 间断缝合已切开尿道的两侧。C. 打完结后尿道

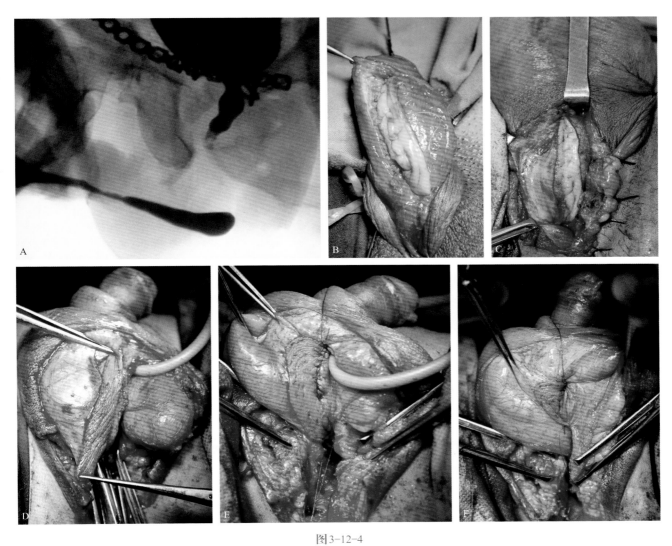

图3-12-4

A. 长段后尿道缺如伴前尿道狭窄。B. 舌黏膜行前尿道扩大成形。C. 舌黏膜行后尿道扩大成形。D. 取相应长度的阴囊皮瓣。E. 将皮瓣一侧与剪开的狭窄段尿道做侧侧连续缝合。F. 形成次全管状重建尿道

道成形术（图3-12-4 D～F）。

三、术后处理

阴茎段切口用弹力绷带包扎，阴囊或会阴部切口加压包扎；术后一周内静脉滴注抗生素，术后3～4天起每天用抗生素从硅胶导尿管侧槽内冲洗尿道，4周拔除尿管后行尿流率、尿道造影或尿道镜检查。

四、手术体会

对前后尿道同时有狭窄患者的治疗原则应从以下几个方面考虑：① 如果患者的阴茎皮肤充分，尿道狭窄与生殖器硬化性苔藓样变疾病不相关，应首选阴茎皮肤尿道成形术治疗前尿道狭窄。根据尿道狭窄的严重程度选择皮瓣的宽度在1.5～2.0 cm之间，以避免或减少并发症的发生。② 尿道狭窄与生殖器硬化性苔藓样变相关，阴茎皮瓣尿道成形术将是禁忌的，因这些患者的阴茎皮肤可能已有病变或潜在病变，利用生殖器皮瓣行尿道成形术对这类患者是禁忌的，术后90%～100%会出现狭窄复发；如果患者的阴茎皮肤不充分，前尿道狭窄的治疗可采用其他部位的组织替代，如口腔内黏膜。③ 对后尿道狭窄的治疗必须考虑前尿道海绵体的

血供，如后尿道狭窄段不长（≤2.0 cm），可以采用不离断尿道海绵体的后尿道端端吻合术，这样可保留前尿道海绵体血供；如狭窄的前尿道海绵体瘢痕组织不严重，血供丰富，也可采用切除狭窄或闭锁的尿道后将两断端吻合的术式；如前尿道海绵体瘢痕组织严重，则不能切断狭窄的后尿道，采用其他组织替代尿道成形术，如游离黏膜或带蒂阴囊会阴皮瓣。具体是选择游离黏膜还是带蒂阴囊会阴皮瓣取决于局部情况。如局部血管床条件好，尽可能采用游离黏膜替代尿道成形术；如局部血管床条件不好，则采用带蒂阴囊会阴皮瓣替代尿道成形术。阴囊会阴皮肤有毛发和皮脂腺，尽管术中采用去毛囊术，术后仍有可能长毛发，继发结石和感染而导致手术失败，所以尽可能不采用带蒂阴囊会阴皮瓣。④ 失败患者原因分析，本人有2例在切除狭窄或闭锁的尿道，尿道球部与尿道膜部吻合术后发生再次狭窄，其可能与吻合时有一定张力有关。在前后尿道同时有狭窄时为了尽可能好的保留前尿道海绵体的血供，在分离球部和尿道阴囊段时往往会有所保留，导致球部与尿道膜部吻合时有一定张力，这可能是导致尿道狭窄发生的原因。

（徐月敏　龚旻）

参考文献

[1] Stein DM, Thum DJ, Barbagli G, et al. A geographic analysis of male urethral stricture aetiology and location[J]. BJU Int, 2013, 112(6): 830−834.

[2] Xu YM, Song LJ, Wang KJ, et al. Changing trends in the aetiology and management of male urethral stricture disease in China: An observational descriptive study from 13 centres[J]. BJU Int, 2014, 116(6): 938−944.

[3] Singh JP, Priyadarshi V, Goel HK, et al. Penile lichen sclerosus: An urologist's nightmare! — A single center experience[J]. Urol Ann, 2015, 7(3): 303−308.

[4] Kluth LA, Riechardt S, Reiss CP, et al. Panurethral and complex urethral strictures. Reconstruction in several steps: Current techniques and indications[J]. Arch Esp Urol, 2014, 67(1): 104−110.

[5] Palmer DA, Buckley JC, Zinman LN, et al. Urethroplasty for high risk, long segment urethral strictures with ventral buccal mucosa graft and gracilis muscle flap[J]. J Urol, 2015, 193(3): 902−905.

[6] Xu YM, Feng C, Sa YL, et al. Outcome of 1-stage urethroplasty using oral mucosal grafts for the treatment of urethral strictures associated with genital liche sclerosus[J]. Urology, 2014, 83(1): 232−236.

[7] Deng T, Liao B, Luo D, et al. Management for the anterior combined with posterior urethral stricture: A 9−year single centre experience[J]. Int J Clin Exp Med, 2015, 8(3): 3912−3923.

[8] Gómez RG, Mundy T, Dubey D, et al. SIU/ICUD consultation on urethral strictures: Pelvic fracture urethral injuries[J]. Urology, 2014, 83(3 Suppl): S48−S58.

[9] Xu YM, Qiao Y, Sa YL, et al. Substitution urethroplasty of complex and long-segment urethral strictures: A rationale for procedure selection[J]. Euro Urol, 2007, 51(4): 1093−1099.

[10] Xu YM, Sa YL, Fu Q, et al. Oral mucosal grafts urethroplasty for the treatment of long segmented anterior urethral strictures[J]. World J urol, 2009, 27(4): 565−571.

[11] Lv XG, Xu YM, Xie H, et al. The selection of procedures in one-stage urethroplasty for treatment of coexisting urethral strictures in anterior and posterior urethra[J]. Urology, 2016, 68(2): 197−201.

第十三章
尿道海绵体非离断的尿道端端吻合
治疗尿道球、膜部狭窄

常规的尿道端端吻合是在尿道狭窄段前完全切断尿道后重新与近端正常尿道吻合,这样的手术创伤较大,而且必须损伤左右尿道海绵体血管。本章节介绍尿道海绵体非离断的尿道端端吻合的新技术,创伤小且不会损伤左右尿道海绵体血管。

第一节　概　述

医源性损伤及外伤是尿道球部狭窄的常见病因,有研究显示部分特发性尿道球部狭窄亦可能由不经意的会阴部外伤所致。在尿道球部狭窄的治疗中,尿道离断切除瘢痕狭窄后行端端吻合术是常用的经典术式,其优点包括:能完全的切除瘢痕组织、手术成功率高、并发症相对较少。在传统经典术式中需要切断尿道海绵体,这也使得内部穿行的尿道海绵体血管被离断(图3-13-1),虽然目前尚无研究证实尿道海绵体血管离断后近远期是否存在不利影响,但在处理尿道狭窄同时能保留尿道海绵体血管是值得探讨的问题,特别是对于部分伤情较重、血管功能较差,尤其是同时伴有前、后尿道狭窄的患者。

为保留尿道海绵体近端血供,2007年Jordan等对EPA术式进行了改良,在术中将阴茎球动脉进行游离,在明确未损伤球动脉的情况下行尿道端端吻合术。2011年Andrich等报道在尿道背侧纵行切开尿道,切除瘢痕组织后行尿道吻合,这样既避免了完全离断尿道,同时也保护了腹侧走行的尿道海绵体动脉,其手术成功率高达85%,与传统EPA术式成功率相近,被称为非离断尿道球部成形术。上述二位学者报道的是仅对尿道球部较短狭窄的治疗,2015年徐月敏报道应用尿道海绵体非离断的尿道端端吻合治疗26例尿道球-膜部狭窄,其中2例合并前尿道狭窄获得较好效果,开拓了尿道海绵体非离断的尿道端端吻合治疗后尿道的先例。

（谢　弘　徐月敏）

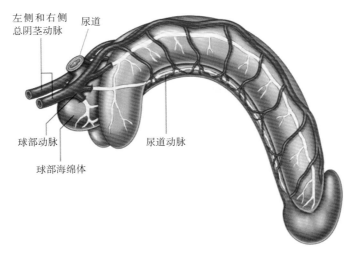

图3-13-1　阴茎血供图

第二节　手术步骤及围术期处理

一、手术前注意点及操作技能

　　术前患者行尿道造影及尿道镜检查明确患者狭窄位置及长度,狭窄段长度应≤2.0 cm(图3-13-2),术前中段尿细菌培养阴性,术前0.5小时常规预防性使用广谱抗生素。

二、操作技能

　　患者采用全麻或硬脊膜外阻滞麻醉,取截石体位,会阴部常规消毒铺巾。做会阴倒Y形切口,逐层切开皮肤、皮下及球海绵体肌,分离出尿道球部和阴囊部,尿道膜部的背侧和两侧,彻底切除周围瘢痕组织(图3-13-3 A)。如尿道狭窄部位不是很深,手术视野清楚,尿道端端吻合的操作较容易(图3-13-3 B ～ D)。

　　如尿道膜部位置较深,则楔形切除部分耻骨下缘,显露尿道膜部(图3-13-4 A);由尿道外口向尿道球部插入尿道扩张条作为指引物,另用尿道扩张条从膀胱造瘘口经过膀胱颈进入尿道前列腺部、膜部,在狭窄段尿道前背侧切开正常尿道1.5 cm左右,暴露正常尿道黏膜(图3-13-4 B);在确认能够无张力吻合的情况下,用3-0或4-0可吸收线在狭窄段远近端已切开尿道的两侧各间断缝合4针(图3-13-4 C),置入14Fr或18Fr带槽硅胶尿管后打结(图3-13-4 D);逐层关闭伤口。

　　术后使用广谱抗生素预防感染,保持导尿管通畅,隔日伤口换药,注意伤口愈合情况。术后3周拔除导尿管,夹闭膀胱造瘘管观察患者自行排尿情况,3 ～ 7天后常规行尿流率及尿道造影检查,如患者排尿通畅、尿道造影提示尿道正常,管腔粗大(图3-13-5 A、B)则

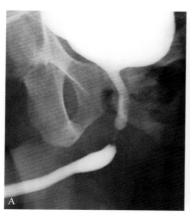
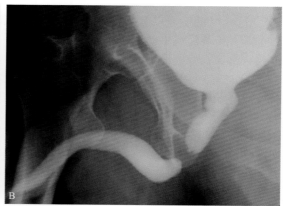

图3-13-2　尿道造影示较短尿道球膜部闭锁

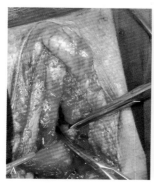
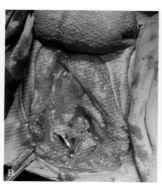
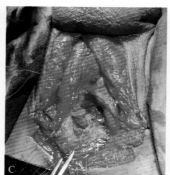
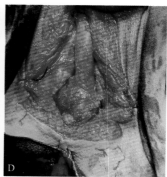

图3-13-3
A. 彻底切除周围瘢痕组织。B. 较表浅的尿道狭窄,切开狭窄段尿道。C. 稍游离尿道球部后与近端尿道吻合。D. 吻合完毕

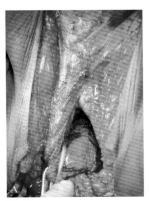
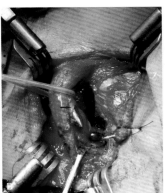
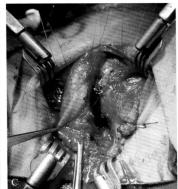
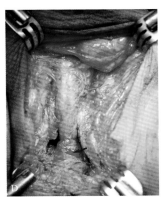

图3-13-4

A. 切除耻骨下缘显露尿道膜部。B. 切开狭窄段尿道。C. 尿道球部在耻骨下与近端尿道吻合。D. 打完结后恢复尿道连续性

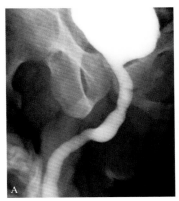
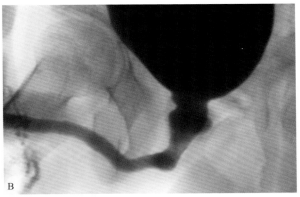

图3-13-5　术后尿道造影示尿道恢复连续性,管腔粗大

拔除膀胱造瘘管。

三、手术体会

尿道海绵体非离断尿道成形术技术要点包括:① 在尿道板背侧做切口避免了阴茎球动脉损伤,尿道连续性及部分健康尿道组织可得到保留。② 术中应注意彻底切除尿道吻合部周围的瘢痕组织,黏膜对黏膜、无张力的吻合。③ 吻合无张力可通过分离球部和尿道阴囊部与周围的粘连,使要吻合的尿道有足够长度,部分狭窄位置较深患者需凿除部分耻骨后行无张力吻合。④ 通过纵向切开及横行缝合以扩大狭窄部尿道腔,降低术后狭窄复发率。非离断尿道成形术旨在修复尿道狭窄同时保护患者尿道海绵体及阴茎远端血供,减少手术创伤,研究显示该术式对阴茎球动脉有较好的保护作用,术后患者勃起功能的可得到较好的保留及恢复,故非离断尿道球部成形术适合于术前勃起功能正常、狭窄段较短(≤2.0 cm,图3-13-6),会阴部组织瘢痕较少的患者,尤其适用于初诊尿道球部狭窄的青壮年患者。对于狭窄位置过深或瘢痕过多、病

情复杂的患者不适宜采用该手术方式。

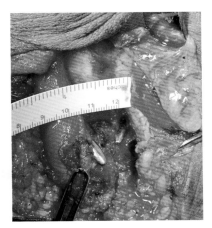

图3-13-6　术中测量尿道缺损段

视频31　尿道海绵体非离断的尿道吻合治疗尿道球膜部狭窄

(谢　弘　徐月敏)

参考文献

［1］ Wessells H, Angermeier KW, Elliott S, et al. Male urethral stricture: American urological association guideline[J]. J Urol, 2017, 197(1): 182−190.

［2］ Ramírez P, Martínez-Salamanca JI, Moncada I, et al. Sexual dysfunction secondary to urethral stricture and urethroplasty[J]. Arch Esp Urol, 2014, 67(1): 142−151.

［3］ Andrich DE, Mundy AR. Non-transecting anastomotic bulbar urethroplasty: A preliminary report[J]. BJU Int, 2012, 109(7): 1090−1094.

［4］ 徐月敏, 谢弘, 钱麟, 等. 不离断尿道海绵体的尿道端端吻合术治疗后尿道狭窄的疗效观察［J］. 中华泌尿外科杂志, 2015, 36（12）: 914−916.

［5］ Bugeja S, Andrich DE, Mundy AR. Non-transecting bulbar urethroplasty[J]. Transl Androl Urol, 2015, 4(1): 41−50.

［6］ Xie H, Li C, Xu YM, et al. Preliminary experience of nontransecting urethroplasty for pelvic fracture-related urethral injury[J]. Urology, 2017, 109: 178−183.

［7］ Viers BR, Pagliara TJ, Shakir NA, et al. Delayed reconstruction of bulbar urethral strictures is associated with multiple interventions, longer strictures and more complex repairs[J]. J Urol, 2018, 199(2): 515−521.

［8］ Anderson KM, Blakely SA, O'Donnell CI, et al. Primary non-transecting bulbar urethroplasty long term success rates are similar to transecting urethroplasty[J]. Int Urol Nephrol, 2017, 49(1): 83−88.

第十四章
尿道分期成形和阴茎转位尿道成形术

尿道分期成形术是尿道修复重建手术中的重要组成部分。尽管大多数尿道损伤及狭窄均可通过一期手术修复，但仍有许多病例必须通过分期手术解决。局部感染或炎症反应或者尿道腔闭塞需要行近端尿道内切开、狭窄段尿道替代或扩大。分期尿道成形术一般包括两个独立的步骤：① 近端狭窄段尿道切开，扩大、替代病变段尿道。② 术后至少6个月后，再次行尿道成形。有时可能需要多期的手术来纠正移植物缺损或挛缩等。本章介绍各种常用的分期尿道成形术和阴茎转位尿道端端吻合术。

第一节　概　述

复杂性后尿道狭窄指长段尿道狭窄或闭锁，或者合并尿道直肠瘘等其他疾患的患者。一般此类患者大多数曾经经历过一次或者一次以上的开放手术治疗，尿道狭窄或闭锁造成的缺损尿道长度明显长于常规骨盆骨折等外伤引起的后尿道狭窄或闭锁，有时长度甚至超过10 cm。也有部分患者是由于其他严重外伤造成，比如会阴部的大面积钝性外伤、烧伤或电击伤等引起。此类患者的局部可替代尿道的组织常已被利用，这些局部条件较差，尤其经反复多次手术仍存在长段尿道狭窄，局部伴有感染和尿道皮肤瘘等病情较为复杂的病例（图3-14-1～图3-14-3），行分期手术更合适。先切开狭窄段或有感染的尿道（图3-14-4），后期行尿道成形。对于医师来说，在行尿道重建手术的过程中发现分期手术优于一期手术的适应证，及追求分期手术技巧的提高、提升手术成功率显得尤为重要。在尿道狭窄手术和急性创伤方面，分期手术的成功率显然优于一期手术。名词"分期尿道成形术"并不等同于"二期"手术，分期指手术并不仅仅分二期进行，

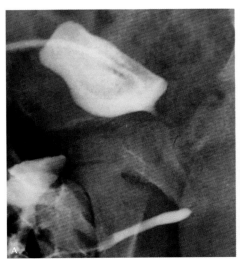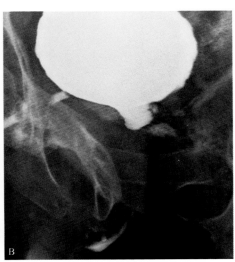

图3-14-1　尿道造影显示超长段尿道狭窄

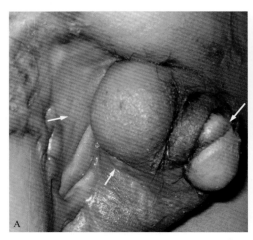
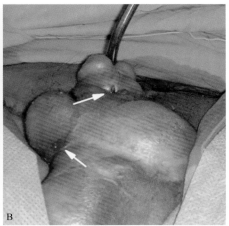

图 3-14-2

A.带蒂包皮尿道成形术后多处皮肤瘘。B.前尿道狭窄伴尿道多处皮肤瘘

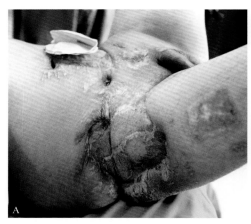
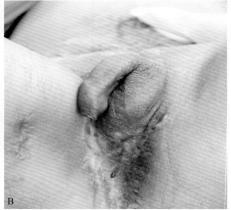

图 3-14-3

A.下腹部和会阴外伤及后瘢痕。B.会阴多次手术后瘢痕多次手术

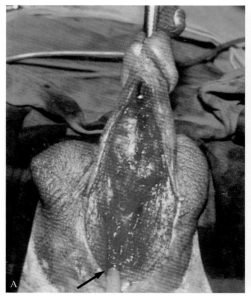
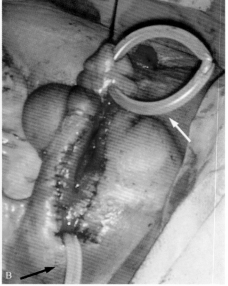

图 3-14-4

A.剖开尿道狭窄段。B.在两尿道断端之间做一尿沟

必要时需三期手术。

关于分期手术纠正尿道狭窄性疾病的描述,较早的有 Johanson、Turner-Warwick、Blandy 等描述了分期手术的详细技巧。在尿道重建领域,不同专家也描述了分期手术重建尿道的方法。常规分期手术的概念为:一期将带血管组织(皮瓣或皮片)置入尿道狭窄部位的尿道床,完全替代尿道或扩大已有尿道。患者将在不同的部位,阴茎体、阴囊或会阴部通过再造的尿道口排尿。在至少 3～6 个月至 1 年的时间里,转移的组织可获得稳定的血供使组织成熟以适应分期手术操作。有时尿道造口变窄,这样就需要更多组织以进行扩大、扩张、切开和重构成形(如 Y-V 成形)。当最初手术部位的状况和管径良好时,可直接完成终期手术。有计划的分期手术中的终期手术包括通过探子或导尿管将转移的组织缝合成管以达到特定的尿道管径,然后将软组织和皮肤覆盖于成管的尿道上,关闭尿道造口和远端尿流改道。

许多相关文献已经谈及关于尿道狭窄行有计划的分期手术相关的基本原理,同时也存在取材、组织转移技术等方面的分歧。在 19 世纪和 20 世纪早期,复杂性尿道狭窄性疾病中因局部脓肿而危及健康者很普遍。严重的狭窄包括长段尿道组织缺失或闭锁、复杂性瘘、慢性感染、脓肿或结石形成,这些均对医师行尿道狭窄修复、重建造成极大挑战。

用于尿道重建的补片主要选择生殖器皮肤或其他毛发少的皮肤如手臂内侧、耳后皮肤等。这些皮片与尿液接触后产生炎症反应和局部感染,会有瘢痕化和皱缩倾向,这样一期手术和终期新尿道成形手术之间的"修整"很有必要。局部皮瓣技术的应用,特别在阴囊和会阴部,常导致长毛发的皮肤置入新尿道,从而产生结石形成、再狭窄和尿路梗阻的危险。上述情况一期手术常不适用,因为补片放置位置不理想造成的缺血和行尿道成管前转移的组织需要新的血供生长均可造成移植物缺失的可能性。

尿道创伤治疗中损伤较大,功能受损和再狭窄的风险较高。将阴囊和会阴部皮瓣置入尿道缺损部位形成一个临时性会阴部尿道造口,并延迟关闭,是在困难处境中的较好方法。

现代尿道创伤处理和尿道狭窄手术已改变了分期手术指征的概念。现代组织转移技术特别是各种游离黏膜的运用,很大程度地发展了尿道的修复技术。联合组织转移技术能拓宽单期手术在闭锁性尿道狭窄包括较长的尿道完全缺损中的应用,这些病例在过去常需分期手术治疗。

(徐月敏　李　超　刘　莺)

第二节　前尿道狭窄分期尿道成形术

一、一期尿道剖开或阴茎伸直手术适应证

(1)前尿道闭锁者。

(2)干燥性闭塞性龟头炎者伴局部条件较差者。

(3)前尿道长段狭窄伴局部条件较差者,如伴有前尿道炎、前尿道皮肤瘘者(图 3-14-2)。

(4)尿道下裂阴茎条件较差者或成形术失败者,尤其是多次手术后,包括成形段尿道狭窄、外口狭窄合并前尿道炎尿道皮肤瘘者(图 3-14-5)。

二、术前准备

(1)有明显尿道炎症、阴茎皮肤红肿伴尿道皮肤瘘者,先行耻骨上膀胱造瘘术,待炎症控制后再行分期尿道手术。

(2)清洁尿培养+药敏:有尿路感染者根据药敏术前用药。用药后再做尿培养,若无菌生长,可行尿道成形术。

(3)尿道冲洗:用 0.02% 呋喃西林溶液或稀碘伏液冲洗膀胱和尿道。尿道部分闭锁的患者冲洗前尿道时宜低压冲洗。一般在术前冲洗致尿培养阴性,手术前再次冲洗后消毒铺巾。

三、手术步骤及要点

(一)麻醉与体位

全身麻醉、硬脊膜外或腰麻均可。患者体位一般采用平卧位,累及尿道球部狭窄者采用截石位。

(二)操作步骤

1. 切口　尿道狭窄者用相应粗细的金属探子自尿道外口插入至尿道狭窄处,将探子顶向皮肤做引导,纵向切开皮肤、皮下组织、尿道海绵体,剖开尿道狭窄段至正常尿道 2 cm,在两尿道断端之间做一条尿沟(图 3-14-4);尿道下裂术后阴茎弯曲者在阴茎弯曲严重处横行切口,切除狭窄的尿道和瘢痕组织,伸直阴茎(图 3-14-5 C)。

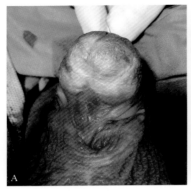
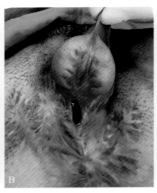
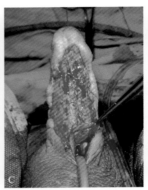
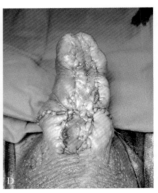

图 3-14-5

A、B. 尿道下裂多次尿道成形术后。C. 切除瘢痕，伸直阴茎。D. 舌黏膜修补创面

2. 探查近段尿道　用金属尿道探子探查近段尿道，使能通过24Fr探子（成人），儿童通过相应粗细的金属探子。

3. 尿沟形成　用4-0可吸收线将皮肤切缘与切开的尿道海绵体边缘缝合，使狭窄的尿道面敞开，成为尿道沟或取舌黏膜、颊黏膜修补创面（图3-14-5 D）。

4. 尿道口成形

（1）近端尿道口黏膜健康正常，出口处宽敞，可与周边皮肤直接缝合，形成近端尿道出口。

（2）近端尿道口黏膜不很健康，出口处狭小，可将近端尿道出口剪成三瓣，其下方及两侧皮肤分成三瓣，其下方一瓣皮肤插入尿道，使近端尿道口成V字形，以增加近端尿道口宽度，防止近端尿道口产生狭窄。

5. 尿道成形术

（1）保持排尿通畅6个月后，在两尿道断端之间用记号笔做一埋藏皮条的标记，采用埋藏皮条法。取尿沟两侧皮肤平行切口，皮条宽1.5 cm，切口环绕远、近端尿道造瘘口，切至阴茎海绵体白膜处（图3-14-6）。对尿道下裂术后切除狭窄的尿道和瘢痕组织，伸直阴茎后常用口腔黏膜修补创面，6个月后将黏膜缝合成管（图3-14-7）。

（2）做阴茎背侧切开，于白膜外向两侧分离至腹侧切口，将皮肤及皮下组织充分分离。

（3）尿道内留置16Fr～18Fr硅胶导尿管，用5-0可吸收线连续两层缝合皮下组织，最后缝合切口皮肤。

6. 膀胱造瘘　必要时行耻骨上膀胱造瘘。

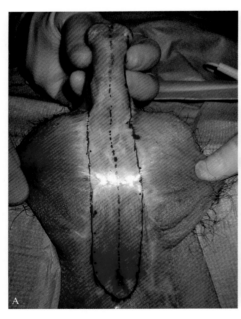
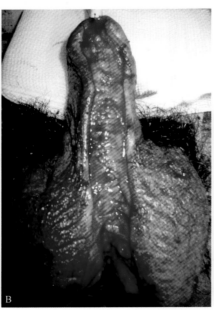
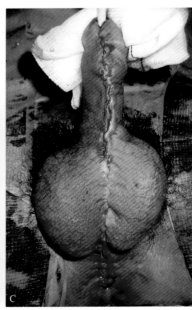

图 3-14-6

A. 用记号笔在尿道沟两侧做一标记。B. 将切开的尿道沟边缘缝合。C. 缝合皮肤

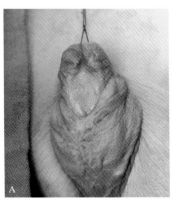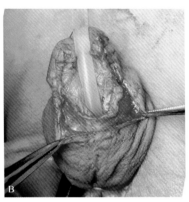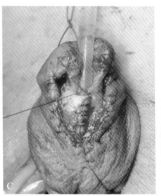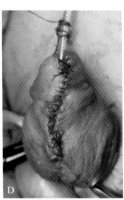

图3-14-7
A. 舌黏膜修复创面后6个月。B. 沿黏膜两侧切开。C. 缝合黏膜形成新尿道。D. 缝合皮肤，手术结束

第三节　阴茎转位尿道成形术

一、手术适应证

前、后尿道间长段闭锁，尿道周围瘢痕组织严重，不宜做游离组织替代尿道的复杂性尿道狭窄者，但尿道外口及前尿道有6 cm以上正常尿道和正常的尿道前列腺部；会阴部皮肤瘢痕化，不宜选皮瓣做尿道者（图3-14-2）。

二、手术步骤及要点

（1）取阴茎阴囊交界、会阴部切口，劈开阴囊，切除闭锁段尿道及周围瘢痕组织，将尿道阴茎段分离至冠状沟处，须有良好血供。分离后尿道或前列腺部后

尿道0.5 cm左右（图3-14-8 A）。沿阴茎根部环形切口，将阴茎通过阴茎阴囊交界和会阴部切口转到会阴部（图3-14-8 B）；或在阴囊切开，将阴茎通过阴囊切口下移到会阴部，将前尿道与前列腺部后尿道行端端吻合（图3-14-8 C ～ F）。

（2）1个月后拔除导尿管，患者站位或蹲位排尿（图3-14-9）。

（3）如果患者较为年轻，希望将阴茎恢复原位者，可在保持排尿通畅12个月后行二期手术。① 于冠状沟处切断尿道、伸直阴茎，近端尿道在会阴部造口，同时在两尿道断端之间做一条尿沟（图3-14-10 A）。

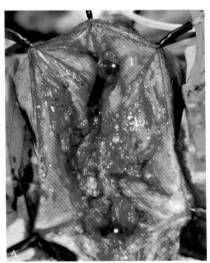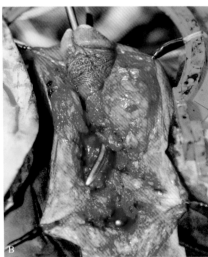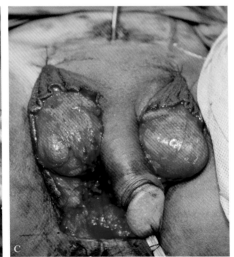

图3-14-8
A. 分离狭窄及闭锁段尿道。B. 将阴茎转移至会阴部。C. 将阴茎转移至会阴部

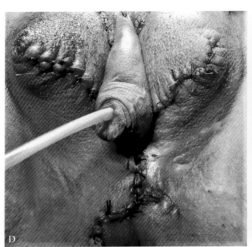
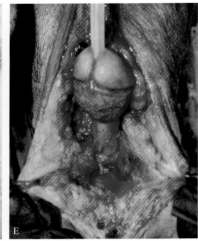
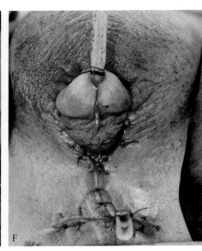

图3-14-8（续）

D. 缝合皮肤，手术结束。E. 将前尿道与前列腺部后尿道吻合。F. 手术结束时

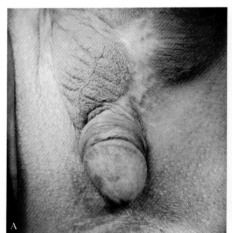
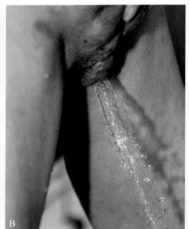
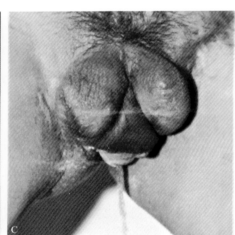

图3-14-9

A. 5年后状态。B、C. 不同患者立位排尿

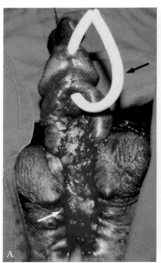
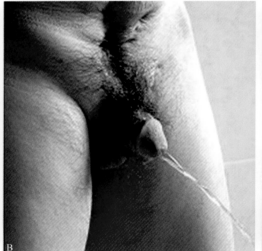
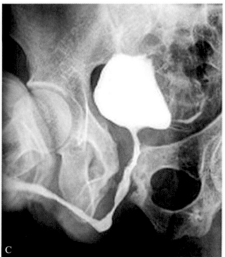

图3-14-10

A. 在两尿道断端间做尿沟。B. 立位排尿通畅。C. 尿道造影示尿道通畅

② 半年后行埋藏皮条法（Denis Browne 改良法）三期尿道成形术（图3-14-10 C～D）。③ 于冠状沟处切断尿道、伸直阴茎同时行游离黏膜或转移皮瓣替代尿道成形术（图3-14-11、图3-14-12）。

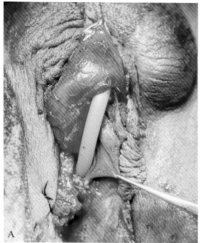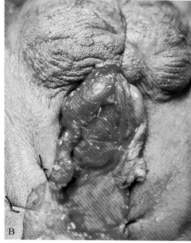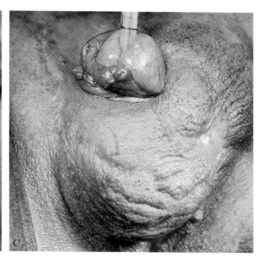

图3-14-11
A、B. 转移皮瓣替代尿道成形术。C. 手术结束时

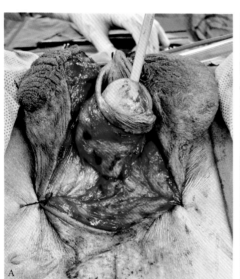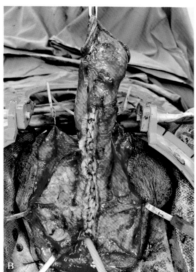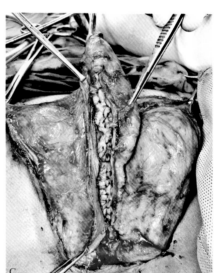

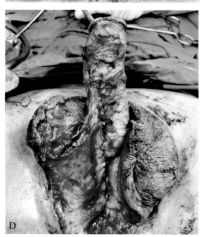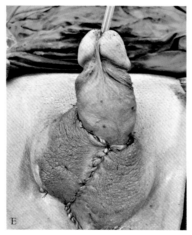

图3-14-12
A. 离断尿道后升直阴茎。B. 取舌黏膜替代缺损段尿道。C. 取阴囊瓣与舌黏膜偶合形成新尿道。D. 缝合完毕。E. 手术结束

视频 32　阴茎转位尿道成形治疗难治性后尿道狭窄

视频 33　阴茎复位尿道成形术

三、手术体会

在过去的六十年里，尿道狭窄的手术方式发生了显著的变化。这种变化主要发生于前尿道和超长段尿道狭窄的治疗。

在 19 世纪和 20 世纪早期，复杂性尿道狭窄性疾病中因局部脓肿而危及健康者很普遍。严重的狭窄包括长段尿道组织缺失或闭锁、复杂性瘘、慢性感染、脓肿或结石形成，这些病变对泌尿外科医师行尿道的修复与重建造成极大挑战，分期尿道成形术是当时尿道修复重建手术中常见的术式和占重要组成部分。

近年来，现代尿道创伤处理和尿道狭窄的修复手术已改变了分期手术指征的概念。现代组织转移技术特别是各种游离黏膜的运用，很大程度地发展了尿道的修复技术，绝大多数尿道损伤及狭窄均可通过一期手术修复，但仍有部分病例必须通过分期手术解决。我们体会对一些多次修复失败的复杂性尿道下裂患者，他们腹侧可用皮肤较少、血运差、肉膜组织不足，不能插入在闭合的尿道和缝合的皮肤之间，容易导致各种并发症如尿道皮肤瘘，新建的尿道狭窄（包括尿道

口）；部分硬化性苔藓（LS）又称干燥闭塞性阴茎头炎（BXO）的患者，或伴有严重尿道海绵体炎，不能进行一期游离组织尿道成形术；以及一些多次修复失败的复杂性尿道狭窄患者，阴茎段尿道和皮肤瘢痕严重，采用分期手术可能会提高手术成功率。但是，采用分期尿道成形术时具体选择二期还是多期的手术方法应建立在准确的术前评估的基础上，包括阴茎皮肤瘢痕的严重程度、位置及性质，局部有无感染或炎症的严重程度来选择合适的术式。对阴茎段或到尿道球部的严重狭窄和皮肤瘢痕严重者，采用先切除狭窄的尿道，伸直阴茎，取口腔黏膜修补创面，以后二期尿道成形术较妥。对前、后尿道间长段闭锁，局部瘢痕组织严重，不宜做游离组织替代尿道的复杂性尿道狭窄，但尿道外口及前尿道有 6 cm 以上正常尿道和尿道前列腺部者，可考虑行阴茎移位尿道成形术。

虽然目前国际上有专家认为，阴茎转位治疗复杂性后尿道狭窄手术操作较烦琐，创伤相对较大，不推荐作为首选术式。但对于某些特殊的后尿道狭窄患者，该术式依然有比较大的实用价值。比如对于周围皮肤条件极差，而且历经多次手术的患者，无其他可供区域取材作为尿道重建材料，可完全利用自身残存正常尿道完成该术式，最终达到正常排尿的目的。

特别是对于很多复杂性后尿道狭窄的老年患者，在施行阴茎转位一期手术后，可正常排尿，如对性功能、外观要求不高，或身体状态较差，难以承受二期、三期手术，也可以考虑一期手术后，不再行二、三期手术，此类要求和选择的患者也不在少数，是一种折衷的选择。

（徐月敏　李　超　刘　莺）

参考文献

[1]　Xu YM, Qiao Y, Sa YL, et al. Substitution urethroplasty of complex and long segment urethral strictures: A rationale for procedure selection[J]. Eur Urol, 2007, 51(4): 1093-1099.

[2]　Xu YM, Li C, Xie H, et al. Intermediate-term outcomes and complications of longsegment urethroplasty with lingual mucosa grafts[J]. J Urol, 2017, 198(2): 401-406.

[3]　Fu Q, Zhang J, Sa YL, et al. Recurrence and complications after transperineal bulbo-prostatic anastomosis for posterior urethral strictures resulting from pelvic fracture: A retrospective study from a

urethral referral centre[J]. BJU Int, 2013, 112(4): E358-363.

[4]　Xu YM, Xie MK, Li C, et al. The penis transposed to the perineum with penile-prostatic anastomotic urethroplasty for the treatment of a long segment complex urethral strictures[J]. Transl Androl Urol, 2021, 10(3): 1040-1047.

[5]　Wu DL, Jin SB, Zhang J, et al. Staged pendulous-prostatic anastomotic urethroplasty followed by reconstruction of the anterior urethra: An effective treatment for long-segment bulbar and membranous urethral stricture[J]. Eur Urol, 2007, 51(2): 504-511.

第十五章

女性尿道狭窄的治疗

女性尿道狭窄较为少见,目前多数患者为外伤时损伤尿道,病情严重时伴有尿道阴道瘘,甚至阴道直肠瘘,治疗较为复杂。本章介绍女性尿道狭窄或闭锁后尿道重建的几种常用的术式,临床应用时可根据不同病情而选用不同的术式。原则是优先选用方法简便、疗效好的术式,如尿道端端吻合术;对缺损段长可考虑其他术式,如阴道壁瓣、带蒂阴唇皮瓣重建尿道。

第一节 概 述

女性尿道损伤与狭窄是一种不常见的疾病,过去引起该病的主要原因为分娩和手术损伤。少见的病因有骨盆骨折引起横断或撕伤尿道、外阴骑跨伤、粗暴性交损伤等。更少见的有子宫颈癌局部侵入尿道或放射治疗的损伤、子宫脱垂药物注射治疗不当引起的损伤。

随着产科技术的现代化,由产伤引起的尿道损伤在发达国家已很少发生,在我国的部分地区如上海,也很少见到;但在非洲和我国的边缘地区,产伤仍然存在。我国由外伤所致的尿道损伤有所增加,治疗也相当困难,病情迁延,应引起泌尿外科医师的高度关注和重视。

通常由分娩时间延长产生的膀胱三角区、膀胱颈部和尿道损伤,最常见的原因是母亲和胎儿的不相称。膀胱和尿道被胎头压迫于耻骨联合下面,引起缺血和坏死。手术损伤可见于阴道前壁缝合、尿道憩室切除和子宫切除手术。

骨盆骨折、骨碎片可刺破尿道和阴道,造成膀胱颈部和尿道损伤、断裂,也可刺伤中段尿道和远端尿道,从而造成尿道广泛性损伤和缺损,极少数伴直肠阴道瘘(图3-15-1 A ～ D)。

不管何种原因造成的尿道损伤,对于外科医师来说均是一种挑战。手术矫正的目标是建立一个能控尿的新尿道,允许尿液无阻力通过,并有足够的长度,避免尿液排入阴道。膀胱颈部和近端尿道的损伤,修复手术较为复杂,术后尿失禁率约为50%,除非同时施行抗尿失禁手术。

第二节 手术治疗前评估

一、术前准备

实验室检查应包括尿液分析、尿培养、药敏试验、肾功能测定。尿液分析通常显示血尿和脓尿。尿培养常是阳性结果,根据药敏做膀胱尿道冲洗和静脉给药,并置换导尿管或膀胱造瘘管,以减少感染源,降低细菌数。通常尿道损伤患者高度怀疑有以下情况存在,如输尿管阴道瘘、输尿管梗阻、尿道阴道瘘、膀胱低顺应性和尿道括约肌的缺损。另外,损伤逼尿肌的稳定性和收缩力,排尿功能可受影响。因此,对每位病员都应仔细评估,排除以上情况的存在。

所有患者都应进行静脉尿路造影检查,除非有反指征情况。假如高度怀疑输尿管损伤,应进行逆行肾盂造影,甚至在一些静脉肾盂造影X线显示正常的女

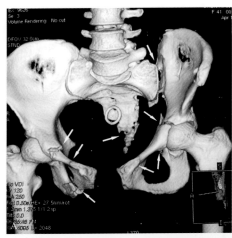
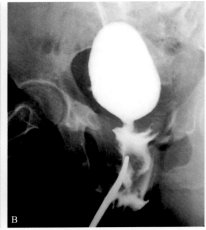
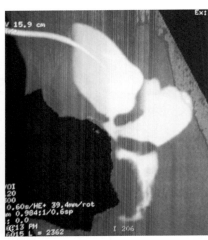
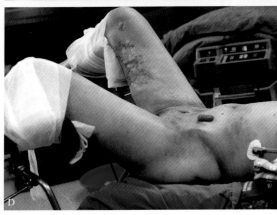
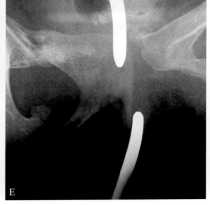
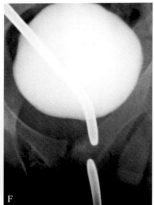

图3-15-1

A. 骨盆多发骨折，箭头处。B. 膀胱尿道造影示尿道阴道瘘。C. CT造影示尿道阴道瘘。D. 尿道阴道瘘，直肠阴道瘘的患者。E. 金属探杆分别从尿道内口和外口伸入行会师拍片。F. 膀胱注入造影剂后行会师造影

性患者也应进行。尿道B超可用于女性尿道狭窄或闭锁的检查，在正常段尿道充盈情况下或排尿时，经直肠或会阴途径超声检查女性尿道，在屏幕上可清晰显示狭窄或闭锁段尿道的长度及其周围瘢痕组织。存在尿道阴道瘘时，尿道B超显示尿道瘘道尤为清晰。

尿道探子可以探查尿道外口情况，了解尿道狭窄的部位和狭窄的程度。如尿道缺损已发生闭锁，探子将受阻于闭锁部位。对于尿道缺损或闭锁的长度也可用B超及尿道造影来正确评估（图3-15-1 E、F）。

尿道膀胱镜检可评估尿道狭窄的范围，查明可能存在的继发性尿道瘘，了解局部尿道组织的柔韧性等（图3-15-2）。膀胱镜检查通常可查明是否存在尿道阴道瘘、膀胱阴道瘘。小的膀胱阴道瘘在膀胱镜检查未见到时，可用亚甲蓝加入液体充盈膀胱，检查阴道，并标记出尿瘘的部位。

尿道损伤可不伴发尿失禁。远端尿道破坏，甚至远端尿道阴道瘘可不出现尿失禁，但近段尿道和膀胱颈部都被损伤时将引起尿失禁。

二、手术的一般原则

许多尿道损伤患者已经历一次或多次经阴道手术，阴道通常有瘢痕组织、纤维化，手术前仔细检查阴道是必要的。许多病例阴道前壁的壁瓣可用于尿道重建，如阴道组织不够，可采用会阴部的带蒂皮瓣。还可用带有良好血供的带蒂阴唇皮瓣重建尿道，也可用股薄肌、会阴皮瓣来加固重建的尿道。

手术原则包括：① 清楚地显露手术部位。② 创造多层无张力缝合，通常用广泛分离周围组织和彻底切除瘢痕组织来完成达到无张力缝合，有时需利用带蒂皮瓣。③ 保证吻合口足够的血液供应。④ 适当的膀胱引流，最好采用耻骨上膀胱造瘘做膀胱引流。

三、手术时间的选择

陈旧性尿道损伤或尿道瘘诊断明确后，再次手术应该在6个月或更长时间后进行，有充足的时间让组织炎症或肿胀得予以消退，有利于尿道修复手术的成功。

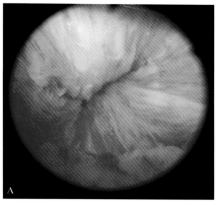
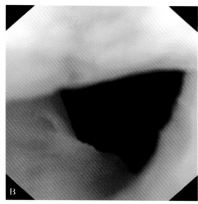
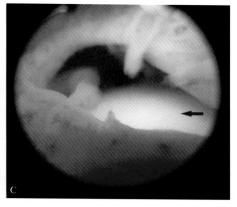

图3-15-2

A.膀胱颈口柔软,关闭好。B.膀胱颈口始终呈开放状态,不能关闭。C.尿道镜检查,箭头为尿道阴道瘘

第三节　尿道重建的手术方法

一、经耻骨下缘途径尿道端端吻合术

（一）手术适应证

尿道狭窄段较短或尿道狭窄伴尿道阴道瘘口较小且位于尿道的中、远段。

（二）手术步骤及要点

（1）取截石位,行膀胱尿道镜检,或用金属尿道探子探查尿道损伤和狭窄部位。依照尿道缺损的解剖部位选择切口。

（2）在尿道口上方做一标记,沿标记切入到耻骨,楔形切除耻骨下缘(图3-15-3 A～D)。

（3）沿尿道外口向内至尿道狭窄或尿道阴道瘘口,切除狭窄段和修整尿道创面。在无张力下用4-0

可吸收线间断缝合尿道断端(图3-15-3 E);在阴道前壁,尿道断端处用4-0可吸收线间断缝合加固数针(图3-15-3 F、G)。

（4）分层缝合创面,皮肤用5-0单丝可吸收线或3-0丝线间断缝合。尿道内留置12Fr～18Fr多孔硅胶管作为支架管,有利于充分引流局部渗出液。

二、经耻骨下缘途径阴唇皮瓣重建尿道

（一）手术适应证

尿道狭窄段较长,尿道狭窄位于尿道的中、远段。

（二）手术步骤及要点

（1）取截石位,在尿道口上方做一标记,沿标记切入到耻骨,楔形切除耻骨下缘(图3-15-3 A～C)。

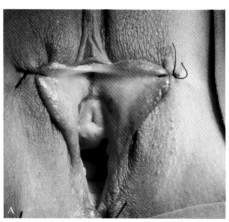
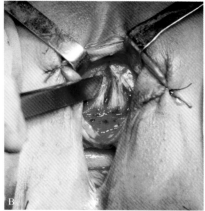
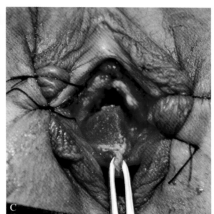

图3-15-3

A.在尿道外口旁做一标记。B.暴露和切除耻骨下缘。C.取出部分耻骨下缘

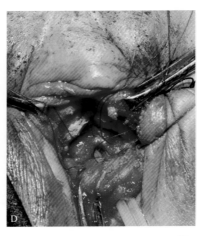
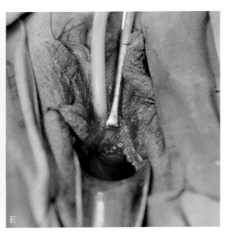

图3-15-3（续）
D. 间断缝合尿道。E. 阴道前壁，尿道断端处间断加固缝合

（2）测量缺损段尿道后按需取阴唇带蒂皮瓣重建尿道（图3-15-4）。

三、经阴道途径阴道壁重建尿道

（一）手术适应证

（1）已婚女性或阴道腔宽畅者。

（2）尿道壁组织良好，适合做尿道替代物。

（二）手术步骤及要点

（1）取截石位，行膀胱尿道镜检，或用金属尿道探子探查尿道损伤和狭窄部位。依照尿道缺损的解剖部位选择切口并划切口线（图3-15-5 A、B）。

（2）沿线切开阴道壁并在黏膜层下方进行分离

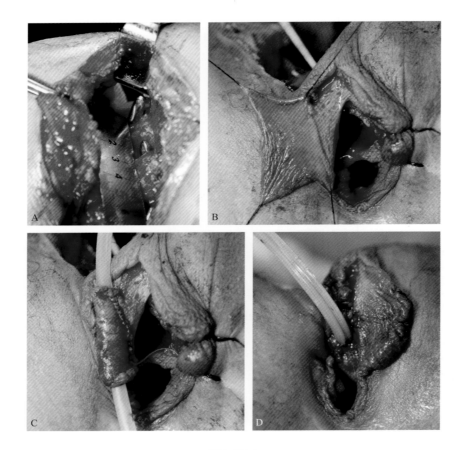

图3-15-4
A. 测量缺损段尿道。B. 取阴唇带蒂皮瓣。C. 将皮瓣缝合成管。D. 新建尿道一端与近端尿道吻合，另一端开口于外阴部

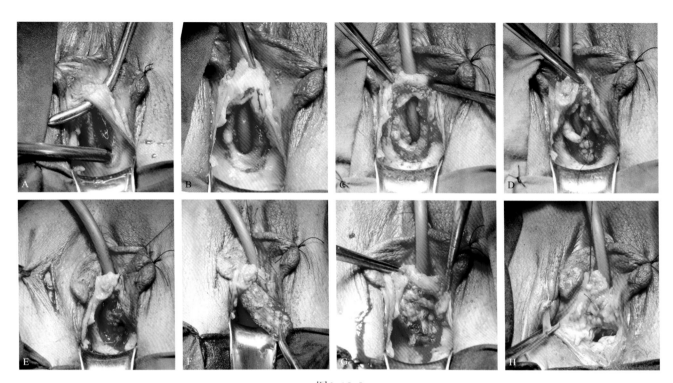

图3-15-5

A. 探查尿道情况。B. 沿尿道缺损处四周画切口线。C. 沿线切开阴道壁。D. 连续缝合切开的阴道壁。E. 缝合完毕,一侧外阴部做纵向切口。F. 取一侧外阴脂肪垫。G. 盖住新尿道缝线的部位。H. 间断缝合切口

(图3-15-5 C),尿道内留置导尿管,用4-0可吸收线连续缝合尿道阴道瘘口形成新尿道(图3-15-5 D、E)。

(3)在一侧大阴唇处做一纵切口,分离出带蒂脂肪垫。脂肪垫通过阴唇切口下的隧道拖到新尿道处,盖住新尿道缝线的部位(图3-15-5 F ～ H)。

(三)术后处理

术后3 ～ 4周拔除导尿管,通过耻骨上膀胱造瘘管行排泄性膀胱尿道造影。假如患者排尿满意,且无尿外渗,拔除耻骨上膀胱造瘘管。假如不能,耻骨上膀胱造瘘管继续留置,1 ～ 2周进行另一次排尿试验。

四、外阴皮瓣重建和延长末端尿道

(一)手术适应证

尿道较正常人明显缩短;尿道开口与阴道外口平行或低于阴道外口(图3-15-6 A、B),伴尿失禁或容易、反复发生下尿路感染。

(二)手术步骤及要点

(1)沿尿道外口及两侧向上切开并分离黏膜和黏膜下组织2 ～ 3 cm,用5-0或4-0可吸收线连续缝合分离的黏膜瓣形成新尿道(图3-15-6 C、D)。

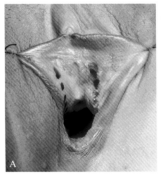
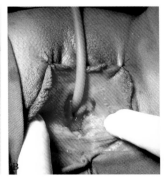
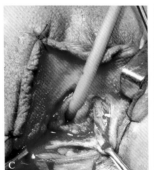
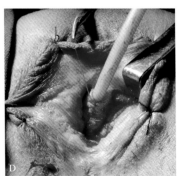

图3-15-6

A. 低于阴道外口。B. 尿道开口与阴道外口平行。C. 沿切口线切开黏膜和黏膜下组织。D. 连续缝合分离的黏膜瓣形成新尿道

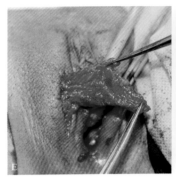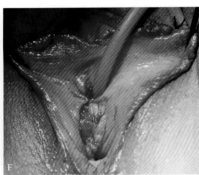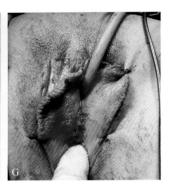

图3-15-6(续)

E. 分离出带蒂脂肪垫。F. 脂肪垫拖到新尿道上。G. 尿道向上延伸了3 cm缝合阴唇黏膜

（2）在一侧大阴唇处做一纵向切口，分离出带蒂脂肪垫。脂肪垫通过切口下的隧道拖到新尿道上，盖住新尿道缝合的部位，连续或间断缝合各组织（图3-15-6 E～G）。

五、阴唇皮瓣尿道成形术

（一）手术适应证

（1）中段以远的尿道狭窄或闭锁，合并尿道阴道瘘，阴唇发育良好。

（2）膀胱颈和近端尿道功能基本正常（图3-15-2 A）。

（二）手术径路

1. 经阴道途径　手术步骤根据患者局部而有所不同，对合并阴道外口狭小者需同时行阴道外口整形。① 截石位，先扩大阴道外口和寻找尿道外口。在阴道口两侧做斜切口，扩大阴道外口至足够大，并探查尿道外口，确定缺损段尿道的长度（图3-15-7 A～C）。② 按需取一侧阴唇皮瓣，用5-0可吸收线将皮瓣缝合成管状

作为新尿道，新尿道的一端与原尿道口做端端吻合，另一端开口于外阴部形成新尿道口（图3-15-7 D～F）。

视频34　外阴岛状皮瓣重建尿道治疗尿道闭锁、尿道阴道瘘　

2. 经耻骨途径　外阴部局部条件较差，无法经阴道途径手术者或中段尿道闭锁或伴尿道阴道瘘者常选用经耻骨途径。手术步骤如下。

（1）截石位，下腹正中切口，切除部分耻骨，闭锁的尿道瘢痕组织，分离出近端尿道和暴露阴道瘘口（图3-15-8 A、B）。

（2）用3-0可吸收线连续关闭瘘口（图3-15-8 C、D）。

（3）取一侧阴唇，宽3 cm长按需的带蒂皮瓣，用5-0可吸收线将皮瓣缝合成管（图3-15-8 E、F）。

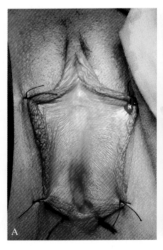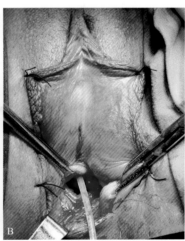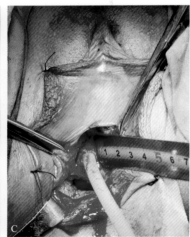

图3-15-7

A. 外阴部无尿道外口，阴道外口较小。B. 在阴道外口两侧做斜切口，扩大阴道外口并在阴道内找到尿道口。C. 测量缺损尿道长度

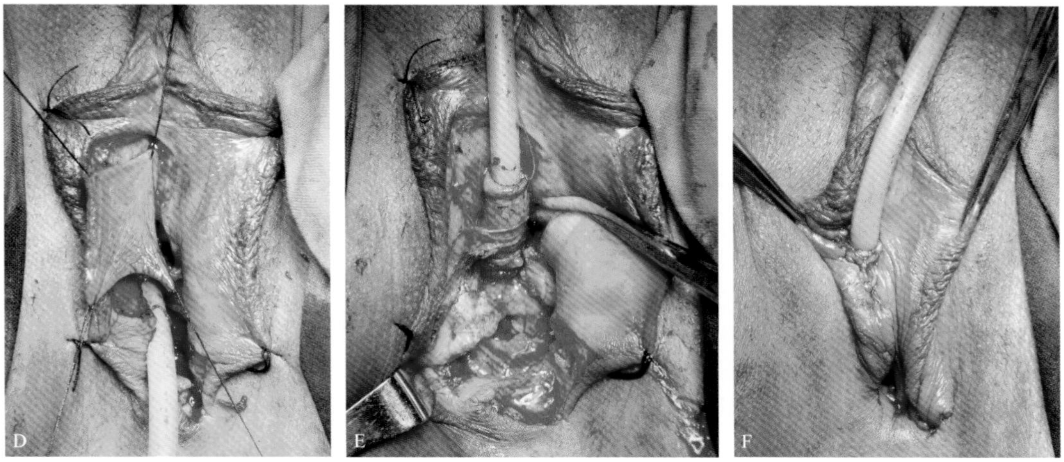

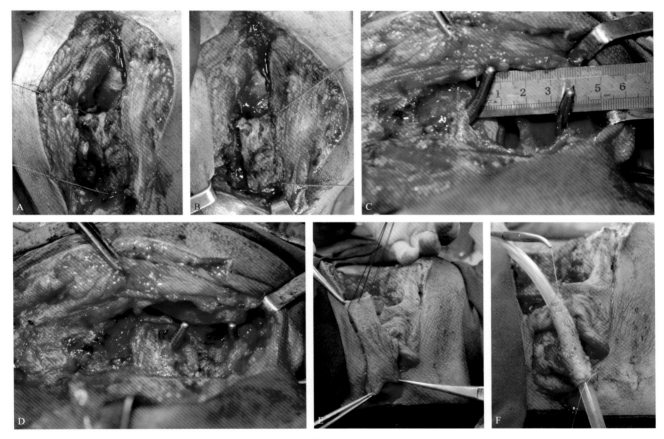

图3-15-7（续）

D. 取一侧阴唇皮瓣。E. 将皮瓣缝合成管状并与原尿道口做端端吻合。F. 另一端开口于外阴部形成新尿道外口

图3-15-8

A、B. 暴露耻骨，用线锯锯开耻骨。C. 分离出近端、远端尿道和暴露阴道瘘口（箭头处）。D. 用3-0可吸收线连续关闭瘘口。E. 取宽3 cm，长按需的阴唇带蒂皮瓣。F. 将皮瓣缝合成管

（4）若阴唇较小，单侧皮瓣不够宽，也可取双侧皮瓣拼接、缝合成管形可取两侧阴唇皮瓣，用5-0可吸收线将皮瓣拼接成管（图3-15-9）。

（5）将管状带蒂皮管转移到缺损段尿道区，其两端分别与近段和末段尿道断端吻合（图3-15-10），或一端与近段尿道断端吻合，另一端直接开口在外阴部。

（6）取一条适度的阴唇下方的带蒂球海绵体肌脂肪垫、带蒂腹直肌瓣或股薄肌瓣，并转移到新尿道和阴道壁之间，起到填充死腔和保护新尿道的效果（图3-15-11）。

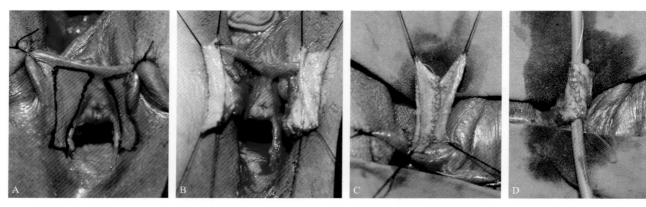

图3-15-9

A. 在双侧阴唇皮瓣做好标记。B. 分离双侧阴唇皮瓣。C. 拼接双侧阴唇皮瓣。D. 将皮瓣缝合成管

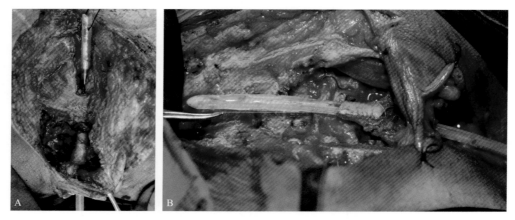

图3-15-10

A. 单侧皮管转移到尿道缺损区分别与尿道近段和末段尿道吻合。B. 拼接皮瓣管转移到尿道缺损段区与近段和末段尿道断端吻合

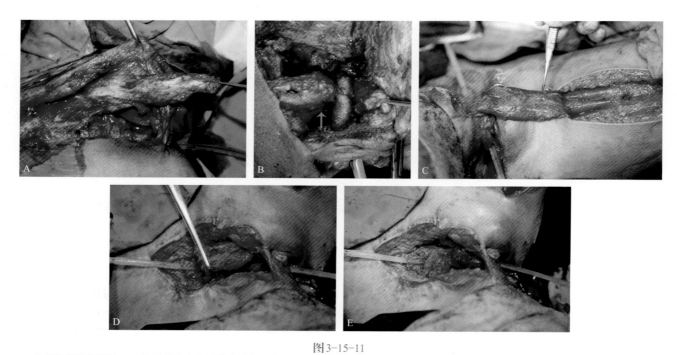

图3-15-11

A. 分离带蒂腹直肌瓣。B. 将带蒂腹直肌瓣转移到新尿道和阴道壁之间（箭头处）。C. 分离股薄肌瓣。D. 将股薄肌瓣转移到新尿道和阴道壁之间。E. 将股薄肌瓣瓣包绕新尿道

视频35　尿道端吻和阴道成形术治疗女童中段尿道和阴道闭锁

六、膀胱壁瓣重建尿道

（一）手术适应证

（1）全尿道狭窄或闭锁，膀胱颈和近段尿道闭锁。

（2）膀胱壁无明显炎症，容量基本正常者（图3-15-12 A）。

（二）手术步骤及要点

（1）患者取截石位，于下腹正中处切口，根据病情切除或不切除部分耻骨，暴露膀胱，正中打开膀胱。

（2）切除从膀胱颈上方到外阴部的瘢痕组织，建立新的尿道通路。

（3）重建尿道，在膀胱顶部自颈部向后做直切口，观察膀胱内情况，包括输尿管开口。从膀胱颈部向膀胱顶壁分离出宽2.0～3.0 cm，长度按需的膀胱前壁瓣（图3-15-12 B、C）。以14Fr～16Fr导尿管为支架将壁瓣用4-0可吸收线分连续和间断缝合成管形。管腔的松紧度以抽动导管有捆管感为准，随后改为12Fr～14Fr导尿管留置（图3-15-12 D、E）。将新尿道从已切除的部分耻骨间隙转向外阴部或从耻骨下隧道穿到外阴部，并与周围皮肤做间断缝合形成新的尿道外口（图3-15-12 F）。对切除部分/全部耻骨局部空隙较大的患者，取一侧带蒂腹直肌瓣转移至新尿道与阴道壁之间，起到填充残腔、保护新尿道、可悬吊和增加控尿作用（图3-15-12 G、H）。

七、手术体会

女性尿道狭窄或闭锁较为少见，主要见于外伤（如车祸），骨盆骨折所致尿道断裂，处理较为棘手。对全尿道狭窄或闭锁，伴膀胱颈口闭锁者常采用膀胱壁瓣尿道重建术，但将膀胱壁瓣缝合成管时应注意的是管腔既不能过粗大，也不能过于狭小。管腔粗大会导致术后不能控尿，而狭小的管腔会导致术后排尿困难。我们以14Fr～16Fr导尿管为支架，其松紧度以缝合时抽管有箍紧感。但有时尽管管腔粗大，术后仍有可能排尿困难。常见的原因是尿道内口有增生的赘生物阻碍排尿（图3-15-13），但在切除赘生物时应防止切穿膀胱壁。

对远端尿道完全闭锁者或中段尿道闭锁伴尿道阴道瘘者采用阴唇带蒂皮瓣重建尿道，具有取材方便、效果好的优点。带蒂皮瓣血供良好，有利于吻合口的愈合。对合并尿道阴道瘘者将一侧带蒂脂肪垫、腹直肌瓣或股薄肌瓣转移到尿道与阴道壁间的空间中，填充死腔，增加该处血供，有利于尿道阴道瘘的愈合。术中还需注意的是所取皮瓣应比尿道缺损长度长0.5 cm，以利于无张力缝合；新尿道区无死腔、引流通畅、防止感染对手术成功均较为重要。

（徐月敏　谢敏凯）

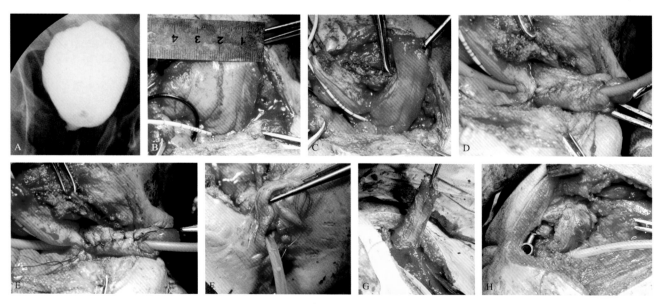

图3-15-12

A. 容量正常的膀胱。B、C. 取宽2 cm，长按需的壁瓣。D. 连续缝合成管状。E. 外层间断加固缝合。F. 新尿道外口。G、H. 取一侧带蒂腹直肌瓣包绕新尿道

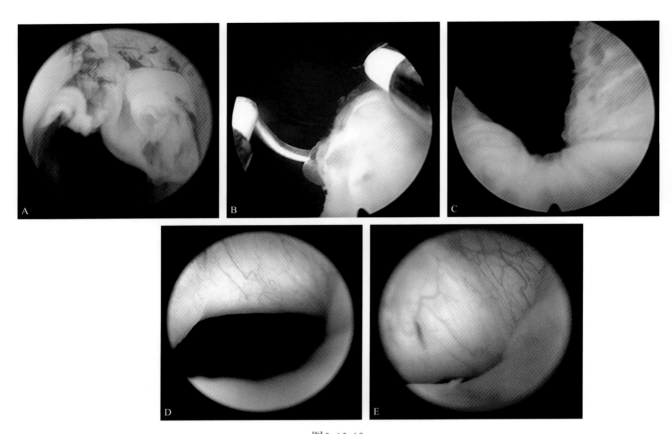

图 3-15-13

A. 术后排尿困难, 尿道镜见尿道内口有赘生物。B. 切除赘生物。C. 切除术后排尿通畅。D. 三月后的尿道内口形态, 颈部黏膜光滑。E. 闭合功能好

参考文献

[1] Xu YM, Sa YL, Fu Q, et al. Transpubic access using pedicle tubularized labial urethroplasty for the treatment of female urethral strictures associated with urethrovaginal fistulas secondary to pelvic fracture[J]. European Urology, 2009, 56(1): 193−200.

[2] Xu YM, Sa YL, Fu Q, et al. A Rationale for procedure selection to repair female urethral stricture associated with urethrovaginal fistulas[J]. J Urol, 2013, 189(1): 176−181.

[3] 徐月敏, 谢泓, 吕向国, 等. 膀胱壁瓣重建新尿道治疗女性全尿道狭窄或缺如的疗效[J]. 中华泌尿外科杂志, 2016, 37 (8): 603−606.

[4] 徐月敏, 谢泓, 李鸿斌, 等. 女童骨盆骨折后外伤性尿道狭窄或缺如的处理策略[J].中华泌尿外科杂志, 2017, 38 (10): 766−769.

[5] Schwender CE, Ng L, McGuire E, et al. Tschnique and results of urethroplasty for female stricture disease[J]. J Urol, 2006, 175(3 Pt 1): 976−980.

第十六章
外伤性儿童尿道狭窄或缺如治疗的选择

外伤性儿童尿道狭窄较少见,尤其是女童,由于局部暴露差,手术视野小,术中操作难度明显大于成人。本章介绍儿童尿道狭窄后治疗的方法和数种新型的尿道重建方法,包括女童阴道损伤后的治疗方法。

第一节　儿童外伤性尿道狭窄的特征

一、概述

儿童在车祸或其他外伤性后骨盆骨折导致尿道损伤后处理较为困难。由于儿童下尿路的解剖特点,手术视野小、暴露差,尤其是初次修复失败后,或受伤严重,局部瘢痕组织严重,可用的材源减少,术中操作难度明显比成人大,手术成功率相对降低。儿童尿道狭窄可以是广泛性损伤,尿道缺损或狭窄段可达在2 cm以上或尿道狭窄伴有尿道瘘。而女童尿道狭窄或闭锁的发病率较低,多发生在创伤较重的女童,其治疗尤其复杂。1992年Perry and Husmann报道女性骨盆骨折合并尿道损伤发病率大约4.6%(6/130),而Orkin等综述报道200例女性骨盆骨折后尿道狭窄患者占6%。然而女性外伤性尿道狭窄伴有阴道狭窄更为少见,2000年Hemal等报道了5例女童外伤性尿道狭窄,同时复习文献报道的40例,发现仅5例(12.5%)伴有阴道狭窄。2001年黄澄如等报道44例女童尿道外伤中,40例伴有尿道阴道瘘,7例(15.9%)伴有阴道狭窄。我院1999—2018年二十年间收治1～14岁儿童尿道狭窄约310例,其中女童47例,绝大多数伴有尿道或膀胱阴道瘘,严重者伴阴道狭窄或闭锁。

二、临床特征

上海交通大学附属第六人民医院二十年间收治大约310例1～14岁外伤性儿童尿道狭窄,其中男童263例,女童47例。男童中13例伴有尿道直肠瘘,部分患儿体表受伤严重(图3-16-1 A～C);女童中36例伴有尿道或膀胱阴道瘘,其中16例尿道狭窄伴有阴道狭窄,阴道严重狭窄或闭锁,尿液或月经引流不畅导致近段阴道极度扩张(图3-16-1 D、E)。

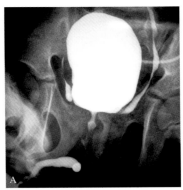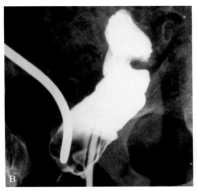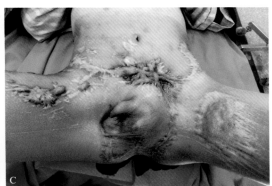

图3-16-1　术前检查
A. 尿道造影示长段后尿道闭锁。B. 尿道直肠瘘。C. 下腹及大腿外伤性瘢痕严重

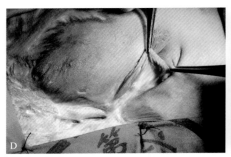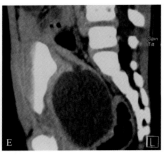

图3-16-1（续）
D. 女童外阴部未见尿道和阴道外口。E. 近段阴道极度扩张

（徐月敏　许小林）

第二节　手术方法

尿道狭窄修复的手术方法较多，对不同的病情有不同的选择，关键是术者对术式操作的经验和选择合适的手术方法，常用的有以下几种。

一、手术径路的选择

1. 经会阴径路切除耻骨下缘行尿道重建术　此路径是男童尿道狭窄修复时最常使用的方法，其优点是能适当扩大手术视野，操作较为方便。适当游离远端尿道，将其穿过阴茎海绵体中隔和已切除的耻骨下缘楔形凹陷处，能缩短重建尿道的行径，使远、近尿道在无张力情况下获得满意吻合（图3-16-2）。

2. 经耻骨路径行尿道重建术　此路径是女童尿道狭窄修复时最常使用的途径，其主要优点是术野显露良好，能在直视下进行切除瘢痕组织和尿道端端吻合，尤其是适用于尿道狭窄段长，伴有尿道直肠瘘或经会阴径路难以解决的复杂男童病例或在女孩的尿道重建（图3-16-3），缺点是创伤较大。

二、尿道重建术式的选择

（一）切除尿道狭窄或闭锁段后端端吻合

这是男童尿道狭窄重建时最常应用的术式。会阴部倒Y形切口，分层切开各组织，适当游离远端尿道，在狭窄段前切断尿道球部，将尿道开口修剪成斜行口。切除尿道行径中的瘢痕组织，分出并扩大能看到黏膜的近段尿道开口，用5-0可吸收缝线使远、近尿道在无张力情况下吻合（图3-16-4）。

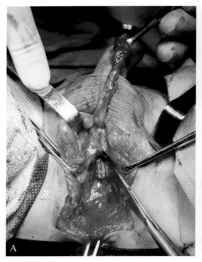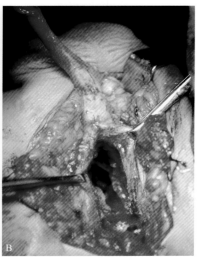

图3-16-2
A. 用骨刀去除部分耻骨下缘。B. 耻骨下腔隙扩大

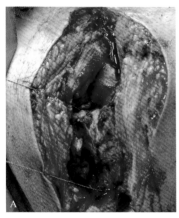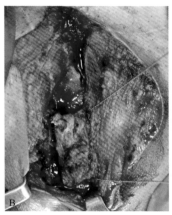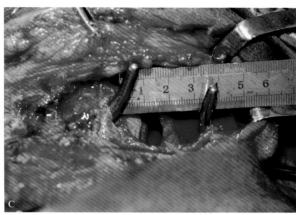

图3-16-3

A.用线锯锯除右侧耻骨。B.锯除左侧耻骨。C.显露缺损段尿道和尿道阴道瘘

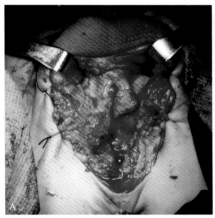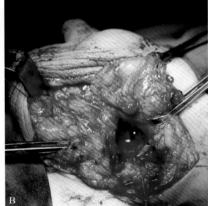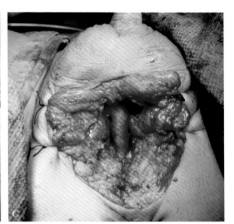

图3-16-4

A.切除闭锁的后尿道。B.切除部分耻骨下缘。C.尿道无张力吻合完毕

（二）尿道转位与远段尿道端端吻合

对一些膀胱上浮，尿道狭窄段较长的男童，采用常规的切开阴茎海绵体中隔，切除耻骨下缘后不能进行无张力的尿道吻合，其次是过度分离尿道与阴茎海绵体向下牵拉尿道进行端吻会造成阴茎海绵体折叠式弯曲，这不仅可影响阴茎以后的正常发育，也影响阴茎勃起。此时可选用远端尿道转位，从一侧阴茎海绵体下绕过与近段尿道端端吻合的术式（图3-16-5），这样就不会造成阴茎海绵体弯曲。

后较为常见，必须采用其他组织来重建尿道。阴唇皮瓣或阴道壁瓣是重建女性中、末段尿道常用的组织，但在女童，尤其是幼童因阴唇尚未发育，阴道腔狭小无法选用，此时可选用的组织为以下几种。

1. 外阴部岛状皮瓣重建尿道　在外阴部取宽2 cm，长按需带蒂皮瓣，以10Fr～12Fr导管为基础，用5-0或6-0可吸收线将皮瓣作连续缝合成管，一端与分离好的近段尿道开口做端端吻合，另一端开口于外阴部（图3-16-6 A～D）。如伴阴道狭窄者可采用对侧外阴皮瓣同时行阴道成形术（图3-16-6 E～G）。

视频36　3岁幼童尿道转位端吻治疗长段后尿道闭锁

视频37　外阴岛状皮瓣同时重建尿道和阴道治疗女童尿道与阴道同时狭窄

（三）应用尿道替代组织重建尿道

中、末段尿道狭窄或闭锁在外伤性女童尿道损伤

2. 阴道近段扩大的囊壁重建尿道　部分女童由

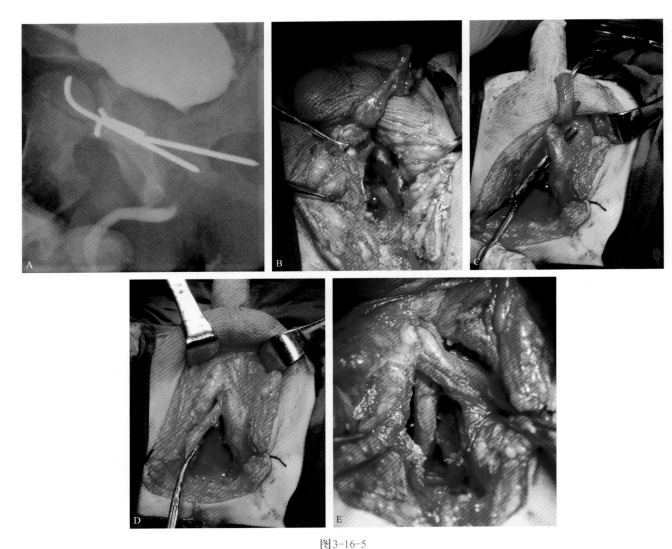

图3-16-5

A. 尿道造影示超长段缺如。B. 切除部分耻骨下缘。C. 将尿道从阴茎海绵体下引出。D. 尿道拖至耻骨下缘区。E. 前尿道与后尿道吻合完毕

于尿道狭窄伴尿道阴道瘘或膀胱阴道瘘,同时伴中、远段阴道严重狭窄或闭锁,尿液或月经引流不畅导致近段阴道极度扩张(图3-16-1 E、图3-16-7 A),此时可采用阴道近段扩大的囊壁来重建尿道和阴道。切开狭窄或闭锁的远端阴道,在近端扩大的阴道囊壁分离出宽约6 cm,长3.5~5 cm阴道壁瓣并分成两瓣(图

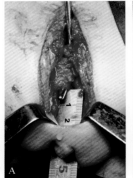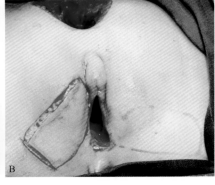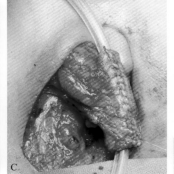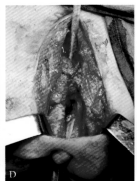

图3-16-6

A. 测量缺损尿道长度。B. 取外阴部皮瓣。C. 缝合成管。D. 与近段尿道吻合

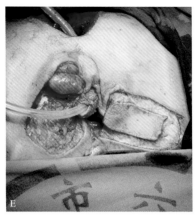
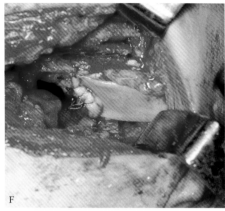
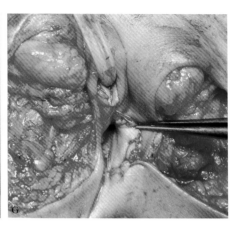

图3-16-6（续）

E. 取左侧皮瓣。F. 皮瓣扩大阴道成形。G. 完成外阴部重建

3-16-7 B），在一条瓣的近端横形切除宽0.5 cm黏膜后用5-0可吸收线分别与近端尿道口的黏膜和筋膜做间断缝合，随后用4-0或5-0可吸收线连续缝合这条瓣形成管状并开口于外阴部形成新尿道（图3-16-7 C、D），另一条壁瓣用于扩大阴道远端（图3-16-7 E）。

3. 膀胱壁瓣重建尿道　如果尿道狭窄在男童从膀胱颈部到球部，甚至阴囊部或女童部分近端或全尿道闭锁者可采用膀胱壁瓣重建尿道。取膀胱前壁瓣，宽约2.0 cm，长根据所需长度，以10Fr或12Fr导管做支架，用5-0或4-0可吸收线分两层连续缝合壁瓣成管状，松紧度以抽动导管有捆管感为宜，缝合结束后改为8Fr或10Fr管。膀胱壁管与近段尿道行侧侧吻合（图3-16-8，男性）或直接开口于外阴部，形成新尿道口（图3-16-9，女性）。

4. 会阴皮瓣分期重建尿道　对从球部-膜部长段尿道狭窄或闭锁的男童（图3-16-10），可考虑采用会阴阴囊皮瓣分期重建尿道。第一期取足够长度能达到近段尿道开口的会阴部舌样皮瓣，向内伸入与后尿道吻合。同时分出前尿道近端开口于阴囊部皮肤（图3-16-11）。半年到1年后如吻合口无狭窄则可行二期尿道成形（图3-16-12）。

三、手术体会

儿童外伤性骨盆骨折导致的尿道损伤处理较为困难，尤其是幼童和女童，主要见于车祸。这些患儿受伤时多数创伤严重、病情复杂、局部条件差，无法进行急诊修复，后期因瘢痕组织严重，尿道远端往往闭塞，包埋于瘢痕组织中，其治疗极其棘手。

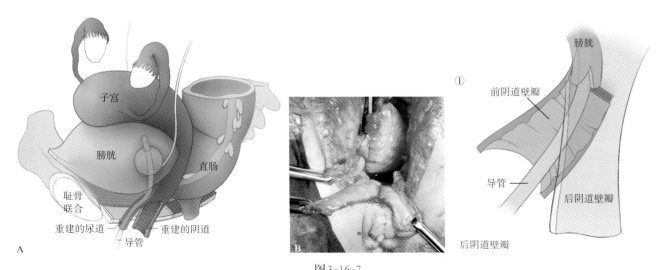

图3-16-7

A. 尿道阴道瘘和阴道远端闭锁，近端极度扩张（示意图）。B. 取部分阴道壁瓣；① 示意图

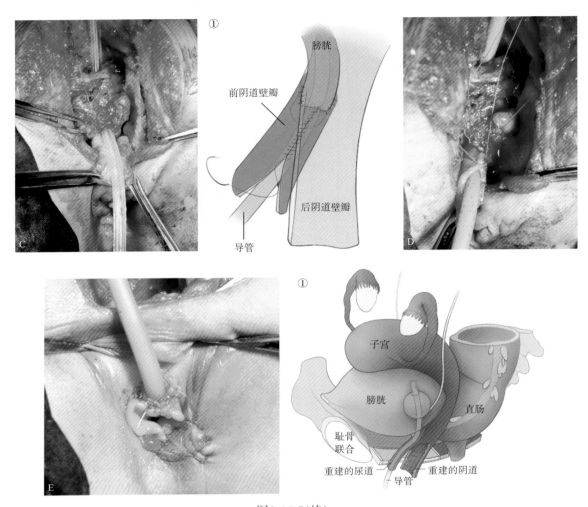

图 3-16-7（续）

C. 一瓣与近段尿道端端吻合；① 示意图。D. 缝合成管。E. 另一瓣用于阴道成形，完成外阴部重建；① 示意图

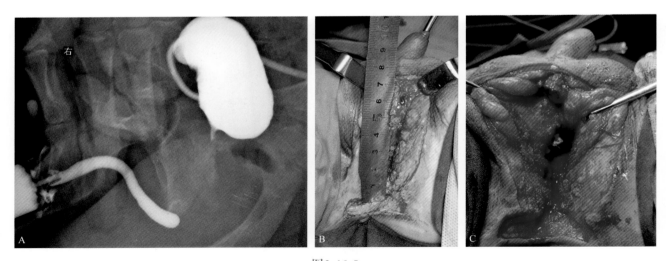

图 3-16-8

A、B. 从膀胱颈起超长段尿道狭窄。C. 完成从颈部到会阴部通路

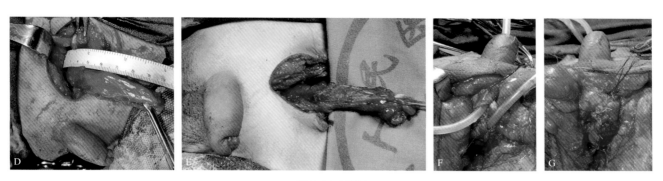

图3-16-8（续）

D. 取长10 cm膀胱壁瓣。 E. 将膀胱壁瓣分两层缝成管。 F. 将膀胱壁管从通路引到会阴部与前尿道侧侧吻合。G. 吻合完毕

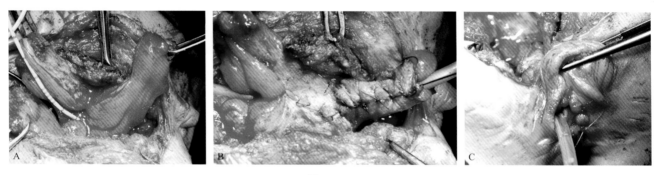

图3-16-9

A、B. 取长4~5 cm膀胱壁瓣卷成管。C. 远端开口于外阴部形成新尿道口

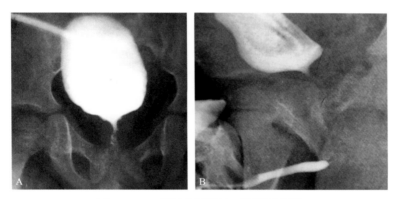

图3-16-10　膀胱上浮明显,后尿道缺损长

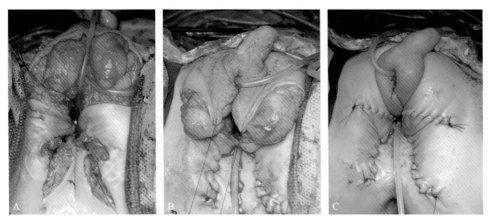

图3-16-11　会阴部皮瓣,向内伸入与后尿道吻合,前尿道近端开口于阴囊部皮肤

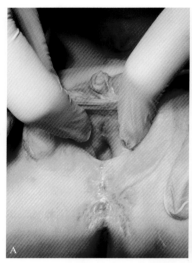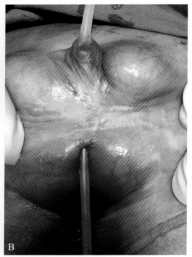

图3-16-12 6个月后皮管尿道腔宽大,前尿道通畅

男童后尿道狭窄的手术治疗主要是彻底切除狭窄段尿道及其周围瘢痕,进行无张力吻合是手术成功的关键。经会阴联合耻骨下缘切除路径可明显扩大后尿道手术视野,使切除后尿道周围瘢痕和尿道端端吻合的操作容易化;对女童可采用经耻骨途径,其主要优点是术野显露良好,能在直视下进行切除瘢痕组织和尿道端端吻合。

采用外阴部皮肤做成岛状皮瓣重建尿道时,取材时要注意皮瓣的血供。由于皮肤有较强的皱缩性,取皮瓣时应注意其长度与宽度,在无张力情况下应比尿道缺损长度长0.5 cm,以保证新尿道与近段尿道断端缝合时无张力,及新尿道皱缩不会引起新的狭窄。单纯的皮瓣重建尿道不具有控尿作用,术后能否达到控尿主要取决于患儿是否保留具有括约功能的膀胱颈部。

膀胱壁瓣具有血供好、柔软性好、取材方便、易愈合、有足够长度可以重建尿道的优点。膀胱壁肌纤维具有括约作用,对无尿道括约肌者较为合适,对控尿起较大作用。笔者在30年前采用膀胱壁瓣与包皮拼接治疗一例全尿道闭锁的患儿,患者至今排尿和控尿良好,令人欣慰。

(徐月敏 许小林)

参考文献

[1] Zhang J, Xu YM, Qiao Y, et al. An evaluation of surgical approaches for posterior urethral distraction defects in boys[J]. J Urol, 2006, 176(1): 292–295.

[2] Faiena I, Koprowski C, Tunuguntla H. Female urethral reconstruction[J]. J Urol, 2016, 195(3): 557–567.

[3] Huang, C R, Sun N, Wei-ping, et al. The management of old urethral injury in young girls: Analysis of 44 cases[J]. J Pediatr Surg, 2003, 38(9): 1329–1332.

[4] Xu YM, Sa YL, Fu Q, et al. Transpubic access using pedicle tubularized labial urethroplasty for the treatment of female urethral strictures associated with urethrovaginal fistulas secondary to pelvic fracture[J]. Euro Urol, 2009, 56(1): 193–200.

[5] Xu YM, Sa YL, Fu Q, et al. A rationale for procedure selection to repair female urethral stricture associated with urethrovaginal fistulas[J]. J Urol, 2013, 189(1): 176–181.

第十七章
复杂性下尿路瘘的诊断与治疗

复杂性下尿路瘘涉及膀胱直肠瘘、膀胱/尿道阴道瘘以及膀胱体表瘘，是泌尿外科最难处理的疾病之一。其治疗结果与其病因、肛门及尿道外括约肌的完整性、膀胱功能、放疗对直肠的损伤程度、瘘道的大小及部位，以及患者的整体状态和营养情况有关。盆腔放疗造成的瘘比创伤引起的瘘更难治疗，常伴有尿失禁和（或）大便失禁和（或）尿道狭窄。小的、非放疗引起的瘘常常可通过经肛门或York-Mason途径顺利治愈。膀胱直肠瘘和阴道瘘合并尿道狭窄的治疗较为棘手，需要根据尿道狭窄严重程度、瘘管的大小、高低等情况制定个体化方案。

第一节　不同种类下尿路瘘的特征

一、概况

复杂性下尿路瘘是指膀胱和（或）尿道与邻近组织之间所形成的非正常解剖结构的通道，临床常见的下尿路瘘在男性为尿道皮肤瘘、尿道直肠瘘，女性则为膀胱和（或）尿道阴道瘘，少见的是膀胱体表瘘（非膀胱腹壁造瘘）。复杂性下尿路瘘不但可进一步造成瘘口周围组织及泌尿男生殖道的反复感染、尿道狭窄、尿失禁等并发症，而且还严重影响患者的身心及社会适应能力。

膀胱体表瘘，主要指膀胱与下腹部、会阴部或其他体表的异常病理性通道。大多数瘘是医源性的、外伤性的、恶性疾病、炎症和感染、放射治疗，也可能是由先天性异常（图3-17-1）。而外伤性膀胱外翻/膀胱腹壁瘘（不包括膀胱腹壁造瘘）较为少见，多见于严重外伤后，尤其是碾压伤后，腹壁大面积皮肤受伤坏死，膀胱破裂，局部修复的组织缺乏或条件有限无法及时修复（图3-17-2）。

外伤性骨盆骨折尿道断裂合并尿道直肠瘘是较常见病变（图3-17-3），多见于严重外伤、骨折片刺伤肠道所致。由于受伤后病情往往较为复杂，急诊处理时无法做肠道的修补手术，仅做近端肠道腹壁造瘘。

近数十年来我国的前列腺癌的发病率逐年增高，前列腺癌根治术在国内各医院内广泛开展，但随之而来的是术中损伤直肠导致膀胱直肠瘘或伴有尿道狭窄的发生率也有所增高（图3-17-4）。

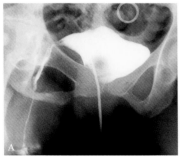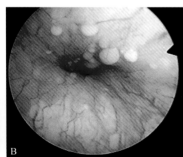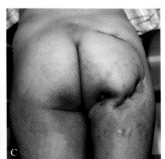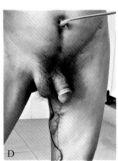

图 3-17-1
A.膀胱造影示膀胱臀部瘘。B.膀胱内瘘道口的表现。C.膀胱臀部皮肤瘘。D.膀胱股内侧皮肤瘘

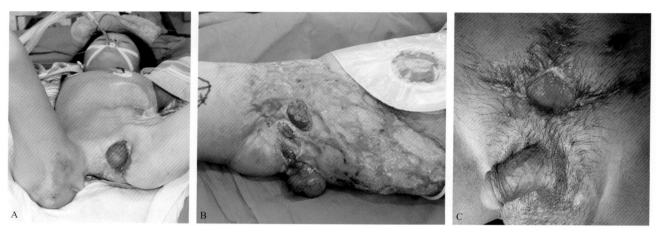

图3-17-2
A、B. 女童外伤性膀胱外翻。C. 男性外伤性膀胱外翻多次修复未愈

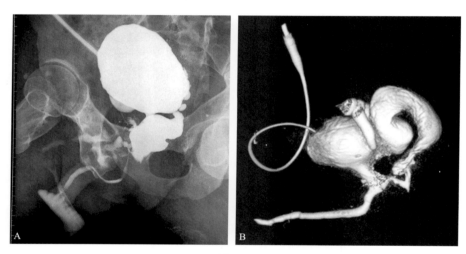

图3-17-3
A. 尿道造影示造影剂流向直肠。B. CT三维重建示后尿道与直肠间有瘘道

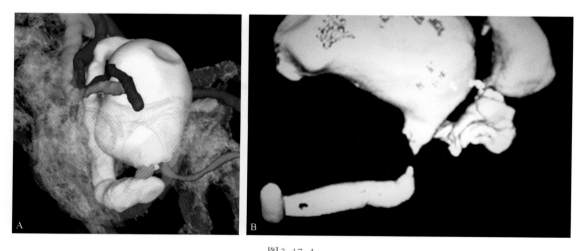

图3-17-4
A. 尿路重建造影示膀胱与直肠间有瘘道,尿道通畅。B. CT三维重建示膀胱与直肠间有瘘道,膀胱与尿道吻合口狭窄

膀胱阴道瘘是女性尿道瘘中最常见类型，绝大多数由分娩损伤、外伤或医源性损伤所致。在发达国家中，妇科手术等医源性损伤是造成尿道阴道瘘的最常见原因，有报道指出75%的膀胱/尿道阴道瘘是由经腹或经阴道子宫切除造成。而在发展中国家，产伤则是尿道阴道瘘最常见的原因（图3-17-5 A、B）。膀胱阴道瘘的其他主要危险因素为子宫内膜异位、盆腔放射治疗、异物、结石伴炎症（图3-17-5 C、D）等。特别需指出的是因盆腔恶性肿瘤治疗后有2.5%的患者合并膀胱/尿道阴道瘘，瘘口可于治疗后数月或数年逐渐形成，特别是术后联合放疗的患者，处理十分棘手。

虽然现阶段已有很多治疗尿道瘘的成功经验，但目前尚没有一个统一的外科修补这类瘘道的方法，还需要根据瘘道形成的原因、瘘管的特点，结合患者的情况制定个体化方案。

二、临床症状及诊断评估

膀胱/尿道阴道瘘最典型症状是持续经阴道漏尿。如瘘口较小或位于远端尿道，患者仍可保持一定的自主排尿；但瘘口较大或位于近端尿道时，患者24小时无自主排尿，表现为真性尿失禁样症状。同时由于尿液刺激还可引起一些症状和并发症，如外阴及大腿内侧的湿疹、膀胱结石，甚至精神抑郁等。

大多数尿道直肠瘘有较典型症状，可合并气尿、粪尿、经肛门排尿或漏尿及排尿刺激等症状，其他还可出现排尿困难、发热、尿液色泽异常或尿中沉渣，以及反复的尿路感染（大部分由多种微生物感染造成）。由放射或冷冻治疗造成尿道直肠瘘的患者可在瘘道形成前出现严重的直肠疼痛，在瘘道形成、局部缺血坏死好转后逐渐缓解；另有10%的患者因盆腔或腹腔的严重感染，可出现脓毒血症。当尿道直肠瘘合并尿道狭窄，患者可出现相应排尿困难，或无法经尿道排尿症状。相较膀胱直肠瘘的持续性经肛门漏尿，尿道直肠瘘的漏尿仅在排尿期出现（图3-17-6）。

典型的尿瘘可根据患者手术或生产史、症状，诊断并不困难，特别是一些有产伤或尿道周围手术史的患者，如术后10～20天内出现尿失禁、粪尿、气尿等表现，对明确诊断有显著帮助。有放射治疗史患者的膀胱阴道瘘可于放疗很长时间后发生，超过二十年再发生尿瘘的报道也不少见。鉴别诊断则主要包括各类尿

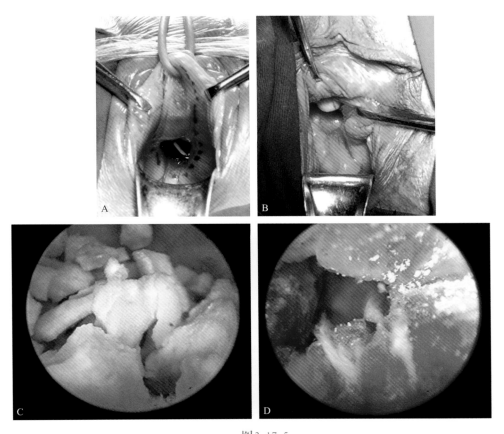

图3-17-5
A、B.产伤至巨大膀胱尿道阴道瘘。C.膀胱内巨大结石激光碎石。D.结石去除后显示膀胱阴道瘘

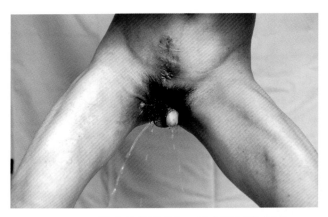

图3-17-6 　排尿时尿液从肛门口及大腿内侧面排出

失禁、先天性下尿路解剖异常，以及膀胱阴道瘘或膀胱直肠瘘等，特别是膀胱阴道瘘或膀胱直肠瘘往往需要进一步的检查方能明确。应需注意一些严重阴道感染导致的阴道内溢液有时会有类似尿道阴道瘘的症状。

各类尿道瘘对患者的生活及社会环境均产生严重影响，因而有条件者均应对尿道瘘进行修复。在考虑存在尿道瘘可能后应对瘘道的位置、大小进行进一步临床评估，而对判断瘘口具体情况最有帮助的是影像学和内镜检查。

尿道瘘临床评估中很重要的一点是了解尿道瘘的病因，除此以外，瘘道的复杂与否也是关系到修复成功的重要指标。一般单纯性尿瘘通过简单的修补缝合就可以解决，而复杂性尿瘘，则大多伴有局部组织瘢痕增生、血供差、多次外科修复手术的失败史，或有放疗、冷冻治疗史等。大多数复杂性尿瘘有广泛的组织缺损，无法单纯修补，往往需要通过转移邻近的带蒂组织辅助修补，方有成功的机会。

（一）膀胱/尿道阴道瘘的瘘道评估

通过阴道镜、尿道镜检查可以了解大部分膀胱/尿道阴道瘘的大小、部位及瘘口周围组织的情况，对选择

手术方式和手术路径十分重要。阴道内镜可观察到尿液流出的具体位置，结合双合诊、三合诊检查可了解瘘孔周围组织的情况。尿道镜检查或结合阴道吹气实验可观察连串的气泡出现部位，进而判断尿道端瘘口的位置与数目等（图3-17-7 A、B）。膀胱尿道造影对尿道阴道瘘的诊断也很重要，在做排尿动作时可见造影剂从尿道瘘口流向阴道（图3-17-7 C）。

（二）膀胱尿道直肠瘘的瘘道评估

（1）影像技术和膀胱尿道镜是评估尿道直肠瘘的主要手段，膀胱尿道镜检查可观察是否伴随有膀胱颈口狭窄或尿道狭窄，包括膀胱容量及瘘道位置、瘘管邻近组织的活力、瘘口与膀胱颈口的关系等（图3-17-1 B、图3-17-8）。尿路上皮苍白、充血、毛细血管扩张、组织松脆皆提示膀胱功能障碍。肛门括约肌及尿道括约肌的功能也是非常重要的评估项目，这将关系到手术后患者生活质量。另外患者的营养情况及全身情况甚至包括吸烟嗜好等也应成为瘘道评估的一部分，有报道称吸烟将极大影响瘘口修补的成功概率。

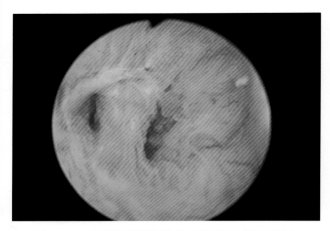

图3-17-8 　膀胱尿道镜检见瘘口周围有肉芽组织增生

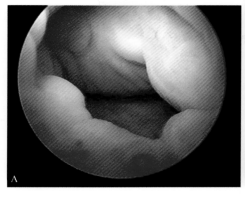
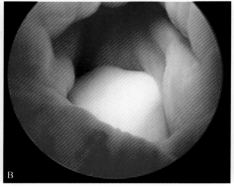
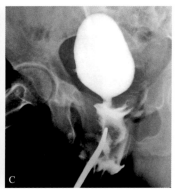

图3-17-7

A.膀胱镜下见膀胱后壁有一瘘孔。B.瘘孔中见自阴道插入的手指。C.排尿期造影见造影剂从尿道瘘口流向阴道，探条为前尿道

影像学检查包括逆行尿道造影（RUG）及排泄性膀胱尿道造影（VCUG）显示直肠或尿道同时显影（图3-17-9 A、B）。对于复杂性尿道直肠瘘，包括部分因括约肌功能损伤导致瘘道显影困难，及合并尿道狭窄者，螺旋CT尿道三维重建能显示复杂结构的完整形态，对瘘道有了更全面、整体化的观察。它不仅能显示尿道闭锁段长度，并能确认有无尿道直肠瘘和具体位置及

开口（图3-17-9 C、D）。

（2）直肠镜检可了解瘘道在直肠端的情况，包括判断有无瘘道，瘘道与肛门括约肌的距离，还可排除一些其他直肠肛管的病理改变，如放射性直肠炎、继发性结肠癌等。有学者认为对瘘口周围组织行活组织检查有助于判断手术效果，确定手术时机。而直肠指诊也有助于了解瘘道周围直肠壁的瘢痕范围。

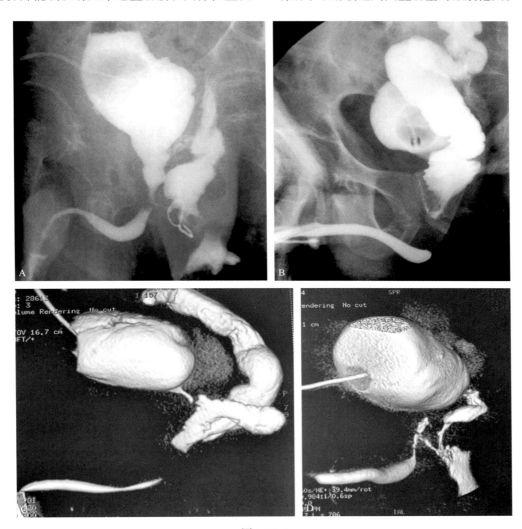

图3-17-9
A、B. 排泄性膀胱尿道造影示直肠同时显影。C、D. 螺旋CT尿道造影显示尿道直肠间瘘道与直肠

第二节　不同种类下尿路瘘的治疗

一、无尿道狭窄的膀胱体表瘘和膀胱阴道或直肠瘘的治疗

虽然一些医源性损伤或外伤造成的细小下尿路瘘

道采用非手术方式也有自愈的可能，但绝大多数瘘道的治疗需通过手术修复。

（一）非手术方式

（1）留置导尿，必要时可行膀胱造瘘尿流改道，膀

胀/尿道直肠瘘患者可同时结肠造瘘。注意体位,充分引流膀胱内尿液,保证膀胱的排空,减少甚至消除经瘘道尿液的溢出,使瘘道周围组织免受尿液的化学性刺激,从而提高瘘道周围组织的活力与质量。

(2)使用敏感抗生素,积极控制、预防感染,避免感染造成瘘道周围组织的血供、活力下降,引起瘘口周围尿道组织病理改变。局部出现坏死感染者,可采用剔除坏死组织、双氧水擦洗、局部引流等处理方式。

(3)少渣饮食,并注意多摄取蛋白质、维生素,加强营养,提高组织的愈合及抗菌能力。

据文献报道,小的尿道瘘患者如掌握指征,采取合理的保守治疗,约30%～50%能够自愈。也有学者认为长时间的保守治疗可能导致尿道狭窄或闭锁,而后者的治疗难度大于尿道瘘,预后亦不理想。因此,对于尿道直肠瘘患者,若单纯为促尿瘘自愈而行结肠造瘘值得商榷;且经过6～8周的保守治疗若患者症状仍未出现缓解,需考虑采取手术方式修复损伤。

(二)手术治疗

1. 手术时机的选择 目前甚少有资料明确涉及尿瘘修复的手术时机,有些尿道瘘的形成需要较长时间,如放疗损伤造成的尿瘘,因而尿瘘很少能在发现后短期内行手术修复,大多数情况下需要进行局部及全身的准备后进行。在急性受伤,如外伤或其他手术导致膀胱、直肠损伤时可考虑即时进行手术修补。

尿瘘的形成必定会经历局部组织缺血、组织水肿、炎性增生、组织坏死、脱落,随后成纤维细胞分化、瘢痕形成的过程,由此可见尿瘘从开始形成至稳定需要较长的时间。因此,如尿瘘发生了至少3个月后才考虑进行手术修复。对于复杂的尿瘘及放射损伤形成的尿瘘,则应等待更长时间。

2. 术前准备

(1)对瘘道的原因、开口位置、大小,复杂程度、是否合并尿道狭窄等损伤,局部组织瘢痕情况等多项不确定因素充分评估,制定个体化手术方案。

(2)综合评估全身状况,控制高血压、糖尿病、心脏病等内科合并症,纠正贫血及营养不良。

(3)控制泌尿生殖系、下消化道感染,可静脉滴注预防性抗炎,辅以尿道、膀胱抗生素稀释冲洗及直肠残端(或阴道)清洁、冲洗,会阴护理。

(4)术前尿粪改道:对膀胱直肠瘘的患者,术前需做尿粪改道,其主要目的是减少尿液、粪便对瘘道周围组织炎性刺激,提高瘘道周围组织活力,为今后的瘘道修复创造组织条件,增加手术修复的成功机会。

3. 手术修复原则 膀胱体表瘘和膀胱阴道瘘的

手术治疗原则:① 膀胱内及体表充分暴露瘘道,并从瘘管区域切除累及的异物或合成材料,清除失活和缺血组织。② 使用带血管蒂的健康组织瓣进行修复,多层交错覆盖关闭,缝合无张力,不重叠的缝合线。③ 术后适当的尿路引流和预防感染。

4. 膀胱阴道瘘常用的术式 膀胱阴道瘘的手术方式较多,主要依据瘘道的成因、部位、大小及周围瘢痕情况选择合适的方式。如阴道条件好,尽可能选择经阴道途径;如瘘口较大、离输尿管开口较近,或位于膀胱后壁的瘘道,可选择经膀胱途径或采用腹腔镜下进行修复。但无论何种修复方式,手术中都应遵循以下原则。

(1)游离瘘道:尽量保证完全切除瘘道周围瘢痕组织是修复瘘的基础。分离中需注意操作轻巧,术中在探明瘘道位置、走向及大小后,沿瘘道周围分离。为保证手术修复效果,对于较为僵硬、血供不良的组织均应清除(图3-17-10 A、B)。

(2)尽可能多层、交叉缝合,并避免缝线重叠:适宜严密无张力的缝合是保证尿道瘘修复成功的关键,间断缝合或连续缝合虽各有优点,但仍应以间断缝合为主。缝合的方向应选择最小的张力方向,应根据瘘道的形态、大小,以及充分游离后瘘道的张力情况决定缝合方向,缝合中需注意每层间的缝合方向尽量交叉,并使各层间能紧密相贴,如瘘道口不是很大,可做荷包缝合(图3-17-10 C)。

(3)尽力避免修补中的死腔:瘘道周围出现死腔可能造成术后局部的积液、感染,严重影响瘘道修复的成功率。术中如发现组织缺损过多或剔除组织范围过大,无法覆盖创面,应考虑选用各种邻近带蒂组织填补,但要防止转移带蒂组织的过程中牵拉成角,以确保带蒂组织的组织活性。一般而言,低位尿道瘘,可考虑选择外阴周围组织,如转移外阴脂肪垫,这样可提高修复的成功率(图3-17-10 D～F)。

对于高位的膀胱阴道瘘,尤其是在经腹途径时,可选用大网膜作为填补加固瘘道缺损。大网膜血液供应和淋巴回流好,抗感染力强,可全部吸收被它覆盖的组织内炎性渗出液。大网膜还可以通过细胞增殖使脂肪变成致密的纤维组织,紧贴于缝合处,加速修复部位的愈合。同时大网膜取材方便,大多数患者均可较顺利下拉到膀胱部位,并可保证有充足的组织充填死腔(图3-17-11)。

(4)转移膀胱壁瓣治疗复杂性膀胱阴道瘘:对一些瘘口较大,修补时组织张力大,尤其是在宫颈癌术后续而行放疗的患者,组织质量差,手术的成功率将明显

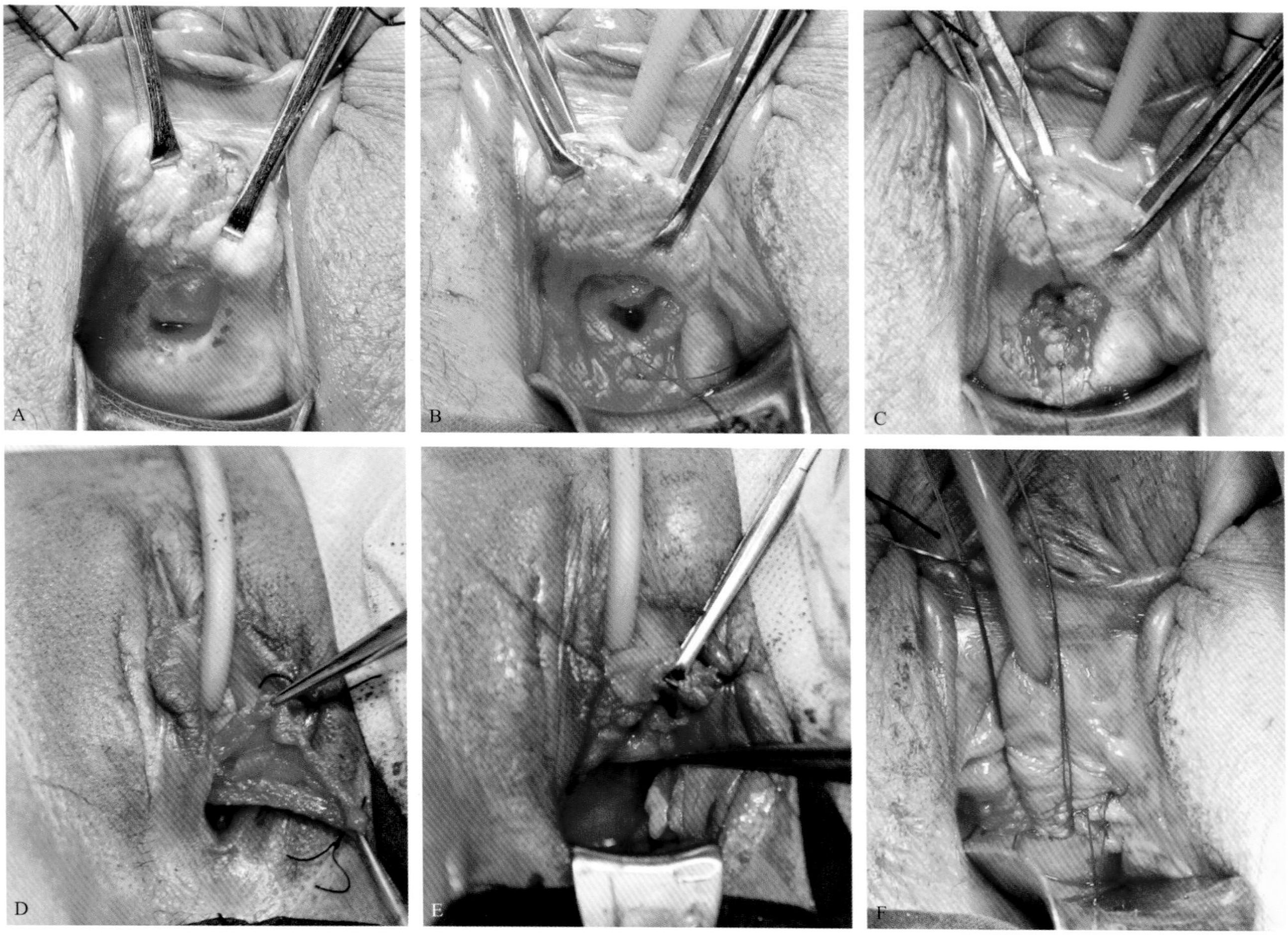

图3-17-10

A. 沿瘘道周围画手术切口线。B. 沿线切开并向周围分离。C. 垂直连续缝合瘘口。D. 取外阴脂肪垫。E. 脂肪垫转移到已缝合的瘘口处。F. 关闭阴道壁

下降。因此,能降低修补时组织张力对手术的成功起到至关重要的作用。此时如通过转移膀胱壁瓣缝合的方法可达到低张目的。具体操作如下。

1)打开膀胱后壁与周围器官粘连的瘢痕组织,纵行打开膀胱后壁至瘘口处,将瘘口处组织层次(膀胱壁、阴道壁)分别游离清楚,用剪刀剪去阴道壁瘘口周围的瘢痕组织,充分暴露新鲜创面。

2)将膀胱切口斜向顶部扩大,用3-0倒刺缝线将右侧顶壁瓣一角与膀胱阴道壁瘘口做连续全层缝合,左侧膀胱瓣与右侧顶壁瓣上方缝合(图3-17-11 E)。

二、合并尿道狭窄的下尿路瘘的治疗

由于下尿路瘘合并尿道狭窄者病情往往较为复杂,处理极为棘手。术前明确尿道狭窄和尿道直肠瘘口的位置、大小及其周围的情况极其重要:术前做膀胱尿道的顺行和逆行造影,肛门直肠指检和尿道超声

检查,一般能明确尿道狭窄和尿道直肠瘘口与周围的情况(图3-17-12)。如病情仍不明了者可行螺旋CT尿道三维重建,它不仅能显示尿道闭锁段长度,并能确认有无尿道直肠瘘和具体位置及开口(图3-17-9 A、B)。

少数患者做排尿动作时可见尿液从肛门口或其他部位排出(图3-17-6)。根据患者尿道狭窄的严重程度(狭窄或缺损段尿道的长短)和尿道直肠瘘的位置、大小及其周围的情况,选择单纯性会阴部倒Y形切口,或联合经耻骨途径切口。对低位、较小的尿道直肠瘘,狭窄或缺损段尿道不是很长者一般选择会阴部正中线倒Y形切口。

(一)经会阴径路手术步骤

(1)取截石位,会阴部中线距肛门口2 cm处做倒Y形切口,垂直分离至尿道海绵体,将其纵行切开分离出尿道并向近端游离尿道至狭窄部。切除狭窄或闭锁

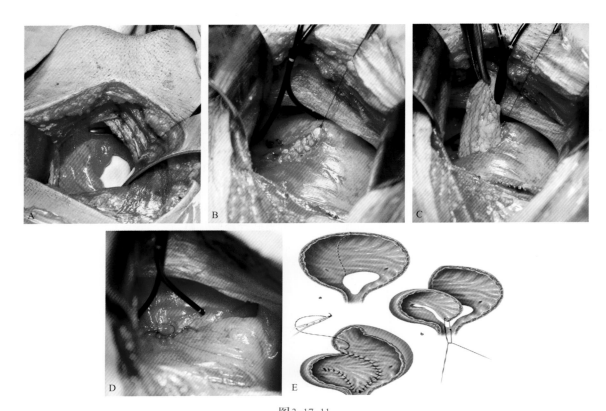

图3-17-11

A. 暴露瘘口。B. 沿瘘口周围分离并缝合。C. 取带蒂大网膜覆盖在已缝合的瘘孔上。D. 缝合膀胱黏膜和肌层。E. 转移膀胱壁瓣缝合示意图

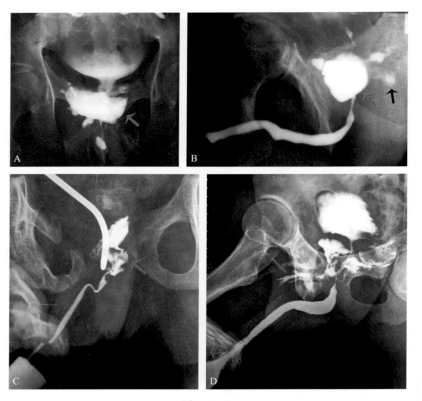

图3-17-12

A. 顺行尿道造影示造影剂聚集在后尿道（红箭头）。B. 逆行膀胱尿道造影示相同现象，并向直肠弥散（黑箭头）。C. 小儿逆行尿道造影示造影剂流向直肠（红箭头）。D. 逆行尿道造影示造影剂在后尿道向周围弥散（红箭头）

段尿道后备用。

（2）寻找并分离出直肠瘘口：助手示指伸入直肠，指出瘘口的位置并向上顶作为标志。切除瘘管，清除瘘管周围慢性炎症、陈旧的瘢痕组织，修剪直肠瘘口使其成新鲜创缘。适当游离直肠前壁，以3-0或4-0可吸收线分两层一横一纵修补直肠前壁瘘口（图3-17-13）。

（3）切除耻骨下缘：对于瘘口位于尿道球部、膜部的低、中位尿道直肠瘘，狭窄段尿道切除后尿道缺损在4 cm左右时，可采用切除耻骨下缘，使尿道两断端能通过直线径路而进行无张力吻合（图3-17-14）。同时扩大了尿道吻合的操作腔隙，可更清楚地显露尿道近端

和肠腔侧的瘘口，使分离、修补和吻合的操作容易化。

（4）尿道成形：向远端游离足够的尿道后，以多孔或带槽的硅胶管作支架，用3-0或4-0的可吸收线，在无张力条件下吻合6～8针。

（5）分离出一条球海绵体肌或阴囊肉膜（图3-17-15）覆盖在已缝合的直肠前壁瘘口上作为填充腔隙并隔离瘘孔的"屏障"。

（6）吻合口旁放置引流管，分层缝合各组织。

（二）经腹会阴联合径路

对高位的尿道直肠瘘，或尿道狭窄或缺损段较长者需联合经耻骨途径（图3-17-12 D、图3-17-16）。此路径能够完整暴露尿道瘘口及狭窄段位置，不仅保证

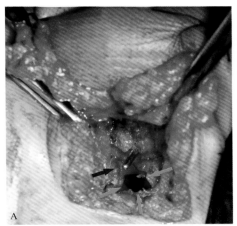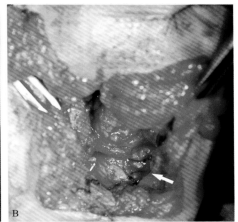

图3-17-13
A. 蓝箭头为后尿道远端，绿箭头为直肠瘘口。B. 直肠瘘口修补完毕

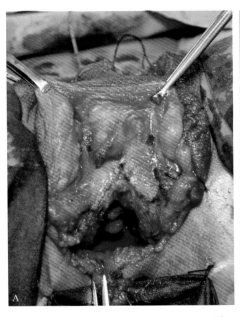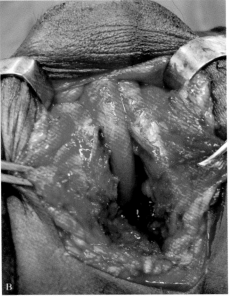

图3-17-14
A. 耻骨下缘已切除后残留空腔。B. 远端尿道通过耻骨下缘与近端尿道吻合

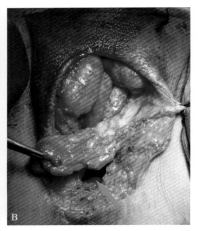

图 3-17-15
A. 分离出的球海绵体肌瓣。B. 分离出的阴囊肉膜

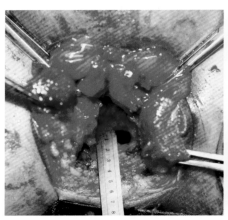

图 3-17-16　高位的尿道直肠瘘

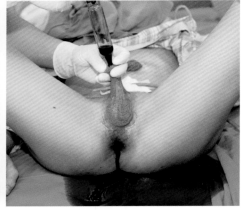

图 3-17-17　用黏膜碘冲洗尿道

手术视野好,器械操作空间大;更利于直肠前壁瓣的分离及修补和尿道的重建。术前用稀释黏膜碘行尿道,膀胱和直肠冲洗(图 3-17-17)。

(1)做下腹正中直切口,末端向阴茎根部左右两侧延长 2 cm 呈倒 Y 形切口。切断阴茎悬韧带,用血管钳沿耻骨下方略做分离后引入线锯。用线锯切除左右两侧的部分耻骨(图 3-17-18 A ～ D),显露后尿道病变部位,将其充分切除。随后寻找并分离出直肠瘘口,按上述介绍的方法修复直肠瘘口。

(2)如狭窄段尿道切除后,尿道缺损段较长(超过 5 cm),远端尿道较难与近端尿道行无张力缝合时,可将远端尿道穿过两阴茎海绵体中隔,犹如空中架桥一样,直接与近端尿道行无张力缝合(图 3-17-18 E)。

(3)分离出一条腹直肌瓣下端不切断(图 3-17-18 E),保证血供,切断头侧端,将其置于直肠瘘口与尿道间固定,作为填充腔隙并隔离与瘘孔的"屏障"。这样不仅能填充切口内死腔,防止积血和感染,还能

隔离直肠瘘孔与尿道吻合口的"屏障",提高手术成功率。

对局部缺损较大,或直肠瘘口大或多者,可选用带蒂股薄肌瓣,这是目前临床上运用较多的一种选择。该组织位于大腿内侧,其近端宽、远端窄的特点有利于肌瓣的转移,能为手术区域提供满意的血供,且在避免开腹手术的同时,供区瘢痕较为隐蔽,减少了对外观的影响(图 3-17-19)。

(三)术后处理

1. 积极防治感染　术后伤口的感染是修复失败的主要原因之一。术后选用两种或两种以上的广谱抗生素联合静脉滴注 1 ～ 2 周后改为口服用药,通常用至拔除导尿管后。规范的术后预防性抗感染是提高手术成功率的重要因素。

2. 术后伤口加压包扎　许多情况下,术后出现尿液外渗,甚至尿瘘复发,往往是由于术后未妥善包扎伤口造成。术后对会阴部切口行 3 ～ 5 天加压包扎,

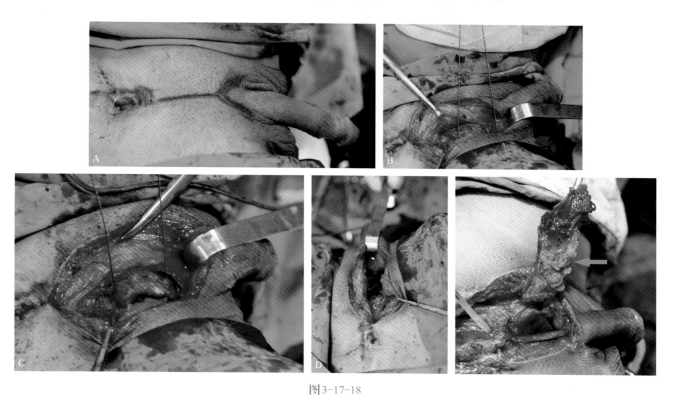

图 3-17-18

A. 切除部分耻骨手术路径。B. 用线锯切除右侧部分耻骨。C. 用线锯切除左侧部分耻骨。D. 切除耻骨后残留空腔。E. 远端尿道穿过阴茎海绵体中隔与尿道前列腺部吻合,箭头为腹直肌瓣

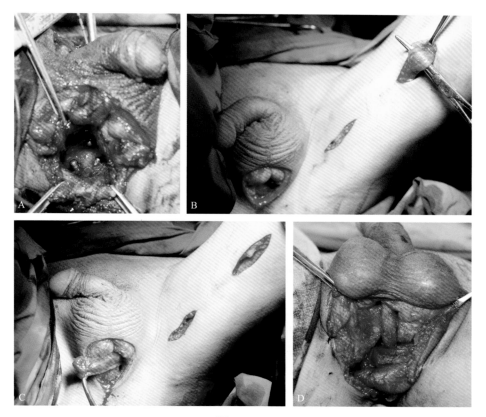

图 3-17-19

A. 多个尿道直肠瘘。B. 左侧大腿分离出股薄肌瓣。C. 离断远端股薄肌瓣并从皮下通道移至会阴部。D. 将股薄肌瓣置于直肠瘘口与尿道间并固定

能有效地消除手术区无效腔,避免局部积血,同时降低了感染的概率。

3. 保证引流通畅 术后尿道内留置16Fr～22Fr多孔或带槽硅胶导管3～4周后,行膀胱尿道的顺行和逆行造影,如吻合口处无造影剂渗出,拔除支架排尿(图3-17-20)。如拔管后出现漏尿,可延长留置导尿时间。

4. 注意事项 注意患者围手术期间高蛋白的摄入,以促伤口的愈合。进食后,鼓励患者多饮水,保持足够的尿量,达到自然冲洗膀胱的效果。

视频38 尿道和股薄肌转位治疗长段后尿道狭窄伴尿道直肠瘘

三、外伤性膀胱外翻伴尿道狭窄的修复

外伤后导致的膀胱外翻/膀胱腹壁瘘(不包括膀胱腹壁造瘘)均见于严重外伤后,腹壁大面积皮肤受伤坏死、膀胱破裂、局部修复的组织缺乏或条件有限无法及时修复所致,临床上较为少见,有些病例经多次修复后仍未能修复(图3-17-21 A),修复的原则是:① 尽可

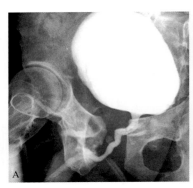
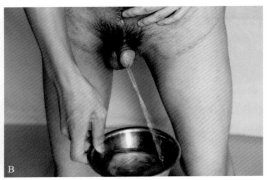

图3-17-20
A. 尿道造影示尿道连续性好,造影剂无外溢。B. 患者排尿通畅

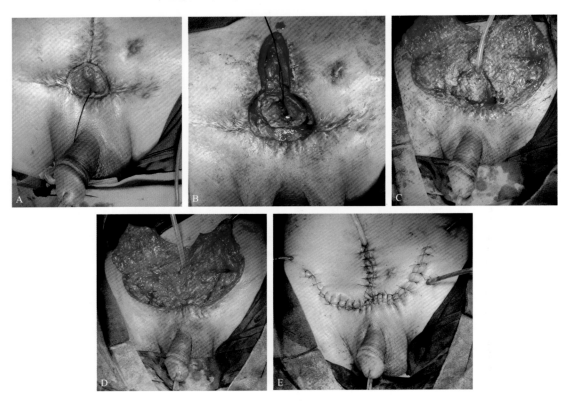

图3-17-21
A. 多次修复未愈的膀胱外翻。B. 解剖分离出外翻膀胱的边缘。C. 可吸收线缝合膀胱。D. 分离腹直肌覆盖在关闭的膀胱上。E. 皮瓣与周边皮肤缝合

能关闭外翻的膀胱,视病情取截石位或平卧位,沿外翻膀胱与腹壁相连的边缘切开皮肤,皮下组织,仔细解剖分离出外翻膀胱的边缘(图3-17-21 B、图3-17-22 A、B),用4-0可吸收线分连续和间断缝合关闭膀胱(图3-17-21 C),女性患者将尿道和阴道固定在会阴部(图3-17-22 C)。② 如周围有腹壁组织,尽可能分离腹壁和肌肉组织覆盖在已关闭的膀胱上后关闭腹壁(图3-17-21 D、E)。③ 如周围腹壁组织缺如或较少,可考虑转移大腿肌皮瓣来填充腹壁缺损。④ 在左大腿内侧标记取皮瓣切口(图3-17-22 D),沿标记线切开皮肤和皮下组织,分离出股薄肌并在远心端切断(图3-17-22 E),将股薄肌和皮瓣转移到会阴部与周边皮肤缝合(图3-17-22 F、G)。术后1个月,皮瓣与周边愈合好(图3-17-22 H)。

视频39 外伤性膀胱外翻伴后尿道狭窄的修复

四、手术体会

对于复杂性下尿路瘘的修复,尤其是合并尿道狭窄是极其复杂的手术,治疗的结果与其病因、肛门及尿道外括约肌的完整性、膀胱功能、放疗对直肠的损伤程度、瘘道的大小及部位,以及患者的整体状态和营养情况有关。盆腔放疗造成的瘘比创伤引起的瘘更难治疗,常伴有尿失禁和(或)大便失禁,和(或)尿道狭窄。外伤性膀胱外翻/膀胱腹壁瘘(不包括膀胱腹壁造瘘)虽然较为少见,但其治疗尤为棘手。这些患者多见于严重外伤后,尤其是碾压伤后,腹壁大面积皮肤受伤坏死、膀胱破裂、局部

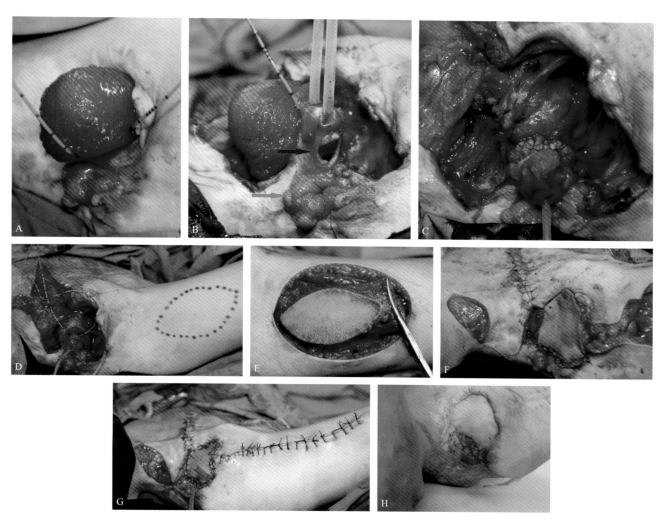

图3-17-22

A. 外翻膀胱的输尿管开口留置两根输尿管导管。B. 分离出外翻膀胱与腹壁相连的边缘,插入导尿管的为尿道,蓝色箭头为阴道,绿色箭头为肛门。C. 缝合膀胱并将尿道和阴道固定在会阴部。D. 在左大腿内侧标记取肌皮瓣切口。E. 沿标记线分层切开组织,分离出股薄肌并在远心端切断。F. 将股薄肌和皮瓣转移到会阴部。G. 皮瓣与周边皮肤缝合。H. 术后1个月,皮瓣与周边愈合好

修复的组织缺乏或条件有限无法及时修复,修复时必须考虑覆盖在膀胱上皮瓣的来源,组织的存活性。

术后所面临尿道瘘的高复发率也是长期困扰临床医师的难题。我们认为:① 术前必须对瘘道的开口位置、大小、局部瘢痕程度,伴发尿道狭窄损伤情况等多项因素有准确评估。② 根据不同病情选择合适的手术路径。③ 力求达到修补组织的无张力缝合,并选用合适带蒂填充组织,消除死腔、避免局部缺血及瘘口间缝线的重叠均较为重要。以往经验证明,若按照上述原则严格执行手术,确实能有效地降低术后复发及并发症概率。

(徐月敏　张心如　汪继红　毛祖杰)

参考文献

[1] Thomas C, Jones J, Jäger W, et al. Incidence, clinical symptoms and management of rectourethral fistulas after radical prostatectomy[J]. J Urol, 2010, 183(2): 608–612.

[2] Xu YM, Sa YL, Fu Q, et al. Surgical treatment of 31 complex traumatic posterior urethral strictures associated with urethrorectal fistulas[J]. Eur Urol, 2010, 57(3): 514–521.

[3] Harris CR, McAninch JW, Mundy AR, et al. Rectourethral fistulas secondary to prostate cancer treatment: Management and outcomes from a multi-institutional combined experience[J]. J Urol, 2017, 197(1): 191–194.

[4] Choi JH, Jeon BG, Choi SG, et al. Rectourethral fistula: Systemic review of and experiences with various surgical treatment methods[J]. Ann Coloproctol, 2014, 30(1): 35–41.

[5] Gupta G, Kumar S, Kekre NS, et al. Surgical management of rectourethral fistula[J]. Urology, 2008, 71(2): 267–271.

[6] Hechenbleikner EM, Buckley JC, Wick EC. Acquired rectourethral fistulas in adults: A systematic review of surgical repair techniques and outcomes[J]. Dis Colon Rectum, 2013, 56(3): 374–383.

[7] Dal Moro F, Secco S, Valotto C, et al. Twenty-year experience with surgical management of recto-urinary fistulas by posterior sagittal transrectal approach (York-Mason) [J]. Surgery, 2011, 150(5): 975–979.

[8] Ulrich D, Roos J, Jakse G, et al. Gracilis muscle interposition for the treatment of recto-urethral and rectovaginal fistulas: a retrospective analysis of 35 cases[J]. J Plast Reconstr Aesthet Surg, 2009, 62(3): 352–356.

第十八章
尿道狭窄的微创手术

尿道狭窄是泌尿系统常见病之一,微创手术在治疗尿道狭窄中的应用主要包括尿道扩张、直视下尿道内切开和窥视下尿道瘢痕电切术等。值得关注的是尿道狭窄微创手术的理念和评价体系近十年发生了巨大转变,无论是适应证的选择还是疗效的评价越来越注重客观和真实。本文着重介绍各种尿道狭窄微创手术的同时,希望对这些微创手术的疗效做出客观的评价。

第一节 窥视下尿道内切开术治疗尿道狭窄

一、概述

尿道内切开术是指采用尿道手术刀(冷刀)切开尿道狭窄处瘢痕组织至正常尿道组织使瘢痕扩裂(松弛瘢痕挛缩)并使管腔扩张,其目的是在扩大的管腔愈合后使其直径增大并维持。

现在普遍认为窥视下尿道内切开术对合适的病例来说是一种安全、简单而有效的手术方法,具有创伤小、疗效好、恢复快的优点,早期治疗的有效率达50%～80%。然而,近年的文献报道内切后长期的结果显示狭窄的复发率高达62%～92%,复发率与尿道狭窄的部位、长度和瘢痕厚度有明显关系,多次内切后的失败率可达100%。对不合适的病例,如尿道狭窄段较长或已多次施行内切开术的情况,非但不能获得成功,反而易导致病情复杂化或引起其他并发症。因此,近年有作者报道在内切手术同时对尿道狭窄段注射激素有助于提高治疗的有效率。

选择合适的病例对术后取得良好的效果至关重要,一般根据下面几方面考虑:① 尿道狭窄段小于0.5 cm者,术后效果明显好于狭窄段大于0.5 cm或合并复杂性病变(如有假道)。② 尿道球部狭窄者效果明显好于阴茎部狭窄。③ 单处、初发的尿道狭窄术后效果明显好于多处或复发者。近年来,随着尿道超声对尿道瘢痕厚度的研究发现,当瘢痕厚度 < 0.5 cm,术后效果较好;而瘢痕厚度 > 0.5 cm时,内切开不仅手术成功率低,而且疗效较差。因此,了解与尿道内切开术疗效有关的因素后再选择合适的病例可达到成功率高、并发症少的目的。

二、历史

尿道内切开的发展主要分为两个阶段,第一阶段是盲视下进行尿道切开,在20世纪70年代以前普遍采用此方法。具有代表性的有两种内切开刀,一种是Maisonneuve尿道内切开刀(1854年),另一种是带有刻度盘的Otis型内切开刀(1872年)。凡能通过丝状探杆的病例均可采用,比较简便。一般在尿道12点处切开,切割后应留置相应口径的导尿管,拔管后尚需定期扩张3个月左右,此法对海绵体瘢痕化较轻者疗效可达55%～75%。这种方法有三大缺点:① 在盲视下进行尿道切开,难免会过多切开正常的尿道。② 若狭窄口太小,切割的导引器不能通过时就不能进行切开。③ 一点切开有时效果欠佳。第二阶段是20世纪70年代以后开始采用至今的窥视下尿道内切开术,这种方法克服了盲视下尿道内切开的不足,能在窥视下切开狭窄处的瘢痕组织,可准确掌握切开的部位和范围。对尿道完全闭锁的患者,只要闭锁段尿道不长(0.5～1 cm),便可进行,如能在B超引导下进行内切开术,则成功的概率就更大。

Ravasini在1957年首先报道了直视下用电刀进行尿道内切开术,由于并发症较多而未能推广应用。窥视下尿道内切开术自1972年Sachse描述后，即被国际上广泛采纳，直视下切开可准确掌握切开部位与范围和深度，成功率高达80%～85%，因此有人认为本法可作为首选术式。因当时设备和认识的不足，内切开时往往只进行12点部位的一点切开，至20世纪80年代初Djulepa开始尝试多点的放射状切开，进一步提高了内切开的技巧，作者认为手术成功的关键是将纤维瘢痕组织全层切开，直至松软的正常尿道周围组织为止。应注意每个环行狭窄部位的厚度是不同的，所以要做不同深度的切开，一次切开不满意可在2～3周后待原切开处上皮化后再做第2次甚至第3次的切开，狭窄长度不是失败的因素。在20世纪80年代中期，窥视下内切开术开始在国内迅速开展，并有所发展，如狭窄段尿道切开后，用电切刀切除瘢痕组织，然后植入游离包皮，使治疗的成功率有所提高。

三、手术适应证

窥视下尿道内切开术主要适应于经尿道扩张疗效不佳或失败者，无论是前尿道还是后尿道，先天性、创伤性、炎症性、尿道下裂成形术后，以及前列腺切除术后的尿道狭窄均适合作尿道内切开术，但是选择单一的、狭窄段较短的、瘢痕组织浸润海绵体组织表浅的狭窄手术效果最好，如膜状狭窄（图3-18-1）。另外，尿道内切开术也可作为经尿道手术的术前准备。如在尿道口径不够大或者轻度狭窄时需要行经尿道的前列腺切除术、膀胱肿瘤切除术时，可先行尿道内切开术，使尿道有足够大的口径，允许电切镜通过尿道。

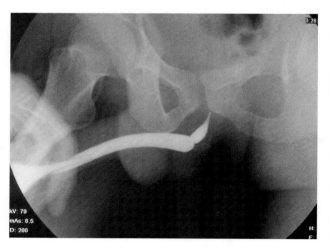

图3-18-1　单一的、狭窄段较短的尿道狭窄

四、手术禁忌证

（1）尿道狭窄合并尿道感染、尿道周围脓肿或尿道瘘是尿道内切开术的绝对禁忌证。因为当尿道黏膜被切开时，细菌能从切口进入血循环导致菌血症，甚至发生内毒素性休克。常见致病菌是革兰氏阴性杆菌，如大肠杆菌和变形杆菌。因此，在感染未被控制时不易做此手术。

（2）尿道闭锁、多处狭窄或伴有假道者是相对禁忌证。因为上述病变往往会导致尿道切开无准确标志，或稍有出血及视野不清而不能手术。但在手术前能用B超对尿道进行检查，能较准确的了解尿道狭窄或闭锁段及假道的情况。然后在手术中采用B超引导下行尿道切开术，使这些有相对禁忌证的患者也能顺利地进行。

五、术前准备

（1）术前的充分准备是保证手术成功，取得满意治疗效果及减少术中、术后并发症的重要步骤。术前必须明确尿道狭窄的部位、长度和严重程度。采用顺行加逆行造影有助于诊断。对尿道严重狭窄或闭锁者，如后尿道显影不佳可换用金属探条沿膀胱造瘘口到后尿道，然后，从前尿道逆行注入造影剂，这样可明确狭窄或闭锁段尿道的情况。有条件者可采用B超检查尿道，进一步了解狭窄段瘢痕组织的情况。

（2）术前应尽可能使尿道内无菌，尿道狭窄的患者因长期排尿困难或带有造瘘管，往往伴有尿路感染，甚至伴有感染性结石、尿道旁脓肿。因此，对有感染者必须选用合适的抗生素进行局部和全身用药；对排尿极为困难、残余尿多的患者应先行耻骨上膀胱造瘘，这有利于控制感染。

（3）手术器械及辅助物的准备。尿道内切开器械必须严格消毒及术前检查其性能是否正常，如内镜的清晰度、刀刃是否锐利、工作祥有无漏水等。此外应准备消毒润滑剂、冲洗液、输尿管导管和气囊导尿管。

六、手术方法

（1）患者截石位，清洁尿道，用5%～10%碘伏液冲洗尿道，有耻骨上膀胱造瘘者同时用消毒液冲洗膀胱后拔除造瘘管，常规消毒铺巾。

（2）了解狭窄的大致部位：用22Fr金属探条试探尿道，然后将20Fr尿道内切开镜装上冷刀及输尿管导管或斑马导丝，边冲水边推进尿道内切开镜，同时观察尿道内腔情况直到狭窄部位。正常尿道内壁常呈粉红色、多血管、质地较柔软的组织；而狭窄部的尿道内壁常呈灰白色，缺乏血管且质地较致密，管腔呈圆锥状逐渐变小,最后形成小"孔状"或完全闭锁(图3-18-2 A、B)。

(3)插入输尿管导管:插管的目的是为了做标记,引导冷刀切开狭窄的尿道。在窥视到狭窄部的"孔穴"后可轻柔地插入4Fr～5Fr输尿管导管,如遇到阻

力应稍向后退,并调整插管方向后再推动导管。有时仅能见到不规则的陷凹,此时可用导管在陷凹内试插,一旦导管进入狭窄管道则继续将导管插入直至膀胱内(图3-18-2 C),这时可见导管尾部有液体流出。

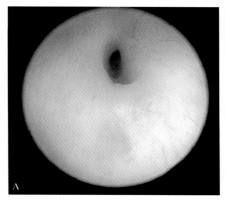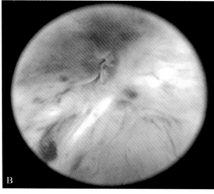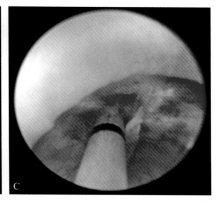

图3-18-2
A. 狭窄处的尿道"孔穴"。B. 尿道"孔穴"完全闭锁。C. 输尿管导管插入狭窄段尿道

(4)尿道狭窄孔难以看清,可从膀胱造瘘管注入亚甲蓝液或从腹壁向膀胱穿刺注入亚甲蓝液,再用力按压膀胱,使亚甲蓝液体自狭窄部的"孔穴"向外溢出,这有助于辨认尿道腔隙的位置;或在B超引导下进行,在B超声像图上可清晰显示尿道狭窄段的长度、尿道轴线。

(5)通过狭窄段尿道进入膀胱后即可进行内切开。操作时,术者一手握住患者的阴茎和镜鞘,另一手控制冷刀的进退,看清狭窄环和导管后将冷刀伸出少

许沿着引导管轨迹移动行尿道内切开,这样不会偏离尿道而损伤其他组织。一般采用锯切法,既在窥视下用刀刃在瘢痕组织上做短距离的往返的纵向切割,由浅入深地逐渐切断狭窄环(图3-18-3 A、B)。

多点切开后,如镜鞘仍无法通过狭窄环,说明狭窄环未完全打开,用细的长刀可能无法有效地进行切开,此时可选用半圆形的大刀对狭窄环进行切开(图3-18-3 C),然后缓慢推镜,将整个镜鞘顺利通过狭窄处进入膀胱。

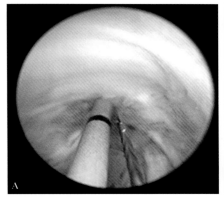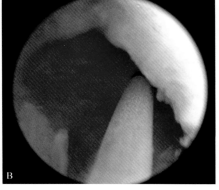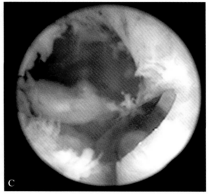

图3-18-3
A. 内切开刀沿导管切开狭窄段尿道。B. 多处切开后的尿道。C. 选用半圆形的大刀对狭窄环进行切开尿道

〔一〕手术注意事项

1. 合理选择切开点位 尿道内切开的原则是采用放射状多点位切开,根据狭窄段尿道部位的不同而选择不同点的切开,如在球膜部狭窄,常规选择12点、

6点或加3点和9点位做切开。如狭窄段位于阴茎阴囊部,则不做12点切开,因在12点切开有损伤阴茎海绵体的危险。对于后尿道狭窄,6点位的切割并非绝对禁忌,如发现存在一处很明显的狭窄环,可以很从容的

切开,一般以切至与正常黏膜水平为好(图3-18-4),尽量不向腹侧深部盲目切割,以免损伤直肠,必要时采用B超引导下进行。在冷刀切割过程中要始终保持冷刀在视野内,遇到出血时应加快冲洗液速度,以保证视野清楚。

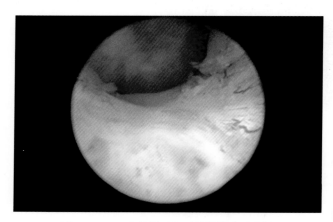

图3-18-4　6点位切至与正常黏膜水平为好

2. 切开深度　尿道内切开的关键是将瘢痕组织彻底、充分切开,在内镜下瘢痕组织和正常组织较易辨认,瘢痕组织通常呈灰白色,较致密、坚硬、血管少;而正常组织较为柔软、易出血。当冲洗液速度减慢而出血明显时,提示瘢痕组织已切开,不应再做较深的切开,以防穿孔,引起冲洗液外渗和大出血。

3. 切开长度　在狭窄段尿道切开后,应用切开刀将狭窄段的近端和远端外长约0.3 cm的正常尿道黏膜同时切开,形成从正常尿道到狭窄段尿道之间逐渐过渡的一条较平整的切开沟,愈合后形成相对平滑的尿道内腔。

(二)术后处理

(1)术后需留置导尿管,注意保持导管引流通畅,一般不需滴注冲洗液。根据狭窄段的长短及出血情况选择留置导尿管的时间,从几天到几周不等。如尿道狭窄段较短,术后2～3天没有出血,既可拔除导尿管;对狭窄段较长的患者需留置导尿管4～6周。

(2)适当应用抗生素。

(3)术后2～4周应做首次随诊,观察排尿与有无尿感情况。以术后初次尿流率为依据,进行对比。是否行定期尿扩或间隔的时间取决于排尿通畅程度及尿流率的情况。

(三)术后并发症及其处理

尿道狭窄腔内手术的并发症主要是尿道出血、尿道穿孔、尿道热(菌血症)、尿失禁和排尿困难。

1. 尿道出血　术中插管、冷刀切开及探杆扩张都会遇到尿道出血。出血常提示可能已接近或切开正常的尿道组织,出血较少时可加大冲洗压力或加快冲洗速度,继续沿导管切开,同时推进镜鞘超过出血处即可压迫止血,一旦尿道被打通,视野会立即变清晰;如出血量较多,视野不清时应考虑是否伤及尿道海绵体甚至阴茎海绵体,应马上中止手术。如术后出血,其一是由于术中过多切开正常的尿道组织;其二可能是由于阴茎勃起所致,术后预防阴茎勃起也较重要。出血的处理一般可选用较粗的Foley导尿管,稍做牵引,防止血液流入膀胱。在阴茎段稍加压包扎,出血一般可止住。

2. 尿道穿孔　尿道穿孔多见尿道内切开时切的过深或对瘢痕组织行电切时切的过深所致,其次在进行探杆扩张或铜丝支撑下留置导尿管时动作粗暴,且未能准确沿尿道轴线进行操作。轻者可能形成假道,重者造成穿孔。尿道穿孔后轻者出现冲洗液外渗,导致阴茎、阴囊水肿;重者可造成尿道直肠瘘。冲洗液外渗一般经耻骨上膀胱造瘘,阴囊托起后数天后水肿既消失;而尿道直肠瘘则需做结肠造瘘。

3. 尿道热(菌血症)　这是一种较严重的并发症,常见于术前尿道内存有细菌。尿道狭窄切开后,血管床敞开,细菌进入血循环所致。患者可表现为寒战、高热。因此,在尿道内切开术前、中、后均应适当应用抗生素,尤其是在发生出血或冲洗液外渗时,更应注意加强抗生素的应用,以防发生菌血症。

4. 尿失禁　主要与外括约肌损伤有关,对尿道膜部狭窄行尿道内切开术时尽可能只用冷刀切割,少用或不用电切;而电凝更是绝对禁忌,这是由于电切或电凝的热传导作用均可能损伤外括约肌。

5. 术后仍排尿困难　主要见于尿道狭窄段的瘢痕冷切不充分;尿道内壁不光滑,遗有瓣膜样瘢痕组织或狭窄环切开不彻底;存在假道可能;狭窄段较长等。可适用金属探杆扩张尿道,必要时行尿道镜检查。再次腔内手术时应慎重,狭窄段较长、瘢痕厚度较深、存在假道者应择期改行开放性手术。

七、B超引导下尿道内切开术

尿道闭锁或伴有假道者是尿道内切开术的相对禁忌证,但对尿道闭锁段较短,如小于0.5 cm者,在B超引导下进行,操作就相对较为容易。在B超声像图上可清晰显示尿道闭锁段的长度,尿道轴线;也能显示假道的长度,是否与膀胱相通及与正常尿道的关系,使内切术能在近似可视的情况下顺利进行(图3-18-5)。

尿道内的瘢痕组织与周围的正常组织在声像图上

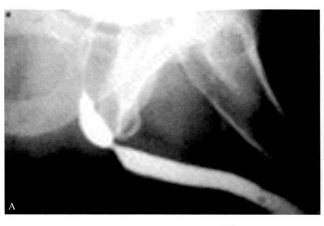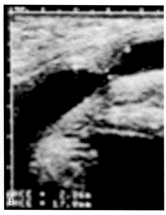

图3-18-5
A.尿道造影显示狭窄长度。B.尿道超声显示瘢痕厚度

也可清晰地显示,这对行内切开术时,是否已全层切开瘢痕组织而少损伤正常组织很有帮助。因为内切开过浅,瘢痕组织没有全层切开,术后疗效不佳;而切得过深,容易过分损伤正常组织,导致出血和损伤周围组织。

内切开术开始前应先行B超检查,经肛门插入Aloka-SSD-5500型超声诊断探头(图3-18-6),检查尿道球膜部情况或超声探头置于会阴部,检查尿道阴囊部与周围关系。对于尿道闭锁者,可经膀胱造瘘管注入200～300 ml生理盐水,使膀胱颈部及近端尿道开放,便于B超观察。也可以从耻骨上膀胱造瘘口置入18Fr左右的探条,顺膀胱颈到后尿道,再经尿道插入尿道内切开镜到闭锁的尿道前,此时在B超声像图上可清晰显示尿道内切开镜与闭锁尿道及置于后尿道的探条位置和角度关系。在B超引导下沿尿道轴线在尿道12点位置用条状刀片切通尿道狭窄段;再

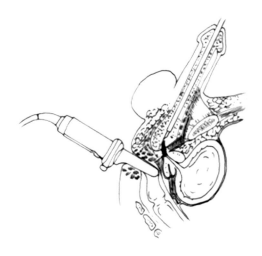

图3-18-6　B超引导下尿道内切开

置入3Fr～5Fr导引管,然后行尿道放射状切开。对瘢痕组织较多者,可换尿道电切镜,切除过多的瘢痕组织。

对合并假道者,先在声像图上鉴别真、假道及它们之间的关系。然后将引导管插入真道内,再沿引导管行狭窄段尿道切开,如有可能将真、假道之间的组织一并切开和切除,以消除假道。

八、等离子双极汽化切割术治疗尿道狭窄

(一)概述

尿道瘢痕电切除术治疗尿道狭窄是目前开展的较普遍术式。当瘢痕组织厚而多时,单纯冷刀切开往往达不到治疗要求。金锡御等报道采用冷刀内切开+尿道瘢痕电切除术的方法切除瘢痕组织,疗效优于单纯冷切开术。但电切或汽化电切时,强大的电流极有可能伤及正常黏膜,影响上皮组织生长爬行,造成狭窄复发。近年来,等离子双极汽化切割的广泛应用,使其成为继电切和汽化电切之后开展的一项治疗尿道狭窄的新技术。等离子双极汽化切割的基本原理是高频电流通过两个电极时,激发介质(生理盐水)形成动态离子体,作用于组织表面,使有机分子中化学键氢键离子键断裂,使大分子崩解,产生汽化切割及电凝效应。

等离子双极汽化切割治疗尿道狭窄有以下几大优点:① 电极细小,可在狭窄的尿道内活动自如,可伸入尿道狭窄部汽化瘢痕组织。② 低温切割,其表面温度仅40℃～70℃,热损伤小,可减少因热损伤所致的瘢痕狭窄。③ 有效的汽化切割止血可减少误切引致的假道。④ 等离子体切割面整齐,不易引发感染。⑤ 用生理盐水作为工作介质,可避免因糖水外渗引起

的组织水肿及组织粘连。⑥ 因热穿透效应低，对尿道及尿道内口、膀胱颈刺激性小。

（二）手术适应证与禁忌证

关于手术适应证，目前认为即使是长段的尿道狭窄或闭锁，合并假道等复杂病例，只要能将输尿管导管通过狭窄段进入膀胱者，均可以采用本方法。但我们认为，就狭窄长度来说，狭窄段 < 0.5 cm，效果最好，> 1.0 cm 以上，不仅腔内手术困难，而且失败率极高；就狭窄部位来说，球膜部效果较好，尿道悬垂部不仅效果较差，而且并发症相对较多。严格掌握手术适应证是提高手术疗效的重要因素。

（三）麻醉与操作步骤

硬脊膜外麻醉阻滞下，经尿道插入等离子电切镜，至狭窄部远端观察狭窄部情况，寻找狭窄小孔。对于小段狭窄或闭锁（< 1.0 cm）的患者，直视下插入棒状电极沿尿道中央直接汽化隧通尿道后，可更换等离子环状电极从狭窄部远端开始沿通道四周汽化瘢痕组织并逐渐扩大狭窄道，边切边推进电切镜至膀胱（图 3-18-7 A）。长段狭窄者经电切镜操作通道置入 4Fr 输尿管导管作为引导，重新放入电切镜，尿道完全闭锁者经膀胱造瘘口放入金属尿道探条，插至后尿道抵向远端并摆动，直视下用电极头对着瘢痕组织最明显突起活动的标志处凿洞，贯通尿道后换等离子环状电极再汽化切割瘢痕，边切边推进边止血，保持视野清晰充分扩大通道，使狭窄段尿道内腔稍大于正常尿道，切割深度以能看到相对正常、易出血的组织为止，修整创面使之光滑平整（图 3-18-7 B），进退内镜无紧缩感，并顺利插入 20Fr 尿管。术后常规抗感染，并口服醋酸泼尼松预防瘢痕增生，视具体情况留置导尿管 2 ～ 8 周；拔除导尿管后，如果排尿变细则定期行尿道扩张，扩张时用

利多卡因、地塞米松、庆大霉素做尿道灌注以减少感染和瘢痕增生。

（四）手术注意事项

无论采用何种电切设备都要求在电切时不能超过冷切开范围，以防电流损伤周围正常组织。尿道冷刀内切开+尿道瘢痕电切术优点是：① 能较大程度地切开、切除瘢痕组织，使狭窄段尿道形成一平滑畅通的腔道。② 将瘢痕组织切除后利于上皮组织生长，加速局部上皮化，减少复发。③ 由于切除了瘢痕组织，腔道光滑、上皮细胞生长迅速，术后尿道再狭窄发生率低，文献报道术后 2 年治愈率高达 84.4%。④ 因尿道瘢痕组织已切除，术后留置尿管其间，尿管对尿道内瘢痕刺激减少，尿道出血亦减少。尿道内切开+电切术后复发原因是：① 术中冷刀切开深度不够，电切未能彻底切除瘢痕组织，瘢痕组织切开标志为瘢痕组织呈白色且坚硬，当瘢痕组织彻底切开后可见较多出血，此时方可认为已彻底切开瘢痕。② 假道未消除。③ 电切瘢痕过程中伤及正常尿道黏膜，若电刀伤及正常黏膜层可能使较短的狭窄段变成较长狭窄段，影响手术效果，且容易复发。④ 瘢痕组织侵犯尿道全层及尿道周围组织时，手术效果差。⑤ 术后护理不当导致尿道反复感染。⑥ 尿管直径太粗，一般要求尿管直径不大于 20Fr，较粗的尿管可对切开的创面有压迫止血作用，减少创面渗血，但影响尿道分泌物的排泄而引发感染。

视频40　直视下尿道内切开治疗尿道狭窄

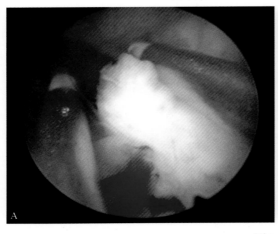
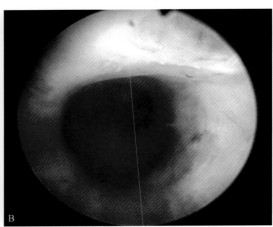

图 3-18-7
A. 用等离子电切攀将瘢痕切除。B. 结束时尿道内腔

第二节　其他治疗尿道狭窄的微创手术

一、尿道扩张术

尿道扩张术（urethral dilation）详见第三篇第四章。

二、尿道内支架术

尿道内支架术（urethral stent）用于治疗尿道狭窄。

（一）概述

尿道内支架术是一种尿道内切开术或尿道扩张后对抗伤口收缩力的手段，临床上应用的尿道支架分为可移性支架或永久性支架两种。1989年Milroy首先报道了运用永久性植入支架置于尿道的狭窄处来治疗尿道狭窄，在4.5年内获得84%的成功率。此后相继有学者报道应用镍钛记忆合金支架及用不锈钢合金制成的螺旋支架管置入狭窄段的尿道治疗复杂性尿道狭窄。

用不锈钢制成的支架首先成功应用于心血管系统，然后应用于尿道，它可应用于前或后尿道的狭窄，术后随访最长时间达20个月，绝大多数病例术后排尿通畅。该支架可以取出，取出的支架发现未被尿路上皮覆盖，如再次狭窄可重新置入，未发现有与支架直接有关的不良反应，被认为是不愿接受开放性手术或复发、难治的尿道狭窄的有效方法。

镍钛合金具有形状记忆效应及优越的超弹性性能而优于不锈钢，镍钛记忆合金为镍含量在54%～56%间的金属化合物，它在不同温度下表现为不同的金属结构相，低温时为单斜结构相（马氏体相变），高温时为立方体结构相（奥氏体-铁素体相变）。前者柔软可随意变形，如拉直或屈曲；而后者坚硬，恢复原来的形状，并且在形状恢复过程中产生较大的恢复力。镍钛合金这一特性，已进行了大量的基础和临床研究，应用于泌尿道狭窄等疾病的诊治。

（二）手术适应证与禁忌证

欧洲一些医疗中心提出安放尿道支架的适应证：① 适用于那些年龄超过50岁或那些不愿意行开放手术进行尿道重建的患者。② 患者一般情况差，不能耐受其他治疗者。

放置尿道支架存在着特殊的禁忌证。做过尿道重建术的患者，尤其是将皮肤植入尿道的患者是不适合植入尿道支架的，因为支架与皮肤接触后会产生强烈的增生反应。另外一部分不适合植入尿道支架的是那些狭窄段伴有深部海绵体纤维化的患者。青少年及骨盆骨折导致的尿道狭窄患者是尿道支架的绝对禁忌。镍钛记忆合金支架同其他的腔内支架一样，仍存在异物刺激造成的局部慢性炎症反应，周围上皮难以覆盖其上。儿童使用支架对其尿道腔的发育有无影响，以及远期疗效等都需长时间随访。

（三）手术步骤及要点

一般在全身麻醉或表面麻醉下进行，在尿道镜下确定狭窄段的位置，先用激光或活检钳去除狭窄段的肉芽，并扩张直到可以通过置入器。镍钛记忆合金支架放入置入器的方法是：先将镍钛记忆合金支架放置在0℃冷水中变形后，套入芯管上；再将覆盖管套在支架外部，推动定位管，使其顶住支架的一端，而支架的另一端顶住引导头；此时，镍钛记忆合金支架位于引导头、芯管、定位管和覆盖管组成的环形空间内备用。放置镍钛记忆合金支架时先将置入器插至狭窄部位，用手固定好置入器定位管，向外拉动覆盖管，支架就留在狭窄部；受体温影响，镍钛记忆合金支架复形，狭窄段被撑开，这时向外抽出置入器，安放即完成。立即用尿道镜检查镍钛记忆合金支架复形情况，确定尿道狭窄已被扩张后，适当调整支架位置（上、下移动），安放可在短时间内完成。术后复查X线摄片，了解尿道狭窄扩张情况及支架的位置，为以后的随访和复查做准备。

（四）术后并发症及其处理

永久性植入性支架存在一定的并发症。支架一般只能放置在尿道球部，若超过尿道阴囊部，患者可出现坐位及性交时疼痛，有些患者会主诉剧烈运动后会阴部疼痛。另外，长的尿道球部狭窄需要两个重叠的支架。两个支架可能发生移动，使得它们之间出现间隙从而导致尿道狭窄再次发生。

（五）手术注意事项

安放尿道支架的注意事项：① 术前应通过尿道镜、尿道造影、尿道超声和尿道CT等检查了解狭窄的部位、形状、性质和程度，进行狭窄的评估，决定治疗方法和选择合适的镍钛记忆合金支架。② 如狭窄处瘢痕厚度较严重,需考虑先行尿道内切开,再用微波、激光等技术去除瘢痕,以扩大管腔,随后安放尿道支架。③ 尿道支架应以不超过瘢痕、不伤及正常尿道黏膜为宜,以减少正常组织对支架产生的异物感,对于存在明显异物感者,应调整支架位置,仍无改善的要考虑取出。④ 狭窄段过长的可安放多个支架。

三、激光技术在尿道狭窄中的应用

（一）概述

用来治疗尿道狭窄的激光类型有:二氧化碳激光、氩激光、绿激光、钕激光、钬激光和准分子激光。治疗尿道狭窄理想的激光是能够完全汽化组织,而对周围组织不造成损伤,不被水吸收,且可通过光纤方便传送。

（二）激光在尿道狭窄中的应用种类

1. 钬激光尿道瘢痕组织切除术　近几年利用钬激光治疗尿道狭窄的报道逐渐增多。钬激光是利用氩闪烁光源激活嵌在钇铝石、榴石晶体上的稀有元素钬而产生的脉冲式激光,其波长2 140 mm,瞬时功率可高达10 kW。钬激光治疗尿道狭窄的优点:其峰值功率可高达10 kW,因此具有良好的止血效果,手术视野清楚;具有良好的穿透性及方向性,对周围组织损伤甚微,可操作性较好(图3-18-8、图3-18-9),术后恢复快。切除创面新鲜、无焦痂,术后无瘢痕组织形成,复发率低。

2. 绿激光治疗尿道狭窄　绿激光治疗男性尿道狭窄是近几年开展的微创泌尿外科手术之一。由于它的波长为532 nm,光纤直径0.15 nm,为绿色可见光,因此被人们称为绿激光。特点是:① 能够经光纤传输,

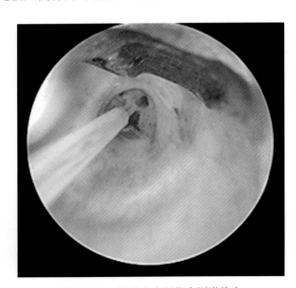

图3-18-8　**钬激光光纤指在尿道狭窄**

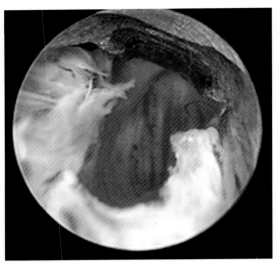

图3-18-9　**经多处切开的狭窄段尿道**

能被氧化血红蛋白大量吸收,而对水吸收甚微。② 对组织的穿透深度为800 nm,有极高的激光能量集中在非常表浅的组织层面上,使得在局部组织单位体积内的功率高,从而产生非常有效的组织汽化作用。③ 绿激光尚可在正常组织上产生很薄的凝固层,其扩展又限制在1～2 mm内,光凝效果可产生很理想的止血效果。④ 其穿透性比钬激光浅13倍,比电切浅20倍,安全系数较大。⑤ 绿激光用于尿道狭窄,只要狭窄段尿道＜2 cm,操作技术不失误,其术后疗效甚佳,尤其是治疗前列腺电切术后的尿道狭窄效果更好,手术成功率高达85.72%。绿激光治疗尿道狭窄复发原因主要有以下三点:① 外伤性尿道狭窄多伴有尿道错位、感染及长段尿道狭窄,所以对外伤性尿道狭窄的治疗效果较差。② 尿道瘢痕组织较厚者。③ 绿激光汽化狭窄段衍射的激光也能将狭窄段前后之正常黏膜汽化,造成新的瘢痕,甚至较术前更长。

3. 铥激光治疗尿道狭窄　实验证明波长为1.94 μm的激光被组织中水分吸收的程度最大,激光的波长越接近这一峰值,其对组织的热损伤范围就越小,铥激光的波长(1.92 μm)更接近于1.94 μm,它的热损伤深度仅为100 μm。而钬激光(波长为2.12 μm)其波长大于1～94 pμm,其热损伤深度为400 μm,这显示出铥激光应用于尿道狭窄治疗的良好前景。铥激光虽然有创伤小、操作安全、术后并发症少等优点,但目前国内仅有为数不多的几家医院开展,有关此类文献报道不多,缺乏大宗病例报道,其有效性和远期疗效尚有待观察。

四、手术体会

直视下尿道内切开手术适应证的范围随着时间的

推移经历着不断的变迁,而与之相适应的是人们对该手术疗效的认识存在着很大的差别。20世纪80—90年代,许多学者认为不论原因、部位和长度如何,所有外伤性瘢痕狭窄或闭锁均是尿道内切开术的指征,甚至认为即使是长段的尿道狭窄或闭锁、合并尿道假道或瘘道等复杂性病例,凡是能将输尿管导管通过狭窄段进入膀胱者,均能采用此方法,片面地强调内切开的手术成功率,而忽视内切开手术的长期疗效。我们认为对于尿道内切开手术适应证不能盲目扩大,也不能因为内切开手术成功和术后暂时的缓解而认为尿道内切开手术疗效满意。尿道内切开手术疗效的评估往往需要两年以上甚至更长时间的随访才能定论,而手术疗效提高与严格掌握适应证密切相关。

我们在选择行尿道内切开的病例时,首先考虑的是狭窄长度,上海交通大学附属第六人民医院一组资料显示所有患者的尿道狭窄或闭锁长度均≤2 cm,但在2～5年的随访过程中,有76.2%(48/63)的患者最终仍因狭窄复发、最大尿流率水平低(<10 ml/s)而不得不接受开放手术,只有23.8%(15/63)的患者DVIU后获得良好效果。进一步分析我们发现,25例术前提示狭窄段≤1 cm的患者中仍有10例最后接受开放手术,由此我们认为在考虑影响尿道内切开术的复发因素中,除狭窄长度外,尚需考虑其他影响因素。对于尿道狭窄患者,常伴有深部海绵体纤维化,通过尿道内切开难以彻底切除瘢痕。在本组后期的30例中,我们采用尿道超声技术测量尿道狭窄处的瘢痕厚度,发现尿道超声显示瘢痕厚度>1 cm的20例中,18例接受手术;瘢痕厚度≤1 cm的10例中,只有1例接受手术;而对瘢痕长度和瘢痕厚度均≤1 cm的9例患者进行长期随访,结果显示内切开效果良好,无需转开放手术。因此,在考虑尿道内切开适应证时,我们主张选择狭窄长度≤0.5 cm的患者为宜,如能结合尿道超声同时了解狭窄部位的瘢痕厚度,将有可能大大提高内切开手术的疗效。

关于尿道内切开术是否可以多次、反复进行尚有争议。A1-Ali等对154例损伤导致尿道狭窄的男性患者重复使用腔内手术治疗,最多者达10次,认为腔内操作简单、安全、有效、可重复性强、损伤小,但资料中缺乏随访,其观点有待商榷。而越来越多的学者认为重复尿道内切开术的价值有限,甚至是有害的,过频的腔内操作会增加后期开放手术失败的危险。Albers等认为在尿道狭窄的最初治疗中应尽量避免2次以上的腔内手术,而对于复发1次以上且狭窄段长度大于1 cm的患者认为是腔内手术复发的高危因素,建议行开放手术。Heyns等比较了163例患者分别行1、2及3次尿道内切开术后的复发情况,3次内切开术后的复发率为100%,认为重复尿道内切开术的价值有限,而3次以上的手术毫无价值。且每次尿道内切开术势必使狭窄段长度增加,特别是陈旧性尿道狭窄(病程>6个月)患者应慎用重复尿道内切开术。目前认为尿道内切开术治疗尿道狭窄应争取首次成功,重复手术价值有限,尤其是狭窄段较长、病程>1年者不宜行重复尿道内切开术。因此我们主张在掌握适应证的前提下减少不必要的内切开次数,一次为宜,如瘢痕厚度≤0.5 cm,可以考虑第二次内切开。对于尿道狭窄患者置管时间可设定为狭窄段≤0.5 cm者,置管1～2周;狭窄段>1 cm者,置管2～4周,置管时间长短影响上皮的生长。

(徐月敏 张 炯)

参考文献

[1] Van Leeuwen MA, Brandenburg JJ, Kok ET, et al. Management of adult anterior urethral stricture disease: Nationwide survey among urologists in the Netherlands[J]. Eur Urol, 2011, 60(1): 159-166.

[2] Hampson LA, McAninch JW, Breyer BN. Male urethral strictures and their management[J]. Nat Rev Urol, 2014, 11(1): 43-50.

[3] Tavakkoli Tabassi K, Yarmohamadi A, Mohammadi S. Triamcinolone injection following internal urethrotomy for treatment of urethral stricture[J]. Urol J, 2011, 8(2): 132-136.

[4] Dutkiewicz SA, Wroblewski M. Comparison of treatment results between holmium laser endourethrotomy and optical internal urethrotomy for urethral stricture[J]. Int Urol Nephrol, 2012, 44(3): 717-724.

[5] Kumar S, Kapoor A, Ganesamoni R, et al. Efficacy of holmium laser urethrotomy in combination with intralesional triamcinolone in the treatment of anterior urethral stricture[J]. Korean J Urol, 2012, 53(9): 614-618.

[6] Palminteri E, Berdondini E, Verze P, et al. Contemporary urethral stricture characteristics in the developed world[J]. Urology, 2013, 81(1): 191-197.

[7] Zhang K, Qi E, Sa Y, et al. Efficacy and safety of local steroids for urethra strictures: A systematic review and meta-analysis[J]. J Endour, 2014, 28(8): 962-968.

第十九章
前列腺术后尿道狭窄或膀胱直肠瘘的外科治疗

良性前列腺增生（benign prostatic hyperplasia, BPH）经腔内治疗或前列腺癌根治术后尿道狭窄是一种常见的并发症，其处理是泌尿外科的难题之一。本章节介绍经尿道前列腺切除（TRUP）和前列腺癌根治术后尿道狭窄的发病与治疗情况，包括开放性手术、腹腔镜或机器人辅助腹腔镜手术治疗 TURP 和前列腺癌根治术后尿道狭窄、膀胱颈部出口梗阻和膀胱直肠瘘。

第一节 总 论

一、概述

前列腺结节状增生、前列腺癌患者的手术后发生不同部位的尿道狭窄是一种较常见的并发症，如前列腺结节状增生术后的膀胱颈出口梗阻、前列腺癌根治术后的吻合部位狭窄，以及 TURP 术后出现的球膜部和前尿道狭窄等，这类狭窄的处理，特别是尿道前列腺部及其附近狭窄的处理却是一个较为困难的问题。因此部位狭窄的治疗后往往会导致尿失禁出现。尿道狭窄在前列腺结节状增生及前列腺癌手术后发生率较高，所以对于前列腺增生或前列腺癌术后的患者出现排尿困难均应进行尿道造影、尿道镜等相关检查以明确尿道情况。

二、前列腺术后发生尿道狭窄的相关因素

经尿道前列腺电切术后尿道狭窄的发生率各家报道差异较大，2018 年欧洲泌尿外科协会（EAU）数据显示 TURP 术后尿道狭窄的发生率为 2.2%～9.8%。狭窄一般出现在术后 6 个月以内。其中前列腺切除产生的膀胱颈创面狭窄导致膀胱颈挛缩最为常见（图 3-19-1 A、B），但狭窄也常常出现在其他的部位（图 3-19-1 C、D）。TURP 术后尿道口、舟状窝处狭窄的发生率约 1%～8%，尿道球部狭窄的发生率约 4%，而尿道阴茎部狭窄的发生率最低。而在目前已施行较少的开放式前列腺摘除术后也会发生类似的狭窄。

有较多研究对 TURP 术后尿道狭窄发生的危险因素进行了分析。2018 年 EAU 的数据显示，TURP 所用的电极类型（单极/双极）、所用仪器的直径，以及外科医师的经验与术后发生尿道狭窄是明显相关的。双极 TURP 在前列腺体积较大（>70 ml）时有着较大的术后狭窄发生率，其膀胱颈狭窄的发生率也更高。而当仪器直径与尿道口直径不匹配的时候，也容易发生术后狭窄。此外，当润滑剂绝缘不足导致单极电流泄露时，其术后尿道狭窄的发生率也会显著增加。此外，目前数据显示，传统 TURP 与激光手术，对术后狭窄的发生率没有显著的影响。此外，手术时间、切除的前列腺重量、留置尿管的时间均可影响术后尿道狭窄的发生。

但 TURP 术后尿道狭窄的发生机制目前仍不甚清楚。推测与手术的损伤和之后的炎症有关。同时有研究显示术后运用抗生素可以降低尿道狭窄的发生率。手术中内镜对尿道的反复摩擦可能也是导致狭窄的原因之一。特别是当内镜直径与患者尿道内径不匹配时，内镜对于尿道的生理性狭窄部的摩擦最大，而易在这些部位发生狭窄（尿道外口、球膜交界处）。留置尿管的材质可能也与是否发生尿道狭窄有关。但更重要的因素是尿管留置的时间，研究表明长时间的留置尿管会导致尿道狭窄发生率的明显升高。

Pansadoroand 和 Emiliozzi 对于医源性的后尿道狭窄进行了分类。分别分为Ⅰ型膀胱颈缩窄；Ⅱ型前列腺窝中部的狭窄；Ⅲ型整个前列腺窝的狭窄。但我们

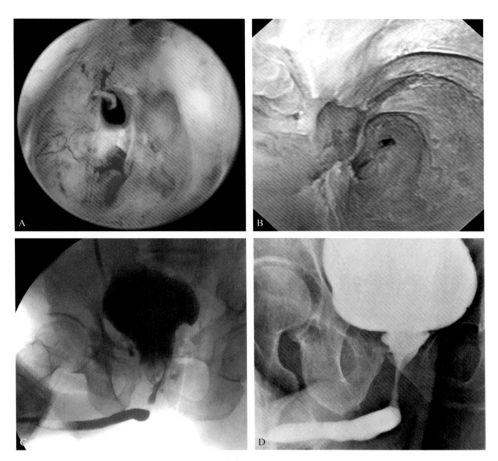

图 3-19-1

A.膀胱镜检查示尿道狭窄。B.膀胱颈部狭窄。C.膀胱尿道造影示尿道球部狭窄。D.尿道球膜部长段狭窄

的临床观察发现实际上除这三型以外,还有一种位于尿道膜部或球膜部交界处的短段尿道狭窄也常出现在前列腺增生术后的尿道狭窄患者中,且似乎有着近似于Ⅰ型的较高发生率。

随着近年来对前列腺局部细微解剖结构的深入认识和外科解剖性切除技术和设备的更新,前列腺癌术后尿道狭窄的发病率有下降的趋势。文献报道的前列腺癌根治术后尿道膀胱吻合处狭窄的发病率为7%～17%。特别是在接受外照射后再行前列腺癌根治术的患者尿道狭窄的发病率可以高达25%。手术后发生狭窄的时间一般在术后4～10个月。绝大多数的狭窄患者都会在术后1年以内出现排尿症状。

前列腺癌根治术后发生尿道狭窄的确切原因还不甚明了。根据EAU 2018年指南数据显示,其发生率为1.1%～8.4%,其中根治性前列腺癌术后发生尿道狭窄的风险最高,特别是在术后结合放射治疗的患者中。在目前多因素回归分析中,发现手术类型、年龄与肥胖是术后发生尿道狭窄的主要危险因素。此外,目前数据显示,利用机器人辅助进行前列腺根治术术后膀胱颈狭窄的发生率与传统的前列腺根治术类似。吻合技术与狭窄的发生有一定的关系。吻合的关键在于保证尿道黏膜和膀胱黏膜的良好对合,吻合技术越能确切保证这一点则术后狭窄的发生率就会越低。虽然到目前为止还没有随机对照的临床试验证明保留膀胱颈的手术方式更优,但从该手术后狭窄发生率的报道来看确实要低于切除膀胱颈后再运用网球拍式缝合重建膀胱颈的手术方式要低。此外,目前数据显示,腹腔镜、开放与机器人手术发生吻合口狭窄的概率并无显著差异。

吻合口狭窄的发生和该部位组织的缺血有关,如果患者本身有糖尿病、高血压等疾病,会使得狭窄的发生率增加。为防止吻合部位缺血,有人运用腹直肌肌瓣包绕吻合部位,期望改善供血、减少尿瘘和狭窄的发生。但目前尚无充分的证据支持该方法的有效性。吻合中的缝合的针数是否与狭窄的发生有关目前也不甚明了。大多数学者都认为如果吻合时缝合的针数太少则漏尿的概率较大,而缝合的针数太多则会导致局部的缺血引起狭窄。但有趣的是临床观察到的现象是漏尿往往随后发生吻合口狭窄。吻合时吻合部位的口径对于狭窄的发生也有一定影响。如膀胱颈闭合时的口径为18Fr，术后发生狭窄的发生率大约为8%，而闭合时口径为22Fr ~ 24Fr时，狭窄的发生率约为0.6%。此外，术后联合放射治疗与术前TRUP史也是可能导致术后尿道狭窄风险增加的危险因素。而以下因素可能并不会导致前列腺癌术后尿道狭窄的发生率增高：前列腺的体积、患者的年龄、肿瘤的体积、包膜侵犯、淋巴结转移、精囊受累，以及肿瘤复发。

三、前列腺术后尿道狭窄的治疗

TURP术后膀胱颈部缩窄运用内镜进行内切开的治疗效果差异很大，较多的患者需要多次治疗或者是需要定期的尿道扩张维持。尿道扩张对于该种狭窄不是治愈性的，但定期扩张可以维持患者的排尿，对于Ⅰ型狭窄，运用电刀切除挛缩的瘢痕，敞开膀胱颈部往往可以获得较好的效果，但我们的临床观察发现仍有少量该类患者在手术后很快复发。

内镜直视下切开（direct version internal urethrotomy, DVIU）是治疗部分尿道狭窄的常用方法。但术前均应通过尿道造影或尿道镜明确患者的狭窄部位及程度，并进行评估是否适合进行DVIU。手术成功与否与术者对狭窄程度的判断直接相关。Aagaard等对81例单次冷切治疗的尿道狭窄患者至少随访了2年，41%（33例）的患者狭窄复发，其中大多数出现于术后1年内。尿道内切开及电切瘢痕术中应注意：① 操作时务必导丝引导，这是防止直肠穿孔、尿道穿破尿外渗、尿道严重出血的关键。② 经膀胱前列腺切除术后尿道膜部狭窄行尿道内切开应慎重，避免外括约肌损伤造成尿失禁。③ 手术操作时由于尿道狭窄与闭锁造成尿道内冲洗液回流障碍，稍有出血就会模糊视野，导致手术困难甚至被迫暂停手术。因此应在术前控制尿道炎症，操作时轻柔，争取一次将导丝通过狭窄段。

导丝通过狭窄段是手术能否取得成功的关键，导丝可以选用内撑细钢丝的3Fr输尿管插管、斑马导丝或引导钢丝。应注意软头在前，轻柔的试插，遇有阻力不可勉强继续送导丝，这时最好改变角度再次试插导丝，直到导丝可以顺畅地前进为止。勉强暴力置入导丝有可能导致导丝盘曲或穿出尿道，这时导丝不仅不能起到引导和保护的作用，还有可能误导术者导致穿孔等并发症的发生。对于逆行插入导丝遇到困难者，还可以试行运用纤维软性膀胱镜经耻骨上膀胱造瘘途径试行顺行放置导丝，如成功，可顺该导丝进行手术。无法顺利放置导丝的患者不建议进行盲切，建议中止手术，如患者无耻骨上造瘘可先行耻骨上膀胱造瘘，待

二期改行其他手术方式处理。

术后尿管留置的问题：术后尿管留置时间尚未取得一致意见，或短至7天以下，或长至4 ~ 6周不等。我们认为应视尿道狭窄长度、程度及手术中情况而决定留置时间，一般以2 ~ 3周为宜。

而对于狭窄范围较广的Ⅲ型狭窄，我们还应注意该类患者内切开术后尿失禁的发生率较高。同样对于TURP术后发生的球膜交界部的尿道狭窄切开狭窄部位后患者尿失禁的发生率同样较高。这可能因为TURP手术已破坏了膀胱颈部和尿道前列腺部的控尿机制，患者仅剩下外括约肌控尿，如果外括约肌的功能稍有不足或已有损害就很容易出现尿失禁。

开放性前列腺摘除术后的尿道狭窄与TURP术后的尿道狭窄有类似之处，其治疗方法同于TURP术后的尿道狭窄。

对于前列腺癌根治术后尿道狭窄的患者，可采用的扩张方式包括：金属探条扩张、丝状探条扩张、球囊扩张。扩张的有效率在28% ~ 59%之间，球囊扩张是否具有优越性目前仍有较多的争议。有作者报道球囊扩张明显优于普通扩张，但也有学者报道该方法并不具有明显的优越性。

对于前列腺癌根治术后尿道狭窄的患者，进行DVIU对于部分患者是有效的，总体的成功率在25% ~ 73%之间。但对反复扩张和DVIU治疗无效的患者，建议选择开放的成形手术。对于瘢痕的切开程度和电刀切除程度的掌握需要谨慎，因为过多的切开和切除瘢痕会导致较高的尿失禁发生率。虽然DVIU常常作为狭窄扩张无效后的治疗手段，但有学者认为其实DVIU的术后治疗高有效率并不高于扩张。

采用开放方式对前列腺癌根治术后尿道狭窄进行治疗的报道不多见，且例数较少。分析原因可能与该手术的手术难度较大有直接的关系。对于该手术的入路选择目前尚无统一的看法，有学者建议采用腹、会阴联合的方式进行手术，但也有较多学者报道单纯的经会阴途径一样可以取得很好的治疗效果。有较多施行损伤所导致后尿道狭窄手术经验的医师经会阴途径往往成为他们首选的方法。最近伦敦大学Mundy等也报道和推荐采用经会阴途径进行修复重建。但值得注意的是在这类手术之后很多患者会出现明显的尿失禁，并需要待尿道狭窄治愈后安置人工括约肌进行治疗。

鉴于各方法创伤的大小，有学者推荐发生狭窄后的处理顺序为：首先扩张，无效后试行DVIU，再无效则采取开放的尿道成形术重建。

（王坤杰　冯师健）

专家点评 前列腺结节状增生、前列腺癌患者手术后发生不同部位的尿道狭窄是一种较常见的并发症，如尿道狭窄发生在球膜部时，采用何种处理方法是一个值得探讨的问题。前次手术已破坏了膀胱颈部和尿道前列腺部的控尿机制，患者仅剩下外括约肌控尿，如果外括约肌的功能稍有不足或已有损害就很容易出现尿失禁，尤其是采用DVIU时，过多的切开和切除瘢痕往往会导致尿失禁的发生。本人建议选择开放性尿道成形手术，在球膜部采用解剖式分离尿道球部海绵体，最后紧贴尿道狭窄外膜分离出尿道狭窄后剪断，切开尿道狭窄并修剪后作尿道端端吻合，这样不易损伤外括约肌而引起尿失禁（图3-19-2）。对尿道狭窄位置较深者，日本加藤晴朗教授介绍的方法值得大家学习。

（徐月敏）

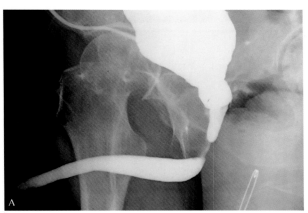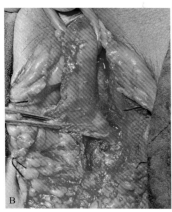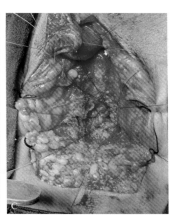

图3-19-2
A. 前列腺术后尿道球膜部狭窄。B. 解剖式分离出尿道。C. 精细的尿道端端吻合

第二节　机器人辅助下尿道球部与膀胱颈吻合治疗TURP术后尿道狭窄

一、概述

前列腺切除后膀胱颈部及后尿道狭窄的处理较为棘手，尿道膀胱重建手术可能导致括约肌功能丧失，患者往往需要行人工尿道括约肌恢复控尿。我们报道一种新的术式来解决这个问题。这种手术是将尿道球部完全游离后，拖入到残留的尿道膜部黏膜腔。这种方法是治疗前列腺切除术后膀胱颈部后尿道狭窄的一种创新方法。

二、病例报道与治疗

（一）病史

68岁男性患者在前列腺电切手术后一年内出现排尿困难，最终因尿潴留就诊，行耻骨上膀胱造口术。经造瘘管行尿道造影显示，尿道狭窄部位从前列腺远端直至尿道外尿道括约肌。狭窄长度约为4 cm（图3-19-3 A）。MRI提示前列腺部远端纤维化及瘢痕形成，并延伸至外括约肌，这段尿道腔无法识别（图3-19-3 B）。内镜经尿道进入后于尿道外括约肌远端受阻（图3-19-3 C），经膀胱造瘘口置入内镜进入膀胱颈后受阻，无法到达精阜（图3-19-3 D、E）。

（二）手术方法

经会阴切口入路，完全游离尿道球部，并在尿道球膜部交界处离断。远端尿道膜部黏膜的小部分留在原位，然后切除前列腺部纤维化组织（图3-19-4），在达·芬奇机器人辅助下将游离的尿道球部经残余的尿道膜部管腔与膀胱颈部进行吻合（视频41）。

视频41　机器人辅助下尿道球部与膀胱颈部吻合治疗TURP术后膀胱颈和尿道膜部狭窄

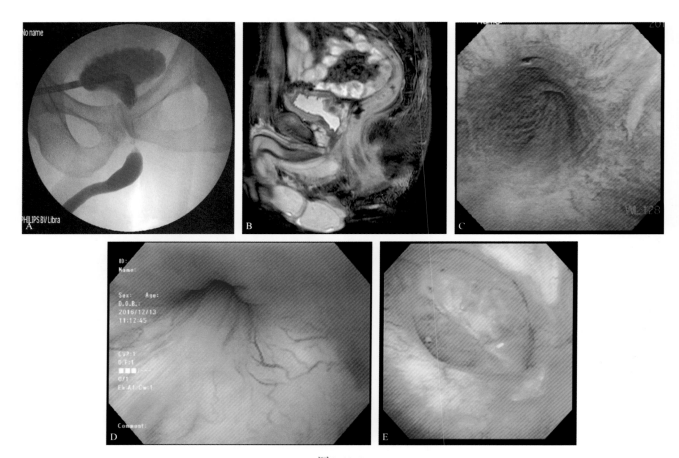

图3-19-3
A. 尿道造影示长段尿道狭窄。B. MRI示尿道球膜部腔无法识别。C. 内镜于尿道外括约肌远端受阻。D. 内镜仅过颈口。E. 尿道在精阜前闭锁

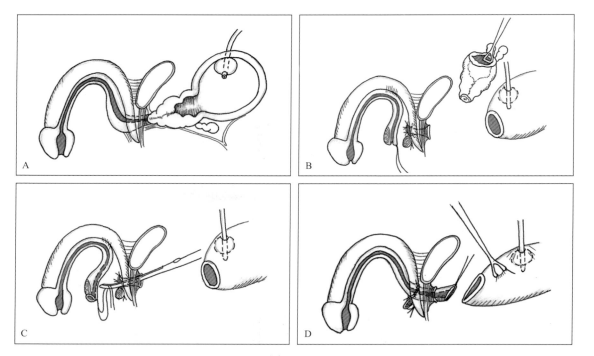

图3-19-4
A. 尿道前列腺部狭窄。B. 将狭窄段尿道切除。C. 通过膜部区将尿道球部拖入。D. 尿道球部与膀胱颈部吻合

（三）结果

术后24个月，患者排尿顺利，无尿失禁情况发生，膀胱镜检示膀胱颈部形态良好，后尿道通畅（图3-19-5 A、B）；尿道造影提示尿道球部在穿透残留尿道膜部的平面上，拖入的尿道球部似乎有一个类似于肛门的括约肌外观。它可以充当尿道括约肌（图3-19-5 C、D）。

三、讨论

用任何方法重建被破坏的膀胱颈部出口通常是极其困难的，即使对于经验丰富的术者来讲也是极具挑战。此外，大多数患者在进行尿道重建后仍有尿失禁需要人工尿道括约肌植入。因此，一些作者建议，对于这类患者无论是否进行尿道扩大或尿流改道，膀胱造口术时尽量将膀胱出口缩小是解决这一问题的最后手段。此前，笔者报道了三例用尿道球部拖入治疗膀胱出口梗阻的病例。这些病例术中均需要膀胱颈部、耻骨后吻合口游离、楔形切除耻骨，以及关闭破坏的膀胱颈口。根据这些经验，我们期望将膀胱壁与耻骨分离，并将膀胱颈部与尿道球部吻合，在切除狭窄的膀胱颈部后，使用机器人辅助的经腹入路将经会阴部充分游离的尿道球部能轻松地与膀胱颈部进行吻合（视频）。事实上，最近的报道表明，采用达·芬奇手术系统更容易在瘢痕组织切除后的部位进行吻合，这种方法具有较小的侵袭性。这些患者可能对手术效果比较满意，因为术前反复、多次失败的经尿道治疗已经导致患者的生活质量评分（quality of life score, QOL）在很长一段时间内严重受损。因此，我们认为能使患者恢复自主排尿且术后不发生尿失禁、不需要植入人工尿道括约肌的尿道重建方法是更好、更满意的方法。这种创新技术的治疗效果可能有限，然而，当患者不愿植入人工尿道括约肌时，它可以应用于前列腺根治术后出现的膀胱出口梗阻或严重的尿失禁。这种创新的技术是将尿道球部通过拖入狭窄的尿道隧道后与膀胱颈部吻合来治疗膀胱出口梗阻，从而恢复尿道连续性及增强残余的尿道括约肌功能。

（加藤晴朗　著，郭辉　译）

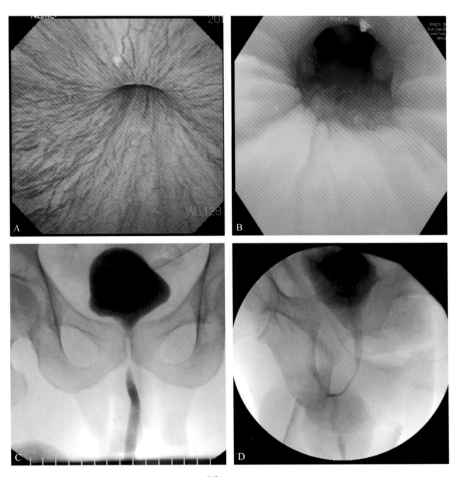

图3-19-5

A. 膀胱颈部形态良好。B. 后尿道通畅。C. 非排尿时后尿道呈闭合状态。D. 排尿时后尿道开放良好

第三节　腹腔镜膀胱颈Y-V成形术治疗复杂性TURP术后膀胱出口梗阻

一、概述

良性前列腺增生（benign prostate hyperplasia, BPH）是老年男性常见病，其发病率随年龄增长而增加。BPH导致的排尿梗阻和下尿路症状严重影响患者生活质量。经尿道前列腺手术（包括经尿道前列腺电切或激光剜除术等）能有效解除排尿梗阻并改善患者生活质量，是BPH手术治疗的金标准。但是，BPH术后膀胱出口梗阻是临床治疗中的棘手问题，其发病率可高达20%，42%的患者首次经尿道行膀胱颈部电切治疗后会复发并需要再次治疗（图3-19-6）。对于两次以上经尿道治疗失败的复发性膀胱出口梗阻进展为"难治性膀胱出口梗阻"的概率较高而成为临床中的难题。有研究显示采用经尿道膀胱颈药物注射取得一定治疗效果，但长期疗效尚待进一步观察。膀胱颈Y-V成形术是复发性膀胱出口梗阻有效的治疗措施，术后长期随访疗效稳定。既往膀胱颈Y-V成形术多采用开放手术方式，本章介绍采用腹腔镜膀胱颈Y-V成形手术。

二、手术步骤及要点

采用全麻、仰卧位、臀部垫高后调节手术床30°头低足高位。采用三孔法腹膜外路径进行腹腔镜手术。

① 穿刺套管安置：下腹正中线脐下纵向切开皮肤3 cm，钝性分开腹直肌纤维并用气囊扩张耻骨后间隙制成腹腔镜工作腔。② 经脐下切口在手指引导下分别于左、右侧脐下2 cm、腹直肌外侧缘置入10 mm穿刺套管；脐下切口内置入10 mm穿刺套管并缝合切口防漏气。建立气腹后先清理耻骨后间隙的脂肪组织，显露膀胱与前列腺交界行改良膀胱颈Y-V成形术。③ 在膀胱与前列腺交界部做一倒Y形切口，充分切开狭窄段让22Fr导尿管顺利进入膀胱；取一根15 cm长的Stratifix（3-0）免打结缝合线将左半切口的黏膜及黏膜下层连续缝合，但暂不收紧缝线；再取一根15 cm长的Stratifix（3-0）线将右半切口的黏膜及黏膜下层连续缝合；两根线同时收紧关闭切口，再连续缝合膀胱和前列腺的浆膜层及肌层，缝合完成后的切口呈V形（图3-19-7 A、B）。术后留置耻骨后引流管，缝合各穿刺口。手术前后膀胱颈形态完全不同。

三、手术体会

膀胱颈Y-V成形术治疗复发性膀胱出口梗阻的主要机制是将富含血供的膀胱肌瓣插入狭窄段中重塑膀胱颈并抑制狭窄的再发生。膀胱颈Y-V成形术成功的关键在于：充分显露耻骨后间隙以便利手术操作；Y形切开前列腺侧狭窄段时要充分，要确保尿道通

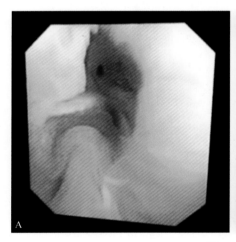
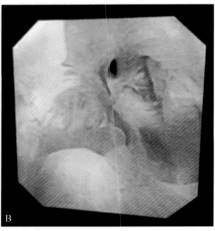

图3-19-6
A.精阜前层面仅见一小孔。B.膀胱颈层面仅见一小孔，周环绕瘢痕样结构

畅并避免损伤外括约肌;V形缝合切口要无张力、无漏尿。腹腔镜或机器人辅助腹腔镜下膀胱颈Y-V成形术相较于传统的开放手术具有术中暴露清晰、解剖精细、术中出血少、术后恢复快及疗效确切等优势,在复发性膀胱出口梗阻治疗中居重要地位。

虽然,经典的膀胱颈Y-V成形术临床治疗效果确切,但其仍存在较大的改良空间。T形成形术从经典的膀胱颈Y-V成形术改良而来,该手术方式可获得更宽的膀胱颈,能有效治疗膀胱出口梗阻,手术成功率高。但是,该改良术式适用于膀胱颈狭窄(Ⅰ型)病例,前列腺中部尿道狭窄(Ⅱ型)则会因位置深而重建困难。故探寻新的改良术式用于良好治疗膀胱颈和前

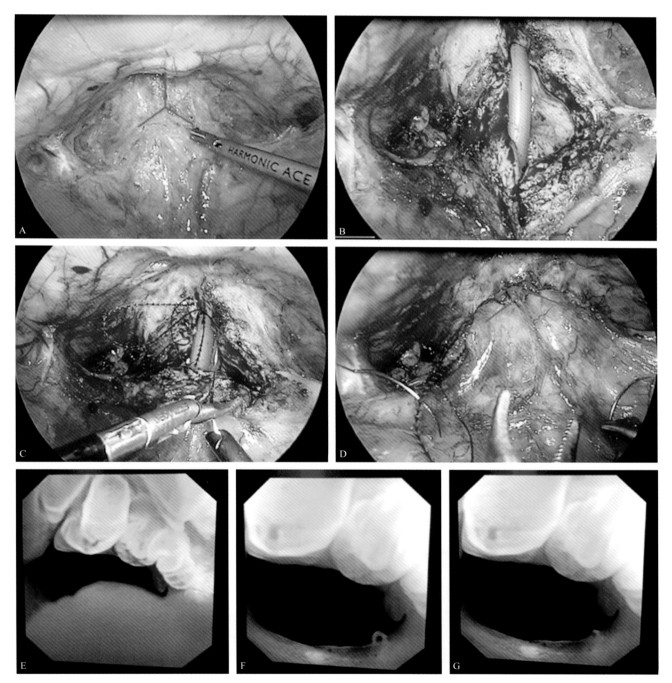

图3-19-7　腹腔镜下改良膀胱颈Y-V成形术步骤

A. 清理耻骨后间隙脂肪后显露膀胱-前列腺交界,做倒Y形切口。B. Y形切开状,中间通过22Fr导尿管。C. 取2根3-0 Statifix线对称V形缝合切口;D. V形缝合完成后。E～G. 术后1年复查。精阜层面(E)、精阜前层面(F)及膀胱颈层面(G)通畅,膀胱颈黏膜色泽正常,无瘢痕样改变

列腺中部尿道狭窄很有必要。

本研究中我们对 Y-V 成形术进行改良以提高手术成功率，尤其是前列腺中部尿道狭窄的治疗效果。其中，在 Y 形切开时强调完全切开膀胱颈部狭窄段，必要时加纵向切开狭窄段尿道腹侧的黏膜层；充分游离膀胱肌瓣，使之尖端与狭窄的远心端无张力吻合。在 V 形缝合中采用两根 Stratifix（3-0）免打结线对称、双层缝合可有效降低切口张力、减少术后尿外渗、提高手术成功率。术后长期随访结果显示：腹腔镜下改良

双线、分层膀胱颈 Y-V 成形术是前列腺增生术后难治性膀胱出口梗阻有效的、可行的治疗方法（图 3-19-7 E ~ G）。

视频42　腹腔镜下 Y-V 成形术治疗膀胱颈部狭窄

（胡晓勇）

第四节　前列腺癌根治术后膀胱尿道直肠瘘的治疗

一、概述

膀胱尿道直肠瘘为前列腺癌治疗的严重并发症，可继发于前列腺癌根治术、放射治疗、高能聚焦超声、冷冻治疗等。前列腺癌根治术仍是我国尿道直肠瘘的主要原因，国外各中心报道发生率不等，高者可达 11%，国内亦有小宗病例报道。

前列腺癌根治术导致的瘘可因肿瘤粘连直肠壁、高能量手术设备损伤直肠壁等导致，症状出现较早，多于术后 2 周内发现瘘的阳性征象。如前列腺癌根治术中发现直肠损伤，在术前肠道准备的情况下可立即修补。但继发于前列腺根治术的尿道直肠瘘患者多于术后 48 小时后发现，失去立即手术修补的时机。此时可根据瘘口大小决定是否进行尿、粪改道。如瘘口较大，可出现盆腔感染，伴严重的脓毒血症，应及早尿、粪改道。如瘘口较小，仅有气尿及轻微肛门漏液，膀胱尿道

造影可显示瘘口的情况（图 3-19-8）。

尿道直肠瘘的手术修补入路包括经会阴、经括约肌、经腹、经肛门及联合路径等。手术方法各有优缺点，Youssef 等报道使用经会阴路径修补，成功率为 100%，经会阴路径是泌尿外科医师最为熟悉的手术入路，能更好地暴露瘘口，同时处理尿道狭窄等，利用游离周围组织瓣嵌入瘘口，可能获得更好的修补成功率。但对术后控尿及勃起功能的影响是本方法的限制。York-Mason 术式即为经典的经括约肌路径修补，Dal Moro 等以此术式治疗 10 例前列腺癌根治术后患者均获成功，此组患者修补术前均行膀胱造瘘及结肠造口，术后未发现尿失禁及大便失禁；此术式出血少，但无法获取足够的组织瓣嵌入，同时可能伴术后肛门狭窄或大便失禁。经腹路径便于获取网膜、腹膜等组织进行瘘口隔离，对高位、瘘口较大的瘘有一定价值，但由于手术创伤大、骨盆内操作困难等，临床应用少，Sotelo

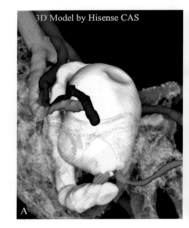
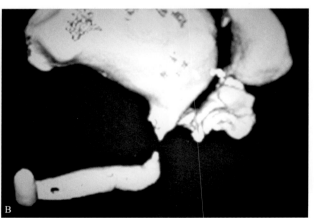

图 3-19-8
A. 三维重建显示的膀胱直肠瘘（橘色）。B. 膀胱尿道直肠瘘伴尿道狭窄

等通过经腹路径腹腔镜下修补3例前列腺癌根治术后患者获得较满意效果。Latzko术式为较早报道的经肛门路径手术方法，Noldus等用此方法对6例前列腺癌根治术后瘘的患者进行修补，手术均获成功。

前列腺癌根治术后的尿道直肠瘘病情复杂，修补难度大，目前尚无统一的治疗标准。下文介绍的经肛门路径尿道直肠瘘修补术式，具备创伤小、并发症少、容易掌握、可重复手术等特点，有较好的临床价值。

二、经直肠修补膀胱直肠瘘

（一）手术适应证

较适用于低位、瘘口较小、未经放疗的病例。

（二）术前准备

修补手术在前列腺癌根治术后至少3个月，肛指检查瘘管周围组织软化后进行。术前行膀胱造瘘及结肠造口以尿、粪改道，根据尿培养选择敏感抗生素，置三腔膀胱造瘘管行膀胱冲洗，并冲洗直肠，尿培养阴性后手术。

（三）麻醉与体位

手术采用全麻，予无痛碘冲洗膀胱及直肠，冲洗完毕后改俯卧，两腿分开的折刀体位（图3-19-9）。

（四）手术步骤及要点

（1）以电切镜切除瘘管。电切镜自肛门进镜，保

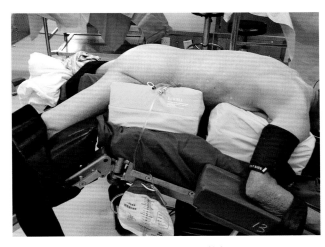

图3-19-9　俯卧折刀体位

持冲洗、引流通畅，根据术前尿道造影剂膀胱镜检查结果确定瘘口位置（图3-19-10 A），用电切襻将瘘管黏膜及瘢痕化组织切除，并利用电切襻在直肠壁与尿道壁之间分离出间隙（图3-19-10 B、C）。

（2）瘘管切除完成后退镜，扩肛，瘘口分两层错位缝合：先以3-0可吸收线缝合尿道壁，再以可吸收线缝合直肠壁（图3-19-10 D～F）。

（3）缝合完成后结合术前膀胱造影，根据膀胱容量行注水实验，初步验证修补效果。予无痛碘冲洗直

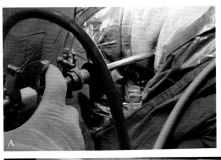
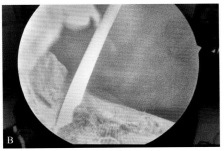
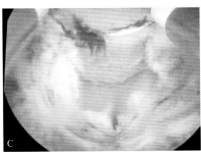
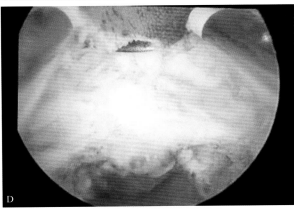
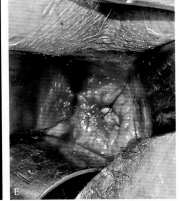
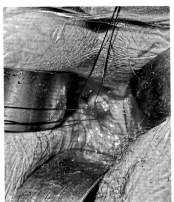

图3-19-10

A.电切镜自肛门进镜。B.检查瘘口情况。C.切除瘘管黏膜。D.分离膀胱与直肠之间的间隙。E.缝合膀胱壁隙。F.缝合直肠壁瘘口

肠,肛门内留置肛管。

（4）术后予抗感染、解痉等处理,术后6小时恢复饮食,每日经肛管以温生理盐水冲洗,48小时后拔除肛管,嘱患者下床活动,7天后拔除导尿管,保留膀胱造瘘。手术后择期复查(图3-19-11)。

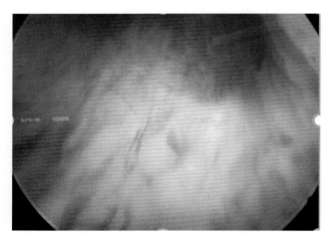

图3-19-11　术后复查,瘘口封闭

视频43　改良经肛门途径尿道直肠瘘修补术

三、手术体会

前列腺癌根治术后的尿道直肠瘘病情复杂,修补难度大,目前尚无统一的治疗标准。前列腺癌根治术后尿道直肠瘘患者多不能在术中立即发现,从而失去了立即修补的手术时机。此类患者常伴医患矛盾,如何减少二次手术创伤,降低医疗费用是术后亟待解决的难题。经腹、经会阴、经括约肌等修复路径存在创伤大,术后潜在尿、粪失禁的可能。因此笔者近年来采用改良经肛门路径修补尿道直肠瘘,获得满意效果。多数泌尿外科医师对经会阴路径较为熟悉,利用股薄肌等移植物可对瘘口进行有效覆盖;但对于手术切缘阳性、放疗后的尿道直肠瘘,经腹路径修补可能是一种更好的手术方式;经肛门路径操作空间有限、不能利用

游离组织瓣对瘘口进行有效覆盖,因此合适患者的选择,以及充分的术前沟通是顺利完成治疗的前提。

尿、粪改道在经肛门修补术前的准备中具有重要意义。膀胱造瘘能降低引流管对膀胱三角区的刺激,减少膀胱痉挛,同时更有易于膀胱冲洗。肠造口则可有效减少膀胱内感染,更利于伤口愈合。为明确瘘口情况、清除膀胱内杂质,术前应常规进行膀胱镜检查。粪石存在之处往往为瘘口所在地,粪石常附着于黏膜,且双频激光、钬激光碎石效率均不理想,因此清理较为困难。粪石清理干净后,可较好暴露瘘口,此时可借助膀胱软镜检查,在膀胱内注入亚甲蓝后,经肛门观察以明确瘘口数目、大小、位置等信息。

因经肛门路径操作空间有限,笔者借助电切镜,首先将瘘管及周围瘢痕组织切除,并利用电切襻物理分离尿道及直肠壁。此时可采用俯卧的折刀体位,经肛门置入电切镜,切除后的伤口更便于缝合。借助肛肠外科的经肛门内镜微创手术(transanal endoscopical microsurgery, TEM)器械或腹腔镜下的手术器械可在一定程度上改善操作环境,增加切割缝合的稳定性。缝合可采用3-0可吸收线,尽量选择4/8弧度以上的缝针,便于狭小空间操作,同时注意分层错位缝合,以减小同一垂直位置渗漏的可能。

如术前已行肠造口,则术后可在早期恢复饮食,保证营养支持,促进伤口愈合。因术中灌洗液等刺激,易使肠道产生黏液,在引流干净肠道积存气、液后即可拔除肛管,鼓励患者起床活动,但活动时注意保持动作轻柔,避免会阴部张力过大。术后早期足量应用解痉药物对伤口愈合有关键作用,应充分向患者说明膀胱痉挛的感觉及注意事项,同时注意鉴别因血块造成的膀胱造瘘管堵塞。出院前应嘱咐患者及时更换集尿袋,必要时行膀胱冲洗,以减少尿路感染,为伤口愈合创造有利条件。

经肛门路径膀胱直肠瘘修补术式具有创伤小、并发症少、可重复手术等特点,是低位、瘘口较小、未经放疗病例的可选择治疗方式。但个体手术方式须根据患者病情及手术医师对各术式的熟练程度综合决定。

（吴登龙）

参考文献

[1] Harris CR, McAninch JW, Mundy AR, et al. Rectourethral fistulas secondary to prostate cancer treatment: Management and outcomes from a multi-institutional combined experience[J]. J Urol, 2017, 197(1): 191-194.

[2] Stucki P, Marini L, Mattei A, et al. Bipolar versus monopolar transurethral resection of the prostate: A prospective randomized trial focusing on bleeding complications[J]. J Urol, 2015, 193(4): 1371-1375.

〔 3 〕 Reiss CP, Rosenbaum CM, Becker A, et al. The T-plasty: A modified YV-plasty for highly recurrent bladder neck contracture after transurethral surgery for benign hyperplasia of the prostate: Clinical outcome and patient satisfaction[J]. World J Urol, 2016, 34(10): 1437−1442.

〔 4 〕 Autorino R, Zargar H, Marlano MB, et al. Perioperative outcomes of robotic and laparoscopic simple prostatectomy: A European-American multi-institutional analysis[J]. Eur Urol, 2015, 68(1): 86−94.

〔 5 〕 Moser DC, Kaufman MR, Milam DF, et al. Impact of radiation and transcorporeal artificial sphincter placement in patients with prior urethral cuff erosion[J]. J urol, 2018, 200(6): 1338−1343.

〔 6 〕 Granieri MA, Weinberg AC, Sun JY, et al. Robptic Y−V plasty for recalcitrant bladder neck contracture[J]. Urology, 2018, 117: 163−165.

〔 7 〕 Musch M, Hohenhorst JL, Vogel A, et al. Robot-assisted laparoscopic Y−V plasty in 12 patients with refractory bladder neck contracture[J]. J Robot Surg, 2018, 12(1): 139−145.

〔 8 〕 Hechenbleikner EM, Buckley JC, Wick EC. Acquired rectourethral fistulas in adults: a systematic review of surgical repair techniques and outcomes[J]. Dis Colon Rectum, 2013, 56(3): 374−383.

〔 9 〕 Rosenbaum CM, Dahlem R, Maurer V, et al. The T-plasty as therapy for recurrent bladder neck stenosis: Success rate, functional outone, and patient satisfaction[J]. World J Urol, 2017, 35(5): 1907−1911.

〔 10 〕 Kirshenbaum EJ, Zhao LC, Myers JB, et al. Patency and incontinence rates after robotic bladder neck reconstruction for vesicourethral anastomotic stenosis and recalcitrant bladder neck contractures[J]. Urology, 2018, 118: 227−233.

〔 11 〕 Choi JH, Jeon BG, Choi SG, et al. Rectourethral fistula: systemic review of and experiences with various surgical treatment methods[J]. Ann Coloproctol, 2014, 30(1): 35−41.

第二十章
尿道及相关肿瘤的外科治疗与尿道重建

原发性男性和女性尿道肿瘤均较少见,病因尚不清楚。早期临床表现缺乏一定的特异性,影像学检查可为初筛,确诊有赖于尿道膀胱镜检查及病理学结果。对于早期、位于远端低分期尿道癌在行尿道部分切除后仍有可能行尿道重建,手术方法根据性别、病变性质而选用不同的式式;对于进展期或位于近段尿道的肿瘤需采取尿道全切手术和放化疗相结合的综合治疗方案。

第一节　男性尿道肿瘤

一、概述

尿道肿瘤很少见,按组织学类型可分尿道上皮癌和非上皮性肿瘤。原发性尿道癌主要的组织学类型是尿路上皮癌(urothelial carcinoma, UC),占54% ～ 65%,其次是鳞状细胞癌(squamous cell carcinoma, SCC)(16% ～ 22%)和腺癌(adenocarcinoma, AC)(10% ～ 16%),是一种罕见的恶性肿瘤,占全球所有恶性肿瘤的不到1%。它在男性中发生的频率几乎是女性的三倍,并且在老年人中发病率上升(即 > 75岁)。

男性原发性尿道癌的病因不明,目前已经报道了多种易感因素,包括尿道狭窄、间歇性导尿/尿道成形术后的慢性刺激、外放射治疗、放射性粒子植入,以及性传播疾病后的慢性尿道炎症/尿道炎(即与人乳头状瘤病毒16相关的尖锐湿疣)。透明细胞腺癌也可能有先天性起源。鳞状细胞癌和生殖器硬化性苔藓变也被报道为是潜在的危险因素。大约2% ～ 5%的浅表性膀胱癌患者和40% ～ 60%的肌层浸润性膀胱癌患者后来发展为尿道癌。

其他较罕见的尿道非上皮性肿瘤包括黑色素瘤或肉瘤和良性的尿道平滑肌肿瘤、纤维瘤、尿道血管瘤、尿道乳头状瘤和尿道肉阜。

尿道癌的外科治疗方案主要根据肿瘤所在位置和临床分期决定,五年疾病相关生存率为尿道远端病变71%、近端病变48%,病变侵犯大部分尿道为24%

(Daibagni, 1998等)。尿道癌的治疗手段近年来趋向于多种方法联合治疗,不幸的是,与其他实体肿瘤相比较,尿道癌在治疗上未取得显著进展,生存率近半个世纪几乎无改善,与近端尿道癌相比,远端病变可获得更好的生存率,体积小、表浅性的远端尿道肿瘤局部切除可以获得良好效果。近端和进展期尿道肿瘤,需要更积极地治疗,手术结合放疗的五年生存率为30% ～ 40%。

二、临床表现

大约50%的尿道癌患者在出现症状时有局部进展性疾病,主要表现为肉眼血尿、尿道滴血、尿道外肿块和下尿路梗阻。中后期患者可表现与尿道狭窄的症状相似,尿线变细、分叉甚至成滴状;有时表现为尿道感染、血性精液、血性尿道分泌物、尿道疼痛等症状,严重者肿瘤突向皮肤,甚至溃破(图3-20-1)。男性尿道癌发生在尿道球部及尿道膜部者占50% ～ 70%,其余在尿道阴茎部,以舟状窝部位最常见,发病年龄13 ～ 91岁。大多数患者平均年龄在60岁左右。原发性尿道癌易发生淋巴结转移,以腹股沟淋巴结转移最常见,占14% ～ 30%。

三、诊断与鉴别诊断

（一）男性尿道癌

男性尿道癌中鳞状细胞癌大多数发生在远端尿

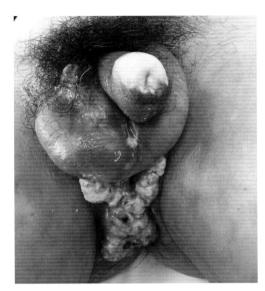

图3-20-1　肿瘤在会阴部尿道向四周扩散

道，而尿路上皮癌和腺癌在近端尿道更为常见。诊断主要依靠以下检查。

1. 影像学检查　这类检查对早期肿瘤的诊断不具有特征性，最常用的是：① 逆行尿道造影对中晚期尿道癌患者的诊断有帮助（图3-20-2 A、B），这是一种可选性的检查；② CT 和MRI横断面成像也是对中晚期尿道癌的分期有帮助。特别是MRI非常适合在诊断时确定疾病的局部区域范围。不同位置的尿道癌

可能表现出不同的组织学类型（图3-20-2 C ～ E）；③ 膀胱尿道镜检与活检，可以确定疾病的局部范围（图3-20-3），对一些早期病变可以进行活检送病理，做组织学确诊。

2. 其他　① 尿细胞学检查。对于可疑的原发性尿道癌患者，其尿液细胞学检查和评估应根据Paris系统进行。尿细胞学检查对于原发性尿道癌来讲其敏感性较低（约55% ～ 59%）。据报道，男性患者对于尿路上皮癌和尿道的鳞状细胞癌的敏感性分别为80%和50%，而女性患者对于尿路上皮癌和尿道的鳞状细胞癌的敏感性分别为50%和70%。② 区域淋巴结。患者区域淋巴结增大常提示为病变的转移。男性患者，其淋巴管从前尿道进入腹股沟浅层和深层，然后汇入盆腔（髂外、髂内和闭孔淋巴结）。相反，后尿道的淋巴管则直接汇入盆腔淋巴结。女性患者，近端1/3的淋巴管汇入盆腔淋巴结，而远端2/3的淋巴管则汇入腹股沟浅表和深部淋巴结。

（二）尿道非上皮性肿瘤

1. 尿道肉瘤　临床表现为尿道口肿块、排尿困难、尿潴留及血尿。尿道至后尿道均可发生。根治术为主，术后辅助放疗化疗。尿道肉瘤恶性度极高，预后不良，平均生存不足1年。

2. 恶性尿道黑色素瘤　原发恶性尿道黑色素瘤罕见，多发生于50岁以上。临床表现为尿道口肿块及

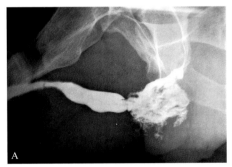
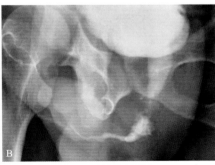
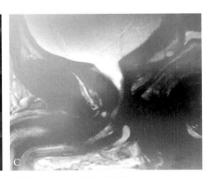
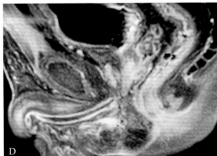
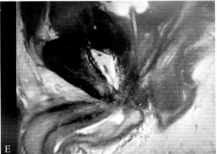

图3-20-2

A、B. 尿道造影示造影剂在尿道球膜部不同程度地向四周弥散。C. MRI示后尿道狭窄。D. 后尿道腔无法识别，信号模糊。E. MRI示尿道球部有肿块

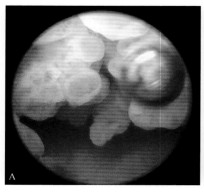
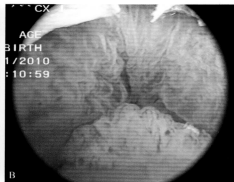
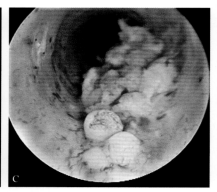

图 3-20-3　尿道镜检见尿道内大小不等菜花样肿瘤

尿道出血。体检可见黑褐色肿物，表面多有坏死、糜烂。恶性尿道黑色素瘤预后不良。

3. 尿道平滑肌肿瘤　尿道平滑肌瘤常呈圆形，表面光滑、质硬。临床表现主要为外阴部肿块，尿道出血、疼痛和排尿困难。其中38%仅表现为外阴部肿块而不伴有其他症状。一般无触痛，质地较硬。

4. 其他　如尿道纤维瘤、尿道血管瘤、尿道乳头状瘤和尿道肉阜（图3-10-4）。

四、综合治疗

（一）男性前尿道癌

远端尿道癌的存活率明显高于近端尿道癌。因此，优化远端尿道癌的治疗已成为临床医师在保持肿瘤安全性的同时提高患者预后和生活质量的重点。对低分期、局限、分化良好的前尿道癌可行尿道部分切除术，正常切缘应距肿瘤2 cm，保留近端尿道长度至少2 cm，以便保持站立姿势排尿。

根治性尿道全切除适用于范围较广的低期、近端不超过球部中线的尿道癌或前尿道肿瘤尿道部分切除后不能保持正常排尿体位者（图3-20-5）。

（二）男性近端尿道癌

球部、膜部和前列腺部尿道癌在确诊时多已广泛扩散，治疗效果较差，约有1/2的后段尿道癌患者就诊时癌肿已超过了手术可能切除的范围。因此，近端尿道癌的治疗大多是姑息性的，如行尿路改道术、脓肿引流术、神经外科止痛术等。即使行根治术，术后复发率及并发症也较多，如盆腔脓肿，远处器官转移等，所以近端尿道癌的治疗目的多为姑息性治疗。如果肿瘤位于尿道球部，虽然器官局限性疾病可以通过局部切除来处理；但如果是老龄患者，同时伴有严重尿道其他病变时可考虑行根治性全切。笔者曾碰到1例73岁患者，有排尿困难、反复行尿道扩张史三十余年，因尿道口严重狭窄到接近闭锁行膀胱造瘘（图3-20-6 A），在

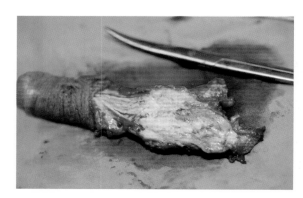

图3-20-5　根治性前尿道全切除的标本

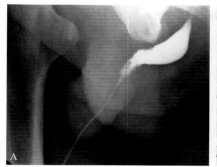
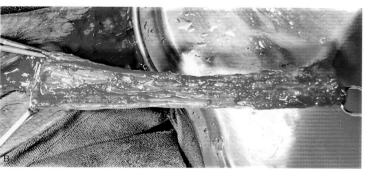

图3-20-4
A.尿道造影示前尿道特别狭小。B.超长段多发性息肉状瘤

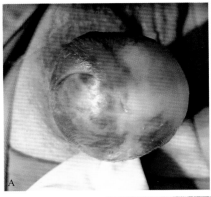
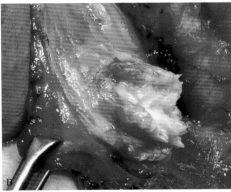
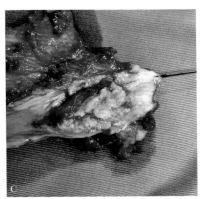
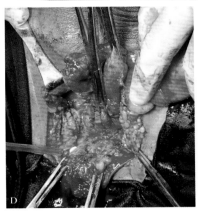
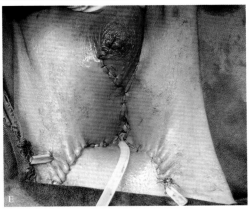

图3-20-6

A. 尿道外口呈闭锁状态。B. 术中发现尿道球部菜花样肿瘤。C. 术后标本。D. 尿道球部癌行外阴器官全切。E. 前列腺部尿道会阴部造口

行尿道成形术时发现尿道球部有一菜花样肿瘤（图3-20-6 B），病理报告为高分化鳞癌，因考虑是老龄患者而行根治性全切（图3-20-6 C）。

但超过器官边界的生长需要不同的治疗方式相结合，例如，手术加系统化疗，对于改善愈后有帮助的。EAU指南建议，完全的环状切除，特别是近端边缘的切除，同时结合与尿道会阴部造口术进行（图3-20-6 D、E）。

（三）局部晚期尿道癌的多模式治疗

原发性尿道癌的多模式治疗包括手术联合放、化疗，仅仅有16%的局部晚期尿道癌患者行多模式治疗，多模式治疗可提高尿路上皮来源的原发性尿道癌患者的总生存期。放疗联合手术可明显改善患者的生存期。

1. 术前以顺铂为基础的化疗　现代顺铂联合化疗方案对于中晚期原发性尿道癌效果明显，即便是淋巴结阳性的尿道癌患者生存期也能得到延长，此外，化疗后行手术治疗对于局部晚期尿道癌患者实现长期生存也至关重要。

2. 局部晚期尿道鳞状细胞癌的放、化疗　局部放、化疗作为局部进展期尿道鳞状细胞癌手术治疗的替代方案的临床可行性已在多篇文献中得到报道。这

种治疗方案提供了保留生殖器的可能性。最近更新的回顾性研究报道了25例原发性局部进展性尿道鳞状细胞癌患者，采用了两个周期的5-氟尿嘧啶和丝裂霉素C联合外放疗的预后，约80%的患者对于原发性放、化疗较为敏感，其五年生存率和疾病特异性生存率分别为52%和68%。

3. 局部淋巴结的治疗　尿道癌的淋巴结控制可通过区域淋巴结清扫，放、化疗或化疗来实现，目前尚无明确的证据支持对所有尿道癌患者预防性行双侧腹股沟或盆腔淋巴结清扫术。然而，对于临床上有腹股沟或盆腔淋巴结肿大或具有侵袭性肿瘤的患者，应初步行区域淋巴结清扫术，局限性患者的治愈仍然是非常可观的。

（四）预后

低期肿瘤（T1～T2）和累及舟窝或阴茎尿道的肿瘤比高期肿瘤（T2或N+）和涉及尿道球膜的病变预后更好。

罕见和常见病理类型的尿道癌的十年生存率分别为31.9%和42.4%，而十年癌症特异性生存率分别为49.8%和61%，并且罕见病理类型的尿道癌的预后确实比常见病理类型（尿路上皮癌、鳞状细胞癌SCC、腺

癌 AC）的预后差。T 分期越高，预后越差；在 N 期，淋巴结阳性患者的预后比阴性患者差；在 M 期，远处转移患者的预后相对较差。值得注意的是，如果肿瘤位于尿道球部，虽然器官局限性疾病可以通过局部切除来处理，但超过器官边界的生长需要不同的治疗方式相结合，如手术加系统化疗，对于改善愈后有帮助的。根据 NCCN 指南，对可疑区域淋巴结肿大患者的主要治疗包括放、化疗和可能的手术，合并手术的新辅助化疗，或单一放射治疗（radiotherapy, RT）。对于临床阳性的淋巴结转移，合并手术结合化疗和（或）RT 被认为是可选的。

（五）男性尿道良性肿瘤的治疗

男性尿道良性肿瘤的治疗以局部切除为主，对广泛多发的可考虑病变段尿道切除，再采用尿道替代组织重建尿道（图 3-20-7）。

（朱朝阳　张庆兵　徐月敏）

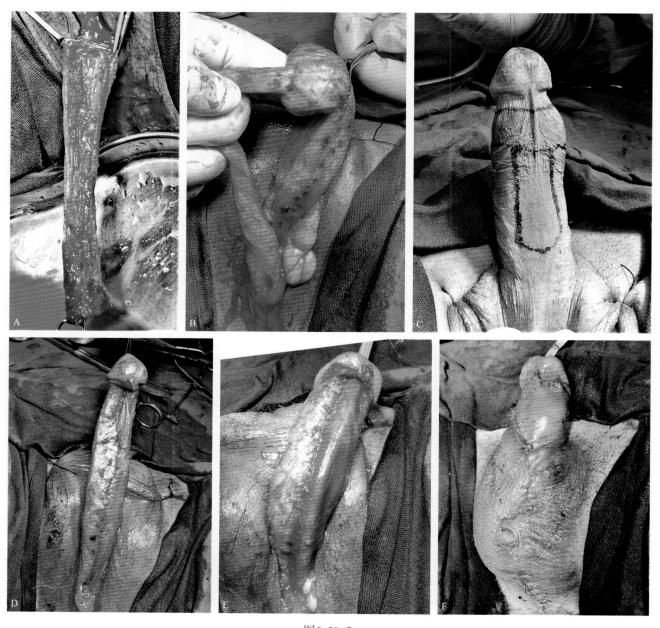

图 3-20-7
A. 尿道多发息肉。B. 行尿道次全切。C. 取阴茎 Q 形皮瓣。D. 皮瓣与阴茎海绵体侧缝。E. 皮瓣重建尿道完成。F. 手术结束时

第二节　女性尿道癌的治疗

一、流行病学

女性原发性尿道恶性肿瘤比较罕见，约占女性恶性肿瘤的0.02%，在女性泌尿生殖系统肿瘤中不到1%。国内相关文献多为个案报道或小样本量临床分析。Swartz等报道原发性尿道癌在美国女性中的发病率分别为$1.5/10^6$，并且发病率随着年龄的增长逐渐增高，以75～84岁年龄段发病率最高，达$9.5/10^6$。在女性患者中，55岁以上发病率是55岁以下的10.4倍。

女性尿道癌致病因素目前尚不清楚，可能相关的因素包括黏膜白斑、慢性炎症刺激、肉瘤、息肉、分娩和HPV感染或其他病毒感染。尿道憩室也与尿道癌发病有关，据报道5%的女性尿道癌发生在憩室内。

二、病理分类

女性尿道常根据解剖位置分为近端尿道（近端1/3）和远端尿道（远端2/3）。近端尿道表面被覆的是尿路上皮，远端尿道被覆的是复层鳞状上皮。切除远端1/3尿道对于尿控没有影响。近端和远端尿道的淋巴回流不同，近端尿道淋巴回流至闭孔以及髂内外淋巴结，远端尿道淋巴回流至腹股沟淋巴结浅组和深组。根据解剖位置，可将尿道癌分为近端尿道癌和远端尿道癌，超越交界线者为全尿道癌。女性尿道癌最好发于远端尿道，约占35%～50%，其次为发生在全尿道（43%），最后为近端尿道（9%～18%）。发生在远端尿道的恶性肿瘤

分期较低，而发生在近端尿道的则分期较高，其预后也较差。尿道癌的组织学类型取决于尿道内的起源部位，近端尿道癌病理类型主要是尿路上皮癌和腺癌，而远端尿道癌病理类型以鳞癌为主。一项研究显示在91例女性原发性尿道癌中，45%为尿路上皮癌，19%为鳞状细胞癌，29%为腺癌，其他罕见的细胞类型包括淋巴瘤、神经内分泌癌、肉瘤、副神经节瘤、黑色素瘤等。

三、临床表现、诊断与分期

女性原发性尿道癌的临床表现复杂多样，大部分患者表现为反复的泌尿系感染、尿路刺激征或尿道出血等症状，少数患者表现出尿路梗阻或血尿症状。由于其临床表现为非特异性，患者可能会被误诊为尿道的良性疾病，如尿道肉阜、脱垂或憩室等，从而延误诊断。远端尿道癌由于位置表浅，容易早期发现，而近端尿道癌发现时往往已经到了进展期。据文献报道女性尿道癌患者从表现出临床症状到明确尿道癌诊断平均需要4.5个月的时间。当患者确诊为原发性尿道癌时，约10%～30%的患者有腹股沟淋巴结的转移，20%的患者有盆腔淋巴结的转移，而骨盆外的转移比较罕见。

当怀疑尿道癌时，首先应对患者进行全面的体格检查，包括可触及的阴道前壁肿块，阴道壁和外阴是否受累，以及有无腹股沟淋巴结肿大。盆腔CT或MRI可评估原发肿瘤或淋巴结转移，MRI对于软组织对比度优于CT，对肿瘤的分期具有重要意义（图3-20-8）。

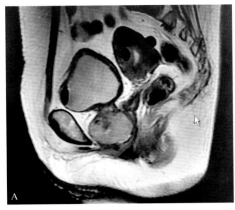
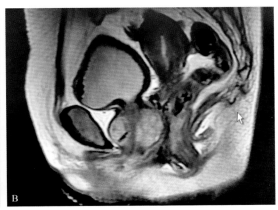

图3-20-8
A. 尿道中近段肿瘤。B. 尿道从肿瘤中间穿越

尿脱落细胞学检测在诊断尿道癌方面作用十分有限。膀胱尿道镜检查下活检可明确诊断。如果临床存在骨性症状或实验室异常如碱性磷酸酶或血清钙升高，则可进行全身骨扫描。

女性尿道癌的TNM分期与男性尿道癌相同，据第8版国际抗癌联盟的TNM分期系统进行分期，Tx期：肿瘤无法被评估；T0期：没有原发肿瘤的证据；Ta期：肿瘤呈乳头状无浸润；Tis期：原位癌；T1期：肿瘤侵犯尿道黏膜下层；T2期：肿瘤侵犯尿道周围肌层；T3期：肿瘤侵犯尿道周围组织（如阴道肌层及黏膜、膀胱颈、阴唇等）；T4期：肿瘤侵犯其他尿道周围器官。N0：无区域淋巴结转移；N1：单发淋巴结转移；N2：多发淋巴结转移。Mx：远处转移无法评估；M0：无远处转移；M1：有远处转移。

四、治疗

由于原发性尿道癌的发病率很低，相关的临床研究有限，关于此疾病的治疗方案仍未统一。目前的治疗方案包括手术切除、放疗、化疗等，其中仍以手术切除病灶为主要手段，包括尿道部分切除术、全尿道切除术、前盆切除术（包括尿道、膀胱、阴道前壁、子宫、附件）、腹股沟或盆腔淋巴结清扫。对于早期肿瘤以手术治疗为主（图3-20-9），手术方式主要取决于肿瘤的部位及分期。对晚期女性尿道癌的最佳治疗手段尚未统一，目前提倡手术、化疗、放疗相结合的多学科治疗模式，以控制局部和远处的肿瘤。

（一）女性远端尿道癌

随着人们对生活质量的要求逐渐提高，女性尿道癌的治疗还要考虑到患者对个人形象以及排尿功能等的需求。对于远端尿道的、外生的浅表性肿瘤可行尿道部分切除术，包括远端尿道的环切和阴道前壁的一部分，手术的关键在于确保尿道切缘的阴性。远端尿道肿瘤通常分期较低，仅局部切除即可达到70%～90%的治愈率。据报道，T2期或T2期以下肿瘤接受尿道部分切除术后有21%患者局部复发。最常见的并发症为尿道外口狭窄，但可通过尿道外口劈开降低狭窄概率。大多数研究报道尿道部分切除术后尿失禁的概率很低，但Dimarco等报道尿道部分切除术后尿失禁的发生率高达42%。

放疗也是治疗远端尿道癌的有效方法，包括外放射、近距离放射治疗，以及联合治疗。对于远端的、分期比较低的局限性肿瘤采用单纯放疗的方法，就可以达到比较满意的肿瘤控制效果。放疗和手术的疗效相似，但是并发症发生率在20%左右，包括尿失禁、尿道狭窄坏死、瘘管形成、膀胱炎、外阴脓肿和蜂窝组织炎等。当考虑到手术会对排尿功能有影响时，可考虑放疗。Garden等对接受放疗的女性原发性尿道癌患者进行长期随访，术后一年、两年、五年局部肿瘤控制率分别为72%、65%和64%，术后七年肿瘤特异性生存率为49%。

（二）女性近端尿道癌

女性近端尿道癌往往分期较高，更容易侵犯膀胱和阴道，因此手术方式大多选择全尿道切除术，甚至根据肿瘤侵犯周围组织器官的情况来决定是否行扩大的前盆腔脏器切除术以期达到根治的目的。然而随着时代的发展以及人们对生活质量的重视，也有一些晚期的近端尿道癌患者选择了尿道部分切除术以保留排尿功能。

对女性进展期尿道癌进行单一手术治疗后，肿瘤局部复发率高达67%，五年肿瘤特异性生存率10%～17%，因此建议采取手术联合放疗、化疗的多学科综合治疗方案。根治性手术与放疗相结合能明

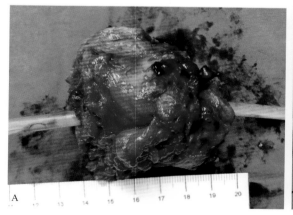
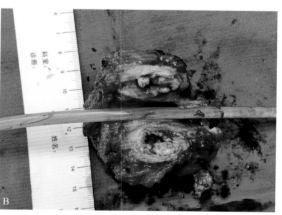

图3-20-9
A. 切除的尿道肿瘤。B. 尿道从肿瘤中间穿越

显提高患者的生存率。Donat等报道了他们采用新辅助放疗联合根治性手术切除治疗女性原发性尿道癌的回顾性研究,其结果较单纯行根治性手术切除在肿瘤特异性生存率上有明显提高。对于不能根治性切除的局部进展性肿瘤或者已发生远处转移的肿瘤,以顺铂为基础的综合化疗方案可取得不错的疗效。对于尿道鳞癌,5-氟尿嘧啶加上丝裂霉素是最常见的经验性选择方案。对于尿路上皮癌,建议采用MVAC方案或GC方案(吉西他滨+顺铂)。放疗与化疗联合的治疗方案对于患者的总体生存率及肿瘤特异性生存率均有帮助。

女性尿道癌常在无局部淋巴结累及的情况下出现全身性扩散。尽管这方面的研究很少,但目前尚无盆腔或腹股沟淋巴结清扫能提高术后生存率的证据,因此不建议对女性尿道癌患者行预防性或者诊断性淋巴结清扫术。仅对无远处转移的腹股沟或盆腔淋巴结阳性患者有行淋巴结清扫的必要。

(三)肿瘤切除与尿道重建

女性尿道癌发病率极低,手术切除仍为目前的主要治疗方法。对于远端的、体积小、表浅性的尿道癌可行局部切除。对于近端的、体积大、浸润性的尿道肿瘤,需行全尿道切除术。大多数患者无需行前盆脏器清除术,在保证尿道近端切缘阴性的前提下,如无法保留膀胱颈,则将膀胱颈口封闭,行永久性膀胱造瘘,如两年后局部无肿瘤复发表现,患者年龄较轻者可考虑行尿道重建;如能保留膀胱颈口,可采用大阴唇带蒂皮瓣重建尿道以恢复排尿功能(图3-20-10)。对于影像学上淋巴结可疑阳性的患者,需行腹股沟或盆腔淋巴结清扫术。

对已行尿道全切,膀胱造瘘者,如两年局部无复发迹象,膀胱容量较大者可行膀胱壁瓣重建尿道(图3-20-11)。

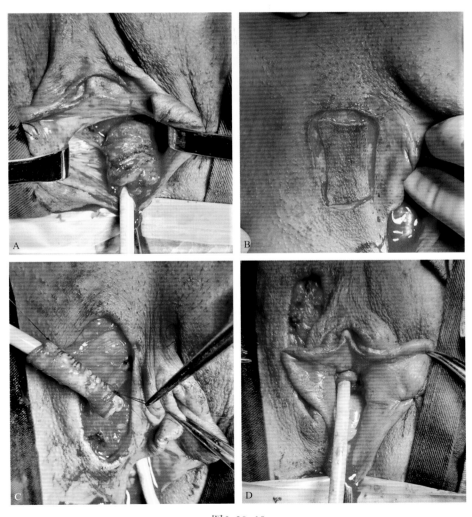

图3-20-10
A.切除尿道肿瘤。B.右侧大阴唇取皮瓣。C.皮瓣卷管成形。D.皮瓣管与近端尿道端端吻合并开口于外阴部

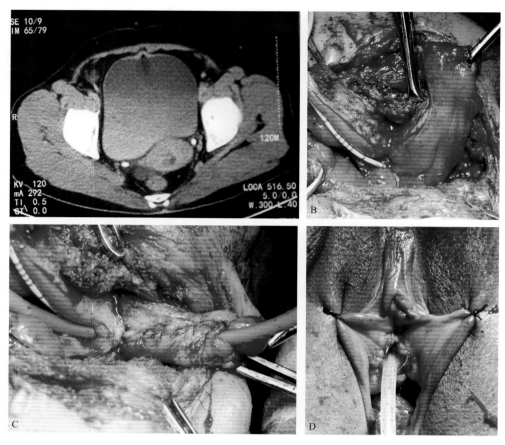

图 3-20-11

A. 膀胱形态与容量良好。B. 取长 4 cm，宽 2 ～ 2.5 cm 膀胱壁瓣。C. 将膀胱壁瓣缝合成管。D. 膀胱壁管开口于外阴部

视频 44　女性尿道癌的治疗与尿道重建

五、预后

由于女性尿道癌的罕见性和异质性，无法界定其疾病自然病程、治疗建议，以及随访规范。虽然不同的组织学亚型可能会影响到肿瘤预后，但大多数研究都未发现基于组织学亚型的生存率差异。因此，不同组织学亚型的尿道癌的治疗方式也大致相同。对 SEER 数据库中 359 名女性局限性尿道癌患者进行分析发现，总体五年和十年总生存率分别为 43% 和 32%。鳞状细胞癌比尿路上皮癌或腺癌的肿瘤特异性生存率更高。远端尿道癌五年肿瘤特异性生存率为 71%，近端尿道癌的五年生存率为 48%，全尿道癌的五年疾病特异性生存率为 24%。人种（非洲裔美国人）、肿瘤高分期、淋巴结肿瘤、非鳞状细胞癌和高龄患者的相对预后较差。

（姜　海　徐月敏）

第三节　外阴癌术后尿道重建

一、概述

外阴癌（vulvar neoplasms）较少见，仅占所有女性生殖系统恶性肿瘤的 2% ～ 5%，位居妇科恶性肿瘤 4%，由于近年来全球范围内 HPV 感染率上升，外阴癌的平均发病年龄有所下降。

目前认为外阴鳞癌的发生有两种主要的病理生理过程：① 角化型鳞癌常见于老年女性，通常与外阴硬化性苔藓和（或）分化型外阴上皮内瘤变（VIN）有关。② 疣状/基底细胞样鳞癌常见于年轻女性，病因为高

危型HPV（尤其是HPV 16、18、31及33型）持续感染，鳞状上皮内病变是其癌前病变。

二、临床表现

外阴癌常见症状为外阴结节，多伴有疼痛及瘙痒。部分患者先有长期外阴瘙痒，多年后外阴部出现丘疹、结节或溃疡，经久不愈，或伴有外阴白斑。肿瘤侵犯尿道时可有尿路刺激症状，如尿频、尿痛、排尿困难。晚期表现为溃疡或不规则的乳头状或菜花样肿块，可累及肛门、直肠和膀胱，腹股沟可触及质硬且固定的肿大淋巴结。

三、外科治疗

治疗方法首选手术治疗，特别是对于鳞状细胞癌。微浸润型外阴癌（ⅠA期）：ⅠA期是指直径≤2.0 cm，间质浸润深度≤1.0 mm的单个病灶；该期别肿瘤应行

局部广泛切除术，通常不需切除腹股沟淋巴结。早期外阴癌：肿瘤局限于外阴、没有淋巴结转移时视为早期外阴癌，其治疗的金标准是局部广泛切除术。该术式在预防局部复发方面与外阴广泛切除术疗效相当，但大大减少了手术相关的性心理障碍。所有ⅠB期或Ⅱ期的外阴癌患者都需行腹股沟股淋巴结切除术。对于晚期肿瘤患者，采用手术必须行廓清术才能达到足够的手术安全切缘，同步放、化疗也是可选的有效治疗方法。其他治疗手段如化疗和免疫治疗常用于晚期转移患者或姑息治疗，或其他罕见类型如恶性黑色素瘤等。

四、外阴癌术后尿道重建

早期外阴癌行外阴部切除时往往同时切除部分前尿道，如术后一年以上，局部及其他部位无肿瘤复发迹象者可考虑行尿道重建。取外阴部相应皮瓣与已分离出的尿道远端做端端吻合（图3-20-12）。

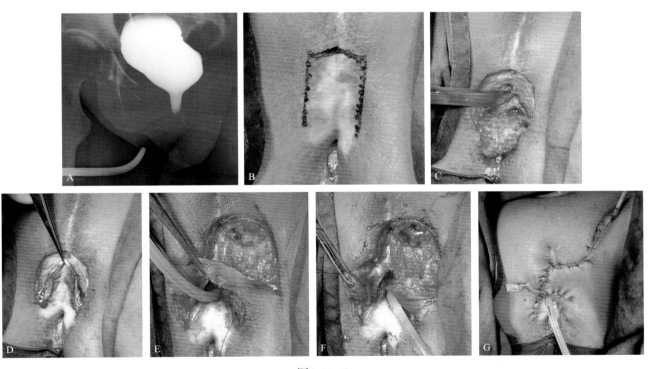

图3-20-12

A. 尿道远端与尿道外口距离。B. 外阴部皮瓣切口。C. 去除部分耻骨下缘。D. 外阴部皮瓣与远端尿道口吻合。E. 再取左上外阴部皮瓣。F. 外阴部左上皮瓣与近端尿道口吻合。G. 手术结束

视频45　女性外阴癌术后尿道重建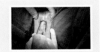

五、手术体会

女性外阴癌较为少见，其Ⅱ期以上外阴癌常累及

尿道，需同时行尿道远段部分切除或尿道全切除术，术后尿道重建较为困难。其特点是外阴部皮肤缺损，局部瘢痕化严重，如经过放射治疗则可能导致放疗并发症，如直肠狭窄、直肠阴道瘘、皮肤骨骼或阴道坏死等。

关于手术方式选择。如尿道缺损为远端1/3段，尿道重建术后尿控一般不受影响，手术方式可选择局

部皮瓣尿道重建、阴道壁瓣尿道重建、游离黏膜尿道重建等,如为全尿道切除患者,一般采用膀胱壁瓣尿道成型。

(胡忠良)

参考文献

［ 1 ］ de Lorenzi F, Loschi P, Rietjens M, et al. Neourethral meatus reconstruction for vulvectomies requiring resection of the distal part of the urethra[J]. Eur J Surg Oncol, 2015, 41(12): 1664−1670.

［ 2 ］ Franchi M, Uccella S, Zorzato PC, et al. Vaginal flap for urethral neomeatus reconstruction after radical surgery for vulvar cancer: A retrospective cohort analysis[J]. Int J Gynecol Cancer, 2019, 29(7): 1098−1104.

［ 3 ］ Grivas PD, Davenport M, Montie JE, et al. Urethral cancer[J]. Hematol Oncol Clin North Am, 2012, 26(6): 1291−314.

［ 4 ］ Karnes RJ, Breau RH, Lightner DJ. Surgery for urethral cancer[J]. Urol Clin N Am, 2010, 37(3): 445−457.

［ 5 ］ Dayyani F, Pettaway CA, Kamat AM, et al. Retrospective analysis of survival outcomes and the role of cisplatin-based chemotherapy in patients with urethral carcinomas referred to medical oncologists[J]. Urol Oncol, 2013, 31(7): 1171−1177.

［ 6 ］ Guo H, Peng X, Jin C, et al. Lichen sclerosus accompanied by urethral squamous cell carcinoma: A retrospective study from a urethral referral center[J]. Am J Mens Health, 2018, 12(5): 1692−1699.

［ 7 ］ Werntz RP, Riedinger CB, Fantus RJ, et al. The role of inguinal lymph node dissection in men with urethral squamous cell carcinoma[J]. Urol Oncol, 2018, 36(12): 526 e1−526. e6.

［ 8 ］ Gakis G, Witjes JA, Compérat E, et al. EAU guidelines on primary urethral carcinoma[J]. Eur Urol, 2013, 64(5): 823−830.

［ 9 ］ Torbrand C, Hakansson U, Ehrnstrom R, et al. Diagnosing distal urethral carcinomas in men might be only the tip of the iceberg[J]. Clin Genitourin Cancer, 2017, 15(6): e1131−e1135.

［10］ Peyton, C.C., et al. Survival Outcomes Associated With Female Primary Urethral Carcinoma: Review of a Single Institutional Experience[J]. Clin Genitourin Cancer, 2018, 16(5): e1003−e1013.

［11］ 徐月敏, 谢弘, 吕向国, 等. 膀胱壁瓣重建新尿道治疗女性全尿道狭窄或缺如的疗效［J］. 中华泌尿外科杂志, 2016, 37(8): 604−606.

［12］ 谢玲玲, 林荣春, 林仲秋.《FIGO 2018 癌症报告》——外阴癌诊治指南解读［J］. 中国实用妇科与产科杂志, 2019, 35(6): 662−665.

［13］ Swartz MA, Porter MP, Lin DW, et al. Incidence of primary urethral carcinoma in the United States［J］. Urology, 2006, 68(6): 1164−1168.

第二十一章
尿动力学检查及其应用

尿动力学检查包括尿流率测定、膀胱测压、更加复杂的压力-流率研究、电生理学、尿道压力测定和影像尿动力学研究，这些检查在排尿功能障碍疾病的诊断中占重要地位，对评估以及判定男性或者女性尿失禁原因有重要价值，必不可少。本章介绍了尿动力学在排尿功能障碍疾病中的检查和基本的应用。

第一节　尿动力学检查的基本原理

一、概述

1897年Rehfish发明了测量下尿路功能的专门仪器用于测量膀胱压力和尿流率，但是存在很多的局限性。随后的一百多年里，这些最初的概念、设计、技术和操作过程等均取得了长足的进步。

1927年由D. K. Rose研制的膀胱测压仪是最早用于测量膀胱充盈期和排尿期压力的尿动力学设备（Rose，1927）。1948年Draker研制出了尿流率仪。在20世纪50年代，Hinman和Miller等人开创了同步放射影像技术与排尿生理相结合的研究工作（Hinman，et al. 1954）。尿动力学这一术语最早是由David M. Davis于1953年在膀胱储尿期和排尿期的研究中提出。起初，检查者仅仅是通过观察排尿动作和尿流的强度来评价膀胱的功能。

时至今日，有关尿动力学检查的设备种类繁多，包括简单的尿流率测定、膀胱测压、更加复杂的压力-流率、电生理学、尿道压力测定和影像尿动力学研究。尿动力学检查的目的在于解答患者与储尿和排尿功能有关的特殊问题（Schafer，et al. 2002）。在实施尿动力学检查时，原则上应先进行最简单和创伤最小的检查，当简单的检查不足以明确诊断时，才需要进行更加复杂的检查。在尿动力学检查过程中，患者的症状必须可以重复。Nitti提出了尿动力学检查的三条重要原则：① 不能重复患者症状的检查是没有诊断价值的。② 未能记录下来的异常并不能排除它的存在。③ 不是所有检测到的异常都有临床诊断价值（Nitti and Combs，1998）。

此外，满意的尿动力学检查应包括3个重要因素（Schafer，et al. 2002）：① 检查要有明确的指征。② 能够保证质量控制、完整记录和精确测量。③ 对检查结果进行准确的分析和做出恰当的报告。临床尿动力学的目的是在精确测量膀胱生理的基础上，重现患者的症状。目前尿动力学检查尚不能完全实现自动化。因此，为了完善尿动力检查，强调在整个检查过程中都需要训练有素的操作人员参与（Schafer，et al. 2002）。

二、尿动力学检查的适应证

尿动力学检查的适应证是有持续的下尿路症状（lower urinary tract symptoms, LUTS）的患者，不论是已有合适的治疗方法或者是将要采取的治疗可能造成严重副作用的患者（表3-21-1）。尿动力学对于确定已知疾病病程对下尿路产生的影响也是有价值的，这些疾病包括前列腺梗阻、儿童和成人的脊柱裂或脊髓损伤、怀疑有神经源性膀胱功能障碍的疾病，如椎间盘疾病、多发性硬化症、帕金森病、盆腔广泛手术后。尿动力学对评估以及判定男性或者女性尿失禁原因也有价值。

三、尿动力设备

国际尿控协会（international continence society, ICS）推荐了进行尿动力学检查的最基本设备，包括3

表3-21-1　尿动力学检查的适应证和患者的选择

接受进一步治疗可能有危险的患者,必须在治疗前明确诊断
反复尿失禁拟行手术治疗的患者
尿失禁患者混合存在压力性和急迫性尿失禁症状及伴有排尿障碍的尿失禁患者
神经源性排尿异常患者及症状与临床检查不一致者
LUTS提示膀胱出口梗阻的患者
持续的LUTS治疗无效的患者
既有梗阻症状也有不稳定症状的LUTS患者
梗阻性LUTS患者及合并神经源性疾病患者
年轻的LUTS患者
所有有神经源性膀胱功能障碍的神经系统疾病患者
患有日间尿急和急迫性尿失禁的儿童
持续性日间遗尿的儿童
有脊柱裂的儿童

注:LUTS,下尿路症状。
(引自:Schafer W, Abrams P, Liao L, et al. Good urodynamic practices: Uroflowmetry, filling cystometry, and pressure-flow studies. Neurourol Urodyn, 2002, 21: 261-274)

个测量通道,其中2个测量压力,另外1个测尿流率;1个输出设备(打印机或者是显示器);一种可靠的且能按时间顺序保存压力数据(包括腹压、膀胱压和逼尿肌压)和流量测定值的方法(Schafer, et al. 2002)。灌注量和排出量可以用图形或者数字方式来记录,同时必须要有记录检查过程中患者感觉和额外注释等信息的方法。记录纸从上至下依次为Pabd(腹压)、Pves(膀胱压)、Pdet(逼尿肌压)和尿流率(Q)。灌注量、肌电图(electromyogram, EMG)和排尿量可以用其他的曲线或数字显示。

（一）膀胱测压传感器

压力传感器是一种能将感受到的压力转换为电信号的设备(Rowan, et al. 1987)。压力通过顶端开放的或者密封的导管被测量,导管内灌注的是液体或气体。尿动力学中测量压力的常用单位是cmH_2O。传感器常规以大气压进行校准,以耻骨联合上缘水平作为零参照平面。贮满液体的传感器系统连通于两种相互抵消的静水压力之间,即导管内液体的压力和导管头部处液体的压力在一个液体容量内,这样测量膀胱内压力与膀胱内导管头部的位置无关,使可重复性增加。

（二）导管

常规尿动力学检查的标准导管是经尿道双腔导管(Schafer, et al. 2002)。耻骨上穿刺置管可用于有尿道梗阻的患者,如尿道狭窄等,但是必须评估穿刺置管可能引起的并发症与动力学检查获得信息的必要性哪个更重要。导尿管一定要尽可能细,但是不能阻碍压力传导和限制灌流速度。最小号是6Fr双腔导管,可以重复灌注和排尿,而不必再次插入导管。

（三）尿流率仪

尿流率是由尿流率仪以取样间隔为单位进行测量的,按流率计算单位是m^3/s,按照质量计算单位是kg/s,但是绝大多数流率是以ml/s记录的(Rowan, et al. 1987)。容积流率和蓄积容积的关系见于表3-21-2列出的公式。大多数流率仪以密度为1的水进行校准,这样,液体的克质量数就和毫升体积数一致了。液体密度的变异可以显著地影响测量的流率。例如,X线造影剂比水的密度高很多,可能导致尿流率的估计过高,可以通过对仪器和软件的校准来纠正。排尿起始到尿流抵达尿流率仪有一个延迟,在女性为1～1.4秒而在男性为1.1～1.6秒(Schafer, et al. 2002)。

表3-21-2　尿动力学等式

- 流率: $Q=1\ dm/(p \cdot dt)$。尿流率是尿量变量除以时间变量: $q=dV/dt$,尿流率(Q),尿量(V),时间(t);液体质量(m)＝液体密度(p)×液体体积(V)
- 顺应性: C(顺应性)＝dV/dP_{det}(逼尿肌压力)
- 逼尿肌压力: $P_{det}=P_{ves}-P_{abd}$, P_{det}(逼尿肌压力), P_{ves}(膀胱压力), P_{ab}(压)
- 膀胱测压生理灌注速率: 速率＝体重(kg)/4,以ml/min表示

（四）肌电图设备

肌电图是针对肌细胞膜去极化产生的电势能的研究。去极化作用首先必须被放置在信号起源部位附近的电极探测到,包括肌间针式电极和覆盖在目标肌肉上的皮肤或黏膜表面的电极,每种电极各有优缺点。

自粘式皮肤贴片电极有很好的体表记录,而且不影响患者活动,主要用于儿科尿动力学检查。这种电极是自粘式,含有导电凝胶,使用前需要备皮并用酒精降低皮肤的阻抗,再将电极直接贴在目的肌肉表面的皮肤上(Barrett, 1980),这种方法只能提供皮肤表面

下肌肉较少的信息。针式电极可以得到更好的记录质量，并只针对专门的肌肉群，但是接受检查期间患者的活动严格受限。金属丝电极由不锈钢、铂或者铜制成，并通过套管穿刺针置入肌肉，因为金属丝电极可以保证检查点位置不移位，所以对患者的活动影响较小。单极电极是除了尖端之外的表面匀覆盖绝缘物质的细针，这样可以精确记录特定肌肉的动作电位，这种电极需要一个金属小片放置在被测肌肉附近的皮肤上作为参照电极。同轴电极是由绝缘层隔开的外层套管和内层的一根金属丝构成，以外层导电部分作为地线，可以同时记录1～3个运动单位（Siroky，1996）。

（谷宝军）

第二节　常用的尿动力学检查

一、尿流率

尿流率测定（uroflowmetry）是一种无创、经济并极有价值的筛查排尿障碍患者的手段。我们认为这种无创的检查应该是优先于任何其他尿动力学检查。它简便易行，可以很快得到储尿期和排尿期症状的数据。这些检查必须尽一切可能保护患者隐私，让患者在正常排尿意愿下排尿。理想的情况是应该再增加一项超声测量排尿后残余尿量的无创性检查可以大大提高结果的诊断价值。

正常排尿过程包括逼尿肌收缩，同时膀胱出口松弛，低排尿压力表现为一条平滑的弓状曲线（Schafer，et al. 2002）。尿流模式（flow patten），也就是尿流曲线的形状虽然不能作为确诊依据，但有时可以用来进行假定诊断。正常的尿流曲线是连续、钟形、平滑的曲线，尿流率为快速增加（图3-21-1）。间断尿流曲线是

有一个或多个尿流增加或减少（或者完全中断）的插入，一般是继发于腹压增高或者外括约肌痉挛（如逼尿肌括约肌协同失调）。典型的梗阻型尿流有一个平台样曲线，尿流时间延长，维持很低的尿流率，达到最大尿流率的时间延长。尽管有几项研究提出尿流率测定或者矫正的尿流率测定（如列线图）可以预测出口梗阻，但一般的结论是单独的尿流率测定不足以诊断膀胱出口梗阻，因为它不能鉴别真性梗阻和逼尿肌无力（Chancellor, et al. 1991）。

ICS建立了尿流率曲线图形的标准（Schafer, et al. 2002），只有当尿流率经电脑或手工修改平滑后才需要进行标记，其他有价值的数据包括最大尿流率、总尿量、平均尿流率和残余尿量。排尿量过少影响曲线形状，而且最大尿流率受尿量影响，因此只有排尿量大于150 ml的结果才有解释的意义（Drach, et al. 1979；Drach and Steinbronn, 1986）。最大尿流率应该和总

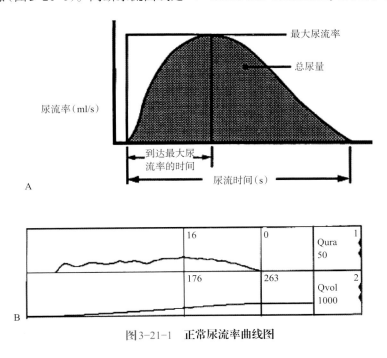

图3-21-1　正常尿流率曲线图

尿量、残余尿量按如下格式记录在一起：最大尿流率/（总尿量·残余尿量）。

（一）男性的尿流率

正常青年男性的尿流参数已经建立完善。大多认为最大尿流率正常应该大于15～20 ml/s，小于10 ml/s视为异常。最大尿流率随年龄有下降趋势，每五年这一数值要降低1～2 ml/s，到80岁时最大尿流率为5.5 ml/s（Jorgensen, et al. 1986, 1993a）。

（二）女性的尿流率

女性尿道很短，出口阻力也很小，没有前列腺，通常说影响女性尿流率的因素仅有逼尿肌的力量、尿道阻力和尿道括约肌的松弛程度。文献中关于女性正常尿流率的数据很少，但是，正常女性的最大尿流率应该大于30 ml/s，曲线和男性一样是钟形曲线，尿流时间更短（Susset, et al. 1974; Drach, et al. 1979a; Bottaccini and Gleason, 1980）。女性最大尿流率似乎与年龄无关。

二、膀胱测压图

膀胱测压是一个用来描述膀胱充盈期功能的尿流力学名词。尽管实验室操作会造成充盈率人为升高，检查时的周围环境也不能完全复制患者储尿期可能出现问题时的情况，但它是一个很有价值的诊断指标和治疗指南。患者对检查目的的理解和依从性对于获得有判断义的数据是非常必要的。因为数据的获取受到很多技术参数的影响，为获得理想的结果应该依照标准化的检查方法。

（一）操作步骤

零压力和参照高度经常混淆，它们都是独立的压力参数，应严格按照ICS规定的方法进行校准。零压力是指周围环境的大气压，通过开放的传感器或者连通充满液体的导管与膀胱处在同一水平来校准。当使用外置的传感器时，校准点选择耻骨联合上缘（Schafer, et al. 2002）。所有系统必须对大气压归零，非常关键的是所有传感器或管子里不能有气泡存在，以免造成压力的缓冲或损耗。

（二）充盈介质

最好选择生理性的液体介质。气体膀胱内压测定被认为更快捷，在尿失禁的患者也比较卫生。但是气体会被压缩而且不符合人体生理，可能引发人为假象（Gleason and Reilly, 1979）；也不容易发现气体的泄漏，这样难以断定有无尿失禁；也不能通过加压测到漏尿点压，而且膀胱容量也很难通过气体介质测量，二氧化碳溶解后形成的碳酸还会刺激膀胱。因为二氧化碳容易被压缩，所以微小的膀胱压力变化可能被忽略，

气体的快速充盈可能会人为改变正常膀胱的生理反应。因此，不能进行气体排尿研究。

液体膀胱测压使用更加符合生理的液体，如无菌水、生理盐水或者造影剂，它们不会被压缩，也能对排尿动力学进行更好的评价。液体也可以更好地识别尿失禁，更加符合人体生理。其他优点包括更容易鉴别是液体泄漏还是达到漏尿点压力，还可以作为透视检查的造影剂。

注入液体的物理性质可以影响膀胱的行为和尿动力学测量。过酸（< pH 3.5）或过碱（> pH 8.5）的溶液会增加（Ashlund, et al. 1988）或降低（Sethia and Smith, 1987）正常膀胱的过度活动。温度也很重要，如冰水可以诱发膀胱过度活动（见随后的冰水测试），所以温度要达到或接近体温。

（三）充盈速率

充盈速率由被测患者和要回答解决的问题来决定。更快的注入可能引发膀胱的不随意收缩而造成顺应性下降的假象。ICS建立的膀胱内压测定时灌注速率标准如下：① 慢速（生理性）灌注10 ml/min。② 中速灌注10～100 ml/min。③ 快速灌注大于100 ml/min。此外还可以采用利尿的方法让膀胱以生理速度自我充盈。膀胱测压灌注速率通常采用中速灌注，慢速灌注用于在快速灌注时有明显的逼尿肌过度活动而需进行重复检查时。激发灌注就是快速灌注，用于有尿急症状的患者以显示其可能存在的膀胱过度活动。

（四）膀胱测压

膀胱测压可以很简单也可以非常复杂。绝大多数病例膀胱测压检查可以通过经尿道放置的膀胱记录导管来完成。最简单的技术被称为目视（eyeball）或床旁尿动力学，只需要注射器、尿道导管和无菌水就可完成。导管放置入膀胱，末端接注射器，垂直于耻骨联合，使液体靠重力注入。抬高注射器持续充盈，使充盈压与膀胱内压力升高（继发于膀胱收缩，顺应性下降，或者腹压增高）相匹配。膀胱容量、感觉、逼尿肌过度活动的表现都可以通过这种方法获取，这是一种粗略的相对提供资料较少的检查。

单通道膀胱压力检查是通过在回路上增加一个传感器来记录压力变化，这种装置只能测量膀胱内压力，而不能反映腹压增高或者患者自主活动对膀胱压的影响，描述这些因素需要额外的腹压测量（见"多通道尿动力学"部分）。

我们建议在充盈之前做以前提到过的非创伤性的尿流率检查，在膀胱测压导管置入时测量患者排尿后残余量，进行膀胱测压时需要引出间断性咳嗽，以保证

所有通道的压力都被精确测量（Pdet=Pves−Pabd）。引起不能正确调零的一些常见原因包括：压力线移位、管路扭曲、导管开口被膀胱壁或直肠壁堵住或管路存在气泡。

（五）膀胱充盈

在膀胱测压过程中要获得膀胱四个特征的信息：即容量、感觉、顺应性和非随意的收缩发生。根据传统的方法，典型的膀胱测压图分为四个阶段（图3-21-2）：① 灌注开始时静息膀胱压立即上升，这反映了膀胱随充盈而扩张的弹性特点。② 张力段（tonus limb）反映了膀胱壁的弹性特征。③ 此阶段开始，膀胱壁结构已经达到最大扩张程度，继续充盈引起压力上升（如超过了顺应性的上限）。此段充盈压，由膀胱壁的弹性不能适应而导致。通常情况下膀胱测压此期不重要。④ 排尿期反映自主膀胱收缩，我们认为这属于排尿期检查而不是充盈性膀胱测压的部分。

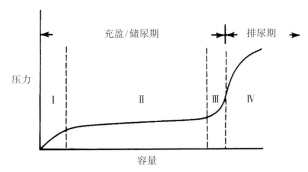

图3-21-2　正常胱测压图包括4期

（Ⅰ）初始压力达到静息膀胱压力；（Ⅱ）张力支，反映膀胱壁的弹性；（Ⅲ）膀胱壁结构达到最大延伸，压力因额外的充盈而升高（这一阶段不应出现在膀胱测压中）；（Ⅳ）排尿期，反应膀胱收缩功能

临床观点上，我们从两方面看膀胱测压图：一方面是对充盈的反应；另一方是当达到膀胱容量时，行膀胱储尿期检查，此时不再进一步增加灌注量，但患者通过做激惹性动作，如咳嗽、Valsalva动作等来刺激整个系统，也可以通过洗手或流水来引发非自主性收缩。已知能够升高膀胱内压的因素很多包括：快速、超生理性的充盈速率（Klevmark, 1980）、放射相关性膀胱壁纤维化胶原增加、内置导尿管和特殊感染（Dmochowski, 1996）。

（六）膀胱容量

最大膀胱测压容积（maximum cystometric capacity）是充盈性膀胱测压图末期当患者有很强排尿意愿、觉得不能再推迟排尿动作而得到排尿许可时的膀胱容量（Abrams, et al. 2002）。这一容量包括排尿量和排尿后的残尿量（排尿后残余）。功能性膀胱容量是由排尿日记记录的最大排尿量。膀胱测压容积一般略微大于功能性膀胱容量。膀胱感觉损害的患者膀胱测压容积通常不能确定，仅仅是检查者终止检查时的容量。最大麻醉容量是在麻醉下（全身麻醉、腰麻或硬膜外麻醉）膀胱充盈的容量，一般不做常规检查。

（七）膀胱感觉

膀胱感觉是通过询问患者对于膀胱充盈程度的感觉来评价的，关于这一点患者和测试者的配合变得十分重要。正常的膀胱感觉可以通过膀胱充盈过程中三个特定的点判定：初次膀胱充盈感、初次排尿感和强烈排尿感（Abrams, et al. 2002）。另外在膀胱充盈时尿急、疼痛、多种其他感觉也应被记录下来。这些有助于临床医师判定患者是否有膀胱感觉增强、减弱、缺失或者为非特异性膀胱感觉，以帮助建立膀胱尿道感觉阈值。目前关于膀胱感觉的存在或缺失比出现膀胱感觉时的容量阈值更重要的说法仍存有争论。

（八）膀胱顺应性

在膀胱测压图的充盈期和储尿期，增加膀胱灌注量，膀胱内压应该没有或是仅有微小改变。膀胱顺应性就是膀胱容量变化和逼尿肌压力变化间的关系，计算方法是用膀胱容量的变化值（dV）除以逼尿肌压力的变化值（dPdet），单位用ml/cmH₂O表示（Abrams, et al. 2002）。通常计算两点之间的变化：膀胱空虚状态开始灌注时的逼尿肌压力，以及最大膀胱测压容量时或逼尿肌开始收缩时的逼尿肌压力（Abrams, et al. 2002）。正常的膀胱顺应性应该小于12.5 ml/cmH₂O（Toppercer and Tetreault, 1979）。

顺应性源于膀胱壁的肌肉、胶原和弹性组织（图3-21-3）。经常可以见到的微小压力增加与快速充盈引起的假象有关，怀疑此种情况时，需减慢速度重复进行测定。膀胱内压力、膀胱壁张力、膀胱容量三个变量

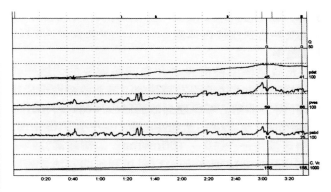

图3-21-3　充盈性膀胱测压图表明低膀胱顺应性

在完全充盈时（见图中垂直标线），膀胱逼尿肌压力（Pdet）是45 cmH₂O，膀胱容量是155 ml。患者在根治性直肠癌手术后，患有神经源性膀胱功能障碍。Cvol：膀胱充盈容量；Pabd：腹压；Pves：膀胱内压

相互作用,它们都受许多因素影响。

（九）膀胱贮尿期

正常情况下,膀胱充盈时几乎没有膀胱内的压力改变,"稳定"的膀胱是中枢神经控制膀胱功能的整体反映。在充盈性膀胱测压时,应该没有不随意的收缩（图3-21-4）。逼尿肌过度活动,以前被称为膀胱不稳定,即在充盈期自发或诱发产生的逼尿肌不自主性收缩。过去,只有当逼尿肌收缩超过15 cmH_2O,才被定义为不稳定膀胱。现在国际尿控协会规定,只要有任何导致患者有排尿感觉的收缩都称为逼尿肌过度活动,而不再有下限。"逼尿肌过度活动"的定义还可根据可能的病因进一步限定。当无明确病因时称为特发性逼尿肌过度活动,当与神经性病变相关时,称为神经源性逼尿肌过度活动。神经源性逼尿肌过度活动已经取代逼尿肌高反射,特发性逼尿肌过度活动已经取代逼尿肌不稳定（Abrams, et al. 2002）。仅仅在膀胱测压图上没有过度活动的记录并不能排除它的存在。超过40%的急迫性尿失禁患者在膀胱测压图上没有过度活动。这可能是因为在尿动力学实验室检查设备的背景下使逼尿肌活动受到抑制或者是缺乏相关的触发机制（McGuire, 1995b）。

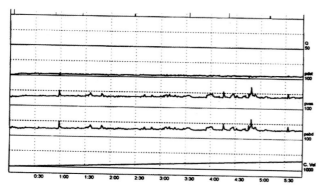

图3-21-4 多通道正常充盈性膀胱测压图
在完全充盈时,逼尿肌压力为10 cmH_2O,没有逼尿肌过度活动。
Cvol: 膀胱充盈容量; Pabd: 腹压; Pves: 膀胱内压

当报告逼尿肌过度活动时,需要指出收缩的次数,以及收缩时的膀胱容量、压力值,收缩是自发的还是诱发的,患者是否能够抑制它（图3-21-5）。

总之,正常膀胱容量在300～500 ml之间,膀胱在充盈期末具有一个持续稳定较低的压力,一般不超过6～10 cmH_2O,称为充盈末压力（end-filling pressure）;而且不应该出现不随意收缩。

（十）膀胱排尿期

膀胱测压图中排尿期的特征是出口阻力下降（膀胱颈开放）和同时发生的膀胱压力增加（逼尿肌收

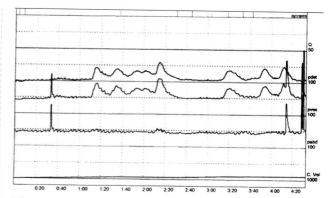

图3-21-5 多通道充盈性膀胱测压图显示逼尿肌过度活动的多个收缩波形,患者是特发性逼尿肌过度活动
Cvol: 膀胱充盈容量; Pabd: 腹压; Pves: 膀胱内压

缩）。正常情况下,在贮尿期膀胱颈是关闭的;然而,当膀胱不随意收缩时,膀胱颈打开,这时控尿需要通过收缩远端/尿道外括约肌来维持。在进行检测时,有些人刚开始时不能够随意排尿,这可能不是一种异常现象,而是与测试环境的影响有关。

（十一）膀胱测压的缺陷

必须认识膀胱测压过程中一些造成人为假象的原因。其中有技术原因,例如压力测量中的假象（气泡、测压管扭曲、位置不正确、测压导管的移位）;灌注速度的假象（尤其神经源性膀胱）;患者本身的因素,包括缺乏配合、出口关闭不能、膀胱输尿管反流。如果膀胱充盈过快,即使是正常的逼尿肌也会显示为低顺应性。所以,需要以更慢的膀胱充盈速度重复实验,进而鉴别低顺应性。如果膀胱出口关闭不全,尿会沿着导管漏出,低顺应性膀胱不能被诊断,因为膀胱没有足够充盈（如脊柱裂、老年女性严重的尿道内括约肌缺陷、ISD）。在这种情况下,膀胱测压需要用Foley尿管,水囊压迫膀胱颈之后,重复测量。有反流的患者,当充盈状态时,大量的液体反流入扩张的输尿管,这样就会因"脱溢"（pop-off）现象漏诊低容量低顺应性膀胱。这个问题在影像尿动力检查中很容易鉴别。

（十二）特殊试验

氯贝胆碱超敏反应试验是Lapides所描述,Glahn完善的（1970年）。这个试验包括以1 ml/s的速度充盈膀胱直到膀胱容量达到100 ml,记录膀胱压力,重复2～3次,取平均值。给予氯化氯贝胆碱皮下注射（0.035 mg/kg）,膀胱测压在注射后10、20、30分钟重复测量。神经完整的膀胱将会有低于15 cmH_2O的压力增加,而去神经的膀胱压力升高远大于15 cmH_2O。阳性测试表明支配膀胱的外周传出和传入神经或远端脊神经被阻断。然而Blaibas和他的同事发现这个测试只有76%的阳性敏感度,50%的准确度(Blaivas, et al. 1980)。所以,试验阳性并不能证明神经源性膀胱,阴性也不能排除神经源性膀胱。

冰水试验首先由Bors和Blinn所描述,用以鉴别上、下运动神经元损伤(Bors and blinn, 1957)。其原理是黏膜温度受体可以引出脊椎反射导致逼尿肌收缩,正常情况下这个反射被脊髓以上的高位神经中枢抑制。上运动神经元损伤中断了这个抑制通路,进而表现出反射;而下运动神经元损伤时,则没有反射。因此理论上该试验阳性表明患者是上运动神经元损伤,下运动神经元损伤或正常人则为阴性(Geirsson, et al. 1993, 1999)。最初的试验是迅速向膀胱注入冰水,如果冰水在1分钟内排出,试验就为阳性。然而,这个试验容易出现假阴性结果,因为可能有不随意的膀胱收缩,但不发生漏尿,Raz通过测量膀胱内压校正了这个试验(Raz, 1973)。骶髓以上的完全损伤97%试验为阳性,骶髓以上的不完全损伤91%试验为阳性;在下运动神经元损伤的患者几乎没有阳性发生。

三、压力流率检查

压力流率检查(pressure-flow study, PFS)是在膀胱排空过程中测定膀胱压力与尿流率之间的关系(Abrams, et al. 2002)。此项检查的目的是鉴别患者的低尿流率是梗阻还是膀胱收缩无力所致;还有助于鉴别尿流率正常但存在高压性梗阻的患者(Gerstenberg, et al. 1982)。梗阻可能是器质性的,如前列腺肥大和尿道狭窄;也可能是功能性的,如近端或远端尿道括约肌协同失调。仅凭压力流率检查的结果不能鉴别梗阻的位置,但当其与X线透视或尿道括约肌肌电图相结合时,就可能确定梗阻的位置。

压力流率检查对于评价男性患者的下尿路症状很有帮助,因为接近1/3的有下尿路症状的老年男性没有梗阻的尿动力学证据(Blaivas, 1990; Abrams, 1994)。同样,低尿流率也不能诊断膀胱出口梗阻,因为25%～30%的低尿流率患者其主要问题是逼尿肌收缩无力(Schafer, et al. 1988; Rollema and Van Mastrigt, 1992)。无论是正常还是高尿流率都不能排除梗阻,因为7%有梗阻症状的患者其最大尿流率大于15 ml/s(Gerstenberg, et al. 1982)。当压力流率检查获得的信息能够影响主要的治疗决定时应考虑行压力流率检查,尤其是准备手术解决膀胱出口梗阻时,行压力流率测定证实有膀胱出口梗阻是非常有必要的,这对于有下尿路症状和既往有神经系统疾病(脑血管意外、多发性硬化、帕金森病)的老年男性尤其重要,因为这些疾病会影响逼尿肌和尿道括约肌的功能。有下尿路症状的年轻男性也可以通过压力流率检查确定是否有功能性疾患(如膀胱颈功能障碍)。压力流率检查还有助于前列腺增生同时最大尿流率大于10 ml/s的患者,这占到前列腺增生患者的30%～40%。通过压力流率测定,认为只有12%的患者需要手术解除梗阻(Jensen, et al. 1988; Rollema and Van Mastrigt, 1992; Lim and Abrams, 1995)。

排尿功能异常在女性相对常见,但是其病因和诊断相当混乱。在有下尿路症状的女性的回顾性研究中,根据定义,有2.7%～20%的病例是梗阻引起的(Farrar, et al. 1975; Rees, et al. 1975; Massey and Abrams, 1988; Lemack and Zimmern, 2000)。不幸的是压力流率测定对有可疑梗阻的女性可能会产生误诊,这一点在膀胱尿道固定术后出现排尿功能障碍,而其后又成功地施行了尿道松解术的女性中很有代表性,在行尿道松解术之前只有1/3～1/2的女性根据压力流率检查结果显示有梗阻(Webster and Kreder, 1990; Nitti and Raz, 1994; Amundsen, et al. 2000),这可能是因为在诊断女性患者膀胱出口梗阻时缺乏标准化的规范;或是由于存在新的膀胱出口梗阻的情况下,女性患者逼尿肌失代偿。国际尿控协会已经对压力流率检查做了如下定义(Abrams, et al. 2002; Schafer, et al. 2002)(图3-21-6),排尿前压力是开始等容收缩前记录的瞬时膀胱内压;逼尿肌开放压是记录尿流开始时的瞬时压力;逼尿肌开放压在有膀胱以下位置梗阻的患者会升高,当大于80 cmH$_2$O,提示有排尿梗阻。开放时间是从逼尿肌压力开始升高到开始排尿的时间。然而,尿流率的测量在下游位置(如尿流率仪是在尿道的外部),尿流率的改变略晚于膀胱压力的变化,这大约在0.5～1秒,分析时需加以考虑(Griffiths, et al. 1997)。最大尿流率时的逼尿肌压力是达到最大尿流率时逼尿肌收缩的最大压力值(Abrams, et al. 2002)。如果压力大于100 cmH$_2$O,即使尿流率正常,也提示有出口梗阻(Gerstenberg, et al. 1982)。最大逼尿肌压力是测量到的逼尿肌最大压力峰值,不管尿流率值如何。当膀胱等容收缩以对抗关闭的出口时,最大逼尿肌压力可以超过最大尿流率时的逼尿肌压力。等容逼尿肌压力是在排尿时通过尿道的机械性梗阻或是远端尿道括约肌的主动收缩产生的。当逼尿肌持续等容收缩时,排尿压力升高;等容收缩最大峰值反映的是逼尿肌的储备能力。排尿后收缩是逼尿肌收缩的重复,其强度大于最大尿流率时压力。排尿后收缩不易理解,

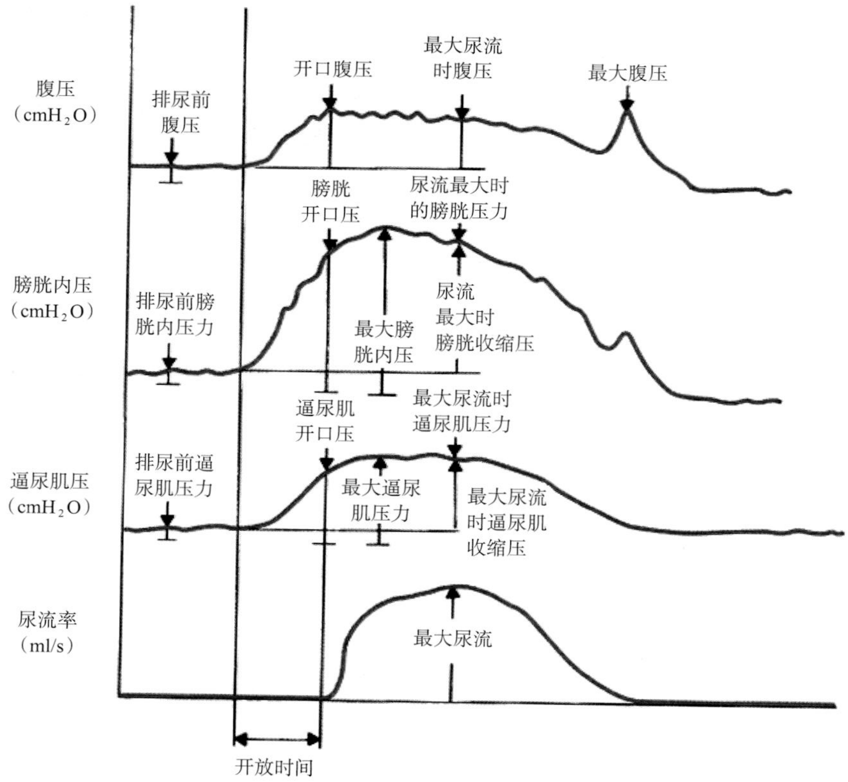

图3-21-6 国际尿控协会推荐的关于压力流检查术语的定义

但在不稳定或是高敏感膀胱的患者中很常见（Webster and Koefoot，1983）。残余尿是指完成排尿后膀胱内剩余的尿量。虽然一些原因经常导致残余尿测量不准确，但没有残余尿不能除外膀胱以下的梗阻和膀胱功能障碍。下面是一个典型的梗阻的压力流率检查和逼尿肌功能异常的例子（图3-21-7）。

还没有一致认可的用来诊断梗阻的压力和流率的判定值。正常男性排尿时，逼尿肌压力为40～60 cmH$_2$O，女性逼尿肌压力则低一些（Stephenson，1994）。虽然当一个患者逼尿肌压力为100 cmH$_2$O，最大尿流率为10 ml/s时诊断存在梗阻几乎没有什么争议；但对于一个逼尿肌压力为50 cmH$_2$O，尿流率为10 ml/s的患者，诊断是否存在梗阻争议却很大。认识到这一困境，Blaivas提出不论逼尿肌压力的具体数值如何，通过压力流率检查，依靠低尿流率来判断梗阻（Chancellor，et al. 1991）。

（一）压力流率曲线和尿道阻力模型

尿动力学的基本概念是在排尿过程中逼尿肌的压力反映膀胱出口的阻力，在压力和流率之间存在反比关系，即高压力与低流率相关联，反之亦然。这关系到膀胱排出，而且是基于Hill模型描述逼尿肌收缩力和速率的机制（Griffiths，1977；Schafer，1990）。因此，尿

动力学分析膀胱出口梗阻的焦点在于尿道阻力。

早期尝试根据尿动力学压力流率数值量化出口梗阻程度，将尿道视为一个僵硬的管子，这是一个错误的假设，不准确。所有的现代压力流率研究都建立在Griffith模型的基础上，尿流通过可折叠的或有弹性的管腔（Griffiths，1973）。压力流率分析的基础是在排尿过程中每一点逼尿肌压力对应的尿流率，这称为压力流率袢或尿道阻力关系，描述推进尿流通过尿道所需的压力。压力流率袢包括排尿开始时的开放压力，最大尿流率时逼尿肌压力（PdetQ$_{max}$），排尿结束时的闭合压力，最小排尿压（通常在排尿最后，排尿压力最小，膀胱出口最松弛状态）。

（二）列线图

为了描述压力与尿流率之间的关系，并且使得临床医师能够准确诊断出引起排尿功能障碍的梗阻、逼尿肌功能障碍或者其他病因，出现了几种列线图，值得注意这些列线图是具有性别特异性的。以下简要介绍最常见的几种列线图，每一种列线图应用的适应证及其优缺点。

1. Abrams-Griffiths列线图 Abrams-Griffiths（AG）列线图基于应用压力流率检查（PFS）对有症状的男性进行的"理论分析和试验观察"（Abrams and Griffiths，

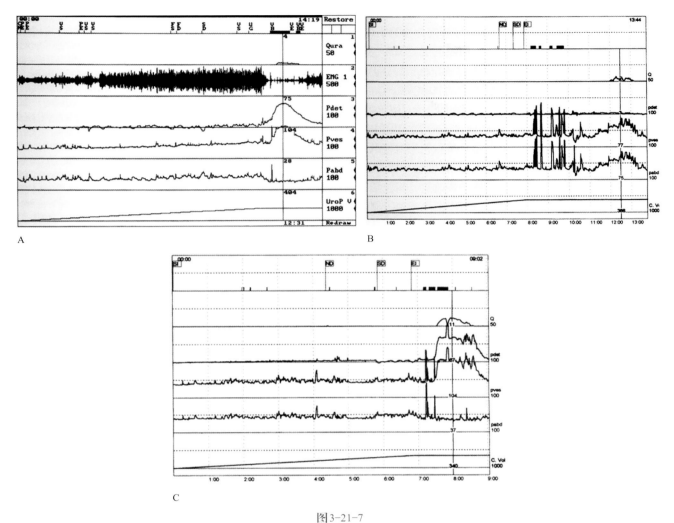

图 3-21-7

A. 典型的排尿试验显示梗阻性压力—流率曲线。初始的充盈性膀胱测压图显示正常稳定的膀胱。排尿过程中，记录到特征性的高压（逼尿肌压力 75 cmH$_2$O）、低流（尿流率 4ml/s），提示存在梗阻。B. 充盈排尿试验显示患者逼尿肌无力。开始充盈时膀胱测压图显示正常稳定的膀胱，排尿试验时，测得很低的最大尿流率 6 ml/s 以及几乎可以忽略的逼尿肌收缩。患者通过屏气用力（Valsalva 动作）升高腹压完成排尿，描记到膀胱压（Pves：77 cmH$_2$O）及腹压（Pabd：75 cmH$_2$O）升高，相减后的压力曲线显示出逼尿肌收缩无力，如果仅测量膀胱压，这一结果会被掩盖。C. 一名患有贮尿期和排尿期症状的 65 岁男性行多导联压力—流率测定结果提示存在梗阻，因为逼尿肌压力达到 67 cmH$_2$O，而同时最大尿流率仅为 11 ml/s。EMG：肌电图；Pabd：腹压；Pves：膀胱压；UroPV：膀胱灌注容量；Vol：膀胱灌注容量；Pdet：逼尿肌压

1979）。AG 列线图由三个区组成，根据从一个患者的 PFS 曲线上描出最大尿流率（Q$_{max}$）和最大尿流率时的逼尿肌压力（PdetQ$_{max}$），将患者划分为梗阻、可疑、非梗阻三类。对于可疑组的患者需要做进一步的分析，如果患者的最小排尿期逼尿肌压力大于 40 cmH$_2$O，则存在梗阻；如果曲线下降支斜率大于 2 cmH$_2$O/（ml·s），则可以诊断存在梗阻。AG 梗阻程度可以用 AG 值进行分级。这是由曲线等式推导得出的，AG 值通过公式：AG 值 = PdetQ$_{max}$ − 2Q$_{max}$ 得出（Lim and Abrams, 1995）。AG 数可以估计 PdetQ$_{min}$，并能提供一个固定变量，治疗前后检查者用该变量对梗阻程度进行分级（Lim and Abrams, 1995），AG 值大于 40 定义为梗阻，小于 20 则不存在梗阻，20 ～ 40 之间为可疑。

2. Schafer 法　Schafer 法确定尿道阻力是基于把尿道看作可扩张的管道，且具有排尿控制带，即近端尿道。在这个模型中，尿道被视为一个被动的或者是弹性的管道，需要一定的压力才能开放（Pmuo），即等于 AG 列线图上的 PdetQ$_{min}$ 值。完整的压力流率曲线（如 URR）对于细节分析来说太复杂，Schafer 设计了 PURR 曲线，该曲线是理论曲线近似于 URR 曲线的最低段（Schafer, 1990）。它描述了压力和尿流在尿道阻力最低期的关系，并且反映了出口阻力或尿流控制区的被

动解剖因素作用,将肌肉活动(如尿道括约肌收缩)的影响减少到最低。

基于PURR曲线的位置和斜率,两个膀胱出口参数被定义:① Pmuo(即曲线与压力轴相交处),反映尿道的可收缩度或受压梗阻程度。② 尿流控制带的横截面积(通过PURR的斜率表示),反映了尿道的可伸展性或缩窄梗阻程度(Schafer, 1990, 1995)。但是,PURR曲线需要计算机进行适宜的分析。为了简化内容,Schafer发展出直线性PURR(linPURR),它是PURR曲线的直线近似。linPURR的位置和斜率能够提供来自原始PURR曲线的与临床有密切相关的信息,借此判断个体尿流情况。linPURR的列线是通过归纳连接最大尿流率时的逼尿肌压(PdetQ$_{max}$)与最小排尿期逼尿肌压(Pmuo)而得到。

Schafer用linPURR图将梗阻按程度分为0级(没有梗阻)～6级(严重梗阻)(Schafer, 1995)。linPURR线在列线图上描记,根据其位置可确定梗阻的分级。进一步简化,将压力-尿流曲线上的PdetQ$_{max}$×Q$_{max}$点在Schafer图上描记,能够确定梗阻的分类(图3-21-8),通这个点画一条线到压力轴线,平行于linPURR统计线,可以获得Pmuo的估计值,可以用于对梗阻进行连续分级(Schafer, 1995)。

Schafer对该列线图做了进一步改进是指包括了逼尿肌的收缩力,他还在linPURR图上增加了典型BPH患者的"正常"逼尿肌收缩力。这些实际上是膀胱排出量的线性形式,能够用于消除逼尿肌收缩力变化的影响。linPURR线与逼尿肌力线交点的压力值,叫作逼尿肌修正平均PURR因子,能够用于对前列腺梗阻进行分级。

3. ICS暂定列线图　在所有梗阻分类模式间常常存在较高的相似情况。Lim和Abram发现在AG列线图和URA列线图诊断的梗阻中有94%是一致的(Limand Abrams, 1995)。同样,AG列线图中分割梗阻和可疑的线对应着Schafer列线图中分割Ⅱ度和Ⅲ度梗阻的线,AG列线图中可疑区大致对应了Schafer列线图的轻度梗阻。Khoury和其合作者在对AG列线图和Schafer列线图的比较中也得到了类似的结论(Khoury, et al. 1998)。

认识到各模式间的相似处,需要一种对压力-尿流数据的标准化分析,ICS提出了一个暂定的标准列线图(Griffiths, et al. 1997; Abrams, 1999)(图3-21-9),它与AG列线图很接近,除了将可疑组与无梗阻之间的分界线向减小可疑组的方向移动之外。得到压力-尿流结果时,调查者又多了一种值得推荐的方法。正如AG列线图一样,尿道阻力分类(梗阻、可疑、无梗阻)是通过描记最大尿流率与对应的逼尿肌压力值(PdetQ$_{max}$×Q$_{max}$值)得到的。此外,通过计算膀胱排出梗阻指数(the bladder outlet obstruction index, BOOI)可以对梗阻进行连续的分级,其本质就是AG值,通过等式BOOI=PdetQ$_{max}$(Q$_{max}$)得到。如果患者的BOOI＞40则考虑存在梗阻,BOOI小于20则不存在梗阻,BOOI在20～40之间则为可疑组。值得注意的是,这种列线图中的可疑组的区域近似于AG列线图和Spangberg列线图,以及linPURR列线图中的Ⅱ度。同样,如果尿流率为低到中等时,则它与URA和CHESS法中用于定义梗阻的截距值相一致(Griffiths, et al. 1997)。

4. 膀胱收缩指数　膀胱收缩指数(bladder

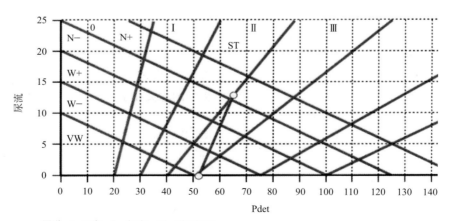

尿道:0=正常;Ⅰ=轻度→Ⅵ=严重梗阻
逼尿肌:非常弱/弱−/弱+/正常−/正常+/强

图3-21-8　Schafer压力流率列线图
图中线段表明患者患有Ⅲ度梗阻,患者的逼尿肌收缩力正常。Pdet:逼尿肌收缩压

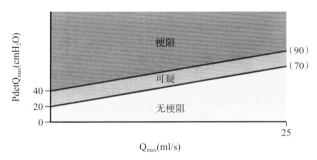

图3-21-9　国际尿控学会暂定列线图进行排尿分析
根据BOOI（PdetQ$_{max}$−2Q$_{max}$）将患者分为3组：BOOI > 40为梗阻；20 < BOOI < 40为可疑；BOOI < 20为无梗阻。Q$_{max}$：最大尿流率

contractility index, BCI）可以与Schafer收缩力分组列线图相结合。Schafer线的斜率通过等式PdetQ$_{max}$+5Q$_{max}$得出。有这个BCI的等式（BCI=PdetQ$_{max}$+5Q$_{max}$），可以定义膀胱收缩力的区间：BCI大于150为收缩力强，BCI小于100为收缩力弱，BCI在100～150之间为膀胱收缩力正常（Abrams, 1999）。表示在列线图上，可以根据3种梗阻状态和3种膀胱收缩状态分为9类（ Abrams, 1999）（图3-21-10、图3-21-11）。

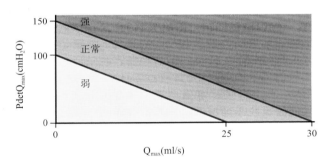

图3-21-10　膀胱收缩力图
根据膀胱收缩指数（PdetQ$_{max}$+5Q$_{max}$）分成3类。Q$_{max}$：最大尿流率

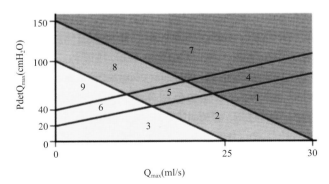

图3-21-11　复合列线图
将患者分成9个区，并根据膀胱排出梗阻指数和膀胱收缩力指数分成6个组

四、影像尿动力学

影像尿动力学是将膀胱和尿道的压力与下尿路

的荧光图像同步显示出来，它是对于复杂尿路功能障碍的患者最精细的检查。当需要同时对结构和功能进行评价才能做诊断时，影像尿动力学显得尤为重要（McGuire, et al. 1996a; Keane, et al. 1993）。这项检查减少了因人为假象而对结果产生误解的可能性。就像McGuire曾说的："我们已经发现了放射影像在评价包括女性和男性尿失禁、神经系统疾病、膀胱顺应性和膀胱排出梗阻的情况时，与尿动力检查一样是必不可少的"（McGuire, et al. 1996a）。压力-尿流研究只能诊断是否存在梗阻但不能定位，因此影像尿动力学检查对于诊断梗阻部位非常有用，如膀胱颈、尿道前列腺区或者远端尿道括约肌等（图3-21-12）。

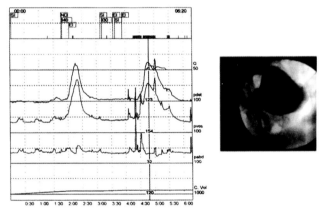

图3-21-12　患有储尿期和排尿期下尿路症状的男性患者的影像尿动力学检查结果
膀胱测压图（左）显示高压性逼尿肌过度活动。排尿期研究（看图中垂线标记事件）显示出在Q$_{max}$为6 ml/s时逼尿肌压（Pdet）为123 cmH$_2$O的梗阻证据。荧光透视图像（右）显示该时刻前列腺窝处的狭窄。Q$_{max}$：最大尿流率

不能同时进行尿路结构和功能检查，而不能做出准确诊断时，需要用影像尿动力学检查（McGuire, et al. 1996a）。它能确定解剖学异常，如膀胱疝出、膀胱或尿道的憩室、前列腺及近端尿道异常，也能提示盆腔支持结构异常和盆腔器官脱垂等。明显的盆腔器官脱垂能够引起尿动力学参数的改变，这种情况下影像尿动力学的意义在于荧光透视图像能显示尿动力学参数改变的意义。放置子宫托或者采用其他脱垂支持法纠正盆腔器官脱垂后，行影像尿动力学检查对于消除脱垂对检查结果的影响很有帮助。这对于那些患有严重中央缺损型膀胱膨出或者其他器官脱垂情况的女性非常有价值，尿道受压或扭曲可以避免出现尿失禁、掩盖了潜在的尿失禁，因此在检查过程中应注意这种情况。

影像尿动力学检查需用荧光屏透视检查台、含有造影剂的充盈介质等；必须有一个可以方便调节倾斜角度的检查台，便于在患者取仰卧位时插入导尿管，并

使者在进行检查时，根据需要改为坐位或站立体位。将便桶靠近检查台放置，能够通过透视观察患者坐位时排尿情况，这对女性患者尤为有利。本文笔者采用一种专门的替代方法，采用C形臂X线机和特制斜型座椅系统（见图3-21-13）。图3-21-14表示的是一个基本的影像和尿动力学配置，能够将尿动力学和影像数据同时显示在显示器上并将数据储存以备复查。X线透视检查时间只针对充盈期及排尿过程的感兴趣点

（做Valsalva动作或咳嗽），时间应当不超过1分钟。很多制造商生产能将影像和压力尿流数据整合的尿动力学设备，其最主要的特点是能够在进行X线透视的同时测量尿道和膀胱的压力（McGuire, et al. 1996a）。

应用此项技术，检查者可以获得关于膀胱和膀胱功能的多方面信息，膀胱输尿管反流、膀胱颈及尿道括约肌情况可能得以确定，膀胱解剖包括憩室、形状、膀胱颈可以显示清楚，还可以对那些由神经系统问题所

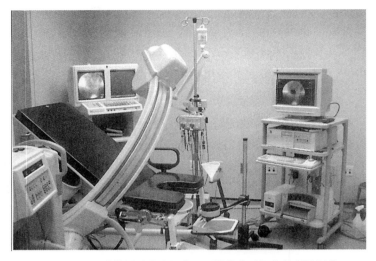

图3-21-13　影像尿动力学设备C型臂荧光透视和特制的斜椅

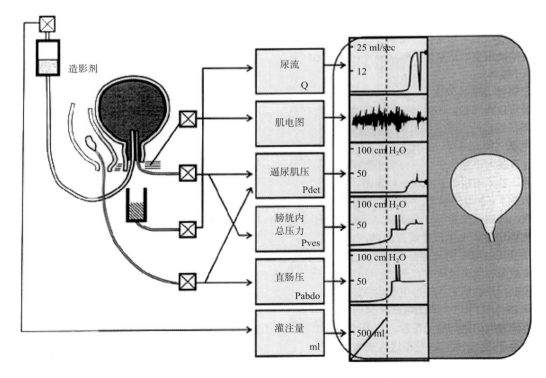

图3-21-14　影像尿动力学检查过程的示意图

尿动力学数据与膀胱X线造影同步显示在荧光屏幕上。EMG：肌电图；Pabdo：腹压；Pdet：逼尿肌压；Pves：膀胱压；Q_{max}：最大尿流率

引起的近端和远端尿道括约肌协同失调作出诊断。

五、影像尿动力学的特殊用途

（一）尿失禁的评价

对尿失禁的女性患者在站立位进行X线透视，有助于确定是否存在尿道过度活动、了解膀胱颈功能、有无膀胱脱垂及其程度。虽然这些情况并不都需要通过影像尿动力学检查作出诊断，患有尿道固有尿道括约肌缺失型压力性尿失禁的女性膀胱颈开放可由尿道关闭不全引起，但检查过程中膀胱收缩也是常见的原因（Low, 1977）。因此，有尿失禁的女性患者膀胱颈开放表明存在膀胱过度活动或者患ISD，只有用X线透视检查同时记录逼尿肌活动才能作出鉴别（McGuire and Woodside, 1981）。影像也改善了Valsalva动作漏尿点压力测量的准确度，使观察造影剂漏出确切时间比从尿道口观察尿液漏出更简单，在女性立位检查时从尿道口观察尿液漏出非常困难。

（二）膀胱颈功能障碍

膀胱颈功能障碍的特点是在排尿过程中膀胱颈不能完全开放。Turner-Warwick在1973年首先完整描述这一病症，确切的病因现在仍不明了。这种病症常见于有长期LUTS的年轻男性（Webster, et al. 1980），尿动力学很容易获得膀胱出口梗阻的证据，但是没有影像尿动力学，梗阻的确切位置是不可能确定的。对于该病的诊断必须在排尿时进行实时X线透视检查，显示在逼尿肌收缩的情况下膀胱颈未松弛。

（三）神经源性膀胱功能障碍

虽然标准的尿动力学已经足够评价顺应性或神经源性逼尿肌过度活动所引起的逼尿肌功能改变，但实时的影像检查能够显示尿道漏尿和膀胱输尿管流造成膀胱顺应性增加的假象，也能显示膀胱憩室或结石。影像尿动力学通过诊断近端和远端尿道括约肌协同失调对确定下尿路梗阻程度有帮助。

（四）伴发疾病的诊断

影像尿动力学能够确定某些伴发复杂的排尿功能障碍疾病的特征，包括反流、憩室、瘘，以及结石等。虽然简单的放射照相也能诊断这些疾病，但影像尿动力学能够同时记录下膀胱压力反映了它们的临床功能性意义，据此作出相应的治疗方案（Scholtmeijer and Nijman, 1994）。例如，经过排尿期膀胱尿道造影检查发现存在反流，检查者并不知道是膀胱的压力还是容量发生改变；在正常情况下，很有可能患者既不是压力也不是容量改变引起的反流，这种反流没有临床意义（McGuire, et al. 1996a）。

六、肌电图检查

临床神经生理学研究，包括尿道括约肌肌电图，在肌肉去极化时记录到生物电势能的产生。这些使得临床医师可以在膀胱充盈、储存和排尿过程中全面地评价尿道括约肌和盆底肌的活动变化。临床上，从尿道括约肌肌电图上获得的最重要的信息是膀胱和尿道外括约肌之间是协调还是不协调。

针式和金属丝电极的放置　在对男性生尿道外括约肌活动测定的研究中，用到50～75 mm的针式电极（Blaivas, et al. 1977）。针式电极经会阴插入，在直肠内手指的引导下，向前到前列腺顶端。对于女性，针式电极放置在尿道口侧面，向前平行尿道进入大约1～2 cm的距离。这对女性可能比较困难而且疼痛，经阴道放置能够尽量减少患者的不适。超声检测确定针式电极位置是否适当。

为了获得盆底会阴底部有代表性的EMG，应将针式电极或金属丝电极放置在男性的球海绵体肌或女性的浅表肛门括约肌中。针形电极能够通过会阴部位刺入球海绵体肌内，不需要局部麻醉因为疼痛很轻。女性浅表肛门括约肌的位置是通过会阴将探针电极刺入会阴区12点位，只需进入到皮下，达到黏膜（与）皮肤的接合处即能获得EMG信号。

七、多导联尿动力学

前述部分已经对尿动力学检查中的各个组成部分进行了描述。现在我们将讨论多导联尿动力学，这是一项综合性检查。多导联尿动力学检查能够同时记录总的膀胱压（Pves）和单独的腹压。逼尿肌压（Pdet）是膀胱内压的组成部分，后者由膀胱壁受主动力（膀胱收缩）和被动力（弹性回复）组成（Abrams, et al. 2002; Schafer, et al. 2002）。被动压力的改变可能是由膀胱顺应性的减低引起，而膀胱主动压力的改变则可能是存在肌肉或神经病变。

逼尿肌压力（Pdet）由膀胱压（Pves）减去腹压（Pabd）而得出。减掉的那部分压力能够帮助判定腹压增加的事件（如用力排尿）和记录逼尿肌本身的真实压力值。单导联膀胱压测定测得的膀胱内压是膀胱壁收缩产生的压力（如逼尿肌收缩产生的逼尿肌压Pdet）和膀胱以外的压力（如腹部用力产生的腹压Pabd）的总和。因此，使用单通道膀胱测压，当膀胱压力升高时，我们不能确定是哪种压力改变造成的，或是两者同时存在。多导联尿动力学检查的应用能够确定Pves、Pdet和Pabd每一部分压力的组成。由于Pdet是Pves

的组成部分,是由膀胱壁收缩而产生的,Pdet也是一个关键的测量的重要数据(图3-21-15),但Pdet只能用Pves减去Pabd的方法(Pdet=Pves−Pabd)获得,而不能直接测得。Pabd经常用放置直肠测压导管的方法测得,直肠紧邻膀胱,因此,两者在腹内所受压力在理论上是相近的。于女性患者或者已经做过直肠切除等手术而失去肛门的患者还可以通过阴道测量,但是这种方法测出的结果与膀胱测压会稍有差别。直肠压力监测一般采用下面这种方法:直肠内放置部分充液的水囊测压导管,并且导管要超过肛门括约肌以避免测量时直肠收缩可能会带来的干扰;这种直肠收缩确实存在,并且可能与逼尿肌过度活动有关(Combs and Nitti, 1995)。

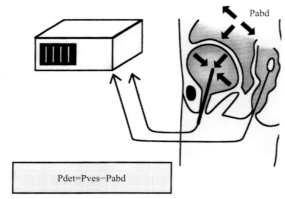

Pdet(逼尿肌压/减除外压后的膀胱压)
Pves(膀胱内压/膀胱总压)
Pabd(腹压/直肠压)

图3-21-15 图示逼尿肌压(Pdet)的测定
逼尿肌压引起排尿,通过膀胱压减去腹压(由直肠测得)而得到。Pdet压力测定的价值在于,在某些情况下腹部压力的改变可能掩盖了逼尿肌的问题(Webster and Older, 1980)。例如,在做诱发实验膀胱测压过程中,咳嗽或者蹦跳使得腹内压增加,或许就掩盖了逼尿肌的压力反应,结果漏掉了某些逼尿肌不随意收缩。用力刺激诱发的逼尿肌不稳定性的本质是,腹内压升高(Valsalva动作或者咳嗽)实际上引发了不随意逼尿肌收缩,这种现象只能通过测量Pves−Pabd的结果进行诊断(Serels, et al. 2000)。

直肠和膀胱内测压导管的压力传感器校准的参考水平相同(在耻骨联合的上缘),开始测量时,应将直肠测压导管调零至与膀胱内压力(已调零至大气压)相等。冲洗管路,并检查它们对压力的传导性,方法是让患者咳嗽,直肠压力升高、膀胱压力升高、且Pves减去Pabd得到的Pdet没有变化。Pabd或Pdet的变化都应引起Pves的变化,如果Pabd变化而Pves无变化,会使得相减得到的Pdet也发生变化,但是这可能是由人为原因引起的(如传导性差、直肠的收缩等);真实的逼尿肌压在Pves没有改变时是不会发生改变的。

八、漏尿点压力

在应用尿动力学检查下尿路功能的时候能够得到两个压力,即逼尿肌漏尿点压(detrusor leak point pressure, DLPP)和腹压漏尿点压(abdominal leak point pressure, ALPP)。ICS对DLPP定义为,引起尿液漏出的最低逼尿肌压力,此时不存在逼尿肌收缩和腹压增高。ALPP的定义为,在不存在逼尿肌收缩的情况下利用腹压增高达到尿液漏出时的膀胱内压(Abrams, et al. 2002)。

(一)逼尿肌漏尿点压

DLPP由McGuire和他的助手们在对因脊髓发育不良导致的膀胱低顺应性患者的检查时首次提出(McGuire, et al. 1981)。实际上有一个非常重要的尿动力学概念,即膀胱出口阻力是逼尿肌压力的主要决定因素(McGuire, et al. 1996b)。Griffiths和VanMastrier(1985年)及Schafer(1976年)也描述了这一关系,即在排尿时的尿道流出阻力决定了Pdet。如果流出阻力高,就需要更高的膀胱压力使得排尿能够实现。这一高压能够传导到上尿路,引起反流和肾积水。McGuire发现脊髓发育不良的患者由于尿道外括约肌固定不变化而有很高的流出阻力,那些DLPP高于40 cmH$_2$O的患者比那些DLPP低于40 cmH$_2$O的患者有更高的恶化危险(反流、肾积水)(McGuire, et al. 1981)。但是压力 > 40 cmH$_2$O固然重要,高压作用于泌尿系统的时间也非常重要(McGuire, et al. 1981, 1983)。

治疗目的是引流或者降低出口阻力(间歇性导尿、尿道扩张、尿道括约肌切开术、膀胱颈切开术)和松弛膀胱(抗胆碱能药物)以预防和缓解尿道高阻力导致的膀胱顺应性和上尿路危险结果的发生(Wang, et al. 1989; Bloom, et al. 1990; Flood, et al. 1994)。Pdet是引发漏尿所需要的,但是如果要明确使DLPP升高的因素,必须同时应用荧光透视检查确定有无尿路梗阻和进行准确定位。

DLPP的测定方法 这项检查是在膀胱测压时进行的。测量膀胱压力的同时观察尿道口漏出尿液的情况。开始漏出尿液时记录到的Pdet就是DLPP(图3-21-16)。Pves可以作为替代,但此时需要从基线Pves中减去。用于此试验的导管的型号尚未被标准化,导管的型号有可能影响测量结果,所以建议使用最小号的导管(6Fr双腔导管)。因为考虑到导管的阻碍作用,Combs和Horowitz(1996)建议当测定DLPP时需要做两个压力的测定。尿液漏出时测定Pdet;然后拔出导管,在漏尿停止时重新插入导管,再记录一次

Pdet。他们发现当第一个DLPP和第二个Pdet都高于40 cmH₂O时有更高的上尿路恶化危险。当两个DLPP都低于40 cmH₂O时,或者第一个DLPP高于40 cmH₂O而第二个Pdet低于40 cmH₂O时恶化率非常低(Combs and Horowitz, 1996)。

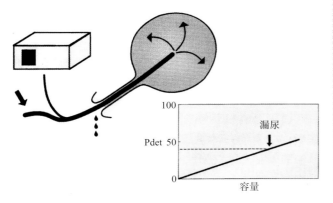

图3-21-16　逼尿肌漏点压的检查
从尿道口观察尿液漏出情况,发生漏尿时的逼尿肌压就是逼尿肌漏尿点压

(二)腹压漏尿点压

McGuire研究组认识到腹压和逼尿肌压对尿道的力是不同的(McGuire, et al. 1993; Wan, et al. 1993)。DLPP是逼尿肌收缩时尿道阻力的测量指标,但是这不能反映腹压和尿液漏出的真实关系。逼尿肌压力能够使尿道括约肌开放,然而腹压不能使处于正常位置的关闭的尿道括约肌开放。当尿道功能异常时,仅仅靠增加腹压就能使得尿道开放,基于这一点建立了Valsalva漏尿点压或腹压漏尿点压(VLPP、ALPP)(McGuire, et al. 1993)。

ALPP试验应在膀胱测压充盈150~200 ml液体时进行,让患者屏气用力(Valsalva动作)增加腹压直至出现漏尿(图3-21-17),发生尿失禁时的最低压力为VLPP。如果腹压在100~140 cmH₂O之间时没有发生尿失禁,则让患者做咳嗽动作直至出现尿失禁;若仍未出现尿失禁,将膀胱容量增至300 ml,然后再进行检查。

膀胱测压过程中假如逼尿肌没有发生收缩,我们在达到膀胱最大容量(膀胱测压容量)时进行VLPP检查,检查结果与在膀胱容量为150 ml时所做的检查结果相差不大(Petrou and Kollmorgen, 1998)。Faerber也指出在ISD女性患者中,记录的VLPP压力受容量影响不大。但是他们确实表示,容量在250~300 ml时的压力记录,提供了尿失禁原因的准确分类:即ISD或过度活动(Faerber and Vashi, 1998)。这项技术的优点

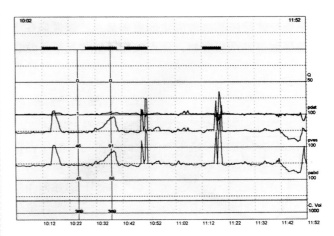

图3-21-17　多导联膀胱测压图显示进行Valsalva漏尿点压力试验
这个病例,检查在最大膀胱容量下进行(369 ml),基线膀胱压是46 cmH₂O。当Valsalva动作使压力上升到91 cmH₂O时发生漏尿,通过从漏尿点压力中减去基线压力得到Valsalva漏尿点压为45 cmH₂O(91~46)。CVol: 充盈量; Pabd: 腹压; Pdet: 逼尿肌压; Pves: 膀胱压

是在检查过程中无需中断充盈性膀胱测压。此外,对于某些患者而言,膀胱灌注100~150 ml还远没有达到膀胱最大容量。咳嗽时的VLPP高于做Valsalva动作时的VLPP,这可能是由于咳嗽时的盆底肌的反射性收缩导致(Bump, et al. 1995)。在咳嗽压力波峰上升段何时发生尿液漏出的确很难辨别,所以经常选择峰顶为漏尿点。如果高压力(>150 cmH₂O)时没有尿液漏出,则患者的尿失禁可能不是尿道的原因。但是,反过来说则不一定总是正确的(如VLPP低不能除外尿失禁与逼尿肌的相关性)(McGuire, et al. 1996b)。

VLPP或ALPP是可重复的,并且它与症状分级、尿失禁的严重程度、尿垫的使用、尿失禁的量化紧密相关(McGuire, et al. 1993; Nitti and Combs, 1996; Bump, et al. 1997; Cummings, et al. 1997)。McGuire及其助手们发现,VLPP低于60 cmH₂O的女性中81%存在严重的压力性尿失禁史,75%影像尿动力学检查存在ISD;而VLPP高于90 cmH₂O的患者进行影像尿动力学检查时表现为尿道过度活动(McGuire, et al. 1993)。VLPP低于60 cmH₂O表示ISD存在比较明确;VLPP在60~90之间,意义模糊,可能为尿道过度活动和ISD同时起作用;压力高于90 cmH₂O表明尿道过度活动,ISD几乎不存在。

九、尿道测压检查

有两种关于尿道压力测量方法经常被报道:静态尿道测压图(UPP)和它的变量应力性UPP(stress UPP)及压力传导率;排尿期尿道测压图MUPP。

（一）静态尿道测压图

ICS尿道压力的定义是使闭合尿道开放所需的尿液压力（Abrams, et al. 2002）；UPP被定义为显示尿道全长中管腔内压力变化的曲线图。虽然，它最初由Bonney在1923年描述，但目前使用的是基于Brown和Wickham（1969）的技术方法。尿道压力和尿道闭合压力起初都是描述尿道抗漏尿能力的概念，可以用来检查患者是否有压力性尿失禁。但是，目前还没有一种尿道压力测量方法能够将尿道关闭不全与其他病因相鉴别，能够衡量病情严重性，能够提供一个可信的评价手术干预是否成功的指标，所以该方法的临床应用意义尚不明确。虽然曾经有过尝试，试图找到最大尿道闭合压（maximum urethral closure pressure, MUCP）过低与ISD（MUCP < 20 cmH$_2$O）引起的压力性尿失禁之间的关系；但是试验证明该方法缺乏灵敏性和特异性，且很多无尿失禁的女性，其MUCPs低，反之亦然（McGuire, 1995a）。

通过记录非排尿时尿道全长的腔内压变化获得UPP。用一个充满液体的周边有侧孔的细导管（6Fr～10Fr）由机械牵拉器以0.5 cm/s的速率从尿道中拉出（也可用手慢速牵拉退管），同时向管内以2 ml/min的速度灌注液体。记录的尿道压力与将尿道侧壁从导管侧孔推离保持尿道开放的压力相对应（Yalla, et al. 1980; Stelle, et al. 1998）。这个方法可在静息时（静态UPP）或者在间断的重复压力刺激（应力UPP）时进行。

（二）应力性尿道测压图

这种UPP是通过让患者做周期性的用力动作（咳嗽），同时也记录膀胱内压。通常，女性近端尿道位于腹内，腹内压的增加可传导到膀胱和近端尿道。如果在应力性UPP上没有发现这些变化，提示尿道脱离了腹内压的影响（尿道过度活动）或者尿道太僵硬或有瘢痕而不受外源性压力的作用。

（三）压力传导率

压力传导率（pressure transmission ratio, PTR），是在用力使腹压增加时尿道压力的增量占同时记录的膀胱内压增量的百分比。它应该超过100（Steele,

et al. 1998; Abrams, et al. 2002）。虽然据报道，那些尿道过度活动的压力性尿失禁的女性的PTR，通常低于那些无压力性尿失禁的女性（Bump, et al. 1988），但是有一部分重叠，所以这种检查的价值受到质疑（Richardson, 1986; Meyer, et al. 1994）。这些分歧，在尿道过度活动和ISD尿失禁的患者中的意义已经不是那么重要，因为这两种情况已经均倾向于行耻骨阴道悬带术。现在这项在操作困难和容易产生人为偏差的试验仅被一些妇科方面的热心者所关注。

（四）排尿期尿道测压图

这项研究是用来诊断和定位膀胱排出梗阻的方法（Yalla, et al. 1980）。它采用与静态UPP相同的方法，不同的只是在患者排尿时将导管牵拉出来。这种方法能将膀胱压与尿道上某点的尿道压进行比较。排尿时，膀胱压应该与尿道压接近（等压的）。如果尿道存在梗阻，则梗阻点远侧的尿道压低于此时的膀胱压及梗阻点近侧的压力。因此，如果在导管拉出过程中，压力出现明显的下降，则与对应的点存在梗阻有关。

在尿流率正常的无症状男性中，在通过尿道膜-球部后尿道压有明显的下降，并沿尿道逐渐减低（Yalla, et al. 1980）。在正常排尿逼尿肌收缩压为50～55 cmH$_2$O时，生理性尿道压力减低约20～30 cmH$_2$O。女性中这个压力的减低则不同，直到距离尿道远端1 cm之前，膀胱和尿道压力基本相同（Sullivan, et al. 1996）。

（五）梗阻的检查

排尿期UPP已经被用来诊断膀胱出口梗阻，并与PFS有很好的相关性（Desmond and Ramayya, 1988; DuBeau, et al. 1995），能够预测前列腺切除术治疗的成功性（Lecamwasam, et al. 1994）。虽然有报道称，这项检查对不能走动的患者也可进行，能够定位梗阻部位（Sullivan, et al. 1996）；但在有尿道扭曲畸形的患者则很难进行，虽然能应用荧光透视法检查导管的X线标记，但是压力传感器位置很难准确。

（谷宝军）

第三节　尿动力学检查结果的应用

一、膀胱下尿路梗阻

从膀胱出口至尿道外口之间的尿路，成为膀胱下

尿路。膀胱下尿路梗阻的原因很多，在任何年龄均可发生，发病率高，在泌尿外科占重要地位。虽然致病原因不同，但所致的膀胱及上尿路损害的病理及病理生

理变化是相对一致的,那就是膀胱功能及肾脏功能的损害,最终结局是肾脏功能的完全丧失。如能早期诊断,早期采取争取的治疗,膀胱及上尿路功能损害是完全能避免的。因此早期诊断、早期治疗十分重要。膀胱下尿路梗阻早期的客观表现为尿动力学改变,即尿动力学检查可以较早发现梗阻及了解膀胱功能。因此尿动力学检查在诊断膀胱下尿路梗阻中占有极其重要的地位,并越来越受到重视。

（一）尿动力学检查的意义

① 量化评估排尿情况,得到具体的数值以客观评价症状。② 确定有无梗阻及程度,可提供直观、量化的尿道梗阻图像和数据。③ 测定膀胱功能,测定是否伴有逼尿肌收缩无力或过度活动。④ 梗阻部位的定位诊断,尤其对功能性尿道梗阻。⑤ 预测上尿路损害,与传统诊断方法相结合。

（二）常用的尿动力学检查

1. 尿流率检查

（1）适应证:可疑有膀胱下尿路梗阻患者均应行此检查。

（2）诊断指标:① 逼尿肌压正常或大于正常,最大尿流率低于 $10 \sim 15$ ml/s。② 逼尿肌压正常或大于正常,平均尿流率低于最大尿流率的1/2。③ 尿流率曲线下降缓慢呈波浪形或间断性曲线。④ 尿流时间及排尿时间延长。

2. 膀胱测压

（1）适应证及临床意义:凡有最大尿流率降低、平均尿流率低于正常、波浪形及间断形尿流率曲线,可疑为膀胱下尿路梗阻者均应行膀胱测压。在已确定有膀胱下尿路梗阻者,为了解膀胱功能,也应行膀胱测压。

（2）诊断指标:膀胱测压并不能直接诊断尿路梗阻,但有下列表现时提示有梗阻可能:① 膀胱下尿路梗阻的典型改变为膀胱容量小,膀胱排尿压高。② 男性下尿路梗阻50% ～ 70%的病例可有逼尿肌不稳定。③ 低顺应性膀胱也是常见的改变,多见于病程中晚期。④ 高压性慢性尿潴留和低压性慢性尿潴留为病程的晚期表现。

（3）尿道压力图

1）临床意义:反应储尿期的尿道压力变化,对于诊断和定位诊断有一定参考价值。

2）诊断指标:功能性膀胱颈梗阻患者可见膀胱颈出异常升高的压力,提示储尿期该部位肌肉处于高张力状态;前列腺增生患者尿道压力图曲线主要为鞍形,前列腺部压力明显升高。

（4）压力-流率同步检查

1）适应证:下尿路梗阻的必做项目,是目前确定尿道梗阻、梗阻程度和膀胱功能最有价值的检查。

2）诊断指标:由于尿道阻力不能直接测量,而是通过测得的逼尿肌压力和尿流率间接判断尿道阻力。可获得结果有:① 高压低流曲线,表现为逼尿肌压高,尿流率低,是典型的尿道梗阻曲线,也是尿路梗阻诊断金标准。② 低压低流曲线,逼尿肌压力和尿流率均低,提示逼尿肌无力。③ 梗阻可疑曲线,可有高压正常尿流曲线、较低压力较低流率曲线等。

（5）影像尿动力学检查

1）适应证:用上述方法不能确定有无梗阻者;以及确定梗阻,需明确部位者;需确定有无逼尿肌膀胱颈失协调者。

2）诊断指标:逼尿肌压力升高时不出现膀胱颈开放者提示功能性膀胱梗阻,膀胱压升高时尿道不开放伴EMG异常活动提示逼尿肌、尿道括约肌失协调。

二、尿失禁

尿动力学检测在压力性尿失禁诊断中的应用:国际尿控协会(ICS)将不能由意志控制的流尿定义为尿失禁。膀胱尿液经尿道流出者称为尿道内尿失禁,即传统意义上的尿失禁。非膀胱尿经尿道流出或尿液未经尿道流出称为尿道外尿失禁,即传统意义上的尿瘘。尿失禁发病率极高,在任何年龄及性别均可发生,尤其是女性及老年人。尿失禁可以是一种独立的疾病,也可以是一种疾病的一个症状或体征。虽然其发病率高,但就诊率低。随着尿动力学研究的深入,在尿失禁病因、诊断及治疗方面获得了许多突破性进展,随着一些传统观念改变,尿失禁是目前临床研究的热点。

尿失禁的病因十分复杂,其临床表现也并不一致,一种表现可由多种原因引起。ICS的分类如下:急迫性尿失禁、真性压力性尿失禁、混合型尿失禁、充溢性尿失禁、不稳定尿道、完全性尿道关闭功能不全及反射性尿失禁。其中,压力性尿失禁定义为咳嗽、喷嚏、大笑、运动及体位突然改变时,因腹压骤然增高时而引发的尿失禁,主要发生于女性,男性发生者少见,见于前列腺切除术后、尿道括约肌损伤者。尿动力学检查是真性压力性尿失禁诊断必不可少的一个环节。只有通过尿动力学检查才可以确定尿道功能及膀胱、尿道内压力,才可以区别真性压力性尿失禁和症状性压力性尿失禁(图3-21-18、图3-21-19)。

压力性尿失禁的手术治疗方式主要为下尿路修复重建,故本章节对尿动力学检测在压力性尿失禁诊断

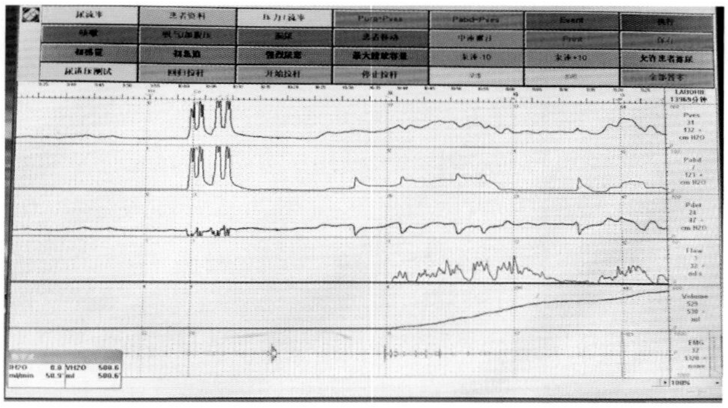

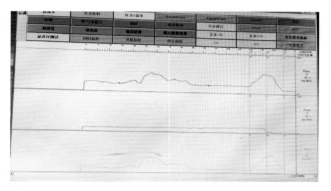

图3-21-18 **女性压力性尿失禁患者，膀胱感觉敏感，膀胱稳定性正常，排尿可见腹压收缩，逼尿肌收缩力稍减弱**

图3-21-19 **女性压力性尿失禁患者，尿道测压显示最大尿道压及最大尿道闭合压下降，可行尿道悬吊术治疗**

中的应用进行介绍，分为女性压力性尿失禁及男性获得性尿失禁两部分。

（一）女性真性压力性尿失禁

压力性尿失禁的尿动力学检查主要包括两个方面：一是膀胱功能的评估，二是尿道功能评估。膀胱功能主要针对老年女性，排除可能伴有的逼尿肌功能下降因素。尿道功能评估包括静态尿道压力图和腹部漏尿点压力（ALPP）。

1. 膀胱测压 单纯真性压力性尿失禁膀胱功能正常，所以通过膀胱测压即可排除膀胱功能异常引起的症状性尿失禁，如急迫性尿失禁、低顺应性膀胱、充溢性尿失禁等。单纯的压力性尿失禁各项指标均正

常，残余尿为零，膀胱空虚压在 10 cmH$_2$O 以下，逼尿肌充盈压在 25 cmH$_2$O 以下，逼尿肌无抑制性收缩，顺应性正常。但急迫性尿失禁有逼尿肌无抑制性收缩，充溢性尿失禁除了膀胱顺应性低之外，逼尿肌充盈压可高达 52.0 ± 29.54 cmH$_2$O，并有大量残余尿，是其他类型压力性尿失禁没有的。评估膀胱功能有助于预测术后疗效及排除手术禁忌。

2. 静态尿道压力图测定 功能性尿道长度缩短、最大尿道压及最大尿道闭合压下降，是诊断真性压力性尿失禁的主要指标。具体数值如下表（3-21-3）。

3. 膀胱尿道同步测压

（1）压力性尿道压力图：正常者咳嗽时膀胱压增加的压力为腹压的100%，尿道压增加的压力为腹压的100%以上。真性压力性尿失禁患者，咳嗽时膀胱压增加的压力仍为腹压的100%，尿道压增加的压力小于腹压。尿道各段的压力均低于腹压，尿道关闭压降至零或负值。

（2）漏尿点压测定：漏尿点压是指尿液从尿道口溢出时的膀胱压力。真性压力性尿失禁时，作腹压漏尿点压（ALPP）测定。若膀胱压 > 150 cmH$_2$O 仍不出现漏尿，则提示尿道关闭功能正常，可以排除真性压力性尿失禁。ALPP越低，尿道关闭功能越差，ALPP < 60 cmH$_2$O，则尿道关闭功能很差。

（3）影像尿动力学：尿动力仪能在同屏幕上将膀胱压力测定与膀胱尿道造影及尿道括约肌肌电图等同时显示，是尿失禁诊断和鉴别诊断最直观准确的检查。正常者，在压力作用下，逼尿肌无抑制性收缩和不稳定膀胱，顺应性正常，膀胱颈呈关闭状态，尿道内无造影剂。真性压力性尿失禁患者，膀胱压力曲线正常，而膀胱颈开放，尿道内充满造影剂，并可见造影剂自尿道口溢出。

（二）男性获得性压力性尿失禁

前列腺术后或外伤所造成的尿道括约肌损伤均可导致压力性尿失禁，尿道膜部的瘢痕化或完全破坏可出现完全性尿失禁。尿动力学检查首先需要通过膀胱测压了解膀胱储尿功能，有无不稳定膀胱；尿流率检

表3-21-3 **真性压力性尿失禁最大尿道闭合压与正常值比较表**

	正常值（cmH$_2$O）	真性压力性尿失禁（cmH$_2$O）	P
Hilton（1983年）	68.2 ± 2.98	47.9 ± 9.3（轻）	< 0.01
		28.4 ± 13.6（重）	
Blastia（1983年）		40.63 ± 14.2	< 0.01
金锡御（1989年）	60.61 ± 3.24	29.01 ± 4.63	< 0.01

查了解有无膀胱出口梗阻。之后需要了解尿道括约肌功能,包括静态尿道压力图、ALPP及影像尿动力。

1. 膀胱测压　了解膀胱患者膀胱逼尿肌功能。多数患者膀胱功能正常。长期尿失禁患者可继发膀胱功能受损(图3-21-20)。

术中进行尿道压检测有助于手术操作并预测疗效(图3-21-21、图3-21-22)。

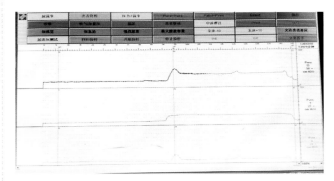

图3-21-21　男性获得性压力性尿失禁患者,尿道测压显示功能性尿道长度缩短、最大尿道压及最大尿道闭合压明显下降,真性尿失禁严重

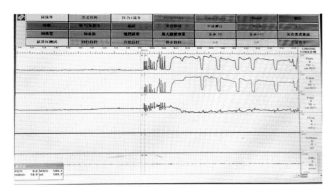

图3-21-20　男性压力性尿失禁患者,膀胱感觉缺如,膀胱稳定性、顺应性正常,排尿以腹压收缩为主,逼尿肌收缩无力,无残尿

2. 静态尿道压力图测定　静态尿道压力可以提示括约肌损伤程度。当最大尿道闭合压低于20 cmH₂O时,提示尿道闭合功能严重低下,可发生完全性的压力性尿失禁,对于治疗方式的选择尤为重要。

3. 影像尿动力学　前列腺术后或尿道损伤患者常存在尿道狭窄和尿道瘢痕化,检查前尽管存在完全性尿失禁,但插入测压管后,因为导管阻塞了狭窄而僵硬的尿道,常无尿失禁发生而产生人为误差,甚至可能导致最大尿道闭合压升高。影像尿动力学检查可以避免误差,如膀胱充盈期逼尿肌稳定时膀胱颈后尿道造影剂充盈,甚至前尿道也出现造影剂,提示尿道固有括约肌功能完全丧失。

(谷宝军)

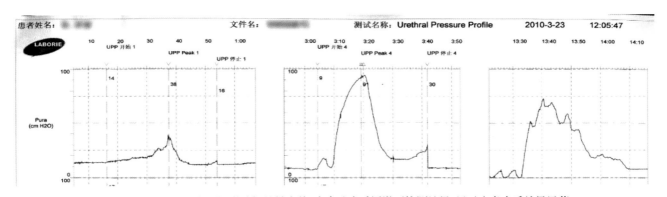

图3-21-22　男性患者行尿道球部悬吊术前、术中及术后尿道压检测结果,显示患者术后效果显著

参考文献

[1] Abrams P, Cardozo L, Fall M, et al. The standardisation of terminology of lower urinary tract function: Report from the standardisation subcommittee of the international continence society[J]. Neurourol Urodyn, 2002, 21(2): 167–178.

[2] Chancellor MB, Blaivas JG, Kaplan SA, et al. Bladder outlet obstruction versus impaired detrusor contractility: The role of outflow[J]. J Urol, 1991, 145(4): 810–812.

[3] Lim CS. Abrams P. The Abrams-Griffiths nomogram[J]. World J Urol, 1995, 13(1): 34–39.

[4] Schäfer W, Abrams P, Liao L, et al. Good urodynamic practices uroflowmetry, filling cystometry, and pressure-flow studies[J]. Neurourol Urodyn, 2002, 21(3): 261–274.

第二十二章
排尿功能障碍的治疗

排尿功能障碍统称神经源性膀胱。其病因根据解剖位置可大致分为脑组织病变、脊髓病变，以及周围神经病变。外科治疗主要适用于脊髓病变，重点是脊髓损伤、脊柱裂和脊髓栓系综合征所致的神经源性膀胱。本章主要介绍肖氏反射弧手术治疗排尿功能障碍和骶神经调节治疗排尿困难。

第一节　肖氏反射弧手术治疗排尿功能障碍

一、概述

直接或间接支配下尿路的神经系统发生器质性或功能性病变而导致的排尿功能障碍，统称神经源性膀胱。其病因根据解剖位置可大致分为脑组织病变（脑外伤、肿瘤、中风、帕金森病等）、脊髓病变（脊髓损伤、脊髓肿瘤、脊髓空洞症、脊髓硬化症、脊柱裂、脊髓栓系综合征等），以及周围神经病变。外科治疗主要适用于脊髓病变，重点是脊髓损伤、脊柱裂和脊髓栓系综合征所致的神经源性膀胱。以往的外科治疗方法有尿道支架、尿道外括约肌切开、Brindley 骶神经根电刺激器植入手术等，各有一定作用，但效果有限。绝大多数患者主要依靠间歇导尿或永久性膀胱造瘘，常因并发泌尿系感染输尿管反流而使肾功能受损，严重者危及生命。近二十年来，我国脊髓损伤后膀胱和直肠功能重建的研究有了重大突破，在国际上率先提出了"肖氏反射弧修复截瘫后膀胱功能"这一神经学新概念，利用截瘫平面以下的废用神经，通过将控制躯体神经的传出纤维与控制膀胱排尿功能的内脏神经传出支吻合，形成皮肤-脊髓中枢-膀胱反射回路，通过刺激相应皮区引起排尿，解决排尿功能障碍。外科学教科书中简称为肖氏反射弧或肖氏术。1995 年开始应用于脊髓损伤后大小便失禁的治疗，2000 年开始应用于治疗先天性脊柱裂、脊髓脊膜膨出所致大小便失禁，都取得了很好的疗效。在此，重点介绍肖氏反射弧手术修复脊髓损伤后膀胱功能，以及重建脊柱裂、脊髓栓系综合征膀

胱功能的机制和步骤。

二、修复脊髓损伤后膀胱直肠功能障碍

（一）解剖学基础

排尿反射非常复杂，一般认为，其高位中枢位于脑桥，低位中枢位于骶髓。骶髓之上的脊髓损伤低位排尿中枢保存完好，主要表现为高反射性神经源性膀胱；骶髓损伤、圆锥及马尾损伤则主要导致无反射性神经源性膀胱。脊髓损伤极少伴有膀胱尿道和盆神经节的器质性损伤，造成排尿障碍的原因是高位排尿中枢与骶髓排尿中枢的神经联系中断，或骶髓排尿中枢与膀胱尿道的神经联系中断。排尿功能障碍引起的感染和肾功能衰竭是患者的主要致死因素。

（二）手术设计原理

排尿反射的许多机制至今并未完全阐明。但传递给膀胱和尿道的启动信息无疑是排尿最重要的一环，这一环节在脊髓损伤后中断或失控。肖氏反射弧手术利用一个支配下肢感觉和运动功能的腰髓体神经反射弧，将其传出神经支连接到支配膀胱尿道的骶髓传出神经支，待神经再生完成后，刺激该腰髓体神经反射弧的相应皮肤感觉区，诱发脊髓的体神经运动神经元放电，其脉冲将沿着神经再生的新通道传送到盆神经和阴部神经，启动排尿。本手术在科学上的主要意义是首次提出并证实了体神经运动纤维能再生并替代内脏神经节前纤维，从而形成肖氏反射弧用于控制或恢复内脏器官功能（图 3-22-1、图 3-22-2）。

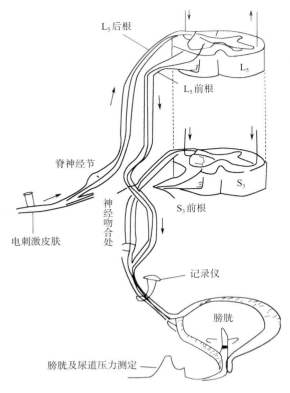

图3-22-1　肖氏反射弧示意图

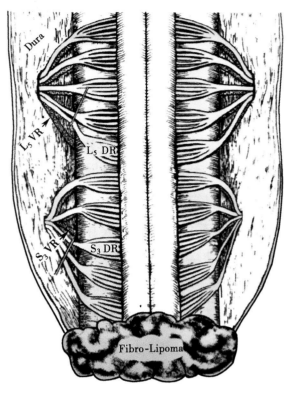

图3-22-2　脊柱裂脊髓脊膜膨出示意图

（三）手术适应证

所有因脊髓损伤所导致的排尿功能障碍，包括尿失禁和不能排尿患者，均可行此手术。除全身状况或其他疾病不适宜全身麻醉和手术者外，无特殊禁忌证。但当膀胱容量超过1 000 ml时，多为不可逆性逼尿肌纤维化，手术效果欠佳。

（四）术前准备

（1）全身麻醉术前常规检查。

（2）脊柱脊髓MRI检查：了解脊髓脊柱的解剖。

（3）尿流动力学检查：脊髓损伤所致神经源性膀胱主要表现为高反射膀胱、逼尿肌与尿道外括约肌协同失调，或者逼尿肌无反射无收缩能力，尿道外括约肌无功能。尿动力学检查结果对手术效果并无影响，但对于术后客观判断疗效至关重要。

（4）腰骶神经电生理检查：本手术成功与否的关键在于一个未受损伤的体神经反射弧。一般情况下尽量用L_5或S_1，能就近和S_3神经进行吻合而且神经再生的距离最短，术后见效最快。高位脊髓损伤时截瘫平面下的废用反射弧的结构和性能多保存完好，手术时选用很容易。但骶髓损伤、圆锥损伤和马尾神经损伤时，术前通过腰骶神经电生理检查找到一个相对完整的残存体神经反射弧非常重要，以利于选用最合适的神经根，必要时选用脊髓损伤平面之上的反射弧以达到最佳效果。

（五）手术步骤及要点

这是一个非常精细的手术。手术者需具备泌尿外科、骨科、神经外科和显微外科多学科训练和专业水准。

（1）患者俯卧位，适当垫高臀部，将双侧L_3至S_3神经支配的相应肌肉分别插入针状电极用于术中监护和鉴别所需神经根。以L_5椎体为中心取背正中切口长约4～6 cm行椎板切除术、仔细逐层切开，暴露硬脊膜。

（2）纵行切开硬脊膜3～5 cm显露左侧腰、骶神经根。在神经电生理专家的协助下，通过逐一电刺激每根神经的前根同时观测相应肌肉的肌电图，鉴别出左侧L_5或S_1的前根，于其入椎孔处切断；再依顺序下索鉴别出左侧S_3前根，将其从脊髓发出处切断，远心端与L_5前根之近心端行端端显微神经根吻合术。

（3）连续缝合封闭硬脊膜，在硬脊膜外注入生物凝胶（dura seal）以防止脑脊液漏。分三层缝合切口，无需放置引流物。

（六）术中可能发生的问题

手术中操作失误可能会造成额外神经损伤，要和麻醉师配合调整肌松剂的用量，防止刺激神经时患者身体活动。

（七）术后处理

术后常规应用广谱抗生素7天,少数患者因对硬脊膜开放后颅内压改变较为敏感而有头痛,术后常规应用甘露醇等抗脑水肿3～5天。神经再生是一非常缓慢的过程,一般术后最快需要1年左右方可见效果。因此,术后需要继续间隙清洁导尿,若有肾积水、肾功能损害者需行膀胱造瘘,等待神经再生完成后能自行排尿再拔除造瘘管。患者应于术后每3个月复查尿动力学检查1次。

（八）术后可能发生的问题

截瘫患者行动困难,术后随访非常不易。但大多数患者在神经再生完成后,需要医师指导训练才能掌握利用肖氏反射弧进行排尿。因此应该要求患者术后1年必须复诊。一般而言,患者直肠功能比膀胱功能提前1个月左右首先恢复,可以将排便恢复正常作为通知患者复诊的时间标志。

本手术主要是将L_5或S_1运动神经转用于恢复膀胱的收缩功能,但并不能恢复患者的感觉功能。因此,必须向患者解释清楚,反射弧建立后,必须利用人工建立的反射弧定时排尿。

三、重建脊柱裂、脊髓栓系综合征膀胱功能

（一）解剖学基础

先天性脊柱裂、脊髓脊膜膨出是最常见的出生缺陷(图3-22-2)。发生率约为1/1 000新生儿。由于神经管发育缺陷,胎儿发育过程中脊髓栓系、脊髓膨出和骶髓部位脂肪纤维瘤形成,造成支配膀胱直肠等的骶髓神经元不能正常发育存活,导致膀胱直肠等发育受损,基本无正常神经支配;主要表现为大小便失控。排尿功能障碍引起的感染和肾功能衰竭是患者的主要致死因素。

（二）手术设计原理

先天性脊柱裂、脊髓脊膜膨出大小便失控一直是医学难题。既往治疗基本为对症处理,如导尿、膀胱造瘘,膀胱扩大术等。出生后行脊髓栓系松解也为时已晚,难能有效。

根据脊柱裂脊膜膨出所致大小便失控的发病机制,其根本解决方案是重建膀胱直肠的局部神经支配和中枢控制。肖氏反射弧手术利用体神经再生重建膀胱直肠神经支配和中枢控制,解决脊柱裂脊膜膨出所致大小便失控。80%以上患者在术后8～12个月神经再生完成后获得基本正常的膀胱直肠功能。

（三）手术适应证

所有因脊柱裂、脊髓脊膜膨出、脊髓栓系综合征所致的排尿功能障碍,包括尿失禁和不能排尿患者,均可行此手术。除全身状况或其他疾病不适宜全身麻醉和手术者外,无特殊禁忌证。

（四）术前准备

（1）全身麻醉术前常规检查。

（2）脊柱脊髓MRI检查:了解脊髓的解剖异常,尤其是腰骶神经根走向分布的大致情况。对曾经行栓系松解、脊髓脊膜膨出修补和脊髓脂肪纤维瘤切除术者,尤其重要。

（3）尿流动力学检查:脊柱裂脊膜膨出所致神经源性膀胱主要表现为逼尿肌无反射无收缩能力,尿道外括约肌无功能。仅有少于20%的患者表现为高反射膀胱和逼尿肌与尿道外括约肌协同失调。虽然尿动力学检查结果对手术效果并无影响,但可用于术后客观判断疗效。

（4）腰骶神经电生理检查:本手术需要将一根原本支配皮下肌肉的神经根转用于支配膀胱和直肠,势必对下肢运动功能有一定程度的影响。部分脊柱裂、脊髓脊膜膨出患者本身尚伴有下肢神经功能障碍。因此,术前必须详细了解腰骶各神经的功能,以利选用最合适的神经根,达到最好的效果,并将对下肢运动功能的影响控制到最小。

（五）手术步骤及要点

这是一个非常精细的手术。手术者需具备泌尿外科、骨科、神经外科和显微外科多学科训练和专业水准。

（1）患者俯卧位,适度垫高臀部,将双侧L_3至S_3神经支配的相应肌肉分别插入针电极用于术中监护和鉴别所需神经根。以L_5椎体为中心取背正中切口长约4～6 cm行椎板切除术(图3-22-3红线所示)、仔细逐层切开,暴露硬脊膜(图3-22-4、图3-22-5)。

（2）纵行切开硬脊膜3～5 cm显露左侧腰、骶神经根(图3-22-6)。在神经电生理专家的协助下,通过逐一电刺激每根神经的前根同时观测相应肌肉的肌

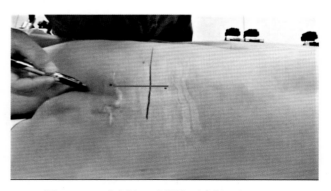

图3-22-3　**手术切口:腰骶部正中切口**(L_5～S_2)

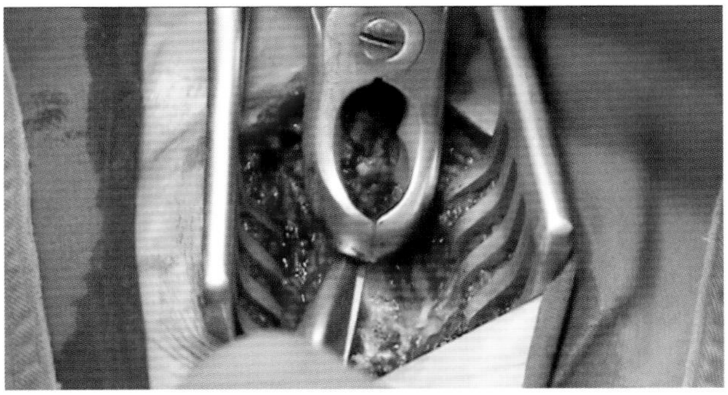

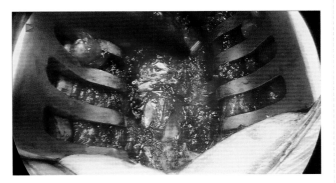

图3-22-4　依次切开皮肤皮下各层,咬除棘突

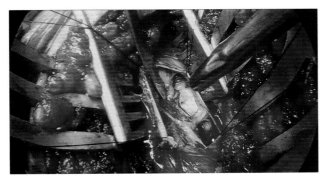

图3-22-5　咬除部分椎板,显露硬脊膜

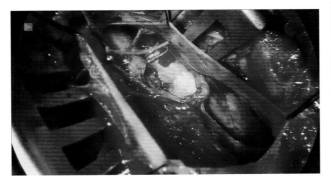

图3-22-6　纵形打开硬脊膜3～5 cm显露出腰骶神经根

电图,鉴别出左侧L_5或S_1的前根(图3-22-7),分离出半根于入椎孔处切断;再依顺序下索鉴别出左侧S_3前

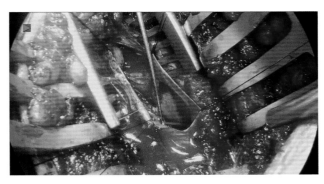

图3-22-7　经解剖标志鉴别出受体神经(S_2或S_3)的前根,在其脊髓发出处剪断

根,将其从脊髓发出处切断(图3-22-8),远心端与L_5前根之近心端行端端显微神经根吻合术(图3-22-9)。

图3-22-8　经解剖标志鉴别出供体神经(L_5或S_1)的前根,分出一束在其入椎间孔处剪断

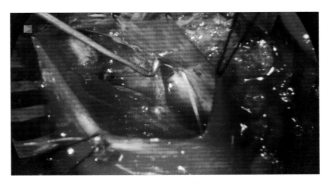

图3-22-9　8-0可吸收线显微吻合供体神经(L_5或S_1前根)近心端与受体神经(S_2或S_3前根)远心端

(3)连续缝合封闭硬脊膜,在硬脊膜外注入生物凝胶(dura seal)以防止脑脊液漏(图3-22-10)。分三层缝合切口,无需放置引流物。

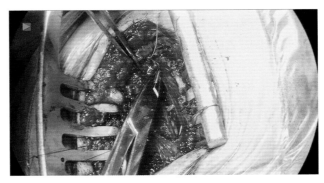

图3-22-10　5-0可吸收线连续缝合硬脊膜并依次关闭切口

(4)若存在脊髓栓系综合征可在骶髓腔最远端切断松解,若脊髓脂肪纤维瘤过大者需将背侧大部分瘤体削除,保留腹侧部分;因其中含有神经根,不能全部切除,否则会导致骶神经残根缺失,肖氏反射弧手术无效。

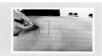

视频46　肖氏反射弧手术

（六）术中可能发生的问题

手术中操作失误可能会造成额外神经损伤，要和麻醉师配合调整肌松剂的用量，防止刺激神经时患者身体活动。特殊情况主要见于以前曾做过脊髓栓系综合征松解术或脊髓脂肪瘤切除术患者，神经粘连严重；少数患者骶神经残根大段缺失，需行神经移植搭桥才能完成神经根吻合，对肖氏反射弧手术效果有一定影响。

（七）术后处理

术后常规应用广谱抗生素7天，少数患者因对硬脊膜开放后颅内压改变较敏感而有头痛，所以术后常规应用甘露醇等抗脑水肿3～5天。神经再生是一非常缓慢的过程，一般术后最快需要半年左右方可见效果。因此术后要继续间隙清洁导尿，若有肾积水、肾功能损害者需行膀胱造瘘，等待神经再生完成后能自行排尿再拔除造瘘管。患者应于术后每3个月复查尿动力学检查1次。

（八）术后可能发生的问题

本手术的主要并发症是将L_5或S_1运动神经转用于支配膀胱后，下肢相应肌肉功能会有一定程度减损，因此仅用半根神经即能最大限度地减轻此并发症，无需特殊处理。个别患者严重时会出现足下垂，需穿矫形鞋，或行肌腱转移术、踝关节融合术等矫正。一般而言，患者直肠功能比膀胱功能提前1个月左右首先恢复。

（肖传国　李　兵）

第二节　骶神经调节治疗排尿困难

一、概述

骶神经调节（sacral neuromodulation, SNM）或骶神经刺激（sacral nerve stimulation, SNS）是欧美发展起来的一种治疗慢性排尿功能障碍或储尿功能障碍的微侵袭性新方法。该方法是指利用介入手段将一种短脉冲的刺激电流连续施加于特定的骶神经，以此剥夺神经细胞本身的电生理特性，以便人为地激活或抑制神经通路、干扰异常的骶神经反射弧，进而影响与调节膀胱、尿道括约肌及盆底等骶神经支配的效应器官的行为，起到"神经调控"的作用。该方法用于一些下尿路功能障碍及盆底功能障碍性疾病的治疗。

骶神经调节始于19世纪80年代，电刺激以往常用于经阴道、会阴及肛门治疗尿失禁，直至1963年Caldwell才报道应用埋藏式电极刺激盆底肌肉治疗大便失禁及压力性尿失禁。1981年加州大学泌尿外科应用骶神经电极植入治疗脊髓损伤后尿潴留取得成功，并积累了一定经验。19世纪80年代末，Schmidt和Tanagho进行了大量基础与临床研究，发现刺激骶神经根能够抑制紊乱的神经反射，为神经调节及SNS技术奠定了基础。19世纪90年代中期，Craggs和Fowler应用骶神经根磁性刺激技术对神经调节的机制进行了进一步研究。20世纪90年代末，多中心临床研究结果使得应用SNM治疗急迫性尿失禁、尿急尿频综合征和慢性尿潴留通过了美国FDA的批准。经过学者们不断地努力和尝试，在过去的十几年中，SNM经历了巨大的技术革新，包括倒刺电极、术中X线透视技术，以及小型刺激器的应用。随着SNM应用技术的不断革新，其临床适应证也在不断扩展，目前除了经典的适应证以外，也越来越多地应用于间质性膀胱炎、慢性盆底痛，以及神经源性膀胱的治疗中。

二、骶神经调节治疗的作用机制和操作方法

（一）骶神经调节的作用机制

骶上交感和副交感神经系统对控尿能力各司其职，正常的逼尿肌功能是两者在骶部平衡的结果。交感神经在大多数时间里起主要支配作用，主要是控尿和存储尿液，而副交感神经作用兴奋则使逼尿肌收缩以排空膀胱。排尿反射通路激发最初是由膀胱传入神经兴奋，然后刺激膀胱传出神经，从而引发逼尿肌收缩。这种后天获得和独特的自主排尿受中枢控制，脑桥排尿反射中枢通过骶骨排尿反射通路传入负反馈（抑制排尿）或正前馈（诱发排尿）的脊髓上位神经冲动影响排尿。任何脊髓上位中枢抑制性作用的缺失或者是膀胱传入信号敏感性的增加都能导致不随意性排尿。在脊髓内可能存在某些原始反射，能够被躯体和传入神经刺激"唤醒"，这也可能与神经调节的作用机制有关。

人类的脊髓排尿中枢在脊髓$S_2 \sim S_4$节段,骶神经作为支配膀胱及尿道的主要脊神经,其各根的纤维不仅在椎管外构成神经丛或神经于时相互交叉编织,而且在椎管内各神经根也存在着丰富的根神经纤维联系。因此盆底器官的每一功能均能得到多个节段的神经支配,并互为代偿补充;但每一功能也均有其相对主要的神经支配节段和神经根。具体而言,膀胱逼尿肌主要由S_3支配,尿道括约肌主要由S_2支配。Dahms等的研究指出约70%的尿道压力由S_3前根提供,主要通过尿道横纹肌和提肛肌获得,另30%的压力由S_2和S_4提供。

目前骶神经调节的确切机制尚未完全阐明,但关于骶神经调节的认识正不断深入,骶神经调节主要依据如下原理(图3-22-11),一条神经通路的活动能够影响另一条神经通路的活动。现主要有两种理论:① 传出纤维的直接激活尿道横纹括约肌反射性地引起逼尿肌的松弛。② 传入纤维的选择性激活引起在脊髓和脊髓上水平的抑制。越来越多的资料表明,躯体骶传入神经的传入信号在骶神经根水平激活可以依次影响膀胱的存储和排空反射,而中枢神经系统对膀胱的存储和排空功能的神经调节具有正性调节作用。Malaguti等在骶神经调节期间检测了躯体感觉系统诱发电位,发现骶神经调节治疗是通过骶传入神经活动和躯体感觉皮质层的同步活化发挥作用。临床研究已

经证实骶神经调节对膀胱存储(尿急、尿频和急迫性尿失禁)和排空(非梗阻性尿潴留)障碍都有治疗效果,将骶传入神经和传出神经对排尿反射通路的作用机制单独区分开来可能变得难以理解。

Lavelle等发现SNM可导致脊髓内躯体感觉神经传入纤维的抑制。$S_2 \sim S_4$神经根提供了膀胱、尿道及盆底等下尿路初始的自主和躯体神经支配,因此骶神经调节通过兴奋或抑制这些神经根达到治疗下尿路功能障碍疾患的目的。这一调节过程是原发地通过阴部神经传出通路来稳定盆底,还是存在一个通过脑桥或更高的皮层中枢介导的重要传入通路尚存有争议。可能在一些患者,原发性的传出通路是神经调节的机制;而在另一些患者则有重要的传入通路介导。已证明盆底和尿道外括约肌的随意收缩能够消除膀胱不稳定收缩,因此通过刺激S_3或S_4神经根可以导致盆底和尿道括约肌力量增强,纠正盆底和尿道的不恰当松弛,进而阻止或减少逼尿肌不稳定收缩。动物实验证据支持这一学说,如何用此解释人急迫性尿失禁的病理生理尚需大量工作。猫动物模型中发现了一种"反弹"现象,有可能解释SNM治疗人类慢性尿潴留的机制。Goodwin等的研究表明传入通路在神经调节中起着肯定作用,可能通过脊髓-延髓-脊髓通路上行至脑桥排尿中枢进行神经调节。骶神经调节可以恢复兴奋性和抑制性排尿控制系统之间的正常关系,进而对尿潴留

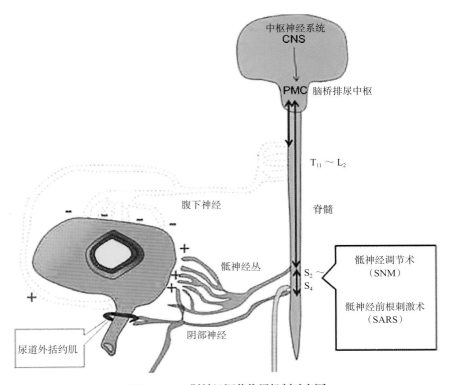

图3-22-11　骶神经调节作用机制示意图

和急迫性尿失禁两种截然相反的排尿功能障碍疾病进行治疗。一般认为,急迫性尿失禁的原因是高度兴奋的排尿反射所致的兴奋和抑制系统之间的失衡;SNM可以调节尿道外括约肌横纹肌成分的张力至一个更合适的程度,最终为逼尿肌提供抑制效应,使其产生生理和正常的行为。尿急尿频的原因可能是起源于盆底肌痉挛的逼尿肌不稳定;SNM可以调节逼尿肌和盆底肌功能,最终降低逼尿肌和盆底肌的痉挛性。特发性慢性尿潴留可能是一种习惯性改变,推测与尿道括约肌舒张障碍和逼尿肌功能不全有关;SNM可以调节盆底肌的痉挛状态,使排尿模式得以改善,最终松弛尿道括约肌,同时匹配或触发有力的逼尿肌收缩;SNM还能使患者意识到膀胱胀满,刺激尿道括约肌松弛、改善逼尿肌收缩力。

（二）骶神经调节治疗的操作方法

骶神经治疗治疗分为两步,第一步为"测试/筛查实验",即将一刺激电极(临时的或永久的)置于 S_3 背根毗邻,然后刺激数天(临时性)至数周(永久性)。如果患者反应阳性(症状改善50%以上),则可进入第二步,将一神经刺激器或"起搏器"与 S_3 电极连接后植入臀部软组织。

采用InterStim程序的骶神经刺激(sacral neuromodulation, SNM)分为两个阶段:第一阶段,植入临时性或永久性体外刺激电极的临床测试;第二阶段,皮下可植入性脉冲发生器的植入。两阶段都在麻醉监测下同时结合局部麻醉进行。在骶神经刺激治疗的测试阶段,通常局麻下于患者一侧 S_3 孔经皮植入临时电极。电极与外置的脉冲发生器连接,患者佩戴几日后进行疗效评价。但是这种方法常常出现大量的假阴性结果,主要原因是临时电极植入位置不正确或者是电极移动。因此,尽管一些医师仍喜欢通过经皮植入临时电极方式进行第一阶段测试,大多数医师在第一阶段采取永久性齿状电极放置以避免第一阶段假阴性结果及第二阶段的假阳性结果。下尿路症状和排尿后残余尿的变化需在膀胱日记中详细记录。如果症状改善不大或没有,可以调整电极或者进行双侧的经皮电极植入。如果尿急、尿频或急迫性尿失禁症状改善50%以上,则可以植入永久性的IPG。患者使用外置脉冲发生器的测试时间可根据适应证和医师的经验略有不同。对于尿急、尿频症状和急迫性尿失禁的患者,一般进行 2～4 周测试。而对于尿潴留的患者,常需4周或更长时间才能达到所需的临床效果。原先的电极放置需花费很长时间分离骶孔上方各个层次,电极的固定也不可靠;最近的技术进步已使得经皮电极植入更加容易,且不

易发生移动。此外,由于这种永久电极固定可靠,可以确保在IPG植入时达到相同的刺激部位,从而减少假阳性率的发生。

对于程序的第一阶段,术前要静脉滴注抗生素,并在植入异物过程中需严格遵循无菌原则。患者取俯卧位,使用宽的胶布带将臀部分开并固定以便在测试刺激时可以看见肛门。肛门和胶布带都要消毒,然后分别以无菌塑料单覆盖以便术中观察。铺在脚上的无菌单必须往回折叠以便术中可以看见脚部。第3骶孔的位置在骶骨岬上方约9 cm,两边距中线靠外侧约 $1～2$ cm。该位置也可以通过触摸双侧坐骨切迹头部画一连线与骶骨中线相交定位;此相交处骶骨中线的两侧约一指宽处即为第3骶孔,定位后穿刺针从第3骶孔插入。由于盆丛和阴部神经在骨盆内面走行,针应该刚好置于骶孔的腹侧面。针的位置可用X线检查确认。然后检测神经的运动反应,蹬趾背屈和会阴部收缩代表了肛提肌的收缩运动(风箱样反射,bellows reflex)。取出穿刺针的针芯,放入导引鞘。电极线远端由标记为 $0～3$ 的4个电极位点组成。将电极线放入导引鞘后直接暴露电极。较经典的方法是,将2和3电极位点横跨放置在骶骨腹侧面。在每一个位点上重复进行试验性刺激,并观察对刺激的反应。至少应该有两个位点可以导致 S_3 的反应。一旦医师对位置满意,就取出导引鞘,电极线上的倒齿张开以固定导线。如果有明确的 S_3 运动反应,则不必证实会阴部的感觉反应。但当运动反应缺失时,术中可以增加患者的清醒程度,并依靠患者正确的感觉反应来定位。这样在测试期间,尽管缺乏运动反应,仍能获得所需的临床反应。在一侧臀部的上方,低于腰围或低于坐骨翼处切开长约 $3～4$ cm的切口至皮下组织,将永久性电极线连接到延伸到皮肤外的导线。如果测试成功,这个连接位置将成为IPG植入的位置。如果使用商业包装盒中的建立皮下隧道装置,永久性的电极导线被放置于一侧臀部切口中央。将导线与延伸导线连接,然后将延伸导线由该切口内侧面经皮下隧道转移到对侧背部穿出皮肤外面。这种转移和隧道的延长可以减少导线穿出皮肤部位的感染概率。延伸导线被接到外置的脉冲发生器。手术后患者能够立即重新恢复正常的活动,但是在测试期还是需要限制过多的运动,如冲撞性高的运动。在设定的测试期间,患者使用排尿日记记录症状和膀胱功能,外置的脉冲发射器可以根据需要调整各项参数。如果症状或排尿功能改善50%以上,则可进入第二阶段的治疗。具体操作步骤如下。

（1）C型臂准备与患者体位摆放：患者体位取俯卧位，下腹部垫高至充分舒展。骶骨于水平位，小腿垫高使膝关节屈曲、足趾悬空，同时充分暴露肛周区域（可使用胶带）。C型臂位置需注意：手术床下无金属遮挡，C型臂可不受手术床高度影响自由切换正侧位；正位，发射器在下方，接收器在上方（AP位）；侧位，尽量暴露整个骶骨侧位结构在视野中（图3-22-12）。

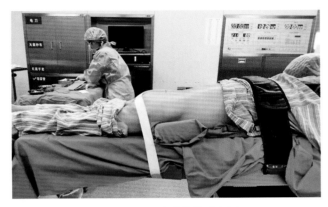

图3-22-12　患者体位示意图

（2）C型臂辅助下手术定位：十字定位法，首先在C臂前后位的透视下以金属丝状物标记中线。确定骶髂关节和坐骨切迹后连接双侧骶髂关节下缘。S_3即在骶髂关节和中线交点旁开约2 cm（一指宽）处。在体表标记双侧S_3位置，取标记点上方约2 cm作为初始穿刺位点（图3-22-13）。

（3）消毒铺巾：在骶尾部术野常规消毒铺巾，暴露肛门区和足部。

（4）连接体外测试设备（图3-22-14）。

（5）局麻：需要注意避免将局麻药注入骶孔内，影响术中应答的观察（图3-22-15）。

（6）穿刺（内上缘定位法）：首先通过C臂前后位，识别并在皮肤上标记双侧骶孔内侧缘和中线，内侧缘多与中线平行（皮肤穿刺点应在如图3-22-16虚线上下某处）。下面通过C臂侧位，定位S_3神经孔的骨融合面：骶髂阴影连线与骶前表面交汇处的下方第一个小丘所在的直线。将S_3小丘头侧终末点设为穿刺针的"靶点"（此处即为S_3骨融合面与骶骨前表面交界点头侧1 cm处，被公认为S_3神经出骶孔的位置，也是穿刺的最佳位置）。之后，手持弯头钳在已标记的内侧缘上寻找皮肤穿刺点，使弯头钳尖端在侧位片上显影与靶点的连线平行于骨融合面，标记这个皮肤穿刺点。最后，手持穿刺针从内上缘定位的皮肤穿刺点进针。穿刺针常规使用美敦力电极传送鞘管产品包装内的3.5英寸（9 cm）穿刺针。对于肥胖症患者可能需要使用美敦力5英寸（12.5 cm）穿刺针（图3-22-16）。

（7）穿刺针术中测试：把小钩勾在穿刺针导电位置，观察患者运动和感觉应答（图3-22-17）。

（8）放置深度指示针：停止刺激、断开测试电缆；拔出穿刺针导芯，插入深度指示针至第一个标记点；一手固定指示针，一手撤出穿刺针；在皮肤穿刺部位破皮（图3-22-18）。

（9）放置电极导入器：在X线辅助下，沿深度指示针置入电极导入器（内含扩张器）（图3-22-19）。

（10）置入电极并测试：将电极通过导入器推入S_3，在X线下控制电极深度（图3-22-20）。

（11）固定电极回退导入器，释放自固定翼，最后将导入器和电极导丝一起撤出；自固定翼可将电极固定于棘上韧带/肌肉。复查侧位片，复查患者神经应答（图3-22-21）。

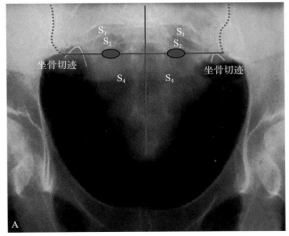
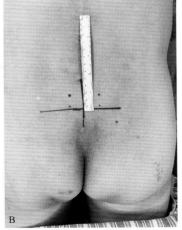

图3-22-13　十字定位法示意图

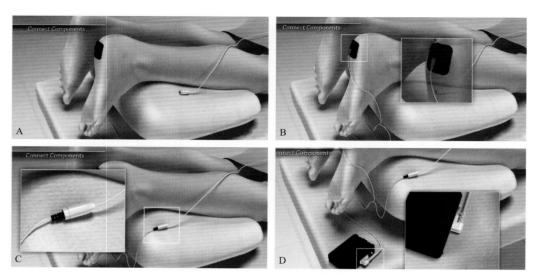

图3-22-14　连接体外设备示意图

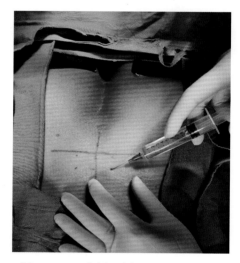

图3-22-15　在标记点位置进行局部麻醉

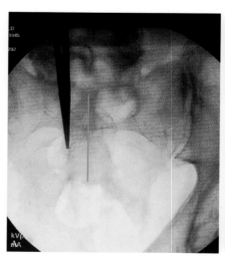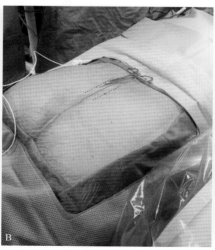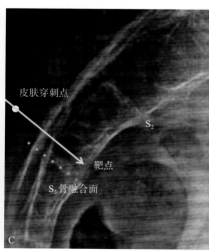

图3-22-16　内上缘定位法示意图

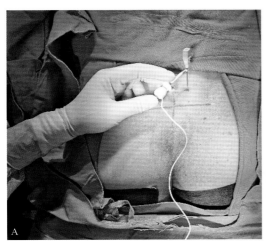
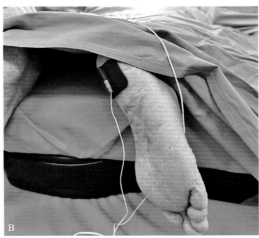

图3-22-17　术中测试示意图

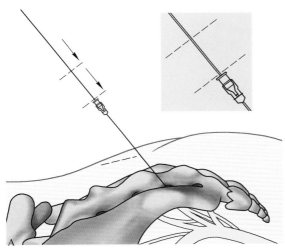
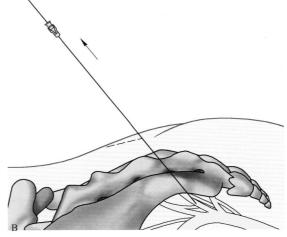

图3-22-18　指示针置入示意图
3.5英寸穿刺针标记点（常规使用）

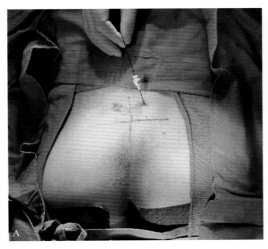
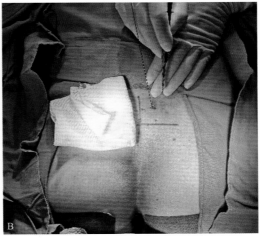

图3-22-19
A、B. 导入器置入示意图

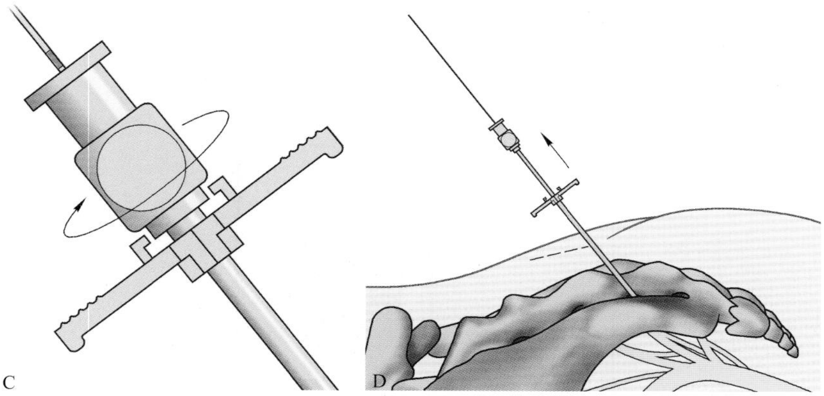

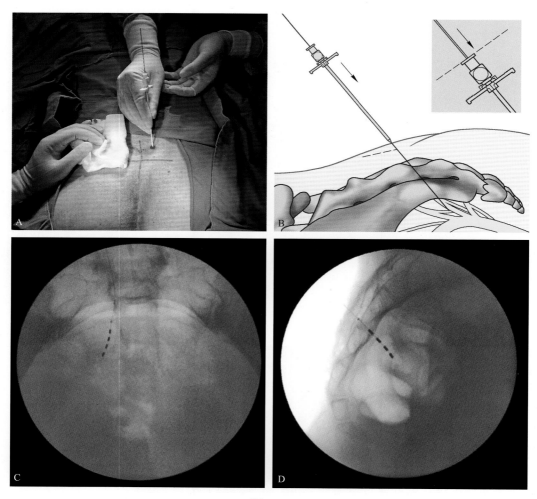

图3-22-19（续）

C、D. 导入器（内含扩张器）置入示意图

图3-22-20

A、B. 电极通过导入器推入S_3。C、D. 电极置入（最佳位置）及测试示意图

（12）选择电极导线连接处切口位置（囊袋位置）：在电极同侧臀部外上方拟植入神经刺激器处（髂后上棘下方，骶骨边缘外侧）取3 cm左右连接切口。

（13）制作皮下隧道（图3-22-22）。

（14）连接经皮延伸导线。

（15）关闭切口。

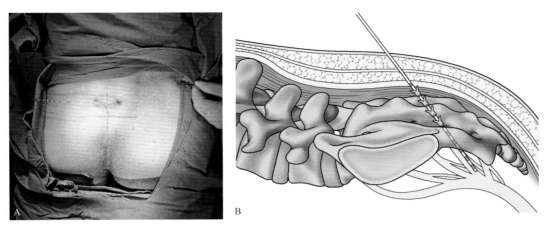

图3-22-21　固定电极示意图

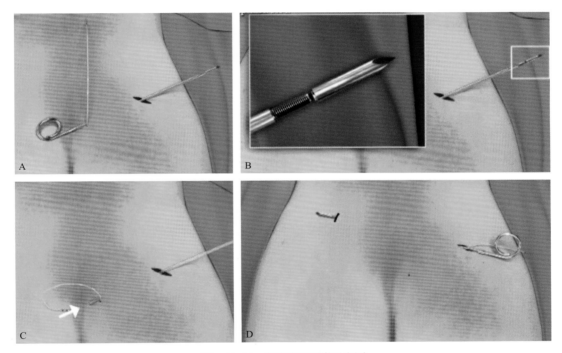

图3-22-22　制作皮下隧道示意图

　　第二阶段的治疗过程主要是植入IPG。如果第一阶段使用了永久性神经电极，在第二阶段就不再需要进行X线检查。但如果第一阶段使用的是非永久性电极，那么在第二阶段就必须用X线检查证实电极的位置。患者可以取俯卧位，以前有外侧切口的患者可以采用侧卧位。侧卧位可以提高麻醉状态下的通气量。打开先前的臀部切口，去除经皮下的延伸导线，将延伸导线固定于永久性电极线和IPG之间。在皮下组织游离出一囊袋状腔隙（安装袋）放置IPG，要足够大以避免关闭时张力，同时要足够深以便覆盖脉冲发生器防止侵蚀。具体步骤如下。

　　（1）手术体位摆放：同一阶段。
　　（2）消毒铺巾。
　　（3）电极连接切口处局麻，打开并略扩大切口。注意勿损伤电极。
　　（4）分离临时延伸导线与电极，移除导线。
　　（5）制作皮下囊袋。
　　钝性分离制作皮下囊袋，囊袋应略比置入刺激器与后方整齐盘绕电极所需的空间略大。囊袋深度应不超过2cm（浅筋膜深部）（图3-22-23）。
　　（6）连接电极和神经刺激器（图3-22-24）。
　　（7）测量电阻，确认系统完整正常。
　　（8）逐层缝合，关闭切口。

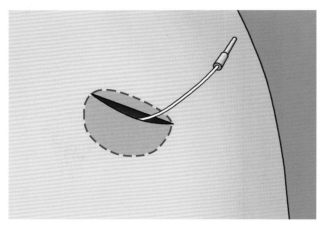

图3-22-23　制作皮下囊袋示意图

三、骶神经调节治疗的疗效和体会

对于排尿适应证及肠道适应证，SNM仍不是一线治疗，保守治疗（行为治疗、理疗）和药物治疗应优先于SNM推荐给患者。当保守治疗药物治疗失败时，SNM是一种微创的治疗选择。对于膀胱过度活动症（overactive bladder, OAB）（无论伴或不伴急迫性尿失禁），SNM已被证实具有长期稳定的疗效。另外，该技术价格高昂，选择合适的患者在效益经济学方面显得尤为重要。

目前，SNM的绝对适应证主要包括4类：难治性的急迫性尿失禁；难治性尿频尿急综合征，包括间质性膀胱炎及前列腺痛等疾病引起的疼痛症状；非梗阻性慢性尿潴留；排便功能障碍。随着神经调节对顽固

性逼尿肌过度活动和尿潴留治疗的成功，其适应证范围已逐渐扩大。尽管一部分疾病并不是严格意义上的适应证患者，但这些患者却包含有适应证中的部分症状，如尿频、尿急、急迫性尿失禁或尿潴留等。神经调节适应证目前已经扩大到神经源性膀胱（帕金森病、多发性硬化症、脊髓损伤）、间质性膀胱炎（膀胱疼痛综合征）、盆腔疼痛、大便失禁、肠道功能紊乱和小儿排尿功能障碍。已有少量的临床研究表明，SNM在多发性硬化症等神经源性疾患引发的排尿功能障碍中也有较好疗效。Schmidt等报道，神经反射处于过度活跃状态的疾病均适合SNM治疗，如尿道综合征、盆底疼痛、肠道刺激症、大便失禁、便秘等。这些疾病也可视为SNM的相对适应证。

对所有被选择接受SNM的患者均须进行全面的病史询问与辅助检查，尤其强调泌尿生殖系统及神经系统的检查、排尿日记的记录、尿动力学测定、心理评估等。接受治疗患者的结果的多样性促使学者研究预测治疗有效的因素以及严格入选患者的标准。心理学的评估十分重要。它可以提高骶神经电调节治疗长期有效的比率。神经生理学评估是预测每位患者接受骶神经电调节结果的一种新的方法，它对于确定治疗的标准化程序及每一位患者合适的治疗参数有意义。

多数下尿路症状和功能障碍继发于神经肌肉源性疾病，完整的病史和体格检查不仅能揭示疾病的性质（急性或慢性），还常常有助于明确病因（神经源性、解剖性、手术创伤、功能性、炎症性或者特发性）。此外

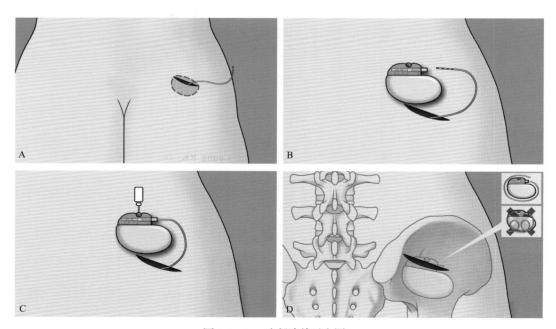

图3-22-24　电极连接示意图

还需评估盆底肌肉功能,并常规进行尿液分析。对于大多数非神经源性疾病评估通常只需要完成排尿日记和有针对性的盆部查体,必要时可行进一步的膀胱功能评估,包括膀胱压力测定、压力-流率分析,以及尿道括约肌和盆底肌肉的肌电图检查。肌电图检查主要用于怀疑有神经源性膀胱功能障碍、逼尿肌-尿道括约肌协同失调或Fowler综合征的患者,也可用于盆底肌肉功能障碍的评估。如同在多发性硬化和脊髓损伤的患者所见,神经源性膀胱的特征能够随时间和疾病的进展而变化。因此,当症状发生变化需要进行积极的外科干预时,仍需要重新进行尿动力学检查并评估上尿路情况。

膀胱尿道镜检查对诊断也有所帮助。可以发现尿道狭窄、膀胱颈纤维化、小梁形成,以及在女性膀胱出口梗阻中出现的膀胱损害等解剖学上的破坏。有神经源性疾病或是病史、体格检查提示有异常指征的患者应进行上尿路影像学检查。

骶神经调节治疗的禁忌证主要有:① 有严重下尿路梗阻伴膀胱过度活动者。② 低顺应性膀胱已出现膀胱输尿管反流者。③ 有明显外周神经损伤者。④ 已安置或即将安置心脏起搏器者。⑤ 脊柱或骨盆明显畸形影响入路者。⑥ 精神失常而不能操作装置的患者。⑦ 有躯体异常影响排尿者(功能性尿失禁)。⑧ 将来需要行MRI检查者。⑨ 依从性差的患者。MRI检查和怀孕对正在考虑或是已经植入电刺激装置的患者而言是相对禁忌的。磁场会在神经电极产生电流,来自MRI的磁场可能损坏脉冲发生器(如后所述)。研究表明,当不经意或因为急诊原因对已植入电刺激装置的患者进行MRI后并无不良事件的发生,另一个小样本的临床试验也支持这一结论,但许多放射科医师仍然不愿为这类患者进行MRI检查。电刺激有致畸和导致流产的潜在可能,通常认为并不宜用于治疗排尿功能障碍的孕妇。但电刺激是否会真正能导致流产和畸形尚不清楚。当怀孕早期进行过电刺激时,并不建议该孕妇终止妊娠。在为治疗盆腔疾病而安装电刺激装置的怀孕妇女可以在怀孕期间关闭装置。

目前没有明确的方法可以预测SNM治疗的效果,其疗效同时受多种因素影响:① 疗效在很大程度上取决于患者对治疗的期望和依从性。AUA的OAB指南指出,一种治疗方案的疗效取决于患者对治疗效果的期望,以及患者对此种治疗的风险和负担是否有清楚的认识。患者对于疗效的期望非常重要,因为这会影响患者的主观判断,以及对疗效的满意程度。② 心理障碍患者的治疗失败率更高。研究报道心理障碍患者SNM治疗失败率高达82%,无心理障碍者仅为28%,因此有必要对部分患者进行心理状态的评估。③ 年龄是预测急迫性尿失禁和特发性尿潴留患者SNM治疗效果的独立因子,研究发现55岁以下的急迫性尿失禁患者SNM治疗成功率明显高于55岁以上患者(65% vs 37%)。④ 合并关节炎、高血压、糖尿病、抑郁症等慢性疾病的患者,SNM成功率较低;当患者存在神经系统疾病(脊柱手术、多发性硬化症、帕金森病、脑血管意外)时,SNM成功率更低。⑤ 与术中仅出现感觉应答相比,出现运动应答(肛提肌收紧和拇趾的跖屈)是SNM治疗成功更好的预测因子。⑥ 特发性尿潴留患者如果术前每次排尿量 > 50 ml,治疗成功率会更高。⑦ 膀胱疼痛综合征患者合并尿急是治疗成功的阳性预测因子。

(谷宝军)

参考文献

[1] Xiao CG, Du MX, Li B, et al. An artificial somatic-autonomic reflex pathway procedure for bladder control in children with spina bifida[J]. J Urol, 2005, 173(6): 2112–2116.

[2] Xiao C G. Reinnervation for neurogenic bladder: Historic review and introduction of a somatic-autonomic reflex pathway procedure for patients with spinal cord injury or spina bifida[J]. Eur Urol, 2006, 49(1): 22–29.

[3] Xiao CG, DU MX, Dai C, et al. An artificial somatic-central nervous system-autonomic reflex pathway for controllable micturition after spinal cord injury: Preliminary results in 15 patients[J]. J Urol, 2003, 170(4 Pt 1): 1237–1241.

[4] Rasmussen NT, Guralnick ML, O'Connor RC. Successful use of sacral neuromodulation after failed bladder augmentation[J]. Can Urol Assoc J, 2009, 3(5): E49–E50.

[5] Leong RK, De Wachter SG, van Kerrebroeck PE.Current information on sacral neuromodulation and botulinum toxin treatment for refractory idiopathic overactive bladder syndrome: A review[J]. Urol Int, 2010, 84(3): 245–253.

[6] Occhino JA, Siegel SW. Sacral nerve modulation in overactive bladder[J]. Curr Urol Rep, 2010, 11(5): 348–352.

[7] Possover M, Schurch B, Henle KP. New strategies of pelvic nerves stimulation for recovery of pelvic visceral functions and locomotion in paraplegics[J]. Neurourol Urodyn, 2010, 29(8): 1433–1438.

第二十三章
获得性尿失禁的病因与治疗

男性获得性尿失禁是前列腺术后,尤其是前列腺癌根治术和骨盆骨折导致尿道损伤和后尿道狭窄手术后的常见并发症之一,可以是前列腺手术中损伤尿道括约肌,也可以是外伤时直接损伤尿道括约肌或尿道断裂后不妥的治疗造成的,包括尿道狭窄手术不当所造成的。男性尿失禁的治疗方法主要是经尿道注射疗法、人工尿道括约肌植入术、尿道球部悬吊和延长后尿道、膀胱颈重建四种。本章就前列腺术后和膀胱颈部损伤及后尿道狭窄术后尿失禁的病因与治疗逐一阐述。

第一节　获得性尿失禁的病因

一、外伤性尿失禁的常见原因

（一）严重外伤致尿道内、外括约肌受损造成的尿失禁

严重外伤导致的骨盆骨折尿道断裂,尿道外括约肌受到损伤,同时还伴有膀胱颈部撕裂,尿道内括约肌也受到严重损伤。在尿道修复手术前,患者因狭窄仅表现为排尿不畅或因尿道闭锁表现为不能排尿而行膀胱造瘘,在尿道狭窄手术前通过尿道膀胱造影和尿道膀胱镜检查可以判断患者尿道内括约肌是否正常。当尿道内括约肌功能完整时,尿道内口和后尿道呈闭合状态(图3-23-1 A、B),当患者做排尿动作时,尿道内口和后尿道开放、造影片上呈柱状。而在尿道内括约肌受到损伤的患者,尿道内口不能闭合,造影片上呈漏斗状(图3-23-1 C);尿道膀胱镜检查时可见尿道内口组织僵硬,不能闭合(图3-23-1 D)。经尿道吻合手术解除狭窄之后表现为压力性尿失禁,严重者为完全性尿失禁。

（二）假道性尿失禁

骨盆骨折等外伤导致的尿道损伤往往最终会形成后尿道狭窄或后尿道闭锁,而在治疗时则有可能形成后尿道假道,由于尿道假道没有尿道括约肌作用,会发生尿失禁,可分为两种情况:① 尿道扩张或尿道内切开时从狭窄部位直接进入膀胱形成后尿道假道。② 开放手术在切除尿道周围瘢痕行尿道吻合时,没有找到正常的后尿道,而直接将前尿道吻合在膀胱上形成假道。诊断需要依靠尿道造影,并需做顺行＋逆行结合造影,可同时显示正常后尿道和假道(图3-23-2)。

（三）内切开术后尿失禁

尿道内切开给患者的印象是体表没有刀口,创伤小,对医师而言,操作相对简便,并发症少,其实这种治疗对不合适的患者来说是一种误区。在我们的治疗经验中,很多尿道狭窄患者经过多次的尿道内切开,包括冷刀或激光内切开,仍致尿道瘢痕电切等,结果是尿道狭窄没有解决,同时增加了新的并发症——尿失禁;因此患者往往是既有排尿困难,同时又伴有尿液滴滴答答不自主流出,增加了再次治疗的难度。

多次尿道内切开比开放性尿道吻合手术更容易形成尿失禁,原因可能是多次的尿道内切开,尤其是同时进行电切术,往往造成后尿道周围组织的损伤,瘢痕形成或尿道僵硬,失去了尿道黏膜的正常闭合和开放功能,这样就会造成既有排尿困难又有尿失禁的状态。而且,尿道内切开时也可能损伤尿道括约肌而导致尿失禁的发生。

（四）后尿道吻合术损伤尿道括约肌造成尿失禁

后尿道狭窄行尿道端端吻合手术导致尿失禁的概率不高,很多术后尿失禁患者在外伤时或急诊治疗时

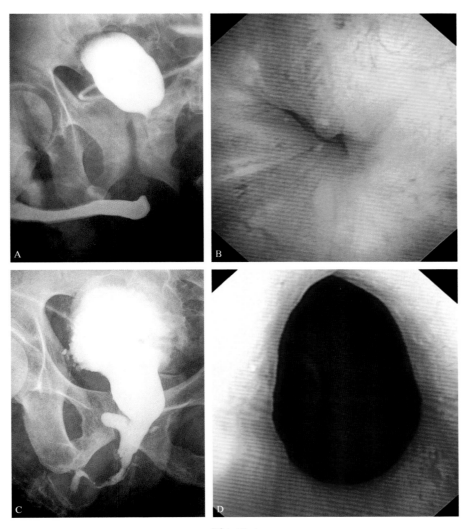

图 3-23-1

A. 膀胱和尿道造影示尿道内口和后尿道呈闭合状态。B. 膀胱镜检查示尿道内口呈闭合状态。
C. 造影片示膀胱颈后尿道呈漏斗状。D. 膀胱镜检查时可见尿道内口不能闭合

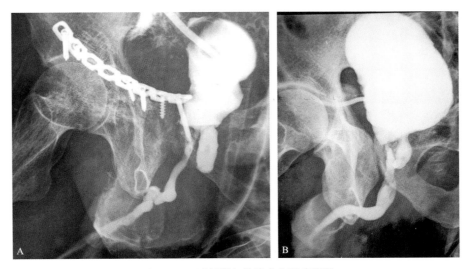

图 3-23-2　后尿道与膀胱吻合形成假道

已损伤尿道内括约肌,但有些患者后尿道狭窄段长,瘢痕严重,剩余正常的后尿道短,行后尿道吻合手术时,切除范围过大,损伤膀胱颈口,则可能造成尿失禁。前列腺增生患者行前列腺电切术时,由于电切镜进出的原因而造成尿道球膜部的狭窄,此时尿道外括约肌功能正常,患者仅表现为排尿不畅。如果患者行后尿道吻合手术,术中切除球膜部狭窄段时损伤尿道外括约肌,则吻合术后会造成尿失禁(图3-23-3)。

二、与前列腺手术有关的尿失禁

前列腺增生患者行前列腺电切时因对尖部的过度切除可能损伤尿道外括约肌而造成尿失禁。前列腺癌行根治术时损伤尿道外括约肌,也可造成尿失禁,根据损伤尿道外括约肌的严重程度而导致不同程度的尿失禁。这些并发症,严重影响患者的生活质量。轻度压力性尿失禁可通过盆底肌锻炼、电刺激及药物治疗而

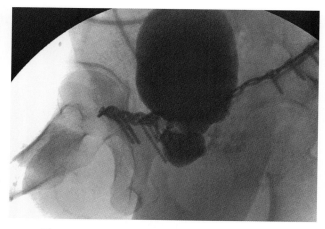

图3-23-3 膀胱造影示膀胱颈、前列腺部呈漏斗状

获得改善。中度以上尿失禁必须采用手术治疗才能获得治愈或改善。

(徐月敏 王 悦)

第二节 获得性尿失禁的治疗

一、概述

获得性尿失禁目前可用的治疗方法有四种:经尿道注射疗法、人工尿道括约肌置入术、尿道球部悬吊术和延长后尿道、膀胱颈重建。经尿道注射疗法方法简便、微创,但价格较贵,效果差。人工尿道括约肌(artificial urethral sphincter, AUS)的植入具有控制尿可靠,有效率高的优点,但功能失调和对局部组织侵蚀(erosion)并发症的发生率可达30%以上。其次,人工尿道括约肌的价格也较贵,一般人望而生畏。

近十余年来,采用尿道球部悬吊术治疗男性获得性尿失禁较为流行,各种新技术层出不穷,其中可调节的耻骨后尿道悬吊术可以在术中或术后将吊带张力调至适中,避免出现吊带张力过大或过小,尤其是适合轻、中度的尿失禁。

二、注射疗法

注射疗法是在超声引导下,在膀胱颈或后尿道周围注入增容剂,以达到增加尿道闭合压来控制排尿。这是一种简单的微创治疗,可在门诊局麻下进行,也可多次反复进行。注射用的材料品种较多,主要有生物材料如胶原,化学材料如特氟隆、硅胶,自体组织如脂肪,以及组织工程材料如肌原性干细胞等,其中胶原是最常用的注射材料。注射治疗对轻度压力性尿失禁的早期有效率为60%～80%,但随着时间推移而下降,在18～24个月后,30%患者需再次注射。注射疗法对严重尿失禁无效。注射疗法具有操作简单、创伤小的优点,其缺点主要是远期效果不理想,需反复多次注射,此外还有注射颗粒远处转移等并发症,因此,这种方法已基本废弃。

随着时间的推移传统尿道注射充填剂增加尿道阻力的理念已逐渐向再生医学方向发展,通过注射相应干细胞,如将成纤维细胞混合一定的胶原(作为携带剂)注射到尿道黏膜下,成肌细胞则直接注射到尿道括约肌中,也能起到一定效果。促进尿道括约肌再生而改善控尿功能,但此方法目前还处于试验阶段,另外,所有注射疗法对局部瘢痕严重者效果均较差。

三、人工尿道括约肌的应用

AUS至今被认为是治疗尿道括约肌功能缺陷型尿失禁的金标准,1947年Foley首先描述了AUS装置,包括一包绕尿道的可充气袖带和放于口袋中的一个充气泵。1974年Scott等第一次报道了34例AUS治疗结果,成功率为79%。1982年推出了AMS 800,这是过去二十多年市场上唯一的AUS。近来又出现了"窄背"袖带和串联袖带的AUS,装置改进的原则是操作

越来越简单,并发症和故障越来越少。AUS的主要优点是控尿满意,尤其是对于完全性尿失禁患者,总体控尿率在70%～95%,而且在术前接受放疗或事先曾行注射治疗的患者中能取得同样满意的效果。Elliott等报道323例男性尿失禁患者行AUS治疗的长期结果,平均随访6.5年,控尿率为88%,患者满意率高达90%。

AUS的并发症有二大类:① 机械性的,如液体漏、泵故障、压力不够(图3-23-4 A)。② 非机械性的,如感染、对局部组织侵蚀(erosion)、糜烂,尤其是在尿道海绵体缺血和放疗患者(图3-23-4 B、C)。因此AUS植入后再次手术的修正率较高。因价格昂贵,国内采用AUS植入治疗男性尿失禁的报道不多,近几年随着国内经济的好转,采用AUS植入的手术有逐渐增多的趋势。尿道狭窄术后尿失禁是AUS的适应证之一,但在植入AUS前必须进行尿道膀胱镜检查和尿动力学检查,以排除尿道狭窄和不稳定性膀胱。

近来又出现了另外一种技术,袖带将海绵体和尿道一起包绕,这样就允许大型号的袖带被使用。白膜和海绵体也很好地保护了尿道,防止变薄和腐蚀。缺点是可能会导致勃起功能障碍(erectile dysfunction,ED)。因此通常使用在那些可能会发生ED的患者。

四、尿道球部悬吊术

(一)概述

尿道球部悬吊术治疗男性获得性尿失禁仍然是目前较为流行的技术,其机制是通过抬高和压迫尿道,改变尿道行径曲线,增加尿道内压来达到控尿。常用的悬吊材料有腹直肌自体筋膜和合成材料如聚丙烯网带等。由于尿道球部悬吊术操作简单,费用低廉,疗效可靠,而被大家所接受。与AUS相比,尿道球部悬吊术的优点在于:① 手术操作简单,创伤轻微,术后无需

患者手工操作且更接近于生理性排尿。② 作用于腹侧尿道,保护了背侧的神经血管束及侧面尿道,降低了尿道萎缩及尿道腐蚀的发生率。其主要并发症有术后会阴部不适、尿潴留、尿道糜烂、感染等,与人工尿道括约肌植入术相比,其发生率明显降低;其次对尿道狭窄术后,尤其是会阴局部瘢痕组织较严重者效果不佳。

经耻骨后间隙尿道球部悬吊固定法被报道于1998年,Schaeffer等将心脏补片作为吊带置于球海绵体肌之下,使用尼龙线将补片悬吊从会阴进入耻骨后Retzius间隙并固定于腹直肌。他们采用尿道球部悬吊术治疗64例男性前列腺术后严重尿失禁,其中17例(27%)行再次手术矫正。平均随访9.6个月,有效率高达85%。此后类似的方法不断被报道。徐月敏从2000年10月起采用在尿道压监测下耻骨上悬吊法治疗男性获得性尿失禁60余例,年龄18～81岁,平均67岁。术后随访1～8年排尿通畅,控尿的有效率对前列腺术后者高达90%以上,但对尿道狭窄术后者仅60%。

近几年,随着经闭孔吊带在女性尿失禁患者中的广泛应用,经闭孔尿道球部悬吊术治疗男性尿失禁成为研究的热点。Rehder等通过尸体解剖和20例患者的临床应用证实了经闭孔吊带尿道球部悬吊术(AdVance™, American Medical Systems, Minnetonka, MN, USA)治疗男性尿失禁的安全性及有效性。术中经闭孔途径由外向内穿刺将聚丙烯吊带置于尿道球部之下。术后第6周:20例患者中8例(40%)治愈(无需使用尿垫),6例(30%)改善(每日使用尿垫1～2块),12例(60%)患者对手术疗效满意。在该研究小组的后续报道中,67例患者接受了AdVance吊带术,术后3个月使用相同的结果评定标准:治愈率52%、改善率38%。最近,de Leval等设计了一种新的吊带术治疗20名RP术后压力性尿失禁患者,其与Rehder所

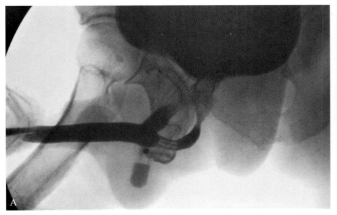
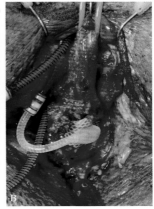
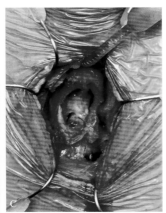

图3-23-4
A.环状袖带囊充缩失灵,无法控尿。B.局部感染,组织被侵蚀糜烂。C.尿道被AUS侵蚀致破损

采用方法的不同点在于吊带由内向外穿透闭孔内肌与闭孔膜后绕耻骨降支下拉,在尿动力学检测下达到一定尿道压后将两侧吊带一同固定于尿道球部垫片。随访6个月结果示:治愈率为45%、改善率为40%。de Leval认为该方法与传统的经闭孔吊带相比更能产生并维持足够的张力以达到控尿。值得注意的是,对于经闭孔吊带治疗男性尿失禁的机制目前尚不统一。有学者认为男性经闭孔吊带与传统吊带相同,通过压迫尿道以恢复控尿;但亦有学者认为经闭孔吊带并非通过压迫尿道达到控尿,而是通过将尿道球部向盆腔牵拉,增加功能性尿道膜部的长度以改善控尿。因此将其归为功能性吊带(functional retrourethral sling)。此外,TOT成角宽大,吊带产生的垂直尿道方向的拉力小于U吊带,所引起的尿道位置改变与尿道管腔平行,因此很少导致尿道缺血,从而减少了尿道腐蚀的发生。目前仅有1例报道AdVance吊带术后发生尿道腐蚀,其原因尚不明确,可能与患者术前曾接受盆腔放疗导致组织特征改变有关。Comiter等提出了腹侧尿道抬高加吊带术(Levera™, Caldera Medical, Agoura Hills, CA, USA),所用材料为大孔单纤丝聚丙烯,正中为5.5 cm×7 cm的垫片,置于尿道球部腹侧;垫片两侧各有一条1.5 cm×22.5 cm的吊带,用以从两侧闭孔穿出;垫片上方有两条1.5 cm×25 cm吊带,从耻骨前穿出固定。经闭孔途径可对尿道球部产生抬高和压迫作用,经耻骨前途径能向会阴膜部和耻骨联合压迫远端尿道,并能避免骨钉固定和经耻骨前穿刺可能带来的并发症。两名常规抗尿失禁治疗失败的神经性内括约肌功能障碍的患者接受此术式治疗,随访16个月,达到完全控尿。但尚需大样本及长期随访观察其疗效。徐月敏从2009年起开展了在尿道压监测下经闭孔尿道球部悬吊法治疗男性获得性尿失禁,选择男性尿道球部悬吊带(AdVance)或女性盆底前路吊带,因男性

尿道球部悬吊带价格较贵,故较多采用女性盆底前路吊带材料治疗前列腺术后46例,其中前列腺癌行根治性前列腺切除术后18例、前列腺增生行径尿道前列腺切除术后28例,术后治愈率89.13%(41/46)。

(二)经耻骨后间隙尿道球部悬吊法

手术步骤及要点

(1)患者取截石位,会阴部倒Y形切口,切开球海绵体肌,暴露尿道球部并沿尿道球部向两侧略做分离,耻骨联合两侧贴近耻骨支上缘各做长约2.5 cm小切口,深达腹直肌外鞘。

(2)取宽1.5 cm,长3 cm心脏涤纶补片作为尿道球部悬吊时的垫片,将两根2-0号尼龙线分别缝合在垫片两边并将尼龙线两端穿入经阴道无张力尿道悬吊术(tension-free vaginal tape procedure, TVT)的尼龙套内,将涤纶补片与TVT中间缝合固定(图3-23-5 A)。尿道插入导尿管,排空膀胱后留置作为穿刺时避开尿道的标记;将TVT穿刺针从尿道球部两侧并紧贴耻骨弓向耻骨上两旁切口方向穿出(图3-23-5 B)。用4-0可吸收线将涤纶片的上下两边与尿道球部做间断缝合,以防涤纶片移位和保证悬吊时作用力均匀(图3-23-5 C)。

(3)膀胱镜检查证实TVT未穿入膀胱和尿道后行尿道压力检查作为悬吊前基础压。膀胱内注入200～300 ml生理盐水并在膀胱区加压,观察尿液从尿道口喷出情况。

(4)根据术前尿失禁的程度及尿道内压的高低,将耻骨上两旁切口内尼龙线分别以300～600 g的拉力进行牵拉并保持此张力(图3-23-5 D),再次膀胱区加压,如有尿液从尿道口喷出,则稍增加拉力;如无,再次行尿道内压测定,达到所需压力(比悬吊前基础压高30～50 cmH$_2$O)后在耻骨上切口内垫入涤纶片打结。伤口内留置抗生素预防感染,术后留置导尿

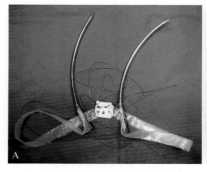
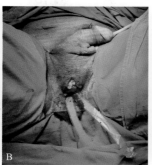
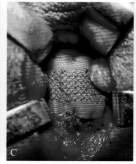
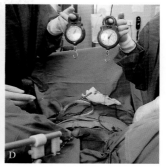

图3-23-5

A. 将涤纶补片与TVT吊带中间缝合固定。B. 穿刺针从尿道球部两侧向耻骨上两旁切口方向穿出。C. 用4-0可吸收线将涤纶片上下两边与尿道球部做间断的缝合。D. 术中两人用两只弹簧秤拉起悬吊线,同时行尿道内压测定,以确定悬吊用多少拉力

3～5天。

（三）经闭孔尿道球部悬吊法

手术步骤及要点

（1）将女性盆底前路吊带对折，中间用2-0涤纶线缝合加强拉力（图3-23-6 A、B）。

（2）患者取截石位，会阴部直切口，切开球海绵体肌，暴露尿道球部（图3-23-6 C、D），测定尿道内压。

（3）将穿刺针从尿道球部两侧向两侧闭孔方向穿出（图3-23-6 E）；用4-0可吸收线将涤纶网片的上下两边与尿道球部做间断缝合，以防涤纶片移位和保证悬吊时作用力均匀（图3-23-6 F）。

（4）根据术前尿失禁的程度及尿道内压的高低，

将耻骨上两旁切口内尼龙线分别以500 g左右的拉力进行牵拉并保持此张力，再次行尿道内压测定（图3-23-6 G），达到所需压力（比悬吊前基础压高30～50 cmH$_2$O左右）后在切口内打结。然后将吊带向上，从下腹部两侧切口穿出（图3-23-6 H），再将左右吊带合并，在一侧切口内打结。伤口内留置抗生素预防感染，术后留置导尿3～5天。

视频47　经闭孔尿道球部悬吊术治疗尿失禁

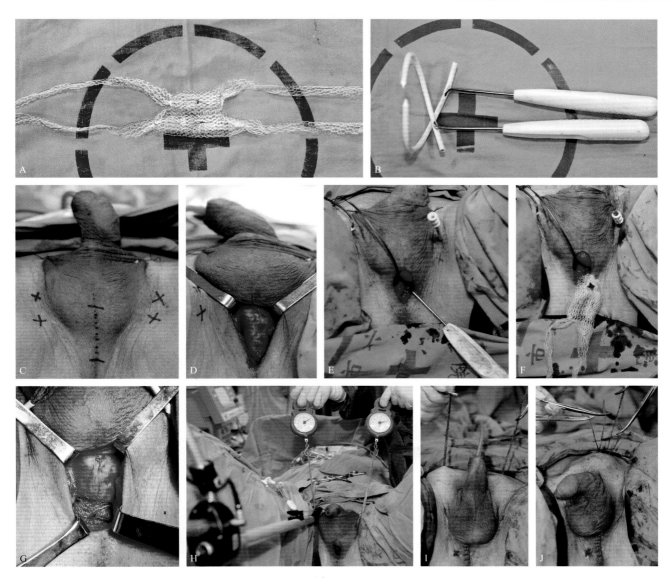

图3-23-6

A. 将女性盆底前路吊带对折，中间用3-0涤纶或可吸收线缝合加强拉力。B. 穿刺针。C. 在闭孔外皮肤做好穿刺点标记。D. 暴露尿道球部。E. 穿刺针从尿道球部两侧向闭孔方向穿出。F. 引入吊带。G. 将涤纶网片的上下两边与尿道球部做间断缝合。H. 拉紧吊带后行尿道内压测定。I. 将吊带向上从下腹部两侧切口穿出。J. 将吊带从左侧切口穿至右侧后打结

（四）带蒂腹直肌瓣悬吊法

1. 概述　由于自体组织具有无免疫原性，易存活等天然的优越性，一直有人在探讨利用自体组织治疗尿失禁的可行性，如利用腹直肌腱膜作为尿道球部悬吊的材料。腹直肌的血供来源丰富，有腹壁上动脉、腹壁下动脉，以及侧方的穿通支，在行肌瓣转移时，不仅取材方便，支配肌瓣的血管神经也较容易得以保护。徐月敏1989年设计采用带蒂腹直肌瓣包绕尿道治疗男性获得性尿失禁，因为腹直肌瓣放在尿道球部下方可以起到一个柔软，有弹性的肌垫，较接近于正常的解剖结构，希望肌瓣能达到类似具有生理功能的新括约肌作用。带蒂腹直肌瓣包绕尿道能达到控尿与腹直肌收缩及肌张力有关，但这也容易导致术后排尿困难。2006年徐月敏在动物实验的基础上开展了在尿道压监测下带蒂腹直肌尿道球部悬吊术治疗男性复杂性后尿道狭窄术后中、重度压力性尿失禁15例。同时将腹直肌瓣的末端垂直剪开，采用夹压悬吊尿道球部，获较好效果。此法避免腹直肌过分收缩而导致术后排尿困难，达到既能控制尿，又无排尿困难的效果。

2. 手术步骤及要点

（1）患者取截石位，会阴部直切口，切开球海绵体肌，暴露尿道球部（图3-23-7 A），将尿道球部与阴茎

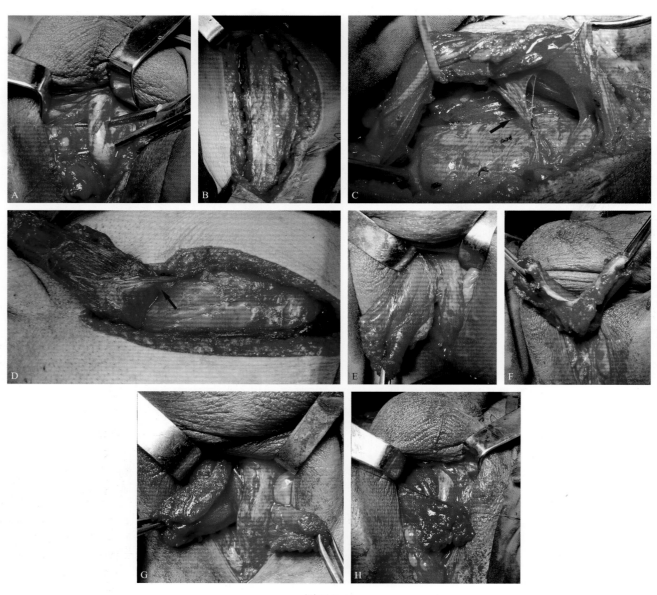

图3-23-7
A. 分离出尿道球部。B. 分离腹直肌。C. 保护好腹直肌的血管神经（箭头所指）。D. 腹直肌转向阴囊（箭头为血管神经）。E. 腹直肌转到会阴部。F. 纵行切开腹直肌末端。G. 将一半伸入尿道球部与阴茎海绵体间。H. 缝合腹直肌末端

海绵体分离3 cm后,分别测定尿道内压。

(2)下腹正中切口,长约15 cm,达腹直肌外鞘。分离出一条宽2.5 cm,长15 cm带腱膜的腹直肌并在上端切断;注意保护腹直肌底部的腹壁下血管丛(图3-23-7 B~D)。

(3)在耻骨上切口与会阴部切口间做一隧道,将已分离好的腹直肌从下腹切口通过隧道转移到会阴部切口(图3-23-7 E)。用2-0可吸收线将腹直肌两侧与耻骨骨膜缝合固定2针。

(4)将腹直肌末端从行切开3 cm左右(图3-23-7 F),将其中的一半伸入尿道球部与阴茎海绵体间(图3-23-7 G),用2-0可吸收线将切开的腹直肌末端再间断缝合(图3-23-7 H)。这样,尿道球部被腹直肌夹在

中间。再次行尿道压测定,其松紧度以维持尿道内压在90 cmH₂O左右(图3-23-8 A~C),术后留置导尿管5~7天。

(五)改良的膀胱颈重建术

1.概述 膀胱颈重建是治疗先天性尿道上裂伴尿失禁的常用方法,此术式的要点是缩窄膀胱颈和延长后尿道。改良的膀胱颈重建术是不仅要缩小膀胱颈,延长后尿道,还要将膀胱在新后尿道和膀胱颈上方关闭,当膀胱充盈时,尿液对新膀胱颈也有压迫作用,能加强抗尿失禁作用。

外伤性骨盆骨折尿道断裂在修复后发生膀胱颈关闭不全致尿失禁较为常见;因局部瘢痕组织,尿道重建时行径的改变,膀胱颈口明显扩大、僵硬(图3-23-9),采

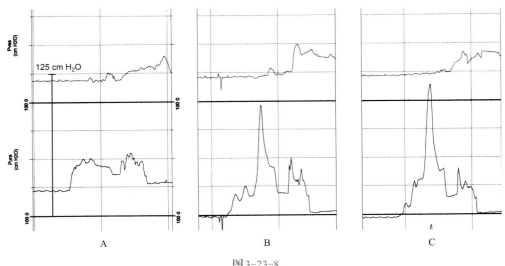

图3-23-8
A.术前尿道压。B.悬吊后。C.手术结束后

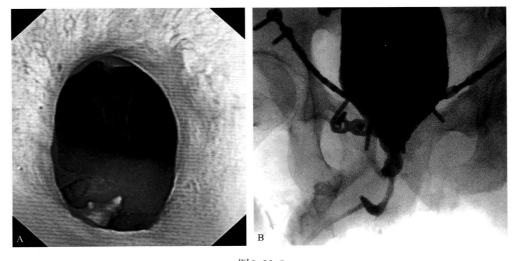

图3-23-9
A.膀胱颈口明显扩大、僵硬。B.术前尿道照影

用尿道球部悬吊术未能达到理想效果,可采用此方法。

2. 手术步骤及要点

(1)在患者下腹正中做切口,纵行打开膀胱,测量从膀胱颈到输尿管开口的距离,如 < 3.5 cm 需将输尿管开口移植到膀胱后壁。

(2)在膀胱三角区保留从膀胱颈到输尿管开口前宽 2 ~ 2.5 cm 的黏膜,其余相应部位去黏膜化;以

14Fr ~ 16Fr 导管为支架,用 2-0 ~ 3-0 可吸收线将三角区去黏膜化的肌肉组织做连续加间断缝合形成新的后尿道和膀胱颈,长度 3.5 ~ 4 cm(图 3-23-10),在新后尿道上方关闭膀胱。手术结束前将导尿管更换为 12Fr ~ 14Fr,避免导管周围组织过紧造成缺血坏死。术后留置导尿管 3 周,术后膀胱尿道造影显示类似正常的膀胱颈图形(图 3-23-11)。

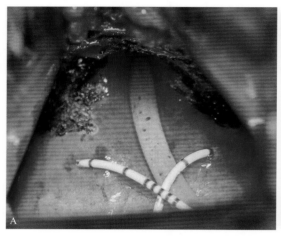
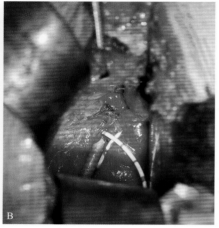

图 3-23-10
A. 膀胱三角区保留宽 22.5 cm 的黏膜。B. 以导管为支架将三角区去黏膜后组织做连续和间断缝合

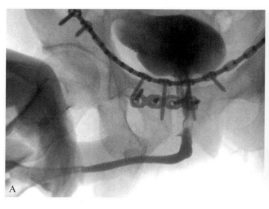
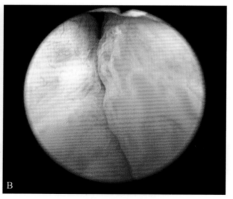

图 3-23-11
A. 术后膀胱尿道造影可示类似正常的膀胱颈图形。B. 术后膀胱镜检显示颈部闭合

视频 48 改良膀胱颈重建治疗尿失禁

徐月敏等采用改良的膀胱颈重建术治疗 39 例尿失禁,年龄 3 ~ 65 岁,平均 35.9 岁。术前 8 例采用自制阴茎夹控尿,2 例采用阴茎套接集尿袋,其余患者采用尿垫 4 ~ 6 块。术前尿动力学检查示最大尿道压 21 ~

43 cmH$_2$O, 平均 34.1 cmH$_2$O。术后随访 6 个月 ~ 3 年,术后 25 例复查尿动力检查,尿道压在膀胱空虚时为 52 ~ 76 cmH$_2$O。35 例有效,其中 2 例术后排尿困难,经再留置尿管 2 周后排尿通畅,但尿线较术前均有不同程度变细。

五、手术体会

与尿道球部悬吊手术效果有关的主要因素有四个方面:其一,悬吊材料的选择。悬吊的材料可分为自

体材料、生物材料、合成材料以及复合材料等。自体材料如阔筋膜、腹直肌筋膜、股薄肌,虽然没有抗原性不会发生排斥,但存在取组织部位的并发症,且悬吊的力量往往有所欠缺。生物材料如猪真皮胶原、小肠下黏膜组织 SIS 等,术后疗效不能持久。合成材料如聚丙烯网带、硅酮、TVT 吊带、心脏补片、人造血管复合材料为两种以上材料组成。目前应用最多的是合成材料,因为其悬吊力量可靠,而且已经商品化,比较容易获得。其二,悬吊的松紧程度也是主要的因素。既要避免因悬吊过紧导致术后排尿困难,又要避免过松导致疗效欠佳,调节的方法较多。Schaeffer 等认为确定悬吊的松紧程度凭术者的经验,术后第1天拔除导尿管观察排尿情况,如仍有尿失禁,则送回手术室打开耻骨上切口再拉紧悬吊的尼龙线。小川则采用术中膀胱内注入 300 ml 生理盐水,然后边在膀胱区加压,边悬吊,观察尿液从尿道口喷出情况来确定悬吊的松紧程度。而 Onur 则采用术中咳嗽的方法来调节吊带的张力。在悬吊时嘱患者咳嗽,如没有尿液流出,在吊带上打上标记,以此作为确定悬吊的松紧程度,但他们一组中有 24% 的失败率。我们采用在尿动力监测下确定悬吊时用多少拉力,能较客观地反映尿道内压。但选择多少压力较为合适仍有争议。John 认为尿道闭合压力超过 100 cmH$_2$O 时可能会引起尿潴留和尿道组织腐蚀,60 cmH$_2$O 是比较合适的。他们一组 16 例压力性尿失禁术后 11 例完全控制尿,1 例改善,余 4 例尿失禁改变不明显。徐月敏从 2000 年 10 月起采用在尿动力学检查仪监测下行尿道球部悬吊术,以术中尿道压力 80 ～ 90 cmH$_2$O 为标准来调节悬吊的松紧程度,取得了较好的效果。其三,术前尿失禁的严重程度也影响治疗效果,对轻、中度尿失禁,尿道球部悬吊治疗效果满意,对重度尿失禁则疗效欠佳。在过去的二十年中我们采用多种悬吊方法治疗 140 多例不同病因的患者,严重尿失禁其治疗的失败为 50%,而中度或轻度尿失禁的治疗成功率为 95%。其四,尿失禁的病因与手术疗效有关。前列腺术后尿失禁的治愈率明显高于后尿道狭窄术后(87.9% vs 45%),这可能与多种因素

有关,① 各种创伤导致复杂性后尿道闭锁或狭窄,局部瘢痕严重。② 复杂性后尿道闭锁或狭窄手术的径路绝大多数是经会阴、球部及阴囊段尿道均需游离以满足无张力吻合,术后此段尿道行径改变,局部瘢痕加重,尿道弹性减弱,吊带的悬吊作用力降低。③ 前列腺手术对会阴部的解剖影响不大,局部无明显瘢痕,吊带对尿道悬吊作用力较强,易达到较好效果。

膀胱颈重建术是治疗先天性外生殖器畸形伴尿失禁最常用的方法之一。三角区肌肉和内括约肌在解剖上是类似的,两者都含有使肌肉收缩的 α 受体,因此是重建新的膀胱颈和后尿道的理想材料。我们根据以往采用膀胱颈重建术治疗先天性尿失禁的经验,引入到治疗成人获得性尿失禁。通过本组病例的治疗,我们体会采用本术式治疗这些复杂性尿失禁要想获得较好的效果,以下几点较为重要:① 延长后尿道和膀胱颈长度 3.5 ～ 4 cm。② 首先,采用 14Fr ～ 16Fr 号硅胶管做支架,在缝合时以抽管有箍紧感为宜,手术结束前将导尿管更换为 12Fr ～ 14Fr。这样不仅可避免导管周围组织过紧造成缺血坏死,影响愈合,而且也有利于尿道分泌物的流出。其次,将三角区肌肉组织做多层间断缝合形成新的后尿道和膀胱颈,以提高尿道闭合压和减少重建的后尿道和膀胱颈裂开概率。这些措施对术后控制排尿都极为重要。③ 改良了 Ledbetter 的膀胱颈重建术。在新建的后尿道和膀胱颈上方关闭膀胱,使这些新建的后尿道和膀胱颈暴露在膀胱腔内,当膀胱充盈时,尿液对新膀胱颈也有压迫作用,由此加强抗尿失禁作用。但此方法也会造成排尿困难,尤其是暴露在膀胱腔内的后尿道和膀胱颈过长。我们的患者中有 2 例术后发生排尿困难,出现平卧时能排尿,站立时排尿困难。经再留置导尿管 2 周后排尿通畅,且残尿 < 20 ml。膀胱颈重建术的另一缺点是术后膀胱容量会减少,出现尿频症状,约 6 个月后症状改善。因此我们在选择患者时要求膀胱容量在 300 ml 以上,有足够利用的膀胱壁组织和减少因膀胱容量减少而出现的尿频症状。

(徐月敏　王　悦)

参考文献

[1] Xu YM, Zhang XR, Sa YL, et al. Bulbourethral composite suspension for treatment of male-acquired urinary incontinence[J]. Eur Urol, 2007, 51(6): 1709–1716.

[2] 徐月敏,张心如,陈忠,等.尿道压监测下球部尿道悬吊术治疗男性获得性尿失禁[J].中华泌尿外科杂志,2006,27: 55–58.

[3] 徐月敏,刘章顺,撒应龙,等.带蒂腹直肌瓣夹压悬吊球部尿道治疗男性获得性尿失禁的实验研究与临床应用[J].中华泌尿外科杂志,2006,27: 768–771.

[4] 小川秋實.前立腺手術後の尿失禁に対する尿道吊り上げ術[J].臨泌,1990,44: 479–484.

［5］ Ribeiro LH, Prota C, Gomes CM, et al. Long-term effect of early postoperative pelvic floor biofeedback on continence in men undergoing radical prostatectomy: A prospective, randomized, controlled trial[J]. J Urol, 2010, 184(3): 1034.

［6］ Brant WO, MartinsFE. Artificial urinary sphincter[J]. Transl Androl Urol, 2017, 6(4): 682−694.

［7］ 徐月敏, 改良膀胱颈重建术治疗括约肌功能障碍性尿失禁的疗效观察［J］. 中华泌尿外科杂志, 2015, 36: 686−689O.

［8］ Koraitim MM. Assessment and management of an open bladder neck at posterior urethroplasty[J]. Urology, 2010, 76(2): 476−479.

［9］ Laurikainen E, Valpas A, Aukee P, et al. Five-year results of a randomized trial comparing retropubic and transobturator midurethral slings for stress incontinence[J]. Eur Urol, 2014, 65(6): 1109−1114.

［10］ Biardeau X, Aharony S. AUS Consensus Group, Artificial Urinary Sphincter: Report of the 2015 Consensus Conference[J]. Neurourol Urodyn, 2016, 35 Suppl 2: S8−24.

［11］ Hofer MD, Morey AF, Sheth K, et al. Low Serum Testosterone Level Predisposes to Artificial Urinary Sphincter Cuff Erosion[J]. Urology, 2016, 97: 245−249.

［12］ Kretschmer A, Buchner A, Grabbert M, et al. Risk factors for artificial urinary sphincter failure[J]. World J Urol, 2016, 34(4): 595−602.

第二十四章
尿道手术并发症

尿道重建手术不仅涉及尿道的急诊和延期手术,而且涉及尿道的组织替代、成形等手术,都有可能发生并发症。一旦发生并发症,轻者可能引起手术失败,重者可能导致组织器官的功能丧失。本文一方面详尽的介绍各种尿道重建手术特有的并发症,另一方面针对不同的并发症提出相对应的诊断和治疗措施,以及相关的预防措施,以期能减少并发症的发生。

尿道病变的手术治疗目的是恢复尿流通道,以达到通畅排尿。临床上常用的尿道开放性手术主要包括两大类,一类是急诊尿道损伤时选择的手术,如尿道球部损伤所进行的尿道球部修补术或尿道球部端端吻合术;后尿道损伤时选择的尿道会师术等。另一类是选择性手术,如先天性尿道畸形的矫正手术,尿道肿瘤的尿道切除术,尿道狭窄的修复和重建手术等。尽管微创技术已经延伸到泌尿外科的各个领域,但尿道的大多数手术仍然遵循传统的方式,且对手术技巧的要求较高,与疾病及手术相关的尿道所特有的并发症的发生率也比一般泌尿外科手术高。因此全面了解尿道手术并发症,避免并发症的出现,防止尿道手术的失败,对泌尿外科医师来说尤为重要。

第一节 尿道会师手术并发症

一、概述

近年来,随着交通意外、建筑倒塌、矿井塌方等事故的频繁发生,骨盆骨折合并的后尿道损伤的报道呈上升趋势。骨盆作为尿道的保护结构,在其骨折后往往成为损伤尿道的“元凶”。骨盆骨折后对泌尿外科医师来说会产生许多不确定的疑问:① 损伤后出血量。② 尿道的损伤程度。③ 是否损伤阴茎的勃起功能。对于急诊尿道损伤的处理以尿道会师术和单纯耻骨上膀胱造瘘两种方法为主,但如何根据患者情况正确的选择及运用,将直接关系到尿道狭窄、勃起功能障碍、尿失禁等并发症的发生率。

二、术后并发症

(一)后尿道狭窄或闭锁

后尿道狭窄或闭锁是骨盆骨折后尿道损伤手术后最为多见的并发症。尿道会师术简单易行、创伤较小,但由于尿道的断端并不是靠缝线缝合,而是靠丝线或尼龙线通过前列腺尖端穿出会阴部牵拉维持,或

用Foley导尿管牵拉维持,依靠手术操作者的感觉和经验。因此无论是从对合的精确度还是无张力的角度来看,都无法和急诊尿道端端吻合术相比,再加上骨盆骨折后对后尿道断端组织的血运情况、损伤程度、尿外渗范围无法准确估计,所以术后发生尿道狭窄或闭锁在所难免。

(二)尿瘘

除外伤直接造成的尿瘘外,尿道会师术后尿外渗,尿道周围的血肿引流不畅,感染后形成脓肿,脓肿破溃后形成尿瘘。后尿道脓肿也会向会阴、大腿前内侧、直肠或膀胱底部穿透,形成各种形式的尿瘘。

值得注意的是在尿道会师术后的简单牵引方式,即利用气囊导尿管进行持续牵引,因不注意牵引的方向和保护阴茎与阴囊的交接处的皮肤血运,管腔持续压迫也可导致压疮和尿瘘的形成。

(三)尿失禁

外伤时尿道外括约肌因外伤已损伤,此时保护尿道内括约肌甚为重要,而会师手术中采用手指指引探杆的操作方法很容易损伤膀胱颈部的内括约肌;其次

在尿道会师术后用 Foley 导尿管过度牵拉,可造成膀胱颈部的压迫、缺血、组织损伤,尿道内外括约肌损伤,控尿功能减弱而形成尿失禁。

(四)勃起功能障碍

由于海绵体神经的路径与尿道膜部非常接近,所有能导致尿道损伤的骨盆骨折都将有可能损伤盆腔内供应阴茎海绵体勃起的血管和神经,造成勃起功能障碍。Crassweller 认为耻骨支的蝶形骨折很有可能影响双侧悬垂部的神经血管束,会使勃起功能障碍的发生率大大上升。阴茎深动脉主要供应海绵体血液,该动脉来源于阴部内动脉,经尿生殖膈下筋膜从阴茎脚内侧进入海绵体内,骨盆骨折后引起的血管性勃起功能障碍主要是损伤该动脉。

支配阴茎勃起功能障碍的神经是由盆神经丛出发而至阴茎。盆丛包括交感神经和副交感神经。交感神经由盆丛部分纤维,经前列腺丛向下延伸,随尿道膜部穿经尿生殖膈至阴茎背侧,在此与阴茎背神经连接,并发出阴茎海绵体大、小神经,形成海绵体丛,分布于阴茎海绵体与尿道海绵体,是调节阴茎勃起的神经。副交感神经的节前纤维随骶神经发出,加入盆丛,支配阴茎血管和海绵体组织的平滑肌,使血管扩张,阴茎勃起,故又称勃起神经。当骨盆骨折,尤以合并后尿道断裂时,很容易引起这些神经的损伤,导致勃起功能障碍。对于尿道会师术可能引起勃起功能障碍的观点认为,手术中不过分处理盆腔内血肿,尽少剥离前列腺周围组织并保留尿道膜部周围横纹肌,以减少供应海绵体神经、血管的损伤,避免手术引起勃起功能障碍的发生。

三、诊断

尿道会师术后如患者出现体温持续升高,会阴、阴囊及相应的尿外渗区域发现有红、肿、痛及波动感,要注意尿道周围脓肿的发生,例如,与尿道吻合部位相通者局部破溃后很容易发生尿瘘和尿道狭窄。拔除导尿管后如出现排尿困难、尿线细、局部皮肤漏尿,可初步诊断,而带管时的排泄性尿道造影和拔管后的会师造影可明确诊断尿道狭窄的部位、长度和瘘管的部位、严重程度。尿道超声、尿道 CT 三维成像及尿道 MRU 等技术也可以作为诊断尿道狭窄的辅助方法。

尿道会师术后尿失禁的诊断因为有尿道狭窄的存在而变得较为困难。早期尿道造影显示的是尿道狭窄的影像结构,而尿道内括约肌损伤的图像不如前列腺手术后的图像来得直接。尿动力学的检查也因狭窄的缘故而无法正确判断尿道功能长度和尿道闭合压力。一旦尿道狭窄处理得当,尿失禁可以通过临床表现、尿动力学等检查得以诊断。

尿道会师术后勃起功能障碍的诊断尤为重要,既可以反映骨盆骨折是否对尿道及周围血管神经造成损伤,又为以后尿道狭窄修复重建过程中是否对影响勃起功能的血管神经造成损伤提供依据。外伤后阴茎勃起功能障碍常用评估的方法包括夜间阴茎勃起试验(nocturnal penile tumescence test, NPT)、阴茎血流彩色多普勒超声检查、阴茎海绵体造影及选择性阴茎动脉造影等。

四、治疗

尿道会师术是通过牵拉作用达到离断尿道组织的对合,因此尿道狭窄的发生率极高。如果狭窄段不太长(< 1 cm),可考虑采用直视下尿道内切开的腔内治疗方法,并定期行尿道扩张;如狭窄段较长,可考虑三个月后待瘢痕组织稳定后行径会阴和(或)经耻骨的后尿道端端吻合术。

后尿道狭窄如同时合并尿瘘时,处理颇为棘手。一方面,长期尿外渗往往造成周围组织不健康;另一方面,如瘘管切除不彻底往往造成手术失败。因此在处理尿瘘时,尽可能将瘘管完全切除,尿道吻合时采用两断端黏膜对合缝合,并用周围组织包裹吻合口,有利于切口愈合。

尿失禁的处理一般在后尿道狭窄处理结束后,排尿通畅稳定半年以后再进行。对于轻度的尿失禁可采用抗胆碱药物治疗和盆底肌肉锻炼。而持续性尿失禁的处理目前主要有:① 尿道球部悬吊术,此方法是近二十余年开展的新项目。常用的悬吊材料有自体筋膜和合成材料等。② 人工尿道括约肌,治疗对象是严重的尿失禁和用其他方法治疗效果不佳的患者,对于那些中等程度尿失禁的患者也可以选择性的使用。③ 尿道会师术本身对勃起功能障碍的发生影响较小。原则上在外伤后 6 个月左右可以考虑对勃起功能障碍进行评估,主要内容包括:① 是血管性还是神经性导致勃起功能障碍。② 勃起功能障碍的程度。治疗的方法包括药物和手术治疗。药物治疗可以尽快进行,如无效,对血管性的 ED 可考虑行阴茎血管重建术。骨盆及会阴外伤患者采用血管重建术治愈率较高,因为这类 ED 常由局部的动脉闭塞引起,没有动脉粥样硬化,患者年轻、健康,均有强烈的渴望和要求保持性功能。手术时机选择至少在伤后 12 个月,如明确无明显神经损伤者,70% 以上患者术后可恢复性功能。

五、手术体会

尿道会师术后虽然导尿管置入尿道中,但尿道的对合是依靠牵拉作用维持,如组织血运不良、局部导尿管气囊对膀胱颈部产生刺激,易产生膀胱痉挛,造成尿道断端缝隙处尿外渗,这可能发生尿道狭窄。因此,后尿道狭窄的预防关键之一是防止膀胱痉挛和尿外渗,从而减少盆腔感染的概率。常用的方法包括应用解痉药,选用对膀胱颈部刺激较小的硅胶导尿管;导尿管气囊注水不宜太多等。

尿失禁预防的关键是减少手术中对尿道前列腺部的损伤,尤其是对膀胱颈部内括约肌的破坏,尽量避免将手指探入后尿道来指引远端尿道的探杆,而采用探杆引导探杆的方法对尿道内括约肌的损伤最小。

尿道会师术本身引起阴茎勃起功能障碍的可能性非常小,而目前比较一致的观点均认为是骨盆骨折的创伤引起的。因此,尿道会师术中预防勃起功能障碍的要点是手术中不过分探测盆腔内血肿,尽量减少剥离前列腺周围组织并保留尿道膜部周围横纹肌,以减少供应海绵体神经、血管的损伤,可以避免手术后引起勃起功能障碍的发生。

近年来,另一个不能忽视的现象是目前开始流行的,在患者骨盆骨折后耻骨联合部位永久性置入固定钢板等骨科器械,这一手术的实施势必对尿道造成进一步的损伤,也是对泌尿科医师手术时机选择提出更大的挑战,是今后需要重点研究的一个课题。

（张　炯　徐月敏）

第二节　外伤性尿道断裂吻合术后并发症

一、概述

外伤性尿道断裂后再吻合主要应用于骑跨伤所致的尿道球部损伤,由于尿道球部吻合术是整个尿道球部海绵体的离断后再吻合,并发症的发生与创伤的严重程度、吻合时的技巧、周围血肿和尿外渗情况有关。

二、术后并发症

（一）吻合口出血和裂开

尿道球部海绵体组织丰厚、饱满,一旦损伤,海绵体血管开放造成大量出血,而周围组织疏松,很容易引起血肿扩散,因此手术中严密的吻合至关重要。尽管尿道断裂后断端的海绵体组织因创伤而不太健康,但在修剪时应尽量保留血运良好的组织,不要修剪过多,以免在吻合时存在张力。因为术后患者发生的阴茎勃起会使吻合口张力扩大,原本靠缝线闭合的血管可重新开放,而勃起时的海绵体充血更加重了吻合口的出血,出血后局部形成的血块或血肿最终造成吻合口裂开。吻合口裂开可以是一针或多针,甚至完全裂开,裂开后远端尿道回缩而造成新的尿道缺损。

（二）尿外渗和尿瘘

尿道球部吻合术后尿外渗的发生与膀胱痉挛、吻合口裂开、局部感染等因素有关。一般发生在手术后一周内,如导尿管引流不通畅,膀胱痉挛后尿液会沿着导尿管周围外溢,一旦吻合口缝合不牢靠,尿液更有可能从吻合口缝隙中外溢。临床上可以发现伤口引流量增多,膀胱痉挛发生时伤口处见尿液流出,一旦感染,将导致尿瘘发生和吻合口再狭窄。

（三）尿道狭窄

尿道球部吻合术后发生尿道狭窄的原因主要包括术中因素和术后因素。术中因素首先,如手术时瘢痕切除不彻底或裂伤处不健康的组织修剪不充分,进行缝合时会因吻合处局部组织血运情况不佳而造成对合不良;其次,如手术时吻合有张力或未按照黏膜对黏膜的外翻缝合,影响局部血运导致狭窄发生。术后其他因素如尿外渗、吻合口出血、局部感染等,均可影响吻合口黏膜组织的血运,导致尿道再狭窄。

（四）尿道假道和直肠损伤

尿道球部手术时发生尿道假道和损伤直肠较为少见,主要与手术时视野不清楚,解剖层次不熟悉及粗暴的手术操作有关。骑跨伤后,血肿的范围较广,术者切开皮肤和皮下组织后,很难清楚地发现球海绵体肌等解剖标志。一般远端尿道可以通过探杆指引明确,而近端尿道由于黏膜回缩及周围海绵体出血很难发现。如盲目的分离或用探杆试探,尖锐的探杆很容易从海绵体中穿入形成假道,如向下试探,则有可能穿破直肠,造成更坏的结果。

三、诊断

吻合口出血一般发生在勃起或勃起后,有早期出血和迟发性出血之分,早期出血一般在术后一周内发生,而迟发性出血可以发生在一周后,甚至一个月左右。出血时可以看到大量新鲜血液沿着导尿管周围从尿道外口涌出,如用尿道镜检查可以发现出血点。尿道吻合口裂开早期诊断较为困难,偶有患者主诉勃起后会阴部裂开感。近年来应用带管造影技术可以弥补这一缺憾。如高度怀疑有吻合口裂开,通过带管造影观察有无造影剂外溢来明确诊断。而尿外渗和尿瘘的诊断早期也可以通过尿道带管造影得以明确,后期导尿管拔除后,如发现排尿时皮肤伤口处也有尿液流出,可做出诊断。尿道假道和直肠损伤的诊断并不困难,尿道造影、尿道超声、尿道CT均能明确是否存在上述病变。

四、治疗

尿道球部吻合术后一周内如出现吻合口出血,此时导尿管尚未拔除,导尿管本身对尿道有压迫作用,可先考虑在会阴部加压包扎,同时给予静脉滴注止血药物、肌注雌激素,防止阴茎持续勃起,大多数出血通过上述方法可以缓解。如无效可考虑急诊行尿道镜检查和止血,开放手术止血只有在上述治疗无效时才考虑。如疑有吻合口裂开,尚不主张急诊修补。小的裂口在以后可能发生尿道狭窄,行单纯直视下尿道内切开术即可;对完全裂开者,术后三个月再考虑手术。

尿道手术后发生尿外渗如早期发现并处理得当,可以避免尿瘘等并发症的发生。一般可通过调整导尿管或造瘘管的位置,避免管腔堵塞,应用解痉药物防止膀胱痉挛,同时加强局部的引流避免继发性感染。如用Foley导尿管作支架者,可稍牵拉导尿管,以防止尿液流出。对拔除尿道支架管后发现尿道皮肤瘘时,应

开放耻骨上造瘘管使尿流改道,停止从尿道排尿,可能会使部分小的瘘道闭合。而对于经久不愈的瘘道,尿道狭窄的发生不可避免,原则上需三个月后再行瘘管切除手术和尿道修补术。

手术中如发生尿道假道和直肠损伤,谨慎处理可以避免以后更严重的并发症。如因黏膜回缩无法明确远端尿道的位置,可通过挤压膨隆的膀胱区观察远端尿道口有无尿液溢出,必要时通过耻骨上造瘘口置入探杆明确引导。直肠损伤一般后果较为严重,如肠道准备较好,可以考虑缝合瘘口,周围组织填塞隔离瘘口,同时加强引流及抗生素的应用,根据术中情况决定是否行肠道改道。

五、手术体会

吻合口出血和裂开与吻合时存在张力和手术中止血不完善有关,但术后阴茎勃起是最大的诱因。因此术中无张力吻合、6～8针的严密缝合和海绵体外层的减张缝合至关重要。首先,术后常规应用雌激素药物预防阴茎勃起可以有效地避免上述并发症的发生。其次,术后可以预防性的应用膀胱解痉类药物,防止膀胱痉挛和尿外渗的发生,一旦发生尿外渗,加强引流和预防感染是避免尿瘘的关键。预防直肠损伤可以采用手术中直肠内手指指引的方法以确保不伤及直肠。

(张　炯　徐月敏)

第三节　前尿道狭窄与尿道下裂修复术的并发症

一、概述

前尿道修复重建一直被认为是寻找移植替代物和降低相应并发症的过程。移植替代物从尿道周围自体组织(如包皮、阴茎皮肤、阴囊中膈皮瓣)到各种游离黏膜移植物(如膀胱黏膜、口腔内黏膜、结肠黏膜),再加上各种重建方法的应用,如口腔内黏膜的补片法(背侧与腹侧)、结肠黏膜的管状法等,使前尿道的修复重建材料越来越丰富,技术越来越成熟。另外,为降低并发症所采用的各种支架材料的更新,对围手术期处理的重视,以及对修复重建理念的创新势必将大大提高该手术的成功率。

尿道下裂是男性生殖器最常见的畸形,国外报道在新生男性婴儿中发病率为3.2/1 000或每300个男孩中有1例。文献描述的尿道下裂矫正手术方法有300种以

上,尤其在20世纪50年代以后,一期修复术日渐风行,而且越来越注重功能和外形的完美,手术成功率不断提高。对不伴有阴茎下弯的单纯远端尿道下裂(阴茎头型、冠状沟型及近冠状沟型)的治疗,利用尿道口前移、阴茎头成形术(MAGPI术)或尿道口基底血管皮瓣成形术(Mathieu技术),获得了良好的效果,并发症较少。对伴有阴茎下弯的重度尿道下裂的治疗,由于纤维索带切除和阴茎勃起后需要替代的尿道较长,这些病例的治疗尚没有统一式式。手术方法因人而异,各种手术方式均有并发症的发生,文献报道在10%～15%以上,许多并发症可导致手术失败,甚至造成更严重的后果。

二、术后并发症

（一）早期并发症

1. **皮下尿外渗**　尿道下裂修复手术后因留置气

囊导尿管、膀胱造瘘或游离膀胱黏膜等因素,使膀胱底部、三角区、膀胱颈或后尿道受刺激引起膀胱痉挛,也可因血块堵塞导尿管内腔等使尿液引流不畅导致膀胱痉挛。患儿可频繁排尿,使尿液从导尿管周围溢出,并经尿道吻合口和成型尿道缝合处进入皮下及新尿道周围,形成尿外渗,易导致感染而致手术失败。

2. 皮瓣或移植物坏死　新尿道完全坏死多见于早期游离皮管移植和黏膜移植重建的尿道。采用带蒂包皮内板尿道成形术者,如血运循环不佳亦可发生尿道坏死。皮瓣边缘坏死致创口裂开,最终导致尿瘘形成,其原因是:①皮瓣边缘较薄、血供不足。②缝合皮瓣时存在张力。③缝合过密、过紧或缝合线刺激与组织反应。④局部渗血、漏尿及感染。⑤术后敷料包扎过紧影响血运(图3-24-1)。

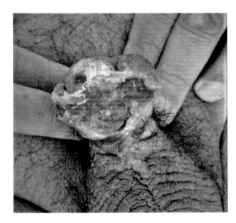

图3-24-1　尿道成形术后早期局部感染

3. 阴茎海绵体损伤与阴茎头坏死　手术中切除尿道纤维索带或游离带蒂皮瓣时,如解剖不熟悉或既往手术后局部粘连严重,术者操作时切的过深就有可能切破阴茎白膜损伤阴茎海绵体组织;如损伤范围较大、较深,术后可能形成阴茎海绵体硬结,影响阴茎勃起。阴茎头坏死与手术中游离冠状沟海绵体组织时手术层次不清或过多分离后造成缺血有关,也有可能因敷料包扎过紧,阻碍阴茎头血运所致。

4. 尿道皮肤瘘　尿道皮肤瘘是前尿道手术,尤其是尿道下裂修复术后最常见的并发症之一,无论采用何种组织材料和术式进行尿道重建手术,均有可能发生,其发生率为4%～56%。尿瘘发生的主要原因与手术方式的选择和术者的操作技巧有关。其中包括手术操作粗暴引起的组织损伤,在尿道修复中应用血运较差的组织及缝合技术不合理,局部组织出现坏死和感染,尿液引流不畅,切口张力增加使其裂开等(图3-24-2)。一般情况下,采用管状方法重建尿道发生漏尿的可能性较补片法或埋藏皮条法为低,采用游离移植物比采用带血管移植物尿道成形的尿瘘发生率高,一期修复术比采用二期手术尿道瘘的发生率明显要高。其次,缝合、结扎线头过多过紧而影响切口愈合,覆盖新尿道皮下组织薄弱或覆盖皮瓣血运不良,新尿道与皮肤缝线重叠、新尿道分泌物引流不畅等均是发生尿道皮肤瘘的潜在因素。

尿道皮肤瘘可发生在新尿道的任何部位,以吻合口和冠状沟处多见。瘘口的大小不一,较大的瘘口在创口拆线前或局部血痂去除时可发现,小的瘘口要待患者排尿时才发现。

(二)后期并发症

1. 阴茎下曲畸形矫正不良　阴茎下曲畸形矫正不良是经验不足医师最易发生的错误。常见的原因是手术时阴茎腹侧的纤维索带切除不彻底或无弹力的皮肤未曾切除,尿道外口未分离或分离不充分,新尿道太

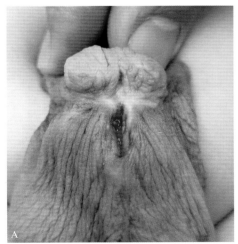
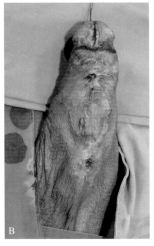

图3-24-2　尿道成形术后尿道皮肤瘘

短,并发血肿、感染后阴茎腹侧重新产生瘢痕组织(图3-24-3)。

2. 阴茎痛性勃起 后尿道端端吻合术时,均需行远端尿道的游离,由于前尿道的血供主要依赖于远端阴茎头和侧支的供应,当过分游离远端尿道时不但容易造成阴茎明显缩短,而且可导致阴茎勃起时海绵体牵拉、弯曲、甚至疼痛。

3. 吻合口狭窄或成角 在行新尿道和原尿道口近端吻合时,如吻合不当往往会造成吻合口狭窄。最常见的原因有新尿道与原尿道口行环行吻合或新尿道与发育不良的末端尿道口吻合。其次新尿道末端血运不良或原尿道末段背侧游离过于广泛,造成缺血坏死及吻合口感染也是造成吻合口狭窄的原因。吻合口成角常发生于用阴囊中隔皮瓣尿道成形或新尿道过长、扭曲,吻合后造成梗阻。

4. 尿道憩室或憩室样扩张 尿道成形术后尿道憩室的发生临床上并不少见,常见的诱因包括:① 新尿道制作太宽,腹侧组织薄弱导致宽大的憩室形成。② 远端尿道狭窄,导致排尿费力,而狭窄后方为无海绵体组织的新尿道,尤其是腹侧替代尿道成形,新尿道代偿性向腹侧凸出,逐渐扩张,形成憩室。③ 吻合口局部缝合不严密,造成尿外渗、感染,未能及时充分引流,周围组织机化后上皮化形成球形憩室,以阴茎阴囊交接处多见(图3-24-4)。

5. 尿道外口狭窄 尿道外口狭窄的发生原因较多:① 阴茎头部位行隧道时过于狭小。② 采用带蒂移植物的缺血时间过长导致新尿道外口端血运不良。③ 皮瓣制作采用管状尿道很容易发生外口和吻合口狭窄,这主要是由于皮肤的伸缩性等原因造成。④ 在干燥闭塞性阴茎头炎的患者中,在处理外口时如阴茎

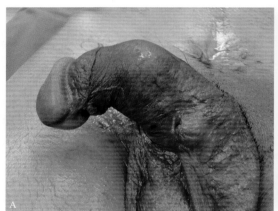 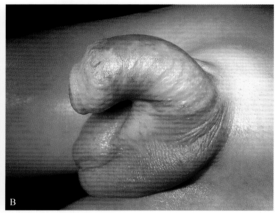

图3-24-3 尿道成形术后,阴茎勃起时不同程度弯曲

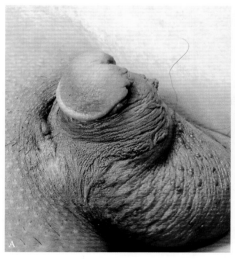 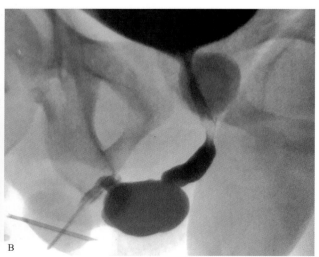

图3-24-4
A. 阴茎腹侧突出。B. 尿道照影示前尿道憩室

头海绵体分离过多,可能造成供应黏膜组织的血运障碍。其次是原发病变仍在发展,这是导致尿道外口狭窄常见的原因。

尿道外口狭窄是一个逐渐发生的过程,很多患者在拔管后一周内排尿的通畅程度会有一次明显的改变,这与导尿管刚拔时外口黏膜组织或皮瓣组织尚未收缩有关。几天后组织开始收缩,尿流率开始下降,此时尚不能断定存在尿道外口狭窄。但如果随着时间的推移,尿流率仍进一步下降,而尿道外口的外观呈现收缩的征象,需考虑尿道外口狭窄的可能。

6. 尿道毛发及结石形成 幼年时采用阴囊皮肤替代尿道,成年后由于皮肤表面皮脂腺和毛囊增多,容易生长毛发,而尿液长期在生长着毛发的尿道内冲刷,在毛发的周围则非常容易形成结石。结石的产生既是排尿梗阻和尿道感染的诱因,又是结果(图3-24-5)。

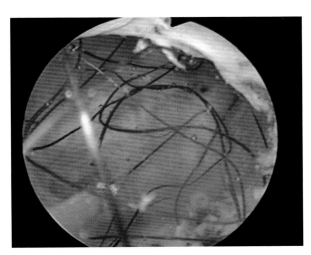

图3-24-5 成形尿道内毛发生长

7. 尿末滴沥 前尿道成形术后有部分患者抱怨存在轻度的尿末滴沥的症状。虽然这些症状有时候并不被当作并发症,也很少被详细报道,但其确实存在,发生率在8%～21%。在一组经过二期尿道成形术后的报道中,有69%患者存在尿末滴沥的现象,8%的患者因症状严重而使用集尿器。作者同时还对背侧和腹侧替代后出现尿末滴沥症状的患者进行比较,发现出现严重尿末滴沥症状的腹侧替代为21%,而背侧替代为17%。

尿道狭窄术后出现尿末滴沥的真正病因并不清楚。但有一点比较肯定的是,组织替代后原尿道局部的弹性消失,尿道依靠弹力纤维的塌陷收缩排空尿道内尿液的功能也完全丧失,从而造成尿末滴沥。支配球海绵体肌的会阴部神经纤维的损伤也是导致尿末滴沥的一个可能的原因。

8. 射精功能障碍 尿道扩大成形术后很容易导致射精功能障碍,其中最直接的原因是尿道憩室的形成;另一原因是在施行尿道成形术分离球海绵体肌时损伤了参与射精的神经肌肉组织。Bhandari等报道在21例腹侧皮瓣尿道替代术中19%的患者出现射精功能障碍,其中3例为少射精症,1例为不射精症。然而,在背侧皮瓣尿道成形术中不会发生射精功能障碍。

三、诊断

(1)膀胱痉挛的发生常与导尿管的刺激、管腔的堵塞等因素有关,其发作时常无预兆,有些患者会有尿道内尿意的主诉,如发现患儿尿液从导尿管周围溢出而并未从集尿袋中流出,可诊断为膀胱痉挛。如发现膀胱痉挛后阴茎阴囊局部皮肤肿胀、透亮,需高度重视有尿外渗和后期感染的发生而致手术失败。

局部组织水肿、皮下血肿、皮瓣或移植物坏死等早期并发症的诊断更多的是依靠术者在术后对伤口仔细的观察和对可能会出现的异常情况的判断。如发现阴茎头出现水疱,颜色变成灰白色或深紫色,需意识到这是阴茎头坏死的征象。

(2)尿瘘的诊断比较简单,可发生在缝线的任何点,以吻合口和冠状沟处多见,也可同时发生多个瘘孔,拆线后或自行排尿时发现而得以诊断。

(3)尿道外口和吻合口狭窄的诊断主要依靠排尿时梗阻症状、尿流率检查、诊断性的探杆检查和尿道造影,以及尿道超声等。

尿道憩室的诊断往往是在长期的随访过程中才会被发现,患者的临床表现主要包括发现尿道腹侧皮肤逐渐膨大,尿末滴沥不尽,挤压尿道仍有尿液溢出等,尿道造影可以显示膨大的囊袋和扩张前方的狭窄。

四、治疗

膀胱痉挛时常无预兆,用药物防治往往效果不可靠,重点应注意调整好导尿管及膀胱造瘘管的位置,保持引流通畅。导尿管的气囊内注水量尽量少,内服解痉药物减轻或防止膀胱痉挛有一定作用。

局部组织水肿和皮下血肿如未进一步发展成局部伤口感染和皮瓣坏死,应尽快采取一些有效措施防止更严重的并发症发生。一般小的血肿均可以自行吸收。在术后3～4天除去压迫敷料后将伤口半暴露,如发现痂皮或血痂形成,甚至发现有创口感染或皮瓣坏死则应尽早拆除缝线,用盐水纱布湿敷伤口,以促进伤口愈合。

严重的阴茎头坏死不仅造成手术失败,而且影响阴茎外观,造成患者心理损害。因此,术后应密切观察,如发现阴茎头出现水疱,颜色变成灰白色或深紫色,应立即解除压迫敷料,用温盐水湿敷。已经发生阴茎头坏死征象者,应加强抗感染,保持局部清洁、干燥。有水疱形成者可用注射器抽出积液,每日进行消毒,更换敷料。多数阴茎头坏死仅为表层组织坏死,在坏死组织脱落后尚可保留一个较小的阴茎头。

尿道皮肤瘘是尿道下裂术后最常见的并发症之一,其发生率常用来衡量尿道下裂修复术的水平高低。尿瘘一旦形成,其修补则有更高的失败率。对于首次手术后早期小的瘘孔,应继续尿液转流并保留较细的尿道支架,清除线头及坏死组织,瘘口局部以生理盐水湿敷,大多数患者可以自愈,而避免再次手术。在以上处理无效时,应择期行尿瘘修补术。尿瘘修补术应遵循以下原则:① 尽量游离足够的正常组织做多层缝合。② 获取足够的皮瓣,皮瓣蒂部宽大以保证良好的血供。③ 用6-0或更细的可吸收线缝合瘘口。④ 合并有尿道憩室和远端尿道狭窄时必须同时处理。

阴茎下曲或扭曲的再矫正,应针对不同原因,进行残留纤维索带的切除和皮瓣调整等手术。原则上应将阴茎皮肤充分切开,锐性分离其与白膜间的粘连,充分暴露整个阴茎体,切除腹侧的纤维组织来纠正弯曲,术中需通过做阴茎人工勃起试验来确定是否已完全矫正弯曲,必要时在阴茎背侧做白膜折叠术。

尿道憩室一般是成形的尿道过于宽大或远端的尿道存在狭窄,导致狭窄近端尿道呈囊样扩张。随着时间的推移,如梗阻不解除,最终形成尿道憩室。对于无远端梗阻的尿道憩室,单纯行憩室切除和尿道修补即可。对于有远端梗阻的尿道憩室,需先处理梗阻段尿道,否则即使切除憩室,梗阻的存在仍会导致憩室的复发。

吻合口狭窄是尿道手术后常见的并发症。对于轻度的狭窄,采用正规的尿道扩张治疗后多能保持排尿通畅。对于严重的狭窄、成角畸形或经尿道扩张效果不佳者,则需行尿道造影,观察狭窄程度。如狭窄长度 < 0.5 cm,是采用内镜直视下冷刀内切开的较好指征;如疗效仍欠佳,可选择病变段尿道切除再吻合或移植物替代尿道成形术。

直肠损伤的治疗分为两个阶段,如手术中发现直肠有破口,应尽可能保证伤口不予污染,用碘伏消毒液冲洗伤口,破口修补后用周围组织将其与尿道吻合口隔开,充分引流伤口,同时行结肠改道。如术中未发现直肠损伤,术后伤口感染后才发现,只能敞开伤口充分引流,同时结肠改道,等待半年后再行直肠瘘的修补。

五、手术体会

国内由于对尿道疾病的修复和重建重视的程度不够或医疗体制的缺陷和弊端,目前尚未完成尿道疾病专业化的构建。很多患者因此接受多次无谓的尿道手术,使许多原本简单的疾患变得越来越复杂,原本很容易一次解决的尿道疾病需再次或多次手术才能解决。这不仅造成了患者的痛苦,而且增加了医疗费用,提高了手术难度的同时,无形中增加了手术失败的风险。

前尿道修复重建过程一直被认为是寻找合适移植替代物和如何降低相应并发症的过程,材料的选择从膀胱黏膜到颊黏膜,从结肠黏膜到舌黏膜;术式的选择从腹侧替代到背侧替代,从管状替代到镶嵌式扩大替代等。无论前尿道狭窄的长度有多长,都能找到相应的替代材料和手术术式。

我们的体会是,在取材方面,颊黏膜材源不富裕,取材较困难,只能适用于一些狭窄段不太长的前尿道患者;而舌黏膜取材方便,最长可以取到14 ～ 17 cm,对一些长段的前尿道狭窄均能进行替代;结肠黏膜取材较为烦琐,但由于是卷成管状,而且管径可以很宽大,不用担心吻合口狭窄等问题,管状后发生尿瘘的可能性也大大降低。

用带蒂阴茎或包皮皮瓣做新尿道时,保留足够宽度及厚度的血管蒂,覆盖新尿道的皮瓣应注意血供,边缘不宜太薄。皮肤缝合时避免有张力存在,且尽量与新尿道缝合线错开,皮下组织丰富时最好做多层缝合,采用细而刺激性小的缝线,如皮瓣张力较大可在阴茎背侧做减张切开。

尿道内支架管粗细要适中,最好选用带多孔或带凹槽的硅胶管,支架管内如出现较多分泌物,可用吸管轻轻抽吸,并给予低压抗生素液冲洗支架管。

尿道皮肤瘘的预防需注意以下几个环节:① 确保新尿道血运良好,取带蒂皮瓣按照血管分布规律,蒂部要够长,转位灵活无张力,能保护好皮瓣血运。用游离移植物做新尿道时,应切除移植片下多余的组织,移植床无活动性出血。末端尿道缺乏海绵体且血运不良,不宜用来与新尿道吻合。② 再次手术的患者白膜表面往往存在较多的瘢痕组织,需将其清除。新尿道移植物在正常的白膜和皮下组织表面时才有可能获取足够营养,保证成活。③ 皮下组织尽量争取严密、多层次、无张力缝合,为新尿道提供足够的软组织支持。皮肤、皮下与新尿道缝合应尽量保证不在一个平面。④ 加强新尿道内分泌物的引流,防止新尿道分泌物淤积,感染成瘘。

防止尿道手术后吻合口狭窄的发生一般可通过游离近端尿道时恰到好处,既要组织新鲜血供良好,又要横截面宽大;即纵行切开尿道1.0～1.5 cm,斜行吻合。手术后需采用抗生素预防感染。分泌物的引流极其关键,在某种程度上决定着手术的成败。

尿道外口狭窄的预防除了术中采用宽大的移植物以外,对游离移植物来说,黏膜的着床状态很重要,如黏膜浮起或过紧下拉均可能导致外口狭窄。因此术中要求用可吸收线将其紧贴固定在阴茎海绵体床上,隧道要宽大,支架管要适中,不能过分压迫黏膜血供等。

尿道憩室预防的关键是要认识到在憩室的远端存在着梗阻,只有合理的处理梗阻这一明确的病因,才有可能防止憩室的发生。根据尿道憩室发生的原因,在截取皮瓣或黏膜瓣做新尿道时宽度要适中。新尿道腹侧皮下组织尽量争取多层次严密缝合。另外,尿道憩室的发生与外口或远端吻合口狭窄有关,因此保持尿道远端的宽大通畅至关重要。

预防新尿道口黏膜或皮肤外翻,需在做尿道成形术中,新尿道牵拉出外口时不宜过长,与白膜适当缝合固定;切除突出阴茎头口外的新尿道时应在被动勃起状态下修剪新尿道,外口处黏膜与阴茎头隧道口应严密对位缝合;新尿道内支架管粗细适中。术后加压包扎阴茎头使移植物内面紧贴愈合,术后勿过早自行排尿。以上这些对预防此并发症有重要作用。

与体位相关的并发症已越来越受到临床的重视,其有关的预防措施包括:① 在关节、血运压迫部位放置软的凝胶袋。② 使用连续的弹力长筒袜。③ 尽可能缩短手术时间等。

(张 炯 徐月敏)

第四节 后尿道狭窄与尿道直肠瘘修补手术并发症

一、概述

后尿道狭窄或闭锁绝大多数是由钝性骨盆创伤引起的尿道破裂或断裂导致的,大约10%的骨盆骨折伴有尿道分离、瘢痕和纤维化,其结果必将导致完全的尿道闭锁。也有小部分是由前列腺手术后发生的后尿道狭窄。后尿道狭窄开放性手术治疗困难的原因在于狭窄位置较高;多次手术后局部情况复杂;瘢痕组织切除后,后尿道近端位置深,周围范围狭小,暴露和吻合困难;而并发症的存在更造成处理的复杂性。

尿道直肠瘘的发生除外伤性因素以外,还包括医源性的损伤,如开放或腹腔镜手术行前列腺癌根治造成直肠损伤;放疗或放疗以后。按瘘孔的性质,可进一步分为"单纯性"和"复杂性"两种,这一分类对修复手术有重要的指导意义。大部分尿道直肠瘘患者为复杂性病例,局部组织瘢痕增生、血供差、合并尿道狭窄。修复手术的成败与多种因素有关,除术者的经验外,特别与患者的全身及局部组织情况有关,如瘘孔部位健康组织的多少、瘢痕的轻重、感染的情况等。如患者全身情况差、营养不良,可使健康组织更加菲薄而影响手术疗效。

二、术后并发症

(一)感染

尿道直肠瘘的瘘口一般位于狭窄段的后方,在切除尿道狭窄段瘢痕组织时,由于局部粘连严重,手术操作需切开阴茎海绵体中隔,两侧的海绵体组织及其中隔深部的阴茎深静脉很容易损伤出血。然后,在分离瘘口周围时,因手术视野小,粘连严重,暴露困难,可能误伤周围的血管;或因周围瘢痕组织较硬止血困难,而造成术中出血不止或术后渗血形成血肿。尽管已行肠道改道,但废用的直肠仍有黏液分泌,瘘口周围仍有可能寄生大量细菌,血肿一旦引流不畅,很容易导致继发感染。

外伤性骨盆骨折引起尿道断裂后,近端尿道断端内常存有结石和寄生大量细菌,有时虽然膀胱内的尿液培养为无菌生长,但后尿道内仍可能有菌。上海交通大学附属第六人民医院曾有一例外伤性骨盆骨折后尿道断裂的患者,术前3次尿培养阴性,行尿道成形术后第二天开始出现高热伴血压下降致休克状态,采用抗休克措施和多种抗生素联合用药。但患者病情仍继续恶化,致肝肾功能衰竭,DIC,末指紫绀,伤口感染裂开,分泌物及血培养阳性(图3-24-6)。虽经积极抢救脱离危险,但手术仍然失败。

(二)瘘口复发

尿道直肠瘘复发主要有以下原因:① 手术中未发现瘘口的部位,小的瘘口有时潜伏在瘢痕深部,在切除瘢痕时未发现瘘口,局部组织很容易回缩,要重新找到瘘口相当困难。② 瘘口周围瘢痕切除不彻底,瘘口

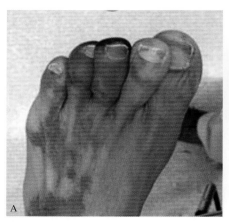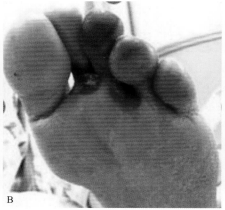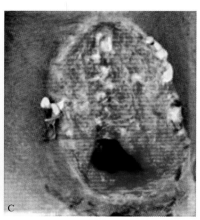

图 3-24-6
A、B. 脚趾紫绀。C. 伤口感染裂开

往往存在于血供差的组织或无血供的瘢痕组织中，如手术中虽找到瘘口，但在切除瘢痕时不彻底，缝合的瘘口仍是血供较差的组织，难免影响瘘口的愈合。③ 瘘口吻合存在张力，瘘口组织虽然分离完成，整个一圈组织黏膜血运良好，但如果存在张力，缝合后仍可能重新裂开，造成修补失败。④ 吻合口和瘘口未隔开，瘘口修补完成，尿道吻合成功后，如将两个吻合口置于同一创口中，中间未用周围组织进行隔开，一旦某一吻合口缝合失败，势必影响另一吻合口的愈合，造成瘘口重新开放。⑤ 感染，即使是吻合非常满意，感染一旦发生，仍将导致手术失败。

（三）尿道与假道或膀胱、直肠吻合

假道是尿道狭窄病变中一种比较少见的并发症，常由于尿道扩张遇到阻力时用力过猛，探条穿出尿道管腔到周围的组织内，久而久之，假道内壁部分上皮化，致使其经久不愈，形成假道。在行后尿道手术时很容易将上皮化的假道误认为是真道进行吻合，术后拔管无法正常排尿时才被发现。

尿道与膀胱吻合较为常见，因术者经验不足或局部病情复杂，将近端尿道直接与膀胱吻合，导致术后持续尿失禁（图 3-24-7）。

尿道与直肠吻合较为少见。部分患者由于骨盆骨折严重使尿道完全移位，且合并直肠损伤，在手术时探杆进入直肠，误将直肠以为后尿道而进行错误吻合。

（四）耻骨骨髓炎

采用耻骨完全切除的手术途径行后尿道端端吻合术时，因耻骨已做部分锯掉，暴露骨髓，骨髓腔内血管开放，此时尿液很容易污染耻骨断端，导致耻骨骨髓炎的发生。急性期的感染以髓腔内感染最为严重，有高热、寒战等毒血症症状，与急性血源性骨髓炎相似；另一种为切除的耻骨附近的皮肤肌肉等感染坏死，局部形成一巨大空隙，失去血供的耻骨断端暴露于切口后

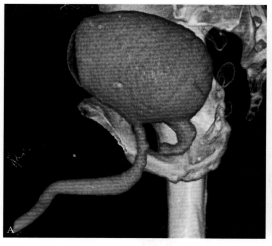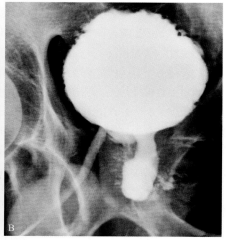

图 3-24-7　前尿道与膀胱吻合不同的类型

干燥坏死,病程转为慢性。

（五）直肠损伤

直肠损伤被认为是后尿道重建手术中最严重的并发症。由于尿道从球部开始向下走行,骨盆骨折尿道断裂后尿道走行移位,在游离和切除瘢痕组织时很容易损伤下方的直肠;另外在切除瘢痕时可能并未损伤直肠,但在用电刀烧灼止血时造成的直肠损伤,尤其是在儿童手术时较易发生。这种损伤在手术当时可能未被发现,当术后患者出现高热,伤口出现感染和粪便时才会被发现。

（六）勃起功能障碍

前尿道端端吻合术后很少发生勃起功能障碍,其发生率为1%～17%。Kessler等对一组333例尿道狭窄手术治疗的患者采用性功能满意度的问卷调查中发现,尿道端端吻合术、筋膜皮瓣成形术和游离移植物尿道成形术后对性功能的满意程度分别为74%、72%和97%。

采用经耻骨下缘或耻骨劈开路径行后尿道端端吻合术时,由于海绵体的动脉主要来自阴部内动脉,其分支阴茎深动脉经尿生殖膈下筋膜从阴茎脚内侧进入海绵体,切除耻骨时容易损伤该动脉。盆神经丛经前列腺丛向下延伸,随尿道膜部穿过尿生殖膈至阴茎背侧,切除耻骨时也容易损伤神经,这些均可导致勃起功能障碍。

三、诊断

直肠损伤如在手术中发现,诊断一般不难。如手术中未予发现,而术后患者出现高热、伤口渗出增多,感染后裂开,2～3天后患者开始排便,随即会在裂开的伤口中发现粪渣,此时诊断为时已晚。

急性耻骨骨髓炎一般根据有耻骨切除的病史和临床表现,诊断不难,凡有下列表现均应想到急性骨髓炎的可能:① 急骤的高热与毒血症表现。② 耻骨部位疼痛剧烈,并有明显的压痛区。③ 白细胞计数和中性粒细胞增高。病因诊断在于获得致病菌。特别是局部腔隙明显者,通过分层穿刺液培养具有很大的价值,必要时,为了提高阳性率,可以反复做血培养。

尿道直肠瘘的手术中不仅需修补瘘口,而且需进行尿道的端端吻合,手术创伤极大。因术后已放置导尿管,瘘口的复发只有到拔管后排尿时才能发现。有时瘘口复发可能延期出现,尿道造影可以明确。要发现尿道与假道或直肠吻合,应尽可能在术中发现,术后发现往往是在拔管后,患者无法正常排尿复查尿道造影时才被发现。

四、治疗

尿道直肠瘘手术中如能发现吻合错误,需马上找到正确的后尿道重新进行吻合,可从膀胱尿道内口插入软性膀胱镜观察精阜以明确后尿道或用探条从膀胱尿道内口插入指引明确后尿道,然后通过膀胱镜观察精阜来证实后尿道。如在术后才发现尿道与假道或直肠吻合,前者可以3～6个月后再次手术修复尿道。

五、手术体会

后尿道修复和重建的研究目前并没有大的突破,仍然局限在手术径路选择和手术技巧的描述等范围里面。无论后尿道狭窄长度有多长,合并症有多复杂,一般均能通过相应的手术径路进行治疗。

需要注意的是,有小部分患者,由于经过多次后尿道手术,可利用的尿道已越来越少,最终仍有可能采用局部组织替代的方法,如采用会阴部带蒂皮肤插入与后尿道进行吻合,这种方法只有在无法端端吻合的情况下才能采用。

后尿道手术中切除瘢痕组织也要小心,必要时需将手指置入直肠中指引瘢痕切除的深度是防止直肠损伤的关键。

施行后尿道手术的患者,由于长期留置造瘘管,势必存在与导尿管相关的尿路感染。而游离尿道后,污染尿液中的细菌很容易通过切除耻骨断端的髓腔进入血液中造成骨髓炎。因此在切除耻骨后我们主张用骨蜡封闭骨髓腔表面的血管,防止尿液污染其中。切除的耻骨一般不主张放回原位,以免坏死的骨组织成为感染源。

尿道直肠瘘修复手术是一个创伤大、难度大、失败率高,技术要求极高的手术。仔细处理好手术中的每一步是最终手术成功的关键。手术中因分离的范围广,创伤大,创面渗血严重,要求创面彻底止血,防止血肿形成;术后要最低位引流渗液,避免积液形成。

为避免术后瘘口复发,术中瘘口的寻找、游离、无张力缝合及最终的用周围脂肪垫或肌瓣包裹是瘘口修复成功的四大要素。

术中瘘口寻找困难,可以将手指插入直肠,扪及瘘管的位置,指引创口内寻找瘘口。分离瘘口时需切净瘢痕组织,直肠黏膜需完整从瘘管中分离出来后再行无张力吻合,外层组织再加固一层。随后将准备好的周围的脂肪组织或邻近的肌瓣组织填塞在尿道吻合口和瘘口之间,隔开后可以最大限度地保证手术成功。

防止术中将尿道与假道或直肠吻合的关键是术前

准确的影像学评价和术中对后尿道精确的判断。X线尿道造影只有二维平面的显像,造影时由于膀胱和直肠重叠的缘故,无法发现尿道直肠瘘的具体位置、长度以及瘘管的大小等情况,很难进行定位;尿道超声对瘘管的显像更模糊,并不适合定位。尿道CT三维或MRI重建技术进行尿道直肠瘘瘘管的定位,对合并有尿道直肠瘘的患者,螺旋CT通过三维重建后观察角度的变化能清晰地显示尿道直肠瘘的具体位置,为手术提供有价值的术前诊断依据。同时螺旋CT尿道三维重建能为尿道成形术的切口选择、术中分离方向及防止损伤直肠等并发症提供更多的帮助。

一旦尿道和瘘口缝合完毕,手术操作中需在两者之间充填周围组织作为屏障,以隔开两个吻合口。目前临床上选用的充填组织已不仅仅局限在会阴部的球海绵体肌组织,多次会阴径路手术后球海绵体肌已不复存在,而周围的脂肪组织一旦感染液化屏障作用就形同虚设。我们主张对于一些很小瘘口的尿道直肠瘘患者,可以采用会阴部组织充填;而对于一些瘘口较大的患者,可以取用大腿内侧的股薄肌进行充填。如果行耻骨劈开的手术径路,下腹部有手术切口,可以选用腹直肌肌瓣充填在尿道和瘘口之间。而术中通过膀胱镜观察精阜是找到真正后尿道的唯一方法。

(张　炳　徐月敏)

第五节　直视下尿道内切开术的并发症

一、概述

直视下尿道内切开术作为尿道狭窄治疗的一种微创手术方法,其并发症的发生率不仅与手术适应证的选择密切相关,而且与手术者的操作手法和经验紧密相关。临床上如严格掌握内切开手术的适应证,则并发症的发生率较低,反之则较高。一位非常有经验的腔内手术操作者不仅可以很从容的完成内切开手术,而且能将内切开的并发症降低到最低。近年来,许多文献较多的是描述如何通过直视方法成功地完成尿道狭窄内切开的过程,而对内切开手术过程中出现的早期并发症往往重视不够,对其危害性认识不足。一旦术中出现并发症,如处理不及时、不正确,不仅可导致内切开的疗效不佳,甚至可加重局部病变,使原先的病变范围进一步扩大。因此,为了提高内切开的疗效,除了术前严格掌握内切开的适应证以外,术中尽可能地避免并发症的发生,防止病变范围的扩大至关重要。

二、并发症

(一)早期并发症

1. 尿道热(菌血症)　这是一种较严重的并发症。尿道狭窄患者往往同时伴有尿道感染。细菌很容易寄宿在废用的尿道内,当狭窄段尿道切开后,暴露的血管床敞开,尿道内的细菌随着冲洗液进入血循环,从而导致菌血症和尿道热。患者初期可表现为怕冷,随着液体和细菌的吸收增多,可出现高热、寒战。

2. 尿道出血　术中插管、冷刀切开和尿道扩张均可能出现尿道出血,如上述操作动作轻柔或只做一点的瘢痕切割,一般不会引起出血或出血很少。若做多点的放射状切割、切割过深或切割偏离导引管位置,范围超过瘢痕组织达正常尿道,尤其是盲目的切穿尿道海绵体伤及阴茎海绵体时,则可能发生大出血。如术中出血不甚严重或经处理后出血减轻,术后突然又出现大出血,应首先考虑可能是由于阴茎勃起所致,原先逐渐闭合的内切开创口随着阴茎的勃起,大量的血液再次充盈海绵窦,创口再次裂开,造成术后大出血。

3. 尿道穿孔、尿外渗　直视下尿道内切开时发生尿道穿孔并不少见,尤其对一些初学者,由于经验不足而容易发生。从部位上分析,前尿道海绵体组织较薄,周围支撑组织少,较尿道球膜部更容易发生穿孔;从内切组织的条件分析,采用包皮、黏膜组织替代成形后出现吻合口狭窄者,由于局部的组织薄,内切开时容易穿孔。尿道一旦发生穿孔,冲洗液经破损的尿道渗至周围组织内,形成尿外渗。尿外渗的部位、范围及漫延方向与尿道损伤的部位和局部解剖有密切的关系。前尿道穿孔时,冲洗液可通过阴茎深筋膜进入阴茎浅筋膜,使阴茎肿胀。尿道球部穿孔时,冲洗液先聚积于会阴浅袋内,使阴囊肿胀,若继续发展,可沿会阴浅筋膜漫延,使会阴、阴茎肿胀,并可沿腹壁浅筋膜深层,向上漫延至腹壁。

4. 直肠穿孔　直视下尿道内切开术中直肠穿孔的发生率很低,但一旦发生,往往是最严重的并发症。一般以儿童患者多见,这是因为儿童会阴间距离较短,在对尿道球膜部闭锁操作时,如未采取引导或引导错误,切开刀偏离尿道的正常轴线,会误入直肠。还有一种情况更需注意,当内切开完成后,粗暴的尿道扩张有可能绕过瘢痕环进入其后方的直肠,造成穿孔。

（二）后期并发症

1. 尿道假道　在行尿道内切开时,尤其是在尿道闭锁的情况下,导引管无法显示正确的尿道轴线方向,盲目的用刀切割可能误入周围腔隙,随后粗大的内切开镜鞘可一起绕过正常尿道进入膀胱。当留置导尿管后,"真道"因闭锁段仍然存在而无法打开,逐渐被假道挤压到一侧,数周后拔除导尿管,整个假道可逐渐上皮化,但患者仍无法完成通畅排尿。

2. 尿道海绵体炎及尿道周围炎　临床上并不少见。当尿道内切开术中造成穿孔后,冲洗液夹杂着大量细菌进入切开的海绵体组织或周围组织内,如引流不彻底,势必造成尿道海绵体炎和尿道周围组织炎。患者表现为局部阴茎或会阴部皮肤的肿胀、疼痛,按压时疼痛更明显,而炎症消退后,尿道海绵体和周围组织呈纤维化或瘢痕样改变。

3. 尿道周围脓肿及尿瘘形成　当尿道周围炎发生后,如引流不及时或不彻底,炎症会进一步加重,形成尿道周围脓肿。脓肿不仅使穿孔的尿道难以愈合,而且可能穿透表面皮肤形成尿道皮肤瘘。

4. 勃起功能障碍　直视下尿道内切开术是在尿道腔内进行的微创操作,其本身并不会导致阴茎勃起功能障碍,但当内切开出现了一些并发症时,则有可能造成勃起功能障碍。如内切开穿孔后严重的尿外渗有可能伤及阴茎海绵体,阴茎海绵体的炎性改变则导致海绵体的纤维化。如纤维化发生在悬垂部阴茎的根部或体部,勃起时血液可能无法灌注进入远端的海绵窦内,使某一段的海绵体组织呈疲软状态,从而造成勃起功能障碍。

5. 尿失禁　尿道外括约肌靠近尿道膜部,当此处狭窄时,尿道内切开的多点切开有可能伤及外括约肌,从而造成部分或完全尿失禁。

6. 术后仍排尿困难　尿道内切开术后,如拔出导尿管短期内即出现排尿困难、排尿变细,应首先考虑尿道内壁不光滑,疑有瓣膜样组织可能,或存在假道可能。如拔管后排尿逐渐变细,则可能因为狭窄段的瘢痕切开不充分,或狭窄段过长、瘢痕重新愈合等。

三、诊断

（一）早期并发症的诊断

目前行尿道内切开术时均在直视下进行,一般情况下可以很容易地区分瘢痕组织、尿道组织和海绵体

组织。狭窄的瘢痕表现为无血管或少血管组织,即使反复切割也很少出血。正常的尿道黏膜表面血管呈怒张状态,触之即出血;海绵体一旦伤及,出血量较多,正常的冲洗速度也很难达到视野清晰。

尿道穿孔的发生有时在操作中并不能马上做出诊断,而只有当发现阴茎或阴囊水肿时,操作者才逐渐意识到可能尿道已切穿。如发现冲洗液从直肠处溢出,需想到可能伤及直肠。此时逆行尿道造影能充分显示尿道穿孔的大小、尿道周围外渗的范围及直肠穿孔与否。

尿道热的临床诊断并不困难,当切开后血管床开放,大量液体涌入体内,患者感觉发冷,随即体温逐渐升高,并出现寒战等表现,体温可达39℃以上。值得注意的是部分老年体弱患者或患慢性疾病及免疫力低下的患者体温并不升高甚至降低。外周血常规检查显示白细胞总数明显升高,中性粒细胞百分比高于正常值,严重者可出现核左移及细胞内中毒性颗粒。血培养最为重要,能获得菌血症的病原学报告,为获得较高的阳性率,宜在抗菌药物应用前及寒战、高热时采血,且宜反复多次抽血送检。

（二）晚期并发症的诊断

尿道假道的诊断有时并不容易,这是因为假道的存在往往具有迷惑性,即使尿道造影也可能存在假象,患者可以长期沿着假道排尿,逆行和排泄性尿道造影显示"尿道"通畅。如高度怀疑尿道假道存在可能,一方面可通过尿道超声动态的观察正常尿道和假道的位置、关系等情况;另一方面可在合适的时机进行尿道镜和经皮膀胱经镜的检查,重点是观察后尿道精阜的位置,确定尿道的真假性。

尿道穿孔和尿外渗的结果往往导致尿道海绵体炎和尿道周围组织炎,严重者出现尿道周围脓肿,脓肿破溃并与尿道相通产生尿道皮肤瘘,临床诊断并不困难。值得注意的是上述不同阶段的临床表现并不是在每个患者身上都会表现出来,随着处理的及时,以及患者抵抗力的加强,大多数患者的炎症会逐渐消退,取而代之是瘢痕的形成。

四、治疗与预防

（一）早期并发症的预防和处理

避免发生尿道热的关键是尽可能降低废用尿道内的菌群数量,术前可采用低压冲洗废用尿道,促使尿道内细菌随冲洗液能流出体外,同时术前、中、后依据尿培养和药敏的结果常规使用敏感抗生素。由于目前临床上已提倡早期应用敏感抗生素,典型的菌血症在术中已很少见到。

尿道内切开时小的出血并不影响视野的观察，可不予处理；如有搏动性出血需电凝止血；如出血影响视野和切开的操作，经加大冲洗的速度视野仍不清时应考虑是否已损伤海绵体组织。此时加压冲洗并不可取，而应该适时中止手术操作，放置较粗的 Foley 导尿管，稍加牵引，防止血液流入膀胱。阴茎段或尿道球部出血可加压包扎，一般出血均可止住。术后常规使用雌激素是防止再次因勃起而大出血的重要措施，选择每天凌晨4点和午后10点各肌肉注射一次，可获较好效果。

预防尿道穿孔的关键是严格遵循手术操作要点，如冷刀必须沿引导物方向切开尿道等，如窥视下发现黄色的脂肪组织，应立即停止操作，以免造成假道或伤及直肠。手术过程中如出现冲洗液外渗，发现阴茎阴囊水肿，应尽快停止手术和留置导尿管，同时托起阴囊局部热敷，2～3天后水肿多能自行吸收。如伤及直肠应禁食，全身及肠道应用抗生素，留置肛管3～4天；损伤较重则应做结肠造瘘。

（二）晚期并发症的处理

尿道海绵体炎和尿道周围组织炎的转归往往与处理的措施是否得当，以及患者的抵抗力密切相关。有效的抗生素的应用以及局部的理疗可以使炎症逐渐消退，局部瘢痕形成。如尿道周围炎进一步发展成尿道周围脓肿，需切开引流脓液，同时尽可能敞开伤口，如有必要需将尿道一并切开，形成人工的尿道下裂，以期二期再行成形手术。

尿道假道的临床处理比较棘手，再次选择内切开进行治疗疗效不佳，开放手术是唯一可选择的治疗方法。

（张　炯　徐月敏）

参考文献

[1] Xu YM, Qiao Y, Sa YL, et al. Substitution urethroplasty of complex and long segment urethral stricture: a rationale for procedure selection[J]. European Urology, 2007, 51(4): 1093−1099.

[2] Xu YM, Sa YL, Fu Q, et al. Surgical treatment of 31 complex traumatic posterior urethral strictures associated with urethrorectal fistulas[J]. European Urology, 2010, 57(3): 514−521.

[3] Lacy JM, Madden-Fuentes RJ, Dugan A, et al. Short-term complication rates following anterior urethroplasty: An analysis of national surgical quality improvement program data[J]. Urology, 2018, 111: 197−202.

[4] Warner JN, Malkawi I, Dhradkeh M, et al. A multi-institutional evaluation of the management and outcomes of long-segment urethral strictures[J]. Urology, 2015, 85(6): 1483−1487.

[5] Murphy GP, Fergus KB, Gaither TW, et al. Urinary and sexual function after perineal urethrostomy for urethral stricture disease: An analysis from the TURNS[J]. J Urol, 2019, 201(5): 956−961.

第二十五章

与尿道损伤和手术有关的若干问题

在尿道损伤后，与后尿道闭锁修复的疗效相关的因素较多，本章节就骨盆骨折尿道损伤和尿道狭窄手术后导致的勃起功能障碍的发病机制、尿道瘢痕组织对手术疗效的影响、盆腔放射治疗后尿道狭窄及尿道成形术和尿道狭窄治疗后随访的相关问题做一阐述。

第一节　尿道损伤和狭窄术后勃起功能障碍

一、概述

勃起功能障碍（ED）是指阴茎不能达到或维持持续的勃起，以获得满意的性生活。其可分为器质性和心理性两大类。而在器质性ED中由于创伤所引起的勃起功能障碍占总ED的3%左右。骨盆骨折尿道外伤后往往会导致阴茎勃起功能障碍，其发病机制复杂，涉及多种因素，研究难度较高。

尿道成形术是治疗尿道狭窄与尿道损伤的金标准，然而与该手术相关的性功能障碍被低估，在中青年男性中尤为明显。1993年Mundy开始认识到尿道重建术后勃起功能障碍（ED）的隐患。此后有大量证据表明ED是尿道重建可能存在的风险，不同类型的手术造成ED的风险也不同。医师在进行尿道重建手术前要根据尿道狭窄的类型、位置和长度进行慎重的规划，并要考虑每位患者的基础性功能和手术目标，以最大限度地降低手术风险，提高患者的排尿功能和生活质量。本章节主要论述外伤性勃起功能障碍的发病机制及相关因素的研究。

二、发病机制

ED的病因主要包括神经性、血管性、海绵体性，以及心因性。前尿道成形术后新发ED可能由于术中调整尿道时损伤尿道球部动脉、阴茎海绵体与尿道海绵体之间的连接动脉，或在重建尿道时损伤阴茎背神经造成。后尿道成形术中常涉及尿道膜部的精细解剖，非常容易损伤邻近的海绵体神经和血管束从而影响勃起功能。在手术操作过程中造成的组织机械与热损伤还可能引起勃起神经麻木，手术部位的血肿与炎症等，从而造成暂时性ED。此外，大部分骨盆骨折尿道损伤的患者在接受后尿道成形术前已经因患有ED，可能会因为已有的血管损伤和术中瘢痕组织切除不充分等因素导致术后的持续性ED。另外患者的心理因素也会对术后勃起功能的表现产生影响。

（一）血管性

当骨盆骨折发生在坐骨支骨折或蝶形骨折时会损伤阴茎动脉，骨盆骨折的剪切力作用使尿道前列腺部、膜部断裂时，也有可能损伤阴茎动脉或海绵体动脉，从而导致动脉性ED。Armenakes在对15例骨盆骨折合并尿道前列腺部、膜部外伤的患者行多普勒超声检查时发现12例患者（80%）其勃起功能障碍与血管因素密切相关。此外，Gabriec认为当海绵体动脉受损后会继发引起海绵体舒张功能减弱，增加海绵体平滑肌收缩力和阴茎海绵体与尿道海绵体的异常交通，最终导致阴茎勃起功能障碍。

（二）神经性

阴茎的勃起过程受自主神经（交感与副交感）及躯体神经共同支配。交感与副交感神经在盆神经丛汇合。阴茎的神经称为海绵体神经，在前列腺包膜及Denonvillier筋膜后外侧行走，在前列腺尖部后侧方相当于5、7点处，尿道膜部3、9点处、尿道球部1、11点处，于阴茎根部进入阴茎海绵体及尿道海绵体，从而控制阴茎勃起。

骨盆骨折损伤海绵体勃起神经时，可导致神经源性的ED。Mark对92例骨盆骨折的患者进行为期6个月的术后随访，57位患者（62%）出现勃起功能障碍，其中27例采用自行注射血管活性药物，24例（89%）勃起症状有所改善，从而间接提示神经源性ED在外伤性ED中占重要地位。

位于耻骨联合后方，尿道前列腺部、膜部两侧的海绵体神经是最有可能损伤导致ED的部位。Kawanish通过126例患者的回顾性研究证实上述部位的损伤可能是导致神经源性ED的主要原因之一。Machtens对31例外伤后勃起功能障碍的患者行阴茎海绵体肌电图检查时发现5例完全异常，2例正常，其余患者的数据介于两者之间，这一结果再次证明自主神经的损伤是创伤后ED的重要原因。Shenfeld对25例骨盆外伤的患者进行了为期6个月的随访。其中18例患者在多普勒超声检查时没有明显的血流指数异常，大部分患者收缩期血流流速峰值均大于研究初期所规定的25 cm/s的正常标准，从而间接提示存在神经性因素。这些患者行MRI检查时可见阴茎海绵体的撕裂、前列腺尖端的移位，因此认为由于海绵体神经在前列腺尖部的位置进入阴茎海绵体，该部位损伤极易导致神经源性ED。

（三）心理性

在骨盆骨折等外伤的患者，ED得不到及时有效的治疗，长久的勃起功能障碍使得绝大多数患者都合并精神心理因素，害怕性交失败。Hak-Sun对11例腰椎骨折合并勃起功能障碍的患者进行了为期2年的随访。在随访期间这些患者的神经功能基本得以恢复，尽管神经生理学疗法（neurophysiological therapy, NPT）提示大部分人（7例）表现正常。但所有患者均诉勃起功能仍未恢复，国际勃起功能指数问卷表（international index of erectile function, IIEF）评分平均15分。作者认为对于这一现象的合理解释是创伤给这些患者带来了较大的心理压力，虽然这些患者已经不存在器质上的病变，但在心理因素的驱使下使这些患者仍可以存在勃起功能障碍。相关的可能病理生理学过程如图3-25-1所示。

三、对勃起功能有影响的相关因素

外伤性ED的发病机制是多因素的，年龄、损伤部位、尿道分离长度、手术方式等诸多因素都与ED的发病有关。

（一）损伤部位

骨盆骨折、会阴钝性损伤、脊髓损伤乃至阴茎折断后都有可能引起ED，但不同的损伤部位导致ED的发病率有明显的不同。有报道提示骨盆骨折伴尿道断裂的患者阳痿发生率为54%～62%，而没有尿道损伤的一组患者阳痿的发生率仅5%。这一结果说明损伤部位的不同导致ED发生的概率有明显的不同。

Bernard用问卷的方式对76例骨盆骨折的患者进行调查，通过IIEF-5评分标准来评估这类患者外伤后的性功能状况。这些患者被分别分为单纯骨盆骨折、骨盆骨折合并耻骨支骨折、骨盆骨折合并耻骨联合分离，以及骨盆骨折合并尿道损伤。结果发现合并耻骨联合分离的患者勃起硬度的评分与其他患者有显著性

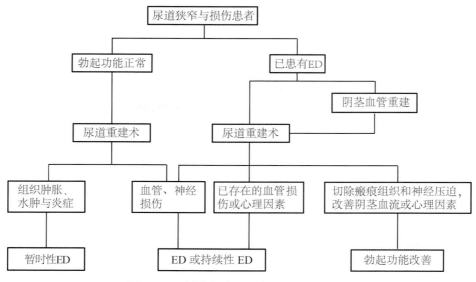

图3-25-1　尿道术后ED可能的病理生理过程

差异（3.0 vs 4.2，$P < 0.05$）。在勃起信心方面也有显著性差异（2.8 vs 4.1，$P < 0.01$），对于这一现象该作者认为，由于副交感神经走行于盆底筋膜的前末端及耻骨韧带的下方，并穿过悬韧带支配阴茎，当耻骨联合分离时尿生殖膈受到剪切力的作用使神经极易受损，ED的发生率相对较高。阴部神经来自第 2 ~ 4骶节，其神经纤维随马尾在骶管内移行一段，从相应的骶前孔发出。因此骶骨骨折引起骶管及骶前孔处的神经卡压，必将影响阴部神经功能，造成阴茎、阴囊麻痹及勃起障碍。Name随访36例阴茎折断行急诊修复手术的患者。结果6例有ED（16.6%），其中10例（27.7%）患者有海绵体缺损，还有1例（2%）有动脉缺损。

（二）手术方式

不同的手术类型与部位对术后勃起功能的影响不同。研究表明，可能因骨盆骨折后尿道成形术后的ED发病率较高。骨盆骨折或会阴钝性损伤的患者往往合并尿道部分或完全的断裂，无论何种手术都存在术后ED的可能。急诊尿道端端吻合术于1929年被Young报道，虽然其可以减少尿道狭窄的发生率，但由于术中可能损伤前列腺周围及尿道周围的组织及神经血管丛，增加ED的发生率。国外研究分析了100例用不同方式行尿道修复的骨盆骨折尿道断裂患者ED的发生率，结果表明急诊行端端吻合的患者术后ED的发生率达56%，明显高于其他手术术后ED的发生率。Xie等人发现后尿道成形术后3个月的IIEF-5评分相较术前显著下降（17.05 vs 9.37，$P < 0.05$），而前尿道成形术相较术前无明显差异。

急诊尿道会师术与急诊仅行膀胱造瘘、二期尿道吻合这两种手术方法术后引起ED概率的大小历来有不少争议。尿道外伤患者行尿道端端吻合术后ED的发生率为3% ~ 69%。有人认为这类手术在操作过程中有可能损伤尿道周围的血管神经束从而增加ED的发生率，损伤越接近前列腺膜部交界处，发生ED的概率越高，而各种手术的方式对患者勃起功能的影响并不大。

Asci对38例骨盆骨折合并后尿道损伤的患者分别行一期膀胱造瘘、二期尿道吻合（18例），以及尿道会师术（20例）。术后随访36 ~ 39个月，两组患者发生ED的概率为7.4% ~ 15%，无明显差异。由此认为骨盆骨折后的ED是由损伤自身造成的，与上述的两种治疗方式无明显关系。Koraitin在对155例后尿道损伤的患者行二期尿道吻合术后随访发现仅有2例（1%）是手术后因手术原因引起勃起功能障碍，从而证实该类手术并不增加ED发生的概率，主要是外伤本身引起的ED。

内镜下尿道会师术最早于1974年由Sachse报道，

该手术方法在操作上有不少优势，尤其是该技术减少了盆腔出血，避免移动前列腺及尿道周围组织，从而降低海绵体神经损伤的可能性。Moupouni对29例后尿道损伤的患者（23例完全断裂，6例部分断裂）进行68个月的随访，结果表明25例（86%）保留了性功能，再次证明内镜下手术的安全性，并且驳斥了以往认为的尿道会师术会增加ED危险性的理论。Tazi对40例后尿道损伤的患者分别进行了内镜下会师术（30例）及传统端端吻合术（10例）。结果显示前者有6例术后出现ED（20%），而后者有4例出现ED（40%）。这体现出内镜下会师术在防止ED方面的优越性，但有较高的狭窄复发率。

近年来研究发现不离断尿道成形术对患者勃起功能有一定保护作用，对于狭窄段较短（< 2.5 cm），瘢痕化不严重的尿道球膜部尿道狭窄患者，术中可在尿道背侧行纵行切开，切除瘢痕组织后横行扩大吻合尿道，已达到保护海绵体球动脉及尿道血供的目的。

（三）年龄

Erickson等人评估了52例接受前尿道成形术的患者的勃起功能，其中50岁以上的患者的勃起功能在术后4个月时显著下降。在另一项研究中，Xie等人发现在接受后尿道成形术后，年轻患者（40岁以下）的勃起功能在术后6个月有显著改善。

（四）术后恢复时间

Dogra等人发现多数患者的勃起功能在术后3个月时达到低谷，到6个月时恢复到术前水平。另一项研究发现术后1年以上患者的勃起功能要优于术后1年以内的患者。

Corriere评估了60例后尿道损伤的患者，29例（48%）在术后近期完全无勃起功能，一年后下降到20例（33%）的患者仍无勃起功能，22例患者（37%）自觉勃起水平恢复到治疗之前，还有18例（30%）患者自述虽然能进行正常的性生活，但达不到自己理想的水平。这一报道证明术后恢复时间的长短也与ED有密切的联系。当然，这也间接指出外伤性ED与神经因素相关。多数患者在术后半年内能恢复较好的勃起功能，部分患者恢复时间可能延长至1 ~ 2年，所以ED患者治疗最佳的时间应在术后12 ~ 18个月以后进行，因为在这段时间内一部分的ED患者其症状可以自行缓解乃至自愈。

四、与ED有关的检查

（一）国际勃起功能指数问卷表

IIEF-5是临床常用、简易的勃起功能量表，问卷中问题包括患者对勃起的信心、勃起硬度、维持情况及性生活满意度等多个方面进行评估，每个问题根据不同等级分为0～5分，最后将各项相加总分进行评估。一般分为重度ED（＜7分）、中度ED（8～11分）、轻度ED（12～21分）、勃起功能正常（22～25分）。

IIEF-5问卷是ED初筛的常用工具，对于结果异常的患者需进一步完善相关辅助检查以明确病变性质及病因。

（二）NPT

NPT采用NEVA系统。诊断标准以超过15分钟为1次勃起事件。阴茎体积改变＞200%为正常（图3-25-2 A），171%～200%为轻度异常，131%～170%为中度异常，＜130%为重度异常或者不作为1次勃起事件（图3-25-2 B）。NPT常与IIEF-5相结合以鉴别诊断器质性ED和心理性ED。

（三）药物性阴茎血流超声

（1）受试者在药物注射前用ESAOVEMIPX彩色超声诊断仪进行检查。在显示阴茎背动脉、背深动脉、背深静脉的同时，记录动脉血流收缩期峰速（PSV），舒张末期流速（EDV），阻力指数（RI）以及背深静脉流速（V）。

（2）在患者阴茎根部用罂粟碱20 mg和酚妥拉明1 mg予以注射。待充分勃起后测量每根血管内径及上述指标，同时分别记录注药前后阴茎长度、周长睾丸体积以及注药后勃起角度（图3-25-3）。

彩超检测指标以动脉注药后PSV≥25 cm/s（＜25 cm/s提示阴茎海绵体血管供血不足），RI≥0.8，注药后静脉EDV≤5 cm/s（＞5 cm/s提示背深静脉关闭机制受损）为正常值；注药后以阴茎勃起角度＞90°为

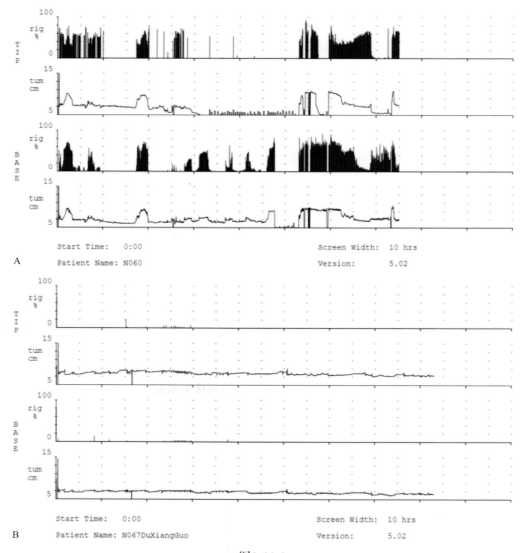

图3-25-2
A. 夜间勃起功能正常。B. 夜间无勃起

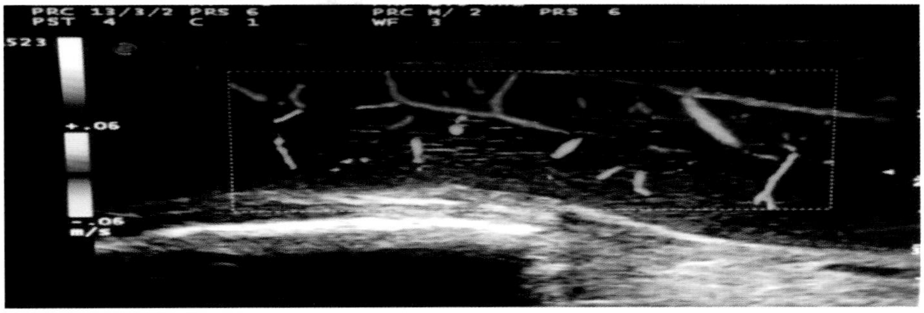

图 3-25-3　彩色超声诊断仪显示阴茎血管和血流情况

正常值。

（四）阴茎海绵体造影

对高度怀疑有阴茎静脉瘘的患者行阴茎海绵体静脉造影。先用罂粟碱 20 mg 加酚妥拉明 1 mg 于阴茎根部注射以诱导勃起。然后将 20 ml 碘帕醇持续注入一侧勃起的海绵体内并进行造影摄片。

五、治疗

（一）非外科治疗

近十年来，非外科治疗已取代假体手术成为首选。非外科治疗包括特异和非特异治疗，特异治疗指心理治疗、药物替代和激素治疗。

1. 生活方式的改变　尽管很难证实其有效性，但应鼓励改变生活方式，养成良好的生活习惯（身体锻炼、健康饮食、戒烟和仅饮少量酒）。长距离骑自行车是另一个危险因素，如果已发生阴茎血管病变，应改变自行车座位或进行其他锻炼。

2. 性心理治疗　随着对勃起生理的进一步了解，现在认为心理性 ED 是神经性 ED 的一种亚型是由于神经递质的生成减少或对释放的过度抑制。因此，选择侵入性小、疗效高的治疗方法，如真空勃起仪或海绵体内注射，可能比长期的心理治疗更有效，然而，对心理性 ED 患者及兼有心理性和器质性 ED 的患者，性心理治疗仍然是一种有用的治疗方法。

（1）心理治疗有两种类型：心理分析治疗和改善症状咨询。前者建立在性功能障碍是由于潜意识的心理冲突所致这种理论基础上，主要用于治疗源于心理冲突的神经症。改善症状治疗被许多医师所采用，主要方法就是解释病因，介绍性知识，给予鼓励和劝告，通常配偶也应接受治疗。

（2）性感集中训练是性治疗的核心，几乎适用于所有性功能障碍的治疗。由于 ED 者很容易产生焦虑，或因性交失败造成对性交的恐惧心理，性感集中训练时，暂时停止性交，在十分宽松的情绪状态下进行性交训练。具体步骤如下。

第 1 周，抚摸非性敏感区阶段。双方全裸或半裸，由抚摸而触发肉体舒服愉快的感受，双方寻找对方最喜欢的抚摸部位，力求通过抚摸激发性感，逐渐过渡到激发性欲。此阶段的治疗应避免触及性敏感区。

第 2 周，抚摸性敏感区阶段。当激起性欲时，立即停止刺激，改为抚摸其他部位。

第 3 周，女上位性交。女方刺激男方生殖器，当阴茎达到一定程度的勃起时，插入阴道，但静止不动，集中体验感受，当阴茎变软时，轻微活动使阴茎重新勃起。如此反复多次，使阴茎勃起至满意的程度。在此基础上，不断加大活动幅度，发展成满意的性交。

最初，Masters 等报道性感集中训练恢复勃起成功率为 70%，随后报道为 35%～80%，但复发率较高。性心理治疗对原发性 ED 患者无效。

3. 口服药物

（1）中枢作用药物：肾上腺素、多巴胺和 5-羟色胺受体存在于与性欲、阴茎勃起和射精有关的大脑中枢。因此，作用于这些受体的药物可影响性功能。

（2）外周作用药物：一些口服血管活性药物能改善勃起功能。西地那非（万艾可）是一种新型、易耐受、有效的口服 5 型 cGMP 磷酸二酯酶（PDE5）抑制剂（PDES 降解海绵体中的 cGMP），通过抑制 PDES，间接抑制 CMP 分解，引起海绵体中的 cCMP 水平升高，导致海绵体平滑肌松弛，从而使阴茎勃起。该药物在几个临床试验中均得到证实，在 ED 治疗上这将代表另一项较大的突破。该药物适用于各种病因的 ED 患者，总体有效率约为 80%。西地那非吸收快，口服后不到 1 小时起作用，在性活动前 1 小时口服，在性刺激下诱发勃起。其半衰期相对较短，大约为 4 小时，因此不会蓄积。开始剂量为 50 mg，两周后根据有效性和耐受性增至 100 mg 或降到 25 mg，每天至多口服 1 次。年龄 > 65 岁、肝硬化和严重肾功能不全的患者开始剂量为 25 mg。最常见不良反应是头痛、潮红和消化不良，大多数是短暂的、轻至中度,少见不良反应为色视、视物模糊。无异常勃起,血液检查(血常规、肝功和肌酐)无显著异常。极少有患者因不良反应中断治疗。西地那非具有加强硝酸盐的降血压作用,因此,使用硝酸甘油类扩血管药物者禁用。

4. 经皮肤和经尿道给药 海绵体内注射治疗的一些不良反应促使研究者寻找诱导血管活性药物进入海绵体的替代途径。双盲交叉研究显示,育亨宾软膏在阴茎头包皮沟每天应用2次,吸收迅速,在25分钟达峰值,没有主要血管病变的ED患者使用育亨宾软膏治疗是有效的。

经尿道给予前列腺素2。可诱导30%患者完全勃起,40%部分勃起。随后PGE1已大规模用于临床。有效剂量是500 mg,报道大约50%的患者能充分勃起以性交。不良反应包括阴茎疼痛(10.9%)、低血压(2.8%)、头晕(3.8%)和尿道感染(0.2%)。

5. 海绵体内注射 泌尿科最显著的变化之一是应用海绵体内注射血管活性药物诊断和治疗ED。De la Torre首先使用苯氧丙酚胺(isoxsuprine)做海绵体内注射在1978年获得了美国专利。在过去十年中,海绵体内注射治疗已逐渐赢得全世界认可。

(1)罂粟碱:罂粟碱是一种从鸦片、罂粟中分离出的生物碱,其分子作用机制是通过抑制磷酸二酯酶的作用,使阴茎勃起组织cAMP和cGMP增高。罂粟碱也阻滞电压依赖性钙通道,减少钙内流,也可以减少钙激活的钾和氯流量。所有这些作用都可松弛海绵体平滑肌和阴茎血管。罂粟碱在肝脏代谢,血浆半衰期是1~2小时。Viag等首先注射罂粟碱随后输入盐水以维持坚硬勃起15分钟,作为海绵体扩张的治疗方法,一些患者在两次或多次治疗后获益,然而,结果不像期望的那样成功。患者在家庭自己注射得到推广,平均剂量范围为15~60 mg。罂粟碱对心理和神经性ED的治疗非常有效,在截瘫和四肢瘫患者,98%能获满意勃起性交。优点是花费小、室温下稳定性好。主要缺点是异常勃起发生率高(0~35%)及海绵体纤维化(1%~33%)。有较好勃起功能的年轻人和心理与神经性ED的患者较易发生异常勃起。尽管有些注射几次即出现显著海绵体纤维化的报道,但纤维化是剂量依赖和蓄积的结果。纤维化的自然进程尚不清楚,一些纤维化在停止注射后几个月消退,而另一些仍持续存在。全身不良反应包括头晕、苍白和出冷汗,这可能是血管迷走反射的结果或静脉闭塞功能不全患者使用血管扩张剂致低血压的结果。

(2)肾上腺素能拮抗剂与前列地尔

1)苯氧苄胺:1983年,Brindley证实海绵体内注射苯氧苄胺能产生完全勃起。它是一种非特异α拮抗剂,以共价键形式与受体结合,也能阻滞乙酰胆碱、组胺和5-羟色胺。因为非竞争性阻滞、长半衰期(12小时)和脂溶性可延长血管活性作用。其全身作用包括低血压、反射性心动过速、鼻塞、缩瞳和逆行射精。苯氧苄胺穿过血脑屏障有中枢效应,可引起过度通气、兴奋和恶心。异常勃起及注射部位疼痛发生率高。因为在小鼠腹膜内重复注射后出现腹膜肉瘤,已停止临床使用。

2)酚妥拉明:酚妥拉明是一种竞争性α肾上腺素受体拮抗剂,对α$_1$和α$_2$受体亲和力一样。能阻滞5-羟色胺受体,引起肥大细胞脱颗粒和组胺释放。最常见的全身不良反应是低血压、反射性心动过速、鼻塞和胃肠道反应。半衰期短(30分钟)。当单独海绵体内注射时,能增加海绵体血流但不能显著增高海绵体内压力。推测可能通过阻滞突触前α$_2$受体,增加海绵体内去甲肾上腺素,阻滞海绵体完全松弛。

3)莫西赛利(moxisylyte):莫西赛利(百里胺)是一种竞争性α$_1$肾上腺素受体拮抗剂,作用持续时间短(3~4小时),具有一些抗组胺特性。由于其作用持续时间短、几乎无全身不良反应和发生异常勃起少,通常被认为是一种安全的海绵体内用药。有学者对在同一时间内使用莫西赛利的72例患者和使用罂粟碱的34例患者治疗结果进行了比较,前者68%,后者79%能获得完全勃起和维持勃起;前者1.3%,后者8.8%勃起过长;前者1.3%,后者32%海绵体纤维化。使用莫西赛利者明显较少。

(3)前列地尔(PGE1):1930年,Kurzrok等首先发现了前列腺素,观察到当子宫接触精液时,子宫肌肉出现收缩或松弛。这种物质后来被确定是一种脂溶性酸,被命名为前列腺素。 前列地尔是一种自然存在的20-碳不饱和脂肪酸合成形式(即前列地尔是一种外源形式,而PGE1是内源性化合物),能引起平滑肌松弛、血管扩张,抑制血小板聚集,在用于海绵体内注射前,用于治疗PDA和外周血管病。前列地尔通过前列腺素15-羟基脱氢酶代谢,此酶已证明存在于人海绵体内。海绵体内注射后,96%的前列地尔在60分钟内局部代谢,外周血水平无变化。对静脉闭塞功能不全患者,前列地尔可提高到10倍基线水平,但接近90%在通过肺时代谢。几种前列地尔制剂已用于海绵体内注射(溶于酒精、盐水和无菌蒸馏水),不同剂型的效果或耐受是否有变化尚不知道。在美国首先使用的是儿科剂型（prostin VR），随后，caverject、特制的冻干粉，用于海绵体内注射。在caverject中，每20 mg前列地尔配有172 mg乳糖和枸橼酸钠赋形剂。通过120例患者比较prostin VR和caverject的效果，未发现显著差异。随后，一些学者应用前列地尔作为诊断检查及家庭注射治疗此后，得到广泛认可，caverject被FDA批准为治疗ED首选药物。

几位研究者比较前列地尔和罂粟碱的效果发现，前列地尔有较高的反应率，较低的异常勃起和纤维化率，勃起疼痛发生率比较高。将其与酚妥拉明和罂粟碱进行比较，发现在25名患者中有9名阴茎坚硬度优于后者；有16名这2种药物效果一致。在任何一组患者无勃起延长，但25例用前列地尔治疗的患者中20例发生勃起疼痛。在另一项报道中，将酚妥拉明和罂粟碱混合制剂（7.5～60 mg罂粟碱+0.25～2.0 mg酚妥拉明）与前列地尔（10～20 μg）进行比较，给予混合制剂的51例患者中67.1%获得充分勃起，而在给予前列地尔的76例患者则为79.1%获得充分勃起，混合制剂组4例出现异常勃起。

文献所示，提供剂量10～20 mg前列地尔，可使70%～80%的ED患者获得充分勃起，最常见不良反应是注射部位疼痛或勃起时疼痛（16.8%）、血肿和瘀斑（1.5%）、勃起延长和异常勃起（1.3%），罕见全身不良反应。为了减少勃起疼痛的发生和程度，使用前列地尔（20 μg）和普鲁卡因（20 mg）混合制剂可显著减轻局部疼痛。

总之，前列地尔是一种有效的诊断和治疗ED的药物。其优点是勃起延长发生率较低，全身不良反应和纤维化较少（推测因存在于阴茎组织的前列腺羟基脱氢酶局部代谢）。目前，在美国它是FDA批准的唯一的海绵体内注射药物。缺点是勃起疼痛发生率较高，花费较高，如不冷藏半衰期较短。

（4）联合用药：1985年，Zorgniotli等首先报道联合使用罂粟碱（30 mg）和酚妥拉明（0.5 mg）海绵体内注射，250例患者中72%有效，发生勃起延长的有1.6%，4.1%的患者发生纤维化。1988年，Goldstern对300例患者使用0.1～1 ml混合制剂（每毫升含罂粟碱22.5 mg、酚妥拉明1.25 mg），经过3个多月持续治疗，7例患者（2.3%）发生勃起延长。1988年Stief等将单独使用罂粟碱或酚妥拉明与联合用药治疗器质性ED比较，发现使用罂粟碱可使40%的患者达到完全勃起，酚妥拉明为7%，联合用药则可达87%。联合用药成功地用于不同类型的ED患者，一般地，神经和心理性ED需要比较小的剂量达到勃起，而老年人和血管性ED需要较大的剂量。

Kerfoot等调查65例65岁以上（平均70岁）和数量相近的年轻20岁的（平均47岁）患者联合用药情况，两年龄组治疗反应率相同，但老年人需要较大剂量达到勃起。并发症极少，两组出现频率相同。

尿道术后ED的治疗与其他类型的ED类似。磷酸二酯酶5抑制剂（PDE5i）是ED的一线治疗方式。大部分接受前尿道成形术的患者使用PDE5i后有效，而后接受后尿道成形术的患者因病因不同而药效不同。

（二）手术治疗

手术主要包括阴茎假体的植入及纠正血管畸形。

1. 阴茎假体　阴茎假体植入的适应证主要针对海绵体的器质性病变致其他治疗无效的患者。心理性ED是否要行假体植入仍存在争议，有资料表明，心理性ED患者植入假体较器质性患者并发症发生率高、满意率低。另外少数患者拒绝其他治疗，这时假体植入是唯一的选择。

早期曾植入软骨来改变阴茎的硬度，但因软骨易被吸收而失败。1952年，Goodwin及Scot植入丙烯酸阴茎支撑物。1966年，Beheri植入聚乙烯和硅做成的柱形假体。1973年，Scot报道了包含2个阴茎柱体、1个阴囊泵和1个贮水囊的可充胀式假体，柱体植入海绵体内（一边一个），泵放置在阴囊，贮水囊在膀胱前间隙，三个部分由细管连接，液体从贮水囊经细管流到柱体引起勃起，而返回则变软。随后，Sma报道了简单的半硬式或可屈性假体。从此，一系列半硬性和可充胀式假体问世。

可屈性假体的设计既要考虑有足够的硬度又要有一定程度的柔韧性，这样平时在外观上也能够接受，解决这一问题的关键是将银丝放入硅胶假体中。AMS600、AMS650及Mentor Acuform假体即采用了这种方法，进一步是假体连接部由不锈钢钢索和弹簧构成。尽管钢索折断一直是棘手的问题，但这种假体的功能较好。

可充胀式假体主要包括三个部分：阴茎柱体、泵和贮水囊（图3-25-4）。可分为三种：单件式、双件式和三件式单件式假体三个部分均植入海绵体内，通过挤压泵液体自贮水囊流至柱体，引起勃起，阀放液使阴茎变软。尽管单件式假体植入简单，相对便宜，但硬度经常不够，有时泵会失灵。双件式的贮水囊和泵连接在一起植入阴囊，手术操作简单，尤适用于曾做过盆腔手术致贮水囊植入困难的患者，缺点是贮水囊体积有限，致阴茎硬度不够。最初三件式存在很多技术问题，

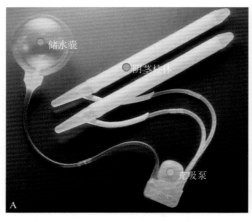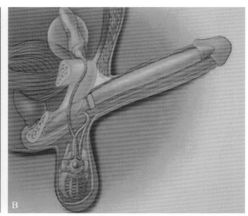

图3-25-4
A. 可充胀式假体。B. 可充胀式假体植入体内

但新的假体解决了这些问题,如AMS700 UITREX和AMS700CX含一层可扩展的涤纶布网,能随阴茎的膨胀而扩张,毫无疑问,这些假体外观好,但价格昂贵。

可充胀式假体外观好,特别适用于年轻男性和喜欢穿泳装者。但对于广泛海绵体纤维化的患者,植入可能存在一定的困难,亦不适用于手灵巧性差的患者。

2. 术后并发症 近年来,随着技术的改进和抗生素的应用,感染的机会大大下降,但假体植入后的感染仍是一个棘手的难题,因为一旦感染必须取出假体。假体的总体感染率为1% ~ 10%,可充胀式的感染率高于可屈式。其他危险因素包括糖尿病史、脊髓损伤、器官移植应用免疫抑制剂和其他慢性病史。

感染最常见的病原体是金黄色葡萄球菌和表皮葡萄球菌、大肠杆菌,假单胞杆菌和真菌也偶可检出。感染的初始症状是疼痛,然后出现局部红肿。仅表现疼痛时,宜选用针对葡萄球菌的抗生素。感染后再行假体植入需在4 ~ 6个月以后,且感染导致的海绵体纤维化使手术更加困难,这时需切除纤维化的海绵体,重建海绵体,再植入假体。

糜烂常由感染引起,而糜烂可致假体移位,如贮水囊进入膀胱、小肠,泵进入对侧阴囊,柱体进入尿道等。这时需重新更换假体,阴茎头糜烂可由柱体过大引起。文献报道阴茎假体再手术率为2% ~ 10%,再手术率取决于假体的类型和患者的危险因素。19世纪80年代,可充胀式假体1 ~ 5年内机械故障发生率为100% ~ 20%,近年来,随着技术的不断改进,机械故障的发生率已降至5%左右。

3. 勃起功能障碍的血管手术

血管重建适用于有明确动脉或静脉异常的患者。在考虑进行血管重建手术前,患者应进行全面体格检查与实验室检查,以确定勃起障碍的确由血管因素引起。体格检查是非常必要的,如动脉疾病可引起动脉搏动减弱或消失,体格检查正常,应考虑心理性ED。另外,排除海绵体纤维化也十分重要,对海绵体内注射足够血管活性药物无反应的患者最适合行此种手术。

诊断血管性ED尚需进行全面的实验室检查彩色多普勒检查既能显示动脉血流下降,又能显示静脉功能异常。动脉流速大于25 cm/s示动脉血流正常,而舒张末期流速大于5 cm/s示静脉功能不全。海绵体造影能显示给予足够的灌注后,能否维持完全勃起。如不能勃起,表明海绵体平滑肌障碍,不适于血管重建手术,这种情况下,更适于植入术。如能够勃起,但勃起仅在高灌注速度时或影像学显示静脉漏,适于行血管重建术。

(王 润 谢 弘)

第二节 瘢痕对尿道端端吻合术的影响

一、概述

在尿道修复手术中,后尿道闭锁的修复是一个较为棘手的问题,此类患者尿道连续性丧失,周围充满瘢痕组织,尿道受瘢痕组织牵拉向两侧方或上下方移位,这种组织构成和空间结构的改变给手术增加了难度。

瘢痕组织对手术疗效的影响主要表现在以下两个方面：① 瘢痕组织中毛细血管匮乏，血供不足，影响尿道吻合口愈合。② 瘢痕组织发生挛缩，使尿道再次受压，致管腔变细，影响术后疗效。

Koraitim提出彻底切除尿道周围瘢痕组织、进行无张力吻合及健康的黏膜-黏膜对端吻合是保证尿道端端吻合术成功的三要素，其中尿道周围瘢痕组织的切除，暴露正常尿道黏膜是术中的难点和要点。闭锁段两端尿道黏膜暴露不充分而进行的吻合往往在术后再次出现排尿困难。Morey强调后尿道端端吻合术成功的最重要细节是细致、完整地切除瘢痕组织。不彻底切除瘢痕组织，必然会导致拔除导尿管后尿道再次狭窄或闭锁。国内马顺利等回顾性分析手术治疗外伤性尿道狭窄失败原因后认为：术中瘢痕组织切除不彻底而导致的失败高达42%，术后瘢痕过度增生占5%。而术中如何判断瘢痕组织是否切除彻底，目前尚无统一的意见。在临床工作中，术者往往根据自身的经验来判断分离的尿道是不是正常黏膜。切除瘢痕组织时，用手指触摸局部尿道及周围组织床，若有硬性感则提示瘢痕切除不彻底，应达到局部触摸组织柔软；直视条件下正常尿道黏膜暴露时色泽红润，富有弹性。但这种靠感官的判断难免发生主观性错误，尤其是存在尿道假道或闭锁段较长靠近膀胱颈部时，因为首次

手术失败将增加后续治疗的难度，其手术成功率也明显下降。

二、尿道瘢痕组织与术后疗效关系

上海市第六人民医院研究了术中应用快速切片辅助判断后尿道吻合端组织的性质与疗效的关系，对2007年6月～2009年1月中102例后尿道闭锁患者采用对照吻合研究，其中50例采用传统的后尿道端端吻合术，另外52例在快速冰冻切片结果指导下进行吻合术。52例患者在术中暴露出尿道后，取厚约4 mm薄层横断尿道组织送快速冰冻切片检查，所取组织避开出血、坏死及钙化区，避免用力钳夹或电灼，切片若提示为正常健康尿道黏膜（图3-25-5），可直接吻合；若提示为纤维组织增生（图3-25-6）则继续修剪尿道断端致正常黏膜后再行端端吻合术。

术后6个月随访其手术成功率达到93%，明显高于对照组（74%）。快速冰冻切片的结果能够有效地指导术中判断尿道断端黏膜是否健康，为尿道吻合术的疗效提供了新的思路。

此外，对于有瘢痕体质的患者术前应作详细的评估，此类患者瘢痕过度增生，手术时更应考虑到尿道断端黏膜是否健康，尽可能减少纤维组织增生。

（叶绪晓）

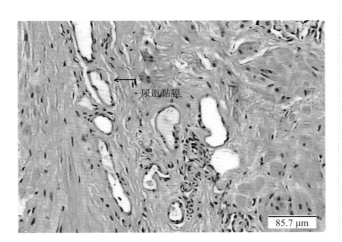

图3-25-5　切片示为正常健康尿道黏膜

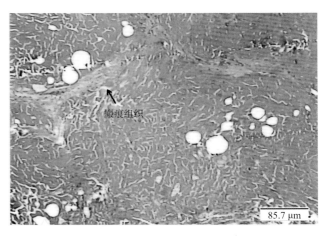

图3-25-6　切片示为纤维组织增生

第三节　盆腔放射治疗后尿道狭窄及尿道成形术

一、概述

前列腺肿瘤、膀胱肿瘤、直肠肿瘤和女性生殖器癌

肿常辅助盆腔放射治疗。放射性治疗后并发尿道狭窄是临床上一个不可忽视的问题。尽管大部分尿道狭窄的发生常较晚（放射治疗24个月后）并且症状较隐匿。

但严重患者照射后期（放射治疗2年以上）亦可逐渐形成膀胱尿道阴道瘘、膀胱尿道直肠瘘等。据报道前列腺肿瘤患者接受外照射治疗、近距离内照射治疗以及联合放疗，其尿道狭窄的发生率约为2%、4%以及11%。

放射疗法对活细胞的损伤主要有两种途径：可以直接对细胞DNA造成伤害，引起DNA突变和细胞凋亡；间接地可以作用于细胞内自由水，电离作用形成羟基自由基，使得细胞内环境高度不稳定易于破坏。此外，辐射激活促炎和促纤维化细胞因子导致血管损伤（动脉内膜炎）和干细胞损伤。组织的反应特征是创面愈合失败，如血管萎缩导致缺乏氧合的组织和（或）胶原沉积组织最终形成瘢痕。

盆腔照射初期因电离辐射作用使膀胱尿道上皮黏膜充血、炎细胞浸润、水肿，剂量较大时上皮细胞脱落，尿道黏膜出现溃疡、毛细血管扩张。若放射剂量在安全范围内分次给予，可减轻对膀胱尿道上皮的损害程度。因正常的增殖细胞有机会修复受损的DNA，其效应比肿瘤细胞更为有效和快速，故而大部分患者的受损尿道可自行恢复。盆腔照射后期可导致小动脉内膜纤维增生、变窄、小血管玻璃样变，尿道黏膜缺血和放射性坏死；胶原组织增生替代黏膜正常组织，尿道壁变硬易破裂或增厚、挛缩形成瘢痕和狭窄。在照射过程中，膀胱尿道继发性感染可加重病情发展。

二、临床表现及诊断

（1）患者有进行性排尿困难、排尿滴沥，尿线变细等症状，伴有或不伴有血尿或尿频、尿急和尿痛等膀胱尿道刺激症状。追问病史患者有明确的盆腔放射治疗史，照射剂量在一般情况下超过阈值（照射条件和个人敏感性不同，剂量阈值仅为参考）。

（2）膀胱尿道造影提示患者尿道球膜部及后尿道狭窄，严重者可呈现节段性及长段狭窄。膀胱、尿道阴道

瘘和膀胱、尿道直肠瘘的患者可见造影剂自尿道外溢。

（3）尿道膀胱镜：病变部位尿道黏膜水肿，血管缺乏色灰白，尿道壁增厚变形，可以有片状黏膜萎缩形成裂隙、溃疡及瘢痕。

（4）尿道超声检查：可测定尿道狭窄的部位和长度，以及狭窄段尿道内径。

（5）尿动力检查：最大尿流率和平均尿流率明显低于正常。

三、治疗原则

放射性尿道狭窄的处理有别于创伤性尿道狭窄，受辐射的影响，常可引起尿道周围动脉内膜炎、尿道黏膜血管减少、间质纤维化。在治疗方式的选择上还需考虑狭窄部位、组织潜在生存能力和尿道括约肌功能。

（一）非手术治疗

包括尿道扩张，尿道支架以及间歇性自我导尿。

（二）腔内治疗

包括尿道内切开，尿道前列腺部补救性经尿道前列腺电切手术。

（三）开放手术

尿道成形术的手术成功率为70%～90%，包括经会阴和会阴耻骨联合途经的狭窄段切除、尿道成形术。对于较长的狭窄，还可使用皮瓣或者移植物。如有瘘口，则需要行各种瘘口修补术（见相关章节）。由于直肠-阴道或膀胱瘘周围组织受到放射性损伤且多存有感染，瘘口自愈的可能性极小。直接手术修补此类尿瘘通常难以成功，且可能促使瘘口进一步扩大。由于放射性损伤和继发于尿瘘的感染炎症反应，膀胱以及盆底主要韧带之间发生粘连和瘢痕固定，进一步加重了手术操作的困难。对于多次手术失败或复杂性尿道狭窄的患者可行膀胱造瘘术。

（陈　忠）

第四节　尿道狭窄治疗后的随访

尿道狭窄术后6个月最容易发生再狭窄，而1年后复发的可能性明显下降。术后随访一般安排在术后半年和一年，术后随访的内容包括术后效果的评定和术后并发症的发生情况。

一、症状评估

术后疗效良好的主观感受是排尿通畅，尿线粗，

无排尿中断，无尿路分叉；反之疗效不佳则表现为排尿不畅，费力，尿线细，有排尿中断、滴沥不尽，有尿路分叉。

二、各种检查

（一）尿流率

尿流率测定的众多指标中，尿流曲线的形状及最

大尿流率的测定对尿路梗阻的评估价值更大,并且在每次尿流率的测定中至少要重复两次。因为据作者观察,同一患者重复两次检测中最大尿流率可相差1.2个标准差左右。尿道狭窄术后效果的评定,最大尿流率意义最大,术后效果可分3个等级:好,最大尿流率>15 ml/s;良,最大尿流率>10 ml/s;差,最大尿流率<10 ml/s。

（二）膀胱尿道造影

膀胱尿道造影可以清楚地显示狭窄部位、程度、长度、还可以显示各种合并的病变,如尿瘘、假道、憩室、结石等。造影的方法有两种:逆行尿道造影和排尿期膀胱尿道造影。两种方法的同时使用,能获得更为满意的显示。术后的膀胱尿道造影,与术前的造影对比,可以对术后的效果进行评定。

（三）尿道超声显像

尿道狭窄术后疗效观察,临床上最常用的方法是观察排尿情况(包括尿流率检查),但是它不能反映狭窄术后吻合口的形态。尿道超声显像能明确尿道狭窄的部位、长度、程度、残余尿道长度及吻合口处的内径和形态,还能了解狭窄近侧尿道内径的恢复情况,可间接了解远侧狭窄消除的情况,同时还能提示吻合口周围瘢痕的厚度。尿道超声检查安全、无痛苦、图像清晰应列为尿道狭窄术后疗效尤其是近期疗效观察的重要手段。

（四）尿道膀胱镜检

尿道膀胱镜检直视下可发现尿道狭窄的部位,并正确地评估狭窄的严重程度,吻合口周围的瘢痕情况,为下一步治疗提供客观依据。

（五）尿道探子检查

尿道探子检查可确定狭窄的部位、程度和长度。由尿道外口将探子送入尿道,于狭窄处受阻,由此确定狭窄部位。尿道探子由大号开始,逐渐换小,能通过狭窄部位的号数,为狭窄的粗略宽度。

三、术后并发症

术后并发症是随访的重要内容。尿道狭窄术后并发症主要有性功能障碍、尿失禁、尿道皮肤瘘、再次狭窄和阴茎弯曲等。并发症的发生与受伤的严重程度、部位、感染及手术操作等有关。勃起功能障碍在男性尿道术后最为常见,主要与外伤后神经及血管损伤及手术中再次损伤有关,一般随访时间为半年至两年;两年后仍不能自行恢复者,已无自愈可能,可做阴茎假体植入术。尿失禁也是常见并发症之一,术后嘱患者多做提肛运动,每日两次,每次二十分钟;随访一年无改善者,可选择做无张力吊带尿道球部悬吊术或人工尿道括约肌植入术。其他如尿道皮肤瘘、再次狭窄和阴茎弯曲等在三个月后考虑再次手术。

（俞建军）

参考文献

[1] Benson CR, Hoang L, Clavell-Hernandez J, et al. Sexual dysfunction in urethral reconstruction: A Review of the literature[J]. Sex Med Rev, 2018, 6(3): 492−503.

[2] Dogra PN, Singh P, Nayyar R, et al. Sexual dysfunction after urethroplasty[J]. Urol Clin North Am, 2017, 44(1): 49−56.

[3] Feng C, Xu YM, Barbagli G, et al. The relationship between erectile dysfunction and open urethroplasty: A systematic review and meta analysis[J]. J Sex Med, 2013, 10(8): 2060−2068.

[4] Blakely S, Caza T, Landas S, et al. Dorsal onlay urethroplasty for membranous urethral strictures: Urinary and erectile functional outcomes[J]. J Urol, 2016, 195(5): 1501−1507.

[5] Sangkum P, Levy J, Yafi FA, et al. Erectile dysfunction in urethral stricture and pelvic fracture urethral injury patients: Diagnosis, treatment, and outcomes[J]. Andrology, 2015, 3(3): 443−449.

[6] Xie H, Xu YM, Fu Q, et al. The relationship between erectile function and complex panurethral stricture: A preliminary investigative and descriptive study[J]. Asian J Androl, 2015, 17(2): 315−318.

[7] Khan S, Amjad A, Rowland D, et al. Potential for long-term benefit of cognitive behavioral therapy as an adjunct treatment for men with erectile dysfunction[J]. J Sex, 2019, 16(2): 300−306.

[8] Moltzahn F, Dal Pra A, Furrer M, et al. Urethral strictures after radiation therapy for prostate cancer[J]. Investig Clin Urol, 2016, 57(5): 309−315.

[9] Fu Q, Zhang J, Sa YL, et al. Recurrence and complications after transperineal bulboprostatic anastomosis for posterior urethral strictures resulting from pelvic fracture: A retrospective study from a urethral referral centre[J]. BJU Int, 2013, 112(4): E358−E363.

[10] Xu YM, Song LJ, Wang KJ, et al. Changing trends in the causes and management of male urethral stricture disease in China: An observational descriptive study from 13 centres[J]. BJU Int, 2015, 116(6): 938−944.

[11] Murphy GP, Fergus KB, Gaither TW, et al. Urinary and sexual function after perineal urethrostomy for urethral stricture disease: An analysis from the TURNS[J]. J Urol, 2019, 201(5): 956−961.

[12] Osterberg EC, Vanni AJ, Gaither TW, et al. Radiation-induced complex anterior urinary fistulation for prostate cancer: A retrospective multicenter study from the trauma and urologic reconstruction network of surgeons (TURNS) [J]. World J Urol, 2017, 35(7): 1037−1043.

[13] El-Assmy A, Harraz AM, Benhassan M et al. Erectile dysfunction post-perineal anastomotic urethroplasty for traumatic urethral injuries: Analysis of incidence and possibility of recovery[J]. Int Urol Nephrol, 2015, 47(5): 797−802.

［14］ Fernandes MAV, de Souza LRMF, Cartafina LP. Ultrasound evaluation of the penis[J]. Radiol Bras, 2018, 51(4): 257−261.

［15］ Levine LA, Becher EF, Bella AJ, et al. Penile prosthesis surgery: Current recommendations from the international consultation on sexual medicine[J]. J Sex Med, 2016; 13(4): 489−518.

［16］ Trost LW, Munarriz R, Wang R, et al. External mechanical devices and vascular surgery for erectile dysfunction[J]. J Sex Med, 2016, 13(11): 1579−1617.

［17］ Burnett AL, Nehra A, Breau RH, et al. Erectile Dysfunction: AUA Guideline[J]. J Urol, 2018, 200(3): 633−641.

［18］ Nieto-Esquivel A, Delgado-Balderas R, Robles-Torres JI, et al. Use of tadalafil in the rehabilitation of patients with a history of posterior urethral injury in the context of pelvic fracture[J]. Rev Int Androl, 2018, 16(1): 15−19.

［19］ Xu YM, LiC, Xie H, et al. Intermediate-term outcomes and complications of long segment urethroplasty with lingual mucosa grafts[J]. J Urol, 2017, 198(2): 401−406.

［20］ Johnsen NV, Kaufman MR, Dmochowski RR, et al. Erectile dysfunction following pelvic fracture urethral injury[J]. Sex Med Rev, 2018, 6(1): 114−123.

［21］ Xie H, Li C, Xu YM, et al. Preliminary experience of nontransecting urethroplasty for pelvic fracture-related urethral injury[J]. Urology, 2017, 109: 178−183.

［22］ Lumen N, Poelaert F, Willem Oosterlinck, et al. Nontransecting anastomotic repair in urethral reconstruction: Surgical and functional outcomes[J]. J Urol, 2016, 196(6): 1679−1684.

［23］ 叶绪晓, 撒应龙, 薛亚岗, 等. 快速切片在尿道手术中的应用价值［J］. 临床泌尿外科杂志, 2009, 24（7）: 493−495.

第二十六章
尿道修复重建手术技巧及整体思路

尿道修复与重建手术的一般技术相对容易学习,复杂的手术技巧需要多年经验的积累,包括如何通过影像学表现、膀胱尿道镜检和体格检查对患者做出一个恰当准确的评估。术前决定包括对患者采用的手术方式,手术细节,手术时机的选择,患者体位及具体手术步骤都需要非常仔细。在此详述了前、后尿道重建术的手术技巧,尤其是尿道狭窄瘢痕切除加端端吻合术、黏膜替代尿道成形术和阴茎皮瓣尿道成形术。

第一节　手术前准备

一、概述

尿道狭窄的治疗在过去六十年发生了巨大改变。如今,绝大多数尿道狭窄(包括长段尿道狭窄)皆可通过一期手术完成重建。患者正常的阴茎皮肤、生殖器外的黏膜皆可用作尿道重建的材料。由于严重的瘢痕、局部替代组织缺乏、皮肤感染、复杂的狭窄或并发瘘管等原因需分期手术修复的患者已很少。

尿道重建手术前,手术医师通过影像学表现、膀胱尿道镜检和体格检查对患者做一个恰当准确的评估,同时要考虑尿道狭窄段的长度和部位、狭窄的病因、外科治疗史以及目前可利用的仪器等多种因素。年龄不是尿道成形的手术禁忌,老年人也能很好地承受尿道成形手术且并发症的发生率与年轻人相当。虽然术前已选择一种合适的尿道成形方法,但术中仍可能遇到各种意料之外的情况经常会在术中重新修订手术方案,故术者必须熟练掌握各种尿道重建技巧。

尿道狭窄的治疗不是一个阶梯式过程,那种认为应先行尿道扩张和经尿道直视下内切开,最后再考虑行尿道成形术的理念是过时的,应该被抛弃。治愈是尿道狭窄治疗的唯一目标,开放尿道成形术具有很高的长期成功率,应该成为尿道狭窄治疗的金标准。

二、术前的评估

尿道成形手术前必须要详细了解狭窄段的部位、长短及狭窄段内径的大小,还要了解狭窄对排尿功能的影响程度,一般通过下列检查可以获得。

(一)尿流率

这是临床上为了解尿道狭窄程度最常用的检查之一,一次排尿量大于150 ml的尿流率测定对确定尿道狭窄的程度才有临床意义。正常的尿流率呈"倒钟"样曲线,而尿道狭窄的尿流率往往显示为一低平的曲线(图3-26-1)。

(二)残余尿与尿道周围瘢痕的检查

这对诊断尿道狭窄程度及尿道狭窄对患者生活的影响有参考意义。长期的尿道狭窄和膀胱出口梗阻会导致膀胱肌肉肥大,用超声法测量膀胱壁的厚度有助于反映膀胱出口梗阻持续的时间。此外,超声对尿道狭窄的程度、周围瘢痕的严重程度的诊断有利于术式的选择。如尿道狭窄段短,周围组织瘢痕薄(图3-26-2 A),行尿道内切开的效果较佳;如尿道狭窄段长,周围组织瘢痕厚(图3-26-2 B),行尿道狭窄段切除,尿道端端吻合术,或其他替代成形术较妥。

(三)软性膀胱

这也是评价尿道狭窄的重要手段之一,尤其是对近端尿道功能的评估有重要意义。内镜检查法有助于鉴别尿道X线造影的不明朗处、证实或澄清尿道X线造影的结论。同时内镜检查还可观察尿道狭窄的严重程度,上皮的色泽,以及狭窄段的弹性或僵硬度,直观地评定膀胱颈的情况,后尿道断端与精阜的距离及术

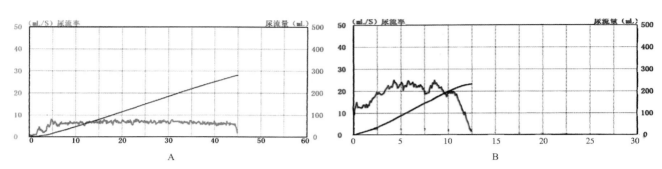

图3-26-1
A.尿道狭窄尿流率呈低水平曲线。B.正常的尿流率呈"倒钟"样曲线

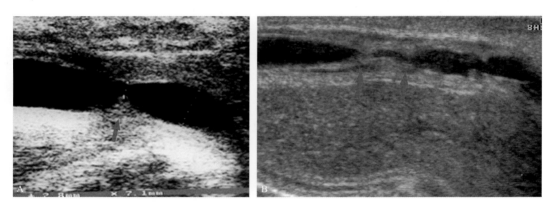

图3-26-2
A.尿道超声显示瘢痕厚度薄,狭窄短(箭头)。B.尿道狭窄段长,周围瘢痕厚

后控尿的情况(图3-26-3)。

（四）尿道影像学检查

尿道影像学检查包括逆行尿道造影和排泄性膀胱尿道造影。采用偏向一侧的倾斜体位行尿道造影有助反映狭窄段全貌(3-26-4 A)。在X线透视下进行尿道造影可优化尿道造影片质量。对于远端闭锁的尿道狭窄患者可经膀胱造瘘管注入造影剂,然后做排尿动作以显示近端尿道情况(3-26-4 B、C)。狭窄段长度在

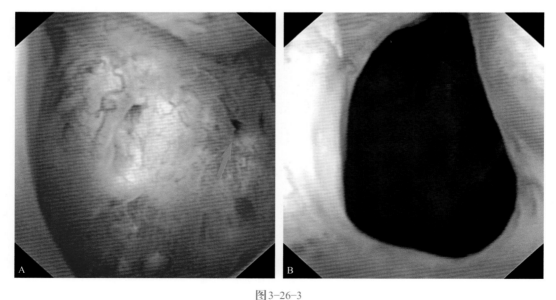

图3-26-3
A.前列腺术后排尿困难,尿道镜检示前列腺部宽大,膀胱颈严重狭窄(箭头)。B.膀胱颈口始终呈开放状态,不能关闭

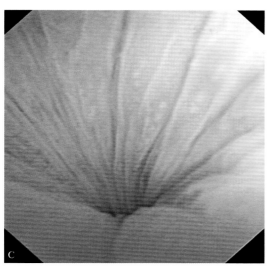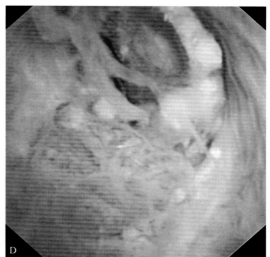

图3-26-3（续）
C.膀胱颈口关闭，黏膜柔软。D.后尿道精阜前有结石

数字摄片技术下很容易测量，一般情况下可根据经验估算出狭窄段的长度，如先测量出耻骨支的宽度（通常为2 cm）然后以此作尺子测量狭窄段的长度；也可事先在尿道旁放置长度为1 cm不透光标志，然后以此为比例尺测量出狭窄段的长度。

对于尿道造影显示图像诊断有困难的病例可采用MRI或CT三维尿道成像技术（图3-26-4 D～F）；也可用硬性膀胱镜行逆行尿道检查，用软性膀胱镜行顺行尿道检查。

三、手术时机的选择

任何尿道成形手术前患者狭窄部位的瘢痕组织应稳定，如果患者有严重排尿困难或发生尿潴留则应先行耻骨上膀胱造瘘，近端尿流改道后有助于尿道炎症的消退并使狭窄段病变稳定。

一次尿道成形手术失败后再次重建手术应等待6

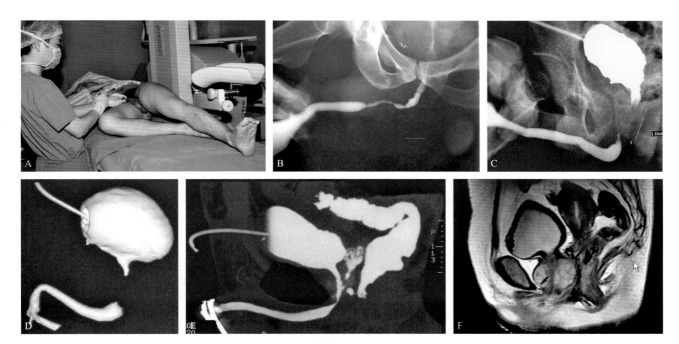

图3-26-4
A.尿道造影时，斜位，拉直阴茎。B.逆行尿道造影示前尿道狭窄。C.尿道会师造影示后尿道缺损段长度。D.CT三维重建图像显示尿道闭锁段长度。E.CT三维重建图像显示尿道闭锁段长度、瘘口大小、位置和方向。F.MRI三维重建图像显示尿道被两侧的肿瘤夹压

个月以上较妥,较长的手术间隔有助于手术部位组织的充分软化,有利于下次手术的进行。如手术间隔时间较短而忙于进行第二次手术会增加手术难度且失败率较高。长段尿道狭窄治疗中如需用生殖器官的皮肤重建尿道,则生殖区皮肤应无炎症。

(徐月敏　毛立军)

第二节　尿道成形术中若干相关问题

一、术中需注意情况

(一)体位及手术时间

患者采用垫高臀部的截石位可有效避免神经损伤,手术操作时间应尽量缩短,最好不超过5小时以免引起严重的体位并发症。

(二)术中内镜检查

对有假道的患者术中切开尿道前最好用膀胱镜检查尿道的近端与远端,可发现可能存在的透光膀胱结石、继发狭窄或其他的病变,是确定远端尿道不与假道吻合的最好方法。

(三)尿道黏膜染色法

经尿道注射高纯度的亚甲基蓝使尿道黏膜蓝染以便利黏膜对黏膜缝合。具体操作为先经尿道外口向尿道内注射亚甲基蓝,然后安置阴茎夹以防染料渗漏,切开尿道后黏膜蓝染。海绵体与尿道板颜色相近呈白色至粉红色,有时很难分辨出二者的解剖学边界,蓝染的黏膜提供了恰当缝合的路标或框架。

(四)尿道血管控制与双极电凝的应用

尿道阴茎部与阴茎海绵体紧密附着,采用"侧面劈开"的方法能良好地将二者分开。在进行尿道瘢痕切除和新鲜尿道吻合时,无瘢痕尿道断端的出血会影响吻合的顺利进行。一个既安全又有效的控制出血的方法是在尿道的远端安置"哈巴犬"钳。阴茎海绵体和尿道间存在很多穿支血管,分离尿道时会发生较多的出血,采用双极电凝可良好止血。单极电灼止血有损伤阴茎血管和神经的风险,术后可影响阴茎的感觉和性功能。

(五)前尿道成形术的相关问题

前尿道狭窄手术方式的选择应考虑以下6个方面:① 狭窄的长度。② 狭窄的程度。③ 狭窄的位置。④ 狭窄的原因。⑤ 先前的治疗。⑥ 患者的意愿。

1. 术式选择原则　对于阴茎段尿道狭窄手术方式的选择主要根据狭窄的病因决定术式,创伤、医源性操作、导尿及感染等所致的阴茎段尿道狭窄,可行一期手术;而对于尿道下裂手术失败后局部条件较差者,

硬化性苔藓(LS)所致的长段尿道狭窄,可行一期或二期手术,提倡用口腔内黏膜尿道替代成形术。尿道端端吻合成形术具有较高成功率和持久性,是尿道球部和后尿道狭窄重建的首选方法,成功的关键是尿道黏膜对黏膜的无张力吻合。这一方面有赖于尿道的充分游离和组织的内在弹性,另一方面有赖于游离的尿道走捷径,缩短断端的距离(图3-26-5 A)。特别需要注意的是应避免对悬韧带远端的尿道狭窄行吻合成形术,因为这会导致阴茎弯曲和勃起性疼痛。成功而理想的尿道端端吻合成形术后不应出现阴茎下弯。对于出现下弯畸形的病例可通过二期手术切断阴茎悬韧带校正(图3-26-5 B),或在下弯部位切断尿道,通过皮瓣或游离皮片或黏膜重建尿道来校正。

Morey指出长段尿道狭窄能否实现尿道吻合与狭窄段距离、尿道球部的远近,以及阴茎的延伸性有关。患者尿道阴茎部的伸展性越大(> 15 cm),且狭窄段位于球部近侧,可实现吻合的可能越大;患者尿道阴茎部的伸展性越小(< 15 cm),且狭窄段位于球部远侧,替代尿道成形术是更佳的选择。

为了防止术后出现阴茎弯曲和痛性勃起,阴茎段尿道一般不宜行尿道端端吻合。对有条件行尿道端端吻合的患者,如尿道球部狭窄,应考虑下列问题。

(1)尿道弹性:Francisco Sampaio在25具新鲜尸体上详细研究了尿道的弹性,结果显示阴茎的伸展性为(51.1 ± 7)%;尿道的伸展性为(66.2 ± 7.2)%,尿道各部(阴茎部、球部和膜部)的伸展性基本相同。在不发生阴茎弯曲的人工勃起时尿道的最大拉伸度为75.2%,此为一衡量。为实现断端无张力吻合,每切除1 cm尿道应游离4 cm尿道(1 : 4)。该比例随年龄的变化,1岁儿童为1 : 3.2,70岁老人为1 : 6.6。阴茎和尿道伸展性随年龄增加而降低。

(2)阴茎矫直(缩短尿道吻合间距):尿道在解剖学上呈S形,尿道球部绕耻骨和阴茎海绵体自然弯曲。两点之间直线最短,游离尿道并使其成直线可使切除狭窄段的尿道实现无张力吻合(图3-26-5 A)。尿道伸直是后尿道成形术的关键原则,对该术式的发展有

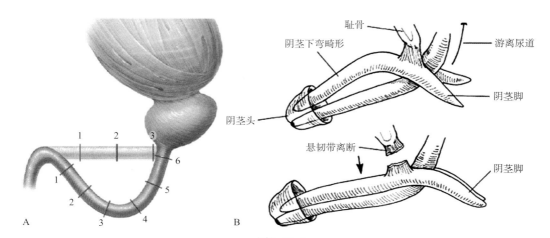

图3-26-5
A.矫直尿道球部的生理弯曲有助缩短吻合断端间距离,相当于延长尿道2~4 cm。B.通过松解悬韧带校正医源性尿道下弯

开创性意义。尿道伸直的方法包括:劈开阴茎海绵体中隔、耻骨下缘切除,尿道球部从切除间隙中穿过与后尿道吻合;或尿道转位从阴茎脚下穿过与后尿道吻合(图3-26-6);在切除部分耻骨时也可穿过阴茎海绵体中隔与后尿道吻合。以上每一措施皆可使尿道逐渐拉直同时使吻合断端间距离渐小。

2. 替代尿道成形术治疗原则 如果尿道狭窄段太长不能通过切除狭窄再吻合时则需采用补片或皮瓣重建尿道,此类患者的尿道狭窄仅是表面现象,整个尿道都有可能不健康,明显狭窄部的近端或远端,以及尿道其他部分都存在血供降低现象。这些病变不管用何种组织行替代尿道成形术皆不可避免地会遇到复发的难题。研究显示端端吻合尿道成形术与替代尿道成形术相比较,前者的成功率和持久性明显较高,且并发症也较少;后者的失败率则随时间的延长而增加,甚至术后15年以上仍有发生的可能。目前主要用于替代尿道成形术的组织包括皮瓣、游离皮片和各种黏膜。手术方法包括两种:① 尿道狭窄段切开后用扩大吻合法替代狭窄的尿道。② 尿道狭窄段切除后用黏膜、皮片或皮瓣,或皮片联合皮瓣或黏膜行补片式修补缺损尿道。

成人尿道重建后的内径应为24Fr左右,故皮瓣的

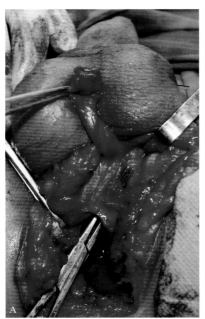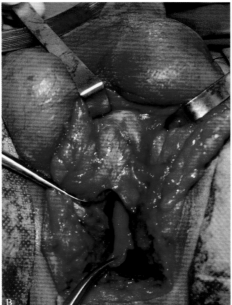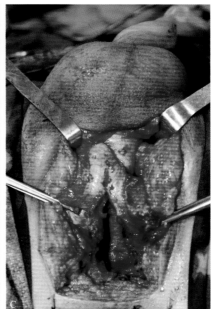

图3-26-6
A.分离与扩大右侧阴茎脚下方。B.远端尿道绕过阴茎脚下缘。C.尿道球部直接与后尿道吻合

宽度应不小于 2 cm。假设尿道板宽度为 0.5～1 cm，则环绕一周需 2.5～3 cm。一期管状皮瓣或皮片尿道成形术后的成功率和持久性皆不理想应避免行之。适当的游离可避免皮瓣有张力或阴茎扭转，实际应用中为避免术后产生憩室或囊状扩张的并发症，应保持移植皮瓣或皮片与尿道板缝合时充分伸展开。

采用皮瓣与皮片替代尿道成形术后的再狭窄率相近。Wessells 和 McAninch 在 1998 年研究了 26 例替代尿道成形患者发现用皮片或皮瓣重建尿道后的再狭窄率间差异无显著性（15.7% vs 14.5%）。皮片较皮瓣取材更容易、更快捷且供区的并发症也较少。理想的游离移植皮片，如阴茎皮肤和耳后皮肤皆是真皮层薄、上皮层厚且拥有稠密的真皮下血管网。全厚皮片在尿道成形手术后收缩较少，但分层皮片因更易成活而应用更广。但局部条件差，如移植床血供较差或伴有瘘道者均不宜选用皮片重建尿道。

阴茎皮瓣的血供来自具有丰富脉管系统的肉膜，阴茎岛状皮瓣用处多，且易于游离至前尿道的任何地方。在生殖系器官皮瓣中阴茎皮瓣尿道成形后的再狭窄率最低，阴囊皮瓣尿道成形后的再狭窄率最高，且易形成囊状扩张。

颊黏膜是当前尿道成形手术中最常用的替代材料之一。颊黏膜具有诸多优点，如取材简单便利，可由颊部也可从唇部取材；黏膜耐磨性良好、收缩小、易于成活（上皮薄，黏膜固有层富含弹力蛋白且具有丰富的脉管系统），供区并发症发生率低；黏膜抗感染能力强且易于在潮湿环境中存活生长，不易发生皮肤疾病等。从颊部取材比从下唇取材后疼痛、感觉异常、口周麻木等并发症发生率低，另外唇部黏膜较颊部黏膜薄，抗拉强度也低。

舌侧面和底面的黏膜没有特殊功能，在结构上与口腔颊黏膜完全一样，可作为取材的部位。舌黏膜一次可提供长 6～17 cm、宽 2～2.5 cm 的移植片，能取多长的黏膜主要取决于舌头的大小，舌头较大而厚者可取较长的黏膜（图 3-26-7），可满足患者的尿道替代物需求。此外，舌黏膜组织特性良好、上皮厚、富含弹性纤维，黏膜固有层薄，移植后容易血管化，易于成活。以舌侧底黏膜作为尿道替代物尿道成形治疗尿道狭窄，不仅具有颊黏膜的诸多优点，而且舌黏膜取材较颊黏膜更方便，也不存在颊黏膜取材部位出现如局部麻木、唾液腺损伤、张口困难和嘴唇偏斜或回缩等诸多并发症。对于长度大于 10 cm 的长段、复杂性尿道狭窄的治疗也可采用两段颊黏膜拼接或一段颊黏膜与一段舌黏膜拼接重建尿道。

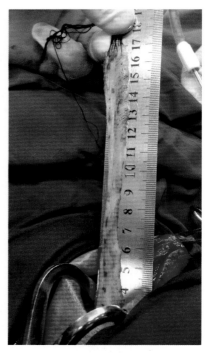

图 3-26-7 舌头较大者可取较长的黏膜

结肠黏膜具有材源丰富、剥离黏膜容易、有弹性和轻度皱缩的特点，是初次或再次治疗失败的复杂性超长段尿道狭窄或闭锁（＞18 cm）有效而可行的治疗方法。但由于该种尿道重建方法取材创伤较大，在尿道成形的实际应用中不宜作首选方法。

3. 游离黏膜背侧替代和腹侧替代的区别　理论上背侧替代与腹侧替代肯定存在区别，但实际应用中并不一定。背侧替代较腹侧替代能避免术后囊状扩张的形成，排尿后滴沥的发生率也较腹侧替代低，但两者长期的狭窄复发率基本相同。腹侧替代游离尿道较少，在技术上较容易，在临床实际应用中究竟选用背侧替代还是腹侧替代要根据具体情况而定。不管采用背侧还是腹侧黏膜，很多患者皆会出现性交后轻度的精液残留和排尿后滴沥现象，发病率约为 1/5。去除移植黏膜的皮下脂肪，正确的缝合，将移植黏膜片固定在血供良好的移植床上是手术成功的关键。

（六）后尿道成形术的相关问题

后尿道狭窄的手术治疗方法变化不大，但手术操作难度不可小觑。彻底切除狭窄段尿道及其周围瘢痕，以及达到尿道前列腺部和尿道球部无张力吻合是手术成功的关键。

很多后尿道狭窄不是真正的"狭窄"，而是瘢痕组织充填在分离的尿道断端之间；相较而言，前尿道狭窄是上皮瘢痕组织在长度和宽度上的收缩所致，并伴有不同程度的海绵体纤维化。完全切除后尿道狭窄段，进行无张力尿道断端黏膜对黏膜吻合比组织替代尿道成形术更为有效，长期效果最佳。对于骨盆骨折导致的长段尿道狭窄病例，可根据需要增加尿道的游离长度，但游离远端尿道时尽量不要超过悬韧带水平，否则会导致医源性阴茎下弯畸形。手术中采用双极电凝能良好地控制尿道和球海绵体的出血；使用单极电凝时其发散状的电流可能损伤阴茎的神经和血供，导致或加重术后勃起功能障碍。

后尿道手术路径的选择应根据尿道狭窄的长度、有无手术修复失败史和是否伴有尿道直肠瘘及瘘口距肛门口远近和大小，选择单纯性经会阴、经会阴+切除耻骨下缘和经会阴+经耻骨联合途径3种。对尿道狭窄段较短和（或）尿道直肠瘘距肛门口较近者，可选择单纯性经会阴途径；对尿道狭窄段较长和（或）尿道直肠瘘距肛门口较远者，可选择经会阴途径切除耻骨下缘途径；对尿道狭窄段长和（或）尿道直肠瘘距肛门口较远，瘘口较大或曾行手术修复失败特别复杂的患者，可选择经会阴+经耻骨联合途径（图3-26-8）。

二、组织工程化尿道重建

（一）组织工程化尿道的基础研究

基于无创性和尿道重建替代组织缺乏的考虑，

自20世纪80年代起多种脱细胞生物材料（PGA、SIS、BAMG）被用于尿道重建的实验。早期开展的是采用单纯的生物材料直接进行尿道修复，有报道以补片扩大尿道腔的方式修复尿道效果较好，但对超过3cm的尿道缺损效果不佳。如果以管状结构修复尿道，组织不仅再生不良还会发生移植物收缩、尿漏、重建尿道狭窄甚至完全闭塞等并发症，但接种细胞的胶原基质进行尿道重建的效果则良好。在种子细胞选择方面，以往多采用自体的尿路上皮细胞通过体外培养再植入支架，虽然此法能保证组织工程化尿道上皮细胞的同源性但步骤烦琐。近期我们采用口腔内黏膜细胞、表皮上皮等非尿路上皮细胞经体外培养增殖后与支架复合应用于缺损尿道的修复获较好效果。这为组织工程化尿道修复在人体的应用迈出了可喜的一步。

（二）组织工程化尿道的临床研究

在完成一系列的动物实验后Izumi等将组织工程化的尿道修复技术运用于临床患者的研究，他选择了尿道下裂和狭窄患者应用无细胞基质以补片法进行尿道重建，其中尿道狭窄患者33例，尿道下裂患者7例，新尿道长2～16cm。术后随访4～7年，40例中34例排尿通畅，6例尿道狭窄复发，1例尿道下裂患者并发尿道皮肤瘘。术后最大尿流率明显增加，尿道镜检

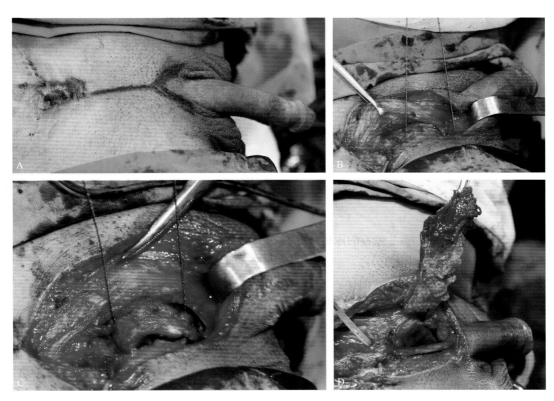

图3-26-8

A.下腹部倒Y切口。B.用血管钳将线锯引至耻骨下方锯断右侧耻骨。C.锯断左侧耻骨。D.远端尿道通过阴茎海绵体中隔与尿道前列腺部吻合

查显示有足够的尿道内径，活检组织学检查显示典型的尿路上皮。Bhargava等用同样材料修复28例成人尿道狭窄，结果24例成功，4例有狭窄。

徐月敏等采用四层SIS治疗28例前尿道狭窄，随访12～30个月，有效率92.9%（图3-26-9）。我们体会采用SIS治疗尿道狭窄时手术成败的关键与下列几点有关，需特别注意：① 患者的选择，SIS不适合应用在那些海绵体广泛纤维化或者伴有硬化性苔藓的尿道狭窄患者。② SIS适用的指征应该是那些尿道狭窄者海绵体纤维化较为局限的患者，海绵体纤维化比较严重是无法获得充分血供支持上皮的再生而导致狭窄的复发，因为健康的海绵体组织在促进SIS尿路上皮再生方面起到非常关键的作用。③ 管状化的SIS支架因不能保证充足的血供不适合于尿道的修复重建，所以应选择尚有管腔的尿道狭窄患者，尽可能不选用尿道闭锁的患者。

2011年，Raya-Rivera等人报道了使用复杂的管状化组织工程膀胱肌细胞和上皮自体细胞材料进行尿道重建。其将上皮细胞接种到管状化PLGA材料内腔表面并将肌细胞接种在网状管的外表面上。该材料被用于5名患有复杂性后尿道狭窄的男孩中，术中通过管状端端吻合方式缝合到后尿道和尿道球部的远端和近端。在中位随访71个月时间内，作者报道了所有5名患者均治疗成功。但是，作者没有在这项原始研究上继续取得进展，这种技术仍然是一个孤立的临床报道，没有更多的患者得到治疗。

2018年，Barbagli等人报道了38例患者植入组织工程口腔黏膜移植物（MukoCell®）的手术技术和长期结果。患者中位年龄为57岁，中位狭窄长度为5 cm，术前中位 Q_{max} 为5.9 ml/s。狭窄部位位于阴茎3例（7.9%），尿道球部29例（76.3%），阴茎部-球部交界处6例（15.8%）。中位随访55个月，范围12～77个月。在38例患者中，32例（84.2%）被分类为成功，6例（15.8%）分类为失败。术后随访中位最大尿流率为20.6 ml/s（范围12.4～48.3 ml/s）。腹侧覆盖技术成功率为85.7%，背侧覆盖成功率为83.3%，背侧镶嵌成功率为80%，组合成功率为100%。根据狭窄部位，阴茎段狭窄的总体成功率为66.7%，尿道球部狭窄的总体成功率为93.1%，而阴茎段-球部尿道成形术的总体成功率为50%（图3-26-10）。这种新的组织工程口腔黏膜移植物的制造代表了过去五年中重建泌尿外科领域

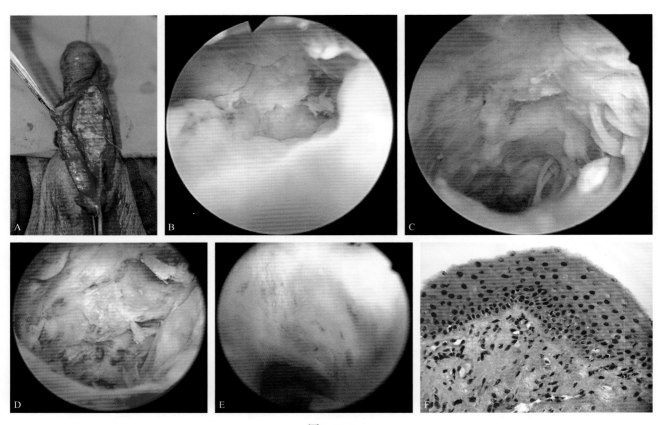

图3-26-9
A. 将SIS植入阴茎尿道狭窄处。B. 术后3周尿道镜检查示SIS移植物未被尿道组织所替代。C、D. 术后6周见SIS被良好血供的尿道组织长入，仍可见固定SIS的缝线。E. 术后9月替代段无法与周围尿道组织相区别。F. 术后9个月替代段病理检查示替代段为柱状上皮覆盖

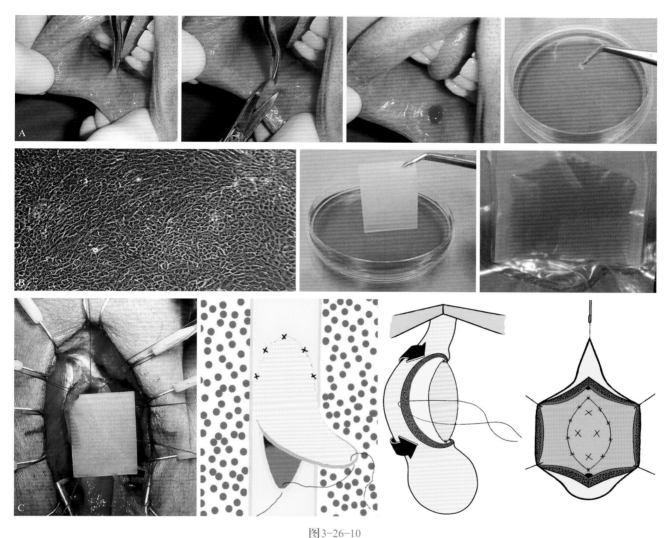

图 3-26-10
A. 口腔黏膜活检操作。B. 体外 MukoCell® 植入前外观。C. MukoCell® 植入手术操作

最先进的创新。这种新的组织工程材料可用于任何需要前尿道成形术的患者，只要没有特殊的病理条件，如先前的放射治疗，限制其使用。

（徐月敏　毛立军）

参考文献

［1］ Xu YM, Qiao Y, Sa YL, et al. Substitution urethroplasty of complex and long-segment urethral strictures: A rationale for procedure selection[J]. Eur Urol, 2007, 51(4): 1093−1099.

［2］ Barbagli G, Akbarov I, Heidenreich A, et al. Anterior urethroplasty using a new tissue engineered oral mucosa graft: surgical techniques and outcomes[J]. J Urol, 2018, 200(2): 448−456.

［3］ Xu YM, Fu Q, Sa YL, et al. Outcome of small intestinal submucosa graft for repair of anterior urethral strictures[J]. Int J Urol, 2013, 20(6): 622−629.

［4］ Raya-Rivera A, Esquiliano DR, Yoo JJ, et al. Tissue-engineered autologous urethras for patients who need reconstruction: An observational study[J]. Lancet, 2011, 377(9772): 1175−1182.

［5］ Xu YM, Sa YL, Fu Q, et al. Oral mucosal grafts urethroplasty for the treatment of long segmented anterior urethral strictures[J]. World J Urol, 2009, 27(4): 565−571.

［6］ Xu YM, Qiao Y, Sa YL, et al. Urethral reconstruction using colonic mucosa graft for complex urethral strictures[J]. J Urol, 2009, 182(3): 1040−1043.

［7］ 徐月敏, 乔勇, 撒应龙, 等. 结肠黏膜重建尿道治疗复杂性超长段尿道狭窄［J］. 临床泌尿外科杂志, 2007, 22: 244−247.

［8］ Xu YM, Sa YL, Fu Q, et al. Surgical treatment of 31 complex traumatic posterior urethral strictures associated with urethrorectal fistulas[J]. Eur Urol, 2010, 57(3): 514−520.

［9］ Li C, Xu YM, Song LJ, et al. Urethral reconstruction using oral keratinocyte seeded bladder acellular matrix grafts[J]. J Urol, 2008, 180(4): 1538−1542.

第二十七章
尿道重建术的实验研究

尿道狭窄是泌尿外科的常见病,利用自体组织修复或重建尿道是治疗尿道狭窄的常用方法,尤其是在前尿道狭窄的治疗;在近二十年来,组织工程化尿道的研究正随着组织工程学的兴起有了飞速的发展,各种基质材料和种子细胞的不断涌现让人们看到了其美好的未来。在本章节中描述了各种自体组织单用或拼接重建尿道和运用组织工程技术重建尿道的实验研究。

第一节　游离组织移植物替代尿道的实验研究

一、概述

长期来,复杂性长段尿道狭窄或闭锁的处理一直是泌尿外科的一个难题之一,而开放性尿道成形术一直是尿道狭窄治疗的金标准,其中吻合尿道成形术(anastomotic urethroplasty)对于短段(＜2 cm)前尿道狭窄的治疗效果良好;但对于长段(＞2.5 cm)和阴茎体远端的尿道狭窄往往只有替代尿道成形术(substitution urethroplasty)的治疗效果最理想。但选用何种材料是替代尿道成形术的焦点,多年来先后有泌尿生殖系统的膀胱黏膜、包皮皮瓣、阴唇皮瓣、阴囊皮瓣、鞘膜,以及非泌尿生殖系统的颊黏膜、舌黏膜、结肠黏膜和小肠黏膜下层基质(SIS)等多种替代组织被用于尿道成形手术并获得较好的效果。但仍有许多复杂的病例,尤其是对初次或再次治疗失败后的复杂性长段尿道狭窄或闭锁的患者治疗较为棘手。这些患者的局部可替代尿道的组织常已被利用,其膀胱黏膜也往往因以前做过手术,黏膜有炎症、水肿(尤其是长期膀胱造瘘者),而难被利用。膀胱黏膜尿道成形主要的并发症是易引起重建尿道口的狭窄、黏膜脱垂和肉芽肿性反应。Kinkead等1994年报道采用膀胱黏膜进行95例复杂性尿道重建手术后的长期随访,结果63例(66%)有并发症,21例需要再手术。

颊黏膜最早由俄罗斯学者Sapezhko在1890年报道,他采用颊黏膜治疗了4例尿道狭窄的患者,但遗憾的是此项工作没有继续进行下去。1941年,Humby又报道了采用颊黏膜治疗尿道下裂,但同样遗憾的是此项工作也没有继续进行下去,直到1992年此术式才被广泛地应用于尿道疾病。该术式的最大优点是上皮细胞层厚、组织韧性强、耐磨性好,有较强的抗感染力,对患者创伤小;最大的缺点是材源有限,作为移植物很难用于复杂性长段尿道狭窄或闭锁时的尿道重建,必须选用其他组织替代。近几年来又有结肠黏膜和舌黏膜替代尿道的试验研究和将结肠黏膜用于17 cm以上超长段尿道狭窄或闭锁修复的临床初步研究,近期效果较好。但是结肠黏膜是否能与颊黏膜一样作为理想的尿道替代物尚不清楚,将结肠黏膜与颊黏膜同时移植到膀胱,观察较长期浸泡在尿液中后两者的组织病理学变化并比较两者的差异,从而确定结肠黏膜是否能作为较理想的尿道的替代物。近几年来,游离组织替代尿道的实验研究主要有以下几种:① 结肠黏膜替代尿道的实验研究。② 皮肤与颊黏膜同时移植到膀胱,结肠黏膜与颊黏膜同时移植到膀胱观察在长期浸泡在尿液中后两者的组织病理学变化。③ 皮肤、膀胱黏膜和口腔黏膜分别作为尿道替代物的实验研究。④ 舌黏膜替代尿道的实验研究。⑤ 不同组织拼接尿道成形术。

二、各种游离组织移植物替代尿道的方法与结果

（一）结肠黏膜替代尿道的实验研究

1. 目的

（1）移植于尿道的结肠黏膜是否能成活和组织病

理学有无变化;

（2）尿道纵行切开对尿道括约功能是否有影响。

2. 方法

（1）纵行切开全尿道,剥去全段尿道黏膜后(图3-27-1A、B)。

（2）取相等长度的结肠黏膜条,以14Fr导尿管为支架,用4-0可吸收线连续缝合成管状,其两端分别与膀胱颈部黏膜和尿道外口做间断缝合(图3-27-1C、D),然后分层间断缝合尿道肌层和皮肤(图3-27-1E)。

（3）术后导尿管留置7～10天。术前与术后8～16周后行尿动力学检查,随后分别将犬处死,其尿道做病理学检查。

3. 结果 徐月敏报道10条犬的实验结果,其中9条犬在拔除导尿管后排尿通畅,排尿前尿道外口干燥。手术前尿动力学检查示最大尿道压为34～70 cmH$_2$O, 平均56.5 ± 11.05 cmH$_2$O;处死前的最大尿道压为43～82 cmH$_2$O, 平均51.75 ± 13.36 cmH$_2$O。手术前后最大尿道压的结果对比,t=1.22, P=0.26, 两者间差异无显著性意义。这些结果提示手术后的犬在常态下能控制尿。余1条犬排尿费力、尿流细,术后未做尿动力学检查。

术后8～18周将犬处死,完整取下膀胱与尿道并将其纵向切开。肉眼观察:9条犬移植到尿道的结肠黏膜血供良好,表面光滑,无糜烂或瘢痕病变,用肉眼较难能将尿道的结肠黏膜与膀胱黏膜相区别(图3-

27-2)。另1条犬的膀胱轻度扩大,内有3枚黄豆大小结石,在尿道与膀胱颈部连接处有狭窄,长约1 cm。

10条犬的尿道病理组织学检查提示:移植于尿道的结肠黏膜全部成活,术后8周处死的犬显示结肠表面黏膜皱襞存在,被覆单层低柱状的吸收上皮和杯状细胞,固有膜腺体数量减少,腺上皮萎缩不明显,间质有淋巴浆细胞浸润(图3-27-3A)。术后12周后处死的犬显示结肠表面黏膜皱襞消失,被覆的单层吸收上皮和杯状细胞大部分已化生为假多层移行上皮,固有膜腺体有不同程度的萎缩(图3-27-3B)。尿道有狭窄的犬其尿道黏膜下层增厚伴炎性细胞浸润。

Lebret等1995年报道将老鼠的结肠黏膜替代尿道黏膜的实验研究,在移植后6周到3个月,移植到尿道

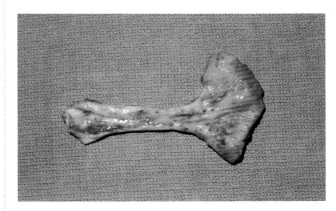

图3-27-2 结肠黏膜替代的尿道色泽与膀胱被覆黏膜无区别

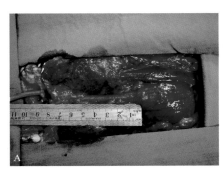

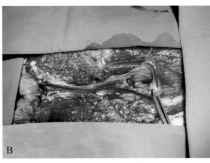

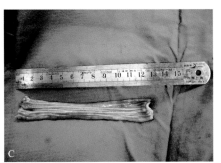

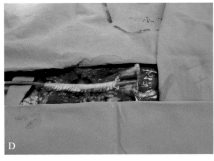

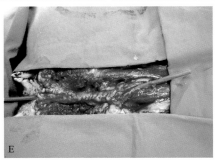

图3-27-1

A. 分离出尿道。B. 剖开尿道,剥除黏膜。C. 取等长度的结肠黏膜条。D. 缝合成管状,其两端分别与膀胱。E. 用肌层包裹新尿道

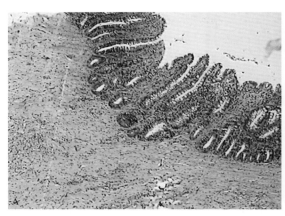
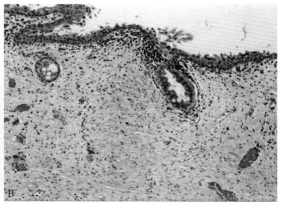

图 3-27-3
A. 结肠表面黏膜皱襞存在。B. 结肠黏膜全部化生为假多层移行上皮单层低柱状的腺上皮和杯状细胞

的结肠黏膜已转变为典型的尿路上皮。

（二）皮肤或结肠黏膜与颊黏膜同时移植到膀胱

1. 目的　结肠黏膜与颊黏膜同时移植到膀胱观察在较长期浸泡在尿液中后两者的组织病理学变化。

2. 方法

（1）Filipas 等 1999 年报道将 10 片皮肤和 11 片口腔黏膜同时移植到 12 只猪膀胱内的实验研究。术后 2 个月和 5 个月分别行膀胱镜检查，7 个月后处死，移植物行病理学检查。结果显示在移植术后 2 个月，30% 的皮肤移植物发生皱缩，10% 的口腔黏膜移植物出现增殖样表现。而处死后移植物的病理学检查显示：44% 的皮肤移植物发现严重的炎性细胞浸润，其中 22% 的皮肤发生坏死，另外 22% 的皮肤出现溃疡和腐蚀现象；其余没有严重的炎症细胞浸润的皮肤发现严重的瘢痕样变。而在口腔黏膜移植中 70% 无炎性细胞浸润，30% 有少量的炎症细胞浸润和轻度的瘢痕样变。

（2）徐月敏等采用 16 条雌性犬，体重 9 ～ 28.5 kg，按年龄分成 2 组，年龄大于 5 年的为第 1 组，小于 9 个月的为第 2 组。在苯巴比妥静脉麻醉下切开膀胱，在左右侧壁各剥去约 2×3 cm 大小的黏膜。从犬口腔的下唇和乙状结肠各取相应大小的颊黏膜和结肠黏膜分别贴补在剥除黏膜的膀胱侧壁上。用 5-0 可吸收线将颊黏膜和结肠黏膜与周边的膀胱黏膜做连续缝合，并在颊黏膜和结肠黏膜的中间与膀胱肌肉做间断缝合数针作固定（图 3-27-4 A）。各分两层缝合膀胱和腹壁，术后应用抗生素 5 天，导尿管留置 5 ～ 7 天。术后 6、7、8 和 10 个月每组分别处死 2 条犬，将移植到膀胱的颊黏膜和结肠黏膜取出行病理学检查，观察移植物的组织形态学变化。结果显示所有犬在实验过程中全部成活，无并发症。肉眼观察移植到膀胱的颊黏膜和结肠黏膜全部成活，所有犬的膀胱黏膜及移植到膀胱的颊黏膜和结肠黏膜未发现有明显的炎症、溃疡或糜烂现象。结肠黏膜的颜色与膀胱黏膜的颜色接近，而颊黏膜的颜色与膀胱黏膜的颜色有明显反差，局部呈增殖形态（图 3-27-4 B）。分别取出移植到膀胱壁的颊黏

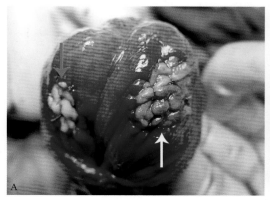
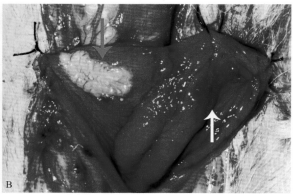

图 3-27-4
A. 移植在膀胱内的颊黏膜（绿箭）和结肠黏膜（白箭）。B. 颊黏膜呈增殖形态（绿箭），结肠黏膜的颜色与膀胱黏膜的颜色接近（白箭）

膜和结肠黏膜,用10%福尔马林固定后行病理组织学检查。

病理组织学检查显示:移植到第1组犬膀胱壁的颊黏膜和结肠黏膜全部成活,术后6、7、8和10个月分别处死犬的颊黏膜和结肠黏膜的基本组织形态存在,表现为颊黏膜的鳞状上皮未见明显的萎缩、变薄,没有明显移行上皮细胞化生现象;5条犬颊黏膜固有层间质内有散在的炎症细胞浸润,尤其是与膀胱黏膜的交界处较明显(图3-27-5 A)。结肠黏膜表面皱襞存在,被覆单层低柱状上皮和杯状细胞,其中4条犬腺上皮萎缩不明显,未见明显的移行上皮细胞化生(图3-27-5 B);余4条犬腺上皮表面有局灶性移行上皮细胞化生,固有层间质内未见明显炎症细胞浸润(图3-27-5 C)。

移植到第2组犬膀胱的颊黏膜和结肠黏膜全部成活,移植物在组织形态学有较明显变化,表现为:结肠表面黏膜皱襞变平,腺上皮萎缩,固有膜腺体数量明显减少,在大部分结肠黏膜的腺上皮上已覆盖假多层的移行上皮细胞,间质有较多淋巴浆细胞浸润(图3-27-6 A)。颊黏膜的鳞状上皮也萎缩、变薄,在大部分鳞状上皮上已覆盖假多层的移行上皮细胞,间质也有较多淋巴浆细胞浸润(图3-27-6 B)。

(三)皮肤、膀胱黏膜和口腔黏膜分别作为尿道替代物的实验研究

El-sherbiny等2002年报道将皮肤、膀胱黏膜和口腔黏膜分别作为尿道替代物的实验研究。他们将雄性犬的会阴段尿道切除4 cm,然后分别用皮肤、膀胱黏膜和口腔黏膜重建尿道,3个月后尿道造影显示尿道狭窄的发生率分别为皮肤组62%,膀胱黏膜组37%,口腔黏膜组12%。将犬处死后测量移植物的大小并与植入时做比较,结果显示移植物皱缩(shrinkage)的发生分别为皮肤和膀胱黏膜20%～40%,口腔黏膜<10%;慢性炎症和纤维变性在皮肤移植物中最严重;膀胱黏膜组中有2条犬并发尿瘘。

(四)舌黏膜替代尿道的实验研究

1. 目的 探讨移植于尿道的舌黏膜是否能成活,

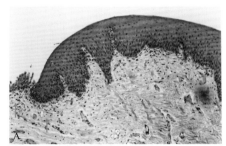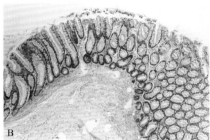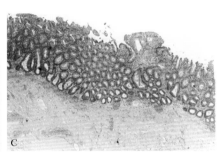

图3-27-5

A. 鳞状上皮无萎缩、变薄和移行上皮细胞化生,与膀胱黏膜的交界处间质内有较多炎症细胞浸润(箭头处)(HE,3.3×10)。B. 结肠黏膜的腺上皮萎缩不明显,未见移行上皮细胞化生和炎症细胞浸润(HE,3.3×10)。C. 腺上皮表面局灶性移行上皮细胞化生(箭头处),间质内无炎症细胞(HE,3.3×10)

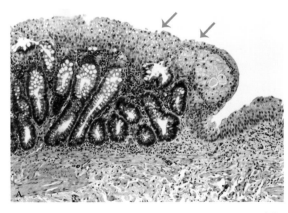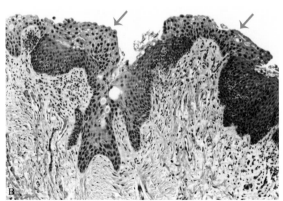

图3-27-6

A. 假多层的移行上皮细胞覆盖在腺上皮上(箭头处),间质有淋巴浆细胞浸润(HE,3.3×10)。B. 鳞状上皮萎缩、变薄,移行上皮细胞覆盖在上面(箭头处),间质有较多淋巴浆细胞浸润(HE,3.3×10)

组织病理学有无变化。

2. 方法

（1）分别在17条实验犬，取下腹正中切口，依次切开各层组织，找到膀胱和尿道，切开尿道近端，剥离尿道黏膜4×1.5 cm。

（2）根据剥离的尿道黏膜长度，用记号笔在舌侧面上设计梭形切口。用0.5%利多卡因、1∶10万U肾上腺素生理盐水注入黏膜与肌层间。沿标志线切开，分离黏膜，获取相等长度的舌黏膜条，修去黏膜下多余组织后供移植之用。用5-0的可吸收线将舌黏膜与尿道黏膜间断缝合固定（图3-27-7）。

（3）以8Fr硅胶导尿管为支架，用5-0可吸收线分层间断缝合尿道肌层。术后留置导尿管7～10天，应用抗生素5天。

（4）术后1个月，3个月观察排尿情况，做逆行尿道造影检查。随后分别将犬处死，取出移植物标本，测定移植物长度后用4%甲醛溶液固定后行病理组织学检查，观察移植物皱缩程度及组织形态学变化。

3. 结果　逆行尿道造影检查示尿道通畅（图3-27-8）。肉眼观察移植到尿道的舌黏膜全部存活，移

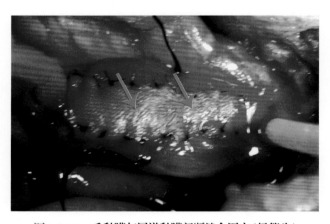

图3-27-7　舌黏膜与尿道黏膜间断缝合固定（绿箭头）

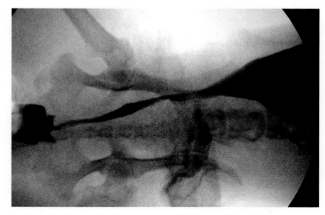

图3-27-8　尿道造影显示替代段尿道通畅

植的舌黏膜有轻度的局部增生，与尿道黏膜的颜色反差明显（图3-27-9），未发现有明显的炎症、溃疡或糜烂现象。光学显微镜检查显示：移植的舌黏膜成活良好，舌黏膜的鳞状上皮结构清晰，组织相容性较好（图3-27-10 A）。术后3个月时典型的舌黏膜乳头结构消失（图3-27-10 B），胶原和平滑肌结构排列与正常尿道相似（图3-27-10 C），舌黏膜和尿道黏膜交界处对接良好（图3-27-10 D）。

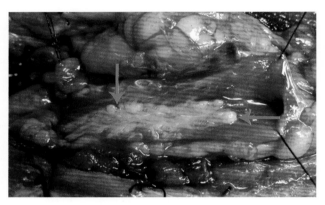

图3-27-9　肉眼观察舌黏膜替代段呈增生性改变（绿箭头）

结论：舌黏膜可以作为重建尿道的替代物，舌黏膜和尿道黏膜对接良好，其与尿道组织具有良好的相容性。

（五）舌黏膜与颊黏膜拼接重建尿道的实验研究

1. 目的　观察舌黏膜与颊黏膜拼接移植于尿道后在组织病理学有无变化。

2. 方法　分别取10条实验犬舌黏膜与颊黏膜宽1 cm，长4 cm，拼接后备用；剥离相应尺寸的犬尿道黏膜，将拼接的两种黏膜移植在剥离黏膜的尿道上（图3-27-11）。术后8～12周后做逆行尿道造影检查。分别将犬处死，替代尿道的移植物做病理学检查。

3. 结果　10条实验犬中有1条发生尿道狭窄，狭窄率约11%（图3-27-12 A）。余实验犬的舌黏膜与颊黏膜交界处愈合良好无狭窄发生（图3-27-12 B、C），光学显微镜检查显示：舌黏膜、颊黏膜与尿道黏膜交界处愈合良好无狭窄发生，鳞状上皮呈连续分布（图3-27-12 D），但与原尿道黏膜仍可区分（图3-27-12 E）。

三、结论与手术体会

（1）采用皮肤、膀胱黏膜和口腔黏膜重建尿道后，从尿道狭窄的发生率，移植物皱缩的发生和慢性炎症和纤维变性均提示皮肤作为移植物中最差，口腔黏膜

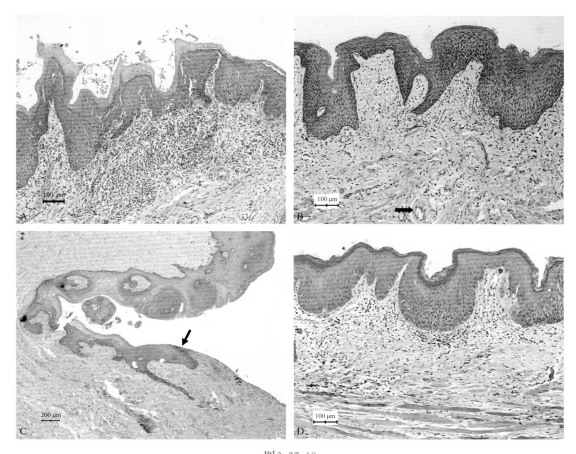

图3-27-10

A. 舌乳头结构清稀（HE，×100）。B. 舌乳头结构消失，被覆轻度角化的鳞状上皮，新生血管形成（HE，×100）。C. 胶平滑肌结构排列接近正常（Masson，×100）。D. 舌黏膜与正常尿道黏膜结合紧密（HE，×40）

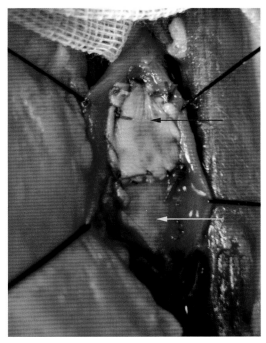

图3-27-11　**将拼接的两种黏膜移植在剥离黏膜的尿道上**

最为理想。

（2）舌黏膜、颊黏膜和结肠黏膜移植到膀胱内后全部能成活，未发现有严重的炎症、溃疡现象。

（3）肉眼观察移植到膀胱的结肠黏膜颜色与膀胱黏膜的颜色接近，而颊黏膜的颜色与膀胱黏膜的颜色有明显反差，局部呈增殖样表现，仅从这点似乎提示结肠黏膜更有利于泌尿道的重建。

（4）病理组织学检查显示：移植到第1组犬膀胱内的颊黏膜和结肠黏膜的基本组织形态存在，颊黏膜表面的鳞状上皮未见明显的萎缩、变薄，没有移行上皮细胞化生现象。结肠黏膜表面皱襞存在，被覆单层低柱状上皮和杯状细胞，结肠黏膜的腺上皮表面有局灶性移行上皮细胞化生，黏膜固有层间质内没有明显的炎症细胞浸润，这点也支持结肠黏膜有利于泌尿道的重建。

（5）移植到第2组犬膀胱内的颊黏膜和结肠黏膜的病理组织形态学均发生较明显的变化，假多层的移行上皮细胞已覆盖在结肠黏膜的大部分腺上皮和颊黏

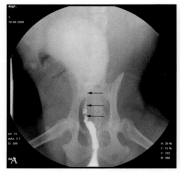
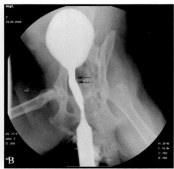
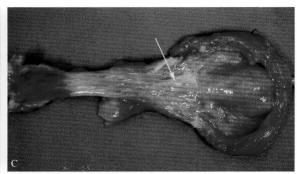
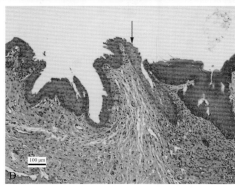
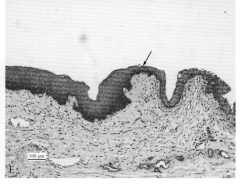

图 3-27-12

A. 舌黏膜与颊黏膜重建尿道术后 3 个月尿道造影显示尿道狭窄。B. 术后 3 个月尿道造影显示替代段通畅。C. 术后 1 年舌黏膜、颊黏膜与尿道黏膜交界处愈合良好。D. 术后 1.5 个月，舌黏膜与颊黏膜上皮呈连续分布(黄箭头示舌黏膜,蓝箭头示颊黏膜, ×40)。E. 术后 1 年,舌黏膜与颊黏膜重建尿道为鳞状上皮,但与原尿道黏膜仍可区分(箭头为原尿道黏膜, ×40)

膜的大部分鳞状上皮上。从这些变化又提示在年幼犬的颊黏膜的鳞状上皮细胞和结肠黏膜的腺上皮同样会发生移行上皮细胞化生,因此,两者均可作为较理想的尿道替代物。

(6)在大鼠的结肠黏膜替代尿道黏膜的实验研究中,在移植后仅 6 周到 2 个月,移植到尿道的结肠黏膜就转变为典型的尿路上皮。这些结果似乎提示移植到泌尿道的颊黏膜和结肠黏膜的组织形态学变化与动物的种族和年龄有关,动物种族越低级和年龄越小,其组织形态学的易变性就越强。

(7)舌侧面、舌下表面的黏膜与口腔黏膜在结构上完全一样。舌黏膜理论上亦可用于尿道重建且获取更方便。此外,舌黏膜上皮厚、富含弹性纤维、黏膜固有层薄和血管化作用良好,具有良好的组织特性和抗感染性能,移植后易于重建血供和成活。我们在实验中取材范围为犬舌的上表面黏膜,宽度几乎涉及半舌,但术后观察对犬的正常进食影响较小,15 天后因取材缺损的舌黏膜完全恢复,此说明舌的取材范围较大。犬舌黏膜与颊黏膜拼接可较好的重建尿道黏膜的连续性,是长段尿道狭窄治疗中有前景的修复术式。

(8)舌黏膜与颊黏膜拼接后愈合良好,鳞状上皮呈连续分布,可较好的重建尿道黏膜的连续性,是长段尿道狭窄治疗中有前景的修复术式。

(徐月敏)

第二节　组织工程技术重建尿道的实验研究

一、概述

先天及后天性的各种原因所导致的尿道下裂和狭窄是泌尿外科的常见疾病之一。据不完全统计有 300 多种手术方法被报道用于该类疾病的治疗,这从另一方面反映出该类疾病在治疗过程中所具有的挑战性。其中对于长段复杂性尿道狭窄的治疗更是没有统一的指南。从现有的报道来看,自体组织的替代重建术无疑是目前被认可最好的治疗策略之一。生殖器及其周围皮瓣、膀胱黏膜、口腔黏膜、结肠黏膜、舌黏膜等许多材料均已经在临床治疗中获得了成功,许多材料的疗效也被肯定。但支架挛缩、毛发生长、狭窄复发、结石形成、憩室形成等并发症在治疗过程中还是无法完全避免。除此之外"以牺牲自体其余组织来修复尿道缺损"的治疗策略在治疗过程中增大了创伤面积并给患者带来更多的痛苦。针对上述这些问题,组织工程技术的出现可能为尿道狭窄的治疗带来崭新的前景。组织工程学这一概念最早于1987年由美国国家科学基金会正式提出和确定。其是根据细胞生物学和工程学的原理,应用正常具有特定生物学活性的组织细胞与生物材料相结合,在体外或体内构建组织和器官,以维持、修复、再生或改善损伤组织和器官功能的一门科学。目前利用该技术进行临床治疗主要分为两方面:① 将生物支架材料植入体内促进周围的正常组织在支架上爬行再生。该类治疗在很大程度上依赖周围组织的生长状态。② 从自体或异体的各种部位获取少量的细胞在体外进行培养和扩增,然后将扩增的细胞进行收集与生物材料在体外进行一定时间的复合后再回植入体内以达到器官修复重建的目的。在二十多年的研究中,组织工程化尿道重建的研究已经被证实是最具有临床应用前景的研究之一。自1992年,O'lsen应用可降解的PGA作为支架材料进行了犬尿道重建术后,大量相关的研究报道不断涌现。目前的研究趋势已经从单纯生物支架的修复而细胞-支架复合材料修复过渡、从片状补片修复向管状支架修复过渡、从短距离尿道缺损向长距离尿道缺损修复过渡。

在研究成果辈出的同时,一些组织工程化尿道重建的发展中的缺陷:① 目前仍未对尿道替代的生物材料建立完善的评估标准。② 替代组织尚不能完全替代病损组织的功能。③ 一些免疫排斥反应尚无法克服。④ 大块组织的移植由于不能尽快建立良好的血供系统,将由于缺血而发生坏死,最终导致移植的失败。因此,未来尿道组织工程研究的发展方向最终是将组织工程和分子生物学进行有机的结合并结合转基因技术将外源性生长因子基因转染导入种子细胞中,使其在修复缺损部位持续高效表达的分子。总体说来可以分为以下几项策略:① 利用基因技术促进上皮细胞的增殖与分化。② 利用基因技术构建基因活化的仿生"智能"基质材料。③ 利用基因技术加快组织工程尿道血管化形成。

总的来说,组织工程化尿道的研究目前正随着组织工程学的兴起有了飞速的发展,各种基质材料和种子细胞的不断涌现让人们看到了美好的未来。通过进一步优化种子细胞的培养体系,扩大种子细胞来源,制备更加合适的组织工程支架,结合转基因技术可为组织工程化尿道的标准化生产及临床应用创造条件。

目前,应用组织工程技术进行尿道修复与重建研究选用的支架材料主要有三大类,包括无细胞基质、胶原和高分子合成材料。无细胞基质是正常组织通过机械或化学方法脱细胞制成的富含胶原的基质,植入体内后可逐渐降解。目前的无细胞基质主要有小肠黏膜下层(small intestinal submucosa, SIS)和膀胱黏膜下层(bladder acellular matrix graft, BAMG)。胶原是普遍存在的结构蛋白,含有特定的细胞黏附区域序列,作为支架材料可以保持细胞的表型和活性。高分子合成支架材料主要包括聚乙醇酸(polyglycolic acid, PGA)、聚乳酸(polylactic acid, PLA)和聚乳酸-乙醇酸共聚物(polylactic-co-glycolic acid, PLGA)等,与无细胞基质和胶原等天然材料相比高分子合成材料具有良好的机械强度,结构和降解性可人为调节,易于制作成各种大小和形状,且没有传播疾病的危险。人们已尝试应用各种脱细胞基质进行尿道重建,并取得了良好的效果。但国内外学者报道的动物实验中修复的尿道较短,如果尿道缺损过长、面积过大,单纯的脱细胞基质修复效果不甚理想。其原因可能是由于尿道的缺损过长,宿主的滋养血管延伸到缺损的中心区域较为困难;缺乏血供的上皮细胞爬行能力减弱,难以覆盖整个创面;同时支架降解较早,宿主的自体细胞尚未完全覆盖其上所致。采用体外预先植入自体细胞的支架材料进行修复尿道可有效解决这一难题。尿道重建所应用的种子细胞是由供体组织分离获得后在体外培养扩增,细胞来源可以是自体组织细胞。在近几年的实验研究中,泌尿系上皮细胞(尿道上皮细胞、膀胱上皮细胞等)是构建组织工程尿道的主要选择之一。但尿路上皮细胞取材不便,对患者创伤较大。包皮表皮细胞作为尿道重建的选择材料,具有取材容易、创伤小、易于体外扩增的特点。口腔黏膜是近几年临床应用最广的尿道替代材料,具有韧性大、抗感染力强的特点。与表皮细胞相比,口腔黏膜细胞与尿道黏膜细胞同属于上皮组织中的被覆上皮,两者都具有防御功能,有望最大限度地模拟尿道黏膜的特性。

干细胞是可向多方向分化的原始细胞,它可在特异的调控因子及细胞基质的影响下分化为目的细胞,上述特性决定它可作为组织工程需要的种子细胞。干细胞为今后的组织工程研究提供了新的方向,但因其调控、诱导困难,短期内尚无法应用于临床,目前尚无成熟的研究报道。本章节就组织工程化尿道重建的进展做一介绍。

二、用于尿道重建的支架材料

（一）概述

在尿道组织工程的研究中,选择合适的支架材料是推动组织工程尿道实现成品化并应用于临床治疗的第一步。理想的生物材料作为一种能与细胞高效黏附的基质必须能够高效的将各类种子细胞传递到机体的任何部位。同时支架材料的结构也应该能够引导机体在整个修复过程中能够按照预定的空间构型进行生长修复。在自体组织完全替代支架作用之前,理想的生物材料应该能够提供一定的力学性能,以维持修复处的立体空间结构并保证复合其间的种子细胞较好的生长。除此之外作为尿道修复合适的支架材料还需要能够在修复过程提供一定的生物活性信号以调控各类细胞的功能,如一些细胞黏附肽以及一些相关的生长因子。同时在选择材料的过程中还需要考虑到材料的降解性和可吸收性。合适的材料必须在体内能够通过机体代谢完全的排出体外以尽可能减少因支架引起的炎症反应及毒性反应。同时支架的降解速率以及降解产物的浓度也必须在一个可以忍受的范围之内。总体来说组织工程的理想支架材料应该具备如下条件:① 良好的组织相容性。② 可降解性和可降解速率可控性。③ 无抗原作用。④ 维持其上的细胞形态和表面形态。⑤ 有一定空隙率。⑥ 有一定机械强度。

（二）分类

1. 按材料来源进行分类　目前在组织工程的研究中按照支架材料的来源进行分类最得到学术界的认可。主要分为三大类:① 天然提取物(如胶原、藻酸盐)。② 脱细胞基质材料(如膀胱黏膜下组织、小肠黏膜下组织)。③ 人工合成高分子聚合物(如聚乳酸PGA、聚乙醇酸PLA、聚乳酸/聚乙醇酸共聚物PLGA)。

天然提取物中大量存在于生物体内,通过各类理化方法可很轻易地将其提炼出体外并加以纯化。通过控制植入体内的密度,可以调控该类材料在体内的吸收速率。同时该类材料制备过程中的密度与成形的支架材料的孔径与孔隙率密切相关,可适合各种不同类型的细胞在材料内进行增殖。通过各类的交联技术还可以使材料中的分子键进行进一步的结合以改变其力学特性(图3-27-13)。

脱细胞基质材料是一类去除细胞成分且富含胶原的基质组织。在制备的过程中获取的阶段性组织可以通过物理或者化学的方法将组织内的细胞彻底的清除,同时尽可能地保留其原有的空间结构及理化特性。该类材料同样含有一定的生长因子及其他生物活性多肽,可以在植入体内后继续发挥促进组织生长修复的作用。此外,该类材料的另一特点是材料代谢降解速率的难控性,一般在植入体内后需要很长的一段时间才能够完全的降解(图3-27-14)。

合成材料中PGA、PLA和PLGA已广泛地应用于组织工程的研究中,同时前述的一些材料均获得了美国FDA的资格认证,这也为该类材料的进一步推广应用提供了保障。在这些材料中的酯键赋予其疏水的特性,同时大部分材料均以非酶消化的方式水解。PGA、PLA和PLGA的代谢产物一般均为无毒性的天然代谢产物,最终往往以水和二氧化碳的形式排出体外。在制备材料的过程中通过控制材料的分子量、晶体大小、

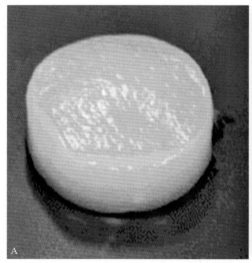
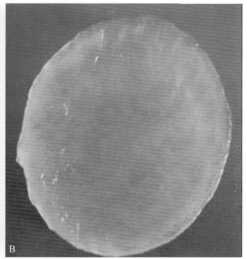

图3-27-13　实验室制备天然提取物材料示图
A.胶原。B.壳聚糖

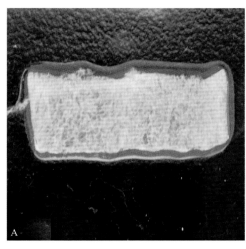
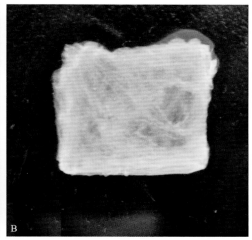

图3-27-14　实验室制备脱细胞基质材料示图
A. SIS。B. BAMG

共聚物的组成比可以将这些合成材料的降解时间从数周一直调控到数年之久。另外这些材料都是热塑型材料，因此可以很容易的根据实验设计的要求构建成各种类型的三维立体结构（图3-27-15）。

2. 按材料的组成结构进行分类　除了上述的常用分类方法外，通过材料的组成结构同样可以将所有的支架分为三大类：① 载体类材料（如膀胱黏膜下组织、小肠黏膜下组织）。② 海绵类材料（如胶原、藻酸盐）。③ 绒毛类材料（如PGA、PLA、PLGA）。相对于前种分类方式，这种按结构的分类方式可能对实际的研究工作更具有指导意义。

载体类材料的结构中往往孔径非常的小（< 15 μm），该类材料的结构并不适合细胞的浸润性生长，但是却能在支架的表面形成一层完整的细胞层。而海绵类材料的结构中孔径的大小可以大于15 μm，这一孔径已经能够满足一定细胞向支架深层生长的

需要。至于绒毛类材料的孔径可以说是三种材料中幅度变化最大的一种（0 ～ 200 μm），这一孔径的大小基本能满足各类细胞渗入生长的需要，但是过大的间隙则使得在该类支架表面形成上皮层变得异常的困难（图3-27-16）。

（三）评估标准

对于所有的支架材料在进入到临床应用阶段前均须对其各项指标进行彻底的评估，以确保其在临床应用过程中的安全性以及有效性。目前较认同的观点一般主要从四个方面对材料进行评估：① 支架材料的生物相容性。② 支架的空间结构组成。③ 材料的生物力学特性。④ 材料的降解速率。

1. 支架材料生物相容性评估　在评估材料的体外生物相容性方面现多采用支架的浸提液结合试验所需要的特定细胞，如平滑肌细胞、3T3细胞等来开展一系列的试验。

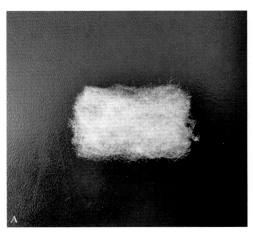
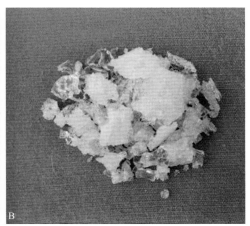

图3-27-15　实验室制备合成支架材料

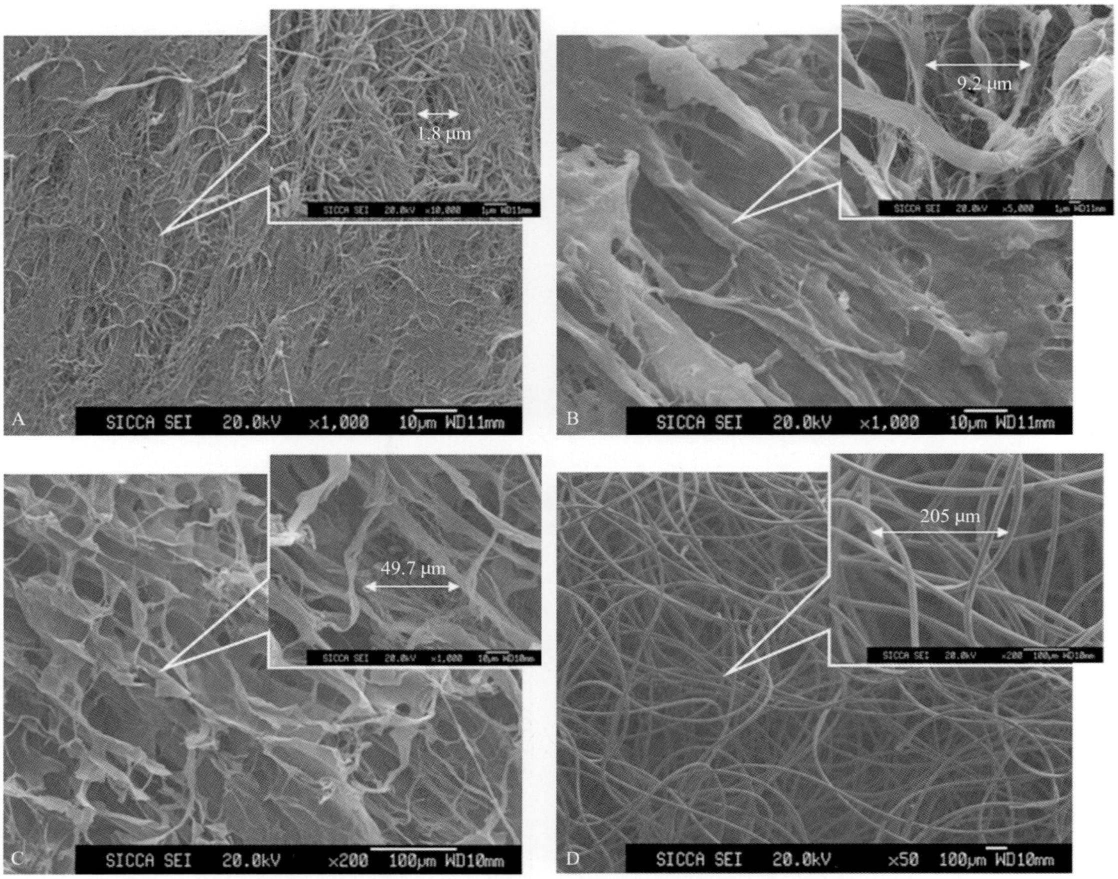

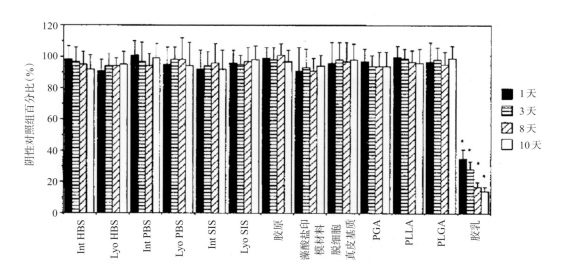

图3-27-16 实验室制备各类支架材料电镜扫描孔径大小测量
A. 尿道脱细胞基质（×1 000）。B. BAMG（×1 000）。C. SIS（×200）。D. PGA（×200）

（1）细胞活力分析：利用中性红溶液结合分光光度法可以检测培养在浸提液中细胞的活力。细胞活力的大小则间接反映出了支架材料的细胞毒性（图3-27-17）。

图3-27-17 实验室制备各类支架材料中性红测试结果
Int HBS：完整人膀胱黏膜下组织。Lyo HBS：冻干人膀胱黏膜下组织。Int PBS：完整猪膀胱黏膜下组织。Lyo PBS：冻干猪膀胱黏膜下组织。Int SIS：完整小肠黏膜下组织。Lyo SIS：冻干小肠黏膜下组织

（2）线粒体代谢状态评估：该方法是评估支架毒性最为常见的方法之一。通过MTT技术结合比色法可以根据培养液颜色的不同来评估培养在其中的细胞线粒体的代谢状况，最终反映支架材料的毒性大小（图3-27-18）。

（3）细胞凋亡定量：通过相应的试验试剂盒将培养细胞内的DNA节段性碎解，然后通过定量比色技术可以评估浸提液培养细胞中凋亡的比例，从而反映出支架与细胞的相容性（图3-27-19）。

（4）细胞DNA合成评估：将3H-胸腺嘧啶结合到培养细胞的DNA中然后通过核素检查的技术来测定这些培养细胞的DNA含量，这也从一个侧面提示细胞在浸提液中的增值能力（图3-27-20）。而在体内生物相容性的评估过程中急性细胞毒实验、亚急性细胞毒实验、皮肤刺激实验，以及致敏实验均需进行进一步的考虑。

2. 支架材料空间结构评估　在支架材料的空间结构组成中，现在研究一般多关注材料的孔径及孔隙率两个方面。支架材料的不同孔径与在其上生长的种子细胞有着密切的联系。过小的孔径将限制种子细胞

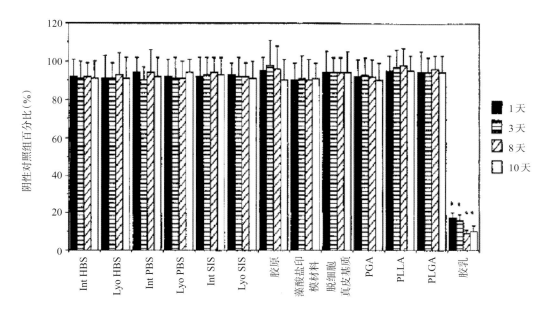

图3-27-18　**实验室制备各类支架材料MTT测试结果**

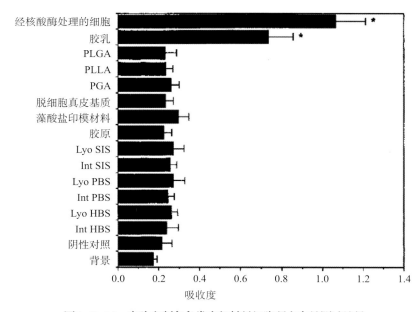

图3-27-19　**实验室制备各类支架材料细胞凋亡定量测试结果**

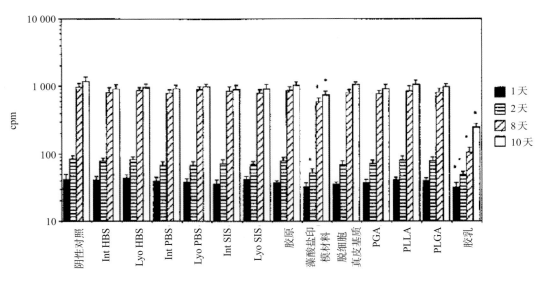

图3-27-20　实验室制备各类支架材料细胞DNA合成评估测试结果

的均匀浸润性生长,而过高的孔径又会阻碍细胞的彼此融合形成排列有序的组织,这在前面提及的材料分类中有所提及。与此同时,孔径的大小也与细胞的黏附性有着一定的联系。孔径大小的测量往往通过扫描电子显微镜检测结合图像处理软件来进行相应评估。天然脱细胞材料来说其孔径大小在材料脱细胞处理后有一个固定的范围,若要人为调控其孔径,则需要在脱细胞制备的同时控制相关条件,如酒精脱水消毒支架材料可明显减少其孔径大小,而利用冷冻干燥处理的脱细胞支架则根据干燥时间的长短可不同程度的增大材料的孔径。合成高分子聚合材料具有极强的塑形性,因此其孔径大小的控制较前者更为容易,通过粒子析出法、发泡法、激光打印法等多种技术可将这类材料按试验要求制备成所需要的各种规格孔径。目前的技术可将聚合材料的孔径控制到纳米级别,从而达到控制相关生长因子及其他多肽分子释放的目的。而材料孔隙率指材料中的孔隙所占的空间体积与实际材料总体积的比值。其可以直接影响到支架的强度,同时对细胞增殖和迁移有意义,特别是对于组织工程组织远期意义重大。对于孔隙率的测定一般采用液体替代法进行评估。简要方法如下:在30℃条件下测定,选用一个比重瓶,加满无水乙醇并称质量(M1);把质量为Ms的样品浸入乙醇中;抽真空,使样品中的气体完全被乙醇取代,待比重瓶补满乙醇后称质量(M2);将浸透了乙醇的样品取出,称剩余的乙醇与比重瓶的质量(M3)。按公式 $\varepsilon = (M2-M3-Ms)/(M1-M3) \times 100\%$ 计算材料的孔隙率。

3. 支架材料生物力学评估　在泌尿系统的组织工程研究中材料相关力学性质的评估也是需要注意的一个方面。尤其对于尿道组织工程材料来说必须存在一定的力学强度。其目的一是在阴茎勃起舒张的过程中有一定的力学强度抵抗其拉力,二是能够对抗尿流的反复冲击以减少尿道憩室或者尿瘘的发生。因此在研究中现一般可选择力学拉伸试验来评估材料的力学强度。评估的指标包括弹性模量(Young's Modulus)、抗拉强度、断裂伸长率、黏性系数、刚度系数等。值得一提的是目前的力学评估可分为单轴拉伸和双轴拉伸两种。由于天然支架材料的胶原构成呈一定特殊的角度,而合成材料在编制构成支架材料的过程中编制方法也可有一定的差别,在材料固有的特性中就必须考虑到各向异性的问题,即不同的拉伸角度可以导致测量出的力学参数有很大的差异。一般研究中多采用双轴拉伸实验来客观评估材料的力学强度。对于天然支架材料来说现有的资料已经证明同一组织不同部位取材所制备的支架在力学特性上会有明显的差异,而合成材料的分子量,组成比等多种因素都会对最终制成的支架材料的力学特性产生明显的影响。这些因素在材料的选择过程中都需要进行充分的考虑(图3-27-21)

4. 支架材料降解速率评估　材料的降解率是指支架材料随时间推移其内部的物理结构及化学性质发生一系列变化,导致其质量的丢失、力学性质的减低及材料的塌陷等。如前所述,脱细胞支架在体内需要很长一段时间才能够完全的降解,其降解的速率比较难以控制。而高分子的聚合材料则可以通过分子量、组成比、极性、代谢过程等多种渠道来控制其降解速

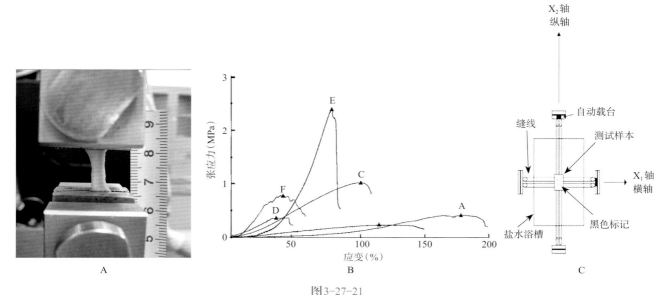

图3-27-21

A. 单轴拉伸力学检测实验示意图。B. 实验室制备支架材料单轴拉伸力学检测结果。C. 双轴拉伸力学检测实验示意图。
A. 正常尿道。B. SIS。C. 4-layer SIS。D. BAMG。E. 脱细胞尿道海绵体。F. PGA

率。在测量过程中可通过下述方法来进行降解速率的评估。实验前材料的重量为Wi；泡在10 ml的PBS中，放在37℃恒温箱中，经过一段时间取出支架，再以10 ml去离子水浸泡多孔支架，经超声震荡30分钟后吸取残留的水分，称取支架质量为Ws；冷冻干燥24小时后，烘干测质量为Wd。降解速率公式：Degradation rate＝（Wi－Wd）/Wi×100%

（四）材料消毒

在支架回植应用于机体前，或是与种子细胞复合之前都必须进行有效及彻底的消毒。消毒的好坏将直接影响到支架回植入体内后的免疫反应、细胞与支架复合的成功率等多种问题。目前的消毒方法包括乙醇浸泡法、紫外线照射法、环氧乙烷消毒法、抗生素消毒法、放射线照射法等。采用抗生素消毒法往往会遇见消毒不彻底的现象，因其溶液配置的浓度和时间都未达成共识，所以很难在组织工程中进行进一步的推广。而乙醇消毒法虽然在许多实验室中被采纳，但是70%的乙醇往往会破坏材料的理化性质，同时材料的外观也会产生一定的影响。一般经过30分钟的浸泡消毒后支架材料会固缩变硬，失去原有的空间结构。另外对于一些病毒及细菌的芽孢来说利用乙醇消毒法并不能使其灭活。紫外线消毒法虽然在实验室中广为推广，但由于紫外线的穿透能力较弱，30分钟的照射消毒一般多适用于较薄的组织材料，一旦在较厚材料的处理过程中往往会达不到彻底的效果。环氧乙烷及放射线照射法的消毒作用已经被许多文献所证实，但是

该类方法最大的缺点还是在于在整个消毒的过程中，支架材料的破坏现象还是很严重，可能会直接影响到后续的细胞复合乃至临床疗效。目前较新的技术是采用低温射频光电氩等离子体进行消毒操作。采用改种方法进行材料的消毒在90秒内可以杀灭10^5的细菌及芽孢，因而一般的材料均可在短短的4分钟内完成整个消毒工作。如此短的高效消毒时间加之低温操作就保证了尽可能地支架材料立体空间结构完整。现有研究也显示其在消毒之后支架材料的完整性远远优于经乙醇处理后的支架材料。相比高成本的消毒措施，我们这里另外推荐利用复合碘溶液进行消毒的化学消毒法。复合碘溶液为碘伏和醋酸氯乙定的混合溶液，一方面通过卤化菌体蛋白质及破坏细菌细胞膜达到充分的杀菌作用，另一方面对组织的低刺激性可以保证在消毒之后支架材料尽可能保留原有的空间结构，而且只要在浸泡消毒后尽可能快的进行洗脱，消毒液可以很快地从支架上彻底的清除完全不会对随后的细胞复合产生任何的影响。

（五）常用材料在尿道组织工程中的应用

1. 小肠黏膜下组织（SIS） SIS来源于猪的小肠，主要由胶原、糖蛋白、蛋白聚糖和功能性生长因子组成。研究证实其不仅在体外支持相关成体细胞的生长和分化，而且在回植入体内后能成功诱导组织的再生。SIS也作为FDA认证的脱细胞生物支架材料已成品化上市运作，目前在实验和临床中被采纳运用的主要包括两种规格（单层SIS和四层SIS）。自1998年

Kropp开始进行相关的尿道重建研究后，SIS的应用已经从实验室中走向了临床的第一线，Fiala等利用单层SIS补片修复50例前尿道狭窄患者，术后80%患者获得良好的疗效，在随访过程中大部分患者均没有出现早期或晚期相关并发症。相对于传统皮瓣替代85.9%和黏膜补片89%的成功率来说，SIS补片80%的成功率完全能和前者相媲美。因而，很多的学者在随后的研究中均认为SIS可作为一种安全、有效的重建材料应用于尿道相关手术中。但相比刚开始研究时的狂热，更多研究者看待SIS在尿道重建中的作用更趋于理性化。

相对于SIS补片所取得的成功，管状化的SIS支架在尿道重建方面的结果却并不令人满意。用管状化的SIS支架进行修复的动物在术后3周全部出现排尿困难并导致严重的尿潴留。影像学上可见所有实验动物均出现了不同程度的尿道狭窄乃至管腔闭塞。组织学研究也提示在整个观察过程中虽然在SIS管状支架上可见上皮细胞层的覆盖，但其并没有被尿道组织所替代，同时还伴随着支架长度和管腔的进行性缩小。作者认为尿路上皮的修复重生与补片的长度无关，而是按照环形的方式生长。单纯管状化的SIS支架因不能保证充足的血供而不适合于尿道的修复重建，必须寻找新的途径去弥补这一缺陷。

2. 尿路上皮脱细胞支架 尿路上皮的脱细胞基质也是目前在泌尿系统修复中常用的材料之一。膀胱黏膜下基质（BAMG）在尿道修复重建中已经有近十年的历史，在以往的资料中用BAMG补片进行修复的尿道的长度从5 cm到15 cm不等。实验和临床都取得了较为满意的结果，利用BAMG补片的修复处都显示出良好的细胞组成和排列走向很难和正常的尿道组织相区别。但近期Dorin等对单纯管状BAMG支架修复兔尿道的疗效进行了评估分析，实验终点时其也指出只有小于0.5 cm长度的单纯管状支架才是最适合自体细胞爬行和生长。一旦超过这一长度则术后狭窄的复发率将直线上升。鉴于BAMG在临床上应用的成功，现更多的是将其作为一种支架材料与种子细胞复合用于重建尿道，而单独利用BAMG作为支架进行修复在近几年已逐渐减少。

相对于BAMG来说，尿道脱细胞支架材料是另一种可以进行修复重建的材料。国内杨嗣星等利用尿道脱细胞补片在兔中进行了尿道修复重建的实验，术后10天时已可见补片上有50%的面积已出现尿路上皮覆盖并有新生血管长入。3周后已有多层尿路上皮覆盖于补片之上，而到10周后补片已与周围组织不能区

分。同时进行的尿道造影中也显示除1例外其余实验兔的尿道均光滑平整。随后Ribeiro-Filho将该技术进一步发展应用于临床，其将尸体尿道黏膜进行脱细胞形成基质材料作为腹侧补片修补于尿道狭窄患者。随访过程中未见到有明显的排斥反应以及与手术相关的并发症发生，大部分患者都得到了一个满意效果。该研究的成功也为脱细胞尿道基质作为修复重建材料提供了有力的证据。

但是同样在管状化替代的实验中，上述材料的结果和SIS一样令人不满意。Shokeir等将14条犬的尿道切除3 cm并用同等长度和宽度的管状化尿道脱细胞基质进行修补。当拔去尿道引流支架后所有犬均出现尿道狭窄或尿瘘。在术后1、2、3和4个月的连续观察中可见补片在长度和管腔上进行性缩小，术后3个月所有尿道均出现了完全闭塞。因此，作者认为相对于补片修补来说，管状化的尿道脱细胞基质并不适宜长段尿道缺损的修复，3 cm可能是作为是否用管状化材料进行尿道修复重建的分界。

3. 真皮脱细胞支架 真皮脱细胞支架是除上述材料外应用于尿道修复重建中使用率最高的支架，有学者认为复合尿道再建有以下标准：① 不被宿主排斥。② 能够恢复患者的正常排尿。③ 早期作为宿主尿道细胞生长的框架，最终成为新尿道的一部分并可恢复尿道的功能及特点。④ 并发症少。⑤ 来源广，具有极大的应用价值。目前的动物实验研究中利用真皮脱细胞支架制成长约5 cm的替代尿道，在回植后1周时移植物边缘腔内面有尿路上皮，管壁可见少量肌束；6周时移植物区尿路上皮达4～5层，肌层分布均匀；24周后移植物已无法与宿主尿道辨别。随后的临床应用也取得了较为满意的结果，在一项16例患者的临床报道中，真皮脱细胞支架被制成补片状对这些患者的尿道狭窄进行修复。术后的尿道镜复查中均可见到修补处支架表面已经被完整的尿路上皮所覆盖。整个随访过程中除3例需要进行后续的尿道内切开手术治疗外，其余的均排尿正常。这也充分证明脱细胞真皮基质可以作为理想的尿道修复支架材料的选择之一。

4. 高分子聚合材料 在尿道修复重建中应用的高分子聚合材料主要是PGA和PLGA。Atala早在1992年即开始采用PGA制成补片结合相关的种子细胞对兔的尿道缺损进行修复重建的实验研究并获得了成功。曾有一段时间PGA的因其具有可降解、细胞相容性好、易于标准化生产等优点，成为研究的热点。但是随着时间的延长其酸性降解产物可对细胞及周围正

常组织产生不利的影响,同时在一些免疫能力较强的大动物体内应用时,该类材料的效果并不理想。因此,目前单纯用PGA进行尿道修复重建已经少有报道。PLGA曾有报道被塑形成特定的支架材料用于进行前列腺电切或激光汽化术后所发生的尿道狭窄。有研究报道认为该类支架能进一步的减少对患者的损伤,同时能够起到抵抗外源性感染的作用,但这类的报道还是属少见。未来的发展方向可能还是利用高分子聚合材料的可塑形性,将其与前述的脱细胞支架材料进行结合。一方面可进一步增强支架材料的力学强度以减少尿道憩室或者尿瘘等一系列并发症的发生率;另一方面又可保留脱细胞支架的生物学特性及相关的生长因子,以促进复合其上的种子细胞的增殖和尿道缺损周围正常组织的爬行与修复。目前的实验中已成功运用BAMG和PLGA通过特殊的复合技术构建出进一步改性的PLGA-BAMG复合材料。这一实验的成功也为将来在尿道修复材料研究的发展指明了方向(图3-27-22)。

虽然对尿道修复支架材料的研究探索已经持续了将近有30年,但到目前为止究竟何种支架材料最适合于组织工程尿道的重建尚无定论。因此今后通过各种理化及生物学方法,如生物交联技术,力学改性技术,表面工程技术等,来改善生物支架材料的各种性能并使之更适合尿道修复重建的需要将是未来的一个发展趋势。

三、用于重建尿道的种子细胞

(一)包皮表皮细胞的分离培养

正常的尿道黏膜的上皮结构存在多源性,后尿道为移行上皮细胞;中段尿道为假复层柱状上皮;而在前尿道,上皮结构向复层扁平细胞转化;在尿道外口已基本类似于皮肤的结构,包括出现角化层。皮肤表皮细胞与尿道黏膜上皮同属于上皮组织中的被覆上皮,皮肤表皮细胞来源丰富,我们尝试将兔包皮来源的表皮细胞作为组织工程尿道的种子细胞,探讨了包皮表皮细胞体外分离培养的方法,介绍如下。

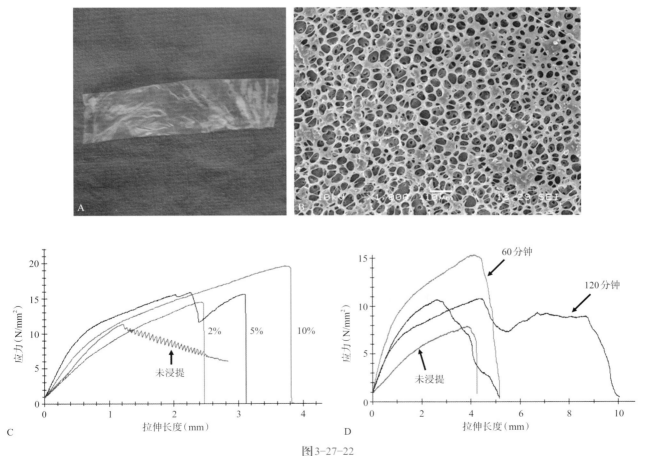

图3-27-22

A. PLGA-BAMG复合材料大体外观。B. PLGA-BAMG复合材料电镜结果。C. 不同复合材料浓度配比后复合材料力学测试结果。D. 不同复合时间配比后复合材料力学

1. 方法

（1）细胞消化和分离

1）取雄性幼兔，体重0.3 kg，采用3%氯胺酮麻醉。麻醉生效后，局部消毒，剪取1 cm×0.5 cm的包皮组织，置入加KSF-M溶液20 ml的离心管中，离心管放入冰桶保存。

2）皮肤取出置入4℃的0.25%氯霉素溶液，冲洗5分钟/次，连续3次。用眼科小剪刀修剪皮下组织，制成10 mm×2 mm大小。

3）采用PBS溶液漂洗三次。置入Dispase Ⅱ中在4℃消化14小时。弃去Dispase Ⅱ，用镊子和剪刀剥离真皮和表皮。表皮置入培养皿中，以0.05%胰酶+0.02% EDTA在37℃消化30分钟。加入10%胎牛血清的DMEM终止胰酶作用。

4）采用150目金属不锈钢过滤网，滤出细胞悬液。使用1 500转/分钟×5分钟离心，去除上清液，加PBS 6 ml，摇匀，再离心1次，去上清液。加KSF-M并用移液管反复吹打后，接种在培养皿底部。置于37℃、5% CO_2、饱和湿度细胞培养箱。第3天换培养液，以后每3天换液1次。

（2）传代培养细胞生长、增殖到80%融合时传代。吸去培养液，PBS溶液冲洗，加入0.05%胰酶，37℃消化1分钟，加入胎牛血清和DMEM，终止胰酶作用，并用刮器在培养皿底部刮落贴壁的细胞，PBS液冲洗，形成单细胞悬液，以1 ∶ 3接种于新的培养皿内。

2. 细胞生长特性　细胞贴壁前为体积较小的圆形、类圆形细胞，胞浆均匀、透亮，轮廓清晰光滑。接种24小时后，细胞大部分贴壁，细胞为折光性强的圆形细胞。随后细胞逐渐展开，细胞扁平增大，细胞核清晰可见并位于胞质中央。接种后3天，细胞加速增殖，

核分裂现象较多见，细胞数量增多，上皮细胞逐渐生长融合成片，呈现典型的"铺路石"状（图3-27-23 A），细胞大小均一。原代培养7天左右细胞融合，经细胞计数仪测定，培养皿中细胞数量约2×10^6。每代细胞生长至80%左右融合时开始传代，时间3天左右，同原代细胞一样，传代细胞在24小时后即可贴壁，第1 ～ 3代细胞形态良好，至第3代的第3天时，细胞总量达到5.4×10^6（见图3-27-23 B）。此细胞数量基本可满足按3×10^6/cm^2植入生物支架修复2 cm^2的尿道缺损的需要。

3. 细胞鉴定

（1）形态学观察：无论是原代还是传代的上皮细胞外观均为类圆形，胞核蓝染，胞浆粉红。细胞连接成片，呈"铺路石"结构。

（2）免疫组化染色：该组细胞角蛋白染色阳性，胞浆呈黄色，染色均匀，苏木素核衬染为蓝色；空白对照组不加入二抗（过氧化物酶标记的抗鼠抗体）后直接染色，仅细胞核呈蓝染，而胞浆无黄染；阴性对照组成纤维细胞角蛋白染色阴性（图3-27-24）。

（二）口腔黏膜上皮细胞的培养

口腔黏膜上皮细胞的培养具有重要的生物学和临床意义，它是利用口腔黏膜细胞构建组织工程泌尿系上皮的基础。口腔黏膜上皮为复层鳞状上皮，体外培养口腔黏膜上皮细胞的关键是先用中性蛋白酶Dispase Ⅱ将鳞状上皮细胞层与其基底的间质分开，再进一步用胰蛋白酶消化法将鳞状上皮细胞层分离为单细胞悬液，然后利用小鼠3T3细胞作为口腔黏膜细胞的滋养层进行培养传代。

1. 方法

（1）细胞消化和分离

1）无菌条件下切取约1.0 cm×1.0 cm的口腔黏

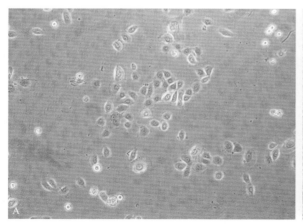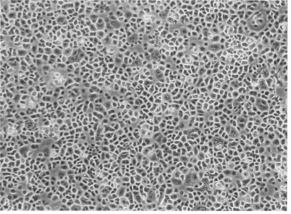

图3-27-23
A. P0代第3天上皮细胞增多，呈"铺路石"状。B. P3代第3天上皮细胞生长情况，并成片融合

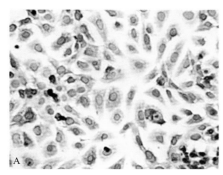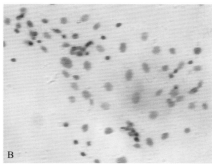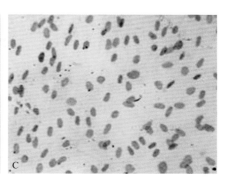

图3-27-24　D3代上皮细胞的抗AE1/AE广谱角蛋白染色
A. 为实验组。B. 为空白对照组。C. 为阴性对照组

膜,修剪除去肉眼可见的黏膜下组织。取下的黏膜置入4℃的0.25%氯霉素溶液漂洗3次后,修剪黏膜组织,制成1.0 cm×2.0 mm大小,再用PBS溶液漂洗3次。

2)将取得的组织块置入Dispase Ⅱ中,4℃冰箱过夜消化或CO₂培养箱37℃消化2小时。

3)组织块置入培养皿中,用眼科镊提拉上皮层,将上皮层和上皮下组织分离,弃去上皮下组织。

4)将上皮置入0.05%胰酶,在37℃下消化15分钟,加入含10%胎牛血清的DMEM,终止胰酶作用。

5)采用150目金属不锈钢过滤网,滤出细胞悬液。以1 500转/分钟×5分钟离心,去除上清液,加PBS 6 ml,摇匀,再离心一次,去上清液,接种在有3T3滋养层细胞(被丝裂霉素抑制后的)的培养皿底部。然后以1:1的比例加入KSF-M培养液和含10%胎牛血清的DMEM各4 ml。放入37℃、5% CO₂、饱和湿度细胞培养箱。接种后第4天换培养液,以后每3天换液1次。

(2)传代培养:细胞增殖到85%~90%融合时传代。弃去培养液,PBS溶液漂洗1次,加入Dispase Ⅱ,室温下作用15分钟,除去3T3细胞。再以0.05%胰酶

消化10分钟,加入含10%胎牛血清的DMEM,终止胰酶作用。用吸管吹打使口腔黏膜细胞完全脱壁,形成细胞悬液,以1:3接种于新的有3T3滋养层细胞(被丝裂霉素抑制后的)培养皿内。

(3)黏附:3T3滋养层细胞的制备,将已形成单层的3T3细胞培养皿中加入10 mg/ml的丝裂霉素溶液5 ml,置于37℃、5% CO₂、饱和湿度细胞培养箱内4小时,使3T3细胞丧失分裂增殖能力,即可作为口腔黏膜细胞的滋养层细胞使用(图3-27-25)。

2. 细胞生长特点　细胞贴壁前为体积较小的圆形、类圆形细胞,胞浆均匀、透亮,轮廓清晰光滑。接种24小时后,细胞大部分贴壁,细胞为折光性强的圆形细胞(图3-27-26)。随后细胞逐渐展开,接种8天左右,细胞加速增殖,进入对数生长期,细胞数量明显增多,上皮细胞逐渐生长融合成片,呈现典型的"铺路石"状,细胞大小均一。培养14天左右细胞融合,开始传代(图3-27-27)。

3. 细胞鉴定

(1)形态学观察:无论是原代还是传代的上皮细

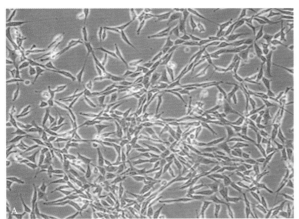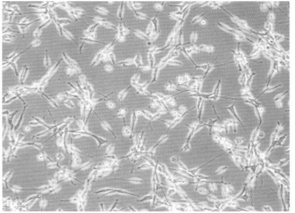

图3-27-25
A. 未被丝裂霉素抑制的3T3细胞形态良好(×40)。B. 被丝裂霉素抑制的3T3细胞折光性增强,丧失增殖能力(×40)

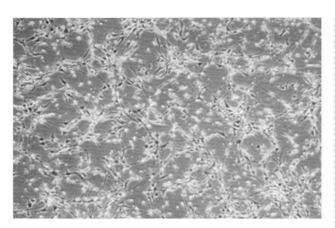

图3-27-26　口腔黏膜细胞接种第1天,为透亮的圆形或类圆形细胞(×40)

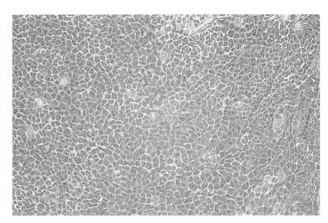

图3-27-27　口腔黏膜细胞展开,大小均一,呈典型"铺路石"状(×40)

胞外观均为类圆形,细胞连接成片,呈"铺路石"结构。

（2）免疫荧光检测角蛋白阳性,波形丝蛋白反应阴性(图3-27-28)。

（三）兔脱细胞膀胱黏膜下基质(BAMG)的制备与鉴定

1. BAMG的制备　切取兔新鲜的膀胱,取下的膀胱用0.9%的生理盐水反复冲洗,随即在显微镜下仔细剥离膀胱的肌层和浆膜层。剥离干净后用1 L双蒸水浸泡24小时,加入脱细胞液(1 L双蒸水+2 ml 0.2% Triton X-100 +0.3 ml 氢氧化胺)处理14天,其间每三天更换一次脱细胞液,期满后置入1 L双蒸水清洗24小时。清洗后的脱细胞筋膜放入10%的头孢力新溶液中备用并随机切取部分胶原筋膜置入4%多聚甲醛中固定,石蜡包埋封片,分别用伊红-苏木精(HE)染色和Mason染色,光镜观察脱细胞效果和胶原情况。筋膜在植入修复尿道前须用无菌生理盐水漂洗并在紫外线

下照射12小时。

2. BAMG的鉴定　膀胱黏膜下组织经脱细胞液处理后,呈疏松的薄膜状,随机取材后,经HE染色和Mason染色(图3-27-29)。光镜观察筋膜为疏松的胶原成分,大部为结构疏松的胶原纤维,未见有细胞存在,表明脱细胞效果良好,避免今后回植入体内时可能发生的异体之间的排异反应。Mason染色显示筋膜富含胶原成分。

（四）包皮表皮细胞与BAMG复合构建组织工程化尿道

1. 表皮细胞和BAMG复合　表皮细胞培养至第3代的第3天时,通过细胞仪计数测得细胞总量达到5.4×10^6,此细胞数量基本可满足按3×10^6个/cm^{2}植入生物支架修复2 cm^{2}的尿道缺损。采用胰酶将培养皿底部贴壁细胞消化下来,收集滴注在已处理的膀胱黏膜下层胶原筋膜上(2 cm×1 cm)。2小时后,在胶

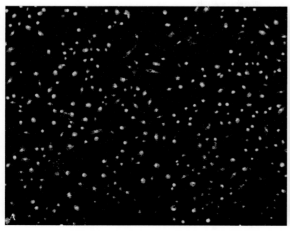
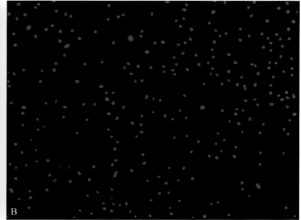

图3-27-28
A.广谱角蛋白免疫荧光染色口腔黏膜细胞呈现绿色荧光(×100)。B.波形丝蛋白免疫荧光染色,口腔黏膜细胞未呈现绿色荧光(×100)

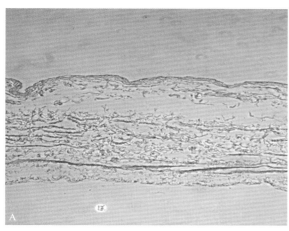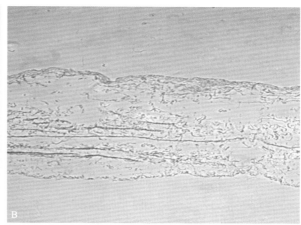

图3-27-29

A. BAMG未见有细胞存在,脱细胞效果良好(HE,×40)。B. BAMG未见有细胞存在,脱细胞效果良好(Mason,×40)

原周围加入KSFM培养液,浸没培养1周,气液培养1周。此时将Brdu原液按1∶1 000比例加入KSFM培养液中,用于复合物培养,3天更换一次培养液。期满后,小心剥离筋膜,随机取材做HE染色和电镜观察细胞及筋膜复合情况。结果发现体外培养至第3代的表皮细胞通过与脱细胞的膀胱黏膜下筋膜复合后的气液培养2周,细胞在支架上生长良好,并形成复层结构(图3-27-30)。扫描电镜观察:复合物体外培养第7天,表皮细胞呈椭圆形或多角形,较扁平,粘附于胶原纤维(图3-27-31)。

2. 复合物植入修复尿道缺损 剥离实验兔2 cm长的前尿道黏膜,将已植入表皮细胞的胶原筋膜细胞面朝内包裹在一根Fr8导尿管,长度为2 cm。用9-0的可吸收线缝合成管状,随即移入缺损尿道中,两端的吻合口用9-0的可吸收线各缝合四针,留置导尿管,仔细

缝合关闭皮下层及皮肤。另采用6-0可吸收线将导管固定在皮下层,剪去多出尿道外口的导尿管,尿液通过此管排出。一般术后2周,可吸收线降解,导管自行脱落。术后常规应用抗生素预防感染。

3. 修复效果

(1)术后两周左右经观察发现留置尿管自行脱落排出,尿道造影显示尿道通畅,无尿瘘及尿道狭窄发生。单纯BAMG修复此类缺损时,发生狭窄及尿瘘的概率明显增高(图3-27-32)。

(2)术后尿道修复段组织切片的HE染色免疫组化结果:术后1个月,修复段尿道黏膜层次单一,缺乏复层和乳头结构;术后2个月复层上皮结构形成,平滑肌细胞形态与周边正常细胞无明显差异,肌层中的血

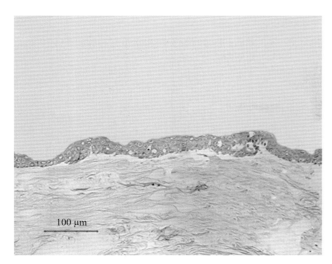

图3-27-30 表皮细胞在BAMG上生长良好,并形成复层结构(×100)

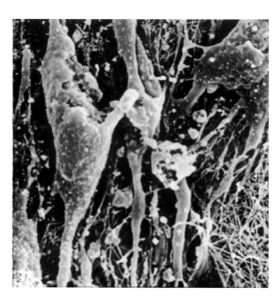

图3-27-31 扫描电镜观察体外培养表皮细胞BAMG复合物(×1 000)

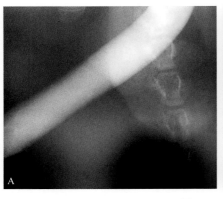
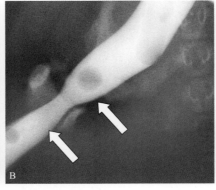
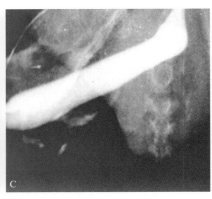

图3-27-32　术后6个月的尿道造影与正常尿道造影的比较
A. 正常尿道。B. 无细胞植入胶原筋膜修复的尿道，箭头所指为狭窄段。C. 植入细胞的胶原筋膜修复的尿道

管中有部分充血，角蛋白染色阳性；术后6个月细胞形态和层次仍呈复层扁平结构。术后6个月时，可观察到修复段组织和正常尿道的交界处，显示修复段的复层扁平细胞层与多乳头隆起的尿路上皮细胞之间仍有鲜明的区别（图3-27-33），角蛋白染色显示两种上皮的角蛋白结构的区别（图3-27-34）。

（3）荧光标记情况：通过共聚焦显微镜观察发现，Brdu标记在术后1个月清晰显示植入上皮细胞层存在，并与宿主的自体上皮细胞层形成鲜明的分界面；术后2个月Brdu着色的上皮细胞明显减少，且位置基本位于基底层；术后6个月修复段上皮细胞层已无荧光标记细胞存在（图3-27-35）。

4. 结论　在较长距离尿道缺损时，采用植入表皮细胞的膀胱黏膜下筋膜进行修复，可有效地避免单纯支架修复所遇到的移植物退缩，黏膜下层平滑肌增生导致的尿道狭窄，修复后的无论尿道的通畅性，与正常的尿道相比无明显差异。因此，实验表明植入表皮细胞的胶原筋膜可运用于尿道修复，修复效果良好，有希望成为尿道修复的理想材料，并有临床运用价值。而表皮细胞形态和组织结构的转归还有待进一步观察。

（五）兔口腔黏膜细胞与BAMG复合构建组织工程化尿道

1. 口腔黏膜细胞和BAMG复合　使用i3T3滋养层培养的口腔黏膜细胞传至第2代时，细胞总量达到8.01×10^6，以$3 \times 10^6/cm^2$的细胞密度接种于BAMG。采用胰酶将培养皿底部贴壁细胞消化下来，

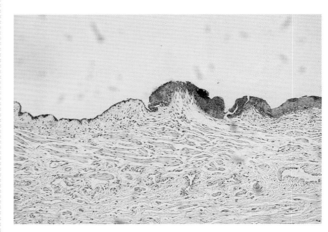

图3-27-34　术后6个月时修复段和宿主自体尿道的交界处的角蛋白染色（HE，×100）

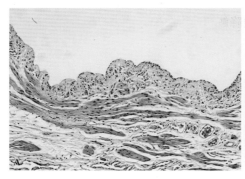
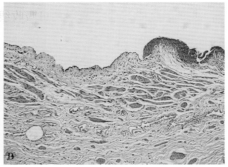
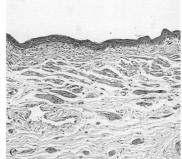

图3-27-33　术后6个月时修复段和宿主自体尿道的交界处
A. 宿主尿道。B. 交界处。C. 修复段（HE，×100）

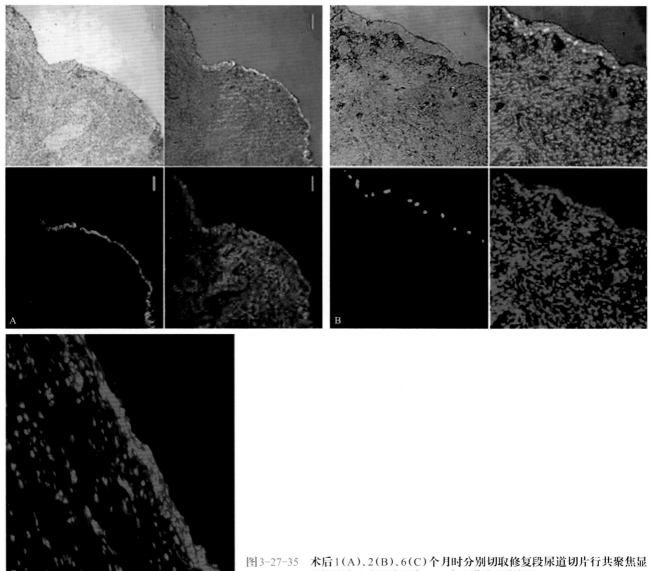

图3-27-35 术后1(A)、2(B)、6(C)个月时分别切取修复段尿道切片行共聚焦显微镜观察上皮细胞层中Brdu免疫荧光显影情况

收集滴注在已处理的BAMG上(2.2 cm×1.0 cm),2小时后,在胶原周围加入KSFM培养液,气液培养1周,3天更换一次培养液。期满后,随机取材做HE染色和扫描电镜,观察细胞和筋膜复合情况。

结果发现复合物HE染色显示,细胞在支架上生长良好,并形成复层结构(图3-27-36)。扫描电镜观察:复合物体外培养第8天,口腔黏膜细胞呈椭圆形或多角形,贴附于BAMG生长,细胞周围伸出伪足,细胞连接成片(图3-27-37)。

2. 合物植入修复尿道缺损 距尿道外口2.0 cm剥离实验兔平均长为2.0 cm,宽为0.8 cm尿道黏膜。将已植入口腔黏膜细胞的胶原筋膜细胞面朝内,植入实验组兔的尿道缺损区域。吻合口用6-0的可吸收线

各缝合四针,留置导尿管,仔细缝合关闭皮下层及皮肤。另采用6-0可吸收线将导管固定在皮下层,剪去多出尿道外口的导尿管,尿液通过此管排出。术后2周,可吸收线降解,导管脱落。术后常规应用抗生素预防感染。

3. 修复效果

(1)术后两周左右经观察发现留置尿管自行脱落排出,尿道造影显示复合物修复的尿道形态完整,清晰宽敞通畅,无明显狭窄发生,无尿瘘发生。单纯BAMG修复此类缺损时,发生狭窄及尿瘘的概率明显增高(图3-27-38)。

(2)术后6个月,口腔黏膜细胞与BAMG复合物修复段尿道黏膜已与正常尿道无异。单纯BAMG修

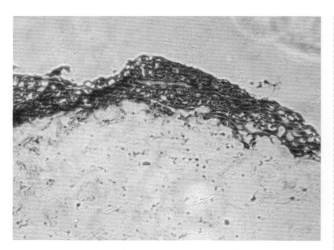

图3-27-36 口腔黏膜细胞在BAMG上生长良好,并形成复层结构(HE,×200)

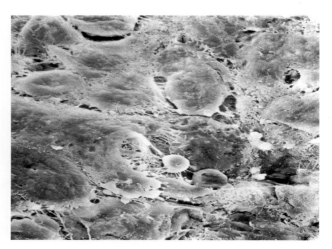

图3-27-37 口腔黏膜细胞呈椭圆形或多角形,贴附于BAMG生长,细胞周围伸出伪足,细胞连接成片(扫描电镜,×1 000)

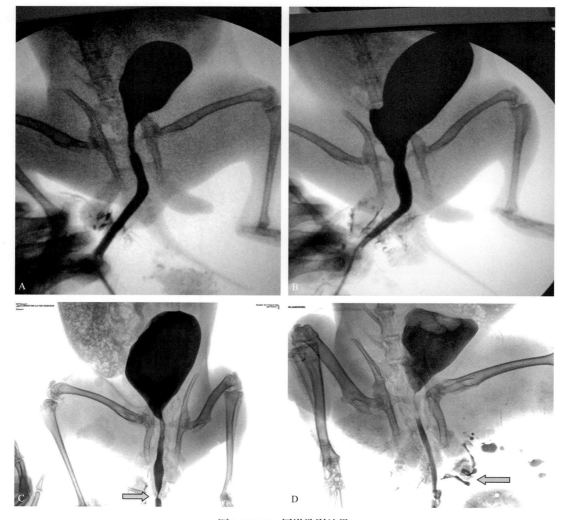

图3-27-38 尿道造影结果

A. 正常尿道。B. 术后6个月,口腔黏膜细胞与BAMG复合物修复的尿道通畅宽敞,无狭窄发生。C. 术后6个月,单纯BAMG修复的尿道有明显狭窄发生,箭头所指为狭窄段。D. 术后1个月,单纯BAMG修复的尿道发生尿瘘,箭头所指为尿瘘处

复此类缺损则可见尿道黏膜隆起,组织致密坚硬,且管腔狭小(图3-27-39)。

(3)组织学检查显示术后1个月,与宿主尿道黏膜上皮的复层结构相比,修复段尿道黏膜上皮层次单一,缺乏复层和乳头结构;术后2个月复层上皮结构形成;术后6个月口腔黏膜细胞的鳞状上皮结构清晰可见,与尿道的移行上皮区分明显(图3-27-40)。

(4)术后6个月,行P63抗体染色,口腔黏膜细胞与BAMG复合物修复段尿道基底层细胞染色阳性(图3-27-41),显示植入的口腔黏膜细胞仍然存在,并明显较刚刚植入时增生变厚。

4. 结论 口腔黏膜细胞与BAMG有良好的生物相容性,复合后重建组织工程化尿道,修复效果良好,有望成为尿道修复的理想材料。

四、脂肪干细胞体外向尿路上皮细胞的诱导分化

尿道重建研究中,尿道上皮组织的缺损被视为造成重建手术高失败率的主要原因之一。但上皮细胞因取材不便、创伤大,且体外培养、扩增易老化,难以达到复合所需细胞量等缺陷限制了其在研究中的运用。相较下,成体干细胞具备的高效增殖能力及多向分化潜能,为上述问题的解决提供了可能。其中脂肪干细胞(adipose-derived stem cells, ASC)具有材源丰富,对供区创伤小,基因表达稳定等优势;且比起其他成体干细胞,体外培养、扩增过程中具有更高增殖率,又避免了伦理学争议,近年来为研究者所青睐。

Brzoska等(2005)发现在全反式维甲酸ATRA诱导干预下,脂肪干细胞出现上皮细胞表型cytokeratin 18表达,且原有细胞表型vimentin表达显著减弱。我们(2012)的研究中以多种诱导因子联合液气平培养模式(air-liquid interface culture, ALI culture)构建3D体系模拟体内上皮组织微环境,对兔源脂肪干细胞离体诱导,诱导后干细胞出现上皮早期表型cytokeratin 19阳性表达,黏膜上皮细胞表型cytokeratin 13弱阳性表达,间充质细胞表型α-SMA表达显著下降(图3-27-42~图3-27-45)。同时,在后期动物模型研究中,初步证实该上皮化脂肪干细胞(epithelial-differentiated

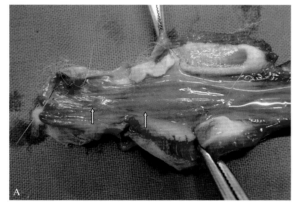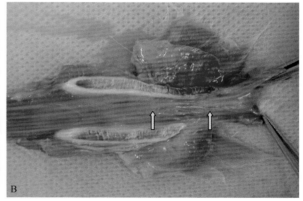

图3-27-39

A. 术后6个月,口腔黏膜细胞与BAMG修复的尿道黏膜与正常尿道黏膜无明显异常。B. 术后6个月,单纯BAMG修复段尿道黏膜隆起,组织致密坚硬,管腔狭小

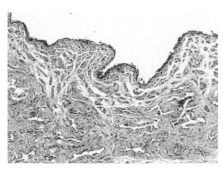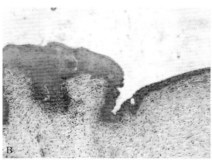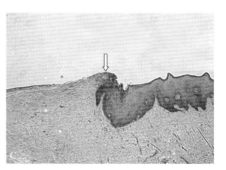

图3-27-40 **组织学观察结果**

A. 正常尿道。B. 术后6个月,口腔黏膜细胞与BAMG复合物修复的尿道。C. 术后6个月,口腔黏膜细胞的鳞状上皮与正常尿道上皮区分明显,箭头所指为交界处(HE,×100)

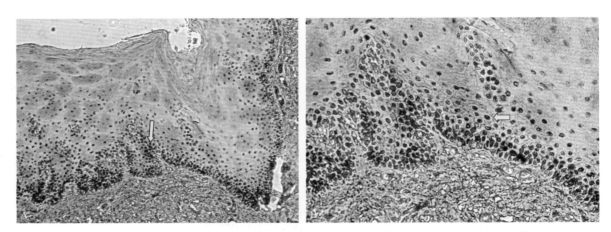

图 3-27-41　术后 6 个月，行 P63 抗体染色，口腔黏膜细胞与 BAMG 复合物修复段尿道基底层细胞染色阳性
A. ×100。B. ×200

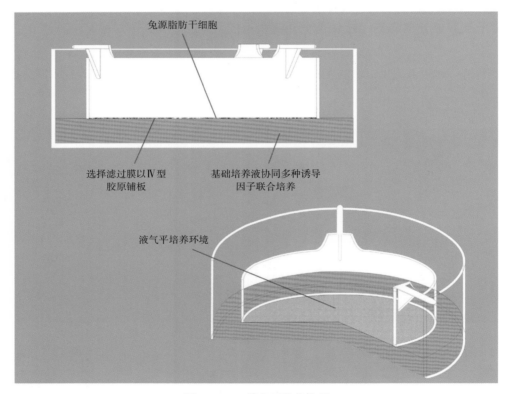

图 3-27-42　液气平培养体系

adipose-derived stem cells, Epith-ASC）能够在体内环境下表现尿路上皮细胞功能学效应，促使尿道修复部位上皮组织再生，有效防止局部组织挛缩纤维化。

尿道替代重建术后用免疫荧光检测评价替代段组织学改变显示：BAMG 组术后 2 周，回植替代段腔面基本无上皮细胞的生长；术后 1 个月及 2 个月，局部腔面出现中断不连续的上皮细胞生长。Und-rASCs/BAMG 组术后 2 周，替代段腔面仅偶见上皮细胞爬行，

植入的未诱导脂肪干细胞（BrdU 标记）基本未出现 cytokeratin 13 的表达；术后 1 个月及 2 个月，腔面出现单层上皮细胞爬行，局部有连续性，腔面的部分植入细胞与 cytokeratin 13 表达偶合；术后 6 个月，腔面的上皮细胞爬行相比 2 月时具有连续性。Epith-rASCs/BAMG 组在术后 2 周替代段腔面已出现较显著的单纯上皮细胞生长，并具有一定的连续性，腔面表层位置的植入上皮方向诱导脂肪干细胞（BrdU 标记）与

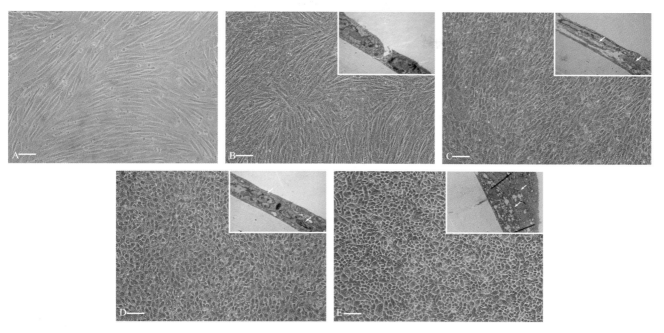

图3-27-43　相差显微镜及透射电镜观察下诱导后脂肪干细胞出现复层的上皮细胞样形态

A. rASCs group：未诱导的兔脂肪干细胞。B. BM group：液气平条件下的兔脂肪干细胞。C. RHE-treated group：液气平条件协同全反式维甲酸、表皮生长因子、氢化可的松协同诱导后的兔脂肪干细胞。D. RHEHK-treated group：液气平条件协同全反式维甲酸、表皮生长因子、肝细胞生长因子、角化细胞生长因子、氢化可的松协同诱导后的兔脂肪干细胞。E. rUCs group：兔尿路上皮细胞

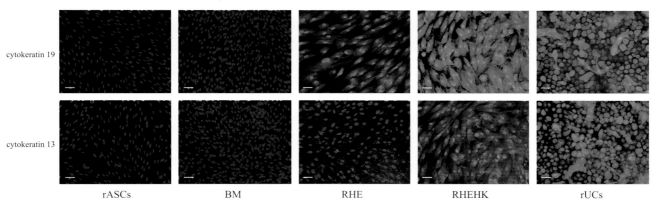

图3-27-44　免疫荧光检测显示在RHEHK组cytokeratin 19呈显著阳性表达，cytokeratin 13呈弱阳性表达

标尺：50 μm

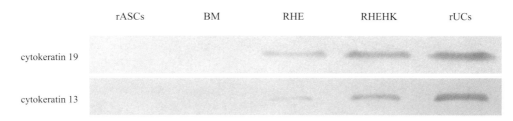

图3-27-45　Western blot检测显示在RHEHK组
上皮细胞表型cytokeratin 19、cytokeratin 13呈阳线表达，且相比RHE组有显著升高

cytokeratin 13表达偶合；术后1个月及2个月，腔面形成连续的单层上皮细胞爬行，局部出现复层上皮细胞；术后6个月，腔面的上皮层覆盖较2个月时更为显著（图3-27-46）。

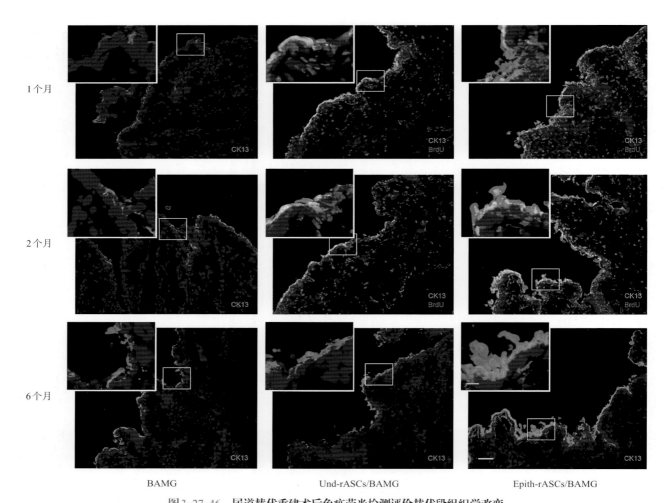

1个月

2个月

6个月

BAMG   Und-rASCs/BAMG   Epith-rASCs/BAMG

图3-27-46　尿道替代重建术后免疫荧光检测评价替代段组织学改变

BAMG组术后1个月及2个月，局部腔面出现中断不连续的上皮细胞生长；Und-rASCs/BAMG组术后1个月及2个月，腔面出现单层上皮细胞爬行，局部有连续性，腔面的部分植入细胞与cytokeratin 13表达偶合；术后6个月，腔面的上皮层覆盖较2个月时更为显著。标尺：50 μm

Ventayol等（2014）发现miRNA let-7e可通过靶向抑制基质金属蛋白酶9（matrix metalloproteinase-9，MMP9）表达，调节脂肪干细胞向上皮方向的分化。Fan等（2018）的研究中发现，脂肪干细胞在多因子协同诱导下出现尿路上皮细胞表型Uroplakin Ⅲ表达，并证实miR33a通过调节β catenin及TGFR（transforming growth factor-β receptor）的表达抑制干细胞向上皮细胞方向的分化。

基于以往研究，证实通过诱导因子干预、基因敲除、模拟体内微环境等手段，能够促使脂肪干细胞向上皮乃至尿路上皮方向的定向分化，为其应用于组织工程尿道重建研究提供了实验依据。

五、仿真尿道结构的组织工程尿道建立

尿道组织工程支架的构建目标就是模拟尿道的微环境，包括宏观尺度、微米尺度以及纳米尺度的物理结构和多种已知或未知化学成分组成，这些均能够影响

组织工程尿道在体内的"命运"。鉴于目前天然尿道组织内的活性化学成分及其作用并未完全探究清楚的前提下，构建仿真尿道结构的组织工程尿道就显得尤为重要。

尿道的结构具有明显的层次差异：主要可以分为黏膜层、黏膜下层和肌层。负载尿道上皮细胞的黏膜层具有保护尿道免受尿液侵蚀的屏障功能。而黏膜下层较厚，包含肌肉、血管和支撑纤维。当尿道发生损伤时，其组织的修复主要依托上皮细胞在尿道缺损表面快速爬行和黏膜下层组织短期内快速构建血管网。因此理想的组织工程支架除需要具备搭载细胞、提供力学支撑等作用外，还需要高度拟合不同组织的细胞外基质特定的空间结构，并拥有能够选择性促进细胞黏附，影响细胞增殖与分化，引导细胞定向爬行和促进组织快速血管化的作用。这种复杂的结构使得尿道组织工程的构建具有很大挑战。

以往应用组织工程技术构建的尿道组织一般是"二维"生物补片,严格意义上是仅仅构建出组织工程尿道黏膜。应用这种组织工程化的尿道黏膜修复短段尿道缺损的效果比较理想,但当利用其进行长段尿道修复重建时,往往会出现修复段组织的缺血坏死,后续严重的纤维化,并导致最终修复失败。为了解决上述问题,研究人员首先尝试应用常用修复材料复合上皮细胞和肌细胞,以期构建仿真尿道结构。2012年,Atala等通过将膀胱黏膜上皮细胞和肌细胞复合到膀胱脱细胞基质的两面修复雄性比格犬6 cm前尿道缺损,并获得初步成功(图3-27-47)。但是从其研究中

我们可以观察到,作为致密的黏膜防水层,膀胱脱细胞基质孔径和孔隙率尚可;但作为疏松层,却不是最佳,肌细胞难以进入且分布不均匀。这种理论上仍是尿道黏膜的二维修复,而不是尿道全层的三维修复(图3-27-48)。

为了解决上述问题,仅仅通过单一材料似乎很难实现,因此Eberli等将膀胱脱细胞基质和PGA纤维膜材料通过可吸收线缝将两者结合起来,可以将膀胱脱细胞基质作为致密层,而PGA纤维膜作为疏松的多孔层,并将尿路上皮细胞和肌细胞复合在所构建材料的不同层面,以此来实现具有致密层和疏松层组织工

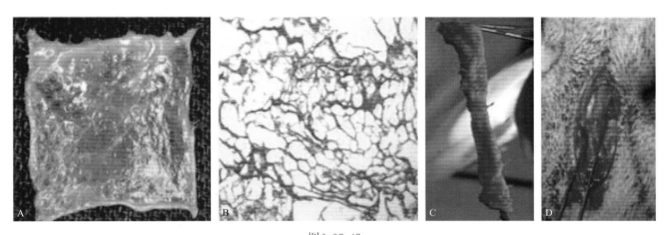

图3-27-47
A. 膀胱脱细胞支架实物图。B. 膀胱脱细胞支架HE染色图。C. 复合膀胱黏膜上皮细胞和肌细胞的管状尿道支架。D. 尿道修复手术图

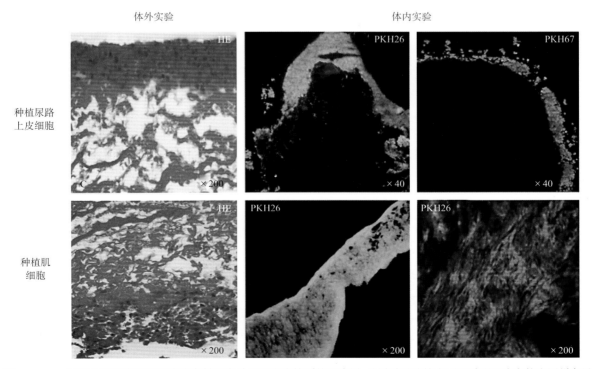

图3-27-48　尿路上皮细胞和肌细胞均在材料内外两面形成较厚的细胞层,且通过示踪技术可以看到细胞在体内同样存活

程支架材料的构建（图3-27-49）。但是这种方法构建的支架材料存在粘贴不牢靠，缝合本身也会破坏所构建材料的屏障功能。而且对于所构建材料的孔隙率、孔径大小等物理参数并没有阐述。

为了相对客观的描述所构建尿道的支架材料的空间物理参数，冯超等以尿道球部为例，首先对尿道及其脱细胞基质的形貌和结构进行了大体观察。尿道组织为中空管状，由内到外依次为尿道腔、黏膜层和海绵体层，其中黏膜层与海绵体层之间存在着黏膜下层，整个尿道组织被浆膜层所包裹（图3-27-50 A）。尿道组织经脱细胞处理后得到尿道脱细胞基质，其宏观形状为中空管状体，内部呈多孔海绵状（图3-27-50 B）。进一步通过FE-SEM观察发现，尿道脱细胞基质的管壁厚度为 3.5 ± 0.8 mm，较薄处厚度仅为 $2 \sim 3$ mm，较厚处达 $4 \sim 5$ mm。管壁主要为疏松多孔结构（组织结构主要为海绵体层），其孔径在 $100 \sim 300$ μm，内侧管壁为致密结构（黏膜层）（图3-27-50 C）。在微米尺度上，笔者发现其截面均为多孔海绵结构，整个多孔海绵结构是由微米级的大孔，孔孔连接而成，笔者发现上述的细小纤维状结构均是由细胞外基质的纳米级纤维构成的。同时，对微米级多孔的孔壁进一步观察也可看到相对致密的纳米纤维。也就是说，尿道脱细胞基质的多孔疏松层完全是在纳米网状纤维基础上组装而成的微米级多孔结构，经测量其纳米纤维平均直径为 30.2 ± 6.6 nm。

总结来说，通过对尿道球部脱细胞结构的分析发现：① 整体结构上，尿道细胞外空间结构呈现出表层致密，下层疏松的梯度样特征，这种结构也正是目前构筑复杂性生物材料的趋势之一。② 超微结构上，尿道脱细胞基质的管腔面为纳米纤维交织而成且满布纳米级别孔隙，且疏松面是由相互交错的纳米纤维构成的兼具微米级多孔与纳米级纤维的三维多孔结构，上述结构能够支持不同的细胞并且影响细胞行为，能够持续影响细胞形成组织及器官。简单来说上述结构的疏松层具有促进细胞和血管长入，能够进行营养物质、废弃物、生长因子快速传输的作用，而致密上层促进上皮细胞生长。因此，从仿生尿道细胞外基质多尺度结构出发，构建兼具宏观、微米级多孔、纳米级纤维可控的结构仿生组织支架材料是新型组织工程支架未来发展的趋势之一。

为了制备具有上述微/纳结构的组织工程尿道支架，李喆等通过模板合成法，以多孔支架材料为骨架，使木醋杆菌菌种在其上进行自组装，形成细菌纤维素纳米纤维网络；同时利用单纯细菌纤维素相对致密的

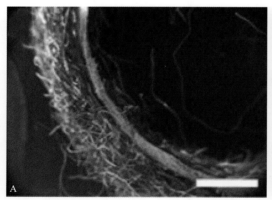
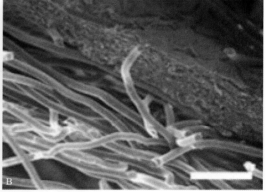

图3-27-49　组织工程尿道支架材料电镜图，标尺分别代表 2 mm、500 μm

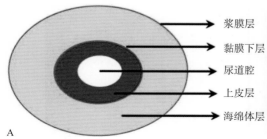
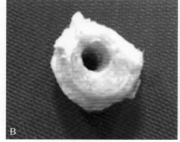
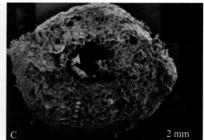

浆膜层
黏膜下层
尿道腔
上皮层
海绵体层

2 mm

图3-27-50
A. 尿道球部组织结构示意图。B. 尿道脱细胞基质大体形貌。C. 尿道脱细胞整体结构电镜扫描图像（×30）

结构特点,将单纯细菌纤维素作为双层组织工程支架的致密层,最终制备兼具三维多孔及纳米纤维网络的三维细菌纤维素微/纳支架(图3-27-51)。制备的微/纳支架兼具三维微米级多孔和纳米纤维网络结构,通过对其微米级尺度、纳米级尺度结构进行调控,进一步促进细胞黏附、影响细胞增殖、引导细胞定向爬行,以及促进组织快速血管化。将构建后的支架材料与口腔黏膜上皮细胞和肌细胞符合后,可以观察到层次分明的上皮层和肌层。

另外采用模板法制备简单方便且在微纳尺度上调节参数比较方便,微米尺度上,多孔模板可以根据需要对宏观形貌、孔径大小、孔径分布等结构进行制备。纳米尺度上,BC纳米纤维网络结构、纤维直径与尿道脱细胞基质中的纤维非常接近,并且可以通过发酵培养条件,调节BC纤维直径密度与形貌。

上述组织工程尿道的构建过程中,材料往往是预先构建好的支架结构,具有可调控、处理方便的优势,但不可避免地具有细胞分布不均匀等局限性。因此目前有研究将3D打印技术用于组织工程尿道构建中,其基本原理是利用纸层叠原理进行快速成型的技术,可以将细胞和水凝胶材料均匀混合后,根据目标模型数据,将细胞水凝胶作为墨水打印构建出3D尿道。通过这种方式可以在支架上高效均匀地种植细胞是形成理想组织结构泌尿系统。张凯乐和皮庆猛等分别等探索了3D生物打印技术用于尿道移植物的可行,张凯乐等采用无造影剂状态下尿道管腔直径作为3D生物打印尿道的内径参数,采用注射造影剂情况下的尿道管腔直径作为3D生物打印尿道的外径参数(图3-27-52);使用PCL/PLCL螺旋支架设计能够获得与兔自体尿道接近的力学性能和多孔形态。将膀胱上皮细胞和平滑肌细胞在水凝胶(纤维蛋白原、明胶和透明质酸的复合物)里充分混合后,利用3D打印机进行逐层打印后获得高度2 cm的组织工程尿道(图3-27-53)。皮庆猛等分别将尿道上皮细胞(内层)和尿道平滑肌细胞(外层)与含有7% GelMA和2% Alginate的复合水凝胶混合,在快速打印过程中,利用Ca²⁺可以快速交联海藻酸盐的特性,由计算机辅助控制系统内外双层结构分别在不同的通道匀速泵出,实现了边打印边固化;然后将凝胶化的复层管腔结构,再利用紫外线交联固化水凝胶中的GelMA,实现进一步固化。但目前上述方法构建的尿道空间结构容易塌陷,管壁结构非常脆弱,而且打印后的细胞活性会不同程度的下降,仍需要后续水凝胶配方的改进和打印精度的提高。

构筑仿真尿道结构的组织工程尿道是修复尿道的主要设计出发点,但是到目前为止,究竟那种材料,哪种构建方式最适合组织工程尿道修复仍无定论。虽然

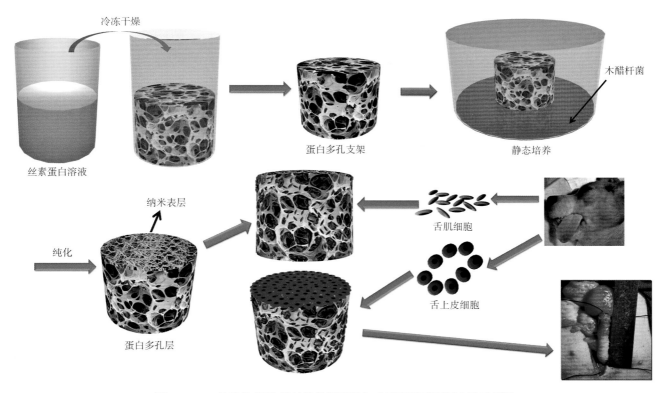

图3-27-51　构建具有微/纳结构的丝素蛋白-细菌纤维素双层支架示意图

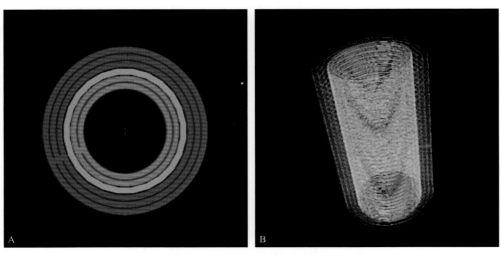

图 3-27-52　3D 生物打印尿道的设计及设计软件操作界面
A. 生物打印尿道设计图的截面。B. 生物打印尿道设计图的三维影像

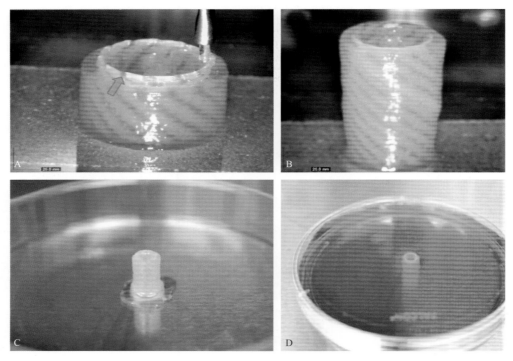

图 3-27-53　3D 生物打印负载细胞的尿道
A. 生物打印尿道过程。B. 完成 2 cm 生物打印尿道的制备。C. 加入 Therinbin 交联 30 分钟。D. 加入无血清培养基进行体外培养

3D 打印在理论上似乎更为先进，但是受限于目前打印机和打印材料发展的受限，应用 3D 打印构建出具有尿道微纳结构的管腔结构仍具有较长的路要走。而传统的先构建修复组织工程支架的方式在材料选择和构建方式上仍较 3D 打印具有明显优势，仍是目前的主流研究方向，也在慢慢走向临床。因此今后随着材料学和机械学对的发展，改善并发现更合适的修复材料仍是未来发展的趋势。

六、手术体会

目前国内外学术界对组织工程化修复区域的细胞性质存在争议，也即是：创面愈合后的修复段细胞是事先随支架植入的体外培养的细胞，还是被创面周围宿主自身的细胞所替代。这也是有关组织工程学修复器官的实际意义的重大关键问题。实验采用 Brdu 标记体外培养的细胞，植入体内后在不同时段取材，观察

修复段细胞中荧光标记物的转归，以此判断修复段细胞的性质。结果证明，在修复后的早期，修复段的上皮细胞确实为体外培养被免疫荧光标记的表皮细胞；即使在术后2个月，修复段的上皮细胞中也有荧光标记的细胞存在，且多位于基底层，也证明了表皮干细胞的存在；至于术后6个月，上皮层细胞中无免疫荧光标记细胞，可能是由于体外标记的细胞在植入体内后，逐步分裂增殖所致。所以研究也证实了组织工程修复器官的细胞确实是体外培养构建，而非宿主自身细胞爬行替代。

笔者在口腔黏膜细胞与BAMG复合物植入体内后不同时段取材，观察修复段细胞的形态学特征，判断修复段细胞的性质。结果证明修复后各个时期，即使

到手术后6个月，口腔黏膜细胞的鳞状上皮结构依然清晰可见，与尿道的移行上皮区分明显。行P63角化细胞抗体染色，移植物基底层的角化细胞染色阳性。研究发现，P63是由复层鳞状上皮，而非单层上皮所表达，在成熟的上皮细胞中，P63对于维持其基底层细胞的增殖活力潜能，起着不可缺少的作用。因此，通过笔者的实验证实移植物基底层的细胞仍为口腔黏膜细胞，而且仍有较强的增殖潜能。这也说明口腔黏膜细胞在作为种子细胞植入尿道后并非仅仅起到过渡的作用，而是可以持久地发挥作用，在体内继续增殖，持续的维持尿道黏膜的光滑。

（宋鲁杰　李　超　冯　超　李鸿宾　吕向国）

参考文献

[1] Xu YM, Qiao Y, Sa YL, et al. An experiment study of colonic mucosal graft for urethral reconstruction[J]. Chinese Med J, 2002, 115(8): 1163−1165.

[2] Xu YM, Sa YL, Qiao Y et al. Histopathological changes of tree buccal mucosa and colonic mucosa grafts after translation to dog bladder[J]. Chin Med J, 2005, 118(4): 337−339.

[3] Xu YM, Qiao Y, Sa YL, et al. Urethral reconstruction using colonic mucosa graft for complex urethral strictures[J]. J Urol, 2009, 182(3): 1040−1043.

[4] Hu X, Xu Y, Song L, et al. Combined buccal mucosa and lingual mucosa grafts for urethroplasty: An experimental study in dogs[J]. J Surg Res, 2011, 169(1): 162−167.

[5] Song LJ, Xu YM, Hu XY, et al. Urethral substitution using autologous lingual mucosal grafts: An experimental study[J]. BJU Int, 2008, 101(6): 739−743.

[6] Korneyeva I, Ilyina D, Schultheissb D, et al. The first oral mucosal graft urethroplasty was carried out in the 19th century: The pioneering experience of kirill sapezhko (1857−1928) [J]. Eur Urol, 2012, 62(4): 624−627.

[7] Alves NM, Pashkuleva I, Reis RL, et al. Controlling cell behavior through the design of polymer surfaces[J]. Small, 2010, 6(20): 2208−2220.

[8] Khang D, Carpenter J, Chun YW, et al. Nanotechnology for regenerative medicine[J]. Biomedical Microdevices, 2010, 12(4): 575−587.

[9] Lv X, Feng C, Peng X, et al. A smart bilayered scaffold supporting keratinocytes and muscle cells in micro/nano-scale for urethral reconstruction[J]. Theranostics, 2018, 8(11): 3153−3163.

[10] 皮庆猛, 王晓磊, 张志亮, 等. 3D生物打印构建复层尿道组织的初步研究[J]. 组织工程与重建外科杂志, 2018, 14(5): 241−244.

[11] Zhang K, Fu Q, Yoo J, et al. 3D bioprinting of urethra with PCL/PLCL blend and dual autologous cells in fibrin hydrogel: An in vitro evaluation of biomimetic mechanical property and cell growth environment[J]. Acta Biomaterialia, 2017, 50: 154−164.

[12] Orabi H, AbouShwareb T, Zhang Y, et al. Cell-Seeded Tubularized Scaffolds for Reconstruction of Long Urethral Defects: A Preclinical Study[J]. European Urology, 2013, 63(3): 531−538.

[13] Ho JH, Ma WH, Tseng TC, et al. Isolation and characterization of multi-potent stem cells from human orbital fat tissues[J]. Tissue Eng Part A, 2011, 17(1−2): 255−266.

[14] Li H, Xu Y, Fu Q, et al. Effects of multiple agents on epithelial differentiation of rabbit adipose-derived stem cells in 3D culture[J]. Tissue Eng Part A, 2012, 18(17−18): 1760−1770.

[15] Li H, Xu Y, Xie H, et al. Epithelial-differentiated adipose-derived stem cells seeded bladder acellular matrix grafts for urethral reconstruction: An animal model[J]. Tissue Eng Part A, 2014, 20(3−4): 774−784.

[16] Ventayol M, Viñas JL, Sola A, et al. miRNA let-7e targeting MMP9 is involved in adipose-derived stem cell differentiation toward epithelia[J]. Cell Death Dis, 2014, 5(2): e1048.

[17] Fan G, Xu Z, Hu X, et al. miR-33a hinders the differentiation of adipose mesenchymal stem cells towards urothelial cells in an inductive condition by targeting β-catenin and TGFR[J]. Mol Med Rep, 2018, 17(2): 2341−2348.

[18] Fu Q, Deng CL, Song XF, et al. Long-term study of male rabbit urethral mucosa reconstruction using epidermal cell[J]. Asian J Androl, 2008, 10(5): 719−722.

[19] Li C, Xu YM, Song LJ, et al. Urethral reconstruction using oral keratinocyte seeded bladder acellular matrix grafts[J]. J Urol, 2008, 180(4): 1538−1542.